国家执业医师资格考试

中西医结合/中医实践技能辅导讲义

主　编　相国庆　王军锋

编　委　（以姓氏笔画为序）

王军锋　刘晓荣　杨茹英

杨琳琤　张瑾筎　相国庆

高丽荣　黄　璐　黄澜蓝

康涝林　梅艳嫆

第四军医大学出版社·西安

图书在版编目（CIP）数据

中西医结合/中医实践技能辅导讲义/相国庆，王军锋主编.—西安：第四军医大学出版社，2015.12
（国家执业医师资格考试）
ISBN 978 - 7 - 5662 - 0822 - 4

Ⅰ.①中… Ⅱ.①相…②王… Ⅲ.①中西医结合 - 医师 - 资格考试 - 自学参考资料②中医师 - 资
格考试 - 自学参考资料 Ⅳ.①R2

中国版本图书馆 CIP 数据核字（2015）第 304709 号

zhongxiyijiehe zhongyi shijianjineng fudaojiangyi

中西医结合/中医实践技能辅导讲义

出版人：富　明　　责任编辑：朱德强　卢　顿

出版发行：第四军医大学出版社
　　　　　地址：西安市长乐西路 17 号　邮编：710032
　　　　　电话：029 - 84776765　　　传真：029 - 84776764
　　　　　网址：http://press.fmmu.edu.cn

制版：绝色设计
印刷：陕西天意印务有限责任公司
版次：2015 年 12 月第 1 版　2015 年 12 月第 1 次印刷
开本：850×1168　1/16　　印张：41.25　　字数：1360 千字
书号：ISBN 978 - 7 - 5662 - 0822 - 4/R · 1667
定价：89.00 元

前　言

　　本书由具有丰富教学、临床和实践技能考试指导经验的专家，根据国家卫生和计划生育委员会医师资格考试委员会最新颁布的《中医、中西医结合执业（助理）医师资格考试实践技能考试大纲》的内容和要求编写而成。全书详细介绍了中医学望、闻、问、切四诊与西医学物理诊断与实验室检查方法和意义，重点介绍了体格检查的操作方法、常见阳性体征的临床意义，以及针灸、推拿、拔罐、心肺复苏、无菌操作、开放性创面的止血包扎等基本技能操作的要领，同时就心电图、X 线片等辅助检查的判读及其临床意义也做了介绍。对于中西医常见病种与症状，本书从病因病机、诊断要点、类证鉴别、辨证要点、治疗原则、分型证治等方面介绍了大纲要求的重点内容。本书可作为中医、中西医结合执业医师和执业助理医师实践技能考试的复习参考书，也可作为医学生、临床实习医师和低年资住院医师进行临床实践技能规范化训练的参考读物。

　　本书编写过程中，王军锋、刘晓荣、梅艳熔同志对大纲进行了详细审定，根据大纲确定资料收集范围与难易程度；尤其是王军锋同志，不仅在下篇（西医学部分）承担了大部分编写工作，还对全书进行了整体校对。诸同仁付出而未索取，求严且不放松，兢兢业业，孜孜以求，一并致谢。

相国庆

2015 年 12 月

目　录

上　篇　中医学

下　篇　西医学

上 篇

中医学

第一部分 辨证论治

要明白辨证论治的概念，首先必须搞清楚病、症、证三者的概念和区别。"病"是疾病的简称，是指有特定的病因、发病形式、病变机制、发病规律和转归的一种病理过程，反映疾病全过程的根本矛盾。"症"是症状，如头痛、恶寒、咳嗽、胸痛等；"证"是证候，是疾病发展过程中某一阶段的各种症状的概括，包括病变部位、原因和性质，以及致病因素与抗病能力、相互斗争的情况等，它深刻、全面、正确地反映了疾病的本质。

第一章 四 诊

第一节 概 述

运用望、闻、问、切的诊断方法，收集患者的症状、体征以及病史有关情况，进行分析、综合、辨明病理变化的原因、性质、部位、邪正关系，概括判断为何种性质的"证候"，这个过程就是"辨证"。"论治"，就是在辨证基础上，确定相应的治疗方法。因此辨证是治疗的前提和依据，论治是治疗疾病的手段和方法，亦为辨证的目的，又是对辨证正确与否的检验。

中医学经历了漫长年代的发展，已形成了独特的诊断方法，这种诊断方法，尤其是诊断过程中的思维模式，与现代医学有着很大区别，集中反映了中医理论的精髓。《内经》曰："望而知之，谓之神；问而知之，谓之功；闻而知之，谓之圣；切而知之，谓之巧。"中医诊法（四诊）是中医获取人体信息，认识疾病的路径，是每个中医工作者的基本功。

中医看病时通常是运用望、闻、问、切等四诊方法，了解患者疾病的现状和病史，探索发病的原因和病机，掌握症候特点进行综合分析，从而判断疾病的性质、病位所在和邪正虚实、病情顺逆等变化。它的基本精神和特点是整体观，临证不是孤立地对待每一病证，而是要结合四时气候、地理环境、形态苦乐、嗜欲喜恶、体质强弱，以及年龄、性别、职业等情况的差异，进行综合分析，做出判断。

中医诊病的手段和方法可概括为望诊、闻诊、问诊和切诊四个部分，每一部分虽各有其独特的作用和意义，但彼此又是互相联系，不能偏废的。

第二节 望 诊

望诊包括望神、色、形态等内容，但尤以色诊、舌诊为重点。

一、色诊

色诊亦称"五色诊"，以观察面部的色泽为主，其他部位也可类推。观察面部色泽的荣枯，可以测知脏腑气血的盛衰，因为十二经脉气血皆上注于面，在病理情况下也有其相应变化。不论五色如何，分辨其善恶的共同基本特点是：善者明亮、含蓄，恶者晦暗、暴露。同时，还当进一步联系八纲辨证，掌握病变的不同性质。例如：面见赤色，属实者为面目红赤，属虚者两颧潮红；面见青色，属寒者面色青苍，属热者面色青赤。《素问·五藏生成篇》根据面色判断患者的吉凶善恶，指出"青如翠羽者生，赤如鸡冠者生，黄如蟹腹者生，白如豕膏者生，黑如乌羽者生"；"青如草兹者死，黄如枳实者死，黑如煤炭者死，赤如衃血者死，白如枯骨者死"。

在特殊情况下，还可根据脏腑在面部的分属，结合五色的不同，以评估某一脏腑的病变，及其相互之间的生克顺逆。但应以面部整体色泽为主，分部位察色为辅，不可机械对号，确有特异表现者可参合辨析。《内经》对面部分候五脏的具体方法有二，《素问·刺热论》以额部候心、鼻部候脾、左颊候肝、右颊候肺、颏部候肾，似较《灵枢·五色》分候法简要。

望目是望面时的一个重要方面。既要看两目有神、无神、明亮、浑暗，还要注意其病理特征。目胞浮肿为风邪犯肺或脾虚湿蕴，目胀睛突为肝经火郁、痰瘀阻络，斜视为风火，直视、上视为痰瘀上蒙神窍，两侧瞳孔大小不等为颅脑水瘀，目睛色青而视物转动灵活多属肝旺体质，目赤充血多属心肝火盛，两目深黄多为肝胆湿热，目睛及眼睑淡白少泽多为血虚，目眶暗黑者多属痰瘀、肾虚，目睛内眦见黄色瘤斑者为痰浊瘀结。

二、舌诊

舌诊主要是观察舌体的舌质、舌苔、形态及其润燥。由于五脏之脉皆络于舌，赖气血津液上输濡养，故通过舌诊可以直接观察到病变所属脏腑的虚实、气血的盈亏、病邪的性质及浅深。望舌苔要注意苔色和舌质的变化。舌质淡红为平人，淡白为气血亏虚，红绛为热盛伤阴，青紫为血瘀。苔色有白、黄、灰黑之分，白苔主表、主寒；薄白而润为常人，薄白而干为表证津伤，薄白而滑为寒湿，厚白为湿浊、痰饮、食积，腐苔为湿热秽浊上蒸。黄苔主里、主热；薄黄为邪热未盛，初传入里；黄腻为湿热内蕴或食积化热；黄而黏腻为湿浊痰热胶结；黄而干燥，甚至焦黄者为燥热伤津；淡黄润滑者，多为湿蕴痰聚。苔灰黑，质干者主里热，质润者主里寒；白腻灰黑，舌面湿润为阳虚寒湿、痰饮；黄腻灰黑为湿热久蕴，焦黑干燥为热极津枯。同时，还要观察苔质的润燥，以测知体内津液盈亏和输布情况。

舌与心胃病变关系密切，因舌为心之苗，观舌尖部位的色质，多能显示心经的病候；舌为胃镜，舌苔是由脾胃之气上蒸而生，故观苔之色质，多能显示脾胃的病候。至于肺的分属部位虽无明确界定，如结合《伤寒指掌》胃经分候法，似当介于上脘舌尖与中脘舌中之间，上脘病涉心肺，中脘则关乎肺胃。

观察舌体形态，亦是重要的一环。察老嫩以辨邪实或正虚；视胖瘦以辨是阳虚、水湿或阴血亏虚，舌有裂纹者为精血、阴津亏耗；见点刺舌者为脏腑热盛，舌边齿印为阳气虚衰、水湿内蕴。舌体暴萎为热极阴伤，久萎为气血虚衰；舌强为热盛伤阴，或风痰阻络；歪斜为内风夹痰，瘀阻络脉；舌卷缩为寒凝络脉，或痰阻舌根，或热伤津液；舌下络脉粗胀青紫为血瘀。观察舌苔、舌质、舌态，虽各有不同的病理重点，但临证必须综合分析，方能提高辨识的准确性。

第三节　闻　诊

闻诊是通过听觉和嗅觉，了解病情，提供辨证依据的诊察方法。

一、听声音

如果语声嘶哑，甚则失音，暴病突发者多实，久病积渐加重者多虚，或正虚邪实。谵语、狂言属实，多为痰火瘀闭；郑声、独语多属心气大伤，或气郁痰阻；舌强多因风痰阻络。喘哮患者，喘以气息急迫为主，哮以喉中痰鸣有声为主，且哮必兼喘，而喘未必兼哮；喘而痰涌声高气粗为实，喘而痰声如鼾、气怯、动则加剧为虚；少气或气少不足以息，声低不足以闻，属虚，不同于短气之气急短促，息数不相接续，而证有虚实之分。咳嗽频剧、阵发、声高气急，多属外感实证；咳嗽轻微间作，声低气怯，多属内伤虚证；久咳致喘者，则夜卧咳剧持续不已，少气不足以息。呕吐应辨食入即吐，朝食暮吐，吐势缓急等以分虚实；呃逆声高而频作属实，声低气怯无力，断续时作多虚。

二、嗅气味

如口出酸腐臭气为胃肠积滞；口中腐臭，牙龈糜烂为牙疳；咳吐腥臭脓血浊痰为肺痈；温热病口臭喷人或汗气臭秽为疫毒炽盛；病体有尸臭味为脏气衰竭的危候等。结合辨病而言，如尿毒症的口中尿臭，肝性脑病的肝臭，糖尿病酮症酸中毒的烂苹果味，咳吐血病者的血腥味等。

第四节　问　诊

问诊是四诊中最需下工夫的一环，也是初涉临床时的基本功。张景岳创《十问歌》提出问诊的要领颇具规范性，但临证不可刻板对待。应有目的地重点探问，围绕患者主诉，突出的主要症状、体征，深入查询其特点及可能发生的兼症，了解病情发展及诊治经过，以提高判断的准确性。

中医问诊的目的主要是为了辨证，不同于西医学的完全辨病。如问寒热，要问清是恶寒发热及寒热的轻重主次，还是但寒不热、但热不寒或寒热往来，发热是壮热还是潮热、身热不扬等，以辨病位、病性。问疼痛要问清是胀痛、走窜痛、刺痛、固定痛、冷痛、灼痛、绞痛、隐痛、空痛及拒按、喜按等。以辨寒热气血虚实，从而为治疗提供重要的依据。同时还须注重内外环境、气候、居住地区、生活及饮食嗜好、性格情绪、体质类型等与疾病的关系，针对妇女、小儿等不同对象，详察细辨。在问诊时切忌给患者以暗示和误导，尤其与情志患者的交谈，"诈病"者的假诉，要有所识别取舍。

第五节　切　诊

切诊主要含脉诊、触诊两部分，虽脉诊对辨证非常之重要，但切忌唯脉断病。

一、脉诊

首先应当了解如何调息，如何下指，以及掌握三部、七诊、九候、五十动的基本要求。三部脏腑取诊法，脉与时令、个体、饮食、生活、情志的关系，正常平脉的形态等，然后才能识别有病之脉。脉象的分类，一般说来有二十八脉和十怪脉。为了便于临床掌握，前人也做过不少比类、对举、归类工作，选择主要的若干脉象，作为纲脉，如滑伯仁的浮沉迟数滑涩六纲，也有再加虚实或短长而称八纲者。脉诊结合临床体会，尚须注意：①兼脉，临床所见，脉象单见者少，兼见者多，凡属兼见之脉，必须区别主次，综合分析；②脉症合参，根据《内经》所说"色脉合参"的道理，把脉象与其他症状联系考虑，互相对比，肯定问题，解决疑点，决定顺逆，既要"凭脉辨证"，也要"舍症从脉，舍脉从症"，分别真伪，认清本质；③掌握病机演变，脉诊不但要求"凭脉辨证"，认清现在症状的病理变化，还应在这个基础上，进一步了解疾病的发生发展、演变转归。

二、触诊

触诊包括触胸腹、四肢、皮肤等部位，但在临床上尤以胸腹触诊的意义最为重要。

胸膺为心肺之所居。如胸部胀满，甚至隆起，手击音清者多属肺胀；手击音浊者多病痰饮。手触虚里搏动过剧者为宗气外泄，心气衰竭之候。两胁为肝经之分野，肝胆位居右胁，脾胰居左，若肝病癥积，脾患痞块、疟母等则触之质硬，皆有形可触。如两胁连及腰肾区，叩触酸痛不适者，还可与肾有关。脘在心下、上腹部，属胃所居；大腹当脐，属脾，大小肠所主；小腹在脐下至耻骨，属肾、膀胱、胞宫；小腹两侧为少腹，属肝所主。病则有相应部位的症征。

触查胸腹，一是要了解有无痞满、疼痛、包块、膨胀等，及其所在部位；二是了解其拒按、喜按、怕冷、恶热、固定不移、气窜不定、刺痛、气胀、新病、久病，及与饮食饥饱、二便等相关症状的关系，妇女经带胎产情况，以辨虚实寒热气血，进而识别不同疾病的特异症状。

第二章　病证诊断

第一节　概　述

诊断，也称诊病，即在临床上对患者所患疾病给予高度的概括，并给以符合病情，切中病机的恰当病名和证名。诊断包括证候诊断和疾病诊断两部分。

一、证候诊断

证候诊断又称为辨证，是确定患者所患疾病现阶段的证候名称。辨证论治是中医学的特色，因此证候诊断在疾病诊断中占有重要的地位。在诊断确切，辨证清楚的前提下，才可论治无误，因此证候诊断就是辨证的过程和结果。

（一）辨证的方法

辨证的过程，实际上就是在整体观指导下以阴阳五行、脏腑、经络、病因病机等基本理论为依据，对四诊所搜集到的病史、症状和环境因素等临床资料，进行综合分析，辨明其内在联系和各种病证间的相互关系，从而求得对疾病本质的认识，对疾病证候做出恰当的判断。

分析、综合、联想、判断，是辨证诊断过程中基本的思维形式。以眩晕为例来说，有"诸风掉眩，皆属于肝"，"无痰不眩，无火不眩"，"无风不作眩"，"无虚不作眩"，"肥人眩晕，气虚有痰；瘦人眩晕，血虚有火"，"风阳上扰，发为眩晕"等多种说法。医生于此病应考虑肝、风、痰、火、血虚、气虚、阳亢等等。但仅凭眩晕一症来确定疾病的本质是很困难的，这就要求医生四诊合参，详细诊察，如发现患者有面色淡白、舌质淡、脉沉细等体征，在思维中认为血虚的可能性就增加了。再经问诊，如有失眠、心悸、月经量少等症，便可诊断为血虚证。

一般在证候诊断时，可分以下七个步骤进行：

1. 追问病史　一般疾病，都有感受冷热、饮食不节、情志受伤等病史，应根据情况首先询问。

2. 审证求因　应根据症状特点、性质等探求其发生的原因。如"诸躁狂越，皆属于火"，"诸暴强直，皆属于风"。应当指出的是，辨证的原因，不一定是指引起疾病发生的原始致病因素，更重要的是指引起疾病的现阶段表现的原因。如风寒束肺证的病因是外感"风寒"邪气，这是原始致病因素，也是我们要审证求因的"因"，而痰湿阻肺证的病因是"痰湿"，即非原始致病因素，其原始致病因素可能是外感风寒或暴伤饮冷或其他，那么在本证的审证求因中，后者便居于次要地位，而前者是引起现在表现的原因，并对疾病的发生发展起重要的作用。

3. 确定病位　就是辨别病变的主要部位。病位是指病变所在的部位，一般用表里、脏腑、经脉、气血、营卫、阴阳等表示。外感病多用表里、六经、卫气营血、三焦和脏腑等表示，杂病多用脏腑、经脉、气血、阴阳等表示。病变的主要部位可以是一个，也可以是两个，邪热壅肺，病变主要部位在肺；肝火犯肺病变主要病位在肝、肺。又如血虚证，是肝血虚还是心血虚，则应进一步联系其他症状进行脏腑定位。

4. 审察病机　病因侵及一定的部位，则有一定的病机，根据脉症的变化可审察明确病机的变化。

5. 分清病性　在明确病机的同时，要知病情之所属。主要根据八纲辨证，辨别疾病的寒热虚实等病性。如口渴喜冷饮，尿赤便结，烦躁脉数为热；口淡不渴或喜热饮，尿清便溏，脉迟为寒。

6. 详析病势　病势即病机转变发展的趋势。判断病势，主要根据脉症的变化进行分析。如阳证脉势减缓，表示邪气渐退，为病将愈。

7. 确定证名　证候的命名，一般以病因、病位、病机三者综合最佳，如脾虚湿滞、肺热痰壅等。由于证候诊断与疾病诊断常综合同时进行，所以，证名和病名也常同时确定。

（二）辨证的要点

1. 四诊详细而准确　四诊详细而准确，是辨证的基础。根据四诊合参的原则，辨证不能只凭一个症状或一个脉象，仓促诊断，必须把望、闻、问、切四方面的证候结合起来，作为辨证的依据，以免出现偏差或造成误诊。

四诊已运用之后，还要注意每一诊是否做到详细准确并无遗漏，否则四诊虽具而不完备，辨证的基础仍不牢固。

四诊的准确性，直接影响辨证的准确与否。疾病千变万化，表现各种各样，临床上有患者叙述不全，或由于神志的影响，讲不清楚或隐瞒或夸大病情的情况，医生应仔细分析，力争准确，保证辨证无误。同时，还要求医生客观地进行四诊，不能以主观臆测和疑似模糊的印象作为根据。

2. 围绕主要症状进行辨证　辨证要善于掌握主症。所谓主症，可能是一个症状，或是几个症状，这一个症状或几个症状是疾病的中心环节。抓住主症，然后以主症为中心，结合他症、脉、舌等，便能准确地鉴别病因，辨清证候。如患者身肿而气喘，同时兼有其他症状，首先要求从肿和喘的先后来判别主症。假如先肿而后喘，则肿为主症，然后抓住水肿这个主症，围绕主症诊察其他兼证，从而辨别病位以肺、脾、肾哪一脏为主及水肿的寒热虚实。如果兼有面色㿠白，舌苔白润，小便短少，大便溏泻，腹胀不思饮食，时吐涎沫，四肢无力，倦怠，脉象濡缓等一系列症状，经过辨证分析可确定主要是脾的证候，肺的证候居于次要地位。因此可以诊断本病是脾阳不振，运化失司，故聚水而成肿，水气上犯而为喘，由此可见，掌握主证并围绕主症进行辨证是很重要的一环。

3. 从病变发展过程中辨证　疾病的过程，是一个不断变化的过程。虽是同一种病，根据个体和条件的不同，而有不同的变化。就是同一个人，他的病情也会因时而变，因治而变。例如伤寒患者初起是表实证，因误治而后出现表虚证或其他变证；温病也是如此，今天病在气分，明天可能已入营或入血，或仍相持于气分，或热退病解。这就要求医者必须从疾病变化中去辨别证候，细察起病原因，治疗经过及效果，审察目前的病机，推断发展的趋势，只有把疾病看成动态的，而不是静态的过程，才能在辨证中准确无误。病证未变，则辨证的结果不变；病证已变，则辨证的结果自然随之而改变了。

4. 个别的症状，有时是辨证的关键　就一般的辨证规律而言，由四诊所得的症状和各种检查所得，相加起来是一个整体，个别症状是全部症状的一个单位，在个人整体中的各种指征都比较统一，它仍是相补充的关系。但是也有一些患者个别病状与全部症状不统一，有时互相抵触。因而似乎不能得出一致的辨证结果。这时可以按照八纲辨证的方法，在复杂的病证中，根据个别能够真正反映整个病机的症或脉或舌，而断然给予辨证的结论，但这决定性的一症、一脉或一舌，不能离开全部证候来孤立地下判断。因此，辨证不仅可按正常的现象下判断，也可透过反常的证候下结论；但在反常的证候中，必须求得足以真正指示疾病之本质的症、舌、脉、诊断才能正确。如喻嘉言治徐国珍一案，身热目赤，异常大躁，门牖洞启，身卧于地，辗转不快，更求入井索水，且脉洪大，表面看来，无疑是一派热象。但喻嘉言透过这一串假象，见其索水到手，又置而不饮；脉象洪大无伦，而重按无力。通过这两点喻氏诊断徐氏的病是真寒假热证。从该病例可以具体领会这一辨证要点。

（三）辨证的综合运用

八纲与其他辨证方法在辨证时应综合运用。八纲是辨证的总纲，又是辨证论治的理论核心，八纲与其他辨证方法的关系，是层次位于更高一级的关系，是其他辨证方法的基础和指针。病因辨证中六淫与疫疠辨证、六经辨证、卫气营血辨证和三焦辨证，适用于外感病的辨证；气血津液辨证、经络辨证、脏腑辨证和病因辨证的一部分则适用于杂病的辨证。至于临床运用，应根据具体情况灵活掌握。例如杂病辨证，可以脏腑辨证为中心，若气血津液证突出者，则与气血津液辨证相结合，若与十二经脉所过部位症状有关者，则经络辨证相结合。因辨证求因是辨证施治的原则之一，所以又必须与病因辨证相结合。

二、疾病诊断

疾病诊断也叫病名诊断，简称为辨病。所谓疾病诊断，是根据各种疾病的临床特点，对患者做出相应的诊断，确定所患病种的名称。不论外感病还是内伤病，都有其各自的发生、发展、传变转归等内在规律，所以辨别疾病的不同，对于掌握其特殊的本质与发展规律，以及了解各阶段的证候特点，是十分必要的。如泄泻与痢疾，肺痿与肺痈。临症不能不详辨。

1. 疾病诊断的定名　中医对疾病的命名，种类很多，比较复杂，在临床上应根据常用的病名确定诊断，不要随意杜撰。病名的具体规范见临床各科。

2. 疾病诊断的依据　每种疾病都有自己的临床特点，一般根据其病史和临床表现的特点，即可做出相应的病名诊断。如痢疾一病，以下利赤白，里急后重等为临床主要特征，全身症状或有或无，是由饮食不洁引起，病变好发于夏秋季节，病程较急。符合上述特点，即可做出痢疾的诊断。如不具备上述全部特点或发病季节不同，或病程较长，在做痢疾诊断时就当慎重。

3. 疾病的鉴别诊断　某些疾病容易混淆，应注意鉴别。如癫、狂、痫三种虽同是神志异常的疾病，但各有其症状特点，临床可根据其疾病的特点、病因、病机等详加辨别。癫病者以沉默痴呆，语无伦次，静而多喜为特征；狂病者以躁妄打骂，喧扰不宁，动而多怒为特征，痫病者以猝然昏倒，不省人事，四肢抽搐，口吐涎沫，口中如作猪羊叫声为特征。

三、辨病与辨证的关系

1. 辨证　就是分析、辨认疾病的证候。中医学中的"症""证""病"的概念是不同的，但三者之间又有着密切联系。所谓"症"，是指疾病的单个症状，以及舌象、脉象等体征，如发热、畏寒、口苦、胸闷、便溏、苔黄、脉弦等。"证"，是指证候，即疾病发展过程中，某一阶段所出现若干症状的概括。例如，感冒患者有风寒证、风热证的不同，所谓"风寒证"是以患者出现恶寒发热、无汗、头身疼痛、舌苔薄白、脉浮紧，或鼻塞流清涕、咳嗽等症状的概括。它表示疾病在这一阶段的病因是感受风寒之邪，病位在表，病性属寒，邪正力量的对比处于邪盛正未衰的局面等。由此可见，症是疾病的现象，证则反映疾病的本质，病是对疾病全过程特点与规律概括。辨证是以脏腑、经络、病因、病机等基本理论为依据，通过对望、闻、问、切所获得的一系列症状，进行综合分析，辨明其病变部位、性质和邪正盛衰，从而做出诊断的过程。而临床上根据疾病的主要表现和特征，来确定疾病名的过程则称为辨病。

历代医家通过长期临床实践，逐渐发展形成病因辨证、气血津液辨证、经络辨证、脏腑辨证、六经辨证、卫气营血辨证、三焦辨证等。这些辨证方法，虽有各自的特点和侧重，但在临床应用中是可以相互联系，互相补充的。其中病因辨证是着重从病因角度去辨别证候，是外感病辨证的基础。脏腑辨证主要应用于杂病，是各种辨证的基础。六经、卫气营血和三焦辨证，主要运用于外感热性病。经络辨证与气血津液辨证，是与脏腑辨证密切相关，相互补充的一种辨证方法。

2. 证和病二者有密切的关系　一个病可以有不同的证，同样相同的证亦可见于不同的病中，所以有"同病异证""异病同证"的说法。如感冒病，其证有风寒证和风热证的不同，须用不同的治法；再如头痛与眩晕虽属两病但均可出现血虚证候。因此，既要辨证，又要辨病。辨证既包括四诊检查所得，又包括内外致病因素及病位，全面而又具体地判断疾病在一定阶段的特殊性质和主要矛盾。而辨病则是按照辨证所得，与多种相类似的疾病进行鉴别比较，同时进一步指导辨证，最后把那些类似的疾病一一排除，得出疾病的结论。在得出结论之后，对该病今后病机演变已有一个梗概，在这个基础上进一步辨证，便能预料其顺逆吉凶，而更重要的是经过辨病之后，使辨证与辨病所有的治疗原则与方药结合得更加紧密，以达到提高治疗效果，少走弯路的目的。总之，"病"是从辨证而得的，一种病有一种病的变化规律，这个"病"的规律，又反过来指导辨证。辨证－辨病－辨证，是一个诊断疾病不断深化的过程。诊断过程中不能只以辨证为满足，必须既辨证，又辨病，由辨病再进一步辨证，二者不可偏废。

第二节　八纲辨证

八纲，即阴、阳、表、里、寒、热、虚、实，是辨证论治的理论基础之一。通过四诊，掌握了辨证资料之后，根据病位的深浅，病邪的性质，人体正气的强弱等多方面的情况，进行分析综合，归纳为八类不同的证候，称为八纲辨证。

八纲是分析疾病共性的辨证方法，是各种辨证的总纲。在诊断过程中，有执简驭繁，提纲挈领的作用。适用于临床各科的辨证。无论内、外、妇、儿、眼、耳鼻喉等科，无不应用八纲来归纳概括。在八纲的基础上，结合脏腑病变的特点，则分支为脏腑辨证；结合气血津液病变的特点，则分支为气血津液辨证；结合温病的病变特点，则分支出卫气营血辨证等等。任何一种辨证，都离不开八纲，所以说八纲辨证是各种辨证的基础。

一、表里

表里是辨别疾病病位内外和病势深浅的一对纲领。它是一个相对的概念。就躯壳与内脏而言，躯壳为表，内脏为里；就脏与腑而言，腑为表，脏为里；就经络与脏腑而言，经络为表，脏腑为里，等等。从病势深浅论，外感病者，病邪入里一层，病深一层；出表一层，病轻一层。这种相对概念的认识，在六经辨证和卫气营血辨证中尤为重要。以上是广义之表里概念。狭义的表里，是指身体的皮毛、肌腠、经络为外，这些部位受邪，属于表证；脏腑、气血、骨髓为内，这些部位发病，统属里证。表里辨证，在外感病辨证中有重要的意义。可以察知病情的轻重，明确病变部位的深浅，预测病理变化的趋势。表证病浅而轻，里证病深而重。表邪入里为病进，里邪出表为病退。了解病的轻重进退，就能掌握疾病的演变规律，取得治疗上的主动权，采取适当的治疗措施。

（一）表证

表证是指六淫疫疠邪气经皮毛、口鼻侵入时所产生的证候，多见于外感病的初期，一般起病急，病程短。表证有两个明显的特点：一是外感时邪，表证是由邪气入侵人体所引起；二是邪病轻，表证的病位在皮毛肌腠，病轻易治。

1. 临床表现　恶寒、发热、头身疼痛，舌苔薄白，脉浮，兼有鼻塞、流涕、咳嗽、喷嚏、咽喉痒痛等。

2. 证候分析　由于六淫邪气客于肌表，阻遏卫气的正常宣发，郁而发热。卫气受遏，失去温养肌表的功能。肌表得不到正常的温煦，故见恶寒。邪气郁滞经络，使气血流行不畅，致头身疼痛。肺主皮毛，鼻为肺窍，邪气从皮毛、口鼻而入肺，肺系皆受邪气，肺气失宣，故鼻塞、流涕、咳嗽、喷嚏、咽喉痒痛诸证常常并见。邪气在表，未伤及里，故舌苔可无变化，仍以薄白为主。正气奋起抗邪，脉气鼓动于外，故脉浮。

（二）里证

里证是疾病深在于里（脏腑、气血、骨髓）的一类证候。它与表征相对而言，多见于外感病的中、后期或内伤疾病。里证的成因，大致有三种情况：一是表邪内传入里，侵犯脏腑所致；二是外邪直接侵犯脏腑而成；三是七情刺激、饮食不节、劳逸过度等因素损伤脏腑，引起功能失调、气血逆乱而致病。里证的范围甚广，除了表证以外，其他疾病都可以说是里证。里证的特点也可归纳为两点：一是病位深在，二是里证的病情一般较重。

1. 临床表现　壮热恶热或微热潮热，烦躁神昏，口渴引饮，或畏寒肢冷，倦卧神疲，口淡多涎。大便秘结，小便短赤或大便溏泄，小便清长，腹痛呕恶，苔厚脉沉。

2. 证候分析　以上所列仅是寒热虚实各里证中可能出现的一些常见症脉。就热型与寒象看，里证当是但热不寒或但寒不热，热可以是壮热恶热，微热潮热。壮热恶热是热邪入里，里热炽盛所致。微热潮热常见于内伤阴虚，虚火上炎。寒象表现为畏寒，得衣被可以缓解，此乃由于机体自身阳气不足或寒邪内侵，损伤阳气，阳虚生寒的结果。烦躁神昏是实热扰乱心神的表现，口渴引饮、小便短赤是实热耗伤津液。大便秘结由于热结肠道，津液枯竭，传导失司所致。阳气不足者，多见蜷卧神疲，虚寒者即见口淡多涎，脾虚不运者可见大便溏泄。

腹属阴为脏腑所居之处，该部症状表现为腹痛呕吐、便秘溏泄、小便短赤或清长，均是里病的标志。苔厚脉沉均为疾病在内之征。

（三）半表半里证

外邪由表内传，尚未入于里；或里邪透表，尚未至于表，邪正相搏于表里之间，称为半表半里证。其表现为寒热往来，胸胁苦满，心烦喜呕，默默不欲饮食，口苦，咽干，目眩，脉弦等。这种关于半表半里的认识，基本上类同六经辨证的少阳病证。

（四）表证和里证的关系

人体的肌肤与脏腑，是通过经络的联系、沟通而表里相通的。疾病发展过程中，在一定的条件下，可以出现表里证错杂和相互转化，如表里同病、表邪入里、里邪出表等。

1. 表里同病　表证和里证在同一时期出现，称表里同病。这种情况的出现，除初病即见表证又见里证外，多因表证未罢，又及于里，或本病未愈，又加标病，如本有内伤，又加外感，或先有外感，又伤饮食之类。表里同病的出现，往往与寒热、虚实互见。常见的表寒里热，表热里寒，表虚里实、表实里虚等，详见寒热虚实辨证。

2. 表里出入

（1）表邪入里　凡病表证，表邪不解，内传入里，称为表邪入里。多因机体抗邪能力降低，或邪气过盛，或护理不当，或误治、失治等因素所致。例如，凡病表证，本有恶寒发热，若恶寒自罢，不恶寒而反恶热，并见渴饮，舌红苔黄，尿赤等症，便是表邪入里的证候。

（2）里邪出表　某些里证，病邪从里透达于外，称为里邪出表。这是由于治疗与护理得当，机体抵抗力增强的结果。例如，内热烦躁、咳逆胸闷，继而发热汗出，或斑疹白㾦外透，这是病邪由里达表的证候。

表邪入里表示病势加重，里邪出表反映邪有去路，病势减轻，掌握表里出入的变化，对于推断疾病的发展转归，有重要意义。

（五）表证和里证的鉴别

辨别表证和里证，主要是审察其寒热、舌象、脉象等变化。一般说来，外感病中，发热恶寒同时并见的属表证，但热不寒、但寒不热的属里证；表证舌苔不变化，里证舌苔多有变化；脉浮主表证，脉沉主里证。

二、寒热

寒热是辨别疾病性质的两个纲领。寒证与热证反映机体阴阳的偏盛与偏衰。阴盛或阳虚表现为寒证，阳盛或阴虚表现为热证。寒热辨证在治疗上有重要意义。《素问·至真要大论》说："寒者热之""热者寒之"，两者治法正好相反。所以寒热辨证，必须确切无误。

（一）寒证

寒证，是疾病的本质属于寒性的证候，可以由感受寒邪而致，也可以由机体自身阳虚阴盛而致。由于寒证的病因与病位不同，又可分别出几种不同的证型。如感受寒邪，有侵犯肌表，有直中内脏，故有表寒、里寒之别。内寒的成因有寒邪入侵者，有自身阳虚者，故又有实寒、虚寒之分。这里先就寒证的共性进行分析。

1. 临床表现　各类寒证的临床表现不尽一致，但常见的有：恶寒喜暖，面色㿠白，肢冷蜷卧，口淡不渴，痰涎涕清稀，小便清长，大便稀溏，舌淡苔白润滑，脉迟或紧等。

2. 证候分析　阳气不足或为外寒所伤，不能发挥其温煦形体的作用，故见形寒肢冷，蜷卧，面色㿠白。阴寒内盛，津液不伤，所以口淡不渴。阳虚不能温化水液，以致痰、涎、涕、尿等排出物皆为澄澈清冷。寒邪伤脾，或脾阳久虚，则运化失司而见大便稀溏。阳虚不化，寒湿内生，则舌淡苔白而润滑。阳气虚弱，鼓动血脉运行之力不足，故脉迟；寒主收引，受寒则脉道收缩而拘急，故见紧脉。

（二）热证

热证，是疾病的本质属于热性的证候，可以由感受热邪而致，也可以由机体自身阴虚阳亢而致。根据热证的病因与病位的不同，亦可分别出几种不同的证型。如外感热邪或热邪入里，便有表热、里热之别。里热中，有实热之邪入侵或自身虚弱造成，则有实热和虚热之分。这里仅就热证的共性进行分析。

1. 临床表现　各类热证的证候表现也不尽一致，但常见的有：恶热喜冷，口渴喜冷饮，面红目赤，烦躁不宁，痰涕黄稠，吐血衄血，小便短赤，大便干结，舌红苔黄而干燥，脉数等。

2. 证候分析　阳热偏盛，则恶热喜冷。火热伤阴，津液被耗，故小便短赤，津伤则需引水自救，所以口渴喜冷饮。火性上炎，则见面红目赤。热扰心神，则烦躁不宁。津液被阳热煎熬，则痰涕等分泌物黄稠。火热之邪灼伤血络，迫血妄行，则吐血衄血。肠热津亏，传导失司，势必大便秘结。舌红苔黄为热证，舌干少津为伤阴，阳热亢盛，血行加速故见数脉。

（三）寒证和热证的鉴别

辨别寒证与热证，不能孤立地根据某一症状做判断，就对疾病的全部表现进行综合观察、分析，尤其是寒热的喜恶，口渴与不渴；面色的赤白，四肢的凉温，以及二便、舌象、脉象等方面更应细致观察。

（四）寒证和热证的关系

寒证和热证虽有本质的不同，但又相互联系，它们既可以在同一患者身上同时出现，表现为寒热错杂的证候，又可以在一定的条件下互相转化，出现寒证化热、热证化寒。在疾病发展过程中，特别是危重阶段，有时还会出现假寒或假热的现象。

1. 寒热错杂　在同一患者身上同时出现寒证和热证，呈现寒热交错的现象，称为寒热错杂。寒热错杂有上下寒热错杂和表里寒热错杂的不同。

（1）上下寒热错杂　患者身体上部与下部的寒热性质不同，称为上下寒热错杂。包括以下两点：①上寒下热。患者在同一时间内,上部表现为寒、下部表现为热的证候。例如,胃脘冷痛、呕吐清涎,同时又兼见尿频、尿痛、小便短赤,此为寒在胃而热在膀胱之证候,此即中焦有寒、下焦有热,就其相对位置而言,中焦在下焦之上。所以属上寒下热的证型。②上热下寒。患者在同一时间内,上部表现为热、下部表现为寒的证候,例如患者胸中有热、肠中有寒,既见胸中烦热咽痛口干的上热证,又见腹痛喜暖、大便稀溏的下寒证,就属上热下寒证。

(2) 表里寒热错杂 患者表里同病而寒热性质不同,称为表里寒热错杂。包括以下两点:①表寒里热。患者表里同病,寒在表热在里的一种证候,常见于本有内热,又外感风寒,或外邪传里化热而表寒未解的病证。例如恶寒发热、无汗、头痛身痛、气喘、烦躁、口渴、脉浮紧即是寒在表而热在里的证候。②里寒表热。患者表里同病,表有热里有寒的一种证候,常见于素有里寒而复感风热;或表热证未解,误下以致脾胃阳气损伤的病证。例如,平素脾胃虚寒,又感风热,临床上既能见到发热、头痛、咳嗽、咽喉肿瘤的表热证,又可见到大便溏泄、小便清长、四肢不温的里寒证。

寒热错杂的辨证,除了要辨别上下表里的部位之外,关键在于分清寒热的多少。寒多热少者,应以治寒为主,兼顾热证;热多寒少者,应以治热为主,兼顾寒证。

2. 寒热转化

(1) 寒证转化为热证 患者先有寒证,后来出现热证,热证出现后,寒证便渐渐消失,这就是寒证转化为热证。多因机体阳气偏盛、寒邪从阳化热所致,也可见于治疗不当,过服温燥药物的患者。例如,感受寒邪,开始为表寒证,见恶寒发热、身病无汗、苔白、脉浮紧。病情进一步发展,寒邪入里热化,恶寒症状消退,而壮热、心烦口渴、苔黄、脉数等症状相继出现,这就表示其证候由表寒而转化为里热。

(2) 热证转化为寒证 患者先有热证,后来出现寒证,寒证出现后,热证便渐渐消失,就是热证转化为寒证。多因邪盛或正虚,正不胜邪,机能衰败所致;也见于误治、失治,损伤阳气的患者。这种转化可缓可急。如热痢日久,阳气日耗,转化为虚寒痢,这是缓慢转化的过程。如高热患者,由于大汗不止、阳从汗泄,或吐泻过度、阳随津脱,出现体温骤降、四肢厥冷、面色苍白、脉微欲绝的虚寒证(亡阳),这是急骤转化的过程。

寒热证的转化,反映邪正盛衰的情况。由寒证转化为热证,是人体正气尚盛,寒邪郁而化热;热证转化为寒证,多属邪盛正虚,正不胜邪。

3. 寒热真假 当寒证或热证发展到极点时,有时会出现与疾病本质相反的一些假象。如"寒极似热""热极似寒",即所谓真寒假热、真热假寒。这些假象常见于病情危笃的严重关头,如不细察,往往容易贻误生命。

(1) 真寒假热 是内有真寒,外见假热的证候。其产生机制是由于阴寒内盛格阳于外,阴阳寒热格拒而成,故又称"阴盛格阳",阴盛于内,格阳于外,形成虚阳浮越阴极似阳的现象,其表现如:身热、面色浮红、口渴、脉大等似属热证,但患者身虽热却反欲盖衣被,渴欲热饮而饮不多,面红时隐时现,浮嫩如妆,不像实热之满面通红,脉大却按之无力。同时还可见到四肢厥冷,下利清谷,小便清长,舌淡苔白等症状。所以,热象是假,阳虚寒盛才是疾病的本质。

(2) 真热假寒 是内有真热而外见假寒的证候。其产生机制,是由于阳热内盛,阳气闭郁于内,不能布达于四末而形成,或者阳盛于内,拒阴于外,故也称为"阳盛格阴"。根据其阳热闭郁而致手足厥冷的特点习惯上又把它叫"阳厥"或"热厥"。其内热愈盛则肢冷愈严重,即所谓"热深厥亦深"。其表现如:手足冷、脉沉等,似属寒证,但四肢冷而身热不恶寒反恶热,脉沉数而有力,更见烦渴喜冷饮、咽干、口臭、谵语、小便短赤、大便燥结或热痢下重、舌质红、苔黄而干等症。这种情况的手足厥冷,脉沉就是假寒的现象,而内热才是疾病的本质。

辨别寒热真假的要领,除了了解疾病的全过程外,还应从以下两个方面注意体察:①假象的出现,多在四肢、皮肤和面色方面,而脏腑气血、津液等方面的内在表现则常常如实反映着疾病的本质,故辨证时应以里证、舌象、脉象等方面为主要依据;②假象毕竟和真象不同,如假热之面赤,是面色㿠白而仅在颧颊上见浅红娇嫩之色,时隐时现。而真热的面红却是满面通红,假寒常表现为四肢厥冷。而胸腹部却是大热,按之灼手,或周身寒冷而反不欲近衣被,而真寒则是身蜷卧,欲得衣被。

(五) 寒热与表里的关系

寒证、热证与表里相互联系,可形成多种证候,除上述表寒里热、表热里寒外,尚有表寒证、表热证、

里寒证、里热证。兹分述如下:

1. **表寒证** 是寒邪侵袭肌表所致的一种病证。

(1) 临床表现 恶寒重,发热轻,头身疼痛,无汗,苔薄白润,脉浮紧。

(2) 证候分析 寒邪袭表,卫阳受伤,不能温煦肌表而恶寒,正与邪争,阳气被遏则发热,寒为阴邪,故恶寒重而发热轻。寒邪凝滞经脉,经气不利则头身疼痛。寒邪收敛,腠理闭塞故无汗,脉浮紧是寒邪束表之象,表寒证是表证之一种,特点为恶寒重、发热轻、无汗、脉浮而紧。

2. **表热证** 是热邪侵袭肌表所致的一种病证。

(2) 临床表现 发热,微恶风寒,头痛,口干,微渴,或有汗,舌边尖红赤,脉浮数。

(2) 证候分析 热邪犯表,卫气被郁,故发热恶寒。热为阳邪,故发热重而恶寒轻且伴口干微渴。热性升散,腠理疏松则汗出,热邪上扰则头痛。舌边尖红赤,脉浮数均为温热在表之征。

表热证也是表证之一种,特点是发热重恶寒轻、常常有汗、脉浮而数。

3. **里寒证** 是寒邪内侵脏腑或阳气虚衰的病证。

(1) 临床表现 形寒肢冷,面色㿠白,口淡不渴,或渴喜热饮,静而少言,小便清长,大便稀溏,舌质淡,苔白润,脉沉迟。

(2) 证候分析 寒邪内侵脏腑损伤阳气,或脏腑机能减退,阳气虚衰,均不能温煦形体,故形寒肢冷、面色㿠白。阴寒内盛,津液不伤,故口淡不渴喜热饮。寒属阴主静,故静而少言。尿清便溏,舌淡苔白润,脉沉迟,均为里寒之征。

4. **里热证** 是热邪内侵脏腑或阴液亏损致虚热内生的病证。

(1) 临床表现 面红身热,口渴,喜饮冷水,烦躁多言,小便短赤,大便干结,舌质红,黄苔,脉数。

(2) 证候分析 里热亢盛,蒸腾于外,故见面红身热,热伤津液,故口渴冷饮。热属阳,阳主动,故躁动不安而多言。热伤津液,故小便黄赤。肠热液亏,传导失司,故大便干结。舌红苔黄脉数,均为里热之征。

三、虚实

虚实是辨别邪正盛衰的两个纲领。虚指正气不足,实指邪气盛实。虚证反映人体正气虚弱而邪气也不太盛。实证反映邪气太盛,而正气尚未虚衰,邪正相争剧烈。虚实辨证,可以掌握病者邪正盛衰的情况,为治疗提供依据,实证宜攻,虚证宜补。只有辨证准确,才能攻补适宜,免犯虚虚实实之误。

(一) 虚证

虚证是对人体正气虚弱各种临床表现的病理概括。虚证的形成,有先天不足、后天失养和疾病耗损等多种原因。由于虚证的临床表现相当复杂,在此,仅介绍一些共同的、有规律性的表现。

1. **临床表现** 各种虚证的表现极不一致,很难全面概括,常见面色淡白或萎黄、精神萎靡、身疲乏力、心悸气短、形寒肢冷、自汗、大便滑脱、小便失禁、舌淡胖嫩、脉虚沉迟,或为五心烦热、消瘦颧红、口咽干燥、盗汗潮热、舌红少苔、脉虚数。

2. **证候分析** 虚证病机主要表现在伤阴或伤阳两个方面。若伤阳者,以阳气虚的表现为主。由于阳失温运与固摄无权,所以见面色淡白、形寒肢冷、神疲乏力、心悸气短、大便滑脱、小便失禁等现象。若伤阴者,以阴精亏损的表现为主。由于阴不制阳,失去濡养、滋润的功能,故见手足心热、心烦心悸、面色萎黄或颧红、潮热盗汗现象。阳虚则阴寒盛,故舌胖嫩、脉虚沉迟;阴虚则阳偏亢,故舌红干少苔、脉细数。

(二) 实证

实证是对人体感受外邪,或体内病理产物堆积而产生的各种临床表现的病理概括。实证的成因有两个方面:一是外邪侵入人体,一是脏腑功能失调以致痰饮、水湿、瘀血等病理产物停积于体内所致。随着外邪性质的差异,致病之病理产物的不同,而有各自不同的症候表现。

由于实证的表现也是多种多样的,所以也只介绍一些共同的、带一般性的问题。

1. **临床表现** 由于病因不同,实证的表现亦极不一致,而常见的表现为发热、腹胀痛拒按、胸闷、烦躁，甚至神昏谵语、呼吸气粗、痰涎壅盛、大便秘结，或下利、里急后重、小便不利、淋沥涩痛、脉实有力、舌质苍老、舌苔厚腻。

2. 证候分析　邪气过盛，正气与之抗争，阳热亢盛，故发热；实邪扰心，或蒙蔽心神，故烦躁甚则神昏谵语；邪阻于肺，则宣降失常而胸闷、喘息气粗。痰盛者尚可见痰声辘辘。

实邪积滞肠胃则腑气不通，大便秘结，腹胀满痛拒按。湿热下攻，可见下利里急后重、水湿内停、气化不得，所以小便不利。湿热下注膀胱，致小便淋沥涩痛。邪正相争，搏击于血脉，故脉盛有力。湿热蒸腾则舌苔多见厚腻。

（三）虚证和实证的鉴别

虚证与实证的证候表现已分别介绍如上，但从临床来看，有一些症状，可出现于实证，也可见于虚证。例如，腹痛，虚证实证均可发生。因此，要鉴别虚实，必须四诊合参，通过望形体、舌象，闻声息，问起病，按胸腹、脉象等多方面进行综合分析。一般说来，虚证必身体虚弱，实证多身体粗壮。虚证者声息低微，实证者声高息粗。久病多虚，暴病多实。舌质淡嫩，脉象无力为虚；舌质苍老，脉象有力为实。

（四）虚证和实证的关系

疾病是一个复杂的发展过程，由于体质、治疗、护理等诸因素的影响，虚证与实证常发生虚实错杂、虚实转化、虚实真假等证候表现。若不加以细察，容易误诊。

1. 虚实错杂　凡虚证中夹有实证，实证中夹有虚证，以及虚实齐见的，都是虚实错杂证，例如表虚里实、表实里虚、上虚下实、上实下虚等。虚实错杂的证候，由于虚和实错杂互见，所以在治疗上便有攻补兼施法。但在攻补兼施中还要分别虚实的孰多孰少，因而用药就有轻重主次之分。虚实错杂中根据虚实的多少有实证夹虚，虚证夹实，虚实并重三种情况。

（1）实证夹虚　此证常常发生于实证过程中正气受损的患者，亦可见于原来体虚而新感外邪的患者。它的特点是以实邪为主，正虚为次。例如《伤寒论》的白虎加人参汤证，本来是阳明经热盛，证见壮热、口渴、汗出、脉洪大。由于热炽伤及气阴，又出现口燥渴、心烦、背微恶寒等气阴两伤的症状，这就是邪实夹虚。治疗以白虎攻邪为主，再加人参兼扶正气。

（2）虚证夹实　此证往往见于实证深重，拖延日久，正气大伤、余邪未尽的患者；亦可见于素体大虚，复感邪气的患者。其特点是以正虚为主，实邪为次。例如春温病的肾阴亏损证，出现在温病的晚期，是邪热动烁肝肾之阴而呈现邪少虚多的证候。症见低热不退、口干、舌质干绛，此时治法以滋阴养液、扶正为主，兼清余热。

（3）虚实并重　此证见于以下两种情况：①原为严重的实证，迁延时日，正气大伤，而实现邪未减者；②原来正气甚弱，又感受较重邪气的患者。两者共同的特点是正虚与邪实均十分明显，病情比较沉重。例如小儿疳积，大便泄泻，贪食不厌，苔厚浊，脉细稍弦。病起于饮食积滞，损伤脾胃，虚实并见，治应消食化积与健脾同用。

2. 虚实转化　疾病的发展过程往往是邪正斗争的过程，邪正斗争在证候上的反映，主要表现为虚实的变化。在疾病过程中，有些本来是实证，由于病邪久留，损伤正气，而转为虚证；有些由于正虚，脏腑功能失常，而致痰、食、血、水等凝结阻滞为患，成为因虚致实证。例如高热、口渴汗出、脉洪大之实热证，因治疗不当，日久不愈，可导致津气耗伤，而见肌肉消瘦、面色枯白、不欲饮食、虚羸少气、舌苔光剥、脉细无力等，证已由实转虚，又如病本心脾气虚，常见心悸、短气，久治未愈，突然心痛不止，这是气虚血滞引致心脉瘀阻之证，虚证已转变为实证，治当活血去瘀止痛。

3. 虚实真假　虚证和实证，有真假疑似之分，辨证时要从错杂的证候中，辨别真假，以去伪存真，才不致犯"虚虚实实"之戒。辨虚实之真假与虚实之错杂证绝不相同，应注意审察鉴别。

（1）真实假虚　指疾病本身属实证，但又出现一些似乎是虚的现象。如热结肠胃、痰食壅滞、大积大聚之实证，却见神情沉静、身寒肢冷、脉沉伏或迟涩等症脉。若仔细辨别则可以发现，神情虽沉静，但语出则声高气粗；脉虽沉伏或迟涩，但按之有力；虽然形寒肢冷，但胸腹久按灼手。导致这类似虚之症脉其原因并不是病体虚弱，而是实邪阻滞经络，气血不能外达之故，因此称这类症脉为假象，古称之为"大实有羸状"。此时治疗仍然应专力攻邪。

（2）真虚假实　指疾病本质属虚证，但又出现一些似乎是实的现象。如素体脾虚、运化无力，因而出现腹部胀满而痛、脉弦等症脉。若仔细辨别可以发现，腹部胀满，即有时减轻，不似实证的常满不减；虽有腹痛，但喜按；脉虽弦，但重按则无力。导致这类似实之症脉的原因并不是实邪，而是身体虚弱的结果，故亦稳定之为假象。古人所谓"至虚有盛候"，就是指此而言。治疗应用补法。

虚实真假的鉴别：①脉象的有力无力，有神无神，浮候如何，沉候如何；②舌质的胖嫩与苍老；③言语发声的亮亮与低怯；④患者体质的强弱，发病的原因，病的新久，以及治疗经过如何。这四点是辨别虚实真假的要点，对指导临床辨证有重要意义。

（五）虚实与表里寒热的关系

虚实常通过表里寒热几个方面反映出来，形成多种证候，临床常见的有表虚、表实、里虚、里实、虚热、实热、虚寒、实寒等类。

1. **表虚证**　表虚证有两种：一是指感受风邪而致的表证，以恶风、自汗为特征，为外感表虚；二是肺脾气虚，卫气不能固秘，肌表疏松，经常自汗，易被外邪侵袭的表虚者，属内伤表虚。

（1）临床表现　外感表虚者可见头痛、项强、发热、汗出、恶风、脉浮缓。内伤表虚者平时常自汗出，容易感冒，兼有面色淡白、短气、动则气喘、倦怠乏力、纳少便溏、舌淡苔白、脉细弱等气虚表现。

（2）证候分析　表证之表虚证，是感受风邪所致的一种表证，由于风邪外束于太阳经，所以头痛、项强；正气卫外，阳气浮盛而发热；肌腠疏，玄府不固，故汗出恶风；风邪在表，故脉浮缓。

里证之表虚证，主要因肺脾气虚。肺主皮毛，脾主肌肉，其气虚则肌表疏松，卫气不固，而自汗出。卫外力差，故常常感冒。肺脾气虚，必见气虚的一般表现，如面色淡白、短气、动则气喘、倦怠乏力、纳少便溏、舌淡白、脉细弱等。

2. **表实证**　表实证是寒邪侵袭肌表所致的一种证候。

（1）临床表现　发热恶寒，头身疼痛，无汗，脉浮紧。

（2）证候分析　感受外邪，阳气向上向外抗邪，便出现发热，邪客于肌表，阻遏卫气的正常宣发，肌表得不到正常的温煦而恶寒。邪阻经络，气血流行不畅而致头身疼痛。寒主收引，营气不能通于表，玄府不通，则无汗。脉象浮紧，是寒邪束表之征。

3. **里虚证**　里虚证的内容也较多，各脏腑经络，阴阳气血亏损，都属里虚证的范围，将于以后各有关章节阐述。里虚证若按其寒热划分，则可分为虚寒证、虚热证两类。

4. **里实证**　里实证包括的内容也较多，不但有各脏腑经络之分，而且还有各种不同邪气之别。许多具体证型将在以后的各篇辨证中介绍，里实证若按寒热划分，亦可分为实寒证、实热证两大类。

5. **虚寒证**　虚寒证是由于体内阳气虚衰所致的一种证候。

（1）临床表现　精神不振，面色淡白，畏寒肢冷，腹痛喜温喜按，大便溏薄，小便清长，少气乏力，舌质淡嫩，脉微沉迟无力。

（2）证候分析　本证的病机是阳气虚衰。阳气推动和气化功能不足，则精神不振、面色淡白、少气乏力、舌质淡嫩、脉微或沉迟无力。阳气温煦不足，则畏寒肢冷、腹痛喜温、大便溏薄、小便清长。

6. **虚热证**　虚热证是由于体内阴液亏虚所致的一种证候。

（1）临床表现　两颧红赤，形体消瘦，潮热盗汗，五心烦热，咽干口燥，舌红少苔，脉细数。

（2）证候分析　人体阴液耗损，故人渐消瘦；阴虚，则不能制阳，虚火内扰故心烦、手足心热、潮热盗汗。虚火上升，则见两颧红赤、咽干口燥、舌红少苔。阴血不足故脉细；内有虚热，故脉细兼数。

7. **寒实证**　寒实证是寒邪（阴邪）侵袭人体所致的一种证候。

（1）临床表现　畏寒喜暖，面色苍白，四肢欠温，腹痛拒按，肠鸣腹泻，或痰鸣喘嗽，口淡多涎，小便清长，舌苔白润，脉迟或紧。

（2）证候分析　寒邪客于体内，阻遏阳气，故畏寒喜暖、四肢不温；阴寒凝聚，经脉不通，不通则痛，故见腹痛拒按；阳气不能上荣于面，则面色苍白；寒邪困扰中阳，运化失职，故肠鸣腹泻。若为寒邪客肺，则痰鸣喘嗽。口淡多涎，小便清长，舌苔白润，皆为阴寒之征。脉迟或紧，是寒凝血行迟滞的现象。

8. **实热证**　阳热之邪侵袭人体，由表入里所致的实证热证。

（1）临床表现　壮热喜凉，口渴饮冷，面红目赤，烦躁或神错谵语，腹胀满痛拒按，大便秘结，小便短赤，舌红苔黄而干，脉洪滑数实。

（2）证候分析 热邪内盛，故身见壮热喜凉；火热上炎，而面红目赤；热扰心神，轻者烦躁，重者神昏谵语；热结胃肠，则腹胀满痛拒按、大便秘结；热伤阴液，则小便短赤、口喜冷饮、引水自救；舌红苔黄为热邪之征，舌干说明津液受伤；热为阳邪，鼓动血脉，所以脉象洪滑数实。

四、阴阳

阴阳是八纲辨证的总纲。在诊断上，可根据临床上证候表现的病理性质，将一切疾病分为阴阳两个主要方面。阴阳，实际上是八纲的总纲，它可概括其他六个方面的内容，即表、热、实属阳，里、寒、虚属阴。故有人称八纲为"二纲六要"。在临床上，由于表里寒热虚实之间有时是相互联系交织在一起的，不能截然划分。因此，阴证和阳证之间有时也不是截然分开的，往往出现阴中有阳，阳中有阴的复杂证候。如上面几节所说的表里同病，寒热错杂，虚实夹杂等证型就属这类情况。以阴阳命名的除了阴证、阳证以外，还有真阴不足、真阳不足及亡阴亡阳等证。

（一）阴证和阳证

1. 阴证 凡符合"阴"的一般属性的证候，称为阴证。如里证、寒证、虚证概属阴证范围。

（1）临床表现 不同的疾病，所表现的阴性证候不尽相同，各有侧重，一般常见为：面色暗淡，精神萎靡，身重蜷卧，形寒肢冷，倦怠无力，语声低怯，纳差，口淡不渴，大便稀溏，小便清长，舌淡胖嫩，脉沉迟，或弱或细涩。

（2）证候分析 精神萎靡，乏力，声低是虚证的表现。形寒肢冷，口淡不渴，大便溏，小便清长是里寒的表现。舌淡胖嫩，脉沉迟，弱细涩均为虚寒舌脉。

2. 阳证 凡符合"阳"的一般属性的证，称为阳证。如表证、热证、实证概属于阳证范围。

（1）临床表现 不同的疾病表现的阳性证候也不尽相同。一般常见的有：面色红赤，恶寒发热，肌肤灼热，神烦，躁动不安，语声粗浊或骂詈无常，呼吸气粗，喘促痰鸣，口干渴饮，大便秘结、奇臭，小便涩痛、短赤，舌质红绛，苔黄黑生芒刺，脉象浮数、洪大、滑实。

（2）证候分析 阳证是表证、热证、实证的归纳。恶寒发热并见表证的特征，面色红赤，神烦躁动，肌肤灼热，口干渴饮为热证的表现。语声粗浊，呼吸气粗，喘促痰鸣，大便秘结等又是实证的表现。舌质红绛，苔黄黑起刺，脉洪大数滑实均为实热之征。

3. 阴证和阳证的鉴别

（1）阴证 ①望诊：面色苍白或暗淡，身重蜷卧，倦怠无力，萎靡不振，舌质淡而胖嫩，舌苔润滑；②闻诊：语声低微，静而少言，呼吸怯弱，气短；③问诊：大便气腥臭，饮食减少，口中无味，不烦不渴，或喜热饮，小便清长短少；④切诊：腹痛喜按，身寒足冷，脉象沉微细涩，弱迟无力。

（2）阳证 ①望诊：面色潮红或通红，喜凉，狂躁不安，口唇燥裂，舌质红绛，苔色黄或老黄，甚则燥裂，或黑而生芒刺；②闻诊：语声壮厉，烦而多言，呼吸气粗，喘促痰鸣，狂言叫骂；③问诊：大便或硬或秘，或有奇臭，恶食，口干，烦渴引饮，小便短赤；④切诊：腹痛拒按，身热足暖，脉象浮洪数大滑实而有力。

阴阳消长是相对的，阳盛则阴衰，阴盛则阳衰。如诊得脉象洪大、舌红苔燥，兼见口渴、壮热等，便可知阳盛阴衰。如诊得脉象沉迟、舌白苔润，兼见腹痛、下利等证，便可知其阴盛阳衰。此外，阴阳错综复杂的变化，具体表现于表里寒热虚实等六纲中，已于前面各节述及，不再重复。

（二）真阴不足与真阳不足

阴虚证也叫虚热证，阳虚证也叫虚寒证，前面已详述。肾为人体阴阳之根本，当阴阳虚日久，或久病，会耗伤肾阴肾阳而致肾阴不足或肾阳不足之证，即真阴不足、真阳不足。

1. 真阴不足

（1）临床表现 虚火时炎，面白颧赤，唇若涂丹，口燥，咽干心烦，手足心热，头晕眼花，耳鸣，腰腿酸软无力、骨蒸盗汗，多梦遗精，大便秘结，小便短少，脉细数无力，舌红干少苔。

（2）证候分析 病程日久，损伤阴精，累及真阴，阴不制阳，致虚火上炎，出现阴虚之症，故见面白颧赤，唇红，口燥，五心烦热，盗汗便秘，尿少，舌红干少苔，脉细数无力。同时由于病已伤及肾阴，故出现肾功能异常的症状。如肾生髓、主骨的功能失常，见头晕、眼花、腰腿酸软无力，骨蒸；耳失肾阴濡养则耳鸣如蝉，肾主生殖，虚热内扰精室，故多梦遗精。

2. 真阳不足（肾阳不足）

（1）临床表现　面色㿠白，形寒肢冷，唇舌色淡，口淡多涎，喘咳身肿，自汗，头眩，不欲食，腹大胫肿，大便溏薄或五更泄泻，阳痿早泄、精冷不育，或宫冷不孕，舌淡胖嫩，苔白滑，脉沉迟无力。

（2）证候分析　病程日久，损伤阳气，累及真阳，阳不制阴，致阴寒内盛，出现阳虚之症，故见面色㿠白、形寒肢冷、唇舌色淡、口淡多涎、自汗、不欲食、舌淡胖嫩、苔白滑、脉沉迟无力。同时由于病已伤及肾中之阳，故出现肾功能异常的症状。如肾主纳气、主水的功能失常，则喘咳身肿、腹大胫肿。肾主生殖功能失常，则阳痿早泄、精冷不育、宫冷不孕；肾虚火衰，主二便的功能失常则五更泄泻。

（三）亡阴与亡阳

亡阴与亡阳是疾病的危险证候，辨证一差，或救治稍迟，死亡立见，亡阴与亡阳是两个性质不同的病证，亡阴的根本原因是机体内大量脱失津液，从而导致亡阴。亡阳的主要病因是阳气亡脱。因为气可随液脱、可随血脱，所以亡阳也常见于汗、吐、下太过以及大出血之后，同时，许多疾病的危笃阶段也可出现亡阳。由于阴阳是依存互根的，所以亡阴可导致亡阳，而亡阳也可以致使阴液耗损。在临床上，宜分别亡阴、亡阳之主次，及时救治。

1. 亡阴

（1）临床表现　身热肢暖，烦躁不安，口渴咽干，唇干舌燥，肌肤皱瘪，小便极少，舌红干，脉细数无力。通常还以大汗淋漓主亡阴的特征，其汗温、咸而稀（吐、下之亡阴，有时可无大汗出）。

（2）证候分析　阴液耗竭，失去濡润之功。故口渴咽干，唇干舌燥，肌肤皱瘪。津液化原告竭，故小便极少。阴虚则内热，故身热肢暖。虚热上犹则烦躁不安。舌红干，脉细数无力为津枯虚热之象。大汗淋漓多发生于原来为热病之患者，热邪逼迫则汗液外泄，也可见于治疗不当，发汗太过的患者。此时，大汗出既是亡阴之因，又是亡阴之症。

2. 亡阳

（1）临床表现　大汗出、汗冷、味淡微黏、身凉恶寒、四肢厥冷、蜷卧神疲、口淡不渴，或喜热饮，舌淡白润，脉微欲绝。

（2）证候分析　亡阳发生在各种原因所致的阳气虚弱以致亡脱的阶段。阳虚固摄无权，故腠理开而汗大出，汗冷，味淡微黏此乃亡阳的必备症状。阳虚则寒，故身凉恶寒、四肢厥冷。人体机能活动低下，则见蜷卧神疲。口淡，舌淡白，脉微欲绝均为阳微虚寒之征。

3. 亡阴与亡阳证的鉴别

（1）亡阴证　①汗：汗热，味咸，不黏；②四肢：温和；③舌象：红干；④脉象：细数无力；⑤其他：身热，烦躁不安，口渴，喜冷饮。

（2）亡阳证　①汗：汗凉，味淡，微黏；②四肢：厥冷；③舌象：白润；④脉象：微细欲绝；⑤其他：身冷，蜷卧神疲，口淡，喜热饮。

第三节　病因辨证

病因辨证是以中医病因理论为依据，通过对临床资料的分析，识别疾病属于何种因素所致的一种辨证方法。病因辨证的主要内容，概括起来可分为六淫疫疠、七情、饮食劳逸以及外伤四个方面，其中六淫、疫疠属外感性病因，为人体感受自然界的致病因素而患病。七情为内伤性病因，常使气机失调而致病。饮食劳逸则是通过影响脏腑功能，使人生病。外伤属于人体受到外力损害出现的病变。

一、六淫、疫疠证候

六淫包括风、寒、暑、湿、燥、火六种外来的致病邪气。六淫的致病特点：一是与季节和居住环境有关，如夏季炎热，患暑病的人多；久居潮湿之地，易感受湿邪；二是六淫属外邪，多经口鼻、皮毛侵入人体，病初常见表证；三是六淫常相合致病，而在疾病发展过程中，又常常相互影响或转化。

疫疠为自然界一种特殊的病邪，其致病具有传染性强，并迅速蔓延流行的特点。

1. 风淫证候 风证，是指因感受风邪而引起的一类病证。因风为百病之长，其性轻扬开泄、善行数变，故具有发病急、消退快、游走不定的特点。

(1) 临床表现 发热恶风，头痛，汗出，咳嗽，鼻塞流涕。苔薄白、脉浮缓，或肢体颜面麻木不仁，口眼㖞斜，或颈项强直，四肢抽搐，或皮肤瘙痒。

(2) 证候分析 风邪袭表，伤人卫气，使腠理开合失常，故见发热恶风、头痛、汗出。风邪犯肺，肺气失宣，故见咳嗽、鼻塞流涕。脉浮缓、苔薄白，为风邪犯卫之证候。风邪侵袭经络，经气阻滞不通则见麻木，口眼㖞斜，强直，抽搐。风邪搏于皮肤，故见皮肤瘙痒。

2. 寒淫证候 寒证，是指因感受寒邪引起的一类病证。因寒为阴邪，其性清冷，凝滞收引，故易伤人阳气，阻碍气血运行。

(1) 临床表现 恶寒发热，无汗，头痛，身痛，喘咳，鼻塞，苔白薄，脉浮紧。或手足拘急，四肢厥冷，脉微欲绝；或腹痛肠鸣，泄泻，呕吐等。

(2) 证候分析 寒邪束表，清冷收引，腠理闭塞，卫阳之气被遏而不得宣发，故见发热恶寒、无汗；寒邪郁于经脉，则头痛、身痛；肺合皮毛，皮毛受邪，内舍于肺，肺失宣降，故喘咳、鼻塞；脉浮紧、苔白薄，乃寒袭于表的征象。若寒邪郁结于经脉、阳气损伤，壅遏气机，则手足拘急；寒邪凝结，阳气不达四肢，则四肢厥冷；寒凝，气失温煦，筋脉收缩，而脉微欲绝。若寒中于里，损及脾胃之阳，升降失常，运化不利，则见腹痛、肠鸣、呕吐、泄泻。

3. 暑淫证候 暑证，是指夏季感受暑邪所致的一类病证。因暑性炎热升散，故为病必见热象，最易耗气伤津，且暑多挟湿，常与湿邪相混成病。

(1) 临床表现 伤暑，感热，汗出，口渴，疲乏，尿黄，舌红，苔白或黄，脉象虚数。中暑，发热，猝然昏倒，汗出不止，口渴，气急，甚或昏迷惊厥，舌绛干燥，脉濡数。

(2) 证候分析 伤暑，为感受暑湿之邪，汗出过多，耗伤津气所致。暑性炎热，蒸腾津液，则恶热、汗多而口渴、尿黄；暑病汗多，气随汗泄，故疲乏而脉虚数；暑挟湿邪，湿泛上焦，故苔白或黄。至于中暑，则是人在夏令烈日之下劳动过久，暑热炎蒸，上扰清窍，内灼神明，因而猝然昏倒。暑热之热，灼气伤津，故发热、口渴、汗出、气急；暑热挟湿，蒙蔽清窍，内陷心窍，则神昏；暑热伤津耗气，肝风内动，阳气不达四肢，则惊厥；暑热炽甚，营阴受灼，舌绛干燥，脉濡数。

4. 湿淫证候 湿证，是指感受湿邪所致的一类病证。因湿性重着、黏滞，易阻碍气机、损伤阳气，故其病变常缠绵留着、不易速去。

(1) 临床表现 伤湿，则头胀而痛、胸前作闷、口不作渴、身重而痛、发热体倦、小便清长、舌苔白滑、脉濡或缓。冒湿，则头如裹、遍体不舒、四肢懈怠、脉来濡弱。湿伤关节，则关节酸痛重着、屈伸不利。

(2) 证候分析 伤湿，是湿邪犯表，发于多雨季节外感病初期，亦称表湿证。湿性重着黏滞，阻碍气机，清阳失宣，故见头胀而痛、胸前作闷、体倦、身重而痛等症状。湿邪与卫气相争，故发热、汗出而热不退。湿为阴邪，不伤津液，故口不渴。小便清长，舌苔白滑，脉濡或缓，是湿邪为患之征。冒湿则是冒犯雾露，或感受湿邪，阳气被遏所致，湿在头部，清阳被困，则头重如裹。湿邪弥漫全身，阳气不得敷布，则遍体不舒。四肢懈怠，脉来濡弱，亦为湿邪困遏之征。湿邪侵入关节，气血不畅，故酸痛；湿性重滞，故感受重着，临床称之为"着痹"。

5. 燥淫证候 燥证，是指感受燥邪所致的一类病证。燥性干燥，容易伤津液，临床有凉燥与温燥之分。

(1) 临床表现 凉燥，恶寒重，发热轻，头痛，无汗，咳嗽，喉痒，鼻塞，舌白而干，脉象浮。温燥，身热，微恶风寒，头痛少汗，口渴心烦，干咳痰少，甚或痰中带血，皮肤及鼻咽干燥，舌干苔黄，脉象浮数。

(2) 证候分析 凉燥多因深秋气候转凉，燥邪与寒邪合而致病。燥寒袭于肺卫，故见恶寒重、发热轻、头痛、无汗等类似外感风寒表证的现象，又见咳嗽、鼻塞、咽痒舌干、脉象浮等肺燥的证候。温燥则是秋初气候尚热，炎暑未消气候干燥，燥热迫于肺里，灼伤津液，故见发热、微恶风寒、头痛、少汗等类似风热表证的现象，又见干咳、痰黏量少、皮肤及咽干燥、口渴心烦等燥热伤津的症状。舌干苔黄，脉浮而数，均为燥热之证。

6. 火淫证候　火证，是指广义火热病邪所致的一类病证。因火热之邪，其性燔灼急迫，为病常见全身或局部有显著热象，容易耗伤阴津，使筋脉失于滋润而动风，亦可迫血妄行而出血。

（1）临床表现　壮热，口渴，面红目赤，心烦，汗出，或烦躁谵妄，衄血，吐血，斑疹，或躁扰发狂，或见痈脓，舌质红绛，脉象洪数或细数。

（2）证候分析　火热之邪侵入气分，则见壮热、口渴、面红目赤、脉洪数。若邪气在气分不解，进入营血，耗血动血，迫血妄行，则吐血、衄血、发斑、发疹。火热壅盛，心肝受灼，则躁扰发狂。火毒壅于血肉之间，积聚不散，则肉腐血败而见痈脓。舌红绛、脉数，是火热深入营血之证候。

7. 疫疠证候　疫疠又名瘟病，是指由感染瘟疫病毒而引起的传染性病证。疫疠致病的一个特点是有一定的传染源和传染途径。其传染源有二：一是自然环境，即通过空气传播；二是人与人互相传染，即通过接触传染，其传播途径是通过呼吸道与消化道传染。疫疠致病的另一特点是传染性强，死亡率高。

（1）临床表现　病初恶寒发热俱重，继之壮热，头身疼痛，面红或垢滞，口渴引饮，汗出，烦躁，甚则神昏谵语，四肢抽搐，舌红绛，苔黄厚干燥或苔白如积粉，脉数有力。

若兼有头面、颈部红肿疼痛，咽喉剧痛，为大头瘟。兼有发热，咽喉红肿糜烂疼痛，全身遍布猩红色皮疹，为烂喉痧。兼有咽喉肿痛，覆盖白膜，咳声嘶哑，状如犬吠，吞咽、呼吸困难，为疫喉。若病初恶寒发热，继而阵阵痉咳不止，咳剧则面色青紫，涕泪俱出，呕吐，咳止时伴有鸳鸯样叫声，多见于小儿，为疫咳，又称为"顿咳""顿呛""百日咳"。兼有腹痛，下痢赤白脓血，里急后重，时时欲泻，为疫毒痢。

（2）证候分析　疫疠之邪从口鼻而入，或内伏膜原，表里分传，故病初即见恶寒发热俱重，疫毒迅速弥漫三焦，则致壮热，头身疼痛。瘟疫疠邪上攻，则见面红，舌红绛。若秽浊疫邪上蒸于舌面，可致苔白如积粉，面色垢滞。热盛迫津外泄，故汗出量多。热扰神明，则见烦躁，重者神昏谵语。热极生风，筋脉拘急，可见四肢抽搐。

若风温毒邪壅滞于少阳胆经，致使气血壅滞于局部，而见头面、颈部红肿疼痛，咽喉剧痛。

若疫毒壅滞于肺胃，上攻咽喉，则咽喉红肿糜烂，舌体鲜红；外泄于肌肤，全身遍布猩红色皮疹。若燥火疫毒从口鼻而入，毒聚咽喉不散，则咽喉肿痛；复生白膜，拭之不去；若白膜覆盖，阻滞气道，致咳声嘶哑，状如犬吠，吞咽、呼吸困难。若内有伏痰，又感疫疠之邪，疫毒与痰互结，深伏于肺，致肺失清肃，肺气上逆，而见阵发性痉咳不止。咳剧则气机逆乱，可出现面色青紫涕泪俱出、呕吐等症。若饮食不洁，湿热疫毒侵袭胃肠，阻滞气机，灼伤气血，致腹痛、时时欲泻、里急后重、下痢赤白脓血。

二、七情证候

七情，即喜、怒、忧、思、悲、恐、惊七种情志活动。当精神刺激超越了患者自身的调节能力时，便可发生疾病。七情证候均见于内伤杂病。

情志致病有三个特点：①由耳目所闻，直接影响脏腑气机，致脏腑功能紊乱，气血不和，阴阳失调，如怒则气上、恐则气下、惊则气乱、悲则气消、思则气结、喜则气缓；②与个人性格、生活环境有关，如性格急躁者易被怒伤，性格孤僻者常被忧思所伤；③不同的情志变化，所影响的内脏也不同，如喜伤心、怒伤肝、思伤脾、悲伤肺、恐伤肾。

临床实践证明，情志所伤，能够影响内脏的功能，这是肯定的，至于具体伤哪一内脏，引起何种气机变化，并不一定像上面所说的那样机械，只有详细审察病情，才能做出更为准确的诊断。

1. 喜

（1）临床表现　喜伤，可见精神恍惚，思维不集中，甚则神志错乱，语无伦次，哭笑无常，举止异常，脉缓。

（2）证候分析　喜为心之志，过喜，可使心气涣散、神不守舍，而见精神恍惚、思维不集中；重者神明失主，致神志错乱、语无伦次，举止异常。

2. 怒

（1）临床表现　怒伤，则见头晕或胀痛，面红目赤，口苦，胸闷，善叹息，急躁易怒，两胁胀满或窜痛，或呃逆，呕吐，腹胀，泄泻，甚则呕血，昏厥，脉弦。

（2）证候分析　怒为肝之志，怒则气上，大怒可致肝失疏泄，气机不畅，而致两胁胀痛，胸闷，善叹息，或见急躁易怒。肝气横逆，克犯脾胃，胃失和降则致呃逆、呕吐；脾气不升则见腹胀泄泻。肝气上逆，血随气升，气血并走于上，故致头晕、头痛、面红目赤，甚至气血蒙蔽清窍，而突然昏厥，血随气妄行，则见呕血。

3. 思

（1）临床表现　思伤，可见头晕目眩，健忘心悸，倦怠，失眠多梦，食少，消瘦，腹胀便溏，舌淡，脉缓。

（2）证候分析　思发于脾而成于心，思虑太过，可使脾气耗伤、心血亏虚。脾气虚则运化失健，则见食少、腹胀便溏。心血不足以养心，致心悸、失眠多梦。形体不得气血濡养，则清瘦、倦怠、头晕目眩、健忘、舌淡脉缓。

4. 忧

（1）临床表现　忧伤，则情志抑郁，闷闷不乐，神疲乏力，食欲不振，脉涩。

（2）证候分析　忧愁日久不解，耗伤脏腑之气，故见神疲乏力、食欲不振。

5. 悲

（1）临床表现　悲伤，见面色惨淡，时时呼叹饮泣，精神萎靡不振，脉弱。

（2）证候分析　过度悲哀，则使气消，故见面色惨淡、时时呼叹饮泣、精神萎靡不振。

6. 恐

（1）临床表现　恐伤，少腹胀满，遗精滑精，二便失禁。

（2）证候分析　恐则气下，极度恐骇，可使肾之精气下劫，肾气不固，则遗精、滑精、二便失禁；下焦气机不畅，而见少腹胀满。

7. 惊

（1）临床表现　惊伤，则情绪不安，表情惶恐，心悸失眠，甚至神志错乱，语言举止失常。

（2）证候分析　惊则气机逆乱，心神不能安藏，则情绪不安，表情惶恐，心悸失眠，重者神志错乱，语言举止失常。

三、饮食、劳逸证候

饮食、劳逸是人类生存的需要。但不知调节，也能成为致病因素。

1. 饮食所伤证　饮食所伤证，是指饮食不节而致脾、胃肠功能紊乱的一类病证。

（1）临床表现　饮食伤在胃，则胃痛，恶闻食臭，食纳不佳，胸膈痞满，吞酸嗳腐，舌苔厚腻，脉滑有力。饮食伤在肠，则见腹痛泄泻；若误食毒品，则恶心呕吐，或吐泻交作，腹痛如绞，或见头痛、痉挛、昏迷等。

（2）证候分析　饮食过量，超过了脾胃的运化功能，致食物不能及时腐熟运化，胃气不降，浊气不得下行，则见恶闻食臭、食纳不佳、胸膈痞满、吞酸嗳腐等症状。饮食伤在胃，气滞不通，故胃痛。饮食伤在肠，影响小肠受承和大肠传导的功能，气机不利，则见腹痛、泄泻。误食毒品，骤伤胃肠，气机缭乱，则吐泻交作甚至出现头痛、痉挛、昏迷等严重中毒的症状。

2. 劳逸所伤证　劳逸所伤证，是指因体力或脑力过度劳累，或过度安逸所引起的一类病证。

（1）临床表现　过劳，则倦怠乏力，嗜卧，懒言，食欲减退。过逸，则体胖行动不便，动则喘咳，心悸短气，肢软无力。

（2）证候分析　过劳则消耗，致元气损伤而见倦怠无力、嗜卧、懒言、饮食减退。过逸，则气血运行不畅，脂肪蓄积，身体肥胖，加之肥人多痰，痰湿内阻，故动则心悸短气、喘咳等。

3. 房室所伤证　房室所伤证，是指性生活过度，或早婚，产育过多，导致肾亏而表现为生殖系统疾患的病证。

（1）临床表现　头晕耳鸣，腰膝酸软，形体消瘦。男子遗精，早泄，阳痿；女子梦交，宫寒不孕，经少经闭，带下清稀量多。

（2）证候分析　肾精亏虚，不能滋养形体则消瘦，腰膝酸软。肾精受伤，无以生髓，脑髓不充，元神失养，故头晕耳鸣。肾主生殖，阳虚火衰，故男子阳痿、早泄，女子宫寒不孕、经少经闭。肾虚则带脉不束，故带下清稀量多。阴虚不能制阳，虚火内生，扰动精室，故男子遗精，女子梦交。

四、外伤证候

外伤证候，是指外受创伤，如金刃、跌打、兽类咬伤及毒虫蜇伤所引起的局部症状及整体所反映的证候。外伤致病主要伤及皮肉筋骨，导致气血瘀滞。其次为染毒，毒邪入脏，神明失主，甚至危及生命。

1. 金刃、跌仆所伤证　本证是指因金刃、跌仆等意外事故所致皮肉筋骨或内脏损伤的一种类病证。

（1）临床表现　轻者局部青紫，肿胀、疼痛，活动不便，或破损出血；重者伤筋折骨，疼痛剧烈；若内伤脏腑，则吐血、下血；若陷骨伤脑，则戴眼直视，神昏不语。

（2）证候分析　局部受伤，脉络破损，血渗于肌肤之间，故见患处青紫、肿胀、疼痛、活动不便。若损伤皮肉，血液流于脉外，则见出血。如损伤过重，致筋伤骨折，疼痛剧烈，若伤脏腑，络破血溢，则见吐血、下血。若头部受伤，骨陷伤脑，元神损伤，故致戴眼直视，神昏不语。

2. 虫兽所伤证　本证是指由毒虫、毒蛇、狂犬等动物伤害人体所引起的病证。

（1）临床表现　毒虫蜇伤，轻者局部红肿疼痛，出疹，肢体麻木疼痛；重者头痛，昏迷。毒蛇咬伤，则见创面疼痛，麻木，或肿胀，起水疱，甚则创面坏死，形成溃疡；若全身中毒，则见头晕，视物模糊，胸闷，四肢无力，牙关紧闭，呼吸困难，瞳孔散大，脉迟弱或结、代。狂犬咬伤，发病后怕光、恐水、畏声、怕风，吞咽、呼吸困难，四肢抽搐。

（2）证候分析　若毒蜂、蝎子、蜈蚣、毛虫等伤人，局部损伤，则见红肿疼痛；若毒邪侵入经脉，则见肢体麻木疼痛；若毒邪弥漫全身，扰及清窍，则致头晕、昏迷。毒蛇伤人，邪毒聚于患处，致创面麻木疼痛，或肿胀、起水疱，甚则局部坏死，形成溃疡；若毒邪流窜全身（一般在受伤后 1～6 小时），可见头晕、胸闷、视物模糊、牙关紧闭、四肢无力、呼吸困难、瞳孔散大。狂犬咬伤，一般潜伏 15～60 天，长者达 1 年以上，毒邪逐渐弥漫扩散周身，使肌肉麻木，肌肉麻痹，吞咽困难，遇风、光、水声或其他响声，则四肢抽搐。

第四节　气、血、津液辨证

气、血、津液辨证，是运用脏腑学说中气、血、津液的理论，分析气、血、津液所反映的各科病证的一种辨证诊病方法。由于气、血、津液都是脏腑功能活动的物质基础，而它们的生成及运行又有赖于脏腑的功能活动。因此，在病理上，脏腑发生病变，可以影响到气、血、津液的变化；而气、血、津液的病变，也必然要影响到脏腑的功能。所以，气、血、津液的病变，是与脏腑密切相关的。气、血、津液辨证应与脏腑辨证互相参照。

一、气病辨证

气的病证很多，《素问·举痛论篇》说："百病生于气也"，指出了气病的广泛性。但气病临床常见的证候，可概括为气虚、气陷、气滞、气逆四种。

1. 气虚证　气虚证，是指脏腑组织机能减退所表现的证候，常由久病体虚、劳累过度、年老体弱等因素引起。

（1）临床表现　少气懒言，神疲乏力，头晕目眩，自汗，活动时诸证加剧，舌淡苔白，脉虚无力。

（2）证候分析　本证以全身机能活动低下的表现为辨证要点。人体脏腑组织功能活动的强弱与气的盛衰有密切关系，气盛则机能旺盛，气衰则机能活动减退。由于元气亏虚，脏腑组织机能减退，所以气少懒言，神疲乏力；气虚清阳不升，不能温养头目，则头晕目眩；气虚毛窍疏松，外卫不固则自汗；劳则耗气，故活动时诸症加剧；气虚无力鼓动血脉，血不上营于舌，而见舌淡苔白；运血无力，故脉象按之无力。

2. 气陷证　气陷证，是指气虚无力升举而反下陷的证候，多见于气虚证的进一步发展，或劳累用力过度，损伤某一脏器所致。

（1）临床表现　头晕目花，少气倦怠，久痢久泄，腹部有坠胀感，脱肛或子宫脱垂等，舌淡苔白，脉弱。

（2）证候分析　本证以内脏下垂为主要诊断依据。气虚则机能衰退，故少气倦怠。清阳之气不能升举，所以头晕目花。脾气不健，清阳下陷，则久痢久泄。气陷于下，以致诸脏器失其升举之力，故见腹部坠胀、脱肛、子宫或胃等内脏下垂等证候。气虚血不足，则舌淡苔白，脉弱。

3. 气滞证 气滞证，是指人体某一脏腑，某一部位气机阻滞，运行不畅所表现的证候。多由情志不舒，或邪气内阻，或阳气虚弱，温运无力等因素导致气机阻滞而成。

(1) 临床表现 胀闷，疼痛，攻窜阵发。

(2) 证候分析 本证以胀闷，疼痛为辨证要点。气机以畅顺为贵，一有郁滞，轻则胀闷，重则疼痛，而常攻窜发作，无论郁于脏腑、经络、肌肉、关节，都能反映这一特点。同时由于引起气滞的原因不同，因而胀、痛出现的部位、状态也各有不同。如食积滞阻则脘腹胀闷疼痛；若肝气郁滞则胁肋窜痛；当然气滞于经络、肌肉，又必然与经络、肌肉部位有关。所以，辨气滞证候尚须与辨病因病位相结合。

4. 气逆证 气逆证，是指气机升降失常，逆而向上所引起的证候。临床以肺胃之气上逆和肝气升发太过的病变为多见。

(1) 临床表现 肺气上逆，则见咳嗽喘息；胃气上逆，则见呃逆、嗳气、恶心、呕吐；肝气上逆，则见头痛、眩晕、昏厥、呕血等。

(2) 证候分析 本证以症状表现是气机逆而向上辨证要点。肺气上逆，多因感受外邪或痰浊壅滞，使肺气不得升发肃降，上逆而发喘咳。胃气上逆，可由寒饮、痰浊、食积等停留于胃，阻滞气机，或外邪犯胃，使胃失和降，上逆而为呃逆、嗳气、恶心、呕吐。肝气上逆，多因郁怒伤肝，肝气升发太过，气火上逆而见头痛、眩晕、昏厥；血随气逆而上涌，可致呕血。

二、血病辨证

血的病证表现很多，因病因不同而有寒、热、虚、实之别，其临床表现可概括为血虚、血瘀、血热、血寒四种证候。

1. 血虚证 血虚证，是指血液亏虚，脏腑百脉失养，表现为全身虚弱的证候。血虚证的形成，有禀赋不足；或脾胃虚弱，生化乏源；或各种急慢性出血；或久病不愈；或思虑过度，暗耗阴血；或瘀血阻络新血不生；或因患肠寄生虫病而致。

(1) 临床表现 面白无华或萎黄，唇色淡白，爪甲苍白，头晕眼花，心悸失眠，手足发麻，妇女经血量少色淡，经期错后或闭经，舌淡苔白，脉细无力。

(2) 证候分析 本证以面色、口唇、爪甲失其血色及全身虚弱为辨证要点。人体脏腑组织，赖血液之濡养，血盛则肌肤红润，体壮身强，血虚则肌肤失养，面唇爪甲舌体皆呈淡白色。

血虚脑髓失养，睛目失滋，所以头晕眼花。心主血脉而藏神，血虚心失所养则心悸，神失滋养而失眠。经络失滋致手足发麻，脉道失充则脉细无力。女子以血为用，血液充盈，月经按期而至，血液不足，经血乏源，故经量减少，经色变淡，经期迁延，甚则闭经。

2. 血瘀证 血瘀证，是指因瘀血内阻所引起的一系列证候。形成血瘀证的原因有：寒邪凝滞，以致血液瘀阻，或由气滞而引起血瘀；或因气虚推动无力，血液瘀滞；或因外伤及其他原因造成血液流溢脉外，不能及时排出和消散所形成。

(1) 临床表现 疼痛和针刺刀割，痛有定处，拒按，常在夜间加剧。肿块在体表者，色呈青紫；在腹内者，紧硬按之不移，称为癥积。出血反复不止，色泽紫暗，中夹血块，或大便色黑如柏油；面色黧黑、肌肤甲错，口唇爪甲紫暗，或皮下紫斑，或肤表丝状如缕，或腹部青筋外露，或下肢筋青胀痛等；妇女常见经闭；舌质紫暗，或见瘀斑瘀点，脉象细涩。

(2) 证候分析 本证以痛如针刺，痛有定处，拒按，肿块，唇舌爪甲紫暗，脉涩等为辨证要点。由于瘀血阻塞经脉，不通则痛，故疼痛是瘀血证候中最突出的一个症状。瘀血为有形之邪，阻碍气机运行，故疼痛剧烈如针刺，部位固定不移。由于夜间血行较缓，瘀阻加重，故夜间痛甚。积瘀不散而凝结，则可形成肿块，故外见肿块色青紫内部肿块触之坚硬不消。

出血是由于瘀血阻塞络脉，阻碍气血运行，致血涌络破，不循经而外溢，由于所出之血停聚不得，故色呈紫暗，或已凝结而为血块。瘀血内阻，气血运行不利，肌肤失养，则见面色黧黑，肌肤甲错，口唇、舌体、指甲青紫色暗等体征。瘀血内阻，冲任不通，则为经闭。丝状红缕、青筋显露、脉细涩等，皆为瘀阻脉络，血行受阻之象。舌体紫暗，脉象细涩，则为瘀血之症。

3. 血热证 血热证，是指脏腑火热炽盛，热迫血分所表现的证候。本证多因烦劳，嗜酒，恼怒伤肝，房室过度等因素引起。

（1）临床表现　咯血、吐血、尿血、衄血、便血、妇女月经先期、量多、血热、心烦、口渴、舌红绛，脉滑数。

（2）证候分析　本证以出血和全身热象为辨证要点。血热迫血妄行，血络受伤，故表现为各种出血及妇女月经过多等。火热炽盛，灼伤津液，故身热、口渴。火热扰心神则心烦。热迫血行，壅于脉络则舌红绛，脉滑数。血分火热炽盛，有内伤外感之别。此处所指血热主要为内伤杂病。在外感热病辨证中，有热入血分的"血分证"亦是指血热。但于此处所指的血热在概念上完全不同。外感热病之血热，详见"卫气营血辨证"。

4. 血寒证　血寒证，是指局部脉络寒凝气滞，血行不畅所表现的证候，常由感受寒邪引起。

（1）临床表现　手足或少腹冷痛，肤色紫暗发凉，喜暖恶寒，得温痛减，妇女月经延期，痛经，经色紫暗，夹有血块，舌紫暗，苔白，脉沉迟涩。

（2）证候分析　本证以手足局部疼痛，肤色紫暗为辨证要点。寒为阴邪，其性凝敛，寒邪客于血脉，则使气机凝滞。血行不畅，故见手足或少腹冷痛。血得温则行，得寒则凝，所以喜暖怕冷，得温痛减。寒凝胞宫，经血受阻，故妇女经期推迟，色暗有块。舌紫暗，脉沉迟涩，皆为寒邪阻滞血脉，气血运行不畅之征。

三、气血同病辨证

气血同病辨证，是用于既有气的病证，同时又兼见血的病证的一种辨证方法。气和血具有相互依存，相互资生，相互为用的密切关系，因而在发生病变时，气血常可相互影响，既见气病，又见血病，即为气血同病。气血同病常见的证候，有气滞血瘀，气虚血瘀，气血两虚，气不摄血，气随血脱等。

1. 气滞血瘀证　气滞血瘀证，是指由于气滞不行以致血运障碍，而出现既有气滞又有血瘀的证候，多由情志不遂，或外邪侵袭，导致肝气久郁不解所引起。

（1）临床表现　胸胁胀满走窜疼痛、性情急躁，并兼见痞块、刺痛拒按，妇女经闭或痛经，经色紫暗夹有血块，乳房痛胀等症，舌质紫暗或有紫斑，脉弦涩。

（2）证候分析　本证以病程较长和肝脏经脉部位的疼痛痞块为辨证要点。肝主疏泄而藏血，具有条达气机，调节情志的功能。情志不遂，则肝气郁滞，疏泄失职，故见性情急躁，胸胁胀满走窜疼痛。气为血帅，气滞则血凝，故见痞块疼痛拒按，以及妇女闭经、痛经，经色紫暗有块，乳房胀痛等症。脉弦涩，为气滞血瘀之证。

2. 气虚血瘀证　气虚血瘀证，是指既有气虚之象，同时又兼有血瘀的证候，多因久病气虚，运血无力而逐渐形成瘀血内停所致。

（1）临床表现　面色淡白或晦滞，身倦乏力，少气懒言，疼痛如刺，常见于胸胁，痛处不移，拒按，舌淡暗或有紫斑，脉沉涩。

（2）证候分析　本证虚中夹实，以气虚和血瘀的证候表现为辨证要点。面色淡白，身倦乏力，少气懒言，为气虚之症。气虚运血无力，血行缓慢，终致瘀阻络脉，故面色晦滞。血行瘀阻，不通则痛，故疼痛如刺，拒按不移。临床以心肝病变为多见，故疼痛出现在胸胁部位。气虚舌淡，血瘀紫暗，沉脉主里，涩脉主瘀，是为气虚血瘀证的常见舌脉。

3. 气血两虚证　气血两虚证，是指气虚与血虚同时存在的证候，多由久病不愈，气虚不能生血，或血虚无以化气所致。

（1）临床表现　头晕目眩，少气懒言，乏力自汗，面色淡白或萎黄，心悸失眠，舌淡而嫩，脉细弱等。

（2）证候分析　本证以气虚与血虚的证候共见为辨证要点。少气懒言，乏力自汗，为脾肺气虚之象；心悸失眠，为血不养心所致。血虚不能充盈脉络，见唇甲淡白，脉细弱。气血两虚不得上荣于面、舌，则见面色淡白或萎黄，舌淡嫩。

4. 气不摄血证　气不摄血证，又称气虚失血证，是指因气虚而不能统血，气虚与失血并见的证候。多因久病气虚，失其摄血之功所致。

（1）临床表现　吐血，便血，皮下瘀斑，崩漏，气短，倦怠乏力，面色白而无华，舌淡，脉细弱等。

（2）证候分析　本证以出血和气虚证共见为辨证要点。气虚则统摄无权，以致血液离经外溢，溢于胃肠，便为吐血、便血；溢于肌肤，则见皮下瘀斑。脾虚统摄无权，冲任不固，渐成月经过多或崩漏。气虚则气短，倦怠乏力，血虚则面白无华。舌淡，脉细弱，皆为气血不足之证。

5. 气随血脱证　气随血脱证，是指大出血时所引起阳气虚脱的证候，多由肝、胃、肺等脏器本有宿疾而脉道突然破裂，或外伤，或妇女崩中、分娩等引起。

（1）临床表现　大出血时突然面色苍白，四肢厥冷，大汗淋漓，甚至晕厥；舌淡，脉微细欲绝，或浮大而散。

（2）证候分析　本证以大量出血时随即出现气脱之症为辨证要点。气脱阳亡，不能上荣于面，则面色苍白；不能温煦四肢，则手足厥冷；不能温固肌表，则大汗淋漓；神随气散，神无所主，则为晕厥。血失气脱，正气大伤，舌体失养，则色淡，脉道失充而微细欲绝，阳气浮越外亡，脉见浮大而散，病情更为险恶。

四、津液病辨证

津液病辨证，是分析津液病证的辨证方法。津液病证一般可概括为津液不足和水液停聚两个方面。

（一）津液不足证

津液不足证，是指由于津液亏少，失去其濡润滋养作用所出现的以燥化为特征的证候。多由燥热灼伤津液，或因汗、吐、下及失血等所致。

1. 临床表现　口渴咽干，唇燥而裂，皮肤干枯无泽，小便短少，大便干结，舌红少津，脉细数。

2. 证候分析　本证以皮肤、口唇、舌咽干燥及尿少、便干为辨证要点。由于津亏则使皮肤、口唇、咽干失去濡润滋养，故呈干燥不荣之象。津伤则尿液化源不足，故小便短少；大肠失其濡润，故见大便秘结。舌红少津，脉细数皆为津亏内热之象。

（二）水液停聚证

水液停聚证，是指水液输布、排泄失常所引起的痰饮水肿等病证。凡外感六淫，内伤脏腑皆可导致本证发生。

1. 水肿　水肿，是指体内水液停聚，泛滥肌肤所引起的面目、四肢、胸腹甚至全身浮肿的病证。临床将水肿分为阳水和阴水两大类。

（1）阳水　发病较急，水肿性质属实者，称为阳水，多为外感风邪，或水湿浸淫等因素引起。

临床表现：眼睑先肿，继而头面，甚至遍及全身，小便短少，来势迅速，皮肤薄而光亮；并兼有恶寒发热，无汗，舌苔薄白，脉象浮紧；或兼见咽喉肿痛，舌红，脉象浮数；或全身水肿，来势较缓，按之没指，肢体沉重而困倦，小便短少，脘闷纳呆，呕恶欲吐，舌苔白腻，脉沉。

本证以发病急，来势猛，先见眼睑头面、上半身肿甚者为辨证要点。风邪侵袭，肺卫受病，宣降失常，通调失职，以致风遏水阻，风水相搏，泛溢于肌肤而成水肿。

风为阳邪，上先受之，风水相搏，故水肿起于眼睑头面，继而遍及肢体。若伴见恶寒，发热，无汗，苔薄白，脉浮紧，为风水偏寒之证；如兼有咽喉肿痛，舌红，脉浮数，是风水偏热之象。若由水湿浸渍，脾阳受困，运化失常，水泛肌肤，塞阻不行，则渐致全身水肿。水湿内停，三焦决渎失常，膀胱气化失司，故见小便短少。水湿日甚而无出路，泛溢肌肤，所以肿势日增，按之没指，诸如身重困倦，脘闷纳呆，泛恶欲呕，舌苔白腻，脉象沉缓等，皆为湿盛困脾之象。

（2）阴水　发病较缓，水肿性质属虚者，称为阴水，多因劳倦内伤、脾肾阳衰、正气虚弱等因素引起。

临床表现：身肿，腰以下为甚，按之凹陷不易恢复，脘闷腹胀，纳呆食少，大便溏稀，面色㿠白，神疲肢倦，小便短少，舌淡，苔白滑，脉沉缓；或水肿日益加剧，小便不利，腰膝冷痛，四肢不温，畏寒神疲，面色白，舌淡胖，苔白滑，脉沉迟无力。

本证以发病较缓，足部先肿，腰以下肿甚，按之凹陷不起为辨证要点。由于脾主运化水湿，肾主水，所以脾虚或肾虚，均能导致水液代谢障碍，下焦水湿泛滥而为阴水。阴盛于下，故水肿起于足部，并以腰以下为甚，按之凹陷不起。脾虚及胃，中焦运化无力，故见脘闷纳呆、腹胀便溏。脾主四肢，脾虚水湿内溃，则神疲肢困。腰为肾之府，肾虚水气内盛，故腰膝冷痛。肾阳不足，命门火衰，不能温养肢体，故四肢厥冷、畏寒神疲。阳虚不能温煦于上，故见面色㿠白、舌淡胖、苔白滑、脉沉迟无力，为脾肾阳虚、寒水内盛之象。

2. 痰饮　痰和饮是由于脏腑功能失调以致水液停滞所产生的病证。

（1）痰证　痰证是指水液凝结，质地稠厚，停聚于脏腑、经络、组织之间而引起的病证，常由外感六淫、内伤七情，导致脏腑功能失调而产生。

临床表现：咳嗽咳痰，痰质黏稠，胸脘满闷，纳呆呕恶，头晕目眩，或神昏癫狂，喉中痰鸣，或肢体麻木，见瘰疬、瘿瘤、乳癖、痰核等，舌苔白腻，脉滑。

本证临床表现多端，所以古人有"诸般怪证皆属于痰"之说。在辨证上除掌握不同病变部位反应的特有症状外，一般可结合下列表现作为判断依据：吐痰或呕吐痰涎，或神昏时喉中痰鸣，或肢体麻木，或见痰核，苔腻，脉滑等。

痰阻于肺，宣降失常，肺气上逆，则咳嗽咳痰。痰湿中阻，气机不畅，则见脘闷、纳呆呕恶等。痰浊蒙蔽清窍，清阳不升，则头晕目眩。痰迷心神，则见神昏，甚或发为癫狂。痰停经络，气血运行不利，可见肢体麻木。停聚于局部，则可见瘰疬、瘿瘤、乳癖、痰核等。

苔白腻，脉滑皆痰湿之征。

（2）饮证　饮证是指水饮质地清稀，停滞于脏腑组织之间所表现的病证，多由脏腑机能衰退等障碍等原因引起。

临床表现：咳嗽气喘，痰多而稀，胸闷心悸，甚或倚息不能半卧，或脘腹痞胀，水声漉漉，泛吐清水，或头晕目眩，小便不利，肢体浮肿，沉重酸困，苔白滑，脉弦。

本证主要以饮停心肺、胃肠、胸胁、四肢的病变为主。饮停于肺，肺气上逆则见咳嗽气喘、胸闷或倚息，不能半卧。水饮凌心，心阳受阻则见心悸。饮停胃肠，气机不畅，则脘腹胀胀、水声漉漉。胃气上逆，则泛吐清水。水饮留滞于四肢肌肤，则肢体浮肿、沉重酸困、小便不利。饮阻清阳，则头晕目眩。饮为阴邪，故苔见白滑。饮阻气机，则脉弦。

第五节　脏腑辨证

脏腑辨证，是根据脏腑的生理功能、病理表现，对疾病证候进行归纳，借以推究病机，判断病变的部位、性质、正邪盛衰情况的一种辨证方法，是临床各科的诊断基础，是辨证体系中的重要组成部分。脏腑辨证，包括脏病辨证、腑病辨证及脏腑兼病辨证。其中脏病辨证是脏腑辨证的主要内容。

一、肝与胆病辨证

肝位于右胁，胆附于肝，肝胆经脉相互络属，肝与胆相表里，肝主疏泄，主藏血，在体为筋，其华在爪，开窍于目，其气升发，性喜条达而恶抑郁。胆贮藏排泄胆汁，以助消化，并与情志活动有关，因而有"胆主决断"之说。

肝的病证有虚实之分，虚证多见肝血，肝阴不足。实证多见于风阳妄动，肝火炽盛，以及湿热寒邪犯扰等。

肝的病变主要表现在疏泄失常，血不归藏，筋脉不利等方面。肝开窍于目，故多种目疾都与肝有关。肝的病变较为广泛和复杂，如胸胁少腹胀痛、窜痛，情志活动异常，头晕胀痛，手足抽搐，肢体震颤，以及月经不调，睾丸胀痛等，常与肝有关。胆病常见口苦发黄，失眠和胆怯易惊等情绪的异常。

1. 肝气郁结证　肝气郁结证，是指肝失疏泄，气机郁滞而表现的证候，多因情志抑郁，或突然的精神刺激以及其他病邪的侵扰而发病。

（1）临床表现　胸胁或少腹胀闷窜痛，胸闷喜太息，情志抑郁易怒，或咽部梅核气，或颈部瘿瘤，或癥块。妇女可见乳房作胀疼痛，月经不调，甚则闭经。

（2）证候分析　本证一般以情志抑郁，肝经所过部位发生胀闷疼痛，以及妇女月经不调等作为辨证要点。肝气郁结，经气不利，故胸胁乳房、少腹胀闷疼痛或窜动作痛。肝主疏泄，具有调节情志的功能，气机郁结，不得条达疏泄，则情志抑郁；久郁不解，失其柔顺舒畅之性，故情绪急躁易怒。气郁生痰，痰随气逆,循经上行,搏结于咽则见梅核气;积聚于颈项则为瘿瘤。气病及血,气滞血瘀,冲任不调,故月经不调或经行腹痛;气聚血结,可酿成癥瘕。

2. 肝火上炎证　肝火上炎证,是指肝脏之火上逆所表现的证候,多因情志不遂、肝郁化火,或热邪内犯等引起。

(1) 临床表现　头晕胀痛,面红目赤,口苦口干,急躁易怒,不眠或噩梦纷纭,胁肋灼痛,便秘尿黄,耳鸣如潮,吐血衄血,舌红苔黄,脉弦数。

(2) 证候分析　本证一般以肝脉循行部位的头、目、耳胁表现的实火炽盛症状作为辨证要点。肝火循经上攻头目,气血涌盛络脉,故头晕胀痛、面红目赤;如挟胆气上逆,则口苦口干;肝失条达柔顺之性,所以急躁易怒;火热内扰,神魂不安,以致失眠、噩梦纷纭;肝火内炽,气血壅滞肝部灼热疼痛;热盛耗津,故便秘尿黄。足少阳胆经入耳中,肝热移胆,循经上冲,则耳鸣如潮;火伤络脉,血热妄行,可见吐血衄血。舌红苔黄、脉弦数,为肝经实火炽盛之征。

3. 肝血虚证　肝血虚证,是指肝脏血液亏虚所表现的证候,多因脾肾亏虚、生化之源不足,或慢性病耗伤肝血,或失血过多所致。

(1) 临床表现　眩晕耳鸣,面白无华爪甲不荣,夜寐多梦,视力减退或雀目。或见肢体麻木,关节拘急不利,手足震颤,肌肉跳动,妇女常见月经量少、色淡,甚则经闭。舌淡苔白脉弦细。

(2) 证候分析　本证一般以筋脉、爪甲、两目、肌肤等失去濡养以及全身血虚的病理现象为辨证要点。肝血不足,不能上荣头面,故眩晕耳鸣、面白无华;爪甲失养,则干枯不荣;血不足以安魂定志,故夜寐多梦;目失所养,所以视力减退,甚至成为雀盲。肝主筋,血虚筋脉失养,则见肢体麻木、关节拘急不利、手足震颤、肌肉跳动等虚风内动之象。妇女肝血不足,不能充盈冲任之脉,所以月经量少色淡,甚至闭经。舌淡舌白脉弦细,为血虚常见之征。

4. 肝阴虚证　肝阴虚证,是指肝脏阴液亏虚所表现的证候,多由情志不遂、气郁化火,或慢性疾病、温热病等耗伤肝阴引起。

(1) 临床表现　头晕耳鸣,两目干涩,面部烘热,胁肋灼痛,五心烦热,潮热盗汗,口咽干燥,或见手足蠕动。舌红少津,脉弦细数。

(2) 证候分析　本证一般以肝病证状和阴虚证共见为辨证要点。肝阴不足,不能上滋头目,则头晕耳鸣、两目干涩;虚火上炎,则面部烘热;虚火内灼,则见胁肋灼痛、五心烦热、潮热盗汗;阴液亏虚不能上润,则见口咽干燥;筋脉失养则手足蠕动。舌红少津脉弦细数均为阴虚内热之象。

5. 肝阳上亢证　肝阳上亢证,是指肝肾阴虚,不能制阳,致使肝阳偏亢所表现的证候,多因情志过极或肝肾阴虚,致使阴不制阳、水不涵木而发病。

(1) 临床表现　眩晕耳鸣,头目胀痛,面红目赤,急躁易怒,心悸健忘,失眠多梦,腰膝酸软,头重脚轻,舌红少苔,脉弦有力。

(2) 证候分析　本证一般以肝阳亢于上,肾阴亏于下的证候表现作为辨证要点。肝肾之阴不足,肝阳亢逆无制,气血上冲,则眩晕耳鸣、头目胀痛、面红目赤;肝失柔顺,故急躁易怒;阴虚心失所养,神不得安,则见心悸健忘、失眠多梦;肝肾阴虚,经脉失养,故腰膝酸软;阳亢于上,阴亏于下,上盛下虚,故头重脚轻;舌红少苔、脉弦有力,为肝肾阴虚,肝阳亢盛之象。

肝气郁结,肝火上炎,肝阴不足,肝阳上亢四证的病机,常可互相转化,如肝气久郁,可以化火;肝火上炎,火热炽盛,可以灼烁肝阴;肝阴不足,可致肝阳上亢;而肝阳亢盛又可化火伤阴。所以在辨证上既要掌握其各自特征,又要分析其内在联系,才能做出准确判断。

附:肝气郁结、肝火上炎、肝阴不足、肝阳上亢四证的鉴别

1. 肝气郁结　①性质:实证;②症状:胸胁或少腹胀闷窜痛,胸闷喜太息,易怒,妇女月经不调;③舌象:薄白;④脉象:弦。

2. 肝火上炎　①性质:热证;②症状:头晕胀痛,耳鸣如潮,面红目赤,口苦口干,急躁易怒,不眠多梦,胁肋灼痛,便秘尿黄,吐血衄血;③舌象:舌红苔黄;④脉象:弦数。

3. 肝阴不足　①性质:虚证;②症状:眩晕耳鸣,胁痛目涩,面部烘热,五心烦热,潮热盗汗,口咽干燥,手足蠕动;③舌象:舌红少津;④脉象:弦细数。

4. 肝阳上亢　①性质:本虚表实;②症状:眩晕耳鸣,头目胀痛,面红目赤,急躁易怒,心悸健忘,失眠多梦，腰膝酸软，头重脚轻；③舌象：舌红少苔；④脉象：弦而有力。

6. **肝风内动证**　肝风内动证，是指患者出现眩晕欲仆，震颤，抽搐等动摇不定症状为主要表现的证候。

临床上常见肝阳化风、热极生风、阴虚动风、血虚生风四种。

（1）**肝阳化风证**　肝阳化风证，是指肝阳亢逆无制而表现动风的证候。多因肝肾之阴久亏，肝阳失潜而暴发。

临床表现：眩晕欲仆，头摇而痛，项强肢颤，语言謇涩，手足麻木，步履不正，或猝然昏倒，不省人事，口眼㖞斜，半身不遂，舌强不语，喉中痰鸣，舌红苔白或腻，脉弦有力。

本证一般根据患者平素具有肝阳上亢的现象结合突然出现肝风内动的症状为辨证要点。肝阳化风，肝风内旋，上扰头目，则眩晕欲仆，或头摇不能自制；气血随风阳上逆，壅滞络脉，故头痛不止；风动筋挛，则项强肢颤；肝脉络舌本，风阳扰络，则语言謇涩；肝肾阴虚，筋脉失养，故手足麻木；风动于上，阴亏于下，上盛下虚，所以步履不正；阳亢则灼液为痰，风阳挟痰上扰，清窍被蒙，则见突然昏倒，不省人事；风痰流窜脉络，经气不利，可见口眼㖞斜、半身不遂；痰阻舌根，则舌体僵硬、不能语言；痰随风升，故喉中痰鸣。舌红为阴虚之象，白苔示邪尚未化火，腻苔为挟痰之征，脉弦有力，是风阳扰动的病机反应。

（2）**热极生风证**　热极生风证，是指热邪亢盛引动肝风所表现的证候，多由邪热亢盛、燔灼肝经、热闭心神而发病。

临床表现：高热神昏，躁动如狂，手足抽搐，颈项强直，甚则角弓反张，两目上视，牙关紧闭。舌红或绛，脉弦数。

本证以高热与肝风共见为辨证要点。热邪蒸腾，充斥三焦，故高热。热入心包，心神昏愦，则神昏、躁动如狂；热灼肝经，津液受灼，引动肝风，而见手足抽搐、颈项强直、角弓反张、两目上视、牙关紧闭等筋脉拘急的表现。热邪内陷营血，则舌色红绛、脉象弦数，为肝经火热之征。

（3）**阴虚动风证**　阴虚动风证，是指阴液亏虚引动肝风表现的证候，多因外感热病后期阴液耗损，或内伤久病、阴液亏虚而发病。本证的临证表现，证候分析属外感热病所致者，详见"卫气营血辨证"；属内伤病所致者，详见"肝阴虚证"。

（4）**血虚生风证**　血虚生风证，是指血虚筋脉失养所表现的动风证候，多由急慢性出血过多，或久病血虚所引起。本证的临床表现，证候分析详见"肝血虚证"。

　　附：肝风四证鉴别

1. **肝阳化风**　①性质：上实下虚证；②主症：眩晕欲仆，头摇肢颤语言謇涩，或舌强不语，或猝然倒地，不省人事，半身不遂；③兼症：头痛项强，手足麻木，步履不正；④舌苔：舌红苔白或腻；⑤脉象：弦而有力。

2. **热极生风**　①性质：热证；②主症：手足抽搐，颈项强直，角弓反张，两目上视，牙关紧闭；③兼症：高热神昏，躁热如狂；④舌苔：舌红绛；⑤脉象：弦数有力。

3. **阴虚动风**　①性质：虚证；②主症：手足蠕动；③兼症：午后潮热，五心烦热，口咽干燥，形体消瘦；④舌苔：舌红少津；⑤脉象：弦细数。

4. **血虚生风**　①性质：虚证；②主症：手足震颤，肌肉跳动，关节拘急不利，肢体麻木；③兼症：眩晕耳鸣，面白无华，爪甲不荣；④舌苔：舌淡苔白；⑤脉象：细。

7. **寒凝肝脉证**　寒凝肝脉证，是指寒邪凝滞肝脉所表现的证候，多因感受寒邪而发病。

（1）**临床表现**　少腹牵引睾丸坠胀冷痛，或阴囊收缩引痛，受寒则甚，得热则缓，舌苔白滑，脉沉弦或迟。

（2）**证候分析**　本证以少腹牵引阴部坠胀冷痛为辨证要点。肝脉绕阴器，抵少腹，寒凝经脉，气血凝滞，故见少腹牵引睾丸冷痛。寒为阴邪，性主收引，筋脉拘急，可致阴囊收缩引痛。寒则气血凝涩，热则气血通利，故疼痛遇寒加剧，得热则减。阴寒内盛，则苔见白滑，脉沉主里，弦主肝病，迟为阴寒，是为寒滞肝脉之证。

8. **肝胆湿热证**　肝胆湿热证，是指湿热蕴结肝胆所表现的证候，多由感受湿热之邪，或偏嗜肥甘厚腻，酿湿生热，或脾胃失健，湿邪内生，郁而化热所致。

（1）**临床表现**　胁肋胀痛，或有痞块，口苦，腹胀，纳少呕恶，大便不调，小便短赤，舌红苔黄腻，脉弦数。或寒热往来，或身目发黄，或阴囊湿疹，或睾丸肿胀热痛，或带浊阴痒等。

（2）证候分析　本证以右胁肋部胀痛，纳呆，尿黄，舌红苔黄腻为辨证要点。湿热蕴结肝胆，肝气失于疏泄，气滞血瘀，故胁肋痛，或见痞块。肝木横逆侮土，脾运失健，胃失和降，故纳少、呕恶、腹胀。胆气上溢，可见口苦。湿热蕴内，湿重于热则大便偏溏，热重于湿则大便不爽。膀胱气化失司则小便短赤。邪居少阳，枢机不利，则寒热往来。胆汁不循常道而外溢肌肤，则身目发黄。肝脉绕阴器，湿热随经下注，则见阴部湿疹或睾丸肿胀热痛，在妇女则见带浊阴痒。舌红苔黄腻、脉弦数，均为湿热内蕴肝胆之证。

9. 胆郁痰扰证　胆郁痰扰证，是指胆失疏泄，痰热内扰所表现的证候。多由情志不遂，疏泄失职，生痰化火而引起。

（1）临床表现　头晕目眩耳鸣，惊悸不宁，烦躁不寐，口苦呕恶，胸闷太息，舌苔黄腻，脉弦滑。

（2）证候分析　本证一般以眩晕耳鸣或惊悸失眠，舌苔黄腻为辨证要点。胆脉络头目入耳，痰浊上扰故头晕目眩、耳鸣。胆为清静之腑，痰热内扰，则胆气不宁，故见惊悸不宁、烦躁不寐。胆气郁滞，则见胸闷善太息。热蒸胆气上溢口苦，胆热犯胃，胃失和降，则泛恶呕吐。舌苔黄腻，脉象弦滑，为痰热内蕴之征。

二、心与小肠病辨证

心居胸中，心包络围护于外，为心主的宫城。其经脉下络小肠，两者相为表里，心主血脉，又主神明，开窍于舌。小肠分清泌浊，具有化物的功能。

心的病证有虚实。虚证多由久病伤正，禀赋不足，思虑伤心等因素，导致心气心阳受损，心阴、心血亏耗；实证多由痰阻、火扰、寒凝、瘀滞、气郁等引起。

心的病变主要表现为血脉运行失常及精神意识思维改变等方面，例如，心悸、心痛、失眠、神昏、精神错乱、脉结代或促等症常是心的病变。小肠的病变主要反映在清浊不分，转输障碍等方面，如小便失常、大便溏泄等。

1. 心气虚、心阳虚与心阳暴脱证　心气虚证是指心脏功能减退所表现的证候，凡禀赋不足，年老体衰。久病或劳心过度均可引起此证。心阳虚证是指心脏阳气虚衰所表现的证候，凡心气虚甚、寒邪伤阳、汗下太过等均可引起此证。心阳暴脱证是指阴阳相离，心阳骤越所表现的证候，凡病情危重、危症险症均可出现此证。

（1）临床表现　心悸怔忡、胸闷气短，活动后加重，面色淡白或㿠白，或有自汗，舌淡苔白，脉虚，为心气虚；若兼见畏寒肢冷、心痛、舌淡胖、苔白滑、脉微细，为心阳虚；若突然冷汗淋漓、四肢厥冷、呼吸微弱、面色苍白、口唇青紫、神志模糊或昏迷，则是心阳暴脱的危象。

（2）证候分析　心气虚证，以心脏及全身机能活动衰弱为辨证要点；心阳虚证，以在心气虚证的基础上出现虚寒症状为辨证要点；心阳暴脱证，以在心阳虚的基础上出现虚脱亡阳症状为辨证要点。心气虚衰，心中空虚惕惕而动则心悸怔忡。心气不足，胸中宗气运转无力则胸闷气短。劳累耗气，故稍事活动后症状加重。气虚卫外不固则自汗。气虚血运无力不能上荣则面色淡白或㿠白，舌淡苔白；血行失其鼓动则脉虚无力。若病情进一步发展，气虚及阳，阳虚不能温煦肢体，故兼见畏寒肢冷；心阳不振，胸中阳气痹阻，故见心痛；舌淡胖苔白滑，是阳虚寒盛之征；阳虚无力推动血行，脉道失充，则脉象微细。若心阳衰败而暴脱，阳气衰亡不能卫外则冷汗淋漓；不能温煦肢体故四肢厥冷。心阳衰，宗气骤泄，故呼吸微弱。阳气外亡，无力推动血行致络脉瘀滞，血液不能外荣肌肤，所以面色苍白、口唇青紫。心神失养涣散，则致神志模糊，甚则昏迷。

附：心气虚、心阳虚、心阳暴脱三证的鉴别

1. 相同点　心悸怔忡，胸闷气短，活动后加重，自汗。

2. 不同点

（1）心气虚　面色淡白或㿠白，舌淡苔白，脉虚。

（2）心阳虚　畏寒肢冷，心痛，面色㿠白或晦暗，舌淡胖苔白滑，脉微细。

（3）心阳暴脱　突然冷汗淋漓，四肢厥冷，呼吸微弱，面色苍白，口唇青紫，神志模糊，或昏迷。

2. 心血虚与心阴虚证　心血虚证，是指心血不足，不能濡养心脏所表现的证候。心阴虚证，是指心阴不足，不能濡养心脏所表现的证候。二者常因久病耗损阴血，或失血过多，或阴血生成不足，或情志不遂，气火内郁，暗耗阴血等因素引起。

（1）临床表现　心悸怔忡，失眠多梦，为心血虚与心阴虚的共有症。若兼见眩晕，健忘，面色淡白无华，或萎黄，口唇色淡，舌色淡白，脉象细弱等症，为心血虚。若见五心烦热，潮热，盗汗，两颧发红，舌红少津，脉细数，为心阴虚。

（2）证候分析　心血虚证以心的常见症状与血虚证共见为辨证要点。心阴虚证以心的常见症状与阴虚证共见为辨证要点。血属阴，心阴心血不足，则心失所养，致心动不安，出现心悸怔忡；神失濡养，致心神不宁，出现失眠多梦。血与阴又同中有异，故血虚则不能濡养脑髓，而见眩晕健忘；不能上荣则见面白无华，唇舌色淡，不能充盈脉道则脉象细弱。阴虚则阳亢，虚热内生，故五心烦热，午后潮热；寐则阳气入阴，营液受蒸则外流而为盗汗；虚热上炎则两颧发红，舌红少津；脉细主阴虚，数主有热，为阴虚内热的脉象。

3. 心火亢盛证　心火亢盛证，是指心火炽盛所表现的证候。凡五志，六淫化火，或因劳倦，或进食辛辣厚味，均能引起此证。

（1）临床表现　心中烦怒，夜寐不安，面赤口渴，溲黄便干，舌尖红绛，或生舌疮，脉数有力，甚则狂躁谵语，或见吐血衄血，或见肌肤疮疡、红肿热痛。

（2）证候分析　本证以心及舌、脉等有关组织出现实火内炽的症状为辨证要点。心火内炽，心神被扰，则心中烦热，夜寐不安，甚则狂躁谵语。面赤口渴，溲黄便干，脉数有力，均为里热征象。心开窍于舌，心火亢盛，循经上炎故舌尖红绛或生舌疮。心火炽盛血热妄行，见吐血衄血。火毒壅滞脉络，局部气血不畅则见肌肤疮疡，红肿热痛。

4. 心脉痹阻证　心脉痹阻证，是指心脏脉络在各种致病因素作用下导致痹阻不通所反映的证候，常由年高体弱或病久正虚以致瘀阻、痰凝、寒滞、气郁而发作。

（1）临床表现　心悸怔忡，心胸憋闷疼痛，痛引肩背内臂，时发时止。若痛如针刺，并见舌紫暗有紫斑、紫点，脉细涩或结代，为瘀阻心脉。若为闷痛，并见体胖痰多，身重困倦，舌苔白腻，脉沉滑，为痰阻心脉。若剧痛暴作，并见畏寒肢冷，得温痛缓，舌淡苔白，脉沉迟或沉紧，为寒凝之象。若疼痛而胀，且发作时与情志有关，舌淡红，苔薄白，脉弦，为气滞之证。

（2）证候分析　本证一般以胸部憋闷疼痛；痛引肩背内臂，时发时止为辨证要点。本证多因正气先虚，阳气不足，心失温养故见心悸怔忡。由于阳气不足，血液运行无力，容易继发瘀血内阻，痰浊停聚，阴寒凝滞，气机阻滞等病理变化以致心脉痹阻，气血不得畅通而发生心胸憋闷疼痛，手少阴心经循臂内，出腋下，故疼痛牵引肩背内臂，时发时止。

　　附：心血瘀阻证的病因鉴别

1. 共同症状　心悸怔忡，心胸憋闷疼痛，痛引肩背内臂，时发时止。

2. 不同症状

（1）瘀血内阻　①疼痛特点：痛如针刺；②症状：舌紫暗有紫斑、紫点，脉细涩。

（2）痰浊停聚　①疼痛特点：闷痛特甚；②症状：体胖痰多，身重困倦，舌苔腻，脉沉滑。

（3）阴寒凝滞　①疼痛特点：突发剧痛，得温痛减；②症状：畏寒肢冷，舌淡苔白，脉沉迟或沉紧。

（4）气机郁滞　①疼痛特点：胀痛，发作与精神因素有关；②症状：舌淡红，苔薄白，脉弦。

5. 痰迷心窍证　痰迷心窍证，是指痰浊蒙闭心窍表现的证候。多因湿浊酿痰，或情志不遂，气郁生痰而引起。

（1）临床表现　面色晦滞，脘闷作恶，意识模糊，语言不清，喉有痰声，甚则昏不知人，舌苔白腻，脉滑。或精神抑郁，表情淡漠，神志痴呆，喃喃自语，举止失常。或突然仆地，不省人事，口吐痰涎，喉中痰鸣，两目上视手足抽搐，口中如作猪羊叫声。

（2）证候分析　本证以神志不清，喉有痰声，舌苔白腻为辨证要点。外感湿浊之邪，湿浊郁遏中焦，清阳不升，浊气上泛，故见面色晦滞，胃失和降，胃气上逆则脘闷作恶；湿邪留恋不化，酝酿成痰，痰随气升则喉中痰鸣；上迷心窍，神识受蒙则意识模糊，语言不清，甚则人事不省。舌苔白腻，脉滑是痰浊内盛之象。精神抑郁，表情淡漠，神志痴呆，喃喃自语，举止失常多由肝气郁结，气郁生痰，痰浊上蒙心窍所致，属于癫证。突然仆地，不省人事，口吐痰涎，喉中痰鸣，两目上视，手足抽搐，口中如作猪羊叫声，为脏腑功能失调，痰浊内伏心经，时或痰涎上涌而致，属于痫证。

6. 痰火扰心证　痰火扰心证，是指痰火扰乱心神所出现的证候。多因五志化火，灼液成痰，痰火内盛或外感邪热，挟痰内陷心包所致。

（1）临床表现　发热气粗，面红目赤，痰黄稠，喉间痰鸣，躁狂谵语，舌红苔黄腻，脉滑数，或见失眠心烦，痰多胸闷，头晕目眩，或见语言错乱，哭笑无常，不避亲疏，狂躁妄动，打人毁物，力逾常人。

（2）证候分析　本证外感内伤皆可见到，其中外感热病以高热，痰盛，神志不清为辨证要点；内伤杂病中，轻者以失眠心烦，重者以神志狂乱成为辨证要点。外感热病中，邪热蒸腾充斥肌肤故见高热；火势上炎，则面红目赤、呼吸气粗；邪热灼津为痰，故痰黄稠，喉间痰鸣；痰火扰心，心神昏乱，故躁狂谵语；舌红苔黄腻，脉滑数均为痰火内盛之象。内伤病中，因痰火扰心而见失眠心烦；痰阻气道则见胸闷痰多，清阳被遏故见头晕目眩。若神志狂乱，气机逆乱，则发为狂证，出现语言错乱，哭笑无常，不避亲疏，狂躁妄动，打人毁物，力逾常人等症状。

7. 小肠实热证　小肠实热证，是指小肠里热炽盛所表现的证候，多由心热下移所致。

（1）临床表现　心烦口渴，口舌生疮，小便赤涩，尿道灼痛，尿血，舌红苔黄，脉数。

（2）证候分析　本证以心火热炽及小便赤涩灼痛为辨证要点。心与小肠相表里，小肠有分清泌浊的功能，使水液入于膀胱。心热下移小肠，故小便赤涩，尿道灼痛；热甚灼伤阴络则可见尿血；心火内炽，热扰心神，则心烦；津为热灼则口渴；心火上炎则口舌生疮；舌红苔黄，脉数为里热之征。

小肠的常见病证除小肠实热证外，尚有小肠虚寒和小肠气痛，分别归属于"脾阳虚"和"寒滞肝脉"中讨论。

三、脾与胃病辨证

脾胃共处中焦，经脉互为络属，具有表里的关系。脾主运化水谷，胃主受纳腐熟，脾升胃降，共同完成饮食物的消化吸收与输布，为气血生化之源，后天之本。脾又具有统血、主四肢肌肉的功能。

脾胃病证，皆有寒热虚实之不同。脾的病变主要反映在运化功能的失常和统摄血液功能的障碍，以及水湿潴留，清阳不升等方面；胃的病变主要反映在食不消化，胃失和降，胃气上逆等方面。

脾病常见腹胀腹痛，泄泻便溏，浮肿，出血等症。胃病常见脘痛，呕吐，嗳气，呃逆等症。

1. 脾气虚证　脾气虚证，是指脾气不足，运化失健所表现的证候，多因饮食失调、劳累过度，以及其他急慢性疾患耗伤脾气所致。

（1）临床表现　纳少腹胀，饭后尤甚，大便溏薄，肢体倦怠，少气懒言，面色萎黄或㿠白，形体消瘦或浮肿，舌淡苔白，脉缓弱。

（2）证候分析　本证以运化功能减退和气虚证共见为辨证要点。脾气虚弱，运化无能，故纳少，水谷内停则腹胀，食入则脾气益困，故腹胀尤甚。水湿不化，流注肠中，则大便溏薄。脾气不足，久延不愈，可致营血亏虚，而成气血两虚之证，则形体逐渐消瘦，面色萎黄。舌淡苔白，脉缓弱，是脾气虚弱之征。

2. 脾阳虚证　脾阳虚证，是指脾阳虚衰，阴寒内盛所表现的证候，多由脾气虚发展而来，或过食生冷，或肾阳虚、火不生土所致。

（1）临床表现　腹胀纳少，腹痛喜温喜按，畏寒肢冷，大便溏薄清稀，或肢体困重，或周身浮肿，小便不利，或白带量多质稀，舌淡胖，苔白滑，脉沉迟无力。

（2）证候分析　本证以脾运失健和寒象表现为辨证要点。脾阳虚衰，运化失健，则腹胀纳少。中阳不足，寒凝气滞，故腹痛喜温喜热。阳虚无以温煦，所以畏寒而四肢不温。水湿不化流注肠中，故大便溏薄较脾气虚更为清稀，甚则完谷不化。中阳不振，水湿内停，膀胱气化失司，则小便不利；流溢肌肤，则肢体困重，甚则全身浮肿；妇女带脉不固，水湿下渗，可见白带清稀量多。舌淡胖苔白滑，脉沉迟无力，皆为阳虚湿盛之征。

3. 中气下陷证　中气下陷证，是指脾气亏虚，升举无力而反下陷所表现的证候，多由脾气虚进一步发展，或久泄久痢，或劳累过度所致。

（1）临床表现　脘腹重坠作胀，食后尤甚，或便意频数，肛门坠重；或久痢不止，甚或脱肛；或子宫下垂；或小便混浊如米泔。伴见气少乏力，肢体倦怠，声低懒言，头晕目眩。舌淡苔白，脉弱。

（2）证候分析　本证以脾气虚证和内脏下垂为辨证要点。脾气上升，能升发清阳和升举内脏，气虚升举无力，内脏无托，故脘腹重坠作胀食入气陷更甚，脘腹更觉不舒。由于中气下陷，故时有便意，肛门坠重，或下利不止，肛门外脱。脾气升举无力，可见子宫下垂。脾主散精，脾虚气陷致精微不能正常输布而反下流膀胱，故小便混浊如米泔。中气不足，全身机能活动减退，所以少气乏力，肢体倦怠，声低懒言。清阳不升则头晕目眩。舌淡苔白，脉弱皆为脾气虚弱的表现。

4. 脾不统血证　脾不统血证，是指脾气亏虚不能统摄血液所表现的证候，多由久病脾虚，或劳倦伤脾等引起。

（1）临床表现　便血，尿血，肌衄，齿衄，或妇女月经过多，崩漏等。常伴见食少便溏，神疲乏力，少气懒言，面色无华，舌淡苔白，脉细弱等症。

（2）证候分析　本证以脾气虚证和出血共见为辨证要点。脾有统摄血液的功能。脾气亏虚，统血无权，则血溢脉外，溢于肠胃，则为便血；渗于膀胱，则见尿血；血渗毛孔而出，则为肌衄；由齿龈而出，则为齿衄。脾虚统血无权，冲任不固，则妇女月经过多，甚或崩漏。食少便溏，神疲乏力，少气懒言，面色无华，舌淡苔白，脉细弱等症，皆为脾气虚弱之症。

附：脾病虚证鉴别

1. 相同症　腹胀纳少，食后尤甚，便溏肢倦，少气懒言，面色萎黄。

2. 不同症

（1）脾气虚　形体或浮肿或消瘦，舌淡苔白，脉缓弱。

（2）脾阳虚　腹痛喜温喜按，肢冷尿少，或肢体困重，或浮肿，或带下清稀；舌淡胖，苔白滑；脉沉迟无力。

（3）中气下陷　脘腹坠胀，或便意频数，肛门坠重；或久痢脱肛，或子宫下垂，或小便混浊如米泔；舌淡苔白；脉弱。

（4）脾不统血　便血，尿血，肌衄，齿衄，或妇女月经过多，崩漏等；舌淡苔白；脉细弱。

5. 寒湿困脾证　寒湿困脾证，是指寒湿内盛、中阳受困而表现的证候，多由饮食不节、过食生冷、淋雨涉水、居处潮湿，以及内湿素盛等因素引起。

（1）临床表现　脘腹痞闷胀痛食少便溏，泛恶欲吐，口淡不渴，头身困重，面色晦黄，或肌肤面目发黄，黄色晦暗如烟熏，或肢体浮肿，小便短少；舌淡胖苔白腻，脉濡缓。

（2）证候分析　本证以脾的运化功能发生障碍和寒湿中遏的表现为辨证要点。寒湿内侵，中阳受困，脾气被遏，运化失司，故脘腹痞闷胀痛，食欲减退。湿注肠中，则大便溏薄。胃失和降，故泛恶欲吐。寒湿属阴邪，阴不耗液，故口淡不渴。寒湿滞于经脉，故见头身困重。湿阻气滞，气血不能外荣，故见面色黄晦。脾为寒湿所困，阳气不宣，胆汁随之外泄，故肌肤面目发黄，黄色晦暗如烟熏。湿泛肌肤可见肢体浮肿；膀胱气化失司，则小便短少。舌淡胖苔白腻，脉濡缓，皆为寒湿内盛的表现。

6. 湿热蕴脾证　湿热蕴脾证，是指湿热内蕴中焦所表现的证候。常因受湿热外邪，或过食肥甘酒酪酿湿生热所致。

（1）临床表现　脘腹痞闷，纳呆呕恶，便溏尿黄，肢体困重，或面目肌肤发黄，色泽鲜明如橘子，皮肤发痒，或身热起伏，汗出热不解。舌红苔黄腻，脉濡数。

（2）证候分析　本证以脾的运化功能障碍和湿热内阻的症状为辨证要点。湿热蕴结脾胃，受纳运化失职，升降失常，故脘腹痞闷，纳呆呕恶。脾为湿困，则肢体困重。湿热蕴脾，交阻下迫，故大便溏泄，小便短赤。湿热内蕴，熏蒸肝胆，致胆汁不循常道，外溢肌肤，故皮肤发痒，面目肌肤发黄，其色鲜明如橘子。湿遏热伏，热处湿中，湿热郁蒸，故身热起伏，汗出而热不解。舌红苔黄腻，脉濡数，均为湿热内盛之象。

7. 胃阴虚证　胃阴虚证，是指胃阴不足所表现的证候，多由胃病久延不愈，或热病后期阴液未复，或平素嗜食辛辣，或情志不遂，气郁化火使胃阴耗伤而致。

（1）临床表现　胃脘隐痛，饥不欲食，口燥咽干，大便干结，或脘痞不舒，或干呕呃逆，舌红少津，脉细数。

（2）证候分析　本证以胃病的常见症状和阴虚证共见为辨证要点。胃阴不足，则胃阳偏亢，虚热内生，热郁胃中，胃气不和，致脘部隐痛，饥不欲食。胃阴亏虚，上不能滋润咽喉，则口燥咽干；下不能濡润大肠，故大便干结。胃失阴液滋润，胃气不和，可见脘痞不舒，阴虚热扰，胃气上逆，可见干呕呃逆。舌红少津，脉象细数，是阴虚内热的征象。

8. 食滞胃脘证 食滞胃脘证，是指食物停滞胃脘不能腐熟所表现的证候，多由饮食不节、暴饮暴食，或脾胃素弱，运化失健等因素引起。

（1）临床表现 胃脘胀闷疼痛，嗳气吞酸或呕吐酸腐食物，吐后胀痛得减，或矢气便溏，泻下物酸腐臭秽，舌苔厚腻，脉滑。

（2）证候分析 本证以胃脘胀闷疼痛，嗳腐吞酸为辨证要点。胃气以降为顺，食停胃脘胃气郁滞，则脘部胀闷疼痛。胃失和降而上逆，故见嗳气吞酸或呕吐酸腐食物。吐后实邪得消，胃气通畅，故胀痛得减。食浊下移，积于肠道，可致矢气频频，臭如败卵，泻下物酸腐臭秽，舌苔厚腻，脉滑为食浊内积之征。

9. 胃寒证 胃寒证，是指阴寒凝滞胃腑所表现的证候，多由腹部受凉、过食生冷、过劳倦伤中复感寒邪所致。

（1）临床表现 胃脘冷痛，轻则绵绵不已，重则拘急剧痛，遇寒加剧，得温则减，口淡不渴，口泛清水，或恶心呕吐，或伴见胃中水声漉漉，舌苔白滑，脉弦或迟。

（2）证候分析 本证以胃脘疼痛和寒象共见为辨证要点。寒邪在胃，胃阳被困，故胃脘冷痛。寒则邪更盛，温则寒气散，故遇寒痛增而得温则减。胃气虚寒，不能温化精微，致水液内停而为水饮，饮停于胃，振之可闻胃部漉漉水声，水饮不化随胃气上逆，可见口淡不渴、口泛清水，或恶心呕吐；舌苔白滑，脉弦或迟是内有寒饮的表现。

10. 胃热证 胃热证，是指胃火内炽所表现的证候，多因平素嗜食辛辣肥腻，化热生火，或情志不遂，气郁化火，或热邪内犯等所致。

（1）临床表现 胃脘灼痛，吞酸嘈杂，或食入即吐，或渴喜冷饮，消谷善饥，或牙龈肿痛，齿衄口臭，大便秘结，小便短赤，舌红苔黄，脉滑数。

（2）证候分析 本证以胃病常见症状和热象共见为辨证要点。热炽胃中，胃气不畅，故胃脘灼痛。肝经郁火横逆犯胃，则吞酸嘈杂，呕吐，或食入即吐。胃热炽盛，耗津灼液，则渴喜冷饮；机能亢进，则消谷善饥。胃络于龈，胃火循经上熏，气血壅滞，故见牙龈肿痛，口臭。血络受伤，血热妄行，可见齿衄。热盛伤津耗液，故见大便秘结，小便短赤。舌红苔黄，脉滑数为胃热内盛之象。

附：胃病寒热虚实的鉴别

1. 胃寒 ①疼痛性质：冷痛；②呕吐：清水；③口味与口渴：口淡不渴；④大便：便溏；⑤舌象：舌淡苔白滑；⑥脉象：沉迟。

2. 胃热 ①疼痛性质：灼痛；②呕吐：清水；③口味与口渴：渴喜冷饮；④大便：秘结；⑤舌象：舌红苔黄；⑥脉象：滑数。

3. 胃阴虚 ①疼痛性质：隐痛；②呕吐：干呕；③口味与口渴：口咽干燥；④大便：干结；⑤舌象：舌红少苔；⑥脉象：细数。

4. 食滞胃脘 ①疼痛性质：胀痛；②呕吐：酸腐食物；③口味与口渴：口中腐酸；④大便：酸臭；⑤舌象：舌厚腻；⑥脉象：滑。

四、肺与大肠病辨证

肺居胸中，经脉下络大肠，与大肠相为表里。肺主气，司呼吸，主宣发肃降，通调水道，外合皮毛，开窍于鼻。大肠主传导，排泄糟粕。

肺的病证有虚实之分，虚证多见气虚和阴虚，实证多见风寒燥热等邪气侵袭或痰湿阻肺所致。大肠病证有湿热内侵，津液不足以及阳气亏虚等。

肺的病变，主要为肺失宣降，肺气上逆，或腠理不固及水液代谢方面的障碍，临床上往往出现咳嗽、气喘、胸痛、咯血等症状。大肠的病变主要是传导功能失常，主要表现为便秘与泄泻。

1. 肺气虚证 肺气虚证，是指肺气不足和卫表不固所表现的证候，多由久病咳喘，或气的生化不足所致。

（1）临床表现 咳喘无力，气少不足以息，动则益甚，体倦懒言，声音低怯，痰多清稀，面色㿠白，或自汗畏风，易于感冒，舌淡苔白，脉虚弱。

（2）证候分析 本证一般以咳喘无力，气少不足以息和全身机能活动减弱为辨证要点。肺主气，司呼吸，肺气不足则咳喘气短，气少不足以息，且动则耗气，所以喘息益甚。肺气虚则体倦懒言，且动则耗气，所以喘息益甚。肺气虚则体倦懒言，声音低怯。肺气虚不能输布津液，聚而成痰，故痰多清稀。面色㿠白为气虚常见症状。肺气虚不能宣发卫气于肌表，腠理不固，故自汗畏风，易于感冒。舌淡苔白，脉虚弱为气虚之征。

2. 肺阴虚证　肺阴虚证，是指肺阴不足，虚热内生所表现的证候，多由久咳伤阴、痨虫袭肺，或热病后期阴津损伤所致。

（1）临床表现　干咳无痰，或痰少而黏，口燥咽干，形体消瘦，午后潮热，五心烦热，盗汗，颧红，甚则痰中带血，声音嘶哑，舌红少津，脉细数。

（2）证候分析　本证以肺病常见症状和阴虚内热证共见为辨证要点。肺阴不足，虚火内生，灼液成痰，胶固难出，故干咳无痰，或痰少而黏。阴液不足，上不能滋润咽喉则口燥咽干，外不能濡养肌肉则形体消瘦。虚热内炽则午后潮热，五心烦热。热扰营阴为盗汗，虚热上炎则颧红，肺络受灼，络伤血溢则痰中带血；喉失津润，则声音嘶哑。舌红少津，脉象细数，皆为阴虚内热之象。

3. 风寒犯肺证　风寒犯肺证，是指风寒外袭，肺卫失宣所表现的证候。

（1）临床表现　咳嗽痰稀薄色白，鼻塞流清涕，微微恶寒，轻度发热，无汗，苔白，脉浮紧。

（2）证候分析　本证以咳嗽兼见风寒表证为辨证要点。感受风寒，肺气被束不得宣发，逆而为咳；寒属阴，故痰液稀薄色白。肺气失宣，鼻窍通气不畅致鼻塞流清涕。邪客肺卫，卫气郁遏则恶寒，正气抗邪则发热，毛窍郁闭则无汗。舌苔白，脉浮紧为感受风寒之征。

4. 风热犯肺证　风热犯肺证，是指风热侵犯肺系，肺卫受病所表现的证候。

（1）临床表现　咳嗽痰稠色黄，鼻塞流黄浊涕，身热，微恶风寒，口干咽痛，舌尖红苔薄黄，脉浮数。

（2）证候分析　本证以咳嗽与风热表证共见为辨证要点。风热袭肺，肺失清肃则咳嗽。热邪煎灼津液，故痰稠色黄。肺气失宣，鼻窍津液为风热所熏，故鼻塞不通，流黄浊涕。肺卫受邪，卫气抗邪则发热，卫气郁遏故恶风寒，风热上扰，津液被耗则口干咽痛。舌尖候上焦病变，肺为风热侵袭，所以舌尖发红；苔薄黄，脉浮数皆为风进之征。

5. 燥邪犯肺证　燥邪犯肺证，是指秋令燥邪犯肺耗伤津液，侵犯肺卫所表现的证候。

（1）临床表现　干咳无痰，或痰少而黏，不易咳出。唇、舌、咽、鼻干燥欠润，或身热恶寒，或胸痛咯血。舌红苔白或黄，脉数。

（2）证候分析　本证以肺系症状表现干燥少津为辨证要点。燥邪犯肺，津液被伤，肺不得滋润而失清肃，故干咳无痰，或痰少而黏，不易咳出。伤津化燥，气道失其濡润，所以唇、舌、咽、鼻都见干燥而欠润。肺为燥邪所袭，肺卫失宣，则见血热恶寒。若燥邪化火，灼伤肺络，可见胸痛咯血。燥邪伤津则舌红，邪偏肺卫，苔多白，燥邪袭肺，苔多黄。脉数为燥热之象。

附：风热犯肺、燥邪犯肺的鉴别

1. 风热犯肺　①发病季节：冬春多见；②主症：咳嗽痰稠色黄；③兼症：鼻塞流黄浊涕，身热恶风，口干咽痛；④舌苔：舌尖红苔薄黄；⑤脉象：脉浮数。

2. 燥邪犯肺　①发病季节：秋季多见；②主症：干咳痰少质黏，唇、舌、咽、鼻干燥；③兼症恶寒发热；④舌苔：舌红苔白或黄；⑤脉象：数。

6. 痰湿阻肺证　痰湿阻肺证，是指痰湿阻滞肺系所表现的证候，多由脾气亏虚，或久咳伤肺，或感受寒湿等病邪引起。

（1）临床表现　咳嗽，痰多、质黏、色白易咳，胸闷，甚则气喘痰鸣，舌淡苔白腻，脉滑。

（2）证候分析　本证以咳嗽痰多质黏色白易咳为辨证要点。脾气亏虚，输布失常，水湿凝聚为痰，上渍于肺；或寒湿外袭肺脏使宣降失常，肺不布津，水液停聚而为痰湿，阻于肺间，肺气上逆，故咳嗽多痰，痰液黏腻色白易于咳出。痰湿阻滞气道，肺气不利，则为胸痛，甚则气喘痰鸣。舌淡苔白腻，脉滑，是为痰湿内阻之征。

附：风寒犯肺症、痰湿阻肺证的鉴别

1. 风寒犯肺症　①性质：实证；②主症：咳嗽痰液稀白；③兼症：鼻塞流清涕，恶寒发热无汗；④舌苔：白苔；⑤脉象：浮紧。

2. 痰湿阻肺证　①性质：外感急性发作属实，慢性发作为本虚表实证；②主症：咳嗽痰多，质黏，色白，易咳；③兼症：胸闷，甚则气喘痰鸣；④舌苔：舌淡苔白腻；⑤脉象：滑。

7. 大肠湿热证　大肠湿热证，是指湿热侵袭大肠所表现的证候，多因感受湿热外邪，或饮食不节等因素引起。

（1）临床表现　腹痛，下痢脓血，里急后重，或暴注下泻，色黄而臭，伴见肛门灼热，小便短赤，身热口渴。舌红苔黄腻，脉滑数或濡数。

（2）证候分析　本证以腹痛，排便次数增多，或下痢脓血，或下黄色稀水为辨证要点。湿热在肠，阻滞气机，故腹痛，里急后重。湿热蕴结大肠，伤及气血腐化为脓血，故下痢脓血。湿热之气下迫，故见暴注下泻，肛门灼热。热邪内积，湿痢伤津，故身热口渴，小便短赤。舌红苔黄腻为湿热之象。湿热为病，有湿重、热重之分。湿重于热，脉象多见濡数；热重于湿，脉象多见滑数。

8. 大肠津亏证　大肠津亏证，是指津液不足，不能濡润大肠所表现的证候，多由素体阴亏，或久病伤阴，或热病后津伤未复，或妇女产后出血过多等因素所致。

（1）临床表现　大便秘结干燥，难以排出，常数日一行，口干咽燥，或伴见口臭，头晕等症，舌红少津，脉细涩。

（2）证候分析　本证以大便干燥难于排出为辨证要点。大肠液亏，肠道失其濡润而传导不利，故大便秘结干燥，难以排出，甚或数日一行。阴伤于内，口咽失润，故口干咽燥。大便日久不解，浊气不得下泄而上逆，致口臭头晕。阴伤则阳亢，故舌红少津。津亏脉道失充，故脉来细涩。

9. 肠虚滑泄证　肠虚滑泄证，是指大肠阳气虚衰不能固摄所表现的证候，多由泻、痢久延不愈所致。

（1）临床表现　利下无度，或大便失禁，甚则脱肛，腹痛隐隐，喜按喜温，舌淡苔白滑，脉弱。

（2）证候分析　本证以大便失禁为辨证要点。下利伤阳，久泻久痢，阳气虚衰，大肠失其固摄之用，因而下利无度，甚则大便失禁或脱肛。大肠阳气虚衰，阳虚则阴盛，寒从内生，寒凝气滞，故腹痛隐隐，喜按喜温。舌淡苔白滑，脉弱均为阳虚阴盛之象。

附：大肠病三证鉴别

1. 大肠湿热证　①主症：下痢脓血或黄色稀水；②兼症：腹痛，里急后重，肛门灼热，身热口渴，小便短赤；③舌苔：舌红苔黄腻；④脉象：滑数或濡数。

2. 大肠液亏证　①主症：大便秘结难解，数日一行；②兼症：口干咽燥，或口臭，头晕；③舌苔：舌红少津；④脉象：细涩。

3. 肠虚滑泄证　①主症：便泄无度或失禁脱肛；②兼症：腹痛隐隐，喜按喜温；③舌苔：舌淡苔白滑；④脉象：弱。

五、肾与膀胱病辨证

肾左右各一，位于腰部，其经脉与膀胱相互络属，故两者为表里。肾藏精，主生殖，为先天之本，主骨生髓充脑，在体为骨，开窍于耳，其华在发，又主水，并有纳气功能。膀胱具有贮尿排尿的作用。

肾藏元阴元阳，为人体生长发育之根，脏腑机能活动之本，一有耗伤，则诸脏皆病，故肾多虚证。膀胱多见湿热证。

肾的病变主要反映在生长发育、生殖功能、水液代谢的异常方面，临床常见症状有腰膝酸软而痛、耳鸣耳聋、发白早脱、齿牙动摇、阳痿遗精、精少不育、女子经少经闭，以及水肿、二便异常等。膀胱的病变主要反映为小便异常及尿液的改变，临床常见尿频、尿急、尿痛、尿闭以及遗尿小便失禁等症。

1. 肾阳虚证　肾阳虚证，是指肾脏阳气虚衰表现的证候，多由素体阳虚，或年高肾亏，或久病伤肾，以及房劳过度等因素引起。

（1）临床表现　腰膝酸软而痛，畏寒肢冷，尤以下肢为甚，精神萎靡，面色㿠白或黧黑，舌淡胖苔白，脉沉弱。或男子阳痿，女子宫寒不孕；或大便久泄不止，完谷不化，五更泄泻；或浮肿，腰以下为甚，按之没指，甚则腹部胀满，全身肿胀，心悸咳喘。

（2）证候分析　本证一般以全身机能低下伴见寒象为辨证要点。腰为肾之府，肾主骨，肾阳虚衰，不能温养腰府及骨骼，则腰膝酸软疼痛；不能温煦肌肤，故畏寒肢冷。阳气不足，阴寒盛于下，故下肢尤甚。阳虚不能温煦体形，振奋精神，故精神萎靡，面色㿠白。肾阳极虚，浊阴弥漫肌肤，则见面色黧黑。舌淡胖苔白，脉沉弱，均为肾阳虚衰之象。肾主生殖，肾阳不足，命门火衰，生殖功能减退，男子则阳痿，女子则宫寒不孕。命门火衰，火不生土，脾失健运，故久泄不止，完谷不化或五更泄泻。肾阳不足，膀胱气化功能障碍，水液内停，溢于肌肤而为水肿；水湿下趋，肾处下焦，故腰以下肿甚，按之没指；水势泛滥，阻滞气机，则腹部胀满，水气上逆凌心射肺，故见心悸咳喘。

2. 肾阴虚证　肾阴虚证，是指肾脏阴液不足表现的证候，多由久病伤肾，或禀赋不足、房事过度，或过服温燥劫阴之品所致。

(1) 临床表现　腰膝酸痛，眩晕耳鸣，失眠多梦，男子遗精早泄，女子经少经闭，或见崩漏，形体消瘦，潮热盗汗，五心烦热，咽干颧红，溲黄便干，舌红少津，脉细数。

(2) 证候分析　本证以肾病主要症状和阴虚内热证共见为辨证要点。肾阴不足，髓海亏虚，骨骼失养，故腰膝酸痛，眩晕耳鸣。肾水亏虚，水火失济则心火偏亢，致心神不宁，而见失眠多梦。阴虚相火妄动，扰动精室，故遗精早泄。女子以血为用，阴亏则经血来源不足，所以经量减少，甚至闭经。阴虚则阳亢，虚热迫血可致崩漏。肾阴亏虚，虚热内生，故见形体消瘦，潮热盗汗，五心烦热，咽干颧红，溲黄便干，舌红少津，脉细数等症。

3. 肾精不足证　肾精不足证，是指肾精亏损表现的证候，多因禀赋不足、先天发育不良，或后天调养失宜，或房劳过度，或久病伤肾所致。

(1) 临床表现　男子精少不育，女子经闭不孕，性功能减退。小儿发育迟缓，身材矮小，智力和动作迟钝，囟门迟闭，骨骼痿软。成人早衰，发脱齿摇，耳鸣耳聋，健忘恍惚，动作迟缓，足痿无力，精神呆钝等。

(2) 证候分析　本证以生长发育迟缓，生殖功能减退，以及成人早衰表现为辨证要点。肾精主生殖，肾精亏，则性功能低下，男子见精少不育，女子见经闭不孕。肾为先天之本，精不足则无以化气生血，充肌长骨，故小儿发育迟缓，身材矮小；无以充髓实脑，致智力迟钝，动作缓慢，精亏髓少，骨骼失养，则囟门迟闭，骨骼痿软，成人早衰。肾之华在发，精不足，则发不长，易脱发；齿为骨之余，失精气之充养，故齿牙动摇，耳为肾窍，脑为髓海，精少髓亏，脑少空虚，故见耳鸣耳聋，健忘恍惚。精损则筋骨疲惫，故动作迟缓，足痿无力。肾衰精，脑失充，则灵机失运，可见精神呆钝。

4. 肾气不固证　肾气不固证，是指肾气亏虚固摄无权所表现的证候，多因年高肾气亏虚，或年幼肾气未充，或房事过度，或久病伤肾所致。

(1) 临床表现　神疲耳鸣，腰膝酸软，小便频数而清，或尿后余沥不尽，或遗尿失禁，或夜尿频多。男子滑精早泄，女子白带清稀，胎动易滑，舌淡苔白，脉沉弱。

(2) 证候分析　本证一般以肾气膀胱不能固摄表现的症状为辨证要点。肾气亏虚则机能活动减退，气血不能充耳，故神疲耳鸣。骨骼失之温养，故腰膝酸软。肾气虚膀胱失约，故小便频数而清长，或夜尿频多，甚则遗尿失禁；排尿无力，尿液不能全部排出，可致尿后余沥不尽。肾气不足，则精关不固，精易外泄，故滑精早泄。肾虚而冲任亏损，下元不固，则见带下清稀。胎元不固，每易造成滑胎。舌淡苔白，脉沉弱，为肾气虚衰之象。

5. 肾不纳气证　肾不纳气证，是指肾气虚衰，气不归元所表现的证候，多由久病咳喘、肺虚及肾，或劳伤肾气所致。

(1) 临床表现　久病咳喘，呼多吸少，气不得续，动则喘息益甚，自汗神疲。声音低怯，腰膝酸软，舌淡苔白，脉沉弱。或喘息加剧，冷汗淋漓，肢冷面青，脉浮大无根；或气短息促，面赤心烦，咽干口燥，舌红，脉细数。

(2) 证候分析　本证一般以久病咳喘，呼多吸少，气不得续，动则益甚和肺肾气虚表现为辨证要点。肾虚则摄纳无权，气不归元，故呼多吸少，气不得续，动则喘息益甚。骨骼失养，故腰膝酸软。肺气虚，卫外不固则自汗，机能活动减退，故神疲声音低怯。舌淡苔白，脉沉弱，为气虚之征。若阳气虚衰欲脱，则喘息加剧，冷汗淋漓，肢冷面青。虚阳外浮，脉见浮大无根。肾虚不能纳气，则气短息促。肾气不足，久延伤阴，阴虚生内热，虚火上炎，故面赤心烦，咽干口燥。舌红，脉细数为阴虚内热之象。

附：肾病五证的鉴别

1. 相同点　均为虚证，均见腰膝酸软，神倦无力。

2. 不同点

(1) 肾阳虚证　①生殖：阳痿，女子宫寒不孕；②二便：五更泄泻；③其他症状：形寒肢冷，浮肿；

④舌：舌淡胖苔白；⑤脉：沉细。

（2）肾阴虚证 ①生殖：遗精早泄，经少经闭；②二便：溲黄，便干；③其他症状：失眠多梦，潮热盗汗，咽干颧红；④舌：舌红少津；⑤脉：细数。

（3）肾精不足证 ①生殖：精少不育，经闭不孕；②其他症状：痿软，发脱齿摇，健忘耳聋，动作迟缓，足痿无力，精神呆钝；③舌：舌淡红苔白；④脉：沉细。

（4）肾气不固证 ①生殖：滑精，早泄，白带多，滑胎；②二便：小便频数而清，余沥不尽，遗尿失禁，夜间尿频；③其他症状：神疲耳鸣；④舌：舌淡苔白；⑤脉：沉弱。

（5）肾不纳气证 ①其他症状：咳喘呼多吸少，气不得续，动则喘息益甚，自汗神疲，声音低怯；②舌：舌红苔白；③脉：细数。

6. 膀胱湿热证 膀胱湿热证，是湿热蕴结膀胱所表现的证候，多由感受湿热，或饮食不节、湿热内生，下注膀胱所致。

（1）临床表现 尿频尿急，排尿艰涩，尿道灼痛，尿黄赤混浊或尿血，或有砂石，小腹痛胀迫急，或伴见发热，腰酸胀痛，舌红苔黄腻，脉滑数。

（2）证候分析 本证以尿频尿急，尿痛，尿黄为辨证要点。湿热蕴结膀胱，热迫尿道，故尿频尿急，排尿艰涩，尿道灼痛。湿热内蕴，膀胱气化失司，故尿液黄赤混浊，小腹痛胀迫急。湿热伤及阴络则尿血。湿热久郁不解，煎熬尿中杂质而成砂石，则尿中可见砂石。湿蕴郁蒸，热淫肌表，可见发热，波及肾脏，则见腰痛。舌红苔黄腻，脉滑数为湿热内蕴之象。

六、脏腑兼病辨证

人体每一个脏腑虽然有它独自特殊功能，但它们彼此之间却是密切联系的，因而在发病时往往不是孤立的，而是相互关联的。常见有脏病及脏、脏病及腑、腑病及脏、腑病及腑。

凡两个或两个以上脏器相继或同时发病者，即为脏腑兼病。

一般来说，脏腑兼病在病理上有着一定的内在规律，只要具有表里、生克、乘侮关系的脏器，兼病较常见，反之则为较少见。因此在辨证时应注意辨析发病脏腑之间的因果关系，这样在治疗时才能分清主次灵活运用。

脏腑兼病，证候极为复杂，但一般以脏与脏、脏与腑的兼病常见。具有表里关系的病变，已在五脏辨证中论述，现对临床最常见的兼证进行讨论。

1. 心肾不交证 心肾不交证，是指心肾水火既济失调所表现的证候，多由五志化火、思虑过度、久病伤阴、房事不节等引起。

（1）临床表现 心烦不寐，心悸健忘，头晕耳鸣，腰酸遗精，五心烦热，咽干口燥，舌红，脉细数。或伴见腰部下肢酸困发冷。

（2）证候分析 本证以失眠，伴见心火亢，肾水虚的症状为辨证要点。心火下降于肾，以温肾水；肾水上济于心，以制心火，心肾相交，则水火既济。若肾水不足，心火失济，则心阳偏亢，或心火独炽，下及肾水，致肾阴亏于下，火炽于上，水火不济，心阳偏亢，心神不宁，故心烦不寐，心悸。水亏阴虚，骨髓不充，脑髓失养，则头晕耳鸣，健忘。腰为肾府，失阴液濡养，则腰酸；精室为虚火扰动，故遗精。五心烦热，咽干口燥，舌红，脉细数，为水亏火亢之征。心火亢于上，火不归元，肾水失于温煦而下凝，则腰足酸困发冷。

2. 心肾阳虚证 心肾阳虚证，是指心肾两脏阳气虚衰，阴寒内盛所表现的证候，多由久病不愈，或劳倦内伤所致。

（1）临床表现 畏寒肢冷，心悸怔忡，小便不利，肢体浮肿，或唇甲青紫，舌淡暗或青紫，苔白滑，脉沉微细。

（2）证候分析 本证以心肾阳气虚衰，全身机能活动低下为辨证要点。肾阳为一身阳气之根本，心阳为气血运行、津液流注的动力，故心肾阳虚则常表现为阴寒内盛，全身机能极度降低，血行瘀滞，水气内停等病变。阳气衰微，心失濡养，故心悸怔忡，不能温煦肌肤，则畏寒肢冷。三焦决渎不利，膀胱气化失司，则见小便不利，水液停聚，泛溢肌肤，故肢体浮肿。阳虚运血无力，血行瘀滞，可见口唇爪甲青紫。舌淡暗或青紫，苔白滑，脉沉微细，皆为心肾阳气衰微，阴寒内盛，血行瘀滞，水气内盛之征。

3. 心肺气虚证　心肺气虚证，是指心肺两脏气虚所表现的证候，多由久病咳喘、耗伤心肺之气，或禀赋不足、年高体弱等因素引起。

（1）临床表现　心悸咳喘，气短乏力，动则尤甚，胸闷，痰液清稀，面色㿠白，头晕神疲，自汗声怯，舌淡苔白，脉沉弱或结代。

（2）证候分析　本证以心悸咳喘与气虚证共见为辨证要点。肺主呼吸，心主血脉，赖宗气的推动作用以协调两脏的功能。肺气虚，宗气生成不足，可使心气亦虚。反之，心气先虚，宗气耗散，亦能致肺气不足。心气不足，不能养心，则见心悸。肺气虚弱，肃降无权，气机上逆，为咳喘。气虚则气短乏力，动则耗气，故喘息亦甚。肺气虚，呼吸功能减弱，则胸闷不舒；不能输布精微，水液停聚为痰，故痰液清稀。气虚全身机能活动减弱，肌肤脑髓供养不足，则面色㿠白，头晕神疲；卫外不固则自汗；宗气不足故声怯。气虚则血弱，不能上荣舌体，见舌淡苔白。血脉气血运行无力或心脉之气不续，则脉见沉弱或结代。

4. 心脾两虚证　心脾两虚证，是指心血不足，脾气虚弱所表现的证候，多由病久失调，或劳倦思虑，或慢性出血而致。

（1）临床表现　心悸怔忡，失眠多梦，眩晕健忘，面色萎黄，食欲不振，腹胀便溏，神倦乏力，或皮下出血，妇女月经量少色淡，淋漓不尽等。舌质淡嫩，脉细弱。

（2）证候分析　本证以心悸失眠，面色萎黄，神疲食少，腹胀便溏和慢性出血为辨证要点。脾为气血生化之源，又具统血功能。脾气虚弱，生血不足，或统摄无权，血溢脉外，均可导致心血亏虚。心主血，血充则气足，血虚则气弱。心血不足，无以化气，则脾气亦虚。故两者在病理上常可相互影响，成为心脾两虚证。心血不足，心失所养，则心悸怔忡；心神不宁，故失眠多梦，头目失养，则眩晕健忘；肌肤失荣，故面色萎黄无华。脾气不足，运化失健，故食欲不振，腹胀便溏；气虚机能活动减退，故神倦乏力，脾虚不能摄血，可见皮下出血，妇女经量减少，色淡质稀，淋漓不尽。舌质淡嫩，脉细弱，皆为气血不足之征。

5. 心肝血虚证　心肝血虚证，是指心肝两脏血液亏虚所表现的证候，多由久病体虚，或思虑过度暗耗阴血所致。

（1）临床表现　心悸健忘，失眠多梦，眩晕耳鸣，面白无华，两目干涩，视物模糊，爪甲不荣，肢体麻木，震颤拘挛，妇女月经量少，色淡，甚则经闭。舌淡苔白，脉细弱。

（2）证候分析　本证一般以心肝病变的常见症状和血主虚证共见为辨证要点。心主血，肝藏血，若心血不足，则肝无所藏，肝血不足，则心血不能充盈，因而形成心肝血虚证。心血虚，心失所养，则心悸健忘；心神不安，故失眠多梦；血不上荣，则眩晕耳鸣，面白无华；肝血不足，目失滋养，可致两目干涩，视物模糊；筋脉爪甲失血濡养，可见爪甲不荣，肢体麻木，震颤拘挛；妇女以血为本，肝血不足，月经来源匮乏，则经量减少，色淡质稀，甚至经闭。舌淡苔白，脉细弱为血虚之征。

6. 肝火犯肺证　肝火犯肺证，是指肝经气火上逆犯肺所表现的证候，多由郁怒伤肝，或肝经热邪上逆犯肺所致。

（1）临床表现　胸胁灼痛，急躁易怒，头晕目赤，烦热口苦，咳嗽阵作，痰黏量少色黄，甚则咯血，舌红苔薄黄，脉弦数。

（2）证候分析　本证以胸胁灼痛，急躁易怒，目赤口苦咳嗽为辨证要点。肝性升发，肺主肃降，升降相配，则气机调节平衡。若肝气升发太过，气火上逆，循经犯肺，即成肝火犯肺证。肝经气火内郁，热壅气滞，则胸胁灼痛。肝性失柔，故急躁易怒。肝火上炎，可见头晕目赤。气火内郁，则胸中烦热。热蒸胆气上溢，故觉口苦。气火循经犯肺，肺受火灼，清肃不行，气机上逆，则为咳嗽。津为火灼，炼液为痰，故痰黄黏量少。火灼肺络，络伤血溢，则为咯血，舌红苔薄黄，脉弦数，为肝经实火内炽之征。

7. 肝脾不调证　肝脾不调证，是指肝失疏泄，脾失健运所表现的证候，多由情志不遂、郁怒伤肝，或饮食不节、劳倦伤脾而引起。

（1）临床表现　胸胁胀满窜痛，喜太息，情志抑郁或急躁易怒，纳呆腹胀，便溏不爽，肠鸣矢气，或腹痛欲泻，泻后痛减。舌苔白或腻，脉弦。

（2）证候分析　本证以胸胁胀满窜痛，易怒，纳呆腹胀便溏为辨证要点，肝主疏泄，有助于脾的运化功能，脾主健运，气机通畅，有助肝气的疏泄，故在发生病变时，可相互影响，形成肝脾不调证。肝失疏泄，经气郁滞，故胸胁胀满窜痛，太息则气郁得达，胀闷得舒，故喜太息，气机郁结不畅，故精神抑郁；条达的失职，则急躁易怒。脾运失健，气机郁滞，故纳呆腹胀；气滞湿阻，则便溏不爽，肠鸣矢气；腹中气滞则腹痛，排便后气滞得畅，故泻后疼痛得以缓解。本证寒热现象不显，故仍见白苔，若湿邪内盛，可见腻苔，弦脉为肝失柔和之征。

8. 肝胃不和证 肝胃不和证，是指肝失疏泄、胃失和降表现的证候，多由情志不遂、气郁化火，或寒邪内犯肝胃而发病。

（1）临床表现 脘胁胀闷疼痛，嗳气呃逆，嘈杂吞酸，烦躁易怒，舌红苔薄黄，脉弦或带数象。或巅顶疼痛，遇寒则甚，得温痛减，呕吐涎沫，形寒肢冷，舌淡苔白滑，脉沉弦紧。

（2）证候分析 本证临床常见有两种表现，一为肝郁化火，横逆犯胃型，以脘胁胀痛，吞酸嘈杂，舌红苔黄为辨证要点；一为寒邪内犯肝胃型，以巅顶痛，吐涎沫，舌淡苔白滑为辨证要点。肝主升发，胃主下降，两者密切配合，以协调气机升降的平衡。当肝气或胃气失调，常可演变为脾胃不和证。

肝郁化火，横逆犯胃，肝胃气滞，则脘胁胀闷疼痛；胃失和降，气机上逆，故嗳气呃逆；肝胃气火内郁，可见嘈杂吞酸；肝失条达，故急躁易怒。舌红苔黄，脉弦带数，均为气郁化火之象。若寒邪内犯肝胃，阴寒之气循肝经上达巅顶，经气被遏，故巅顶疼痛；寒性阴凝，得阳始运，得寒则凝，故头痛遇寒加剧，得温痛减。胃府受病，中阳受伤，水津不化，气机上逆，则呕吐清稀涎沫；阳气受伤，不能外温肌肤，则形寒肢冷。舌淡苔白滑，脉沉弦紧为寒邪内盛之象。

9. 肝肾阴虚证 肝肾阴虚证，是指肝肾两脏阴液亏虚所表现的证候，多由久病失调、房事不节、情志内伤等引起。

（1）临床表现 头晕目眩，耳鸣健忘，失眠多梦，咽干口燥，腰膝酸软；胁痛，五心烦热，颧红盗汗，男子遗精，女子经少。舌红少苔，脉细数。

（2）证候分析 本证一般以胁痛，腰膝酸软，耳鸣遗精与阴虚内热证共见为辨证要点。肝肾阴液相互资生，肝阴充足，则下藏于肾，肾阴旺盛，则上滋肝木，故有"肝肾同源"之说。

在病理上，两者往往相互影响，表现为盛则同盛，衰则同衰，形成肝肾阴虚证。肾阴亏虚，水不涵木，肝阳上亢，则头晕目眩，耳鸣健忘；虚热内扰，心神不安，故失眠多梦；津不上润，则口燥咽干；筋脉失养，故腰膝酸软无力。肝阴不足，肝脉失养，致胁部隐隐作痛。阴虚生内热，热蒸于里，故五心烦热；火炎于上，则两颧发红；内迫营阴，使夜间盗汗；扰动精室，故多见梦遗。冲任隶属肝肾，肝肾阴伤，则冲任空虚，而经量减少。舌红少苔，脉细数，为阴虚内热之征。

10. 脾肾阳虚证 脾肾阳虚证，是指脾肾两脏阳气亏虚所表现的证候，多由久病、久泻或水邪久停，导致脾肾两脏阳虚而成。

（1）临床表现 面色㿠白，畏寒肢冷，腰膝或下腹冷痛，久泻久痢，或五更泄泻，或下利清谷，或小便不利，面浮肢肿，甚则腹胀如鼓。舌淡胖，苔白滑，脉沉细。

（2）证候分析 本证一般以腰膝、下腹冷痛，久泻不止，浮肿等与寒证并见为辨证要点。肾为先天之本，脾为后天之本，在生理上脾肾阳气相互资生，相互促进，脾主运化，布精微，化水湿，有赖命火之温煦；肾主水液，温养脏腑，须靠脾精的供养。若肾阳不足，不能温养脾阳，则脾阳亦不足或脾阳久虚，日渐损及肾阳，则肾阳亦不足，无论脾阳虚衰或肾阳不足，在一定条件下，均能发展为脾肾阳虚证。脾阳虚不能运化水谷，气血化生不足，故面色㿠白。阳虚无以温煦形体，故畏寒肢冷。阳虚内寒，经脉凝滞，故少腹腰膝冷痛。脾肾阳虚，水谷不得腐熟运化，故泻下不止。不利清谷，五更泄泻。阳虚无以运化水湿，溢于肌肤，则面浮肢肿；停于腹内则腹胀如鼓；水湿内聚，气化不行，则小便不利。舌淡胖，苔白滑，脉沉细属阳虚水寒内蓄之象。

11. 脾肺气虚证 脾肺气虚证，是指脾肺两脏气虚所表现的虚弱证候，多由久病咳喘，肺虚及脾；若饮食劳倦伤脾，脾虚及肺所致。

（1）临床表现 久咳不止，气短而喘，痰多稀白，食欲不振，腹胀便溏，声低懒言，疲倦乏力，面色㿠白，甚则面浮足肿。舌淡苔白，脉细弱。

（2）证候分析 本证主要以咳喘、纳少、腹胀便溏与气虚证共见为辨证要点。脾为生气之源，肺为主气之枢。久咳肺虚，肺失宣降，气不布津，水聚湿生，脾气受困，故脾因之失健。或饮食不节，损伤脾气，湿浊内生，脾不散精，肺亦因之虚损。久咳不止，肺气受损，故咳嗽气短而喘；气虚水津不布，聚湿生痰，则痰多稀白。脾运失健，则食欲不振，腹胀不舒；湿浊下注，故便溏。声低懒言，疲倦乏力，为气虚之象。肌肤失养，则面色㿠白，水湿泛滥，可致面浮肢肿。舌淡苔白，脉细弱，均为气虚之征。

12. 肺肾阴虚证　肺肾阴虚证，是指肺、肾两脏阴液不足所表现的证候，多由久咳肺阴受损，肺虚及肾或肾阴亏虚，肾虚及肺所致。

（1）临床表现　咳嗽痰少，或痰中带血甚至咯血，口燥咽干，声音嘶哑，形体消瘦，腰膝酸软，颧红盗汗，骨蒸潮热，男子遗精，女子月经不调，舌红少苔，脉细数。

（2）证候分析　本证一般以久咳痰血，腰膝酸软，遗精等症与阴虚证共见为辨证要点。肺肾阴液互相滋养，肺津敷布以滋肾，肾精上滋以养肺，称为"金水相生"，在病理变化上，无论病起何脏，其发展均可形成肺肾阴虚证。阴虚肺燥，清肃失职，故咳嗽痰少；热灼肺络，络损血溢，故痰中带血甚或咯血；津不上承，则口干咽燥。喉为肺系，肾脉循喉，肺肾阴亏喉失滋养兼虚火熏灼会厌，则声音嘶哑；肌肉失养，则形体日渐消瘦。虚火上浮则颧红，虚热迫津外泄则盗汗，阴虚生内热，故骨蒸潮热。腰为肾府，肾阴亏虚，失其濡养，则腰膝酸软。热扰精室，肾失封藏，则遗精。肾水不足，阴血亏虚则致经少；火灼阴络受伤则见崩中，皆为月经不调。舌红少苔，脉细数为阴虚发热之候。

第六节　经络辨证

经络辨证，是以经络学说为理论依据，对患者的若干症状体征进行分析综合，以判断病属何经、何脏、何腑，从而进一步确定发病原因、病变性质、病理机转的一种辨证方法，是中医诊断学的重要组成部分。

经络是人体经气运行的通道，又是疾病发生和传变的途径。其分布周身、运行全身气血，联络脏腑肢节，沟通上下内外，使人体各部相互协调，共同完成各种生理活动。故当外邪侵入人体，经气失常，病邪会通过经络逐渐传入脏腑；反之，如果内脏发生病变，同样也循着经络反映于体表，在体表经脉循行的部位，特别是经气聚集的腧穴之处，出现各种异常反应，如麻木、酸胀、疼痛，对冷热等刺激的敏感度异常，或皮肤色泽改变，或见脱屑、结节等。例如《素问·脏气法时论》"肝病者，两胁下痛，引少腹；……肺病者，喘咳逆气肩背痛"。胁下，少腹、肩背，便是该脏经络循行之处。正由于经络系统能够有规律地反映出若干证候，因此临床根据这些证候，用经络辨证的方法，以进一步确定病变性质及其发展趋势。

经络辨证与脏腑辨证互为补充，二者不可截然分开。脏腑病证侧重于阐述脏腑功能失调所出现的各种症状，而经络病证则主要是论述经脉循行部位出现的异常反应，对其所属脏腑病证论述较为简略，是脏腑辨证的补充，对临床各科，特别是针灸、按摩、气功等治疗具有重要意义。

一、十二经脉病证

十二经脉，包括手足三阴经和三阳经。它们的病理表现有三个特点：一是经脉受邪，经气不利出现的病证与其循行部位有关，如膀胱经受邪，可出现腰背、腘窝、足跟等处疼痛；二是与经脉特性和该经所属脏腑的功能失调有关，如肺经为十二经之首，易受外邪侵袭而致气机壅塞，故见胸满、咳喘气逆等肺失宣降的症状；三是一经受邪常影响其他经脉，如脾经患病可是胃脘疼痛，食后作呕等胃经病证。可见十二经病证是有一定规律可循的，掌握其规律和特点，便可以帮助我们推求出病因病机与病名，更好地指导临床。

1. 手太阴肺经病证　手太阴肺经病证是指手太阳肺经经脉循行部位及肺脏功能失调所表现的；临床证候。肺主气，司呼吸、连喉系，属于太阴经，多气多血，每日寅时周身气血仅注于肺。

（1）临床表现　肺胀、咳喘、胸部满闷；缺盆中痛；肩背痛，或肩背寒，少气，恶寒发热，自汗出，臑或臂内前廉痛，掌中热，小便频数或色变等。

（2）证候分析　肺者生气之源，其脉循胃口上膈属肺。肺合皮毛，肌表受邪，内传于肺，失其宣降，致胸闷胀满，咳喘气逆；缺盆为十二经通络，与肺接近，肺气不畅，故见疼痛；肺经行于肩臂间，其经气不利，则肩背及臑、臂内侧前缘疼痛，掌中热；邪客于肌表，卫气郁闭，故是恶寒发热；腠理不固，则汗出；外邪入里化热，或肺经有热，则可见烦渴、咽干；肺为肾母，邪伤其气，故小便频数或色变。

2. 手阳明大肠经病证　手阳明大肠经病是指手阳明大肠经经脉循行部位及大肠功能失调所表现的临床证候。大肠禀燥化之气，主津液所生的疾病，属手阳明经，每日卯时周身气血俱注入大肠。

（1）临床表现　齿痛、颈肿；咽喉肿痛，鼻衄，目黄口干；肩臂前侧疼痛；拇、食指疼痛、活动障碍。

（2）证候分析　手阳明大肠经的支脉，从缺盆上颈贯颊入齿，故病则齿痛、颈肿、咽喉肿痛，大肠经之别络达目，邪热炽盛，则目黄口干；热盛迫血妄行，故鼻衄；病邪阻滞经脉，气血不畅，则肩臂前侧疼痛；拇、食指疼痛及活动障碍，均为本经经脉所及的病变。

3. 足阳明胃经病证　足阳明胃经病证是指足阳明胃经经脉循行部位及胃腑功能失调所表现的临床证候。脾与胃相连，以脏腑而言，均属土；以表里而言，脾阴而胃阳；以运化而言，脾主运而胃主化。足阳明胃经多气多血，每日辰时周身气血俱注于胃。

（1）临床表现　壮热、汗出、头痛、颈肿、咽喉肿痛、齿痛，或口角㖞斜，鼻流浊涕，或鼻衄；惊惕狂躁；或消谷善饥，脘腹胀满；或膝腹肿痛，胸乳部、腹股部、下肢外侧、足背、足中趾等多处疼痛，足中趾活动受限。

（2）证候分析　胃经多气多血，受邪后易从阳化热，则见里实热证。里热内盛则壮热；邪热迫津外泄致汗出；胃火循经上炎，则见头痛、颈肿、咽喉肿痛、齿痛，口唇疮疹；若风邪侵袭，可见口角㖞斜，鼻流浊涕；热盛迫血妄行，则鼻衄；热扰神明，则惊惕发狂而躁动，胃火炽盛，致消谷善饥；胃病及脾，中焦气阻，则脘腹胀满；胃经受邪，气机不利，则所循行部位如胸乳部、腹股部、下肢外侧、足背、足中趾等多处疼痛，且活动受限。

4. 足太阴脾经病证　足太阴脾经病证是指足太阴脾经经脉循行部位及脾脏功能失调所表现的临床证候。脾为胃行其津液，为十二经脉的根本，属足太阴经，主血少气旺，每日巳时周身气血注于脾。

（1）临床表现　舌本强、食则呕、胃脘痛、腹胀善噫，得气则快然如衰，身体皆重。舌本痛，体不能动摇，食不下，烦心，心下急痛、溏泄、瘕瘕、水闭、黄疸，不能卧，股膝内肿厥，足大趾不用。

（2）证候分析　脾经血少气旺，如果经气发生变动，因其脉连舌本，所以发生舌根强硬现象。脾病失运，所以食则呕，胃脘痛，腹胀。若阴盛而上走阳明，故气滞而为噫气；得气则快然如衰者，为脾气得以输转而气通，所以矢气或大便后腹胀和噫气就得以衰减或暂时消除。脾主肌肉，湿邪内困，故身体皆重。脾不健运，筋脉失养，则舌本痛，肢体关节不能动摇。足太阴的脉，上膈注心中，故为烦心，心下急痛。脾经有寒，则为溏泄；脾经有郁滞则为瘕瘕。脾病不能制水则为泄，为水闭，为黄疸，不能卧。足太阳脾经起于大趾。上膝股内前廉，故为肿为厥，为大趾不用等病。

5. 手少阴心经病证　手少阴心经病证，是指手少阴心经经脉循行部位及心脏功能失调所表现的临床证候。手少阴心经少血多，十二经之气皆感而应心，十二经之精皆贯而养心，故为生之本，神之居，血之主，脉之宗。每日午时，周身气血仅注于心。

（1）临床表现　心胸烦闷疼痛、咽干、渴而欲饮、目黄、胁痛、臑臂内侧后缘痛厥，掌中热。

（2）证候分析　心属火脏，故心经病变多见热证。心火内盛则心胸烦闷疼痛；本经的支脉从心系上挟于咽部，故心火上炎，心阴耗损，则咽干，渴而欲饮；手少阴经脉系于目系，又出于胁下，故目黄胁痛。心脉又循臑臂内侧入掌中，故而可见臑臂内侧后缘痛和掌中发热之征。

6. 手太阳小肠经病证　手太阳小肠经病证，是指手太阳小肠经经脉循行部位及小肠功能失调表现出的临床证候。

小肠为受盛之官，化物所出，与心为表里，居太阳经，少气多血。每日未时周身气血俱注于小肠。

（1）临床表现　耳聋、目黄、咽痛，肩似拔、臑似折，颈项肩臑肘臂外后廉痛。

（2）证候分析　小肠经属阳，其病多热。小肠经支脉从缺盆循颈上颊，至目锐眦，即入耳中，故出现耳聋、目黄、咽痛；肩似拔，臑似折，乃由于手太阳之脉循臑外后廉出肩解绕肩胛，交肩上的缘故。热邪侵袭小肠经脉，则肩、肘、臂外侧后缘等处疼痛。

7. 足太阳膀胱经病证　足太阳膀胱经病证，是指足太阳膀胱经经脉循行部位及膀胱功能失调所表现的临床证候。膀胱为州都之官，藏津液，居太阳经，少气而多血。每日申时周身气血俱注于膀胱。

（1）临床表现　发热，恶风寒，鼻塞流涕，头痛，项背强痛；目似脱项如拔，腰似折，腘如结，踹如裂；癫痫、狂证、疟疾、痔疮；腰脊、腘窝、腓肠肌、足跟和小趾等处疼痛，活动障碍。

（2）证候分析　膀胱经行于背部，易受外邪侵袭。邪客体表，卫阳郁滞，故是发热，恶风寒，鼻塞流涕。本经脉上额交巅入络脑，故是头痛，项背痛；又因足太阳经起目内眦，还出别下项、抵腰中、过髀枢、下合腘中、贯踹内，故本经有病，疼痛得眼珠好像要脱出一样，颈项好像被人拉拔一样，腰好像要折断一样，膝弯部位好偶结扎一样不能弯曲，踹部像撕裂一样疼痛，股关节伸屈不利，其所过部位均疼痛，足小趾不能随意运动；热邪极盛则发生癫痫、狂证、疟疾；热聚肛门，气血壅滞，则酿生痔疮。

8. 足少阴肾经病证　足少阴肾经病证，是指足少阴肾经经脉循行部位及肾脏功能失调所表现的临床证候。肾脏藏精主水，属阳气初转，阳气乍生的少阴。足少阴肾经，多气而少血。每日酉时周身气血俱注于肾。

（1）临床表现　面黑如漆柴，头晕目眩；气短喘促，咳嗽咯血；饥不欲食，心胸痛，腰脊下肢无力或痿厥，足下热痛；心烦、易惊、善恐、口热舌干，咽肿。

（2）证候分析　肾虽属阴，内藏元阳，水中有火；肾又为五脏之本，则易影响其脏腑而出现寒热错杂、虚实相兼的证候。肾主水，水色黑、肾精亏损，不能上荣于面，故见面黑如漆柴，头晕目眩；金水相生，肾虚子病及母，故咳唾有血或气促而喘。肾阴不足，虚火上犯于胃，致饥不欲食；心肾不交，故心烦，易惊、善恐和胸痛；病邪阻滞肾经，则腰脊下肢无力或痿厥，足下热痛。

9. 手厥阴心包经病证　手厥阴心包经病证，是指手厥阴心包经经脉循行部位及心包络功能失常所表现的临床证候。心包络为心之宫城，位居相火，代君行事属于厥阴经，少气而多血。每日戌时周身气血俱注于心包络经。

（1）临床表现　手心热，臂肘挛急，腋肿，甚则胸胁支满，心烦、心悸、心痛、喜笑不休、面赤目黄等。

（2）证候分析　心包为心之外围，内寄相火，其病多见热证并往往影响到心。手厥阴之脉起于胸中，循胸出胁，入于掌中，故其所循行的部位发生病变，引起手心热，上部上肘部挛急腋肿，胸胁支满；气血运行不畅，则心悸，心痛；神魂不宁，则心烦甚或喜笑不休；心火上炎，故目赤目黄。

10. 手少阳三焦经病证　手少阳三焦经病证，是指手少阳三焦经经脉循行部位及三焦功能失调所表现的临床证候。三焦为人体水谷精微生化和水液代谢的通路，总司人体的气化，属手少阳经，少血多气。每日亥时周身气血俱注于三焦。

（1）临床表现　耳聋、心胁痛，目锐眦痛，颊部耳后疼痛，咽喉肿痛，汗出，肩肘、前臂痛，小指、食指活动障碍。

（2）证候分析　三焦之脉上项系耳后，故本经受邪，热邪上扰，则见耳聋，三焦出气以温肌肉、充皮肤，故为汗出。三焦是主气所生病者，气机抑郁，则心胁不舒而痛，肩肘、前臂疼痛，小指、食指活动障碍，都是由于经脉循行之所处，经气不利所引起。

11. 足少阳胆经病证　足少阳胆经病证，是指足少阳胆经经脉循行部位及胆腑功能失常所表现临床证候。胆为中精之府，十一经皆取决于胆，属足少阳经，多气少血。每日子时周身气血俱注于胆。

（1）临床表现　口苦、善太息，心胁痛不能转侧，甚则面微有尘，体无膏泽，足外反热。头痛颔痛，缺盆中肿痛，腋下肿，汗出振寒如疟。胸、胁、肋、髀、膝外至胫，绝骨外踝前及诸节皆痛，足小趾、次趾不用。

（2）证候分析　胆经为人体气机出入之枢纽，邪客于此，气机失常，则见胆液外溢而口苦，胆郁不舒，故善太息。足少阳之别，贯心循胁里，故心胁痛不能转侧；足少阳之别散于面，胆木为病，故面微有尘，体无膏泽。少阳属半表半里，阳胜则汗出，风胜则振寒而为疟。其他各证，皆为其经脉所及经气不利而成。

12. 足厥阴肝经病证　足厥阴肝经病证，是指足厥阴肝经经脉循行部位及肝脏功能失调所表现的临床证候。肝主藏血，主疏泄，属足厥阴经，少气而多血。每日丑时周身气血俱注于肝。

（1）临床表现　腰痛不可俯仰，面色晦暗，咽干，胸满、腹泻、呕吐、遗尿或癃闭，疝气或妇女少腹痛。

（2）证候分析　足厥阴的支脉与别络，和太阳少阳之脉，同结于腰踝下中部下部之间，故病则为腰痛不可俯仰。肝血不足，不能上养头面，致面色晦暗；肝脉循喉咙之后，上入颃颡，上出额，其支者从目系下颊里，故病则咽干，肝经上行夹胃贯膈，下行过阴器抵少腹，故病则胸满，呕吐、腹泻、遗尿或癃闭，疝气或妇女少腹痛等。

二、奇经八脉病证

奇经八脉为十二正经以外的八条经脉，除其本经循行与体内器官相连属外，并通过十二经脉与五脏六腑发生间接联系，尤其是冲、任、督、带四脉与人体的生理、病理，都存在着密切的关系。奇经八脉具有联系十二经脉，调节人体阴阳气血的作用。分言之，督脉总督一身之阳；任脉总任一身之阴；冲脉为诸脉要冲，源起气冲；带脉状如腰带，总束诸脉；阳跷为足太阳之别脉司一身左右之阳；阴跷为足少阴之别动脉司一身左右之阴；阳维脉起于诸阳会，阴维脉起于诸阳交，为全身纲维。撰人体脏腑经络有病通过奇经八脉表现出来。

1. 督脉病证　督脉病证，是指督脉循行部位及与其相关的脏腑功能失调所表现的临床证候。督脉起于会阴，循背而行于身之后，为阳脉的总督，故又称为"阳脉之海"，其别脉和厥阴脉会于巅，主身后之阳。

（1）临床表现　腰骶脊背痛，项背强直，头重眩晕。大人癫疾，小儿风痫。

（2）证候分析　督脉起于会阴，并于脊里，上风府、入脑、上巅、循额，故病邪阻滞督脉，经气不利，故腰骶脊背痛，项痛强直；督脉失养，脑海不足，故见头晕头重；若阴阳气错乱，则可出现大小癫疾和小儿风痫。

2. 任脉病证　任脉病证，是指任脉循行部位及与其相关脏腑功能失调所表现的临床证候。任脉起于中极之下，循腹而行身之前，与冲脉主身前之阴又称"阴脉之海"。任脉又主胞胎。

（1）临床表现　脐下、少腹阴中疼痛，男子内结七疝，女子带下癥瘕。

（2）证候分析　任脉主阴，易感寒邪，寒凝于脉，血行不畅，则脐下，少腹阴中疼痛；任脉固主血前之阴，阴凝寒滞，气血瘀阻，则见男子疝气，女子带下癥瘕积聚。

3. 冲脉病证　冲脉病证，是指冲脉循行部位及其相关脏腑功能失调所表现的临床证候。冲脉起于气街，与少阴之脉挟脐上行，有总领诸经气血的功能，能调节十二经气血，故又称为"血海""经脉之海"，与任脉同主身前之阴。

（1）临床表现　气逆里急，或气从少腹上冲胸咽，致呕吐、咳嗽；男子阳痿，女子经闭不孕或胎漏。

（2）证候分析　冲为经脉之海，由于冲脉之气失调，与足阳明之气相并而上逆，气不得降，故出现气从少腹上冲胸、咽，致呕吐、咳嗽等症；冲为血海，与任脉共同参与生殖功能，冲任失调或气血不充，致男子阳痿，女子经闭不孕等。

4. 带脉病证　带脉病证，是指带脉循行部位及其相关脏腑功能失调所表现的临床证候。带脉起于季胁，绕腰一周，状如束带，总约十二经脉及其他七条奇经。

（1）临床表现　腰酸腿痛，腹部胀满，赤白带下，或带下清稀，阴挺、漏胎。

（2）证候分析　带脉环腰，总束诸脉，人身冲任二脉，与阳明合于宗筋，会于气街，皆属于带脉，而络于督脉，则太冲所以能够上养心肺，须赖带脉以主持之，而人身之气所以能上下流行，亦赖带脉为关键。带脉经气不利，故出现腰酸腿痛；中气不运，水湿困阻于带脉，则腹部胀满，带下清稀量多；带脉气虚，不能维系胞胎，则见阴挺、漏胎。

5. 阳跷、阴跷脉病证　阳跷、阴跷脉病证，是指阳跷、阴跷脉循行部位及其相关脏腑功能失调所表现的临床证候。阴跷主一身左右之阴，阳跷主一身左右之阳，均起于眼中。跷脉左右成对，均达于目内眦，有濡养眼目，司开合的作用。

（1）临床表现　阳跷为病，阴缓而阳急；阴跷为病，阳缓而阴急。阳急则狂走，目不昧；阳跷急则阴厥。

（2）证候分析　阳跷、阴跷二脉均起于足跟，阳跷循行于下肢外侧，阴跷循行于下肢内侧，二者协调关节，有保持肢体动作矫捷的作用。如某侧发生病变，则经脉拘急，另一侧则相对弛缓。两脉均达于目内眦，故阳跷患病，阳气偏亢则目内眦赤痛，或失眠而狂走；阴跷患病；阴寒偏盛，寒盛则下肢厥冷。

6. 阳维、阴维病证　阳维、阴维病证，是指阳维、阴维二脉循行部位及其相关脏腑功能失调所表现的临床证候。阳维起于诸阳之会，阴维起于诸阴之交，分别维系三阳经和三阴经。

（1）临床表现　阳维为病苦寒热，阴维为病苦心痛。若阴阳不能自相维系，则见精神恍惚，不能自主，倦怠乏力。

（2）证候分析　人身阳脉统于督，阴脉统于任，而诸阳清阴之散现而会者，又必有经脉以维系而主持之，二维脉有维系阴阳之功能。阳维脉起于诸阳会，以维系诸阳经，由外踝而上行于卫分，故阳维脉受邪，可见发热、恶寒；阴维脉起于诸阴交，以维系诸阴经，由内踝而上行于营分，故阴维脉受邪，则见心痛。若二脉不能相互维系，阴阳失调，阳气耗伤则倦怠无力，阳精亏虚则精神恍惚，不由自主。

第七节　六经辨证

六经辨证始见于《伤寒论》，是东汉医学家张仲景在《素问·热论》等篇的基础上，结合伤寒病证的传变特点所创立的一种论治外感病的辨证方法。它以六经（太阳经、阳明经、少阳经、太阴经、少阴经、厥阴经）为纲，将外感病演变过程中所表现的各种证候，总结归纳为三阳病（太阳病、阳明病、少阳病）、三阴病（太阴病、少阴病、厥阴病）六类，分别从邪正盛衰，病变部位，病势进退及其相互传变等方面阐述外感病各阶段的病变特点。凡是抗病能力强、病势亢盛的，为三阳病证；抗病力衰减，病势虚弱的，为三阴病证。

六经病证，是经络、脏腑病理变化的反映。其中三阳病证以六腑的病变为基础，三阴病证以五脏的病变为基础。所以说六经病证基本上概括了脏腑和十二经的病变。运用六经辨证，不仅仅局限于外感病的诊治，对内伤杂病的论治，也同样具有指导意义。

一、六经病证的分类

六经病证是外邪侵犯人体，作用于六经，致六经所系的脏腑经络及其气化功能失常，从而产生病理变化，出现一系列证候。经络脏腑是人体不可分割的有机整体，故某一经的病变，很可能影响到另一经，六经之间可以相互传变。六经病证传变的一般规律是由表入里，由经络而脏腑，由阳经入阴经。病邪的轻重、体质强弱，以及治疗恰当与否，都是决定传变的主要因素。如患者体质衰弱，或医治不当，虽阳证亦可转入三阴；反之，如病护理较好，医治适宜，正气得复，虽阴证亦可转出三阳。因而针对临床上出现的各种证候，运用六经辨证的方法，来确定何经为病，进而明确该病证的病因病机，确立相应的治法，列出一定的方药，这正是六经病证分类的意义所在。

（一）太阳病证

太阳病证，是指邪自外入或病由内发，致使太阳经脉及其所属脏腑功能失常所出现的临床证候。太阳，是阳气旺盛之经，主一身之表，统摄营卫，为一身之藩篱，包括足太阳膀胱经和手太阳小肠经。外邪侵袭人体，大多从太阳而入，卫气奋起抗邪，正邪相争，太阳经气不利，营卫失调而发病；病由内发者，系在一定条件下，疾病由阴转阳，或由表出里。由于患者体质和病邪传变的不同，同是太阳经证，却又有中风与伤寒的区别。

1. 太阳经证　太阳经证，是指太阳经受外邪侵袭、邪在肌表，经气不利而出现的临床证候，可分为太阳中风证和太阳伤寒证。

（1）太阳中风证　太阳中风证，是指风邪袭于肌表，卫气不固，营阴不能内守而外泄出现的一种临床证候。临床上亦称之为表虚证。

①临床表现：发热，汗出，恶风，头痛，脉浮缓，有时可见鼻鸣干呕。

②证候分析：太阳主表，统摄营卫。今风寒外袭肌表，以风邪为主，腠理疏松，故有恶风之感；卫为阳，功主卫外，卫受病则卫阳浮盛于外而发热；正由于卫阳浮盛于外，失其固外开合的作用，因而营阴不能有内守而汗自出；汗出肌腠疏松，营阴不足，故脉浮缓。鼻鸣干呕，则是风邪壅滞而影响及于肺胃使然。此证具有汗出，脉浮缓的特征，故又称为表虚证。

这是对太阳伤寒证的表实而言，并非绝对的虚证。

（2）太阳伤寒证　太阳伤寒证，是指寒邪袭表，太阳经气不利，卫阳被束，营阴郁滞所表现出的临床证候。

①临床表现：发热，恶寒，头项强痛，体痛，无汗而喘，脉浮紧。

②证候分析：寒邪袭表，卫阳奋起抗争，卫阳失去其正常温分肉，肥腠理的功能，则出现恶寒；卫阳浮盛于外，势必与寒相争，卫阳被遏，故出现发热，伤寒临床所见，多为恶寒发热并见。风寒外袭，腠理闭塞，所以无汗；寒邪外袭，太阳经气不利，故出现头项强痛；正气欲向外而寒邪束于表，故见脉浮紧；呼吸喘促乃由于邪束于外，肌腠失宣，影响及肺，肺气不利所致。因其无汗，故称之为表实证。

2. 太阳腑证　太阳腑证，是指太阳经邪不解，内传入腑所表现出的临床证候。

（1）太阳蓄水证　太阳蓄水证，是指外邪不解，内舍于太阳膀胱之腑，膀胱气化失司，水道不能而致蓄水所表现出的临床证候。

①临床表现：小便不利，小腹胀满，发热烦渴、渴欲饮水，水入即吐，脉浮或浮数。

②证候分析：膀胱主藏津液，化气行水，因膀胱气化不利，既不能布津上承，又不能化气行水，所以出现烦渴，小便不利。水气上逆，停聚于胃，拒而不纳，故水入即吐。本证的特点是"小便不利，烦渴欲饮，饮入则吐"。

（2）太阳蓄血证　太阳蓄血证，是指外邪入里化热，随经深入下焦，邪热与瘀血相互搏结于膀胱少腹部位所表现出的临床证候。

①临床表现：少腹急结，硬满疼痛，如狂或发狂，小便自利或不利，或大便色黑，舌紫或有瘀斑，脉沉涩或沉结。

②证候分析：外邪侵袭太阳，入里化热，营血被热邪煎灼，热与蓄血相搏于下焦少腹，故见少腹拘急，甚则硬满疼痛。心主血脉而藏神，邪热上扰心神则如狂或发狂。若瘀血结于膀胱，气化失司，轻则小便自利，重则小便不利，溺涩而痛。瘀血停留胃肠，则大便色黑。郁热阻滞，脉道不畅，故脉沉涩或沉结。本证妇女多见，除上述表现外，常兼有经血不调，痛经或经闭等瘀热阻于胞宫的见症。

（二）阳明病证

阳明病证，是指太阳病未愈，病邪逐渐亢盛入里，内传阳明或本经自病而起邪热炽盛，伤津成实所表现出的临床证候，为外感病的极期阶段，以身热汗出，不恶寒，反恶热为基本特征。病位主要在肠胃，病性属里、热、实。根据邪热入里是否与肠中积滞互结，而分为阳明经证和阳明腑证。

1. 阳明经证　阳明经证，是指阳明病邪热弥漫全身，充斥阳明之经，肠中并无燥屎内结所表现出的临床证候，又称阳明热证。

（1）临床表现　身大热，大汗出，大渴引饮，脉洪大；或见手足厥冷，喘促气粗，心烦谵语、舌质红、苔黄腻。

（2）证候分析　本证以大热、大汗、大渴、脉洪大为临床特征。邪入阳明，燥热亢盛，充斥阳明经脉，故见大热；邪热熏蒸，迫津外泄故是大汗；热盛煎熬津液，津液受损，故出现大渴引饮。热甚阳亢，阳明为气血俱多之经，热迫其经，气血沸腾，故脉现洪大；热扰心神，神志不宁，故出现心烦谵语；热邪炽盛，阴阳之气不能顺接，阳气一时不能外达于四末，故出现手足厥冷，所谓"热甚厥亦甚"正是此意；舌质红、苔黄腻皆阳明热邪偏盛所致。

2. 阳明腑证　阳明腑证，是指阳明经证热邪不解，由经入腑，或热自内发，与肠中糟粕互结，阻塞肠道所表现出的临床证候，又称阳明腑实证，临床以"痞、满、燥、实"为其特点。

（1）临床表现　日晡潮热、手足汗出，脐腹胀满疼痛，大便秘结，或腹中转矢气，甚者谵语，狂乱，不得眠，舌苔多厚黄干燥，边尖起芒刺，甚至焦黑燥裂。脉沉迟而实，或滑数。

（2）证候分析　本证较经证为重，往往是阳明经证进一步的发展。阳明腑实证热邪型多为日晡潮热，即午后三至五时热较盛，而四肢禀气于阳明，腑中实热，弥漫于经，故手中汗出；阳明证大热汗出；或误用发汗使津液外泄，于是肠中干燥，热与糟粕充斥肠道，结而不通，则脐腹部胀满疼痛，大便秘结；燥屎内结，结而不通，气从下矢，则腹中矢气频转。邪热炽盛上蒸而熏灼心宫，出现谵语，狂乱，不得眠等症。热内结而津液被劫，故苔黄干燥，起芒刺或焦黑燥裂。燥热内结于肠，脉道壅滞而邪热又迫急，故脉沉迟而实或滑数。

（三）少阳病证

少阳病证，是指人体受外邪侵袭，邪正分争于表半里之间，少阳枢机不利所表现出的临床证候。少阳病从其病位来看，是已离太阳之表，而又未入阳明之里，正是半表半里之间，因而在其病变的机转上属于半表半里的热证。可由太阳病不解内传，或病邪直犯少阳，或三阴病阳气来复，转入少阳而发病。

1. 临床表现　往来寒热，胸胁苦满，默默不欲饮食，心烦喜呕，口苦，咽干，目眩，苔薄白、脉弦。

2. 证候分析　本证以往来寒热、胸胁苦满，心烦口苦呕恶为其主症。邪犯少阳，邪正交争于半表半里，故见往来寒热；少阳受病，胆火上炎，灼伤津液，故见口苦、咽干；胸胁是少阳经循行部位，邪热壅于少阳，经脉阻滞，气血不和，则胸胁苦满。肝胆疏泄不利，影响及胃，胃失和降，则见呕吐，默默不欲饮食。少阳木郁，水火上逆，则心中烦扰；肝胆受病，气机郁滞，故见脉弦。

（四）太阴病证

太阴病证，是指邪犯太阴，脾胃功能衰弱所表现出的临床证候。太阴病中之"太阴"主要是指脾（胃）而言。可由三阳病治疗失当，损伤脾阳，也可因脾气素虚，寒邪直中而起病。

1. 临床表现　腹满而吐，食不下，自利，口不渴，时腹自痛。或舌苔白腻，脉沉缓而弱。

2. 证候分析　太阴病总的病机为脾胃虚寒，寒湿内聚。脾土虚寒，中阳不足，脾失健运，寒湿内生，湿滞气机则腹满；寒邪内阻，气血运行不畅，故腹痛阵发；中阳不振，寒湿下注，则腹泻便溏，甚则下利清谷，下焦气化未伤，津液尚能上承，所以太阴病口不渴；寒湿之邪，弥漫太阴，故舌苔白腻，脉沉缓而弱。

（五）少阴病证

少阴病证，是指少阴心肾阳虚，虚寒内盛所表现出的全身性虚弱的一类临床证候。少阴病证为六经病变发展过程中最危险的阶段。病至少阴，心肾功能衰减，抗病能力减弱，或从阴化寒或从阳化热，因而在临床上有寒化、热化两种不同证候。

1. 少阴寒化证　少阴寒化证，是指心肾水火不济，病邪从水化寒，阴寒内盛而阳气衰弱所表现出的临床证候。

（1）临床表现　无热恶寒，脉微细，但欲寐，四肢厥冷，下利清谷，呕不能食，或食入即吐；或脉微欲绝，反不恶寒，甚至面赤。

（2）证候分析　阳虚失于温煦，故恶寒倦卧，四肢厥冷；阳气衰微，神气失养，故呈现"但欲寐"神情衰倦的状态；阳衰寒盛，无力鼓动血液运行，故见脉微细；肾阳虚无力温运脾阳以助运化，故下利清谷；若阴寒极盛，将残阳格拒于上，则表现为阳浮于上的面赤"戴阳"假象。

2. 少阴热化证　少阴热化证，是指少阴病邪从火化热而伤阴，致阴虚阳亢所表现出的临床证候。

（1）临床表现　心烦不寐，口燥咽干，小便短赤、舌红，脉细数。

（2）证候分析　邪入少阴，从阳化热，热灼真阴，肾阴亏，心火亢，心肾不交，故出现心烦不寐；邪热伤津，津伤而不能上承，故口燥咽干；心火下移小肠，故小便短赤；阴伤热灼，内耗营阴，故舌红而脉细数。

（六）厥阴病证

厥阴病证，是指病至厥阴，机体阴阳调节功能发生紊乱，所表现出的寒热错杂，厥热胜复的临床证候。为六经病证的较后阶段。厥阴病的发生，一为直中，系平素厥阳之气不足，风寒外感，直入厥阴；二为传经，少阴病进一步发展传入厥阴；三为转属，少阳病误治，失治，阳气大伤，病转厥阴。

1. 临床表现　消渴、气上冲心，心中痛热，饥不欲食，食则吐蛔。

2. 证候分析　本证为上热下寒，胃热肠寒证。上热，多指邪热犯于上焦，此处应包括胃，患者自觉热气上冲于脘部甚至胸部，时感灼痛，此属肝气挟邪热上逆所致；热灼津液，则口渴多饮；下寒，多指肠道虚寒，此处亦应包括胃。胃肠虚寒，纳化失职，则不欲食；蛔虫喜温而恶寒，肠寒则蛔动，逆行于胃或胆道，则可见吐蛔。此证反映了厥阴病寒热错杂的特点。

二、六经病的传变

传变是疾病本身发展过程中固有的某些阶段性的表现，也是人体脏腑经络相互关系发生紊乱而依次传递的表现。一般认为："传"是指疾病循着一定的趋向发展，"变"是指病情在某些特殊条件下发生性质的转变。六经病证是脏腑经络病理变化的反映，人体是一个有机的整体，脏腑经络密切相关，故一经的病变常常会涉及另一经，从而表现出合病，并病及传经的病证候。

1. 合病　两经或三经同时发病，出现相应的证候。而无先后次第之分。如太阳经病证和阳明经证同时出现，称"太阳阳明合病"；三阳病同病的为"三阳合病"。

2. 并病　凡一经之病，治不彻底，或一经之证未罢，又见他经证候的，称为并病。无先后次第之分。如少阳病未愈，进一步发展而又涉及阳明，称"少阳阳明并病"。

3. 传经　病邪从外侵入，逐渐向里传播由这一经的证候转变为另一经的证候，称为"传经"。传经与否，取决于体质的强弱，感邪的轻重，治疗的当否三个方面。如邪盛正衰，则发生传变，正盛邪退，则病转痊愈。身体强壮者，病变多传三阳；体质虚弱者，病变多传三阴。此外，误汗、误下，也能传入阳明，更可以不经少阳，阳明而经传三阴。但三阴病也不一定从阳经传来，有时外邪可以直中三阴。传经的一般规律有三种。

（1）循经传　就是按六经次序相传。如太阳病不愈，传入阳明，阳明不愈，传入少阳；三阳不愈，传入三阴，首传太阴，次传少阴，终传厥阴。一说有按太阳→少阳→阳明→太阴→厥阴→少阴相传者。

（2）越经传　是不按上述循经次序，隔一经或隔两经相传。如太阳病不愈，不传少阳，而传阳明，或不传少阳、阳明而直传太阴。越经传的原因，多由病邪旺盛，正气不足所致。

（3）表里传　即是相为表里的经相传。例如太阳传入少阴，少阳传入厥阴，阳明传入太阴，是邪盛正虚由实转虚，病情加剧的证候，与越经传含义不同。

4. 直中　凡病邪初起不从阳经传入，而径中阴经，表现出三阴证候的为直中。

以上所述，都属由外传内，由阳转阴。此外，还有一种里邪出表，由阴转阳的阴病转阳证。所谓阴病转阳，就是本为三阴病而转变为三阳证，为正气渐复，病有向愈的征象。

第八节　卫气营血辨证

卫气营血辨证，是清代医学家叶天士首创的一种论治外感温热病的辨证方法。

四时温热邪气侵袭人体，会造成卫气营血生理功能的失常，破坏了人体的动态平衡，从而导致温热病的发生。此种辨证方法是在伤寒六经辨证的基础上发展起来的，又弥补了六经辨证的不足，从而丰富了外感病辨证学的内容。

卫、气、营、血，即卫分证、气分证、营分证、血分证这四类不同证候。当温热病邪侵入人体，一般先起于卫分，邪在卫分郁而不解则传变而入气分，气分病邪不解，以致正气虚弱，津液亏耗，病邪乘虚而入营血，营分有热，动血耗阴势必累及血分。

一、卫气营血证候分类

温热病按照卫气营血的方法来辨证，可分为卫分证候、气分证候、营分证候和血分证候四大类。四类证候标志着温热病邪侵袭人体后由表入里的四个层次。卫分主皮毛，是最浅表的一层，也是温热病的初起。气分主肌肉，较皮毛深入一层。营血主里，营主里之浅，血主里之深。

（一）卫分证候

卫分证候，是指温热病邪侵犯人体肌表，致使肺卫功能失常所表现的证候。其病变主要累及肺卫。

1. 临床表现　发热与恶寒并见，发热较重，恶风（寒）较轻。

2. 证候分析　风温之邪犯表，卫气被郁，奋而抗邪，故发热、微恶风寒。风温伤肺，故咳嗽，咽喉肿痛。风热上扰，则舌边尖红。风邪在表，故脉浮，苔薄，兼热邪则脉数。

（二）气分证候

气分证候，是指温热病邪内入脏腑，正盛邪实，正邪剧争，阳热亢盛的里热证候。为温热邪气由表入里，由浅入深的极盛时期、由于邪入气分及所在脏腑、部位的不同，所反映的证候有多种类型，常见的有热壅于肺、热扰胸膈、热在肺胃、热迫大肠等。

1. 临床表现　发热不恶寒反恶热，舌红苔黄，脉数；常伴有心烦、口渴、面赤等症。若兼咳喘、胸痛、咳吐黄稠痰者，为热壅于肺；若兼心烦懊恼坐卧不安者，为热扰胸膈；若兼自汗，喘急、烦闷、渴甚，脉数而苔黄燥者为热在肺胃；若兼胸痞、烦渴、下利、谵语者，为热迫大肠。

2. 证候分析　温热病邪，入于气分，正邪剧争，阳热亢盛，故发热而不恶寒，尿赤、舌红、苔黄、脉数，邪不在表，故不恶寒而反恶热；热甚津伤故口渴；热扰心神故心烦。热壅于肺，气机不利，故咳喘、胸痛；肺热炼液成痰，故痰多黄稠。热扰胸膈，郁而不达故烦闷懊恼，坐卧不宁。热在肺胃，热在于肺，肺热郁蒸，则自汗、喘急；热在于胃，胃在津液被热所灼，则烦闷，渴甚而脉数，苔黄燥。肺胃之热下迫大肠，肠热炽甚，热结旁流，则胸痞烦渴而下利、谵语。

（三）营分证候

营分证候，是指温热病邪内陷的深重阶段表现的证候。营行脉中，内通于心，故营分证以营阴受损，心神被扰的病变为其特点。

1. 临床表现　身热夜甚，口渴不甚，心烦不寐，甚或神昏谵语，斑疹隐现，舌质红绛，脉象细数。

2. 证候分析　邪热入营，灼伤营阴，真阴被劫，故身热灼手，入夜尤甚，口干反不甚渴，脉细数。营分有热，热势蒸腾，故舌质红绛。若热窜血络，则可见斑疹隐隐。心神被扰，故心烦不寐，神昏谵语。

（四）血分证候

血分证候，是指温热邪气深入阴分，损伤精血津液的危重阶段所表现出的证候，也是卫气营血病变最后阶段的证候。典型的病理变化为热盛动血，心神错乱。病变主要累及心、肝、肾三脏。临床以血热妄行和血热伤阴多见。

1. 血热妄行证　是指热入血分，损伤血络而表现的出血证候。

（1）临床表现　在营分证的基础上，更见烦热躁扰，昏狂，谵妄，斑疹透露，色紫或黑，吐衄，便血，尿血，舌质深绛或紫。脉细数。

（2）证候分析　邪热入于血分，较诸热闭营分更为重。血热扰心，故躁扰发狂；血分热极，迫血妄行，故见出血诸症；由于热炽甚极故昏谵而斑疹紫黑。血中热炽，故舌质深绛或紫。实热伤阴耗血，故脉见细数。热入营分和血热妄行二者在麻疹和舌象上的主要区别为：前者热灼于营，斑疹隐隐，舌质红绛，为病尚浅；后者热灼于血，斑疹透紫色或紫黑，舌深绛或紫。

2. 血热伤阴证　是指血分热盛，阴液耗伤而见的阴虚内热的证候。

（1）临床表现　持续低热、暮热朝凉、五心烦热、口干咽燥、神倦耳聋、心烦不寐、舌上少津、脉虚细数。

（2）证候分析　邪热久羁血分，劫灼阴液，阴虚则阳热内扰，故低热，或暮热朝凉，五心烦热；阴精耗竭，不能上荣清窍，故口干、舌燥、舌上少津，耳聋失聪；阴精亏损，神失所养，故神倦；精血不足，故脉虚细；阴虚内热，则见脉数。

附：卫气营血证候鉴别

1. 卫分证

（1）症状　发热，微恶风寒，口渴，头痛咳嗽，咽喉肿痛。

（2）舌苔　舌边尖红。

（3）脉象　浮数。

2. 气分证

（1）症状　发热不恶寒反恶热，口渴甚，或咳喘痰黄，或心烦懊恼，或壮热大汗。

（2）舌苔　舌红苔黄。

（3）脉象　数。

3. 营分证

（1）症状　身热夜甚，口渴不甚，心烦不寐，甚或神昏谵语，斑疹隐现。

（2）舌苔　舌苔绛。

（3）脉象　细数。

4. 血分证

（1）血热妄行证　①症状：烦热狂躁，谵妄，斑疹透露，吐衄，便血，尿血；②舌苔：舌质深绛或紫；③脉象：细数。

（2）血热伤阴证　①症状：低热、暮热朝凉、五心烦热、口干、神倦、耳聋、心烦不寐；②舌苔：舌体瘦小少津；③脉象：虚细数。

二、卫气营血证候的传变规律

在外感温热病过程中，卫气营血的证候传变，有顺传和逆传两种形式。

1. 顺传　外感温热病多起于卫分，渐次传入气分、营分、血分，即由浅入深，由表及里，按照卫→

气→营→血的次序传变，标志着邪气步步深入，病情逐渐加重。

2. 逆传　即不依上述次序传变，又可分为两种：一为不循经传，如在发病初期不一定出现卫分证候，而直接出现气分、营分或血分证候；一为传变迅速而病情重笃为逆传，如热势弥漫，不但气分、营分有热，而且血分受燔灼出现气营同病，或气血两燔。

第九节　三焦辨证

三焦辨证，是外感温热病辨证纲领之一，为清代医家吴鞠通所倡导。它是根据《内经》关于三焦所属部位的概念，大体将人体躯干所隶属的脏器，划分为上、中、下三个部分：从咽喉至胸膈属上焦；脘腹属中焦，下腹及二阴属下焦，并在《伤寒论》六经分证和叶天士卫气营血分证的基础上，结合温病的传变规律特点而总结出来的。

一、三焦病证的分类

三焦所属脏腑的病理变化和临床表现，标志着温病发展过程的不同阶段。上焦主要包括手太阴肺和手厥阴心包经的病变，多为温热病的初期阶段。中焦主要包括手、足阳明和足太阴脾经的病理变化。脾胃同属中焦，阳明主燥，太阴主湿。邪入阳明而从燥化，则多呈里热燥实证；邪入太阴从湿化，多为湿温病证，其中足阳明胃的病变，多为极期阶段。下焦主要包括足少阴肾和足厥阴肝经的病变，多为肝肾阴虚之候，属温病的末期阶段。

1. 上焦病证　上焦病证，是指温热病邪，侵袭人体从口鼻而入，自上而下，一开始就出现的肺卫受邪的证候。温邪犯肺以后，它的传变有两种趋势，一种是"顺传"，指病邪由上焦传入中焦而出现中焦足阳明胃经的证候；另一种为"逆传"；即从肺经而传入手厥阴心包经，出现"逆传心包"的证候。

(1) 临床表现　微恶风寒，身热自汗，口渴或不渴而咳，午后热甚；脉浮数或两寸独大；邪入心包，则舌蹇肢厥，神昏谵语。

(2) 证候分析　邪犯上焦，肺合皮毛而主表，故恶风寒。肺病不能化气，气郁则身热。肺气不宣，则见咳嗽。午后属阴，浊阴旺于阴分，故午后身热。温热之邪在表，故脉浮数。邪在上焦；故两寸独大。温邪逆传心包，舌为心窍，故舌蹇；心阳内郁，故肢厥；热迫心伤，神明内乱，故神昏谵语。

2. 中焦病证　中焦病证，是指温病自上焦开始，顺传至于中焦，表现出的脾胃证候。若邪从燥化，或为无形热盛，或为有形热结，表现出阳明失润，燥热伤阴的证候。若邪从湿化，郁阻脾胃，气机升降不利，则表现出湿温病证。因此，在证候上有胃燥伤阴与脾经湿热的区别。

(1) 胃燥伤阴证　是指病入中焦，邪从燥化，出现阳明燥热的证候。

①临床表现：身热面赤，腹满便秘，口干咽燥，唇裂舌焦，苔黄或焦燥，脉象沉涩。

②证候分析：阳热上炎，则身热面赤。燥热内盛，热迫津伤，胃失所润，则见身热腹满便秘，口干咽燥，唇裂苔黄或焦燥。气机不畅，津液难于输布，故脉沉涩。本证病机与临床表现和六经辨证中的阳明病证基本相同。但本证为感受温邪，传变快，人体阴液消耗较多。

(2) 脾经湿热证　是指湿温之邪，郁阻太阴脾经而致的证候。

①临床表现：面色淡黄，头身重病，汗出热不解，身热不扬，小便不利，大便不爽或溏泄，苔黄滑腻，脉细而濡数，或见胸腹等处出现白㾦。

②证候分析：太阴湿热，热在湿中，郁蒸于上，则面色淡黄，头重身痛。湿热缠绵不易分解，故汗出热不解，湿热困郁，阻滞中焦，脾运不健，气失通畅，故小便不利，大便不爽或溏泄。湿性黏滞，湿热之邪留恋气分不解，郁蒸肌表，则见身热不扬，白㾦透露，苔黄滑腻，脉细而濡数，均为湿热郁蒸之象。

3. 下焦病证　下焦病证，是指温邪久留不退，劫灼下焦阴精，肝肾受损，而出现的肝肾阴虚证候。

(1) 临床表现　身热面赤，手足心热甚于手足背，口干，舌燥，神倦耳聋，脉象虚大；或手足蠕、心中詹詹大动，神倦脉虚，舌绛少苔，甚或时时欲脱。

(2) 证候分析　湿病后期，病邪深入下焦，真阴耗损，虚热内扰，则见身热面赤，手中心热甚于手足背，口干，舌燥等阴虚内热之象。阴精亏损，神失所养则神倦。阴精不得上荣清窍则耳聋，肝为刚脏，属风木而主筋，赖肾水以涵养。真阴被灼，水亏木旺。筋失所养而拘挛则出现手脚蠕动甚或痉挛。阴虚水亏，虚风内扰则心中詹詹大动。至于脉虚，舌绛苔少，甚或欲脱，均为阴精耗竭之虚象。

二、三焦病证的传变规律

三焦病的各种证候，标志着温病病变发展过程中的三个不同阶段。其中上焦病证候，多表现于温病的初期阶段；中焦病证候，多表现于温病的极期阶段；下焦病证候多表现于温病的末期阶段。其传变一般多由上焦手太阴肺经开始，由此而传入中焦，进而传入下焦为顺传；如感受病邪偏重，抵抗力较差的患者，病邪由肺卫传入手厥阴心包经者为逆传。

三焦病的传变，取决于病邪的性质和受病机体抵抗力的强弱等因素，如患者体质偏于阴虚而抵抗力较强的，感受病邪又为温热、温毒、风温、温疫、冬瘟，若顺传中焦，则多从燥化而为阳明燥化证；传入下焦，则为肝肾阴虚之证。如患者体质偏于阳虚而抵抗力较弱者，感受病邪又为寒湿，若顺传中焦，则多从湿化，而为太阴湿化证；传入下焦，则为湿久伤阳之证。唯暑兼湿热，传入中焦可从燥化，也可以湿化；传入下焦，既可伤阴，也可伤阳，随其所兼而异。

三焦病的传变过程，虽然有自上而下，但这仅指一般而言，也并不是固定不变的。有的病犯上焦，经治而愈，并无传变；有的又可自上焦径传下焦，或由中焦再传肝肾的，这又与六经病的循经传、越经传相似。也有初起即见中焦太阴病证症状的，也有发病即见厥阴症状的。这又与六经病证中的直中相类似。此外，还有两焦症状互见和病邪弥漫三焦的，这又与六经的合病、并病相似。

第三章　确立治法

第一节　概　述

辨证论治不同于"对症治疗"，也不同于现代医学所说的"辨病治疗"。疾病的不同阶段可出现不同的证候，不同的疾病，也可在其发展过程中出现同样的证候。因此同一疾病的不同证候，则治疗方法有异，如水肿（肾炎）患者，初期发热、恶寒、浮肿、小便不利等为"风水证"，治宜宣肺发汗，利水退肿；后期见腰酸、肢冷、畏寒、面白、浮肿等为"肾阳虚衰证"，治当温肾扶阳。不同的疾病只要证候相同，便可以采用相同的治法，如脱肛、胃下垂、子宫脱垂等病，均属中气下陷所致，皆可用益气升阳的方法治疗，这就是中医学常说的"同病异治""异病同治"。

第二节　防治原则

治病求本，就是要寻找出疾病的根本原因，并针对其根本原因进行治疗。它是辨证论治的一个基本原则。

一、正治与反治

1. 正治　是逆其证候性质而治的一种治疗法则，又称"逆治"。"逆"，是指采用的方药性质与疾病的性质相反。如"寒者热之""热者寒之""虚则补之""实则泻之"。它适用于疾病的征象与本质相一致的病证。

（1）寒者热之　是指寒性病证出现寒象，用温热性质的方药进行治疗。

（2）热者寒之　是指热性病证出现热象，用寒凉性质的方药进行治疗。

（3）虚则补之　是指虚性病证出现虚象，用补益扶正的方药进行治疗。

（4）实则泻之　是指实性病证出现实象，用攻逐祛邪的方药进行治疗。

2. 反治　中顺从疾病假象而治的一种治疗法则，又称"从治"。"从"，是指采用的方药性质顺从疾病的假象而施治，如"热因热用""寒因寒用""塞因塞用""通因通用"，适用于疾病的征象与其本质不一致，甚至相反的病证。

（1）热因热用 是以热治热，即用热性药治疗具有假热症状的病证，适用于阴寒内盛、格阳于外，反见热象的真寒假热证。临床虽见热象，但其本质为真寒，治本之法当用温热药治之。

（2）寒因寒用 是以寒治寒，即用寒性药治疗具有假寒症状的病证，适用于里热盛极、阳盛格阴，反见寒象的真热假寒证。虽外见寒象，但热盛是其本质，故用寒凉药以治其真热，从而消除假寒之征象。

（3）塞因塞用 是以补开塞，即用补益药治疗具有闭塞不通症状的病证，适用于因虚而致闭阻的真虚假实证，如脾虚便秘、血枯经闭等证，其治应以补开塞，不要妄用通泄更伤正气。

（4）通因通用 是以通治通，即用通利药治疗具有实性通泄症状的病证，适用于食积腹痛、泻下不畅、热结旁流、血瘀崩漏及膀胱湿热所致尿频、尿急、尿痛的病证。治疗可分别用消导泻下、活血化瘀、清利湿热等方法。

反治法，主要是顺从疾病反映于外的证候而治，表面上是与正治法相反，但在治病求本的原则指导下，选择了针对疾病的内在本质而治疗的方法，符合辨证施治的原则，可以说仍然是正治法。

二、标本缓急

标与本是一个相对的概念，常用来说明疾病过程中的各种矛盾关系。一般而言，"标"是指现象、次要因素，"本"则是指根本、本质。

1. 急则治标 急则治标是指病证急重时的标本取舍原则，是标病急重，则当先治。标急的情况，多出现在疾病过程中急重，甚或危重之时。此时的标病或标症已成为疾病过程中此阶段矛盾的主要方面，也往往是疾病的关键所在，因此先治其标也是治本的必要前提。

2. 缓则治本 缓则治本是指标病或标症缓而不急时所采用的一种治疗原则。由于此时的本病是矛盾的主要方面，因此必须着眼于疾病本质的治疗。本病得治，标病自然也随之而去。

3. 标本兼治 标本兼治是指当标本并重或标本均不太急时，当标本兼治。此时单治本不治其标，或单治标不治其本，均不符合治疗病证的要求，故必须标本兼顾而同治，才能取得较好的治疗效果。

三、扶正祛邪

1. 运用原则 临床运用扶正祛邪治则时，应遵循三个原则：其一是虚证宜扶正，实证宜祛邪；其二是当正虚邪实、虚实夹杂时，应根据虚实的主次与缓急，决定扶正祛邪运用的先后与主次；其三是应注意扶正不留邪，祛邪勿伤正。

2. 运用方法

（1）单独使用 包括：①扶正，即扶助正气，增强体质，提高机体抗邪及康复能力，适用于各种虚证或真虚假实证，即所谓"虚则补之"；②祛邪，即祛除邪气，消除病邪损害所致的病理反应，适用于各种实证或真实假虚证，即所谓"实则泄之"。

（2）合并使用 扶正与祛邪兼用，适用于正虚邪实的虚实夹杂证，常需根据邪正盛衰变化而决定两者应用的主次，包括：①扶正兼祛邪，即扶正为主，兼顾祛邪，适用于正虚为主，邪盛为次的虚实夹杂证；②祛邪兼扶正，即祛邪为主，兼顾扶正，适用于邪盛为主，正虚为次的虚实夹杂证。

（3）先后使用 扶正与祛邪分先后使用，也适用于虚实夹杂证，主要是根据虚实的轻重、缓急、先后变通使用，以达既不伤正，又不留邪，邪去而正复的目的。包括：①先祛邪后扶正，即先攻后补，适应于邪盛为主（扶正反会助邪）和邪势方张（正虚不甚，尚能耐攻者）；②先扶正后祛邪，即先补后攻，适应于正虚为主，机体暂难耐受攻伐者，此时先扶正以助正气，待正气能耐受攻伐时再予以祛邪，则可免"贼去城空"之虞。

四、调整阴阳

中医学认为疾病的发生，是由于机体阴阳相对平衡遭到破坏，造成体内阴阳偏盛偏衰的结果。所以，调整阴阳的相对平衡，促进阴平阳秘，是治疗疾病的根本法则之一。

1. 损其有余 损其有余，即"实则泻之"，适用于阴或阳任何一方偏盛有余的实证。

（1）泻其阳盛 对"阳胜则热"的实热证，宜清泻其偏盛之阳热，此即"热者寒之"之意。

（2）损其阴盛 对"阴胜则寒"的实寒证，宜驱散其偏盛之阴寒，此即"寒者热之"之意。

2. 补其不足　补其不足，即"虚则补之"，适用于阴阳亏损不足的虚证。

（1）阴阳互制之补虚　"阴虚则热"的虚热证，其病机为阴虚不足以制阳而致阳的相对偏亢。治宜滋阴以抑阳，即"壮水之主，以制阳光"的方法，"阳虚则寒"的虚寒证，其病机为阳虚不足以制阴的相对偏盛。治宜扶阳以抑阴，即"益火之源，以消阴翳"的方法。

（2）阴阳互济之补虚　"阴中求阳"是指在补阴适当配用补阳药，以促进阴液的化生。

（3）阴阳互补　对阴阳两虚者可采用阴阳并补之法，但须分清主次而补。

（4）回阳救阴　为适用于阴阳亡失病证的治疗原则，即亡阳者，当回阳以固脱；亡阴者，当救阴以固脱。

五、三因制宜

三因制宜，即因时、因地、因人制宜，是指治疗疾病时，要根据患者的年龄、性别、体质、时令气候变化及地理环境差异等具体情况，来制订适宜的治法。

1. 因时制宜　因时制宜，即根据时令气候节律特点，来制订适宜的治疗原则。如所说："用寒远寒，用凉远凉，用温远温，用热远热。食宜同法"。

2. 因地制宜　因地制宜，即根据不同地区的地理环境特点，来制订适宜的原则。如所说："西北之气，散而寒之；东南之气，收而温之。所谓同病异治也"。即西北地区天气寒凉，其病多外寒而里热，应散其外寒，而清其里热。东南地区天气温热，因阳气外泄，而易生内寒，故应收敛其外泄阳气，而温其内寒。

3. 因人制宜　因人制宜，即根据患者的年龄、性别、体质等不同的特点，来制订适宜的治疗原则。老年人生机衰退，气血阴阳亏虚，病多虚证或虚实夹杂，虚证宜补，攻邪宜慎，药量较青壮年为轻；小儿生机旺盛，但气血未充，脏腑娇嫩，易寒易热，易虚易实，病情变化较快，忌投峻剂，少用补益，药量宜轻。妇女有经、带、胎、产之别，用药宜慎，妊娠期间，凡峻下、破血、滑利、走窜等伤胎或有毒之品，尤当禁用或慎用。阳盛或阴虚之体，慎用温热之剂；阳虚或阴盛之体，则应慎用寒凉之药。

六、同病异治、异病同治

1. 同病异治　指同一种疾病，由于病情的发展和病机的变化，以及邪正消长的差异，机体的反应性不同，治疗上应根据其具体情况，运用不同的治法加以治疗。

2. 异病同治　指不同的疾病，在其病情发展过程中，会出现相同的病机变化或同一性质的证候，可以采用相同的治法治疗。

第三节　治　法

一、治法概述

治法是中医学理、法、方、药体系的重要组成部分。临床辨证论治是一个由分析问题到解决问题的连续过程，只有辨证正确，治法的针对性才能明确和具体，根据治法遣药组方才能获得预期的疗效。因此，治法是联系辨证理论和遣药组方的纽带，也是学习和运用方剂不可缺少的基础。

治法，是在辨清证候，审明病因、病机之后，有针对性地采取的治疗法则。早在《黄帝内经》中已有丰富的治法理论记载，如《素问·阴阳应象大论》云："形不足者，温之以气；精不足者，补之以味。其高者，因而越之；其下者，引而竭之；中满者，泻之于内。其有邪者，渍形以为汗；其在皮者，汗而发之。"《素问·至真要大论》云："寒者热之，热者寒之，微者逆之，甚者从之，坚者削之，客者除之，劳者温之，结者散之，留者攻之，燥者濡之，急者缓之，散者收之，损者益之，逸者行之，惊者平之，上之下之，摩之浴之，薄之劫之，开之发之"等均为中医学奠定了治法理论的基础。至汉末，医圣张仲景在"勤求古训，博采众方"的基础上，创造性地使治法和方证融为一体，总结了一整套临床辨证论治的体系。其后，随着历代医家对中医理论和临床实践的不断丰富和总结，使治法内容更加丰富多彩，更能适应各种病证的治疗需要。

中医学的治法内容，可以归纳为两个层次。首先，具有一定概括性的、针对某一类病机共性所确立的治法，称为治疗大法，如表证用汗法、寒证用温法、热证用清法、虚证用补法、实证用泻法等，本教材中"常用治法"所讨论的"八法"即属这一层次。其次是针对具体证候所确定的治疗方法，即具体治法。各论中每一具体方剂的"功用"项目即体现了该方的具体治法。在临床运用中，只有精确地把握具体治法，才能保证具体病证治疗中有较强的针对性。

治法不但具有多层次的特点，而且还具有多体系的特点。这是因为中医学在长期的发展过程中，形成了临床辨证论治的多种体系，如脏腑辨证、六经辨证、卫气营血辨证、三焦辨证、经络辨证等。由于治法和病机的对应性，因此形成了相应的不同治法体系，如"宣肺止咳""滋水涵木"等属于脏腑治法体系，"和解少阳""泻下阳明热结"等属于六经治法体系，"清气分热""清营凉血"等属于卫气营血治法体系，"宣上、畅中、渗下"及"三焦分消"等属于三焦治法体系。我们在学习和运用时，必须紧密结合相关病机和辨证体系的基本理论，才能对具体治法以及遣药组方的把握达到切中病机、针对性强的要求。

二、常用治法

历代医家鉴于具体治法的丰富内容，而又归属不同治法体系的特点，经过多次分类归纳逐渐形成体系。我们现在常引用的"八法"，就是清代医家程钟龄从高层次治疗大法的角度，根据历代医家对治法的归类总结而来的。程氏在《医学心悟·医门八法》中说："论病之源，以内伤、外感四字括之。论病之情，则以寒、热、虚、实、表、里、阴、阳八字统之。而论治病之方，则又以汗、和、下、消、吐、清、温、补八法尽之。"

1. 汗法　汗法是通过开泄腠理、调畅营卫、宣发肺气等作用，使在表的外感六淫之邪随汗而解的一类治法。汗法不以汗出为目的，主要是通过出汗，使腠理开、营卫和、肺气畅、血脉通，从而能祛邪外出，正气调和。所以，汗法除了主要治疗外感六淫之邪所致的表证外，凡是腠理闭塞，营卫郁滞的寒热无汗，或腠理疏松，虽有汗但寒热不解的病证，皆可用汗法治疗。例如：麻疹初起，疹点隐而不透；水肿腰以上肿甚；疮疡初起而有恶寒发热；疟疾、痢疾而有寒热表证等均可应用汗法治疗。然而，由于病情有寒热，邪气有兼夹，体质有强弱，故汗法又有辛温、辛凉的区别，以及汗法与补法、下法、消法等其他治疗方法的结合运用。

应用汗法的注意事项：①汗法的应用，宜汗出邪去为度；②对于表邪已解，热病后期津亏者，均不宜用；③上述诸证必须用汗法时，需配伍加用滋阴、养血等药物；④凡用发汗剂时，服药后应避风寒，忌食厚味及辛辣食物。

2. 吐法　吐法是通过涌吐的方法，使停留在咽喉、胸膈、胃脘的痰涎、宿食或毒物从口中吐出的一类治法。适用于中风痰壅，宿食壅阻胃脘，毒物尚在胃中；痰涎壅盛之癫狂、喉痹，以及霍乱吐泻不得等，属于病位居上、病势急暴、内蓄实邪、体质壮实之证。

应用吐法的注意事项：①吐法是一种急救的方法，最易伤正气，故必须慎用；②临床中凡见病势危笃，老弱气衰，幼儿、孕妇或产后气血虚弱者，均不得用吐法；③吐法，一般以一吐为快，不宜反复使用；④凡给予催吐剂时，吐后宜进稀粥以自养，并加强护理。

3. 下法　下法是通过泻下、荡涤、攻逐等作用，使停留于胃肠的宿食、燥屎、冷积、瘀血、结痰、停水等从下窍而出，以祛邪除病的一类治法，凡邪在肠胃而致大便不通、燥屎内结，或热结旁流，以及停痰留饮、瘀血积水等形症俱实之证，均可使用。由于病情有寒热，正气有虚实，病邪有兼夹，所以下法又有寒下、温下、润下、逐水、攻补兼施之别，并与其他治法结合运用。

应用下法的注意事项：①峻下逐水剂，极易损伤人体正气，故应用时务须注意；②根据病情和患者的体质，以邪去为度，应中病即止；③高龄津枯便秘或素体虚弱、脾胃虚弱者以及新产后营血不足而便秘者，皆不宜用下法，妇人经期、妊娠期，均应慎用下法。

4. 和法　和法是通过和解或调和的方法，使半表半里之邪，或脏腑、阴阳、表里失和之证得以解除的一类治法。《伤寒明理论》说："伤寒邪在表者，必渍形以为汗；邪在里者，必荡涤以为利；其于不内不外，半表半里，既非发汗之所宜，又非吐下之所对，是当和解则可矣。"所以和解是专治邪在半表半里的一种方法。至于调和之法，戴天章说："寒热并用之谓和，补泻合剂之谓和，表里双解之谓和，平其亢厉之谓和。"（《广温疫论》）可见，和法是一种既能祛除病邪，又能调整脏腑功能的治法，无明显寒热补泻之偏，性质平和，全面兼顾，适用于邪犯少阳、肝脾不和、肠寒胃热、气血营卫失和等证。和法的应用范围较广，分类也多，其中主要有和解少阳、透达膜原、调和肝脾、疏肝和胃、分消上下、调和肠胃等。至于《伤寒论》中对某些经过汗、吐、下，或自行吐利而余邪未解的病证，宜用缓剂或峻剂小量分服，使余邪尽除而不重伤其正的，亦称为和法，是属广义和法的范围，它与和解、调和治法所指含义不同，不属治法讨论范围。

应用和法的注意事项：①凡病邪在表，尚未入少阳者，慎用和法；②邪气入里、阳明热盛之实证者，不宜用和法；③症见三阴寒证者，均不宜使用和法。

5. 温法　温法是通过温里祛寒的作用，以治疗里寒证的一类治法。里寒证的形成，有外感内伤的不同，或由寒邪直中于里，或因失治误治而损伤人体阳气，或因素体阳气虚弱，以致寒从中生。同时，里寒证又有部位浅深、程度轻重的差别，故温法又有温中祛寒、回阳救逆和温经散寒的区别。由于里寒证形成和发展过程中，往往阳虚与寒邪并存，所以温法又常与补法配合运用。至于寒邪伤人肌表的表寒证，当用辛温解表法治疗，已在汗法中讨论，不在此列。

应用温法的注意事项：①凡素体阴虚、血虚以及血热妄行的出血证，禁用温法；②内热火炽、挟热下痢、神昏液欲绝脱者，禁用温法；③孕、产妇，均应慎用或禁用。

6. 清法　清法是通过清热、泻火、解毒、凉血等作用，以清除里热之邪的一类治法，适用于里热证、火证、热毒证以及虚热证等里热病证。由于里热证有热在气分、营分、血分、热壅成毒以及热在某一脏腑之分，因而在清法之中，又有清气分热、清营凉血、清热解毒、清脏腑热等不同。热证最易伤阴，大热又易耗气，所以清热剂中常配伍生津、益气之品。若温病后期，热灼阴伤，或久病阴虚而热伏于里的，又当清法与滋阴并用，更不可纯用苦寒直折之法，热必不除。至于外感六淫之邪所致的表热证，当用辛凉解表法治疗，已在汗法中讨论，不在此列。

应用清法的注意事项：①清热法，易损伤脾胃阳气，故一般不宜久用；②凡体质素虚、脾胃虚寒，表邪未解、阳气被郁而发热者因气虚或血虚引致虚热证，皆不宜用清法。

7. 消法　消法是通过消食导滞、行气活血、化痰利水、驱虫等方法，使气、血、痰、食、水、虫等渐积形成的有形之邪渐消缓散的一类治法。适用于饮食停滞、气滞血瘀、癥瘕积聚、水湿内停、痰饮不化、疳积虫积以及疮疡痈肿等病证。消法与下法虽同是治疗内蓄有形实邪的方法，但在适应病证上有所不同。下法所治病证，大抵病势急迫，形症俱实，邪在肠胃，必须速除，而且是可以从下窍而出者。消法所治，主要是病在脏腑、经络、肌肉之间，邪坚病固而来势较缓，属渐积形成，且多虚实夹杂，尤其是气血积聚而成之癥瘕痞块、痰核瘰疬等，不可能迅即消除，必须渐消缓散。消法也常与补法、下法、温法、清法等其他治法配合运用，但仍然是以消为主要目的。

应用消法的注意事项：①消法虽不比下法峻猛，但用之不当，亦能损伤人体正气；②气滞中满之鼓胀，阴虚热病或脾虚泻泄，血枯经闭者慎用；③凡正气虚而邪实者，在祛邪的同时需兼以扶正。

8. 补法　补法是通过补益人体气血阴阳，以主治各种虚弱证候的一类治法。补法的目的，在于通过药物的补益，使人体气血阴阳虚弱或脏腑之间的失调状态得到纠正，复归于平衡。此外，在正虚不能祛邪外出时，也可以补法扶助正气，并配合其他治法，达到助正祛邪的目的。虽然补法有时可收到间接祛邪的效果，但一般是在无外邪时使用，以避免"闭门留寇"之弊。补法的具体内容甚多，既有补益气、血、阴、阳的不同，又有分补五脏之侧重，但较常用的治法分类仍以补气、补血、补阴、补阳为主。在这些治法中，已包括了分补五脏之法。

应用补法的注意事项：①运用补法时应注意，对"真实假虚"，应绝对禁补；②对邪实正虚而以邪气盛为主者，亦当慎用；③为防止因虚不受补而发生气滞症，故宜在补剂中稍佐加理气药。

上述八种治法，适用于表里、寒热、虚实等不同的证候。对于多数疾病而言，病情往往是复杂的，不是单一治法能够符合治疗需要的，常需数种治法配合运用，才能治无遗邪，照顾全面，所以虽为八法，配合运用之后则变化多端。正如程钟龄《医学心悟》中说："一法之中，八法备焉，八法之中，百法备焉。"因此，临证处方，必须针对具体病证，灵活运用八法，使之切合病情，方能收到满意的疗效。

第四章　选方与用药能力

第一节　中药学

一、总论

（一）中药的性能

中药的作用包括治疗作用和不良作用。治疗作用又称为中药的功效，不良作用包括副作用和毒性作用。副作用是指在常用剂量时出现的与治疗需要无关的不适反应；毒性反应是指用药后引起机体损害反应，往往因用药剂量过大或用药时间过长而引起，与人体体质因素也有密切关系。

中药的性能是中药作用的基本性质和特征的高度概括。中药性能又称药性。药性理论是中药理论的核心，主要包括四气、五味、归经、升降沉浮、毒性等。

1. 四气　四气即寒热温凉四种药性，它反映药物在影响人体阴阳盛衰，寒热变化方面的作用倾向，是说明药物作用性质的重要概念之一。药性的寒热温凉，是从药物作用于机体所发生的反应概括出来的，是与所治疾病的寒热性质相对应的。故药性的确定是以用药反映为依据，病证寒热为基准。能够减轻或消除热证的药物，一般属于寒性或凉性；能够减轻或消除寒症的药物，一般属于温性或热性。一般来讲，具有清热泻火、凉血解毒等作用的药物，性属寒凉；具有温阳散寒、补火助阳、温经通络、回阳救逆等作用的药物，性属温热。

2. 五味　五味的本意是指药物和食物的真实滋味，主要是由味觉器官辨别出来的，或是根据临床治疗中反映出来的效果而确定的，包括辛、甘、酸、苦、咸。

（1）辛　能行能散，有发散、行气、行血的作用，一般治疗表证的药物和治疗气血阻滞的药物都有辛味。芳香药物除有能散能行的特点外，还包含了芳香辟秽、芳香化湿、芳香开窍等作用。

（2）甘　能补、能缓、能和，即有补益、缓急止痛、调和药性、和中的作用。某些甘味药还有解食物中毒的作用，如绿豆、甘草。

（3）酸　能收能涩，即有收敛固涩的作用，多用于体虚多汗、久泄久痢、肺虚久咳、遗精滑精、尿频遗尿等。

（4）苦　能泄能燥。泄的含义较广，有指通泄的，如大黄泄下通便，用于热结便秘；有指降泄的，如杏仁降泄肺气，用于肺气上逆之咳喘；有指清泄的，如栀子、黄芩清热泻火。燥即燥湿，用于湿证。

（5）咸　能软能下，有软坚散结和泄下的作用。

在五味以外，还有淡味、涩味。淡能渗能利，有渗湿利水的作用；涩能收敛固涩，与酸味作用相似。淡味，没有特殊的滋味，所以一般将它和甘味并列，称"淡附于甘"；涩味的作用和酸味的作用相同。因此，虽然有七种滋味，但习惯上仍称"五味"。

确定味的主要依据，一是药物的滋味，二是药物的作用。而无味的实际意义，一是标示药物的真实滋味，二是提示药物作用的基本范围。

3. 升降沉浮　升降沉浮反映药物作用的趋向性，是说明药物作用性质的概念之一。

升是上升，降是下降，浮表示发散，沉表示收敛固涩和泄利二便。一般具有升阳发表、驱风散寒、涌吐、开窍等作用的药物，都能上行向外，药性是升浮的；具有泄下清热、利水渗湿、重镇安神、潜阳息风、消导积滞、降逆止呕、收敛固涩、止咳平喘等功效的药物，则能下行向内，药性都是沉降的。

一般来说，病变在上在表宜用升浮而不宜用沉降，如外感风寒用麻黄、桂枝发表；在下在里宜用沉降，而不宜用升浮，如里实便秘之证，用大黄、芒硝攻下；病势逆上者，宜降不宜升，如肝阳上亢之头痛，当用牡蛎、石决明降逆；病势陷下者，宜升不宜降，如久泄、脱肛当用人参、黄芪等益气升阳。

4. 归经　归经，指味酸能入肝、味苦能入心、味辛能入肺、味甘能入脾、味咸能入肾，是药物作用的定位概念，归经即表示药物作用部位。归是作用的归属，经是脏腑经络的概念。归经是以脏腑经络理论为基础，以所治病证为依据而确定的。

5. 毒性　毒性是指药物对机体的损害性。毒性反映与副作用不同，它对人体的危害性较大，甚至可危及生命。

（二）中药的配伍

配伍是指有目的的按病情需要和药性特点，有选择地将两味以上药物配合同用。

1. 相须　即性能功效相类似的药物配合应用，可以增强原因疗效。如石膏配知母，能明显增强清热泻火的治疗效果。

2. 相使　即在性能功效方面有某些共性，或性能功效虽不同，但是治疗目的一致的药物配合应用，而以一种药为主，另一种药为辅，能提高主药疗效。如补气利水的黄芪与利水健脾的茯苓配合时，茯苓能提高黄芪补气利水的治疗效果。

3. 相畏　即一种药物的毒性反应或副作用，能被另一种药物减轻或消除。如生南星和生半夏的毒性或副作用，能被生姜减轻或消除。

4. 相杀　即一种药物能减轻或消除另一种药物的毒性反应和副作用。如生姜能减轻或消除生半夏和生南星的毒性。

5. 相恶　即两药合用，一种药物能使另一种药物原有的功效降低甚至丧失。如人参恶莱菔子。

6. 相反　即两种药物合用，能产生或增强毒性反应或副作用。

以上六个方面，其变化关系可以概括为四项，即在配伍应用的情况下：①有效药物因产生协同作用而增进疗效，是临床用药时要充分利用的；②有些药物可能互相拮抗而抵消、削弱原有功效，用药时应加以注意；③有些药物则由于相互作用，而能减轻或消除原有的毒性或者副作用，在应用毒性药或烈性药时必须考虑选用；④一些药物因相互作用而产生或增强毒副作用，属于配伍禁忌，原则上应避免配用。

（三）用药禁忌

1. 配伍禁忌　①"十八反"：甘草反甘遂、大戟、芫花、海藻，乌头反贝母、瓜蒌、半夏、白蔹、白及，藜芦反人参、丹参、玄参、沙参、苦参、细辛、芍药；②"十九畏"：硫黄畏朴硝，水银畏砒霜，狼毒畏密陀僧，巴豆畏牵牛，丁香畏郁金，川乌草乌畏犀角，牙硝畏三棱，官桂畏石脂，人参畏五灵脂。

2. 妊娠禁忌　①禁用药：水银、砒霜、雄黄、轻粉、斑蝥、马钱子、蟾酥、川乌、草乌、藜芦、胆矾、瓜蒂、巴豆、甘遂、大戟、芫花、牵牛子、商陆、麝香、干漆、水蛭、三棱、莪术、虻虫；②慎用药：牛膝、川芎、红花、桃仁、姜黄、丹皮、枳实、枳壳、大黄、番泻叶、芦荟、芒硝、附子、肉桂。

3. 服药禁忌　一般应忌食生冷、辛热、油腻、腥膻、有刺激性的食物。热性病忌食辛辣、油腻、煎炸类食物；寒性病忌食生冷；胸痹患者忌食肥肉、脂肪、动物内脏及烟酒；肝阳上亢、头晕目眩、烦躁易怒者忌食花椒、胡椒、大蒜、白酒等；脾胃虚弱患者忌食油炸黏腻、寒凉质硬、不宜消化的食物；疮疡、皮肤病患者，忌食鱼、虾、蟹等及辛辣刺激性食物。

二、各论

（一）解表药

1. 概述　解表药大多辛散轻扬，归肺与膀胱经，能促进肌体发汗，使表邪由汗而解，从而达到治愈表证的目的。部分解表药兼能利水消肿、止咳平喘、透疹、止痛、消疮等。解表药应根据四时气候变化的不同而恰当地配伍祛暑、化湿、润燥药；若虚人外感，应随证配伍补气、补血、补阴、补阳药以扶正祛邪；辛凉解表药在用于温病初起时，应适当同时配伍清热解毒药。使用发汗作用较强的解表药时，用量不宜过大，以免发汗太过，耗阳伤阴，导致"亡阳""伤阴"的弊端；表虚自汗、阴虚盗汗以及疮疡日久、淋证、失血患者，也应慎用解表药。

本类药物要注意麻黄与桂枝的功效主治异同。二药都能发汗解表，治疗风寒表实无汗证，常相须为用，其中麻黄发汗力强，桂枝发汗力弱，然桂枝味甘兼补，又宜于风寒表虚有汗证。麻黄又能宣肺平喘，利水消肿，治风寒犯肺之咳喘以及风水水肿等，为桂枝所不俱；桂枝又能温通经脉，助阳化气，治寒凝血脉证、胸阳痹阻证、蓄水证等，为麻黄所不备。

2. 发散风寒药

麻黄

为麻黄科植物草麻黄、中麻黄或木贼麻黄的草质茎。主产于河北、山西、内蒙古、甘肃等地。秋季采割绿色的草质茎，晒干，除去木质茎、残根及杂质，切段。生用、蜜炙或捣绒用。

[药性] 辛、微苦，温。归肺、膀胱经。

[功效] 发汗解表，宣肺平喘，利水消肿。

[应用] 风寒感冒，咳嗽气喘，风水水肿。

[用法用量] 煎服，2.0~9.0g。发汗解表宜生用，止咳平喘多炙用。

[使用注意] 本品发汗宣肺力强，凡表虚自汗、阴虚盗汗及肺肾虚喘者均当慎用。

桂枝

为樟科植物肉桂的干燥嫩枝。主产于广东、广西及云南省。春、夏二季采收，除去叶，晒干或切片晒干。生用。

[药性] 辛、甘，温。归心、肺、膀胱经。

[功效] 发汗解肌，温通经脉，助阳化气。

[应用] 风寒感冒，寒凝血滞诸痛证，痰饮、蓄水证，心悸。

[用法用量] 煎服，3.0~9.0g。

[使用注意] 本品辛温助热，易伤阴动血，凡外感热病、阴虚火旺、血热妄行等证，均当忌用。孕妇及月经过多者慎用。

紫苏

为唇形科植物紫苏的茎、叶，其叶称紫苏叶，其茎称紫苏梗。我国南北均产。夏秋季采收。除去杂质，晒干，生用。

[药性] 辛，温。归肺、脾经。

[功效] 解表散寒，行气宽中。

[应用] 风寒感冒，脾胃气滞，胸闷呕吐。

[用法用量] 煎服，5.0~9.0g，不宜久煎。

荆芥

为唇形科植物荆芥的干燥地上部分。主产于江苏、浙江、河南、河北、山东等地。多为栽培。夏、秋二季花开到顶，穗绿时采割，除去杂质，晒干，切段。生用或炒炭用。

[药性] 辛，微温。归肺、肝经。

[功效] 祛风解表，透疹消疮，止血。

[应用] 外感表证，麻疹不透、风疹瘙痒，疮疡初起兼有表证，吐衄下血。

[用法用量] 煎服，4.5~9.0g，不宜久煎。发表透疹消疮宜生用，止血宜炒用。荆芥穗更长于祛风。

防风

为伞形科植物防风的根。主产于东北及内蒙古东部。春、秋二季采挖未抽花茎植株的根，除去须根及泥沙，晒干。切片，生用或炒炭用。

[药性] 辛、甘，微温。归膀胱、肝、脾经。

[功效] 祛风解表，胜湿止痛，止痉。

[应用] 外感表证，风疹瘙痒，风湿痹痛，破伤风证。

[用法用量] 煎服，4.5~9.0g。

[使用注意] 本品药性偏温，阴血亏虚、热病动风者不宜使用。

羌活

为伞形科植物羌活或宽叶羌活的干燥根茎及根。羌活主产于四川、云南、青海、甘肃等省。宽叶羌活主产于四川、青海、陕西、河南等省。春、秋二季采挖，除去须根及泥沙，晒干。切片，生用。

[药性] 辛、苦，温。归膀胱、肾经。

[功效] 解表散寒，祛风胜湿，止痛。

[应用] 风寒感冒，风寒湿痹。

[用法用量] 煎服，3.0~9.0g。

[使用注意] 本品辛香温燥之性较烈，故阴血亏虚者慎用。用量过多，易致呕吐，脾胃虚弱者不宜服。

白芷

为伞形科植物白芷或杭白芷的干燥根。白芷产于河南长葛、禹县者习称"禹白芷"，产于河北安国者习称"祁白芷"。此外陕西和东北亦产。杭白芷产于浙江、福建、四川等省，习称"杭白芷"和"川白芷"。夏、秋间叶黄时采挖，除去须根及泥沙，晒干或低温干燥。切片，生用。

[药性] 辛，温。归肺、胃、大肠经。

[功效] 解表散寒，祛风止痛，通鼻窍，燥湿止带，消肿排脓。

[应用] 风寒感冒；头痛，牙痛，痹痛等多种疼痛证；鼻渊；带下证；疮痈肿毒。

[用法用量] 煎服，3.0~9.0g。外用适量。

[使用注意] 本品辛香温燥，阴虚血热者忌服。

生姜

为姜科植物姜的新鲜根茎。各地均产。秋、冬二季采挖，除去须根及泥沙，切片，生用。

[药性] 辛，温。归肺、脾、胃经。

[功效] 解表散寒，温中止呕，温肺止咳。

[应用] 风寒感冒，脾胃寒证，胃寒呕吐，肺寒咳嗽。

[用法用量] 煎服，3.0~9.0g，或捣汁服。

[使用注意] 本品助火伤阴，故热盛及阴虚内热者忌服。

香薷

为唇形科植物石香薷及江香薷的干燥地上部分。前者称青香薷，后者称江香薷。青香薷主产于广西、湖南、湖北等地，系野生，多自产自销；江香薷主产于江西宜分县，为栽培品，产量大而质量佳，行销全国。夏、秋二季茎叶茂盛、果实成熟时采割，除去杂质，晒干，切段，生用。

[药性] 辛，微温。归肺、脾、胃经。

[功效] 发汗解表，化湿和中，利水消肿。

[应用] 风寒感冒，水肿脚气。

[用法用量] 煎服，3.0~9.0g。用于发表，量不宜过大，且不宜久煎；用于利水消肿，量宜稍大，且须浓煎。

[使用注意] 本品辛温发汗之力较强，表虚有汗及暑热证当忌用。

细辛

为马兜铃科植物北细辛、汉城细辛或华细辛的干燥全草。前两种习称"辽细辛"，主产于东北地区；华细辛主产于陕西、河南、山东、浙江等省。夏季果熟期或初秋采挖，除去泥沙，阴干。切段，生用。

[药性] 辛，温。有小毒。归肺、肾、心经。

[功效] 解表散寒，祛风止痛，通窍，温肺化饮。

[应用] 风寒感冒，头痛，牙痛，风湿痹痛；鼻渊；肺寒咳喘。

[用法用量] 煎服，1.0~3.0g；散剂每次服0.5~1.0g。

[使用注意] 阴虚阳亢头痛，肺燥伤阴干咳者忌用。不宜与藜芦同用。

辛夷

为木兰科植物望春花、玉兰或武当玉兰的干燥花蕾。主产于河南、安徽、湖北、四川、陕西等省。玉兰多为庭园栽培。冬末春初花未开放时采收，除去枝梗，阴干入药用。

[药性] 辛，温。归肺、胃经。

[功效] 发散风寒，通鼻窍。

[应用] 风寒感冒，鼻渊。

[用法用量] 煎服，3.0～9.0g；本品有毛，易刺激咽喉，入汤剂宜用纱布包煎。

[使用注意] 鼻病因于阴虚火旺者忌服。

藁本

为伞形科植物藁本或辽藁本的干燥根茎及根。藁本主产于陕西、甘肃、河南、四川、湖北、湖南等省。辽藁本主产于辽宁、吉林、河北等省。秋季茎叶枯萎或次春出苗时采挖，除去泥沙，晒干或烘干。切片，生用。

[药性] 辛，温。归膀胱经。

[功效] 祛风散寒，除湿止痛。

[应用] 风寒感冒，巅顶疼痛；风寒湿痹。

[用法用量] 煎服，3.0～9.0g。

[使用注意] 本品辛温香燥，凡阴血亏虚、肝阳上亢、火热内盛之头痛者忌服。

苍耳子

为菊科植物苍耳的干燥成熟带总苞的果实。产于全国各地，多自产自销。秋季果实成熟时采收，干燥，除去梗、叶等杂质。炒去硬刺用。

[药性] 辛、苦，温。有毒。归肺经。

[功效] 发散风寒，通鼻窍，祛风湿，止痛。

[应用] 风寒感冒，鼻渊，风湿痹痛。

[用法用量] 煎服，3.0～9.0g。或入丸、散。

[使用注意] 血虚头痛不宜服用。过量服用易致中毒。

3. 发散风热药

薄荷

为唇形科植物薄荷的干燥地上部分。主产于江苏的太仓以及浙江、湖南等省。夏、秋二季茎叶茂盛或花开至三轮时，选晴天，分次采割，晒干或阴干。切段，生用。

[药性] 辛，凉。归肺、肝经。

[功效] 疏散风热，清利头目，利咽透疹，疏肝行气。

[应用] 风热感冒，温病初起；头痛眩晕，目赤多泪，咽喉肿痛；麻疹不透，风疹瘙痒；肝郁气滞，胸闷胁痛。

[用法用量] 煎服，3.0～6.0g，宜后下。薄荷叶长于发汗解表，薄荷梗偏于行气和中。

[使用注意] 本品芳香辛散，发汗耗气，故体虚多汗者不宜使用。

牛蒡子

为菊科植物牛蒡的干燥成熟果实。主产于东北及浙江省。此外，四川、湖北、河北、河南、陕西等省亦产。秋季果实成熟时采收果序，晒干，打下果实，除去杂质，再晒干。生用或炒用，用时捣碎。

[药性] 辛、苦，寒。归肺、胃经。

［功效］疏散风热，宣肺祛痰，利咽透疹，解毒消肿。

［应用］风热感冒，温病初起；麻疹不透，风疹瘙痒；痈肿疮毒，丹毒，痄腮喉痹。

［用法用量］煎服，6.0～12.0g。炒用可使其苦寒及滑肠之性略减。

［使用注意］本品性寒，滑肠通便，气虚便溏者慎用。

蝉蜕

为蝉科昆虫黑蚱若虫羽化时脱落的皮壳。主产于山东、河北、河南、江苏等省。全国大部分地区亦产。夏、秋二季采集，除去泥土、杂质，晒干。生用。

［药性］甘，寒。归肺、肝经。

［功效］疏散风热，利咽开音，透疹，明目退翳，息风止痉。

［应用］风热感冒，温病初起，咽痛音哑；麻疹不透，风疹瘙痒；目赤翳障；急慢惊风，破伤风证。

［用法用量］煎服，3.0～10.0g，或单味研末冲服。一般病证用量宜小；止痉则需大量。

［使用注意］《名医别录》有"主妇人生子不下"的记载，故孕妇当慎用。

桑叶

为桑科植物桑的干燥叶。我国各地大都有野生或栽培。初霜后采收，除去杂质，晒干。生用或蜜炙用。

［药性］甘、苦，寒。归肺、肝经。

［功效］疏散风热，清肺润燥，平抑肝阳，清肝明目。

［应用］风热感冒，温病初起；肺热咳嗽、燥热咳嗽；肝阳上亢；目赤昏花。

［用法用量］煎服，5.0～9.0g；或入丸、散。外用煎水洗眼。桑叶蜜炙能增强润肺止咳的作用，故肺燥咳嗽多用蜜炙桑叶。

菊花

为菊科植物菊的干燥头状花序。主产于浙江、安徽、河南等省。四川、河北、山东等省亦产。多栽培。9～11月花盛开时分批采收，阴干或焙干，或熏、蒸后晒干。生用。药材按产地和加工方法的不同，分为"亳菊""滁菊""贡菊""杭菊"等，以亳菊和滁菊品质最优。由于花的颜色不同，又有黄菊花和白菊花之分。

［药性］辛、甘、苦，微寒。归肺、肝经。

［功效］疏散风热，平抑肝阳，清肝明目，清热解毒。

［应用］风热感冒，温病初起；肝阳上亢；目赤昏花。

［用法用量］煎服，5.0～9.0g。疏散风热宜用黄菊花，平肝、清肝明目宜用白菊花。

柴胡

为伞形科植物柴胡或狭叶柴胡的干燥根。按性状不同，分别习称"北柴胡"及"南柴胡"。北柴胡主产于河北、河南、辽宁、湖北、陕西等省；南柴胡主产于湖北、四川、安徽、黑龙江、吉林等省。春、秋二季采挖，除去茎叶及泥沙，干燥。切段，生用或醋炙用。

［药性］苦、辛，微寒。归肝、胆经。

［功效］解表退热，疏肝解郁，升举阳气。

［应用］表证发热及少阳证；肝郁气滞；气虚下陷，脏器脱垂。

［用法用量］煎服，3.0～9.0g。解表退热宜生用，且用量宜稍重；疏肝解郁宜醋炙，升阳可生用或酒炙，其用量均宜稍轻。

［使用注意］柴胡其性升散，古人有"柴胡劫肝阴"之说，阴虚阳亢，肝风内动，阴虚火旺及气机上逆者忌用或慎用。

葛根

为豆科植物野葛或甘葛藤的干燥根。野葛主产于湖南、河南、广东、浙江、四川等省；甘葛藤多为栽培，主产于广西、广东等省，四川、云南地区亦产。秋、冬二季采挖，野葛多趁鲜切成厚片或小块，干燥；甘葛藤习称"粉葛"，多除去外皮，用硫黄熏后，稍干，截段或再纵切两半，干燥。生用，或煨用。

[药性] 甘、辛，凉。归脾、胃经。

[功效] 解肌退热，透疹，生津止渴，升阳止泻。

[应用] 表证发热，项背强痛；热病口渴，消渴证；热泄热痢，脾虚泄泻。

[用法用量] 煎服，9.0~15.0g。解肌退热、透疹、生津宜生用，升阳止泻宜煨用。

蔓荆子

为马鞭草科植物单叶蔓荆或蔓荆的干燥成熟果实。单叶蔓荆主产于山东、江西、浙江、福建等省，蔓荆主产于广东、广西等省区。秋季果实成熟时采收，除去杂质，晒干。生用或炒用。

[药性] 辛、苦，微寒。归膀胱、肝、胃经。

[功效] 疏散风热，清利头目。

[应用] 风热感冒，头昏头痛；目赤肿痛。

[用法用量] 煎服，5.0~9.0g。

升麻

为毛茛科植物大三叶升麻、兴安升麻或升麻的干燥根茎。主产于辽宁、吉林、黑龙江，河北、山西、陕西、四川、青海等省亦产。秋季采挖，除去泥沙，晒至须根干时，燎去或除去须根，晒干。切片，生用或蜜炙用。

[药性] 辛、微甘，微寒。归肺、脾、胃、大肠经。

[功效] 解表透疹，清热解毒，升举阳气。

[应用] 外感表证；麻疹不透；齿痛口疮，咽喉肿痛，温毒发斑；气虚下陷，脏器脱垂，崩漏下血。

[用法用量] 煎服，3.0~9.0g。发表透疹、清热解毒宜生用，升阳举陷宜炙用。

[使用注意] 麻疹已透，阴虚火旺，以及阴虚阳亢者，均当忌用。

淡豆豉

为豆科植物大豆的成熟种子发酵加工品。全国各地均产。晒干，生用。

[药性] 苦、辛，凉。归肺、胃经。

[功效] 解表，除烦，宣发郁热。

[应用] 外感表证，热病烦闷。

[用法用量] 煎服，6.0~12.0g。

(二) 清热药

1. 概述 凡以清解里热为主要作用，用治里热证的药物，称为清热药。本类药物苦味居多，兼有辛、甘、咸等味、性皆寒凉，归经范围广泛，五脏六腑皆有所归。根据里热证的证型以及药物的主要性能，清热药可分为清热泻火药、清热燥湿药、清热解毒药、清热凉血药及清虚热药等五类。使用清热药首先必须注意辨证准确，因里热病证既有气分、血分之别，湿热、热毒之异，又有实热、虚热之分。其次，若表证未解，当先解表后清里，或与解表药同用，以表里双解。此外，还需注意有无兼证，如气血两燔，应气血两清；若里热兼有积滞，当清热、通腑同用。清热药药性寒凉，易伤脾胃，故脾胃虚弱、食少便溏者慎用；阳盛格阴、真热假寒者忌用；苦燥容易伤阴，阴虚者慎用，或与养阴生津药同用；注意中病即止，避免克伐太过，以伤正气。

2. 清热泻火药

石膏

为硫酸盐类矿物硬石膏族石膏，主含含水硫酸钙（$CaSO_4 \cdot 2H_2O$）。主产于湖北、甘肃、四川、安徽等地，以湖北应城产者最佳。全年可采。采挖后，除去泥沙及杂石，研细生用或煅用。

　　[药性] 甘、辛，大寒。归肺、胃经。

　　[功效] 生用：清热泻火，除烦止渴；煅用：敛疮生肌，收湿，止血。

　　[应用] 温热病气分实热证，肺热喘咳证，胃火牙痛、头痛、消渴证，溃疡不敛、湿疹瘙痒、水火烫伤、外伤出血。

　　[用法用量] 生石膏煎服，15.0~60.0g，宜先煎。煅石膏适量外用，研末撒敷患处。

　　[使用注意] 脾胃虚寒及阴虚内热者忌用。

知母

　　为百合科植物知母的干燥根茎。主产于河北、山西及山东等地。春、秋二季采挖，除去须根及泥沙，晒干，习称"毛知母"。或除去外皮，晒干。切片入药，生用，或盐水炙用。

　　[药性] 苦、甘，寒。归肺、胃、肾经。

　　[功效] 清热泻火，生津润燥。

　　[应用] 热病烦渴，肺热燥咳，骨蒸潮热，内热消渴，肠燥便秘。

　　[用法用量] 煎服，6.0~12.0g。

　　[使用注意] 本品性寒质润，有滑肠作用，故脾虚便溏者不宜用。

栀子

　　为茜草科植物栀子的干燥成熟果实。产于长江以南各省。9~11月果实成熟显红黄色时采收。生用、炒焦或炒炭用。

　　[药性] 苦，寒。归心、肺、三焦经。

　　[功效] 泻火除烦，清热利湿，凉血解毒。焦栀子凉血止血。

　　[应用] 热病心烦，湿热黄疸，血淋涩痛，血热吐衄，目赤肿痛，火毒疮疡。

　　[用法用量] 煎服，5.0~10.0g。外用生品适量，研末调敷。

　　[使用注意] 本品苦寒伤胃，脾虚便溏者不宜用。

夏枯草

　　为唇形科植物夏枯草的干燥果穗。全国各地均产，主产于江苏、浙江、安徽、河南等地。夏季果穗呈棕红色时采收，除去杂质，晒干。生用。

　　[药性] 辛、苦，寒。归肝、胆经。

　　[功效] 清热泻火，明目，散结消肿。

　　[应用] 目赤肿痛、头痛眩晕、目珠夜痛，瘰疬、瘿瘤，乳痈肿痛。

　　[用法用量] 煎服，9.0~15.0g。或熬膏服。

　　[使用注意] 脾胃寒弱者慎用。

芦根

　　为禾本科植物芦苇的新鲜或干燥根茎。全国各地均有分布。全年均可采挖，除去芽、须根及膜状叶。鲜用，或切后晒干用。

　　[药性] 甘，寒。归肺、胃经。

　　[功效] 清热泻火，生津止渴，除烦，止呕，利尿。

　　[应用] 热病烦渴，胃热呕哕，肺热咳嗽，肺痈吐脓，热淋涩痛。

　　[用法用量] 煎服，干品15.0~30.0g；鲜品加倍，或捣汁用。

　　[使用注意] 脾胃虚寒者忌服。

天花粉

　　为葫芦科植物栝楼或双边栝楼的干燥根。全国南北各地均产，以河南安阳一带产者质量较好。秋、冬二季采挖，洗净，除去外皮，切厚片。鲜用或干燥用。

　　[药性] 甘、微苦，微寒。归肺、胃经。

　　[功效] 清热泻火，生津止渴，消肿排脓。

　　[应用] 热病烦渴，肺热燥咳，内热消渴，疮疡肿毒。

　　[用法用量] 煎服，10.0～15.0g。

　　[使用注意] 不宜于乌头类药材同用。

淡竹叶

　　为禾本科植物淡竹叶的干燥茎叶。主产于长江流域至华南各地。夏季末抽花穗前采割，晒干切段，生用。

　　[药性] 甘、淡，寒。归心、胃、小肠经。

　　[功效] 清热泻火，除烦，利尿。

　　[应用] 热病烦渴，口疮尿赤、热淋涩痛。

　　[用法用量] 煎服，6.0～9.0g。

决明子

　　为豆科植物决明或小决明的干燥成熟种子。全国南北各地均有栽培，主产于安徽、广西、四川、浙江、广东等地，秋季采收成熟果实，晒干，打下种子，除去杂质。生用，或炒用。

　　[药性] 甘、苦、咸，微寒。归肝、大肠经。

　　[功效] 清热明目，润肠通便。

　　[应用] 目赤肿痛、畏光多泪、目暗不明，头痛、眩晕，肠燥便秘。

　　[用法用量] 煎服，10.0～15.0g；用于润肠通便，不宜久煎。

　　[使用注意] 气虚便溏者不宜用。

3. 清热燥湿药

黄芩

　　为唇形科植物黄芩的干燥根。主产于河北、山西、内蒙古、河南、陕西等地。春、秋两季采挖，去除须根及泥沙，晒后撞去粗皮，蒸透或开水润透切片，晒干。生用、酒炙或炒炭用。

　　[药性] 苦，寒。归肺、胆、脾、胃、大肠、小肠经。

　　[功效] 清热燥湿，泻火解毒，止血，安胎。

　　[应用] 湿温、暑湿、胸闷呕恶，湿热痞满、黄疸泻痢；肺热咳嗽、高热烦渴；血热吐衄；痈肿疮毒；胎动不安。

　　[用法用量] 煎服，3.0～10.0g。清热多生用，安胎多炒用，清上焦热可酒炙用，止血可炒炭用。

　　[使用注意] 本品苦寒伤胃，脾胃虚寒者不宜使用。

黄连

　　为毛茛科植物黄连、三角叶黄连或云连的干燥根茎。以上三种分别可称为"味连""雅连""云连"。多系栽培，主产于四川、云南、湖北。秋季采挖，除去须根及泥沙，干燥。生用或清炒、姜汁炙、酒炙、吴茱萸水炙用。

　　[药性] 苦，寒。归心，脾、胃、胆、大肠经。

　　[功效] 清热燥湿，泻火解毒。

　　[应用] 湿热痞满、呕吐吞酸；湿热泻痢；高热神昏，心烦不寐，血热吐衄；痈肿疔疮，目赤牙痛；消渴；外治湿疹、湿疮、耳道流脓。

　　[用法用量] 煎服，2.0～5.0g。外用适量。

　　[使用注意] 本品大苦大寒，过服久服易伤脾胃，脾胃虚寒者忌用；苦燥易伤阴津，阴虚津伤者慎用。

黄柏

为芸香科植物黄皮树或黄檗的干燥树皮。前者习称"川黄柏",后者习称"关黄柏"。川黄柏主产于四川、贵州、湖北、云南等地,关黄柏主产于辽宁、吉林、河北等地。清明之后剥取树皮,除去粗皮、晒干压平;润透,切片或切丝。生用或盐水炙、炒炭用。

[药性] 苦,寒。归肾、膀胱、大肠经。

[功效] 清热燥湿,泻火除蒸,解毒疗疮。

[应用] 湿热带下、热淋;湿热泻痢、黄疸;湿热脚气、痿证;骨蒸劳热,盗汗,遗精;疮疡肿毒、湿疹瘙痒。

[用法用量] 煎服,3.0~12.0g。外用适量。

龙胆草

为龙胆科植物条叶龙胆、龙胆、三叶龙胆或坚龙胆的干燥根及根茎。前三种习称"龙胆",后一种习称"坚龙胆"。各地均有分布。以东北产量最大,故习称"关龙胆"。春、秋二季采挖,洗净,晒干,切段。生用。

[药性] 苦,寒。归肝、胆经。

[功效] 清热燥湿,泻肝胆火。

[应用] 湿热黄疸、阴肿阴痒、带下、湿疹瘙痒,肝火头痛、目赤耳聋、胁痛口苦,惊风抽搐。

[用法用量] 煎服,3.0~6.0g。

[使用注意] 脾胃寒者不宜用,阴虚津伤者慎用。

苦参

为豆科植物苦参的干燥根。我国各地均产。春、秋二季采挖,除去根头及小须根,洗净,干燥;或趁鲜切片,干燥。生用。

[药性] 苦,寒。归心、肝、胃、大肠、膀胱经。

[功效] 清热燥湿,杀虫,利尿。

[应用] 湿热泻痢、便血、黄疸,湿热带下、阴肿阴痒、湿疹湿疮、皮肤瘙痒、疥癣,湿热小便不利。

[用法用量] 煎服,5.0~10.0g。外用适量。

[使用注意] 脾胃虚寒者忌用,反藜芦。

秦皮

为木樨科植物苦枥白蜡树、白蜡树、尖叶白蜡树或宿柱白蜡树的干燥枝皮干皮。产于吉林、辽宁、河南等地。春、秋二季剥取,晒干。生用。

[药性] 苦、涩,寒。归肝、胆、大肠经。

[功效] 清热燥湿,收涩止痢,止带,明目。

[应用] 湿热泻痢、带下,肝热目赤肿痛、目生翳膜。

[用法用量] 煎服,6.0~12.0g。外用适量,煎洗患处。

[使用注意] 脾胃虚寒者忌用。

白鲜皮

为芸香科植物白鲜的干燥根皮。主产于辽宁、河北、四川、江苏等地。春、秋二季采挖根部,除去泥沙及粗皮,剥取根皮,切片,干燥。生用。

[药性] 苦,寒。归脾、胃、膀胱经。

[功效] 清热燥湿,祛风解毒。

[应用] 湿热疮毒、湿疹,疥癣;湿热黄疸,风湿热痹。

[用法用量] 煎服,5.0~10.0g。外用适量。

4. 清热解毒药

金银花

为忍冬科植物忍冬、红腺忍冬、山银花或毛花柱忍冬的干燥花蕾或带初开的花。我国南北各地均有分布，主产于河南、山东等省。夏初花开放前采摘，阴干。生用，炒用或制成露剂使用。

[药性] 甘，寒。归肺、心、胃经。

[功效] 清热解毒，疏散风热。

[应用] 痈肿疔疮；外感风热，温病初起；热毒血痢。

[用法用量] 煎服，6.0～15.0g。疏散风热、清泄里热以生品为佳，炒炭宜用于热毒血痢，露剂多用于暑热烦渴。

[使用注意] 脾胃虚寒及气虚疮疡脓清者忌用。

连翘

为木樨科植物连翘的干燥果实。产于我国东北、华北、长江流域至云南。秋季果实初熟尚带绿色时采收，除去杂质，蒸熟，晒干，习称"青翘"；果实熟透时采收，晒干，除去杂质，习称"老翘"或"黄翘"。青翘采得后即蒸熟晒干，筛取籽实作"连翘心"用。生用。

[药性] 苦，微寒，归肺、心、小肠经。

[功效] 清热解毒，消肿散结，疏散风热。

[应用] 痈肿疮毒，瘰疬痰核；风热外感，温病初起；热淋涩痛。

[用法用量] 煎服，6.0～15.0g。

[使用注意] 脾胃虚寒及气虚脓清者不宜用。

大青叶

为十字花科植物菘蓝的干燥叶片。主产于江苏、安徽、河北、河南、浙江等地。冬季栽培，夏、秋二季分2～3次采收，略洗，切碎，鲜用或晒干生用。

[药性] 苦、寒。归心、胃经。

[功效] 清热解毒，凉血消斑。

[应用] 热入营血，温毒发斑；喉痹口疮，痄腮丹毒。

[用法用量] 煎服，9.0～15.0g，鲜品30.0～60.0g。外用适量。

[使用注意] 脾胃虚寒者忌用。

蒲公英

为菊科植物蒲公英、碱地蒲公英或同属数种植物的干燥全草。全国各地均有分布。夏至秋季花初开时采挖，除去杂质，洗净，切段，晒干。鲜用或生用。

[药性] 苦、甘，寒。归肝、胃经。

[功效] 清热解毒，消肿散结，利湿通淋。

[应用] 痈肿疔毒，乳痈内痈；热淋涩痛，湿热黄疸。

[用法用量] 煎服，9.0～15.0g。外用鲜品适量捣敷或煎汤熏洗患处。

[使用注意] 用量过大，可致缓泻。

鱼腥草

为三白草科植物蕺菜的干燥地上部分。分布于长江流域以南各省。夏季茎叶茂盛花穗多时采割，除去杂质，迅速洗净，切段，晒干。生用。

[药性] 辛，微寒。归肺经。

[功效] 清热解毒，消痈排脓，利尿通淋。

[应用] 肺痈吐脓，肺热咳嗽；热毒疮毒；湿热淋证。

［用法用量］煎服，15.0～25.0g。鲜品用量加倍，水煎或捣汁服。外用适量，捣敷或煎汤熏洗患处。

［使用注意］本品含挥发油，不宜久煎。虚寒证及阴性疮疡忌服。

射干

为鸢尾科植物射干的干燥根茎。主产于湖北、河南、江苏、安徽等地。春初刚发芽或秋末茎叶枯萎时采挖，以秋季采收为佳。除去苗茎、须根及泥沙，洗净，晒干。切片，生用。

［药性］苦，寒。归肺经。

［功效］清热解毒，消痰，利咽。

［应用］咽喉肿痛，痰盛咳喘。

［用法用量］煎服，3.0～9.0g。

［使用注意］本品苦寒，脾虚便溏者不宜使用。孕妇忌用或慎用。

白头翁

为毛茛科植物白头翁的干燥根。主产于吉林、黑龙江、辽宁、河北、山东、陕西、山西、江西、河南、安徽、江苏等地。春、秋二季采挖，除去叶及残留的花茎和须根，保留根头白绒毛，晒干。切薄片，生用。

［药性］苦，寒。归胃、大肠经。

［功效］清热解毒，凉血止痢。

［应用］热毒血痢，疮痈肿毒。

［用法用量］煎服，9.0～15.0g，鲜品15.0～30.0g。外用适量。

［使用注意］虚寒泄痢忌服。

板蓝根

为十字花科植物菘蓝的干燥根。主产于内蒙古、陕西、甘肃、河北、山东、江苏、浙江、安徽、贵州等地。秋季采挖，除去泥沙，晒干。切片，生用。

［药性］苦，寒。归心、胃经。

［功效］清热解毒，凉血，利咽。

［应用］外感发热，温病初起，咽喉肿痛；温毒发斑，痄腮，丹毒，痈肿疮毒。

［用法用量］煎服，9.0～15.0g。

［使用注意］体虚而无实火热毒者忌服，脾胃虚寒者慎用。

青黛

为爵床科植物马蓝、蓼科植物蓼蓝或十字花科植物菘蓝的叶或茎叶经加工制得的干燥粉末或团块。主产于福建、云南、江苏、安徽、河北等地。福建所产品质最优，称"建青黛"。秋季采收以上植物的落叶，加水浸泡，至叶腐烂，叶落脱皮时，捞去落叶，加适量石灰乳，充分搅拌至浸液由乌绿色转为深红色时，捞取液面泡沫，晒干而成。研细用。

［药性］咸，寒。归肝、肺经。

［功效］清热解毒，凉血消斑，清肝泻火，定惊。

［应用］温毒发斑，血热吐衄；咽痛口疮，火毒疮疡；暑热惊痫，惊风抽搐。

［用法用量］内服1.5～3.0g，本品难溶于水，一般作散剂冲服，或入丸剂服用。外用适量。

［使用注意］胃寒者慎用。

贯众

为鳞毛蕨科植物粗茎鳞毛蕨的带叶柄基部的干燥根茎。主产于黑龙江、吉林、辽宁三省山区，习称"东北贯众"或"绵马贯众"。秋季采挖，洗净，除去叶柄及须根，晒干。切片生用或炒炭用。

［药性］苦，微寒。有小毒。归肝、脾经。

［功效］清热解毒，凉血止血，杀虫。

［应用］风热感冒，温毒发斑；血热出血；虫疾。

［用法用量］煎服，4.5~9.0g。杀虫及清热解毒宜生用，止血宜炒炭用。外用适量。

［使用注意］本品有小毒，用量不宜过大。服用本品时忌油腻。脾胃虚寒者及孕妇慎用。

土茯苓

为百合科植物光叶菝葜的干燥块茎。长江流域及南部各省均有分布。夏、秋二季采收，除去残茎和须根，洗净，晒干；或趁鲜切成薄片，干燥，生用。

［药性］甘、淡，平。归肝、胃经。

［功效］解毒，除湿，通利关节。

［应用］杨梅毒疮，肢体拘挛；淋浊带下，湿疹瘙痒；痈肿疮毒。

［用法用量］煎服，15.0~60.0g。外用适量。

［使用注意］肝肾阴虚者慎服。服药时忌茶。

山豆根

为豆科植物越南槐的干燥根及根茎。本品又名广豆根。主产于广西、广东、江西、贵州等地。全年可采，以秋季采挖者为佳。除去杂质，洗净，干燥。切片生用。

［药性］苦，寒。有毒。归肺、胃经。

［功效］清热解毒，利咽消肿。

［应用］咽喉肿痛，牙龈肿痛。

［用法用量］煎服，3.0~6.0g。外用适量。

［使用注意］本品有毒，过量服用易引起呕吐、腹泻、胸闷、心悸等副作用，故用量不宜过大。脾胃虚寒者慎用。

白花蛇舌草

为茜草科植物白花蛇舌草的全草。产于福建、广西、广东、云南、浙江、江苏、安徽等省。夏、秋二季采收，洗净。或晒干，切段，生用。

［药性］微苦、甘，寒。归胃、大肠、小肠经。

［功效］清热解毒，利湿通淋。

［应用］痈肿疮毒，咽喉肿痛，毒蛇咬伤；热淋涩痛。

［用法用量］煎服，15.0~60.0g。外用适量。

穿心莲

为爵床科植物穿心莲的干燥地上部分。主产于广东、广西、福建，现云南、四川、江西、江苏、浙江、上海、山东、北京等地均有栽培。秋初茎叶茂盛时采收，除去杂质，洗净，切段，晒干生用，或鲜用。

［药性］苦，寒。归心、肺、大肠、膀胱经。

［功效］清热解毒，凉血，消肿，燥湿。

［应用］外感风热，温病初起；肺热咳喘，肺痈吐脓，咽喉肿痛；湿热泻痢，热淋涩痛，湿疹瘙痒；痈肿疮毒，蛇虫咬伤。

［用法用量］煎服，6.0~9.0g。煎剂易致呕吐，故多作丸、散、片剂。外用适量。

［使用注意］不宜多服久服，脾胃虚寒者不宜用。

紫花地丁

为堇菜科植物紫花地丁的干燥全草。产于我国长江下游至南部各省。春秋二季采收，除去杂质，洗净，切碎，鲜用或干燥生用。

［药性］苦、辛，寒。归心、肝经。

［功效］清热解毒，凉血消肿。

[应用] 疗疮肿毒，乳痈肠痈；毒蛇咬伤。

[用法用量] 煎服，15.0~30.0g。外用鲜品适量，捣烂敷患处。

[使用注意] 体质虚寒者忌服。

大血藤

为木通科植物大血藤的干燥藤茎。又称红藤。主产江西、湖北、湖南、江苏、河南、浙江、安徽、广东、福建等地区。秋、冬二季采收，除去侧枝，截段，干燥。切厚片，生用。

[药性] 苦，平。归大肠、肝经。

[功效] 清热解毒，活血，祛风，止痛。

[应用] 肠痈腹痛，热毒疮疡；跌打损伤，经闭痛经；风湿痹痛。

[用法用量] 煎服，9.0~15.0g。外用适量。

[使用注意] 孕妇慎服。

败酱草

为败酱科植物黄花败酱、白花败酱的干燥全草。全国大部分地区均有分布，主产于四川、河北、河南、东北三省等地。夏、秋季采收，全株拔起，除去泥沙，洗净，阴干或晒干。切段，生用。

[药性] 辛、苦，微寒。归胃、大肠、肝经。

[功效] 清热解毒，消痈排脓，祛瘀止痛。

[应用] 肠痈肺痈，痈肿疮毒；产后瘀阻腹痛。

[用法用量] 煎服，6.0~15.0g。外用适量。

[使用注意] 脾胃虚弱，食少泄泻者忌服。

马勃

为灰包科真菌脱皮马勃、大马勃或紫色马勃的干燥子实体。脱皮马勃主产于辽宁、甘肃、湖北、江苏、湖南、广西、安徽，大马勃主产于内蒙古、河北、青海、吉林、湖北，紫色马勃主产于广东、广西、湖北、江苏、安徽。夏、秋二季子实体成熟时及时采收，除去泥沙，干燥。除去外层硬皮，切成方块，或研成粉，生用。

[药性] 辛，平。归肺经。

[功效] 清热解毒，利咽，止血。

[应用] 咽喉肿痛，咳嗽失音；吐血衄血，外伤出血。

[用法用量] 煎服，1.5~6.0g，布包煎；或入丸、散。外用适量，研末撒，或调敷患处，或作吹药。

[使用注意] 风寒伏肺咳嗽失音者禁服。

马齿苋

为马齿苋科植物马齿苋的干燥地上部分。全国大部地区均产。夏、秋二季采收，除去残根和杂质，洗净，鲜用；或略蒸或烫后晒干后，切段入药。

[药性] 酸，寒。归肝、大肠经。

[功效] 清热解毒，凉血止血，止痢。

[应用] 热毒血痢；热毒疮疡；崩漏，便血。此外，本品还可用于湿热淋证、带下等。

[用法用量] 煎服，9.0~15.0g，鲜品30.0~60.0g。外用适量，捣敷患处。

[使用注意] 脾胃虚寒，肠滑作泄者忌服。

鸦胆子

为苦木科植物鸦胆子的干燥成熟果实。主产于广西、广东等省。秋季果实成熟时采收，除去杂质，晒干。去壳取仁，生用。

[药性] 苦，寒。有小毒。归大肠、肝经。

［功效］清热解毒，止痢，截疟，腐蚀赘疣。

［应用］热毒血痢，冷积久痢；各型疟疾；鸡眼赘疣。

［用法用量］内服，0.5～2.0g，以干龙眼肉包裹或装入胶囊包裹吞服，亦可压去油制成丸剂、片剂服，不宜入煎剂。外用适量。

［使用注意］本品有毒，对胃肠道及肝肾均有损害，内服需严格控制剂量，不宜多用久服。外用注意用胶布保护好周围正常皮肤，以防止对正常皮肤的刺激。孕妇及小儿慎用。胃肠出血及肝肾病患者，应忌用或慎用。

熊胆

为脊椎动物熊科棕熊、黑熊的干燥胆汁。棕熊胆主产于东北、华北地区，陕西、四川、云南、青海、新疆、甘肃等省亦有分布；产于云南者称"云胆"，品质最优；产于黑龙江、吉林者称"东胆"，产量最大。黑熊胆主产于东北及华北地区。夏秋季猎取为宜，迅速取出胆囊，干燥。去净胆囊皮膜，研细用。现多以活熊导管引流的熊胆汁干燥后入药，称为"熊胆粉"，用法相同。

［药性］苦，寒。归肝、胆、心经。

［功效］清热解毒，息风止痉，清肝明目。

［应用］热极生风，惊痫抽搐；热毒疮痈；目赤翳障。

［用法用量］内服，0.25～0.5g，入丸、散，由于本品有腥苦味，口服易引起呕吐，故宜用胶囊剂。外用适量，调涂患处。

［使用注意］脾胃虚寒者忌服。虚寒证当禁用。

山慈菇

为兰科植物杜鹃兰、独蒜兰或云南独蒜兰的干燥假鳞茎。前者习称"毛慈菇"，后两者习称"冰球子"，主产于四川、贵州等地。夏、秋二季采挖，除去地上部分及泥沙，分开大小，置沸水锅中蒸煮至透心，干燥。切片或捣碎用。

［药性］甘、微辛，凉。归肝、脾经。

［功效］清热解毒，消痈散结。

［应用］痈疽疔毒，瘰疬痰核；癥瘕痞块。

［用法用量］煎服，3.0～9.0g。外用适量。

［使用注意］正虚体弱者慎用。

漏芦

为菊科植物祁州漏芦的干燥根。在我国北方各省多有分布，主产东北、华北、西北；春、秋二季采挖，除去泥沙、残茎及须根，洗净，晒干。切片生用。

［药性］苦，寒。归胃经。

［功效］清热解毒，消痈散结，通经下乳，舒筋通脉。

［应用］乳痈肿痛，瘰疬疮毒；乳汁不下；湿痹拘挛。

［用法用量］煎服，5.0～9.0g。外用，研末调敷或煎水洗。

［使用注意］气虚、疮疡平塌者及孕妇忌服。

野菊花

为菊科植物野菊的干燥头状花序。全国各地均有分布，主产于江苏、四川、安徽、广东、山东等地。秋、冬二季花初开时采摘，晒干，生用。

［药性］苦、辛，微寒。归肝、心经。

［功效］清热解毒。

［应用］痈疽疔疖，咽喉肿痛；目赤肿痛，头痛眩晕。

［用法用量］煎服，10.0～15.0g。外用适量。

5. 清热凉血药

生地黄

为玄参科植物地黄的新鲜或干燥块根。主产于河南、河北、内蒙古及东北。全国大部分地区有栽培。秋季采挖，去除芦头、须根及泥沙。鲜用，或干燥生用。

［药性］甘、苦，寒。归心、肝、肾经。

［功效］清热凉血，养阴生津。

［应用］热入营血，舌绛烦渴、斑疹吐衄；阴虚内热，骨蒸劳热；津少口渴，内热消渴，肠燥便秘。

［用法用量］煎服，10.0～15.0g。鲜品用量加倍，或以鲜品捣汁入药。

［使用注意］脾虚湿滞，腹满便溏者不宜使用。

玄参

为玄参科植物玄参的干燥根。产于我国长江流域及陕西、福建等地，野生、家种均有。冬季茎叶枯萎时采挖。除去根茎、幼芽、须根及泥沙，晒或烘至半干，堆放3～6天，反复数次至干燥。生用。

［药性］甘、苦、咸，微寒。归肺、胃、肾经。

［功效］清热凉血，泻火解毒，滋阴。

［应用］温邪入营，内陷心包，温毒发斑；热病伤阴，津伤便秘，骨蒸劳嗽；目赤咽痛，瘰疬，白喉，痈肿疮毒。

［用法用量］煎服，10.0～15.0g。

［使用注意］脾胃虚寒，食少便溏者不宜服用。反藜芦。

牡丹皮

为毛茛科植物牡丹干燥根皮。产于安徽、山东等地。秋季采挖根部，除去细根，剥取根皮，晒干。生用或酒炙用。

［药性］苦、甘，微寒。归心、肝、肾经。

［功效］清热凉血，活血祛瘀。

［应用］温毒发斑，血热吐衄；温病伤阴，阴虚发热，夜热早凉、无汗骨蒸；血滞经闭、痛经、跌打伤痛；痈肿疮毒。

［用法用量］煎服，6.0～12.0g。清热凉血宜生用，活血祛瘀宜酒炙用。

［使用注意］血虚有寒、月经过多及孕妇不宜用。

赤芍

为毛茛科植物赤芍或川赤芍的干燥根。全国大部分地区均产。春、秋二季采挖，除去根茎、须根及泥沙，晒干，切片。生用，或炒用。

［药性］苦，微寒。归肝经

［功效］清热凉血，散瘀止痛。

［应用］温毒发斑，血热吐衄；目赤肿痛，痈肿疮疡；肝郁胁痛，经闭痛经，癥瘕腹痛，跌打损伤。

［用法用量］煎服，6.0～12.0g。

［使用注意］血寒经闭不宜用。反藜芦。

紫草

为紫草科植物新疆紫草、紫草或内蒙古紫草的干燥根，主产于辽宁，湖南，河北，新疆等地。春、秋二季采挖，除去泥沙，干燥。生用。

［药性］甘、咸，寒。归心，肝经。

［功效］清热凉血，活血，解毒透疹。

［应用］温病血热毒盛，斑疹紫黑，麻疹不透；疮疡，湿疹，水火烫伤。

［用法用量］煎服，5.0～10.0g。外用适量，熬膏或用植物油浸泡涂搽。

［使用注意］本品性寒而滑利，脾虚便溏者忌服。

水牛角

为牛科动物水牛的角。主产于华南、华东地区。取角后，水煮，除去角塞，干燥，镑片或锉成粗粉。生用，或制为浓缩粉用。

［药性］苦，寒。归心、肝经。

［功效］清热凉血，解毒，定惊。

［应用］温病高热，神昏谵语，惊风，癫狂；血热妄行斑疹、吐衄；痈肿疮疡，咽喉肿痛。

［用法用量］镑片或粗粉煎服，15.0～30.0g，宜先煎3小时以上。水牛角浓缩粉冲服，每次1.5～3.0g，每日2次。

［使用注意］脾胃虚寒者忌用。

6. 清虚热药

青蒿

为菊科植物黄花蒿的干燥地上部分。全国大部地区均有分布。夏秋季花将开时采割，除去老茎。鲜用或阴干，切段生用。

［药性］苦、辛，寒。归肝、胆经。

［功效］清透虚热，凉血除蒸，解暑，截疟。

［应用］温邪伤阴，夜热早凉；阴虚发热，劳热骨蒸；暑热外感，发热口渴；疟疾寒热。

［用法用量］煎服，6.0～12.0g，不宜久煎；或鲜用绞汁服。

［使用注意］脾胃虚弱，肠滑泄泻者忌服。

地骨皮

为茄科植物枸杞或宁夏枸杞的干燥根皮。分布于我国南北各地。初春或秋后采挖根部，洗净，剥取根皮，晒干，切段入药。

［药性］甘，寒。归肺、肝、肾经。

［功效］凉血除蒸，清肺降火。

［应用］阴虚发热，盗汗骨蒸；肺热咳嗽；血热出血证。

［用法用量］煎服，9.0～15.0g。

［使用注意］外感风寒发热及脾虚便溏者不宜用。

白薇

为萝藦科植物白薇或蔓生白薇的干燥根及根茎。我国南北各省均有分布。春、秋二季采挖，洗净，干燥。切段，生用。

［药性］苦、咸，寒。归胃、肝、肾经。

［功效］清热凉血，利尿通淋，解毒疗疮。

［应用］阴虚发热，产后虚热；热淋，血淋；疮痈肿毒，毒蛇咬伤，咽喉肿痛；阴虚外感。

［用法用量］煎服，4.5～9.0g。

［使用注意］脾胃虚寒、食少便溏者不宜服用。

银柴胡

为石竹科植物银柴胡的干燥根。产于我国西北部及内蒙古等地。春、夏间植株萌发或秋后茎叶枯萎时采挖，除去残茎、须根及泥沙，晒干。切片，生用。

［药性］甘，微寒。归肝、胃经。

［功效］清虚热，除疳热。

［应用］阴虚发热，疳积发热。

［用法用量］煎服，3.0～9.0g。

［使用注意］外感风寒，血虚无热者忌用。

胡黄连

为玄参科植物胡黄连的干燥根茎。主产于云南、西藏。秋季采挖，除去须根及泥沙，晒干。切薄片或用时捣碎。

［药性］苦，寒。归肝、胃、大肠经。

［功效］退虚热，除疳热，清湿热。

［应用］骨蒸潮热，小儿疳热，湿热泻痢。

［用法用量］煎服，1.5～9.0g。

［使用注意］脾胃虚寒者慎用。

（三）泻下药

1. 概述　凡能引起腹泻，或滑润大肠，促进排便的药物，称为泻下药。根据五味中"苦能泄"的理论，本类药物一般为苦味。泻下药的主要作用是通利大便，以清除胃肠积滞及其他有害物质；或清热泻火，使热毒火邪通过泻下得到缓解或消除；或逐水退肿，使水湿痰饮之邪从大小便排出。主要适用于大便秘结、胃肠积滞，实热内盛及水饮停蓄等里实证。根据作用特点及适应证的不同，泻下药分为攻下药、润下药及峻下逐水药三类。使用泻下药要注意选择和配伍，若里实兼有表邪，当先解表后攻里，必要时可攻下药与解表药同用，以表里双解，以免表邪内陷；如里实正虚则可与补虚药同用，以攻补兼施，使攻下而不伤正。攻下药、峻下逐水药作用峻猛，有的还有毒性，易伤正气，故年老体弱、久病正虚、妇女胎前产后及月经期均当慎服或忌服。本类药又易伤脾胃，宜奏效即止，不可过服，以免损伤胃气。应用本类药，对重症、急症、必须急下者，可加大剂量，或制成汤剂内服；对病情较缓，只需缓下者，用量则不宜过大，或制成丸剂内服。对毒性较强的泻下药，一定要严格炮制法度，控制剂量，避免中毒，保证用药安全。

2. 攻下药

大黄

为蓼科植物掌叶大黄、唐古特大黄或药用大黄的干燥根及根茎。掌叶大黄和唐古特大黄药材称北大黄，主产于青海、甘肃等地。药用大黄药材称南大黄，主产于四川。于秋末茎叶枯萎或次春发芽前采挖。除去须根，刮去外皮切块干燥，生用，或酒炒、酒蒸、炒炭用。

［药性］苦，寒。归脾、胃、大肠、肝、心包经。

［功效］泻下攻积，清热泻火，凉血解毒，逐瘀通经。

［应用］积滞便秘；血热吐衄，目赤咽肿；热毒疮疡，烧烫伤；瘀血证；湿热痢疾、黄疸、淋证。

［用法用量］煎服，5.0～15.0g；入汤剂应后下，或用开水泡服。外用适量。

［使用注意］本品为峻烈攻下之品，易伤正气，如非实证，不宜妄用；本品苦寒，易伤胃气，脾胃虚弱者慎用；其性沉降，且善活血祛瘀，故妇女怀孕、月经期、哺乳期应忌用。

芒硝

为含硫酸钠的天然矿物经精制而成的结晶体。主含含水硫酸钠（$Na_2SO_4 \cdot 10H_2O$）。主产于河北、河南、山东、江苏、安徽等地。将天然产品用热水溶解，滤过，放冷析出结晶，通称"皮硝"。再取萝卜洗净切片，置锅内加水与皮硝共煮，取上层液，放冷析出结晶，即芒硝。以青白色、透明块状结晶、清洁无杂质者为佳。芒硝经风化失去结晶水而成白色粉末称玄明粉（元明粉）。

［药性］咸、苦，寒。归胃、大肠经。

［功效］泻下攻积，润燥软坚，清热消肿。

［应用］积滞便秘，咽痛、口疮、目赤及痈疮肿痛。

［用法用量］10.0~15.0g，冲入药汁内或开水溶化后服。外用适量。

［使用注意］孕妇及哺乳期妇女忌用或慎用。

［鉴别用药］芒硝、大黄均为泻下药，常相须用治肠燥便秘。然大黄味苦泻下力强，有荡涤肠胃之功，为治热结便秘之主药；芒硝味咸，可软坚泻下，善除燥屎坚结。

番泻叶

为豆科植物狭叶番泻或尖叶番泻的干燥小叶。前者主产于印度、埃及和苏丹，后者主产于埃及，我国广东、广西及云南亦有栽培。通常于9月采收。晒干。生用。

［药性］甘、苦，寒。归大肠经。

［功效］泻下通便。

［应用］热结便秘，腹水肿胀。

［用法用量］温开水泡服，1.5~3.0g；煎服，2.0~6.0g，宜后下。

［使用注意］妇女哺乳期、月经期及孕妇忌用。

芦荟

为百合科植物库拉索芦荟及好望角芦荟的液质经浓缩的干燥物。前者主产于非洲北部及南美洲的西印度群岛，我国云南、广东、广西等地有栽培，药材称老芦荟，质量较好。后者主产于非洲南部地区，药材称新芦荟。全年可采，割取植物的叶片，收集流出的液质，置锅内熬成稠膏，倾入容器，冷却凝固，即得。

［药性］苦，寒。归肝、胃、大肠经。

［功效］泻下通便，清肝，杀虫。

［应用］热结便秘，烦躁惊痫，小儿疳积。

［用法用量］入丸、散服，每次1.0~2.0g。外用适量。

［使用注意］脾胃虚弱，食少便溏及孕妇忌用。

3. 润下药

火麻仁

为桑科植物大麻的干燥成熟果实。全国各地均有栽培。主产于山东、河北、黑龙江、吉林、辽宁、江苏等地。秋季果实成熟时采收，除去杂质，晒干。生用，用时打碎。

［药性］甘，平。归脾、胃、大肠经。

［功效］润肠通便。

［应用］肠燥便秘。

［用法用量］煎服，10.0~15.0g。

郁李仁

为蔷薇科植物欧李、郁李或长柄扁桃的干燥成熟种子。前两种习称"小李仁"，后一种习称"大李仁"。主产于内蒙古、河北、辽宁等地。夏、秋两季采收成熟果实，除去果肉及核壳，取出种子，干燥。生用，去皮捣碎用。

［药性］辛、苦、甘，平。归脾、大肠、小肠经。

［功效］润肠通便，利水消肿。

［应用］肠燥便秘，水肿胀满及脚气浮肿。

［用法用量］煎服，6.0~12.0g。

［使用注意］孕妇慎用。

松子仁

为松科植物红松等的种仁。主产于东北。于果实成熟后采收，晒干，去硬壳取出种子。

[药性] 甘，温。归肺、肝、大肠经。

[功效] 润肠通便，润肺止咳。

[应用] 肠燥便秘，肺燥干咳。

[用法用量] 煎服，5.0～10.0g。或入膏、丸。

[使用注意] 脾虚便溏，湿痰者禁用。

4. 峻下逐水药

甘遂

为大戟科植物甘遂的干燥块根。春季开花前或秋末茎叶枯萎后采挖，除去外皮，晒干。生用或醋制用。

[药性] 苦，寒。有毒。归肺、肾、大肠经。

[功效] 泻水逐饮，消肿散结。

[应用] 水肿，鼓胀，胸胁停饮；风痰癫痫；疮痈肿毒。

[用法用量] 入丸、散服，每次0.5～1.0g。外用适量，生用。内服醋制用，以减低毒性。

[使用注意] 虚弱者及孕妇忌用。不宜与甘草同用。

牵牛子

为旋花科植物裂叶牵牛或圆叶牵牛的干燥成熟种子。全国大部分地区均产。秋末果实成熟、果壳未开裂时采收，晒干。生用或炒用，用时捣碎。

[药性] 苦，寒。有毒。归肺、肾大肠经。

[功效] 泻下逐水，去积杀虫。

[应用] 水肿，鼓胀；痰饮喘咳；虫积腹痛。

[用法用量] 煎服，3.0～9.0g。入丸、散服，每次1.5～3.0g。本品炒用药性减缓。

[使用注意] 孕妇忌用。不宜与巴豆、巴豆霜同用。

巴豆

为大戟科植物巴豆的干燥成熟果实。主产于四川、广西、云南、贵州等省。秋季果实成熟时采收。用仁或制霜。

[药性] 辛，热。有大毒。归胃、大肠经。

[功效] 峻下冷积，逐水退肿，祛痰利咽，外用蚀疮。

[应用] 寒积便秘，腹水鼓胀，喉痹痰阻，痈肿未溃、疥癣恶疮。

[用法用量] 入丸、散服，每次0.1～0.3g。大多数制成巴豆霜用，以减低毒性。外用适量。

[使用注意] 孕妇及体弱者忌用。不宜与牵牛子同用。

大戟

为大戟科植物大戟的干燥根。主产于江苏、四川、江西、广西等地。秋、冬二季采挖，洗净，晒干。生用或醋制用。

[药性] 苦，寒。有毒。归肺、脾、肾经。

[功效] 泻水逐饮，消肿散结。

[应用] 水肿，鼓胀、胸胁停饮；痈肿疮毒，瘰疬痰核。

[用法用量] 煎服，1.5～3.0g；入丸、散服，每次1.0g。外用适量，生用。内服醋制用，以减低毒性。

[使用注意] 虚弱者及孕妇忌用。不宜与甘草同用。

芫花

为瑞香科植物芫花的干燥花蕾。主产于安徽、江苏、浙江、四川、山东等地。春季花未开放前采摘，晒干。生用或醋制用。

［药性］苦、辛，温。有毒。归肺、脾、肾经。

［功效］泻水逐饮，祛痰止咳，杀虫疗疮。

［应用］胸胁停饮，水肿，鼓胀；咳嗽痰喘；头疮、白秃、顽癣及痈肿。

［用法用量］煎服，1.5～3.0g；入丸、散服，每次0.6g。外用适量。内服醋制用，以降低毒性。

［使用注意］虚弱者及孕妇忌用。不宜与甘草同用。

（四）祛风湿药

1. 概述　凡以祛除风湿、解除痹痛为主要作用的药物，称祛风湿药。本类药物多辛香苦燥走散，功善祛除留着肌表、经络的风湿，其中部分药物还分别具有止痹痛、通经络、强筋骨等作用。适用于风湿痹痛、筋脉拘挛、麻木不仁、半身不遂、腰膝酸痛、下肢痿弱等证。痹证多属慢性疾患，需长期用药治疗。为服用方便，可制成酒剂或丸剂。况且酒剂还能增强祛风湿药的功效。使用本类药物时，可根据痹证的性质、部位及病程长短的不同，做适当的选择和相应的配伍。如证属风邪偏盛的行痹，宜选散风邪力强的祛风湿药，并佐以祛风湿通经络之品；湿邪偏重的着痹，宜选除湿力强的祛风湿药，并佐以燥湿、利湿、健脾药；寒邪偏重的痛痹，宜选温通止痛力强的祛风湿药，并佐以散寒温阳通络之品；关节红肿热痛的热痹，宜选寒凉而能清除热邪的祛风湿药，并佐以清热凉血解毒药；兼肝肾虚损而见腰痛脚弱者，当选兼能强筋骨的祛风湿药，并配补肝肾强腰膝之品；病邪在表或疼痛偏上者，当配散风发表药；病邪入络而见血瘀者，当配活血通络药；久病气血不足者，当配益气补血药。本类部分药物辛香苦燥，易耗伤阴血，故阴虚血亏者应慎用。

2. 祛风寒湿药

独活

为伞形科植物重齿毛当归的干燥根。主产于四川、湖北、安徽等地。春初或秋末采挖，除去须根及泥沙，炕至半干，堆置2～3天，发软后再炕至全干。切片，生用。

［药性］辛、苦，微温。归肾、膀胱经。

［功效］祛风湿，止痛，解表。

［应用］风寒湿痹，风寒挟湿表证，少阴头痛。

［用法用量］煎服，3.0～9.0g。外用，适量。

威灵仙

为毛茛科植物威灵仙、棉团铁线莲或东北铁线莲的干燥根及根茎。前一种主产于江苏、安徽、浙江等地，应用较广。后两种部分地区应用。秋季采挖，除去泥沙，晒干。切段，生用。

［药性］辛、咸，温。归膀胱经。

［功效］祛风湿，通络止痛，消骨鲠。

［应用］风湿痹证，骨鲠咽喉。

［用法用量］煎服，6.0～9.0g。外用，适量。

［使用注意］本品辛散走窜，气血虚弱者慎服。

蕲蛇

为蝰科动物五步蛇的干燥体。主产于湖北、江西、浙江等地。多于夏、秋二季捕捉，剖开蛇腹，除去内脏，洗净，干燥。去头、鳞，切段生用、酒炙，或黄酒润透，去鳞、骨用。

［药性］甘、咸，温。有毒。归肝经。

［功效］祛风，通络，止痉。

［应用］风湿顽痹，中风半身不遂；小儿惊风，破伤风；麻风，疥癣。

［用法用量］煎汤，3.0～9.0g；研末吞服，一次1.0～1.5g，一日2～3次。或酒浸、熬膏、入丸、散服。

［使用注意］阴虚内热者忌服。

木瓜

为蔷薇科植物贴梗海棠的干燥近成熟果实，习称"皱皮木瓜"。主产于安徽、四川、湖北、浙江等地。安徽宣城产者称"宣木瓜"，质量较好。夏、秋二季果实绿黄时采收，置沸水中烫至外皮灰白色，对半纵剖，晒干。切片，生用。

［药性］酸，温。归肝、脾经。

［功效］舒筋活络，和胃化湿。

［应用］风湿痹证，脚气水肿，吐泻转筋。

［用法用量］煎服，6.0～9.0g。

［使用注意］内有郁热，小便短赤者忌服。

川乌

为毛茛科植物乌头的干燥母根。主产于四川、云南、陕西、湖南等地。6月下旬至8月上旬采挖，除去子根、须根及泥沙，晒干。生用或制后用。

［药性］辛、苦，热。有大毒。归心、肝、肾、脾经。

［功效］祛风湿，温经止痛。

［应用］风寒湿痹；心腹冷痛，寒疝疼痛；跌打损伤，麻醉止痛。

［用法用量］煎服，1.5～3.0g；宜先煎、久煎。外用，适量。

［使用注意］孕妇忌用；不宜与贝母类、半夏、白及、白蔹、天花粉、瓜蒌类同用；内服一般应炮制用，生品内服宜慎；酒浸、酒煎服易致中毒，应慎用。

乌梢蛇

为游蛇科动物乌梢蛇的干燥体。全国大部分地区有分布。多于夏、秋二季捕捉，剖开蛇腹或先剥去蛇皮留头尾，除去内脏，干燥。去头及鳞片，切段生用、酒炙，或黄酒闷透，去皮骨用。

［药性］甘，平。归肝经。

［功效］祛风，通络，止痉。

［应用］风湿顽痹，中风半身不遂；小儿惊风，破伤风；麻风，疥癣。

［用法用量］煎服，9.0～12.0g；研末，每次2.0～3.0g；或入丸剂、酒浸服。外用，适量。

［使用注意］血虚生风者慎服。

青风藤

为防己科植物青藤及毛青藤的干燥根茎。主产于长江流域及其以南各地。秋末冬初采割，晒干。切片，生用。

［药性］苦、辛，平。归肝、脾经。

［功效］祛风湿，通经络，利小便。

［应用］风湿痹证；水肿，脚气。

［用法用量］煎服，6.0～12.0g。外用，适量。

3. 祛风湿热药

秦艽

　　为龙胆科植物秦艽、麻花秦艽、粗茎秦艽或小秦艽的干燥根。前三种按性状不同分别习称"秦艽"和"麻花艽"，后一种习称"小秦艽"。主产于陕西、甘肃、内蒙古、四川等地。春、秋二季采挖，除去泥沙；秦艽及麻花艽晒软，堆置"发汗"至表面呈红黄色或灰黄色时，摊开晒干，或不经"发汗"直接晒干；小秦艽趁鲜时挫去黑皮，晒干。切片，生用。

　　[药性] 辛、苦，平。归胃、肝、胆经。

　　[功效] 祛风湿，通络止痛，退虚热，清湿热。

　　[应用] 风湿痹证；中风不遂；骨蒸潮热，疳积发热；湿热黄疸。此外，本品尚能治痔疮、肿毒等。

　　[用法用量] 煎服，3.0～9.0g。

防己

　　为防己科植物粉防己及马兜铃科植物广防己的干燥根。前者习称"汉防己"，主产于安徽、浙江、江西、福建等地；后者习称"木防己"，主产于广东、广西、云南等地。秋季采挖，洗净，除去粗皮，切段，粗根纵切两半，晒干。切厚片，生用。

　　[药性] 苦、辛，寒。归膀胱、肺经。

　　[功效] 祛风湿，止痛，利水消肿。

　　[应用] 风湿痹证；水肿，小便不利，脚气；湿疹疮毒。

　　[用法用量] 煎服，4.5～9.0g。

　　[使用注意] 本品大苦大寒易伤胃气，胃纳不佳及阴虚体弱者慎服。

豨莶草

　　为菊科植物豨莶、腺梗豨莶或毛梗豨莶的干燥地上部分。我国大部分地区有产，以湖南、湖北、江苏等地产量较大。夏、秋二季花开前及花期均可采割，除去杂质，晒干。切段，生用或黄酒蒸制用。

　　[药性] 辛、苦，寒。归肝、肾经。

　　[功效] 祛风湿，利关节，解毒。

　　[应用] 风湿痹痛，中风半身不遂；风疹，湿疮，疮痈。

　　[用法用量] 煎服，9.0～12.0g。外用，适量。治风湿痹痛、半身不遂宜制用，治风疹湿疮、疮痈宜生用。

络石藤

　　为夹竹桃科植物络石的干燥带叶藤茎。主产于江苏、湖北、山东等地。冬季至次春采割，除去杂质，晒干。切段，生用。

　　[药性] 苦，微寒。归心、肝、肾经。

　　[功效] 祛风通络，凉血消肿。

　　[应用] 风湿热痹；喉痹，痈肿；跌扑损伤。

　　[用法用量] 煎服，6.0～12.0g。外用，适量，鲜品捣敷。

桑枝

　　为桑科植物桑的干燥嫩枝。全国各地均产。春末夏初采收，去叶，晒干，或趁鲜切片，晒干。生用或炒用。

　　[药性] 微苦，平。归肝经。

　　[功效] 祛风湿，利关节。

　　[应用] 风湿痹证。

　　[用法用量] 煎服，9.0～15.0g。外用，适量。

4. 祛风湿强筋骨药

桑寄生

为桑寄生科植物桑寄生的干燥带叶茎枝。主产于广东、广西、云南等地。冬季至次春采割，除去粗茎，切段，干燥，或蒸后干燥。切厚片，生用。

[药性] 苦、甘，平。归肝、肾经。

[功效] 祛风湿，补肝肾，强筋骨，安胎。

[应用] 风湿痹证；崩漏经多，妊娠漏血，胎动不安。

[用法用量] 煎服，9.0～15.0g。

五加皮

为五加科植物细柱五加的干燥根皮，习称"南五加皮"。主产于湖北、河南、安徽等地。夏、秋二季采挖，剥取根皮，晒干。切厚片，生用。

[药性] 辛、苦，温。归肝、肾经。

[功效] 祛风湿，补肝肾，强筋骨，利水。

[应用] 风湿痹证；筋骨痿软，小儿行迟，体虚乏力；水肿，脚气。

[用法用量] 煎服，4.5～9.0g；或酒浸、入丸、散服。

狗脊

为蚌壳蕨科植物金毛狗脊的干燥根茎。产于云南、广西、浙江、福建等地。秋、冬二季采挖，除去泥沙，干燥；或去硬根、叶柄及金黄色绒毛，切厚片，干燥，为"生狗脊片"；蒸后，晒至六、七成干，切厚片，干燥，为"熟狗脊片"。原药或生狗脊片砂烫用。

[药性] 苦、甘，温。归肝、肾经。

[功效] 祛风湿，补肝肾，强腰膝。

[应用] 风湿痹证；腰膝酸软，下肢无力，遗尿，白带过多。

[用法用量] 煎服，6.0～12.0g。

[使用注意] 肾虚有热，小便不利，或短涩黄赤者慎服。

（五）化湿药

1. 概述　凡气味芳香，性偏温燥，具有化湿运脾作用的药物，称为化湿药。本类药物多辛香温燥，主归脾胃经，善芳化燥除湿浊、舒畅气机而健运脾胃。本类药物具有化湿健脾、和中开胃之功。适用于脾为湿困、运化失常所致的脘腹痞满、呕吐泛酸、大便溏薄、食少体倦、舌苔白腻，或湿热困脾之口甘多涎等。此外，本类药物通过化湿又能解暑，暑温、阴寒闭暑、湿温等亦可选用。湿证有寒湿与湿热之分，故在使用化湿药时，应根据不同的湿证进行适当的配伍，寒湿者当配温里散寒药，湿热者当配清热燥湿药。又湿性黏滞，湿阻每可滞气，行气有助于化湿，故使用化湿药时常配行气药。湿生每因脾虚，若为脾虚生湿者，当配补脾药等。本类药物多属辛温香燥之品，易耗气伤阴，故阴虚血燥及气虚者宜慎用。又因其芳香，大多含挥发油，而挥发油为其有效成分，故入汤剂不宜久煎，以免药效降低。

2. 常用药物

藿香

为唇形科植物广藿香的地上部分。主产于广东、海南等地。夏秋季枝叶茂盛时采割。切段生用。

[药性] 辛，微温。归脾、胃、肺经。

[功效] 化湿，止呕，解暑。

[应用] 湿阻中焦，呕吐，暑湿、湿温。

[用法用量] 煎服，5.0～10.0g。鲜品加倍。

[使用注意] 阴虚血燥者不宜用。

苍术

为菊科植物茅苍术或北苍术的干燥根茎。前者主产于江苏、湖北、河南等地，以产于江苏茅山一带者质量最好，故名茅苍术。后者主产于内蒙古、山西、辽宁等地。春、秋二季采挖，晒干。切片，生用、麸炒或米泔水炒用。

［药性］辛、苦，温。归脾、胃、肝经。

［功效］燥湿健脾，祛风散寒。

［应用］湿阻中焦证，风湿痹证，风寒挟湿表证。

［用法用量］煎服，5.0～10.0g。

［使用注意］阴虚内热，气虚多汗者忌用。

厚朴

为木兰科植物厚朴或凹叶厚朴的干燥干皮、根皮及枝皮。主产于四川、湖北等地。4～6月剥取，根皮及枝皮直接阴干，干皮置沸水中微煮后堆置阴湿处，"发汗"至内表面变紫褐色或棕褐色时，蒸软取出，卷成筒状，干燥。切丝，姜制用。

［药性］苦、辛，温。归脾、胃、肺、大肠经。

［功效］燥湿消痰，下气除满。

［应用］湿阻中焦，脘腹胀满；食积气滞，腹胀便秘；痰饮喘咳。

［用法用量］煎服，3.0～10.0g。或入丸、散。

［使用注意］本品辛苦温燥湿，易耗气伤津，故气虚津亏者及孕妇当慎用。

砂仁

为姜科植物阳春砂、绿壳砂或海南砂的干燥成熟果实。阳春砂主产于广东、广西、云南、福建等地；绿壳砂主产于广东、云南等地；海南砂主产于海南及雷州半岛等地。于夏、秋间果实成熟时采收，晒干或低温干燥。用时打碎生用。

［药性］辛，温。归脾、胃、肾经。

［功效］化湿行气，温中止泻，安胎。

［应用］湿阻中焦及脾胃气滞证，脾胃虚寒吐泻，气滞妊娠恶阻及胎动不安。

［用法用量］煎服，3.0～6.0g，入汤剂宜后下。

［使用注意］阴虚血燥者慎用。

白豆蔻

为姜科植物白豆蔻或瓜哇白豆蔻的干燥成熟果实，又名白豆蔻。主产于泰国、柬埔寨、越南，我国云南、广东、广西等地亦有栽培；按产地不同分为"原豆蔻"和"印尼白蔻"。于秋季果实由绿色转成黄绿色时采收，晒干生用，用时捣碎。

［药性］辛，温。归肺、脾、胃经。

［功效］化湿行气，温中止呕。

［应用］湿阻中焦及脾胃气滞证，呕吐。

［用法用量］煎服，3.0～6.0g，入汤剂宜后下。

［使用注意］阴虚血燥者慎用。

佩兰

为菊科植物佩兰的干燥地上部分。主产于江苏、浙江、河北等地。夏、秋二季分两次采割。切段生用，或鲜用。

［药性］辛，平。归脾、胃、肺经。

［功效］化湿，解暑。

［应用］湿阻中焦，暑湿、湿温。

［用法用量］煎服，5.0～10.0g。鲜品加倍。

草果

为姜科植物草果的干燥成熟果实。主产于云南、广西、贵州等地。于秋季果实成熟时采收，除去杂质，晒干或低温干燥。

［药性］辛，温。归脾、胃经。

［功效］燥湿温中，除痰截疟。

［应用］寒湿中阻证，疟疾。

［用法用量］煎服，3.0～6.0g。

［使用注意］阴虚血燥者慎用。

（六）利水渗湿药

1. 概述　　凡功能通利水道，渗除水湿的药物称为利水渗湿药。利水渗湿药功能通利小便，具有排除停蓄体内水湿之邪的作用，可以解除由水湿停蓄引起的各种病证，并能防止水湿日久化饮，水气凌心等，故临床应用具有重要意义。利水渗湿药主要适用于小便不利、水肿、淋症等病证。对于湿温、黄疸、湿疮等水湿为患，亦具有治疗作用。利水渗湿药味多甘、苦、淡，性多寒、平。主要归肾、膀胱经，兼入脾、肺、小肠经。

利水渗湿药功能有偏于利水渗湿、利水消肿、利水通淋以及利湿退黄之不同，应根据具体病情适当选用。水湿病证，有兼热兼寒之分，应用时需配合清热药与祛寒药同用。如兼有脾虚不足，肾阳亏损者又应配合健脾、补阳药同用。为加强利水效能，如膀胱气化失司，可配伍通阳化气药同用，肺气失宣者可配宣畅肺气药同用。利水渗湿药效能有强有弱，质地有轻有重，故用量须适当掌握，个别药物用量过大可致伤正，尤宜慎用。凡细小种子或研成粉末者，入汤煎服应于包煎。利水渗湿药，对于阴虚不足者应慎用。

2. 利水消肿药

茯苓

为多孔菌科真菌茯苓的干燥菌核。寄生于松科植物赤松或马尾松等树根上。野生或栽培，主产于云南、安徽、湖北、河南、四川等地。产云南者称"云苓"，质较优。多于7～9月采挖。挖出后除去泥沙，堆置"发汗"后，摊开晾至表面干燥，再"发汗"，反复数次至现皱纹、内部水分大部散失后，阴干，称为"茯苓个"。取之浸润后稍蒸，及时切片，晒干；或将鲜茯苓按不同部位切制，阴干，生用。

［药性］甘、淡，平。归心、脾、肾经。

［功效］利水消肿，渗湿，健脾，宁心。

［应用］水肿；痰饮；脾虚泄泻；心悸，失眠。

［用法用量］煎服，9.0～15.0g。

［使用注意］虚寒精滑者忌服。

薏苡仁

为禾本科植物薏苡的干燥成熟种仁。我国大部分地区均产，主产于福建、河北、辽宁等地。秋季果实成熟时采割植株，晒干，打下果实，再晒干，除去外壳、黄褐色种皮及杂质，收集种仁。生用或炒用。

［药性］甘、淡，凉。归脾、胃、肺经。

［功效］利水消肿，渗湿，健脾，除痹，清热排脓。

［应用］水肿，小便不利，脚气；脾虚泄泻；湿痹拘挛；肺痈，肠痈。

［用法用量］煎服，9.0～30.0g。清利湿热宜生用，健脾止泻宜炒用。

［使用注意］津液不足者慎用。

泽泻

为泽泻科植物泽泻的干燥块茎。主产福建、四川、江西等地。冬季茎叶开始枯萎时采挖，洗净，干燥，除去须根及粗皮，以水润透切片，晒干。麸炒或盐水炒用。

［药性］甘，寒。归肾、膀胱经。

［功效］利水消肿，渗湿，泄热。

［应用］水肿，小便不利，泄泻；淋证，遗精。

［用法用量］煎服，5.0～10.0g。

猪苓

为多孔菌科真菌猪苓的干燥菌核。寄生于桦树、枫树、柞树的根上。主产于陕西、山西、河北、河南、云南等地。春秋二季采挖，去泥沙，晒干。切片入药，生用。

［药性］甘、淡，平。归肾、膀胱经。

［功效］利水消肿，渗湿。

［应用］水肿，小便不利，泄泻。

［用法用量］煎服，6.0～12.0g。

香加皮

为萝藦科植物杠柳的干燥根皮。主产于山西、河南、河北、山东等省。春、秋二季采挖根部，剥取根皮，晒干。除去杂质洗净，润透，切片晒干，生用。

［药性］辛、苦，温。有毒。归肝、肾、心经。

［功效］利水消肿，祛风湿，强筋骨。

［应用］水肿，小便不利；风湿痹证。

［用法用量］煎服，3.0～6.0g。浸酒或入丸、散，酌量。

［使用注意］本品有毒，服用不宜过量。

冬瓜皮

为葫芦科植物冬瓜的干燥外层果皮。全国大部分地区有产。均为栽培。夏末初秋果实成熟时采收。食用冬瓜时，洗净，削取外层的果皮，切块或宽丝，晒干，生用。

［药性］甘，凉。归脾、小肠经。

［功效］利水消肿，清热解暑。

［应用］水肿，暑热证。

［用法用量］煎服，15.0～30.0g。

3. 利尿通淋药

车前子

为车前科植物车前或平车前的干燥成熟种子。前者分布全国各地，后者分布北方各省。夏、秋二季种子成熟时采收果穗。晒干，搓出种子，除去杂质。生用或盐水炙用。

［药性］甘，微寒。归肝、肾、肺、小肠经。

［功效］利尿通淋，渗湿止泻，明目，祛痰。

［应用］淋证，水肿；泄泻；目赤肿痛，目暗昏花，翳障；痰热咳嗽。

［用法用量］煎服，9.0～15.0g。宜包煎。

［使用注意］肾虚遗滑者慎用。

滑石

为硅酸盐类矿物滑石族滑石，主含含水硅酸镁 $[Mg_3 \cdot (Si_4O_{10}) \cdot (OH)_2]$，主产于山东、江西、山西、辽宁等地。全年可采。采挖后，除去泥沙及杂石，洗净，砸成碎块，研粉用，或水飞晾干用。

[药性]甘、淡，寒。归膀胱、肺、胃经。

[功效]利尿通淋，清热解暑，收湿敛疮。

[应用]热淋，石淋，尿热涩痛；暑湿，湿温；湿疮，湿疹，痱子。

[用法用量]煎服，10.0～20.0g。宜包煎。外用适量。

[使用注意]脾虚、热病伤津及孕妇忌用。

石韦

为水龙骨科植物庐山石韦和石韦或有柄石韦的干燥叶。各地普遍野生。主产于浙江、湖北、河北等地。全年均可采收。除去根茎及根，拣去杂质，洗去泥沙，晒干或阴干，切段，生用。

[药性]甘、苦，微寒。归肺、膀胱经。

[功效]利尿通淋，清肺止咳，凉血止血。

[应用]淋证，肺热咳喘，血热出血。

[用法用量]煎服，6.0～12.0g。

市通

为木通科植物木通、三叶木通或白木通的干燥藤茎。木通主产于陕西、山东、江苏、安徽等地；三叶木通主产于河北、山西、山东、河南等地；白木通主产于西南地区。秋季采收，截取茎部，除去细枝，阴干即得，洗净润透，切片，晒干，生用。

[药性]苦，寒。有毒。归心、小肠、膀胱经。

[功效]利尿通淋，清心火，通经下乳。

[应用]热淋涩痛，水肿；口舌生疮，心烦尿赤；经闭乳少。

[用法用量]煎服，3.0～6.0g。

[使用注意]本品不宜过量服或久服，孕妇忌服，内无湿热者、儿童与年老体弱者慎用。

通草

为五加科植物通脱木的干燥茎髓。主产于贵州、云南、四川、台湾、广西等地。多为栽培，秋季割取茎。裁成段，趁鲜时取出茎髓，理直，晒干，切片，生用。

[药性]甘、淡，微寒。归肺、胃经。

[功效]利尿通淋，通气下乳。

[应用]淋证，水肿；产后乳汁不下。

[用法用量]煎服，3.0～5.0g。

[使用注意]孕妇慎用。

瞿麦

为石竹科植物瞿麦和石竹的干燥地上部分。全国大部分地区有分布，主产于河北、河南、辽宁、江苏等地。夏、秋二季花果期采割，除去杂质，晒干，切段生用。

[药性]苦，寒。归心、小肠经。

[功效]利尿通淋，破血通经。

[应用]淋证；闭经，月经不调。

[用法用量]煎服，9.0～15.0g。

[使用注意]孕妇忌服。

地肤子

为藜科植物地肤的成熟果实。全国大部分地区有产。秋季果实成熟时采收植株,晒干,打下果实,除去杂质,生用。

[药性]辛、苦,寒。归肾、膀胱经。

[功效]利尿通淋,清热利湿,止痒。

[应用]淋证;阴痒带下,风疹,湿疹。

[用法用量]煎服,9.0～15.0g。外用适量。

海金沙

为海金沙科植物海金沙的干燥成熟孢子。主产于广东、浙江等地。秋季孢子未脱落时采割藤叶,晒干,搓揉或打下孢子,除去藤叶,生用。

[药性]甘、咸,寒。归膀胱、小肠经。

[功效]利尿通淋,止痛。

[应用]淋证。

[用法用量]煎服,6.0～15.0g。宜包煎。

[使用注意]肾阴亏虚者慎服。

萆薢

为薯蓣科植物绵萆薢、福州薯蓣或粉背薯蓣的干燥根茎。前两种称"绵萆薢",主产于浙江、福建;后一种称"粉萆薢",主产浙江、安徽、江西、湖南。秋、冬二季采挖。除去须根,洗净,切片,晒干。生用。

[药性]苦,平。归肾、胃经。

[功效]利湿去浊,祛风除痹。

[应用]膏淋,白浊;风湿痹痛。

[用法用量]煎服,10.0～15.0g。

[使用注意]肾阴亏虚遗精滑泄者慎用。

萹蓄

为蓼科植物萹蓄的干燥地上部分。全国大部分地区均产,主产于河南、四川、浙江、山东、吉林、河北等地。野生或栽培。夏季叶茂盛时采收。割取地上部分,除去杂质,切段,晒干,生用。

[药性]苦,微寒。归膀胱经。

[功效]利尿通淋,杀虫止痒。

[应用]淋证;虫证,湿疹,阴痒。

[用法用量]煎服,9.0～15.0g。鲜者加倍。外用适量。

[使用注意]脾虚者慎用。

4. 利湿退黄药

茵陈

为菊科植物滨蒿或茵陈蒿的干燥地上部分。我国大部分地区有分布,主产于陕西、山西、安徽等地。春季幼苗高6～10cm时采收或秋季花蕾长成时采割。春季采收的习称"绵茵陈",秋季采割的称"茵陈蒿"。除去杂质及老茎,晒干。生用。

[药性]苦、辛,微寒。归脾、胃、肝、胆经。

[功效]利湿退黄,解毒疗疮。

[应用]黄疸,湿疮瘙痒。

[用法用量]煎服,6.0～15.0g。外用适量。煎汤熏洗。

[使用注意]蓄血发黄者及血虚萎黄者慎用。

金钱草

为报春花科植物过路黄的干燥全草。江南各省均有分布。夏、秋二季采收。除去杂质,晒干,切段生用。

[药性]甘、咸,微寒。归肝、胆、肾、膀胱经。

[功效]利湿退黄,利尿通淋,解毒消肿

[应用]湿热黄疸;石淋,热淋;痈肿疔疮、毒蛇咬伤。

[用法用量]煎服,15.0~60.0g。鲜品加倍。外用适量。

虎杖

为蓼科植物虎杖的干燥根茎和根。我国大部分地区均产,主产于江苏、江西、山东、四川等地。春、秋二季采挖,除去须根,洗净,趁新鲜切短段或厚片,晒干。生用或鲜用。

[药性]微苦,微寒。归肝、胆、肺经。

[功效]利湿退黄,清热解毒,散瘀止痛,化痰止咳.

[应用]湿热黄疸,淋浊,带下;水火烫伤,痈肿疮毒,毒蛇咬伤;经闭、癥瘕、跌打损伤;肺热咳嗽;泻热通便。

[用法用量]煎服,9.0~15.0g。外用适量。

[使用注意]孕妇忌服。

(七)温里药

1. 概述　温里药,又称祛寒药。温里药性偏温热,具有温中祛寒及益火扶阳等作用,适用于里寒之症。即是《内经》所说的"寒者温之"的意义。所谓里寒,包括两个方面。①寒邪内侵:阳气受困,而见呕逆泻痢、胸腹冷痛、食欲不佳等脏寒证,必须温中祛寒,以消阴翳;②心肾虚:阴寒内生,而见汗出恶寒、口鼻气冷、厥逆脉微等亡阳证,必须益火扶阳,以除厥逆。临床使用温里药时,应注意以下各点:①外寒内侵,如有表证未解的,应适当配合解表药同用;②夏季天气炎热,或素体火旺,剂量宜酌量减轻;③温里药性多辛温燥烈,易于伤津耗液,凡属阴虚患者均应慎用。

祛寒药适应病证不同,具有祛寒回阳、温肺化饮、温中散寒以及暖肝止痛等功能,须根据辨证选择相适应的药物进行治疗。本类药物可用于真寒假热之症;对真热假寒病证不可应用。若是真寒假热,服祛寒药后出现呕吐现象,是为格拒之象,可采用冷服之法。祛寒药药性温燥,容易耗损阴液,故阴虚火旺、阴液亏少者慎用;个别药物孕妇亦虚忌用。祛寒药中的某些药物,如附子、肉桂等,再应用时必须注意用量、用法以及注意事项。

2. 常用药物

附子

为毛茛科植物乌头的子根的加工品。主产于四川、湖北、湖南等地。6月下旬至8月上旬采挖,除去母根、须根及泥沙,习称"泥附子"。加工炮制为盐附子、黑附片(黑顺片)、白附片、淡附片、炮附片。

[药性]辛、甘,大热。有毒。归心、肾、脾经。

[功效]回阳救逆,补火助阳,散寒止痛。

[应用]亡阳证,阳虚证,寒痹证。

[用法用量]煎服,3.0~15.0g;本品有毒,宜先煎0.5~1小时,至口尝无麻辣感为度。

[使用注意]孕妇及阴虚阳亢者忌用。反半夏、瓜蒌、贝母、白蔹、白及。生品外用,内服须炮制。若内服过量,或炮制、煎煮方法不当,可引起中毒。

干姜

为姜科植物姜的干燥根茎。主产于四川、广东、广西、湖南、湖北等地。均系栽培。冬季采收,纯净后切片晒干或低温烘干。生用。

　　[药性]辛,热。归脾、胃、肾、心、肺经。

　　[功效]温中散寒,回阳通脉,温肺化饮。

　　[应用]腹痛,呕吐,泄泻;亡阳证;寒饮喘咳。

　　[用法用量]煎服,3.0~10.0g。

　　[使用注意]本品辛热燥烈,阴虚内热、血热妄行者忌用。

肉桂

　　为樟科植物肉桂的干燥树皮。主产于广东、广西、海南、云南等地。多于秋季剥取,刮去栓皮,阴干。因剥取部位及品质的不同而加工成多种规格,常见的有企边桂、板桂、油板桂等。生用。

　　[药性]辛,甘,大热。归肾、脾、心、肝经。

　　[功效]补火助阳,散寒止痛,温经通脉,引火归源。

　　[应用]阳痿,宫冷;腹痛,寒疝;腰痛,胸痹,阴疽,闭经,痛经;虚阳上浮诸症。

　　[用法用量]煎服,1.0~4.5g,宜后下或焗服;研末冲服,每次1.0~2.0g。

　　[使用注意]阴虚火旺,里有实热,血热妄行出血及孕妇忌用。畏赤石脂。

吴茱萸

　　为芸香科植物吴茱萸、石虎或疏毛吴茱萸的干燥近成熟果实。主产于贵州、广西、湖南、云南、陕西、浙江、四川等地。8~11月果实尚未开裂时,剪下果枝,晒干或低温干燥,除去枝、叶、果梗等杂质。用甘草汤制过应用。

　　[药性]辛、苦,热。有小毒。归肝、脾、胃、肾经。

　　[功效]散寒止痛,降逆止呕,助阳止泻。

　　[应用]寒凝疼痛,胃寒呕吐,虚寒泄泻。

　　[用法用量]煎服,1.5~4.5g。外用适量。

　　[使用注意]本品辛热燥烈,易耗气动火,故不宜多用、久服。阴虚有热者忌用。

小茴香

　　为伞形科植物茴香的干燥成熟果实。全国各地均有栽培。秋季果实初熟时采割植株,晒干,打下果实,除去杂质。生用或盐水炙用。

　　[药性]辛,温。归肝、肾、脾、胃经。

　　[功效]散寒止痛,理气和胃。

　　[应用]寒疝腹痛,睾丸偏坠胀痛,少腹冷痛,痛经;中焦虚寒气滞证。

　　[用法用量]煎服,3.0~6.0g。外用适量。

　　[使用注意]阴虚火旺者慎用。

丁香

　　为桃金娘科植物丁香的干燥花蕾。习称公丁香。主产于坦桑尼亚、马来西亚、印度尼西亚,我国主产于广东、海南等地。通常于9月至次年3月,花蕾由绿转红时采收,晒干。生用。

　　[药性]辛,温。归脾、胃、肺、肾经。

　　[功效]温中降逆,散寒止痛,温肾助阳。

　　[应用]胃寒呕吐、呃逆;脘腹冷痛;阳痿,宫冷。

　　[用法用量]煎服,1.0~3.0g。外用适量。

　　[使用注意]热证及阴虚内热者忌用。畏郁金。

花椒

　　为芸香科植物青椒或花椒的干燥成熟果皮。我国大部分地区有分布,但以四川产者为佳,故又名川椒、蜀椒。秋季采收成熟果实,晒干,除去种子及杂质。生用或炒用。

[药性]辛、温。归脾、胃、肾经。

[功效]温中止痛,杀虫止痒。

[应用]中寒腹痛,寒湿吐泻;虫积腹痛,湿疹,阴痒。

[用法用量]煎服,3.0~6.0g。外用适量,煎汤熏洗。

高良姜

为姜科植物高良姜的干燥根茎。主产于广东、广西、海南等地。夏末秋初采挖生长4~6年的根茎,除去地上茎、须根及残留鳞片,洗净,切段,晒干。生用。

[药性]辛,热。归脾、胃经。

[功效]散寒止痛,温中止呕。

[应用]胃寒冷痛,胃寒呕吐。

[用法用量]煎服,3.0~6.0g。研末服,每次3g。

(八)理气药

1. 概述　　凡功能能调理气分,舒畅气机的药物称为里气药。因其善于行散气滞故又称为行气药,作用较强者称为破气药。所谓气滞,就是指气机不畅、气行阻滞的证候。多由于冷热失调、精神抑郁、饮食失常以及痰饮湿浊等因所致。气滞病证,主要为胀满疼痛。气滞日久不治,可进而生痰、动火、积留血液。理气药功能疏通气机,既能缓解胀满疼痛,又能防止胀、满、瘀的发生,所以凡属气滞病证及时应用理气药治疗具有重要意义。理气药适用于脾胃气滞、脘腹胀满疼痛,胸部气滞、胸痹疼痛,肝气瘀滞、胁肋胀痛、乳房胀痛或结块、疝痛、月经不调等;以及胃气上逆、呕吐嗳气、呃逆等症。分别具有理气宽中、行气止痛、宽胸止痛、疏肝解郁、降逆和胃等作用。理气药大都味多苦辛,性多属温,能入脾胃肺肝经。

应用理气药时,须根据气滞病证的不同部位及程度,选择相应的药物。气滞之证,病因各异,兼夹之邪亦不相同,故临床应用理气药时宜做适当的配伍。本类药物大多辛温香燥,易耗气伤阴,故气弱阴虚者慎用。本类药物中行气力强之品,易伤胎气,孕妇慎用。本类药物大多含有挥发油成分,不宜久煎,以免影响药效。

2. 常用药物

陈皮

为芸香科植物橘及其栽培变种的成熟干燥果皮。主产于广东、福建、四川、浙江、江西等地。秋末冬初果实成熟时采收果皮,晒干或低温干燥。以陈久者为佳,故称陈皮。产广东新会者称新会皮,广陈皮。切丝,生用。

[药性]辛、苦,温。归脾、肺经。

[功效]理气健脾,燥湿化痰。

[应用]脾胃气滞证,呕吐、呃逆证,湿痰、寒痰咳嗽,胸痹证。

[用法用量]煎服,3.0~9.0g。

枳实

为芸香科植物酸橙及其栽培变种或甜橙的干燥幼果,主产于四川、江西、福建、江苏等地。5~6月间采集自落的果实,自中部横切为两半,晒干或低温干燥,较小者直接晒干或低温干燥。用时洗净、闷透,切薄片,干燥。生用或麸炒用。

[药性]苦、辛、酸,温。归脾、胃、大肠经。

[功效]破气除痞,化痰消积。

[应用]胃肠积滞,湿热泻痢;胸痹、结胸;气滞胸胁疼痛;产后腹痛。

[用法用量]煎服,3.0~9.0g,大量可用至30.0g。炒后性较平和。

[使用注意]孕妇慎用。

木香

为菊科植物木香、川木香的根。木香产于印度、巴基斯坦、缅甸者,称为广木香,现我国已栽培成功。主产于云南、广西者,称为云木香;主产于四川、西藏等地者称川木香。秋、冬二季采挖,除去泥沙及须根,切段,大的再纵剖成瓣,干燥后撞去粗皮。生用或煨用。

[药性]辛、苦,温。归脾、胃、大肠、胆、三焦经。

[功效]行气止痛,健脾消食。

[应用]脾胃气滞证;泻痢里急后重;腹痛胁痛,黄疸,疝气疼痛;气滞血瘀之胸痹。

[用法用量]煎服,1.5~6.0g。生用行气力强,煨用行气力缓而实肠止泻,用于泄泻腹痛。

香附

为莎草科植物莎草的干燥根茎。全国大部分地区均产,主产于广东、河南、四川、浙江、山东等地。秋季采挖,燎去毛须,置沸水中略煮或蒸透后晒干,或燎后直接晒干。生用,或醋炙用。用时碾碎。

[药性]辛、微苦、微甘、平。归肝、脾、三焦经。

[功效]疏肝解郁,调经止痛,理气调中。

[应用]肝郁气滞胁痛、腹痛;月经不调,痛经,乳房胀痛;脾胃气滞腹痛。

[用法用量]煎服,6.0~9.0g。醋炙止痛力增强。

青皮

为芸香科植物橘及其栽培变种的幼果或未成熟果实的干燥果皮。产地同陈皮。5~6月间收集自落的幼果,晒干,称为“个青皮”,7~8月间采收未成熟的果实,在果皮上纵剖成四瓣至基部,除去瓤肉,晒干,习称“四花青皮”。生用或醋炙用。

[药性]苦、辛,温。归肝、胆、胃经。

[功效]疏肝破气,消积化滞。

[应用]肝郁气滞证,气滞脘腹疼痛,食积腹痛,癥瘕积聚、久疟癖块。

[用法用量]煎服,3.0~9.0g。醋炙疏肝止痛力强。

沉香

为瑞香科植物沉香及白木香含有树脂的木材。沉香主产于东南亚、印度等地,白木香主产于海南、广东、云南、台湾等地。全年均可采收,割取含树脂的木材,除去不含树脂的部分,阴干,打碎或锉末。生用。

[药性]辛、苦,微温。归脾、胃、肾经。

[功效]行气止痛,温中止呕,纳气平喘。

[应用]胸腹胀痛,胃寒呕吐,虚喘证。

[用法用量]煎服,1.5~4.5g,宜后下;或磨汁冲服,或入丸、散剂,每次0.5~1.0g。

川楝子

为楝科植物川楝树的干燥成熟果实。我国南方各地均产,以四川产者为佳。冬季果实成熟时采收,除去杂质,干燥。用时打碎。生用或炒用。

[药性]苦,寒。有小毒。归肝、胃、小肠、膀胱经。

[功效]行气止痛,杀虫。

[应用]肝郁化火所致诸痛证,虫积腹痛。

[用法用量]煎服,4.5~9.0g。外用适量。炒用寒性减低。

[使用注意]本品有毒,不宜过量或持续服用,以免中毒。又因性寒,脾胃虚寒者慎用。

乌药

为樟科植物乌药的块根。主产于浙江、安徽、江苏、陕西等地。全年均可采挖,除去细根,洗净,趁鲜切片,晒干。生用或麸炒用。

　　[药性]辛,温。归肺、脾、肾、膀胱经。

　　[功效]行气止痛,温肾散寒。

　　[应用]寒凝气滞之胸腹诸痛证;尿频,遗尿。

　　[用法用量]煎服,3.0~9.0g。

薤白

　　为百合科植物小根蒜或薤的地下干燥鳞茎。全国各地均有分布,主产于江苏、浙江等地。夏、秋二季采挖,洗净,除去须根,蒸透或置沸水中烫透,晒干。生用。

　　[药性]辛、苦,温。归肺、胃、大肠经。

　　[功效]通阳散结,行气导滞。

　　[应用]胸痹证;脘腹痞满胀痛,泻痢里急后重。

　　[用法用量]煎服,5.0~9.0g。

檀香

　　为檀香科植物檀香的木质心材。主产于印度、澳大利亚、印度尼西亚,我国海南、广东、云南、台湾等地亦产。以夏季采收为佳。除去边材,镑片或劈碎后入药。生用。

　　[药性]辛,温。归脾、胃、心、肺经。

　　[功效]行气止痛,散寒调中。

　　[应用]胸腹寒凝气滞证。

　　[用法用量]煎服,2.0~5.0g,宜后下;入丸、散,1.0~3.0g。

　　[使用注意]阴虚火旺,实热吐衄者慎用。

荔枝核

　　为无患子科植物荔枝的成熟种子。主产于福建、广东、广西等地。夏季采摘成熟果实,除去果皮及肉质假种皮,洗净,晒干。生用或盐水炙用。用时打碎。

　　[药性]辛、微苦,温。归肝、胃经。

　　[功效]行气散结,散寒止痛。

　　[应用]疝气痛,睾丸肿痛;胃脘久痛,痛经,产后腹痛。

　　[用法用量]煎服,4.5~9.0g。或入丸、散剂。

佛手

　　为芸香科植物佛手的干燥果实。主产于广东、福建、云南、四川等地。秋季果实尚未变黄或刚变黄时采收,纵切成薄片,晒干或低温干燥。生用。

　　[药性]辛、苦,温,归肝、脾、胃、肺经。

　　[功效]疏肝解郁,理气和中,燥湿化痰。

　　[应用]肝郁胸胁胀痛;气滞脘腹疼痛;久咳痰多,胸闷作痛。

　　[用法用量]煎服,3.0~9.0g。

大腹皮

　　为棕榈科植物槟榔的干燥果皮,又名槟榔衣。主产于海南、广西、云南等地。冬季至次春采收未成熟的果实,煮后干燥,纵剖两瓣,剥取果皮,习称"大腹皮";春末至秋初采收成熟果实,煮后干燥,剥取果皮,打松,晒干,习称"大腹毛"。生用。

　　[药性]辛,微温。归脾、胃、大肠、小肠经。

　　[功效]行气宽中,利水消肿。

　　[应用]胃肠气滞,脘腹胀闷,大便不爽;水肿胀满,脚气浮肿,小便不利。

[用法用量]煎服,4.5~9.0g。

(九)消食药

1. 概述　凡功能消化食积的药物,称为消食药,又称消导药或助消化药。脾胃为生化之源,后天之本,主纳谷运化。如果饮食不节,损伤脾胃,每致饮食停滞,出现各种消化功能障碍的病证。消食药功能消食化积,有的药物还有健脾开胃作用,可以达到消除宿食积滞及其所引起的各种症候的目的,促使脾胃功能恢复,故临床运用具有重要意义。消食药,主要适用于食积停滞所致的脘腹胀满,嗳气泛酸,恶心呕吐,不思饮食,泄泻或便秘等症。本类药物的使用,常根据不同病情而配伍其他药物同用。如脾胃虚弱者,可配健胃补脾药;脾胃有寒者,可配温中暖胃药;湿浊内阻者,可配芳香化湿药;气滞者,可配理气药;便秘者,可配通便药;若积滞化热,则当又配合苦寒清热药同用。消食药大都性味甘平或甘温,归脾胃经。

食积停滞有上中下之分,病在上脘恶心欲吐,可用涌吐药以吐之;停积在下大便秘结,可用泻下药以导之,唯在中焦,脘腹胀闷,嗳气吞酸,不思饮食者则以消导药治之。消食药均能消食化积,然性能又有不同,应根据不同症状和原因,选择恰当药物治疗。一般食积停滞,常用山楂、六曲,症情较重者宜用鸡内金,轻者多用麦芽、谷芽等;又如油腻肉积宜用山楂,米面食积宜用麦芽,至于食积腹泻,又当用焦山楂,兼见气滞,当用莱菔子等。食积停滞,如兼脾胃虚弱,纳呆泄泻,可配健脾药同用;气滞胀闷,可配理气药同用;恶心呕吐,可配和胃降逆药同用;便秘,可配泻下药同用。凡授乳妇女应用消食药须忌用麦芽、六曲;服人参时忌用莱菔子。

2. 常用药物

山楂

本品为蔷薇科植物山里红或山楂的成熟果实。主产于河南、山东、河北等地,以山东产量大质佳。多为栽培品。秋季果实成熟时采收。切片,干燥。生用或炒用。

[药性]酸、甘,微温。归脾、胃、肝经。

[功效]消食化积,行气散瘀。

[应用]饮食积滞证;痢腹痛,疝气痛;瘀阻胸腹痛,痛经。

[用法用量]煎服,10.0~15.0g,大剂量30.0g。生山楂、炒山楂多用于消食散瘀,焦山楂、山楂炭多用于止泻痢。

[使用注意]脾胃虚弱而无积滞者或胃酸分泌过多者均慎用。

莱菔子

为十字花科植物萝卜的成熟种子。全国各地均有栽培。夏季果实成熟时采割植株,晒干,搓出种子,除去杂质,再晒干。生用或炒用,用时捣碎。

[药性]辛、甘,平。归肺、脾、胃经。

[功效]消食除胀,降气化痰。

[应用]食积气滞证;咳喘痰多,胸闷食少。

[用法用量]煎服,6.0~10.0g。生用吐风痰,炒用消食下气化痰。

[使用注意]本品辛散耗气,故气虚及无食积、痰滞者慎用。不宜与人参同用。

鸡内金

为雉科动物家鸡的沙囊内壁。全国各地均产。杀鸡后,取出鸡肫,趁热剥取内壁,洗净,干燥。生用、炒用或醋制入药。

[药性]甘,平。归脾、胃、小肠、膀胱经。

[功效]消食健胃,涩精止遗。

[应用]饮食积滞,小儿疳积;肾虚遗精、遗尿;砂石淋证,胆结石。

[用法用量]煎服,3.0~10.0g;研末服,每次1.5~3.0g。研末服效果比煎剂好。

[使用注意]脾虚无积滞者慎用。

神曲

为面粉和其他药物混合后经发酵而成的加工品。全国各地均有生产。其制法是:取较大量面粉或麸皮与杏仁泥、赤小豆粉以及鲜青蒿、鲜苍耳、鲜辣蓼自然汁,混合拌匀,使干湿适宜,放入筐内,复以麻叶或楮叶,保温发酵一周,长出黄菌丝时取出,切成小块,晒干即成。生用或炒用。

[药性]甘、辛,温。归脾、胃经。

[功效]消食和胃。

[应用]饮食积滞证。

[用法用量]煎服,6.0~15.0g。消食宜炒焦用。

麦芽

为禾本科植物大麦的成熟果实经发芽干燥而成。全国各地均可生产。将大麦洗净、浸泡4~6小时后,捞出,保持适宜温、湿度,待幼芽长至约0.5cm时,晒干或低温干燥。生用、炒黄或炒焦用。

[药性]甘,平。归脾、胃、肝经。

[功效]消食健胃,回乳消胀。

[应用]米面薯芋食滞证,断乳、乳房胀痛。

[用法用量]煎服,10.0~15.0g,大剂量30.0~120.0g。生麦芽功偏消食健胃,炒麦芽多用于回乳消胀。

[使用注意]授乳期妇女不宜使用。

稻芽

为禾本科植物稻的成熟果实经发芽干燥而成。全国多数地方均可生产,主产南方各省区。将稻谷用水浸泡后,保持适宜的温、湿度,待须根长至约1cm时,干燥。生用或炒用。

[药性]甘,温。归脾、胃经。

[功效]消食和中,健脾开胃。

[应用]米面薯芋食滞证及脾虚食少消化不良。

[用法用量]煎服,9.0~15.0g。生用长于和中,炒用偏于消食。

(十)驱虫药

1.概述　凡能驱除或杀灭肠寄生虫的药物,称为驱虫药。肠寄生虫,主要有蛔虫、钩虫、线虫、蛲虫等,除钩虫由皮肤接触感染外,其他多由病员吃了污染虫卵的食物而进入人体。患肠寄生虫病的病员,大都在粪便中可检查出虫卵,有的可能没有明显症状,有的可以出现绕脐腹痛,时作时止,形体消瘦,不思饮食,或多食易饿,或嗜食异物等症;钩虫病还可能有面色萎黄、全身浮肿等;蛲虫病主要出现肛门瘙痒。由于肠寄生虫能影响人体健康,因此必须及时进行治疗。同时要重视预防工作,应向患者或其家长宣传卫生常识,以防重复感染。临床使用驱虫药时,应注意以下各点:①患虫病日久而腹有积滞者,可配合消导药同用;如脾胃虚弱者,可配健脾药同用;体质虚弱者,可配补虚药同用。②驱虫药最好在空腹时服,使药力直接作用于虫体,以提高疗效。如排便不畅者,在必要时可适当配合泻下药,以增强排虫作用。③在使用驱虫药时,必须注意剂量,对某些具有毒性的驱虫药,不能过量,以免中毒。

应用驱虫药,首先要明确诊断,然后根据肠寄生虫种类,选用相应的药物治疗。服用驱虫药一般在配泻下药,促使麻痹虫体迅速排出,以免虫体在被驱出身体之前复苏,同时还需根据患者体质强弱,症情缓急,兼症不同,予以适当配伍,若有积滞者可配伍消导药同用,脾胃虚弱者可配合健脾药同用。服用驱虫药一般在空腹时服药为宜,以便药力充分作用虫体,从而奏效更为迅捷,对于作用较强,可能引起副作用的药物,则宜在临睡前服用。虫积腹痛剧烈时,宜暂缓驱虫,待疼痛缓解后再行驱虫较为安全。根据各种驱虫药的特性,妥善掌握用量与用法;其中药性峻烈或有毒之品,体弱、孕妇应慎用。

2. 常用药物

槟榔

为棕榈科植物槟榔的干燥成熟种子。主产于海南、福建、云南、广西、台湾等地。春末至秋初采收成熟果实,用水煮后,干燥,除去果皮,取出种子,晒干。浸透切片或捣碎用。

[药性]苦、辛,温。归胃、大肠经。

[功效]杀虫消积,行气,利水,截疟。

[应用]多种肠道寄生虫病;食积气滞,泻痢后重;水肿,脚气肿痛;疟疾。

[用法用量]煎服,3.0~10.0g。驱绦虫、姜片虫30.0~60.0g。生用力佳,炒用力缓;鲜者优于陈久者。

[使用注意]脾虚便溏或气虚下陷者忌用,孕妇慎用。

使君子

为使君子科植物使君子的干燥成熟果实。主产于广东、广西、云南、四川等地。9~10月果皮变紫黑时采收,晒干。去壳,取种仁生用或炒香用。

[药性]甘,温。归脾、胃经。

[功效]杀虫消积。

[应用]蛔虫病,蛲虫病;小儿疳疾。

[用法用量]煎服,9.0~12.0g,捣碎;取仁炒香嚼服,6.0~9.0g。小儿每次1~1.5粒,一日总量不超过20粒。空腹服用,每日1次,连用3天。

[使用注意]大量服用可致呃逆、眩晕、呕吐、腹泻等反应。若与热茶同服,亦能引起呃逆、腹泻,故服用时当忌饮茶。

苦楝皮

为楝科植物楝或川楝的干燥树皮及根皮。前者全国大部分地区均产,后者主产于四川、湖北、贵州、河南等地。四时可采,但以春、秋两季为宜。剥取根皮或干皮,刮去栓皮,洗净。鲜用或切片生用。

[药性]苦,寒。有毒。归肝、脾、胃经。

[功效]杀虫,疗癣。

[应用]蛔虫,蛲虫,钩虫等病;疥癣,湿疮。

[用法用量]煎服,4.5~9.0g。鲜品15.0~30.0g。外用适量。

[使用注意]本品有毒,不宜过量或持续久服。有效成分难溶于水,需文火久煎。

雷丸

为白蘑科真菌雷丸的干燥菌核。主产于四川、贵州、云南、湖北、广西等地。秋季采挖,洗净,晒干。生用。

[药性]微苦,寒。有小毒。归胃、大肠经。

[功效]杀虫消积。

[应用]绦虫病,钩虫病,蛔虫病;小儿疳积。

[用法用量]入丸、散,15.0~21.0g。一次5.0~7.0g,饭后用温开水调服,一日3次,连服3天。

[使用注意]不宜入煎剂。因本品含蛋白酶,加热60℃左右即易于破坏而失效。有虫积而脾胃虚寒者慎服。

榧子

为红豆杉科植物榧的干燥成熟种子。主产于安徽、福建、江苏、浙江、湖南、湖北等地。秋季种子成熟时采收,除去肉质假种皮,洗净,晒干。生用或炒用。

[药性]甘,平。归肺、胃、大肠经。

[功效]杀虫消积,润肠通便,润肺止咳。

[应用]虫积腹痛,肠燥便秘,肺燥咳嗽。

[用法用量]煎服,10.0~15.0g。炒熟嚼服,一次用15.0g。

[使用注意]入煎服宜生用。大便溏薄,肺热咳嗽者不宜用。服榧子时,不宜食绿豆,以免影响疗效。

(十一)止血药

1. 概述　凡功能制止体内外出血的药物,称为止血药。血液为人体重要的物质,凡出血之证,如不及时有效的制止,致使血液耗损,而造成机体衰弱,甚至危及生命,故止血药的应用具有重要的意义。止血药的主要适用于各部位出血病证,如咯血、衄血、吐血、尿血、便血、崩漏、紫癜及创伤出血等。止血药的药性各有不同,如药性寒凉,功能凉血止血,适用于血热之出血;药性湿热,能温经止血,适用于虚寒出血;兼有化瘀作用,功能化瘀止血,适用于出血而兼有瘀血者;药性收敛,功能收敛止血,可用于出血日久不止等。

止血药以其药性区分有凉血止血、温经止血、化瘀止血、收敛止血之不同,临床应用须根据药性选择相适应的药物进行治疗。止血药是治标之品,临床应用需配合相应的药物如清热药、温热药、活血化瘀药以及补益药,以标本兼治之。凉血止血药一般忌用于虚寒之症,温经止血药忌用于热盛之症,收敛止血药主要适用于出血日久不止而无邪瘀之症,以免留瘀留邪之弊。大量出血每有气随血脱、亡阳、亡阴之症,首应考虑大补元气、急救回阳以及挽回气阳,以免贻误病机。止血药用量与用法各自不同,有需炒炭者(艾叶),有不需炒者(三七),有主要用于汤剂者(蒲黄),有直接研粉吞服者(白及),有需用量较大者(仙鹤草),当各随药性用之。

2. 凉血止血药

小蓟

为菊科植物刺儿菜或刻叶刺儿菜的地上部分或根。全国大部分地区均产。夏、秋季花期采集。除去杂质,晒干,生用或炒炭用。

[药性]甘、苦,凉。归心、肝经。

[功效]凉血止血,散瘀解毒消痈。

[应用]血热出血证,热毒痈肿。

[用法用量]煎服,10.0~15.0g,鲜品加倍。外用适量,捣敷患处。

地榆

为蔷薇科植物地榆或长叶地榆的根。前者产于我国南北各地,后者习称"绵地榆",主要产于安徽、浙江、江苏、江西等地。春季将发芽时或秋季植株枯萎后采挖。除去须根,洗净,晒干生用,或炒炭用。

[药性]苦、酸、涩,微寒。归肝、大肠经。

[功效]凉血止血,解毒敛疮。

[应用]血热出血证,烫伤、湿疹、疮疡痈肿。

[用法用量]煎服,10.0~15.0g,大剂量可用至30.0g;或入丸、散。外用适量。止血多炒炭用,解毒敛疮多生用。

[使用注意]本品性寒酸涩,凡虚寒性便血、下痢、崩漏及出血有瘀者慎用。对于大面积烧伤患者,不宜使用地榆制剂外涂,以防其所含鞣质被大量吸收而引起中毒性肝炎。

大蓟

为菊科植物蓟的地上部分或根。全国大部分地区均产。华北地区多用地上部分,华东地区多用地上部分及根,中南及西南地区多用根。夏、秋季花开时割取地上部分,或秋末挖根,除去杂质,晒干,生用或炒炭用。

[药性]甘、苦,凉。归心、肝经。

[功效]凉血止血,散瘀解毒消痈。

[应用]血热出血证,热毒痈肿。

[用法用量]煎服,10.0~15.0g,鲜品可用30.0~60.0g。外用适量,捣敷患处。

槐花

为豆科植物槐的干燥花蕾及花。全国各地区产,以黄土高原和华北平原为多。夏季花未开放时采收其花蕾,称为"槐米";花开放时采收,称为"槐花"。采收后除去花序的枝、梗及杂质,及时干燥,生用、炒用或炒炭用。

［药性］苦,微寒。归肝、大肠经。

［功效］凉血止血,清肝泻火。

［应用］血热出血证,目赤、头痛。

［用法用量］煎服,10.0~15.0g。外用适量。止血多炒炭用,清热泻火宜生用。

［使用注意］脾胃虚寒及阴虚发热而无实火者慎用。

侧柏叶

为柏科植物侧柏的嫩枝叶。全国各地均有产。多在夏、秋季节采收,除去粗梗及杂质,阴干,生用或炒炭用。

［药性］苦、涩,寒。归肺、肝、脾经。

［功效］凉血止血,化痰止咳,生发乌发。

［应用］血热出血证,肺热咳嗽,脱发、须发早白。

［用法用量］煎服,10.0~15.0g。外用适量。止血多炒炭用,化痰止咳宜生用。

白茅根

为禾本科植物白茅的根茎。全国各地均有产,但以华北地区较多。春、秋二季采挖,除去须根及膜质叶鞘,洗净,晒干,切段生用。

［药性］甘,寒。归肺、胃、膀胱经。

［功效］凉血止血,清热利尿,清肺胃热。

［应用］血热出血证,水肿、热淋、黄疸,胃热呕吐、肺热咳喘。

［用法用量］煎服,15.0~30.0g,鲜品加倍,以鲜品为佳,可捣汁服。多生用,止血亦可炒炭用。

3. 化瘀止血药

三七

为五加科植物三七的干燥根。主产于云南、广西等地。夏末秋初开花前或冬季种子成熟后采挖,去尽泥土,洗净,晒干,生用或研细粉用。

［药性］甘、微苦,温。归肝、胃经。

［功效］化瘀止血,活血定痛。

［应用］出血证;跌打损伤,瘀血肿痛。

［用法用量］多研末吞服,1.0~1.5g;煎服,3.0~10.0g,亦入丸、散。外用适量,研末外掺或调敷。

［使用注意］孕妇慎用。

茜草

为茜草科植物茜草的干燥根及根茎。主产于安徽、江苏、山东、河南、陕西等地。春、秋二季采挖,除去茎苗、泥土及细须根,洗净,晒干,生用或炒用。

［药性］苦,寒。归肝经。

［功效］凉血化瘀止血,通经。

［应用］出血证;血瘀经闭、跌打损伤,风湿痹痛。

［用法用量］煎服,10.0~15.0g,大剂量可用30.0g。亦入丸、散。止血炒炭用,活血通经生用或酒炒用。

蒲黄

为香蒲科植物水烛香蒲、东方香蒲或同属植物的干燥花粉。主产于浙江、江苏、安徽、湖北、山东等地。夏季采收蒲棒上部的黄色雄性花序,晒干后碾轧,筛取细粉,生用或炒用。

[药性]甘,平。归肝、心包经。

[功效]止血,化瘀,利尿。

[应用]出血证,瘀血痛证,血淋尿血。

[用法用量]煎服,3.0~10.0g,包煎。外用适量,研末外掺或调敷。止血多炒用,化瘀、利尿多生用。

降香

为豆科植物降香檀树干和根的干燥心材。主产于海南、广东、广西、云南等地。全年均可采集。除去边材,劈成小块,阴干,生用。

[药性]辛,温。归肝、脾经。

[功效]化瘀止血,理气止痛。

[应用]出血证、胸胁疼痛、跌损瘀痛、呕吐腹痛。

[用法用量]煎服,3.0~6.0g,宜后下;研末吞服,每次1.0~2.0g。外用适量,研末外敷。

4. 收敛止血药

白及

为兰科植物白及的块茎。主产于贵州、四川、湖南、湖北、安徽、河南、浙江、陕西等地。夏、秋二季采挖,除去须根,洗净,晒干,生用。

[药性]苦、甘、涩,寒。归肺、胃、肝经。

[功效]收敛止血,消肿生肌。

[应用]出血证,肿疮疡、手足皲裂、水火烫伤。

[用法用量]煎服,3.0~10.0g;大剂量可用至30.0g;亦可入丸、散,入散剂,每次用2.0~5.0g;研末吞服,每次1.5~3.0g。外用适量。

[使用注意]不宜于乌头类药材同用。

仙鹤草

为蔷薇科植物龙牙草的全草。主产于浙江、江苏、湖南、湖北等地。夏、秋二季茎叶茂盛时采割,除去杂质,晒干,生用或炒炭用。

[药性]苦、涩,平。归心、肝经。

[功效]收敛止血,止痢,截疟,补虚。

[应用]出血证,腹泻,痢疾,疟疾寒热,脱力劳伤。

[用法用量]煎服,3.0~10.0g;大剂量可用至30.0~60.0g。外用适量。

棕榈炭

为棕榈科植棕榈的叶鞘纤维(即叶柄基底部之棕毛)。主产于广东、福建、云南、甘肃、贵州、浙江、台湾等地。全年可采,一般多在9~10月间采收,以陈久者为佳。采集时,割取叶柄下延部分及鞘片,除去纤维状棕毛,晒干,切成小片,煅炭用。

[药性]苦、涩,平。归肝、肺、大肠经。

[功效]收敛止血。

[应用]出血证。

[用法用量]煎服,3.0~10.0g;研末服1.0~1.5g。

[使用注意]出血兼有瘀滞,湿热下痢初起者慎用。

血余炭

为人发制成的炭化物。各地均有。收集头发,除去杂质,用碱水洗去油垢,清水漂净,晒干,焖煅成炭用。

[药性]苦,平。归肝、胃经。

［功效］收敛止血，化瘀利尿。

［应用］出血证，小便不利。

［用法用量］煎服，6.0～10.0g；研末服1.5～3.0g。外用适量。

5. 温经止血药

艾叶

为菊科植物艾的叶。全国大部分地区均产。以湖北蕲州产者为佳，称"蕲艾"。夏季花未开时采摘，除去杂质，晒干或阴干，生用、捣绒或制炭用。

［药性］辛、苦，温。有小毒。归肝、脾、肾经。

［功效］温经止血，散寒调经，安胎。

［应用］出血证，月经不调，痛经，胎动不安。

［用法用量］煎服，3.0～10.0g。外用适量。温经止血宜炒炭用，余生用。

炮姜

为姜科植物姜干燥根茎的炮制品，又名黑姜。主产于四川、贵州等地。以干姜砂烫至鼓起，表面呈棕褐色，或炒炭至外表色黑，内至棕褐色入药。

［药性］苦、涩，温。归脾、肝经。

［功效］温经止血，温中止痛。

［应用］出血证，腹痛、腹泻。

［用法用量］煎服，3.0～6.0g。

（十二）活血化瘀药

1. 概述　凡功能通利血脉、促进血行、消散瘀血的药物，称为活血祛瘀药。其中活血祛瘀作用较强者，又称破血药或逐瘀药。血液为人体重要物质之一，但必须通行流畅以濡养周身，如有阻滞瘀积则往往发生疼痛、肿块等病证，活血祛瘀药功能行血散瘀，解除由于瘀血阻滞所引起的各种病证，故临床应用甚为重要。活血祛瘀最主要适用于瘀血阻滞引起的胸胁疼痛、风湿痹痛、癥瘕结块、疮疡肿痛、跌扑伤痛，以及月经不调、经闭、痛经、产后瘀滞腹痛等病证。活血祛瘀药味多辛、苦、咸，性寒、温、平不一，主要归肝、心二经。

活血祛瘀药适用于各种瘀血阻滞病证，但药性各有偏胜，需根据具体病情适当选用。瘀血阻滞每兼气行不畅，为加强活血祛瘀作用，故常配合理气药同用。如瘀滞疮疡，可配清热药同用。活血祛瘀药每有伤血之虞，故应用时必须注意用量，并宜适当佐以养血药同用。瘀血阻滞而气虚不足者，可配补气药同用。月经过多、孕妇对于活血祛瘀药应忌用或慎用。

2. 活血止痛药

川芎

为伞形科植物川芎的根茎。主产于四川、贵州、云南，以四川产者质优。系人工栽培。5月采挖，除去泥沙，晒后烘干，再去须根。用时切片生用或酒炙。

［药性］辛，温。归肝、胆、心包经。

［功效］活血行气，祛风止痛。

［应用］血瘀气滞痛证；头痛，风湿痹痛。

［用法用量］煎服，3.0～9.0g。

［使用注意］阴虚火旺，多汗，热盛及无瘀之出血证和孕妇慎用。

延胡索

为罂粟科植物延胡索的块根。主产于浙江、江苏、湖北、湖南等地。野生或栽培，夏初茎叶枯萎时采挖，除去须根,置沸水中煮至恰无白心时取出,晒干。切厚片或捣碎,生用或醋炙用。

[药性]辛、苦,温。归心、肝、脾经。

[功效]活血,行气,止痛。

[应用]气血瘀滞之痛证。

[用法用量]煎服,3.0～10.0g。研粉吞服,每次1.0～3.0g。

郁金

为姜科植物温郁金、姜黄、广西莪术或蓬莪术的块根。温郁金主产于浙江,以温州地区最有名,为道地药材;黄郁金(植物郁金)及绿丝郁金(蓬莪术)主产于四川;广西莪术主产于广西。野生或栽培。冬季茎叶枯萎后采挖,摘取块根,除去细根,蒸或煮至透心,干燥。切片或打碎,生用,或矾水炙用。

[药性]辛、苦,寒。归肝、胆、心经。

[功效]活血止痛,行气解郁,清心凉血,利胆退黄。

[应用]气滞血瘀之胸、胁、腹痛;热病神昏,癫痫痰闭;吐血、衄血、倒经、尿血、血淋;肝胆湿热黄疸、胆石症。

[用法用量]煎服,5～12.0g;研末服,2.0～5.0g。

[使用注意]畏丁香。

姜黄

为姜科植物姜黄的根茎。主产于四川、福建等地。野生或栽培。冬季茎叶枯萎时采挖,除去须根。煮或蒸至透心,晒干,切厚片,生用。

[药性]辛、苦,温。归肝、脾经。

[功效]活血行气,通经止痛。

[应用]气滞血瘀所致的心、胸、胁、腹诸痛,风湿痹痛。

[用法用量]煎服,3.0～10.0g。外用适量。

[使用注意]血虚无气滞血瘀者慎用,孕妇忌用。

乳香

为橄榄科植物乳香树及其同属植物皮部渗出的树脂。主产于非洲索马里、埃塞俄比亚等地。野生或栽培。春、夏二季采收。将树干的皮部由下向上顺序切伤,使树脂渗出,数天后凝成固体,即可采收。可打碎生用,内服多炒用。

[药性]辛、苦,温。归心、肝、脾经。

[功效]活血行气止痛,消肿生肌。

[应用]跌打损伤、疮疡痈肿,气滞血瘀之痛证。

[用法用量]煎服,3.0～10.0g,宜炒去油用。外用适量,生用或炒用,研末外敷。

[使用注意]胃弱者慎用,孕妇及无瘀滞者忌用。

没药

为橄榄科植物没药树或其他同属植物皮部渗出的油胶树脂。主产于索马里、埃塞俄比亚及印度等地。野生或栽培。11月至次年2月,采集由树皮裂缝处渗出于空气中变成红棕色坚块的油胶树脂。拣去杂质,打成碎块生用,内服多制用,清炒或醋炙。

[药性]辛、苦,平。归心、肝、脾经。

[功效]活血止痛,消肿生肌。

[应用]没药的功效主治与乳香相似。

[用法用量]煎服,3.0～10.0g。外用适量。

[使用注意]同乳香。

五灵脂

为鼯鼠科动物复齿鼯鼠的粪便。主产于河北、山西、甘肃。全年均可采收,除去杂质,晒干。许多粪粒凝结成块状的称"灵脂块",又称"糖灵脂",质佳;粪粒松散呈米粒状的,称"灵脂米",质量较次。生用或醋炙、酒炙用。

[药性]苦、咸、甘,温。归肝经。

[功效]活血止痛,化瘀止血。

[应用]瘀血阻滞之痛证,瘀滞出血证。

[用法用量]煎服,3.0~10.0g,宜包煎。

[使用注意]血虚无瘀及孕妇慎用。"十九畏"认为人参畏五灵脂,一般不宜同用。

3. 活血调经药

丹参

为唇形科植物丹参的根。多为栽培,全国大部分地区均有。主产于四川、安徽、江苏、河南、山西等地。春、秋两季采挖,除去茎叶,洗净,润透,切成厚片,晒干。生用或酒炙用。

[药性]苦,微寒。归心、心包、肝经。

[功效]活血调经,祛瘀止痛,凉血消痈,除烦安神。

[应用]月经不调,闭经痛经,产后瘀滞腹痛;血瘀心痛、脘腹疼痛、癥瘕积聚、跌打损伤及风湿痹证;疮痈肿毒;热病烦躁神昏及心悸失眠。

[用法用量]煎服,5.0~15.0g。活血化瘀宜酒炙用。

[使用注意]反藜芦。孕妇慎用。

红花

为菊科植物红花的筒状花冠。全国各地多有栽培,主产于河南、湖北、四川、云南、浙江等地。夏收开花,花色由黄转为鲜红时采摘。阴干或微火烘干。

[药性]辛,温。归心、肝经。

[功效]活血通经、祛瘀止痛。

[应用]血滞经闭、痛经、产后瘀滞腹痛;癥瘕积聚;胸痹心痛、血瘀腹痛、胁痛;跌打损伤,瘀滞肿痛;斑疹色暗。

[用法用量]煎服,3.0~10.0g。外用适量。

[使用注意]孕妇忌用。有出血倾向者慎用。

桃仁

为蔷薇科植物桃或山桃的成熟种子。桃全国各地均产,多为栽培;山桃主产于辽宁、河北、河南、山东、四川、云南等地,野生。6~7月果实成熟时采摘,除去果肉及核壳,取出种子,去皮,晒干,生用或炒用。

[药性]苦、甘,平。有小毒。归心、肝、大肠经。

[功效]活血祛瘀,润肠通便,止咳平喘。

[应用]瘀血阻滞病证,肺痈、肠痈,肠燥便秘,咳嗽气喘。

[用法用量]煎服,5.0~10.0g,捣碎用;桃仁霜入汤剂宜包煎。

[使用注意]孕妇忌用。便溏者慎用。本品有毒,不可过量。

益母草

为唇形科植物益母草的地上部分。我国大部分地区均产,野生或栽培。通常在夏季茎叶茂盛,花未开或初开时采割,除去杂质,洗净,润透,切段后干燥。生用或熬膏用。

[药性]辛、苦,微寒。归心、肝、膀胱经。

[功效]活血调经,利水消肿,清热解毒。

[应用]血滞经闭、痛经、经行不畅、产后恶露不尽、瘀滞腹痛;水肿,小便不利;跌打损伤,疮痈肿毒,皮肤瘾疹。

[用法用量]10.0～30.0g,煎服;或熬膏,入丸剂。外用适量捣敷或煎汤外洗。

[使用注意]无瘀滞及阴虚血少者忌用。

牛膝

为苋科植物牛膝(怀牛膝)和川牛膝(甜牛膝)的根。以栽培品为主,也有野生者。怀牛膝主产河南,川牛膝主产四川、云南、贵州等地。冬季苗枯时采挖。洗净,晒干。生用或酒炙用。

[药性]苦、甘、酸,平。归肝、肾经。

[功效]活血通经,补肝肾,强筋骨,利水通淋,引火(血)下行。

[应用]瘀血阻滞之经闭、痛经、经行腹痛、胞衣不下及跌扑伤痛;腰膝酸痛、下肢痿软;淋证、水肿、小便不利;火热上炎,阴虚火旺之头痛、眩晕、齿痛、口舌生疮、吐血、衄血。

[用法用量]煎服,6.0～15.0g。活血通经、利水通淋、引火(血)下行宜生用,补肝肾、强筋骨宜酒炙用。

[使用注意]本品为动血之品,性专下行,孕妇及月经过多者忌服。中气下陷,脾虚泄泻,下元不固,多梦遗精者慎用。

鸡血藤

为豆科植物密花豆的藤茎。主产于广西、云南等地。野生。秋、冬两季采收茎藤,除去枝叶及杂质,润透,切片,晒干。生用或熬膏用。

[药性]苦、微甘,温。归肝、肾经。

[功效]行血补血,调经,舒筋活络。

[应用]月经不调、痛经、闭经;风湿痹痛,手足麻木,肢体瘫痪及血虚萎黄。

[用法用量]煎服,10.0～30.0g。或浸酒服,或熬膏服。

王不留行

为石竹科植物麦蓝菜的成熟种子。全国各地均产,主产于江苏、河北、山东、辽宁、黑龙江等地,以产于河北邢台者质优。多为野生,亦有栽培。夏季果实成熟、果皮尚未开裂时采割植株,晒干,打下种子,除去杂质,晒干生用或炒用。

[药性]苦,平。归肝、胃经。

[功效]活血通经,下乳消痈,利尿通淋。

[应用]血瘀经闭、痛经、难产;产后乳汁不下,乳痈肿痛;热淋、血淋、石淋。

[用法用量]煎服,5.0～10.0g。外用适量。

泽兰

为唇形科植物毛叶地瓜儿苗的地上部分。野生。全国大部分地区均产,主产于黑龙江、辽宁、浙江、湖北等地。夏、秋两季茎叶茂盛时采割,晒干。除去杂质泥土,润透,切段,干燥后生用。

[药性]苦、辛,微温。归肝、脾经。

[功效]活血调经,祛瘀消痈,利水消肿。

[应用]血瘀经闭、痛经、产后瘀滞腹痛;跌打损伤,瘀肿疼痛及疮痈肿毒;水肿、腹水。

[用法用量]煎服,10.0～15.0g。外用适量。

[使用注意]血虚及无瘀滞者慎用。

4. 活血疗伤药

土鳖虫

为鳖蠊科昆虫地鳖或冀地鳖雌虫的全体。全国均有,主产于湖南、湖北、江苏、河南,江苏的产品最佳。野生者,夏季捕捉;饲养者全年可捕捉。用沸水烫死,晒干或烘干。

[药性]咸,寒。有小毒。归肝经。

[功效]破血逐瘀,续筋接骨。

[应用]跌打损伤,筋伤骨折,瘀肿疼痛;血瘀经闭,产后瘀滞腹痛,积聚痞块。

[用法用量]煎服,3.0~10.0g;研末服,1.0~1.5g,黄酒送服。外用适量。

[使用注意]孕妇忌服。

自然铜

为天然黄铁矿,主含二硫化铁(FeS_2)。主产于四川、湖南、云南、广东等地。全年均可采集。采后除去杂质,砸碎,以火煅透,醋淬,研末或水飞用。

[药性]辛,平。归肝经。

[功效]散瘀止痛,接骨疗伤。

[应用]跌打损伤,骨折筋断,瘀肿疼痛。

[用法用量]煎服,10.0~15.0g。入丸、散,醋淬研末服每次0.3g。外用适量。

[使用注意]不宜久服。凡阴虚火旺,血虚无瘀者慎用。

苏木

为豆科植物苏木的心材。主产于广西、广东、云南、台湾等地,以广西的产品为佳。野生或栽培,全年均可采伐,取树干,除去枝皮及边材,留取中心部分,锯段,晒干。炮制时,将其刨成薄片或砍成小块,或经蒸软切片用。

[药性]甘、咸、辛,平。归心、肝经。

[功效]活血疗伤,祛瘀通经。

[应用]跌打损伤,骨折筋伤,瘀滞肿痛;血滞经闭,产后瘀阻腹痛,痛经,心腹疼痛,痈肿疮毒。

[用法用量]煎服,3.0~10.0g。外用适量,研末撒敷。

[使用注意]月经过多和孕妇忌用。

骨碎补

为水龙骨科植物槲蕨或中华槲蕨的根茎。前者产于浙江、湖北、广东、广西、四川,后者主产于陕西、甘肃、青海、四川等。全年均可采挖,以冬春两季为主。除去叶及鳞片,洗净,润透,切片,干燥。生用或砂烫用。

[药性]苦,温。归肝、肾经。

[功效]活血续伤,补肾强骨。

[应用]跌打损伤或创伤,筋骨损伤,瘀滞肿痛;肾虚腰痛脚弱,耳鸣耳聋,牙痛,久泄。

[用法用量]煎服,10.0~15.0g。外用适量,研末调敷或鲜品捣敷,亦可浸酒擦患处。

[使用注意]阴虚火旺,血虚风燥慎用。

血竭

为棕榈科植物麒麟竭的果实及树干中渗出的树脂。主产于印度尼西亚、马来西亚、伊朗等国,我国的广东、台湾等地也有种植。多为栽培。秋季采收。采集果实,置蒸笼内蒸煮,使树脂渗出;或将树干砍破或钻以若干小孔,使树脂自然渗出,凝固而成。打碎研末用。

[药性]甘、咸,平。归肝经。

[功效]活血定痛,化瘀止血,敛疮生肌。

[应用]跌打损伤、瘀滞心腹疼痛;外伤出血;疮疡不敛。

[用法用量]内服:多入丸、散,研末服,每次1.0~2.0g。外用适量,研末外敷。

[使用注意]无瘀血者不宜用,孕妇及月经期忌用。

5. 破血消癥药

莪术

为姜科植物蓬莪或温郁金、广西莪术的根茎。野生。蓬莪术主产于四川、广东、广西;温郁金又称温莪术,主产于浙江温州;广西莪术又称桂莪术,主产于广西。秋、冬两季茎叶枯萎后采挖。除去地上部分、须根、鳞叶,洗净蒸或煮至透心,晒干,切片生用或醋制用。

[药性]辛、苦,温。归肝、脾经。

[功效]破血行气,消积止痛。

[应用]癥瘕积聚、经闭及心腹瘀痛,食积脘腹胀痛。

[用法用量]煎服,3.0~15.0g。醋制后可加强祛瘀止痛作用。外用适量。

[使用注意]孕妇及月经过多者忌用。

水蛭

为水蛭科动物蚂蟥、水蛭及柳叶蚂蟥的干燥体。全国大部分地区均有出产,多属野生,夏秋季捕捉。捕捉后洗净,用沸水烫死,切段晒干或低温干燥,生用,或用滑石粉烫后用。

[药性]咸、苦,平。有小毒。归肝经。

[功效]破血通经,逐瘀消癥

[应用]血瘀经闭,癥瘕积聚;跌打损伤,心腹疼痛。

[用法用量]煎服,1.5~3.0g;研末服,0.3~0.5g。以入丸、散或研末服为宜。或以鲜活者放置于瘀肿局部吸血消瘀。

[使用注意]孕妇及月经过多者忌用。

三棱

为黑三棱科植物黑三棱的块茎。主产于江苏、河南、山东、江西等地。野生或栽培。冬季至次春,挖取块茎,去掉茎叶须根,洗净,削去外皮,晒干。切片生用或醋炙后用。

[药性]辛、苦,平。归肝、脾经。

[功效]破血行气,消积止痛。

[应用] 所治病证与莪术基本相同,常相须为用。

[用法用量]煎服,3.0~10.0g。醋制后可加强祛瘀止痛作用。

[使用注意]孕妇及月经过多忌用。

穿山甲

为鲮鲤科动物鲮鲤的鳞甲。主产于广西、广东、云南、贵州,亦产于浙江、福建、湖南、安徽等地,尾部甲片药效大,以广西产品为佳。全年均可捕捉,捕捉后杀死置沸水中略烫,取下鳞片,洗净,晒干生用;或砂烫至鼓起,洗净,干燥;或炒后再以醋淬后用,用时捣碎。

[药性]咸,微寒。归肝、胃经。

[功效]活血消癥,通经,下乳,消肿排脓。

[应用]癥瘕,经闭;风湿痹痛,中风瘫痪;产后乳汁不下;痈肿疮毒,瘰疬。

[用法用量]煎服,3.0~10.0g。研末吞服,每次1.0~1.5g。

[使用注意]孕妇慎用。痈肿已溃者忌用。

(十三)化痰止咳平喘药

1. 概述 凡功能化除痰涎,制止咳嗽、平定气喘的药物,称为化痰止咳平喘药。痰涎与咳嗽、气喘有一定的关系,一般咳喘每多夹痰,而痰多亦每致咳喘,故将化痰、止咳、平喘合并介绍。但其中有的药物以化痰为主要功效,或虽属化痰而并不用于咳嗽气喘;有的则以止咳平喘为主要功效,或虽属止咳平喘却无化痰作用。化痰药不仅用于因痰饮起的咳嗽、气喘,并可用于瘰病、瘿瘤、癫痫、惊厥等症。

凡内伤外感的病证,均能引起痰多及咳嗽,治疗时应仔细分辨病因,进行适当的治疗,例如有外感的配合解表药同用,虚劳的配合补虚药同用。咳嗽而咯血时,不宜用燥烈的化痰药,以免引起大量出血。麻疹初期虽有咳嗽症状,本章分为清化热痰、温化寒痰、止咳平喘三节。

2. 温化寒痰药

半夏

为天南星科植物半夏的块茎。全国大部分地区均有。主产于四川、湖北、江苏、安徽等地。夏、秋二季茎叶茂盛时采挖,除去外皮及须根,晒干,为生半夏;一般用姜汁、明矾制过入药。

[药性]辛,温。有毒。归脾、胃、肺经。

[功效]燥湿化痰,降逆止呕,消痞散结;外用消肿止痛。

[应用]湿痰,寒痰证;呕吐;心下痞,结胸,梅核气;瘿瘤,痰核,痈疽肿毒及毒蛇咬伤。

[用法用量]煎服,3.0～10.0g,一般宜制过用。炮制品中有姜半夏、法半夏等,其中姜半夏长于降逆止呕,法半夏长于燥湿且温性较弱,半夏曲则有化痰消食之功,竹沥半夏,能清化热痰,主治热痰、风痰之证。外用适量。

[使用注意]不宜于乌头类药材同用。其性温燥,阴虚燥咳,血证,热痰,燥痰应慎用。

天南星

为天南星科植物天南星、异叶天南星或东北天南星的块茎。天南星主产于河南、河北、四川等地,异叶天南星主产于江苏、浙江等地,东北天南星主产于辽宁、吉林等地。秋、冬二季采挖,除去须根及外皮,晒干,即生南星;用姜汁、明矾制过用,为制南星。

[药性]苦、辛,温。有毒。归肺、肝、脾经。

[功效]燥湿化痰,祛风解痉;外用散结消肿。

[应用]湿痰,寒痰证;风痰眩晕、中风、癫痫、破伤风;痈疽肿痛,蛇虫咬伤。

[用法用量]煎服,3.0～10.0g,多制用。外用适量。

[使用注意]阴虚燥痰及孕妇忌用。

旋覆花

为菊科植物旋覆花或欧亚旋覆花的头状花序。主产于河南、河北、江苏、浙江、安徽等地。夏、秋二季花开时采收,除去杂质,阴干或晒干。生用或蜜炙用。

[药性]苦、辛、咸,微温。归肺、胃经。

[功效]降气行水化痰,降逆止呕。

[应用]咳喘痰多,痰饮蓄结,胸膈痞满;嗳气,呕吐。

[用法用量]煎服,3.0～10.0g;布包。

[使用注意]阴虚劳嗽,津伤燥咳者忌用;又因本品有绒毛,易刺激咽喉作痒而致呛咳呕吐,故须布包入煎。

白芥子

为十字花科植物白芥的种子。主产于安徽、河南、四川等地。夏末秋初,果实成熟时割取全株,晒干后打下种子。生用或炒用。

[药性]辛,温。归肺、胃经。

[功效]温肺化痰,利气,散结消肿。

[应用]寒痰喘咳,悬饮;阴疽流注,肢体麻木,关节肿痛。

[用法用量]煎服,3.0～6.0g。外用适量,研末调敷,或作发泡用。

[使用注意]本品辛温走散,耗气伤阴,久咳肺虚及阴虚火旺者忌用;消化道溃疡、出血者及皮肤过敏者忌用。用量不宜过大。

白前

为萝藦科植物柳叶白前或芫花叶白前的根茎及根。主产于浙江、安徽、江苏、福建、湖北、江西、湖南等地。秋季采挖,洗净,晒干生用或蜜炙用。

[药性]辛、苦,微温。归肺经。

[功效]降气化痰。

[应用]咳嗽痰多,气喘。

[用法用量]煎服,3.0~10.0g;或入丸、散。

3. 清化热痰药

川贝母

为百合科植物川贝母、暗紫贝母、甘肃贝母或梭砂贝母的鳞茎。前三者按不同性状习称"松贝"和"青贝",后者称"炉贝"。主产于四川、云南、甘肃等地。夏、秋二季采挖,除去须根,粗皮,晒干,生用。

[药性]苦、甘,微寒。归肺、心经。

[功效]清热化痰,润肺止咳,散结消肿。

[应用]虚劳咳嗽,肺热燥咳;瘰疬、乳痈、肺痈。

[用法用量]煎服,3.0~10.0g;研末服1.0~2.0g。

[使用注意]不宜于乌头类药材同用。脾胃虚寒及有湿痰者不宜用。

浙贝母

为百合科植物浙贝母的鳞茎。原产于浙江象山,现主产于浙江鄞县。此外,江苏、安徽、湖南、江西等地亦产。初夏植株枯萎时采挖,洗净,擦去外皮,拌以煅过的贝壳粉,吸去浆汁,切厚片或打成碎块。

[药性]苦,寒。归肺、心经。

[功效]清热化痰,散结消痈。

[应用]风热、痰热咳嗽;瘰疬,瘿瘤,乳痈疮毒,肺痈。

[用法用量]煎服,3.0~10.0g。

[使用注意]同川贝母。

瓜蒌

为葫芦科植物栝楼和双边栝楼成熟果实。全国大部分地区均产,主产于河北、河南、安徽、浙江、山东、江苏等地。秋季采收,将壳与种子分别干燥。生用,或以仁制霜用。

[药性]甘、微苦,寒。归肺、胃、大肠经。

[功效]清热化痰,宽胸散结,润肠通便。

[应用]痰热咳喘;胸痹、结胸;肺痈,肠痈,乳痈;肠燥便秘。

[用法用量]煎服,全瓜蒌10.0~20.0g。瓜蒌皮6.0~12.0g,瓜蒌仁10.0~15.0g打碎入煎。

[使用注意]本品甘寒而滑,脾虚便溏者及寒痰、湿痰证忌用。不宜于乌头类药材同用。

桔梗

为桔梗科植物桔梗的根。全国大部分地区均有。以东北、华北地区产量较大,华东地区质量较优。秋季采挖,除去须根,刮去外皮,放清水中浸2~3小时,切片,晒干生用或炒用。

[药性]苦、辛,平。归肺经。

[功效]宣肺,祛痰,利咽,排脓。

[应用]咳嗽痰多,胸闷不畅;咽喉肿痛,失音;肺痈吐脓。

[用法用量]煎服,3~10g;或入丸、散。

[使用注意]本品性升散,凡气机上逆,呕吐、呛咳、眩晕、阴虚火旺咯血等不宜用,胃、十二指肠溃疡者慎

服。用量过大易致恶心呕吐。

竹茹

为禾本科植物青杆竹、大头典竹或淡竹的茎的中间层。主产于长江流域和南方各省。全年均可采制,取新鲜茎,刮去外层青皮,然后将中间层刮成丝状,摊放阴干。生用、炒用或姜汁炙用。

[药性]甘,微寒。归肺、胃经。

[功效]清热化痰,除烦止呕。

[应用]肺热咳嗽,痰热心烦不寐;胃热呕吐、妊娠恶阻。

[用法用量]煎服,6.0~10.0g。生用清化痰热,姜汁炙用止呕。

竹沥

来源同竹茹。系新鲜的淡竹和青杆竹等竹杆经火烤灼而流出的淡黄色澄清液汁。

[药性]甘,寒。归心、肺、肝经。

[功效]清热豁痰,定惊利窍。

[应用]痰热咳喘;中风痰迷,惊痫癫狂。

[用法用量]内服 30~50g,冲服。本品不能久藏,但可熬膏瓶贮,称竹沥膏;近年用安瓿瓶密封装置,可以久藏。

[使用注意]本品性寒滑,对寒痰及便溏者忌用。

天竺黄

为禾本科植物青皮竹或华思劳竹等杆内分泌液干燥后的块状物。主产于云南、广东、广四等地。秋冬二季采收。砍破竹杆,取出生用。

[药性]甘,寒。归心、肝经。

[功效]清热化痰,清心定惊。

[应用]小儿惊风,中风癫痫,热病神昏;痰热咳喘。

[用法用量]煎服,3.0~6.0g;研粉冲服,每次 0.6~1.0g。

前胡

为伞形科植物白花前胡或紫花前胡的根。前者主产于浙江、河南、湖南、四川等地,后者主产于江西、安徽、湖南、浙江等地。秋冬季或早春茎叶枯萎或未抽花茎时采挖,除去须根及泥土,晒干,切片生用或蜜炙用。

[药性]苦、辛,微寒。归肺经。

[功效]降气化痰,疏散风热。

[应用]痰热咳喘,风热咳嗽。

[用法用量]煎服,6.0~10.0g;或入丸、散。

海藻

为马尾藻科植物海蒿子或羊栖菜的藻体。前者习称"大叶海藻",后者习称"小叶海藻"。主产于辽宁、山东、福建、浙江、广东等沿海地区。夏,秋二季采捞,除去杂质,淡水洗净,切段晒干用。

[药性]咸,寒。归肝、肾经。

[功效]消痰软坚,利水消肿。

[应用]瘿瘤、瘰疬、睾丸肿痛,痰饮水肿。

[用法用量]煎服,10.0~15.0g。

[使用注意]传统认为反甘草。但临床也每有配伍同用者。

昆布

为海带科植物海带或翅藻科植物昆布的叶状体。主产于山东、辽宁、浙江等地。夏、秋两季采捞,除去杂质,漂净,切宽丝,晒干。

[药性]咸,寒。归肝、肾经。

[功效]消痰软坚,利水消肿。

[应用]同海藻,常与海藻相须而用。

[用法用量]煎服,6.0～12.0g。

海蛤壳

为帘蛤科动物文蛤和青蛤等的贝壳。产各地沿海地区。夏秋两季自海滩泥沙中淘取,去肉,洗净,生用或煅用,捣末或水飞用。

[药性]咸,寒。归肺、胃经。

[功效]清肺化痰,软坚散结。

[应用]肺热,痰热咳喘;瘿瘤、痰核。

[用法用量]煎服,10.0～15.0g;蛤粉宜包煎。

4. 止咳平喘药

苦杏仁

为蔷薇科植物山杏、西伯利亚杏、东北杏或杏的成熟种子。主产我国东北、内蒙古、华北、西北、新疆及长江流域。夏季采收成熟果实,除去果肉及核壳,晾干,生用或炒用。

[药性]苦,微温。有小毒。归肺、大肠经。

[功效]止咳平喘,润肠通便。

[应用]咳嗽气喘,肠燥便秘。

[用法用量]煎服,3.0～10.0g,宜打碎入煎,或入丸、散。

[使用注意]阴虚咳喘及大便溏泻者忌用。本品有小毒,用量不宜过大;婴儿慎用。

百部

为百部科植物直立百部、蔓生百部或对叶百部的块根。主产于安徽、江苏、湖北、浙江、山东等地。春、秋二季采挖,除去须根,洗净,置沸水中略烫或蒸至无白心,取出,晒干,切厚片生用,或蜜炙用。

[药性]甘、苦,微温。归肺经。

[功效]润肺止咳,杀虫灭虱。

[应用]新久咳嗽,百日咳,肺痨咳嗽;蛲虫、阴道滴虫,头虱及疥癣等。

[用法用量]煎服,5.0～15.0g。外用适量。久咳虚嗽宜蜜炙用。

紫苏子

为唇形科植物紫苏的成熟果实。主产于江苏、安徽、河南等地。秋季果实成熟时采收,晒干。生用或微炒,用时捣碎。

[药性]辛,温。归肺,大肠经。

[功效]降气化痰,止咳平喘,润肠通便。

[应用]咳喘痰多,肠燥便秘。

[用法用量]煎服,5.0～10.0g;煮粥食或入丸、散。

[使用注意]阴虚喘咳及脾虚便溏者慎用。

桑白皮

为桑科植物桑的根皮。全国大部分地区均产,主产于安徽、河南、浙江、江苏、湖南等地。秋末叶落时至次春发芽前挖根,刮去黄棕色粗皮,剥取根皮,晒干,切丝生用,或蜜炙用。

[药性]甘,寒。归肺经。

[功效]泻肺平喘,利水消肿。

[应用]肺热咳喘,水肿。

[用法用量]煎服,5.0～15.0g。泻肺利水,平肝清火宜生用;肺虚咳嗽宜蜜炙用。

葶苈子

为十字花科植物独行菜或播娘蒿的成熟种子。前者称"北葶苈",主产于河北、辽宁、内蒙古、吉林等地;后者称"南葶苈",主产于江苏、山东、安徽、浙江等地。夏季果实成熟时采割植株,晒干,搓出种子,除去杂质,生用或炒用。

[药性]苦、辛,大寒。归肺、膀胱经。

[功效]泻肺平喘,利水消肿。

[应用]痰涎壅盛,喘息不得平卧;水肿,悬饮,胸腹积水,小便不利。

[用法用量]煎服,5.0～10.0g;研末服,3.0～6.0g。

紫菀

为菊科植物紫菀的根及根茎。主产于东北、华北、西北及河南、安徽等地。春、秋二季采挖,除去有节的根茎,编成辫状晒干,切厚片生用,或蜜炙用。

[药性]苦、辛、甘,微温。归肺经。

[功效]润肺化痰止咳。

[应用]咳嗽有痰。

[用法用量]煎服,5.0～10.0g。外感暴咳生用,肺虚久咳蜜炙用。

款冬花

为菊科植物款冬的花蕾。主产于河南、甘肃、山西、陕西等地。12月或地冻前当花尚未出土时采挖,除去花梗,阴干,生用,或蜜炙用。

[药性]辛、微苦,温。归肺经。

[功效]润肺下气,止咳化痰。

[应用]咳喘。

[用法用量]煎服,5.0～10.0g。外感暴咳宜生用,内伤久咳宜炙用。

枇杷叶

为蔷薇科植物枇杷的叶。全国大部分地区均有栽培。主产于广东、江苏、浙江、福建、湖北等地。全年均可采收,晒干,刷去毛,切丝生用或蜜炙用。

[药性]苦,微寒。归肺、胃经。

[功效]清肺止咳,降逆止呕。

[应用]肺热咳嗽,气逆喘急;胃热呕吐,呃逆。

[用法用量]煎服,5.0～10.0g,止咳宜炙用,止呕宜生用。

白果

为银杏科植物银杏的成熟种子。全国各地均有栽培。主产于广西、四川、河南、山东、湖北。秋季种子成熟时采收,除去肉质外种皮,洗净,稍蒸或略煮后烘干。用时打碎取种仁,生用或炒用。

[药性]甘、苦、涩,平。有毒。归肺经。

[功效]敛肺化痰定喘,止带缩尿。

[应用]哮喘痰嗽;带下,白浊,尿频,遗尿。

[用法用量]煎服,5.0～10.0g,捣碎。

[使用注意]本品有毒,不可多用,小儿尤当注意。过食白果可致中毒,出现腹痛、吐泻、发热、发绀以及昏迷、抽搐,严重者可呼吸麻痹而死亡。

（十四）安神药

1. 概述　凡以安定神志为主要作用，用治神志失常病证的药物，称为安神药。安神药多以矿石、贝壳或植物的种子入药，有质重沉降安定之长。多入心、肝二经。本类药具有安定神志之效，主要用于心神不宁、惊悸、失眠、健忘、多梦及惊风、癫痫、癫狂等神志异常的病证。矿石、贝壳类药物，重镇沉降，故有重镇安神作用；而植物种子类药物，质润滋养，多有养心安神作用。故将安神药分为重镇安神药与养心安神药两类。使用本类药物时，须根据不同的病因、病机，选择适宜的安神药，并进行相应的配伍。如心火亢盛者，当配伍清心降火药；痰热扰心者，当配伍化痰、清热药；肝阳上亢者，当配伍平肝潜阳药；血瘀气滞者，当配伍活血化瘀、理气开郁药；血亏阴虚者，当配伍补血、养阴药；心脾气虚者，当配伍补气药。至于惊风、癫狂等证，多以化痰开窍或平肝息风药为主，本类药物多作辅助之品。矿石类安神药，如做丸、散服，易伤脾胃，故不宜长期服用，并须酌情配伍养胃健脾之品。入煎剂时，应打碎先煎、久煎。部分药物具有毒性，更须慎用，不宜过量，以防中毒。

2. 重镇安神药

朱砂

为硫化物类矿物辰砂族辰砂，主含硫化汞（HgS）。主产湖南、贵州、四川、广西、云南等地，以产于古之辰州（今湖南沅陵）者为道地药材。采挖后，选取纯净者，用磁铁吸净含铁的杂质，再用水淘去杂石和泥沙，照水飞法研成极细粉末，晾干或40℃以下干燥。

　　[药性]甘，微寒。有毒。归心经。

　　[功效]清心镇惊，安神解毒。

　　[应用]心神不宁，心悸，失眠；惊风，癫痫；疮疡肿毒，咽喉肿痛，口舌生疮。

　　[用法用量]内服，只宜入丸、散服，每次0.1~0.5g；不宜入煎剂。外用适量。

　　[使用注意]本品有毒，内服不可过量或持续服用，孕妇及肝功能不全者禁服。入药只宜生用，忌火煅。

磁石

为氧化物类矿物尖晶石族磁铁矿的矿石。主产于河北、山东、辽宁、江苏等地。采挖后，除去杂石，选择吸铁能力强者（习称"灵磁石"或"活磁石"）入药。生用或取净磁石，照煅淬法煅至红透，醋淬，碾成粗粉用。

　　[药性]咸，寒。归心、肝、肾经。

　　[功效]镇惊安神，平肝潜阳，聪耳明目，纳气平喘。

　　[应用]心神不宁，惊悸，失眠，癫痫；头晕目眩；耳鸣耳聋，视物昏花；肾虚气喘。

　　[用法用量]煎服，15.0~30.0g；宜打碎先煎。入丸、散，每次1.0~3.0g。

　　[使用注意]因吞服后不易消化，如入丸、散，不可多服，脾胃虚弱者慎用。

龙骨

为古代大型哺乳类动物象类、三趾马类、犀类、鹿类、牛类等骨骼的化石。主产于山西、内蒙古、河南、河北、陕西、甘肃等地。全年可采，挖出后，除去泥土及杂质，贮于干燥处，生用或煅用。

　　[药性]甘、涩，平。归心、肝、肾经。

　　[功效]镇惊安神，平肝潜阳，收敛固涩。

　　[应用]心神不宁，心悸失眠，惊痫癫狂；肝阳眩晕；滑脱诸证；湿疮痒疹，疮疡久溃不敛。

　　[用法用量]煎服，15.0~30.0g；宜先煎。外用适量。镇静安神，平肝潜阳多生用。收敛固涩宜煅用。

　　[使用注意]湿热积滞者不宜使用。

琥珀

为古代松科植物，如枫树、松树的树脂埋藏地下经年久转化而成的化石样物质。主产于广西、云南、河南、辽宁等地。随时可采，从地下或煤层中挖出后，除去砂石、泥土等杂质，用时捣碎，研成细粉用。

　　[药性]甘，平。归心、肝、膀胱经。

[功效]镇惊安神,活血散瘀,利尿通淋。

[应用]心神不宁,心悸失眠,惊风,癫痫;痛经经闭,心腹刺痛,癥瘕积聚;淋证,癃闭。

[用法用量]研末冲服,或入丸、散,每次 1.5～3.0g。外用适量。不入煎剂。忌火煅。

3. 养心安神药

酸枣仁

为鼠李科植物酸枣的干燥成熟种子。主产于河北、陕西、辽宁、河南、山西、山东、甘肃等地。秋末冬初采收成熟果实,除去果肉及核壳,收集种子,晒干。生用或炒用,用时捣碎。

[药性]甘、酸,平。归心、肝、胆经。

[功效]养心益肝,安神,敛汗。

[应用]心悸失眠;自汗,盗汗。

[用法用量]煎服,9.0～15.0g。研末吞服,每次 1.5～2.0g。本品炒后质脆易碎,便于煎出有效成分,可增强疗效。

柏子仁

为柏科植物侧柏的种仁。主产于山东、河南、河北,此外陕西、湖北、甘肃、云南等地亦产。冬初种子成熟时采收,晒干,压碎种皮,簸净,阴干。生用。

[药性]甘,平。归心、肾、大肠经。

[功效]养心安神,润肠通便。

[应用]心悸失眠,肠燥便秘。

[用法用量]煎服,10.0～20.0g。大便溏者宜用柏子仁霜代替柏子仁。

[使用注意]便溏及多痰者慎用。

远志

为远志科植物远志或卵叶远志的干燥根。主产于山西、陕西、吉林、河南、河北等地。春季出苗前或秋季地上部分枯萎后,挖取根部,除去须根及泥沙,晒干。生用或炙用。

[药性]苦、辛,温。归心、肾、肺经。

[功效]安神益智,祛痰开窍,消散痈肿。

[应用]失眠多梦,心悸怔忡,健忘;癫痫惊狂;咳嗽痰多;痈疽疮毒,乳房肿痛,喉痹。

[用法用量]煎服,3.0～9.0g。外用适量。化痰止咳宜炙用。

[使用注意]凡实热或痰火内盛者,以及有胃溃疡或胃炎者慎用。

首乌藤

为蓼科植物何首乌的干燥藤茎。主产于河南、湖南、湖北、江苏、浙江等地。秋、冬二季采割,除去残叶,捆成把,干燥。切段,生用。

[药性]甘,平。归心、肝经。

[功效]养血安神,祛风通络。

[应用]心神不宁,失眠多梦;血虚身痛,风湿痹痛;皮肤瘙疹。

[用法用量]煎服,9.0～15.0g。

合欢皮

为豆科植物合欢的干燥树皮。全国大部分地区都有分布,主产于长江流域各省。夏、秋二季剥取树皮,晒干,切段生用。

[药性]甘,平。归心、肝、肺经。

[功效]解郁安神,活血消肿。

[应用]心神不宁,忿怒忧郁,烦躁失眠;跌打骨折,血瘀肿痛;肺痈,疮痈肿毒。

[用法用量]煎服,6.0~12.0g。外用适量。

(十五)平肝息风药

1. 概述　凡具有平降肝阳、止息肝风作用的药物,称为平肝息风药。平肝息风药,适用于肝阳上亢、头目眩晕,以及肝风内动、惊痫抽搐等症。临床使用平肝息风药的时候,应根据辨证施治的原则给予不同的配伍。如因热引起的,与清热泻火药同用;因风痰引起的,与化痰药同用;因阴虚引起的,与滋阴药同用;因血虚引起的,与养血药同用。本类药物性能各有不同,应区别使用。如其中有些药物药性寒凉,脾虚慢惊病患,则非所宜;而另有一些药物又偏温燥,血虚伤阴者又宜慎用。

平肝息风药,应根据辨证施治的原则,正确选用。肝阳上亢有兼正不同,肝风内动有病因各异,故应用平肝息风药每须进行适当配伍。平肝息风药性各不相同,一般来说,偏于寒凉者,脾虚慢惊则非所宜;性偏温燥者,血虚伤阴者当宜慎用。平肝息风中矿石类介贝类质坚沉重,用量应大,生用时并宜先煎。钩藤有效成分易被高热破坏,入汤剂则应后下。羚羊角为贵重物品,一般入丸散服用。全蝎、蜈蚣为有毒之品,用量不宜过大。

2. 平抑肝阳药

石决明

为鲍科动物杂色鲍(光底石决明)、皱纹盘鲍(毛底石决明)、耳鲍或白鲍的贝壳。主产于广东、海南、山东、福建、辽宁等沿海地区。夏、秋二季捕捉,去肉,洗净,干燥。生用或煅用。用时打碎。

[药性]咸,寒。归肝经。

[功效]平肝潜阳,清肝明目。

[应用]肝阳上亢,头晕目眩;目赤,翳障,视物昏花。

[用法用量]煎服,3.0~15.0g;应打碎先煎。平肝、清肝宜生用,外用点眼宜煅用、水飞。

[使用注意]本品咸寒易伤脾胃,故脾胃虚寒,食少便溏者慎用。

牡蛎

为牡蛎科动物长牡蛎、大连湾牡蛎或近江牡蛎的贝壳。我国沿海一带均有分布。全年均可采收,采得后,去肉,取壳,洗净,晒干。生用或煅用。用时打碎。

[药性]咸,微寒。归肝、胆、肾经。

[功效]重镇安神,潜阳补阴,软坚散结。

[应用]心神不安,惊悸失眠;肝阳上亢,头晕目眩;痰核,瘰疬,瘿瘤,癥瘕积聚;滑脱诸证。

[用法用量]煎服,9.0~30.0g;宜打碎先煎。外用适量。收敛固涩宜煅用,其他宜生用。

代赭石

为三方晶系氧化物类矿物赤铁矿的矿石。主产于山西、河北、河南、山东等地。开采后,除去杂石泥土,打碎生用或醋淬研粉用。

[药性]苦,寒。归肝、心经。

[功效]平肝潜阳,重镇降逆,凉血止血。

[应用]肝阳上亢,头晕目眩;呕吐,呃逆,嗳气;气逆喘息;血热吐衄,崩漏。

[用法用量]煎服,10.0~30.0g;宜打碎先煎。入丸、散,每次1.0~3.0g。外用适量。降逆、平肝宜生用,止血宜煅用。

[使用注意]孕妇慎用。因含微量砷,故不宜长期服用。

珍珠母

为蚌科动物三角帆蚌、褶纹冠蚌或珍珠贝科动物马氏珍珠贝的贝壳。前两种在全国的江河湖沼中均产,后一种主产于海南岛、广东、广西沿海。全年可采,去肉,洗净,干燥。生用或煅用。用时打碎。

[药性]咸,寒。归肝、心经。

[功效]平肝潜阳,安神,定惊明目。

[应用]肝阳上亢,头晕目眩;惊悸失眠,心神不宁;目赤翳障,视物昏花。

[用法用量]煎服,10～25g;宜打碎先煎。或入丸、散剂。外用适量。

[使用注意]本品属镇降之品,故脾胃虚寒者,孕妇慎用。

刺蒺藜

为蒺藜科植物蒺藜的果实。主产于河南、河北、山东、安徽等地。秋季果实成熟时采收。割下全株,晒干,打下果实,碾去硬刺,除去杂质。炒黄或盐炙用。

[药性]辛、苦,微温。有小毒。归肝经。

[功效]平肝疏肝,祛风明目。

[应用]肝阳上亢,头晕目眩;胸胁胀痛,乳闭胀痛;风热上攻,目赤翳障;风疹瘙痒,白癜风。

[用法用量]煎服,6.0～9.0g;或入丸、散剂。外用适量。

罗布麻

为夹竹桃科植物罗布麻的干燥叶。主产于我国东北、西北、华北等地。现江苏、山东、安徽、河北等地有大量种植。夏季采收,晒干或阴干,亦有蒸炒揉制后用者;除去杂质,干燥,切段用。

[药性]甘、苦,凉。归肝经。

[功效]平抑肝阳,清热利尿。

[应用]头晕目眩;水肿,小便不利。

[用法用量]煎服或开水泡服,3.0～15.0g。

[使用注意]不宜过量或长期服用,以免中毒。

3. 息风止痉药

羚羊角

为牛科动物赛加羚羊的角。主产于新疆、青海、甘肃等地。全年均可捕捉,以秋季猎取最佳。猎取后锯取其角,晒干。镑片或粉碎成细粉。

[药性]咸,寒。归肝、心经。

[功效]平肝息风,清肝明目,散血解毒。

[应用]肝风内动,惊痫抽搐;肝阳上亢,头晕目眩;肝火上炎,目赤头痛;温热病壮热神昏,热毒发斑。

[用法用量]煎服,1.0～3.0g;宜单煎2小时以上。磨汁或研粉服,每次0.3～0.6g。

[使用注意]本品性寒,脾虚慢惊者忌用。

牛黄

为牛科动物牛干燥的胆结石。主产于北京、天津、内蒙古、陕西、新疆、青海、河北、黑龙江等地。牛黄分为胆黄和管黄两种,以胆黄质量为佳。宰牛时,如发现胆囊、胆管或肝管中有牛黄,即滤去胆汁,将牛黄取出,除去外部薄膜,阴干,研极细粉末。

[药性]苦,凉。归心、肝经。

[功效]化痰开窍,凉肝息风,清热解毒。

[应用]热病神昏;小儿惊风,癫痫;口舌生疮,咽喉肿痛,牙痛,痈疽疔毒。

[用法用量]入丸、散剂,每次0.15～0.35g。外用适量,研末敷患处。

[使用注意]非实热证不宜用,孕妇慎用。

钩藤

为茜草科植物钩藤、大叶钩藤、毛钩藤、华钩藤或无柄果钩藤的干燥带钩茎枝。产于长江以南至福建、广东、广西等省。秋、冬二季采收带钩的嫩枝,去叶,切段,晒干。

[药性]甘,凉。归肝、心包经。

[功效]清热平肝,息风定惊。

[应用]头痛,眩晕;肝风内动,惊痫抽搐。

[用法用量]煎服,3.0~12.0g;入煎剂宜后下。

天麻

为兰科植物天麻的干燥块茎。主产于四川、云南、贵州等地。立冬后至次年清明前采挖,冬季茎枯时采挖者名"冬麻",质量优良;春季发芽时采挖者名"春麻",质量较差。采挖后,立即洗净,蒸透,敞开低温干燥。用时润透或蒸软,切片。

[药性]甘,平。归肝经。

[功效]息风止痉,平抑肝阳,祛风通络。

[应用]肝风内动,惊痫抽搐;眩晕,头痛,肢体麻木,手足不遂,风湿痹痛。

[用法用量]煎服,3.0~9.0g。研末冲服,每次1.0~1.5g。

地龙

为钜蚓科动物参环毛蚓、通俗环毛蚓、威廉环毛蚓或栉盲环毛蚓的干燥体。前一种习称"广地龙",主产于广东、广西、福建等地;后三种习称"沪地龙",主产于上海一带。广地龙春季至秋季捕捉,沪地龙夏秋捕捉,及时剖开腹部,除去内脏及泥沙,洗净,晒干或低温干燥,生用或鲜用。

[药性]咸,寒。归肝、脾、膀胱经。

[功效]清热定惊,通络,平喘,利尿。

[应用]高热惊痫,癫狂;气虚血滞,半身不遂;痹证;肺热哮喘;小便不利,尿闭不通。

[用法用量]煎服,4.5~9.0g。鲜品10.0~20.0g,研末吞服,每次1.0~2.0g。外用适量。

全蝎

为钳蝎科动物东亚钳蝎的干燥体。主产于河南、山东、湖北、安徽等地。清明至谷雨前后捕捉者,称为"春蝎",此时未食泥土,品质较佳;夏季产量较多,称为"伏蝎"。饲养蝎一般在秋季,隔年收捕一次。野生蝎在春末至秋初捕捉,捕得后,先浸入清水中,待其吐出泥土,置沸水或沸盐水中,煮至全身僵硬,捞出,置通风处,阴干。

[药性]辛,平。有毒。归肝经。

[功效]息风镇痉,攻毒散结,通络止痛。

[应用]痉挛抽搐;疮疡肿毒,瘰疬结核;风湿顽痹;顽固性偏正头痛。

[用法用量]煎服,3.0~6.0g。研末吞服,每次0.6~1.0g。外用适量。

[使用注意]本品有毒,用量不宜过大。孕妇慎用。

蜈蚣

为蜈蚣科动物少棘巨蜈蚣的干燥体。主产于江苏、浙江、湖北、湖南、河南、陕西等地。春、夏二季捕捉,用竹片插入头尾,绷直,干燥。

[药性]辛,温。有毒。归肝经。

[功效]息风镇痉,攻毒散结,通络止痛。

[应用]痉挛抽搐;疮疡肿毒,瘰疬结核;风湿顽痹;顽固性头痛。

[用法用量]煎服,3.0~5.0g。研末冲服,每次0.6~1.0g。外用适量。

[使用注意]本品有毒,用量不宜过大。孕妇忌用。

僵蚕

为蚕蛾科昆虫家蚕4~5龄的幼虫感染(或人工接种)白僵菌而致死的干燥体。主产于浙江、江苏、四川等养蚕区。多于春、秋季生产,将感染白僵菌病死的蚕干燥。生用或炒用。

　　[药性]咸、辛,平。归肝、肺、胃经。

　　[功效]祛风定惊,化痰散结。

　　[应用]惊痫抽搐;风中经络,口眼㖞斜;风热头痛,目赤,咽痛,风疹瘙痒;痰核,瘰疬。

　　[用法用量]煎服,5.0~9.0g。研末吞服,每次1.0~1.5g;散风热宜生用,其他多制用。

(十六)开窍药

　　1. 概述　凡具有通关开窍回苏作用的药物,称为开窍药。开窍药善于走窜,功能通窍开闭,苏醒神识,主要适用于热病神昏,以及惊风、癫痫、中风等病出现卒然昏厥的症候。临床常用以作为急救之品。开窍药一般用于神昏内闭的症候。但闭症有寒闭、热闭之分,寒闭者多见面青身冷、苔白脉迟;热闭者多见面赤身热、苔黄脉数。治寒闭宜温开宣窍,须配祛寒药同用;治热闭宜凉开宣窍,须配清热药同用。本类药物,只可暂用,不宜久服,久服泄人元气;而且辛香走窜,对于大汗亡阳引起的虚脱及肝阳上亢所致的昏厥,都应慎用。

　　开窍药主要用于中医急救治疗神志昏迷的药物。由于神志昏迷病因不一,症状各异,必须掌握各药主治范围、用量、用法与禁忌等。开窍药乃治标之品,对于各种病因,须选配相应药物进行治疗,如高热神昏配用清热泻火、凉血解毒之品,痰湿蒙蔽心窍,须配化痰化湿之品,气郁暴脱须配理气药同用。开窍药用麝香、冰片、苏合香、樟脑,均须入丸散应用,不作煎剂。开窍药用麝香、冰片、苏合香、樟脑,芳香走窜,易伤胎元,孕妇忌用;麝香、苏合香又辛温走窜,阴虚阳亢者慎用。开窍药中麝香、冰片、苏合香泄人元气,只宜暂用,不可久服。神志昏迷,有闭证、脱证之分,闭证多见牙关紧闭,两手紧握,可用开窍药治之;脱证多见冷汗淋漓、肢冷脉微之症,治宜回阳救逆,益气固脱,不宜用开窍药。

　　2. 常用药物

麝香

　　为鹿科动物林麝、马麝或原麝成熟雄体香囊中的干燥分泌物。主产四川、西藏、云南、陕西、甘肃、内蒙古等地。野生麝多在冬季至次春猎取,猎取后,割取香囊,阴干,习称"毛壳麝香",用时剖开香囊,除去囊壳,称"麝香仁",其中呈颗粒状者称"当门子"。人工驯养麝多直接从香囊中取出麝香仁,阴干。本品应密闭,避光贮存。

　　[药性]辛,温。归心、脾经。

　　[功效]开窍醒神,活血通经,消肿止痛。

　　[应用]闭证神昏;疮疡肿毒,瘰疬痰核,咽喉肿痛;血瘀经闭,癥瘕,心腹暴痛,头痛,跌打损伤,风寒湿痹;滞产,死胎,胞衣不下。

　　[用法用量]入丸、散,每次0.03~0.1g。外用适量。不宜入煎剂。

　　[使用注意]孕妇禁用。

石菖蒲

　　为天南星科植物石菖蒲的干燥根茎,我国长江流域以南各省均有分布,主产于四川、浙江、江苏等地。秋、冬二季采挖,除去须根及泥沙,晒干。生用。

　　[药性]辛、苦,温。归心、胃经。

　　[功效]开窍醒神,化湿和胃,宁神益志。

　　[应用]痰蒙清窍,神志昏迷;湿阻中焦,脘腹痞满,胀闷疼痛;噤口痢;健忘,失眠,耳鸣,耳聋。此外,还可用于声音嘶哑、痈疽疮疡、风湿痹痛、跌打损伤等证。

　　[用法用量]煎服,3.0~9.0g。鲜品加倍。

冰片

　　为龙脑香科植物龙脑香树脂加工品,或龙脑香树的树干、树枝切碎,经蒸馏冷却而得的结晶,称"龙脑冰片",亦称"梅片"。由菊科植物艾纳香(大艾)叶的升华物经加工劈削而成,称"艾片"。现多用松节油、樟脑等,经化学方法合成,称"机制冰片"。龙脑香主产于东南亚地区,我国台湾有引种;艾纳香主产于广东、广西、云南、贵州等地。冰片成品须贮于阴凉处,密闭。研粉用。

[药性]辛、苦,微寒。归心、脾、肺经。

[功效]开窍醒神,清热止痛。

[应用]闭证神昏;目赤肿痛,喉痹口疮;疮疡肿痛,疮溃不敛,水火烫伤。

[用法用量]入丸、散,每次0.15~0.3g。外用适量,研粉点敷患处。不宜入煎剂。

[使用注意]孕妇慎用。

苏合香

为金缕梅科植物苏合香树的树干渗出的香树脂。主产于非洲、印度及土耳其等地,我国广西、云南有栽培。初夏时将树皮击伤或割破,深达木部,使香树脂渗入树皮内。至秋季剥下树皮,榨取香树脂,即为普通苏合香。如将普通苏合香溶解于乙醇中,过滤,蒸去乙醇,则为精制苏合香。成品应置阴凉处,密闭保存。

[药性]辛,温。归心、脾经。

[功效]开窍醒神,辟秽,止痛。

[应用]寒闭神昏;胸腹冷痛,满闷。

[用法用量]入丸、散,0.3~1.0g。外用适量,不入煎剂。

(十七)补虚药

1. 概述　凡具有补虚扶弱作用,功能治疗人体虚损不足的药物,称为补虚药。又可叫做补益药。补虚药在临床应用上,主要用于两个方面,一个方面是增强机体的抗病能力,可配合祛邪的药物,用于邪盛正虚的患者,以达到扶正祛邪的目的,从而战胜疾病;另一个方面是用于人病体虚的患者,能增强体质,消除衰弱的症状,辅助机体的康复能力,使之能早日恢复健康,重新走上工作岗位,从事生产劳动。因此,补虚药在临床上的应用,是具有积极意义的,而绝不是消极地用于"延年益寿",对于在身体健康、机体活动能力正常的情况之下,就不须服用这类药物。补虚药主要用于虚症。所谓虚症,一般说来,有气虚、阳虚、血虚、阴虚等不同类型。补虚药根据它的效髓及应用范围,一般也分为补气药、助阳药、养血药、滋阴药等。在临床上用药,主要根据虚症的不同类型而予以不同的补虚药,如气虚补气,阳虚助阳,血虚养血,阴虚滋阴。但阳虚的,每多包括气虚;而气虚的,常易导致阳虚。气虚和阳虚是表示机体活动能力的衰退。阴虚的每兼血虚;而血虚的,常易导致阴虚。血虚和阴虚是表示体内津液的损耗。这说明人体气血阴阳有着相互依存的关系。因此,益气和助阳,养血和滋阴,又往往相须为用。并且某些补气药兼有温补助阳的作用,而补血药大多也有滋阴的功能,所以在临床上遇到阳虚的病证时,往往用助阳药兼用补气药;遇见阴虚的病证,也常常滋阴药与养血药同用。更有气血两亏,阴阳俱虚,则补虚药的使用,更须兼筹并顾,灵活掌握,用气血并补或阴阳两补的方法。此外,补虚药对实邪未尽的患者,应予慎用,以免病邪留滞。

2. 补气药

人参

为五加科植物人参的根。主产于吉林、辽宁、黑龙江。以吉林抚松县产量最大,质量最好,称吉林参。野生者名"山参";栽培者称"园参"。园参一般应栽培6~7年后收获。鲜参洗净后干燥者称"生晒参",蒸制后干燥者称"红参",加工断下的细根称"参须"。山参经晒干称"生晒山参"。切片或粉碎用。

[药性]甘、微苦,平。归肺、脾、心经。

[功效]大补元气,补脾益肺,生津,安神益智。

[应用]元气虚脱证,肺脾心肾气虚证,热病气虚津创面渴及消渴证。

[用法用量]煎服,3.0~9.0g;挽救虚脱可用15.0~30.0g。宜文火另煎分次兑服。野山参研末吞服,每次2.0g,日服2次。

[使用注意]不宜与藜芦同用。

党参

为桔梗科植物党参、素花党参或川党参的根。主产于山西、陕西、甘肃。秋季采挖洗净,晒干,切厚片,生用。

[药性]甘,平。归脾、肺经。

[功效]补脾肺气,补血,生津。

[应用]脾肺气虚证,气血两虚证,气津两伤证。

[用法用量]煎服,9.0~30.0g。

[使用注意]据《药典》记载,本品不宜与藜芦同用。

黄芪

为豆科植物蒙古黄芪或膜荚黄芪的根。主产于内蒙古、山西、黑龙江等地。春秋二季采挖,除去须根及根头,晒干,切片,生用或蜜炙用。

[药性]甘,微温。归脾、肺经。

[功效]健脾补中,升阳举陷,益卫固表,利尿,托毒生肌。

[应用]脾气虚证,肺气虚证,气虚自汗证;气血亏虚,疮疡难溃难腐,或溃久难敛。

[用法用量]煎服,9.0~30.0g。蜜炙可增强其补中益气作用。

白术

为菊科植物白术的根茎。主产于浙江、湖北、湖南等地。以浙江于潜产者最佳,称为"于术"。冬季采收,烘干或晒干,除去须根,切厚片,生用或土炒、麸炒用。

[药性]甘、苦,温。归脾、胃经。

[功效]健脾益气,燥湿利尿,止汗,安胎。

[应用]脾气虚证,气虚自汗,脾虚胎动不安。

[用法用量]煎服,6.0~12.0g。炒用可增强补气健脾止泻作用。

[使用注意]本品性偏温燥,热病伤津及阴虚燥渴者不宜。

甘草

为豆科植物甘草、胀果甘草或光果甘草的根及根茎。主产于内蒙古、新疆、甘肃等地。春、秋采挖,以秋采者为佳。除去须根,晒干,要厚片,生用或蜜炙用。

[药性]甘,平。归心、肺、脾、胃经。

[功效]补脾益气,祛痰止咳,缓急止痛,清热解毒,调和诸药。

[应用]心气不足,脉结代、心动悸;脾气虚证;咳喘;脘腹、四肢挛急疼痛;热毒疮疡、咽喉肿痛及药物、食物中毒;调和药性。

[用法用量]煎服,1.5~9.0g。生用性微寒,可清热解毒;蜜炙药性微温,并可增强补益心脾之气和润肺止咳作用。

[使用注意]不宜与京大戟、芫花、甘遂同用。本品有助湿壅气之弊,湿盛胀满、水肿者不宜用。大剂量久服可导致水钠潴留,引起浮肿。

西洋参

为五加科植物西洋参的根。主产于美国、加拿大。我国北京、吉林、辽宁等地亦有栽培。秋季采挖生长3~6年的根,切片生用。

[药性]甘、微苦,凉。归肺、心、肾、脾经。

[功效]补气养阴,清热生津。

[应用]气阴两伤证,肺气虚及肺阴虚证,热病气虚津创面渴及消渴。

[用法用量]另煎兑服,3.0~6.0g。

[使用注意]据《药典》记载,本品不宜与藜芦同用。

太子参

为石竹科植物异叶假繁缕的块根。主产于江苏、安徽、山东等省。夏季茎叶大部分枯萎时采挖,除去须根,置沸水中略烫后晒干或直接晒干,生用。

[药性]甘、微苦,平。归脾、肺经。

[功效]补气健脾,生津润肺。

[应用]脾肺气阴两虚证。

[用法用量]煎服,9.0～30.0g。

山药

为薯蓣科植物薯蓣的根茎。主产于河南省,湖南、江南等地亦产。习惯认为河南(怀庆府)所产者品质最佳,故有"怀山药"之称。霜降后采挖,刮去粗皮,晒干或烘干,为"毛山药";或再加工为"光山药"。润透,切厚片,生用或麸炒用。

[药性]甘,平。归脾、肺、肾经。

[功效]补脾养胃,生津益肺,补肾涩精。

[应用]脾虚证,肺虚证,肾虚证,消渴气阴两虚证。

[用法用量]煎服,15.0～30.0g。麸炒可增强补脾止泻作用。

白扁豆

为豆科植物扁豆的成熟种子。主产于江苏、河南、安徽等地。秋季果实成熟时采取,晒干,生用或炒用。

[药性]甘,微温。归脾、胃经。

[功效]补脾和中,化湿。

[应用]脾气虚证,暑湿吐泻。

[用法用量]煎服,10.0～15.0g。炒后可使健脾止泻作用增强,故用于健脾止泻及作散剂服用时宜炒用。

大枣

为鼠李科植物枣的成熟果实。主产于河北、河南、山东等地。秋季果实成熟时采收,晒干,生用。

[药性]甘,温。归脾、胃、心经。

[功效]补中益气,养血安神。

[应用]用于脾虚证,脏躁及失眠证。

[用法用量]劈破煎服,6.0～15.0g。

蜂蜜

为蜜蜂科昆虫中华蜜蜂或意大利蜜蜂所酿成的蜜。全国大部分地区均产。春至秋季采收,过滤后供用。

[药性]甘,平。归肺、脾、大肠经。

[功效]补中,润燥,止痛,解毒。

[应用]脾气虚弱及中虚脘腹挛急疼痛,肺虚久咳及燥咳证,便秘证,解乌头类药毒。

[用法用量]煎服或冲服,15.0～30.0g,大剂量30.0～60.0g。外用适量,本品作栓剂肛内给药,通便效果较口服更捷。

[使用注意]本品助湿壅中,又能润肠,故湿阻中满及便溏泄泻者慎用。

3. 补阳药

鹿茸

为脊椎动物鹿科梅花鹿或马鹿等雄鹿头上尚未骨化而带茸毛的幼角。主产于吉林、黑龙江、辽宁、内蒙古、新疆、青海等地。其他地区也有人工饲养。夏秋两季雄鹿长出的新角尚未骨化时,将角锯下或用刀砍下,用时燎去毛,切片后阴干或烘干入药。

[药性]甘、咸,温。归肾、肝经。

[功效]补肾阳,益精血,强筋骨,调冲任,托疮毒。

[应用]肾阳虚衰,精血不足证;肾虚骨弱,腰膝无力或小儿五迟;妇女冲任虚寒,崩漏带下;疮疡久溃不敛,阴疽疮肿内陷不起。

[用法用量]研末吞服,1.0~2.0g,或入丸、散。

[使用注意]服用本品宜从小量开始,缓缓增加,不可骤用大量,以免阳升风动,头晕目赤,或伤阴动血。凡发热者均当忌服。

淫羊藿

为小檗科植物淫羊藿和箭叶淫羊藿或柔毛淫羊藿等的全草。主产于陕西、辽宁、山西、湖北、四川等地。夏秋茎叶茂盛时采收,割取地上部分,晒干,切碎。生用或以羊脂油炙用。

[药性]辛、甘,温。归肾、肝经。

[功效]补肾壮阳,祛风除湿。

[应用]肾阳虚衰,阳痿尿频,腰膝无力;风寒湿痹,肢体麻木。

[用法用量]煎服,3.0~15.0g。

[使用注意]阴虚火旺者不宜服。

杜仲

为杜仲科植物杜仲的树皮。主产于四川、云南、贵州、湖北等地。4~6月采收,去粗皮堆置"发汗"至内皮呈紫褐色,晒干。生用或盐水炒用。

[药性]甘,温。归肝、肾经。

[功效]补肝肾,强筋骨,安胎。

[应用]肾虚腰痛及各种腰痛,胎动不安或习惯性堕胎。

[用法用量]煎服,10.0~15.0g。

[使用注意]炒用破坏其胶质有利于有效成分煎出,故比生用效果好。本品为温补之品,阴虚火旺者慎用。

续断

为川续断科植物川续断的干燥根。主产于四川、湖北、湖南、贵州等地,云南、陕西等地亦产,以四川、湖北产的质量较佳。野生栽培均有。秋季采挖,除去根头及须根,用微火烘至半干堆置"发汗"后再烘干,切片用。

[药性]苦、辛,微温。归肝、肾经。

[功效]补益肝肾,强筋健骨,止血安胎,疗伤续折。

[应用]阳痿不举,遗精遗尿;腰膝酸痛,寒湿痹痛;崩漏下血,胎动不安;跌打损伤,筋伤骨折。

[用法用量]煎服,9.0~15.0g,或入丸、散。外用适量研末敷。崩漏下血宜炒用。

[使用注意]风湿热痹者忌服。

菟丝子

为旋花科植物菟丝子或大菟丝子的成熟种子。我国大部分地区均有分布。秋季果实成熟时割取地上部分,晒干,打下种子。生用,或煮熟捣烂作饼用。

[药性]辛、甘,平。归肾、肝、脾经。

[功效]补肾益精,养肝明目,止泻安胎。

[应用]肾虚腰痛、阳痿遗精、尿频及宫冷不孕;肝肾不足,目暗不明;脾肾阳虚,便溏泄泻;肾虚胎动不安。

[用法用量]煎服,10.0~20.0g。

[使用注意]本品为平补之药,但偏补阳,阴虚火旺,大便燥结、小便短赤者不宜服。

紫河车

为健康产妇的胎盘。将取得的新鲜胎盘,割开血管,用清水反复洗净,蒸或置沸水中略煮后,烘干,研粉用。亦可鲜用。

[药性]甘、咸,温。归肺、肝、肾经。

[功效]补肾益精,养血益气。

[应用]阳痿遗精、腰酸头晕耳鸣,气血不足诸证,肺肾两虚之咳喘。

[用法用量]研末装胶囊服,1.5～3.0g,也可入丸、散。如用鲜胎盘,每次半个至一个,水煮服食。

[使用注意]阴虚火旺不宜单独应用。

巴戟天

为茜草科植物巴戟天的根。主产于广东、广西、福建、江西,四川等地。全年均可采挖。去须根略晒,压扁晒干。用时润透或蒸过,除去木质心,切片或盐水炒用。

[药性]辛、甘,微温。归肾、肝经。

[功效]补肾助阳,祛风除湿

[应用]肾阳虚阳痿、宫冷不孕、小便频数,风湿腰膝疼痛及肾虚腰膝酸软无力。

[用法用量]水煎服,5.0～15.0g。

[使用注意]阴虚火旺及有热者不宜服。

补骨脂

为豆科植物补骨脂的成熟果实。主产于陕西、河南、山西、江西、安徽、广东、四川、云南等地。栽培或野生,以河南、四川等地较多。秋季果实成熟时采收,晒干。生用,炒或盐水炒用。

[药性]苦、辛,温。归肾、脾经。

[功效]补肾壮阳,固精缩尿,温脾止泻,纳气平喘。

[应用]肾虚阳痿、腰膝冷痛;肾虚遗精、遗尿、尿频;脾肾阳虚五更泄泻;肾不纳气,虚寒喘咳。

[用法用量]煎服,5.0～15.0g。

[使用注意]本品性质温燥,能伤阴助火,故阴虚火旺及大便秘结者忌服。

冬虫夏草

为麦角菌科植物冬虫夏草菌的子座及其寄生蝙蝠蛾科昆虫绿蝙蝠蛾幼虫的尸体的复合体。主产于四川、青海,云南、贵州,西藏、甘肃亦产。夏至前后,在积雪尚未溶化时入山采集,挖出后,在虫体潮湿未干时,除去外层泥土及膜皮,晒干;或黄酒喷使之软,整理平直,微火烘干。生用。

[药性]甘,温。归肾、肺经。

[功效]补肾益肺,止血化痰。

[应用]阳痿遗精、腰膝酸痛,久咳虚喘、劳嗽痰血。

[用法用量]煎服,5.0～15.0g。也可入丸、散。

[使用注意]有表邪者不宜用。

仙茅

为石蒜科植物仙茅的根茎。产于西南及长江以南各省,四川产量甚大。春初发芽前及秋末地上部分枯萎时采挖,除去须根,晒干,防蛀。切片生用,或经米泔水浸泡切片。

[药性]辛,热。有毒。归肾、肝经。

[功效]温肾壮阳,祛寒除湿。

[应用]肾阳不足,命门火衰之阳痿精冷、小便频数;腰膝冷痛,筋骨痿软无力。

[用法用量]煎服,5.0～15.0g。或酒浸服,亦入丸、散。

[使用注意]阴虚火旺者忌服。燥烈有毒,不宜久服。

肉苁蓉

为列当科植物肉苁蓉的带鳞叶的肉质茎。主产于内蒙古、甘肃、新疆、青海等地。春季苗未出土或刚出土时采挖,除去花序。切片生用,或酒制用。

[药性]甘、咸,温。归肾、大肠经。

[功效]补肾助阳,润肠通便。

[应用]肾阳亏虚,精血不足之阳痿早泄、宫冷不孕、腰膝酸痛、痿软无力;肠燥津枯便秘。

[用法用量]煎服,10.0~15.0g。

[使用注意]本品能助阳、滑肠,故阴虚火旺及大便泄泻者不宜服。肠胃实热、大便秘结亦不宜服。

锁阳

为锁阳科植物锁阳的肉质茎。主产于内蒙古、甘肃、青海、新疆等省。春季采收。除去花序,置沙土中半埋半露,连晒带烫,使之干燥,防霉。切片生用。

[药性]甘,温。归肝、肾、大肠经。

[功效]补肾助阳,润肠通便。

[应用]肾阳亏虚,精血不足之阳痿、不孕、下肢痿软、筋骨无力等;血虚津亏肠燥便秘。

[用法用量]煎服,10.0~15.0g。

[使用注意]阴虚阳亢、脾虚泄泻、实热便秘均忌服。

益智仁

为姜科植物益智的成熟果实。主产于广东、广西、云南、福建等地。夏、秋季间果实由绿转红时采收,晒干。砂炒后去壳取仁,生用或盐水微炒用。用时捣碎。

[药性]辛,温。归肾、脾经。

[功效]暖肾固精缩尿,温脾开胃摄唾。

[应用]下元虚寒遗精、遗尿、小便频数;脾胃虚寒,腹痛吐泻及口涎自流。

[用法用量]煎服,3.0~10.0g。

沙苑子

为豆科植物扁茎黄芪的成熟种子。主产内蒙古和东北、西北地区。秋末冬初果实成熟尚未开裂时割取或连根拔出,晒干,打下种子,除去杂质。生用或盐水炒用。

[药性]甘,温。归肝、肾经。

[功效]补肾固精,养肝明目。

[应用]肾虚腰痛、阳痿遗精、遗尿尿频、白带过多,目暗不明、头昏目花。

[用法用量]煎服,10.0~20.0g。

[使用注意]本品为温补固涩之品,阴虚火旺及小便不利者忌服。

蛤蚧

为脊椎动物壁虎科动物蛤蚧除去内脏的干燥体。主产于广西,广东、云南等省亦产。全年均可捕捉。剖开除去内脏,或去血液(不可用水洗),以竹片先从横面撑开,再用长竹一条撑着下腭延至尾末端,用微火焙干,两支合成一对。用时去头(有小毒)、足和鳞片,也有单取其尾,或炒酥研末。

[药性]咸,平。归肺、肾经。

[功效]补肺益肾,纳气平喘,助阳益精。

[应用]肺虚咳嗽、肾虚作喘、虚劳喘咳,肾虚阳痿。

[用法用量]煎服,5.0~10.0g;研末每次1.0~2.0g,每日3次;浸酒服用1~2对。

[使用注意]风寒或实热咳喘忌服。

4. 补血药

当归

　　为伞形科植物当归的根。主产于甘肃省东南部的岷县(秦州),产量多,质量好。其次,陕西、四川、云南、湖北等省也有栽培。秋末采挖,除尽芦头、须根,待水分稍行蒸发后按大小粗细分别捆成小把,用微火缓缓熏干或用硫黄烟熏,防蛀、防霉、切片生用,或经酒拌、酒炒用。

　　[药性]甘、辛,温。归肝、心、脾经。

　　[功效]补血调经,活血止痛,润肠通便。

　　[应用]血虚诸证,血虚血瘀之月经不调、经闭、痛经等,虚寒性腹痛、跌打损伤、痈疽疮疡、风寒痹痛等,血虚肠燥便秘。

　　[用法用量]煎服,5.0～15.0g。

　　[使用注意]湿盛中满、大便泄泻者忌服。

熟地黄

　　为玄参科植物地黄的块根,经加工炮制而成。通常以酒、砂仁、陈皮为辅料经反复蒸晒,至内外色黑油润,质地柔软黏腻。切片用,或炒炭用。

　　[药性]甘,微温。归肝、肾经。

　　[功效]补血养阴,填精益髓。

　　[应用]血虚诸证,肝肾阴虚诸证。

　　[用法用量]煎服,10.0～30.0g。

白芍

　　为毛茛科植物芍药的根。主产于浙江、安徽、四川等地。夏秋季采挖,去净泥土和支根,去皮,沸水浸或略煮至受热均匀,晒干。用时润透切片。一般生用或酒炒或清炒用。

　　[药性]苦、酸,微寒。归肝、脾经。

　　[功效]养血敛阴,柔肝止痛,平抑肝阳。

　　[应用]肝血亏虚及血虚月经不调,肝脾不和之胸胁脘腹疼痛或四肢挛急疼痛,肝阳上亢之头痛眩晕。

　　[用法用量]煎服,5.0～15.0g;大剂量15.0～30.0g。

　　[使用注意]阳衰虚寒之证不宜用。反藜芦。

阿胶

　　为马科动物驴的皮,经漂泡去毛后熬制而成的胶块。古时以产于山东省东阿县而得名。以山东、浙江、江苏等地产量较多。以原胶块用,或将胶块打碎,用蛤粉炒或蒲黄炒成阿胶珠用。

　　[药性]甘,平。归肺、肝、肾经。

　　[功效]补血,滋阴,润肺,止血。

　　[应用]血虚证;出血证;肺阴虚燥咳;热病伤阴之心烦失眠及阴虚风动,手足瘈疭等。

　　[用法用量]5.0～15.0g。入汤剂宜烊化冲服。

　　[使用注意]本品黏腻,有碍消化。脾胃虚弱者慎用。

何首乌

　　为蓼科植物何首乌的块根。我国大部分地区有出产。秋后茎叶枯萎时或次年未萌芽前掘取其块根。削去两端,洗净,切片,晒干或微烘,称生首乌;若以黑豆煮汁拌蒸,晒后变为黑色,称制首乌。

　　[药性]苦、甘、涩,微温。归肝、肾经。

　　[功效]制用:补益精血。生用:解毒,截疟,润肠通便。

　　[应用]精血亏虚、头晕眼花、须发早白、腰膝酸软、遗精、崩带,久疟、痈疽、瘰疬、肠燥便秘等。

　　[用法用量]煎服,10.0～30.0g。

［使用注意］大便溏泄及湿痰较重者不宜用。

龙眼肉

为无患子科植物龙眼树的假种皮。主产于广东、福建、台湾、广西等地。于夏秋果实成熟时采摘,烘干或晒干,除去壳、核,晒至干爽不黏,贮存备用。

［药性］甘,温。归心、脾经。

［功效］补益心脾,养血安神。

［应用］思虑过度,劳伤心脾,而致惊悸怔忡,失眠健忘,食少体倦,以及脾虚气弱,便血崩漏等。

［用法用量］煎服,10～25g;大剂量30～60g。

［使用注意］湿盛中满或有停饮、痰、火者忌服。

5. 补阴药

北沙参

为伞形科植物珊瑚菜的根。主产于山东、江苏,福建等地亦产。夏秋两季采挖,洗净,置沸水中烫后,除去外皮,干燥,或洗净后直接干燥。

［药性］甘、微苦,微寒。归肺、胃经。

［功效］养阴清肺,益胃生津。

［应用］肺阴虚证,胃阴虚证。

［用法用量］煎服,4.5～9.0g。

［使用注意］《本草从新》谓北沙参"反藜芦",2015年版《中华人民共和国药典》亦认为北沙参"不宜与藜芦同用",应加以注意。

麦冬

为百合科植物麦冬的块根。主产于四川、浙江、江苏等地。夏季采挖,反复暴晒、堆置,至七八成干,除去须根,干燥,打破生用。

［药性］甘、微苦,微寒。归胃、肺、心经。

［功效］养阴生津,润肺清心。

［应用］胃阴虚证,肺阴虚证,心阴虚证。

［用法用量］煎服,6.0～12.0g。

龟甲

为龟科动物乌龟的腹甲及背甲。主产地浙江、湖北、湖南等。全年均可捕捉。杀死,或用沸水烫死,剥取甲壳,除去残肉,晒干,以砂炒后醋淬用。

［药性］甘,寒。归肾、肝、心经。

［功效］滋阴,潜阳,益肾健骨,养血补心。

［应用］阴虚阳亢,阴虚内热,虚风内动;肾虚骨痿,囟门不合;阴血亏虚,惊悸、失眠、健忘。

［用法用量］煎服,9.0～24.0g。宜先煎。本品经砂炒醋淬后,有效成分更容易煎出;并除去腥气,便于制剂。

鳖甲

为鳖科动物鳖的背甲。主产于湖北、湖南、安徽等地。全年均可捕捉,杀死后置沸水中烫至背甲上硬皮能剥落时取出,除去残肉,晒干,以砂炒后醋淬用。

［药性］甘、咸,寒。归肝、肾经。

［功效］滋阴潜阳,退热除蒸,软坚散结。

［应用］肝肾阴虚证,癥瘕积聚。

[用法用量]煎服,9.0~24.0g。宜先煎。本品经砂炒醋淬后,有效成分更容易煎出;其可去其腥气,易于粉碎,方便制剂。

百合

为百合科植物百合或细叶百合的肉质鳞叶。全国各地均产。以湖南、浙江产者为多。秋季采挖。洗净,剥取鳞叶,置沸水中略烫,干燥,生用或蜜炙用。

[药性]甘,微寒。归肺、心、胃经。

[功效]养阴润肺,清心安神。

[应用]肺阴虚证,阴虚有热之失眠心悸及百合病心肺阴虚内热证。

[用法用量]煎服,6.0~12.0g。蜜炙可增加润肺作用。

天冬

为百合科植物天冬的块根。主产于贵州、四川、广西等地。秋冬二季采挖,洗净,除去茎基和须根,置沸水中煮或蒸至透心,趁热除去外皮,洗净,干燥,切片或段,生用。

[药性]甘、苦,寒。归肺、肾、胃经。

[功效]养阴润燥,清肺生津。

[应用]肺阴虚证,肾阴虚证,热病伤津之食欲不振、口渴及肠燥便秘等证。

[用法用量]煎服,6.0~12.0g。

[使用注意]本品甘寒滋腻之性较强,脾虚泄泻、痰湿内盛者忌用。

石斛

为兰科植物环草石斛、马鞭石斛、黄草石斛、铁皮石斛或金钗石斛的茎。主产于四川、贵州、云南等地。全年均可采取,以秋季采收为佳。烘干或晒干,切段,生用。鲜者可栽于砂石内,以备随时取用。

[药性]甘,微寒。归胃、肾经。

[功效]益胃生津,滋阴清热。

[应用]胃阴虚及热病伤津证,肾阴虚证。

[用法用量]煎服,6.0~12.0g。鲜用,15.0~30.0g。

玉竹

为百合科植物玉竹的根茎。主产于湖南、河南、江苏等地。秋季采挖,洗净,晒至柔软后,反复揉搓,晾晒至无硬心,晒干;或蒸透后,揉至半透明,晒干,切厚片或段用。

[药性]甘,微寒。归肺、胃经。

[功效]养阴润燥、生津止渴。

[应用]肺阴虚证,胃阴虚证。

[用法用量]煎服,6.0~12.0g。

枸杞子

为茄科植物宁夏枸杞的成熟果实。主产于宁夏、甘肃、新疆等地。夏秋二季果实呈橙红色时采收,晾至皮皱后,再晒至外皮干硬,果肉柔软,生用。

[药性]甘,平。归肝、肾经。

[功效]滋补肝肾,益精明目。

[应用]肝肾阴虚及早衰证。

[用法用量]煎服,6.0~12.0g。

女贞子

为木樨科植物女贞的成熟果实。主产于浙江、江苏、湖南等地。冬季果实成熟时采收,稍蒸或置沸水中略烫后,干燥,生用或酒炙用。

[药性]甘、苦,凉。归肝、肾经。

[功效]滋补肝肾,乌须明目。

[应用]肝肾阴虚证。

[用法用量]煎服,6.0～12.0g。因主要成分齐墩果酸不易溶于水,故以入丸剂为佳。本品以黄酒拌后蒸制,可增强滋补肝肾作用,并使苦寒之性减弱,避免滑肠。

南沙参

为桔梗科植物轮叶沙参或沙参的根。主产于安徽、江苏、浙江等地。春秋二季采挖,除去须根,趁鲜刮去粗皮洗后干燥,切厚片或短段生用。

[药性]甘,微寒。归肺、胃经。

[功效]养阴清肺,清胃生津,补气,化痰。

[应用]肺阴虚证,胃阴虚证。

[用法用量]煎服,9.0～15.0g。

[使用注意]反藜芦。

黄精

为百合科植物黄精、滇黄精或多花黄精的根茎。黄精主产于河北、内蒙古、陕西,滇黄精主产于云南、贵州、广西,多花黄精主产于贵州、湖南、云南等地。春秋二季采挖,洗净,置沸水中略烫或蒸至透心,干燥,切厚片用。

[药性]甘,平。归脾、肺、肾经。

[功效]补气养阴,健脾,润肺,益肾。

[应用]阴虚肺燥,干咳少痰及肺肾阴虚的劳咳久咳;脾虚阴伤证;肾精亏虚。

[用法用量]煎服,9.0～15.0g。

墨旱莲

为菊科植物鳢肠的地上部分。主产于江苏、江西、浙江等地。花开时采割,晒干,切段生用。

[药性]甘、酸,寒。归肝、肾经。

[功效]滋补肝肾,凉血止血。

[应用]肝肾阴虚证,阴虚血热的失血证。

[用法用量]煎服,6.0～12.0g。

楮实子

为桑科植物构树的干燥成熟果实。主产于河南、湖北、湖南、山西、甘肃等地。此外,浙江、四川、山东、安徽、江西等地亦产。多为野生,也有栽培。秋季果实成熟时采收除去膜状宿萼,晒干生用。

[药性]甘,寒。归肝、肾经。

[功效]滋肾,清肝,明目,利尿。

[应用]腰膝酸软,虚劳骨蒸,头晕目昏;目翳昏花;水肿胀满。

[用法用量]煎服,6.0～9.0g,或入丸、散。外用捣敷。

[使用注意]虚寒证患者慎用。

(十八)收涩药

1. 概述　凡具有收敛固涩作用,可以治疗各种滑脱症候的药物,称为收敛药,又叫收涩药。滑脱的病证,主要有自汗盗汗,久泻久痢,久咳虚喘,遗精滑精,溲多遗尿,白带日久,失血崩漏等症。因为滑脱诸症,如不及时收招,可引起元气日衰,或变生他症。所以,《本草纲目》载:"脱则散而不收,故用酸涩之药,以敛其耗散。"本类药物具有敛汗,止泻,固精,缩小便,止带,止血,止嗽等作用。凡属外感实邪未解或泻痢、咳嗽初起时不宜早用,以免留邪。

2. 固表止汗药

麻黄根

为麻黄科植物草麻黄中麻黄的根及根茎。主产于河北、山西、内蒙古、甘肃、四川等地。立秋后采收。剪去须根,干燥切段。生用。

[药性]甘、微涩,平。归肺经。

[功效]固表止汗。

[应用]自汗、盗汗。

[用法用量]煎服,3.0~9.0g。外用适量。

[使用注意]有表邪者,忌用。

浮小麦

为禾本科植物小麦未成熟的颖果。各地均产。收获时,扬起其轻浮干瘪者,或以水淘之,浮起者为佳,晒干。生用,或炒用。

[药性]甘,凉。归心经。

[功效]固表止汗,益气,除热。

[应用]自汗,盗汗;骨蒸劳热。

[用法用量]煎服,15.0~30.0g;研末服,3.0~5.0g。

[使用注意]表邪汗出者忌用。

3. 敛肺涩肠药

五味子

为木兰科植物五味子或华中五味子的成熟果实。前者习称"北五味子",主产于东北;后者习称"南五味子",主产于西南及长江流域以南各省。秋季果实成熟时采取。晒干。生用或经醋、蜜拌蒸晒干用。

[药性]酸、甘,温。归肺、心、肾经。

[功效]收敛固涩,益气生津,补肾宁心。

[应用]久咳虚喘;自汗,盗汗;遗精,滑精;久泻不止;津伤而渴,消渴;心悸,失眠,多梦。

[用法用量]煎服,3.0~6.0g;研末服,1.0~3.0g。

[使用注意]凡表邪未解,内有实热,咳嗽初起,麻疹初期,均不宜用。

乌梅

为蔷薇科植物梅的近成熟果实。主产于浙江、福建、云南等地。夏季果实近成熟时采收,低温烘干后闷至皱皮,色变黑时即成。去核生用或炒炭用。

[药性]酸、涩,平。归肝、脾、肺、大肠经。

[功效]敛肺止咳,涩肠止泻,安蛔止痛,生津止渴。

[应用]肺虚久咳;久泻,久痢;蛔厥腹痛,呕吐;虚热消渴。

[用法用量]煎服,3.0~10.0g,大剂量可用至30.0g。外用适量,捣烂或炒炭研末外敷。止泻止血宜炒炭用。

[使用注意]外有表邪或内有实热积滞者均不宜服。

诃子

为使君子科植物诃子的成熟果实。主产于云南及广东、广西等地。秋冬二季采取。晒干。生用或煨用。若用果肉,则去核。

[药性]苦、酸、涩,平。归肺、大肠经。

[功效]涩肠止泻,敛肺止咳,利咽开音。

[应用]久泻,久痢;久咳,失音。

[用法用量]煎服,3.0～10.0g。涩肠止泻宜煨用,敛肺清热利咽开音宜生用。

[使用注意]凡外有表邪、内有湿热积滞者忌用。

肉豆蔻

为肉豆蔻科植物肉豆蔻的成熟种仁。主产于马来西亚、印度尼西亚,我国广东、广西、云南亦有栽培。冬、春两季果实成熟时采收。除去皮壳后,干燥,煨制去油用。

[药性]辛,温。归脾、胃、大肠经。

[功效]涩肠止泻,温中行气。

[应用]虚泻,冷痢;胃寒胀痛,食少呕吐。

[用法用量]煎服,3.0～9.0g;入丸、散服,每次0.5～1.0g。内服须煨熟去油用。

[使用注意]湿热泻痢者忌用。

五倍子

为漆树科植物盐肤木青麸杨或红麸杨叶上的虫瘿,主要由五倍子蚜寄生而形成。我国大部分地区均有,而以四川为主。秋季摘下虫瘿,煮死内中寄生虫,干燥。生用。

[药性]酸、涩,寒。归肺、大肠、肾经。

[功效]敛肺降火,止咳止汗,涩肠止泻,固精止遗,收敛止血,收湿敛疮。

[应用]咳嗽,咯血;自汗,盗汗;久泻,久痢;遗精,滑精;崩漏,便血痔血;湿疮,肿毒。

[用法用量]煎服,3.0～9.0g;入丸、散服,每次1.0～1.5g。外用适量。研末外敷或煎汤熏洗。

[使用注意]湿热泻痢者忌用。

赤石脂

为硅酸盐类矿物多水高岭石族多水高岭石,主含含水硅酸铝 $[Al_4(Si_4O_{10})(OH)_8 \cdot 4H_2O]$。主产于福建、山东、河南等地。全年均可采挖。拣去杂石。研末水飞或火煅水飞用。

[药性]甘、涩,温。归大肠、胃经。

[功效]涩肠止泻,收敛止血,敛疮生肌。

[应用]久泻,久痢;崩漏,便血;疮疡久溃。

[用法用量]煎服,10.0～20.0g。外用适量。研细末撒患处或调敷。

[使用注意]湿热积滞泻痢者忌服。孕妇慎用。畏官桂。

4. 固精缩尿止带药

山茱萸

为山茱萸科植物山茱萸的成熟果肉。主产于浙江、安徽、河南、陕西、山西等地。秋末冬初采收。用文火烘焙或置沸水中略烫,及时挤出果核。晒干或烘干用。

[药性]酸、涩,微温。归肝、肾经。

[功效]补益肝肾,收敛固涩。

[应用]腰膝酸软,头晕耳鸣,阳痿;遗精滑精,遗尿尿频;崩漏,月经过多;大汗不止,体虚欲脱。

[用法用量]煎服,5.0～10.0g,急救固脱20.0～30.0g。

[使用注意]素有湿热而致小便淋涩者,不宜应用。

莲子

为睡莲科植物莲的成熟种子。主产于湖南、福建、江苏、浙江及南方各地池沼湖溏中。秋季采收,晒干,生用。

［药性］甘、涩,平。归脾、肾、心经。

［功效］固精止带,补脾止泻,益肾养心。

［应用］遗精,滑精;带下;脾虚泄泻;心悸,失眠。

［用法用量］煎服,10.0~15.0g。去心打碎用。

桑螵蛸

为螳螂科昆虫大刀螂、小刀螂或巨斧螳螂的卵鞘,分别习称"团螵蛸""长螵蛸"及"黑螵蛸"。全国大部分地区均产。深秋至次春采收,置沸水浸杀其卵,或蒸透晒干用。

［药性］甘、咸,平。归肝、肾经。

［功效］固精缩尿,补肾助阳。

［应用］遗精滑精,遗尿尿频,白浊;阳痿。

［用法用量］煎服,6.0~10.0g。

［使用注意］本品助阳固涩,故阴虚多火,膀胱有热而小便频数者忌用。

海螵蛸

为乌贼科动物无针乌贼或金乌贼的内壳。产辽宁、江苏、浙江沿海等省。收集其骨状内壳洗净,干燥。生用。

［药性］咸、涩,微温。归肝、肾经。

［功效］固精止带,收敛止血,制酸止痛,收湿敛疮。

［应用］遗精,带下;崩漏,吐血,便血及外伤出血;胃痛吐酸;湿疮,湿疹,溃疡不敛。

［用法用量］煎服,6.0~12.0g。散剂酌减。外用适量。

芡实

为睡莲科植物芡的成熟种仁。主产于湖南、江西、安徽、山东等地。秋末冬初采收成熟果实,除去果皮,取出种仁,再除去硬壳,晒干。捣碎生用或炒用。

［药性］甘、涩,平。归脾、肾经。

［功效］益肾固精,健脾止泻,除湿止带。

［应用］遗精,滑精;脾虚久泻;带下。

［用法用量］煎服,10.0~15.0g。

金樱子

为蔷薇科植物金樱子的成熟果实。主产广东、四川、云南,湖北,贵州等地。9~10月采收。去刺及核,晒干用。

［药性］酸、涩,平。归肾、膀胱、大肠经。

［功效］固精缩尿止带,涩肠止泻。

［应用］遗精滑精,遗尿尿频、带下,久泻、久痢。

［用法用量］煎服,6.0~12.0g。

椿皮

为苦木科植物臭椿(樗)的根皮或树皮。主产于山东、辽宁、河南、安徽等地,全年可采,剥下根皮或干皮,刮去外层粗皮,晒干、切段或切丝。生用或麸炒用。

［药性］苦、涩,寒。归大肠、肝经。

［功效］清热燥湿,收敛止带,止泻,止血。

［应用］赤白带下;久泻久痢,湿热泻痢;崩漏经多,便血痔血。

［用法用量］煎服,6.0~9.0g。外用适量。

［使用注意］脾胃虚寒者慎用。

(十九)攻毒杀虫止痒药

1. 概述　凡以攻毒疗疮,杀虫止痒为主要作用的药物,分别称为攻毒药或杀虫止痒药。本类药物的外用方法因病因药而异,如研末外撒,或煎汤洗渍及热敷、浴泡、含漱,或用油脂及水调敷,或制成软膏涂抹,或做成药捻、栓剂栓塞等。本类药物内服使用时,宜作丸散剂用,使其缓慢溶解吸收,且便于掌握剂量。本类药物多具有不同程度的毒性,所谓"攻毒"即有以毒制毒之意,无论外用或内服,均应严格掌握剂量及用法,不可过量或持续使用,以防发生毒副反应。制剂时应严格遵守炮制和制剂法度,以减轻毒性而确保用药安全。

现代药理研究证明,本类药物大都具有杀菌消炎作用,可杀灭细菌、真菌、疥虫、螨虫、滴虫等。且在局部外用后能形成薄膜以保护创面,减轻炎症反应与刺激;部分药物有收敛作用,能凝固表面蛋白质,收缩局部血管,减少充血与渗出,促进创面愈合。

2. 常用药物

雄黄

为硫化物类矿物雄黄的矿石。主含二硫化二砷(As_2S_2)。主产于广东、湖南、湖北、贵州、四川等地。随时可采,采挖后除去杂质。研成细粉或水飞,生用。切忌火煅。

[药性]辛,温。有毒。归肝、胃、大肠经。

[功效]解毒,杀虫。

[应用]痈肿疔疮,湿疹疥癣,蛇虫咬伤。

[用法用量]外用适量,研末敷,香油调搽或烟熏。内服 0.05 ~ 0.10g,入丸、散用。

[使用注意]内服宜慎,不可久服。外用不宜大面积涂擦及长期持续使用。孕妇禁用。切忌火煅。

硫黄

为自然元素类矿物硫族自然硫。主产于山西、山东、陕西、河南等地。采挖后加热熔化,除去杂质,或用含硫矿物经加工制得。生硫黄只作外用,内服常与豆腐同煮后阴干用。

[药性]酸,温。有毒。归肾、大肠经。

[功效]外用解毒杀虫疗疮,内服补火助阳通便。

[应用]外用治疥癣,湿疹,阴疽疮疡;内服治阳痿,虚喘冷哮,虚寒便秘。

[用法用量]外用适量,研末敷或加油调敷患处。内服 1.5 ~ 3.0g,炮制后入丸、散服。

[使用注意]阴虚火旺及孕妇忌服。

白矾

为硫酸盐类矿物明矾石经加工提炼制成,主含含水硫酸铝钾[$KAl(SO_4)_2 \cdot 12H_2O$]。主产于安徽、浙江、山西、湖北等地。全年均可采挖。将采得的明矾石用水溶解,滤过,滤液加热浓缩,放冷后所得结晶即为白矾。生用或煅用。煅后称枯矾。

[药性]酸、涩,寒。归肺、脾、肝、大肠经。

[功效]外用解毒杀虫,燥湿止痒;内服止血,止泻,化痰。

[应用]外用治湿疹瘙痒,疮疡疥癣;便血、吐衄、崩漏;久泻久痢;痰厥癫狂痫证;湿热黄疸。

[用法用量]外用适量,研末撒布、调敷或化水洗患处。内服 0.6 ~ 1.5g,入丸、散服。

[使用注意]体虚胃弱及无湿热痰火者忌服。

蛇床子

为伞形科植物蛇床的成熟果实。全国各地均产,以河北、山东、浙江、江苏、四川等地产量较大。均为野生,夏、秋二季果实成熟时采收,除去杂质,晒干。生用。

[药性]辛、苦,温。有小毒。归肾经。

[功效]杀虫止痒,燥湿,温肾壮阳。

[应用]阴部湿痒,湿疹,疥癣;寒湿带下,湿痹腰痛;肾虚阳痿,宫冷不孕。

[用法用量]外用适量,多煎汤熏洗或研末调敷。内服3.0～9.0g。

[使用注意]阴虚火旺或下焦有湿热者不宜内服。

蟾酥

为蟾蜍科动物中华大蟾蜍或黑眶蟾蜍的耳后腺及皮肤腺分泌的白色浆液,经加工干燥而成。主产于河北、山东、四川、湖南、江苏、浙江等地。多为野生品种。夏、秋二季捕捉蟾蜍,洗净体表,挤取耳后腺及皮肤腺的浆液,盛于瓷器内(忌与铁器接触),晒干贮存。用时以碎块置酒或鲜牛奶中溶化,然后风干或晒干。

[药性]辛,温。有毒。归心经。

[功效]解毒,止痛,开窍醒神。

[应用]痈疽疔疮,瘰疬,咽喉肿痛,牙痛;痧胀腹痛,神昏吐泻。

[用法用量]内服0.015～0.030g,研细,多入丸、散用。外用适量。

[使用注意]本品有毒,内服慎勿过量。外用不可入目。孕妇忌用。

蜂房

为胡蜂科昆虫果马蜂、日本长脚胡蜂或异腹胡蜂的巢。全国均有,南方较多,均为野生。全年可采,但常以秋、冬二季采收。晒干或蒸,除去死蜂死蛹后再晒干,剪块生用或炒用。又名露蜂房。

[药性]甘,平。归胃经。

[功效]攻毒杀虫,祛风止痛。

[应用]疮疡肿毒,乳痈,瘰疬,顽癣瘙痒,癌肿;风湿痹痛,牙痛,风疹瘙痒。

[用法用量]外用适量,研末用油调敷或煎水漱口,或熏洗患处。内服,3.0～5.0g。

(二十)拔毒化腐生肌药

1. 概述　　凡以外用拔毒化腐,生肌敛疮为主要作用的药物,称为拔毒化腐生肌药。本类药物主要适用于痈疽疮疡溃后脓出不畅,或溃后腐肉不去,新肉难生,创面难以生肌愈合之证;以及癌肿,梅毒;有些还常用于皮肤湿疹瘙痒,五官科的口疮、喉证、目赤翳障等。本类药物的外用方法,可根据病情和用途而定,如研末外撒,加油调敷,或制成药捻,或外用膏药敷贴,或点眼、吹喉、鼻、滴耳等。本类药物多为矿石重金属类,或经加工炼制而成。多具剧烈毒性或强大刺激性,使用时应严格控制剂量和用法,外用也不可过量或过久应用,有些药还不宜在头面及黏膜上使用,以防发生毒副反应而确保用药安全。其中含砷、汞、铅类的药物毒副作用甚强,更应严加注意。现代研究表明,本类药物多能抑杀病原微生物,有些则具防腐、收敛、保护和促进创面愈合作用。

2. 常用药物

升药

由水银、火硝、白矾各等份混合升华制成。红色者称红升,黄色者称黄升。各地均产,以河北、湖北、湖南、江苏等地产量较大。研细末入药,陈久者良。又名红粉、三仙丹、红升丹、黄升丹。

[药性]辛,热。有大毒。归肺、脾经。

[功效]拔毒,去腐。

[应用]痈疽溃后,脓出不畅,或腐肉不去,新肉难生。

[用法用量]外用适量。本品只供外用,不能内服。且不用纯品,而多配煅石膏外用。用时,研极细粉末,干掺或调敷,或以药捻沾药粉使用。

[使用注意]本品有大毒,外用亦不可过量或持续使用。外疡腐肉已去或脓水已尽者,不宜用。

砒石

为矿物砷华的矿石,或由毒砂(硫砷铁矿)、雄黄等含砷矿物的加工品。主产于江西、湖南、广东、贵州等地。药材分白砒与红砒,二者三氧化二砷(As_2O_3)的含量均在96%以上,但前者更纯,后者尚含少量硫化砷等红色矿物质。药用以红砒为主。砒石升华的精制品即砒霜。砒石又名信石、人言。

　　[药性]辛,大热。有大毒。归肺、肝经。

　　[功效]外用攻毒杀虫,蚀疮去腐;内服劫痰平喘,截疟。

　　[应用]腐肉不脱之恶疮,瘰疬,顽癣,牙疳,痔疮;寒痰哮喘。

　　[用法用量]外用适量,研末撒敷,宜作复方散剂或入膏药、药捻用。内服一次0.002~0.004g,入丸、散服。

　　[使用注意]本品剧毒,内服宜慎;外用亦应注意,以防局部吸收中毒。孕妇忌服。不可作酒剂服。忌火煅。

炉甘石

　　为碳酸盐类矿物菱锌矿石,主含碳酸锌($ZnCO_3$)。主产于广西、湖南、四川、云南等地。全年可采挖,采挖后,除去泥土杂石,洗净,晒干。有火煅、醋淬及火煅后用三黄汤(黄连、黄柏、大黄)淬等制法。水飞用。

　　[药性]甘,平。归肝、胃经。

　　[功效]解毒明目退翳,收湿止痒敛疮。

　　[应用]目赤翳障;溃疡不敛,湿疮,湿疹,眼睑溃烂。

　　[用法用量]外用适量,研末撒布或调敷。水飞点眼、吹喉。一般不内服。

　　[使用注意]宜炮制后用。

硼砂

　　为天然矿物硼砂的矿石,经提炼精制而成的结晶体。主产于青海、西藏等地。一般8~11月间采挖。除去杂质,捣碎,生用或煅用。又名月石、蓬砂。

　　[药性]甘、咸,凉。归肺、胃经。

　　[功效]外用清热解毒,内服清肺化痰。

　　[应用]咽喉肿痛,口舌生疮,目赤翳障;痰热咳嗽。

　　[用法用量]外用适量,研极细末干撒或调敷患处;或化水含漱。内服,1.5~3.0g,入丸、散用。

　　[使用注意]本品以外用为主,内服宜慎。

第二节　方剂学

一、总论

　　1. 方剂分类的依据——治法　方剂是中医临床治疗疾病的重要手段,是在辨证、立法的基础上选药配伍而成的。只有首先理解方剂与治法的关系,才能正确地遣药组方或运用成方。

　　从中医学形成和发展的过程来看,治法是在长期临床积累了方药运用经验的基础上,在对人体生理病理认识的不断丰富、完善过程中,逐步总结而成,是后于方药形成的一种理论。但当治法已由经验上升为理论之后,就成为遣药组方和运用成方的指导原则。例如,一个感冒患者,经过四诊合参,审证求因,确定其为风寒所致的表寒证后,根据表证当用汗法、治寒当以温法的治疗大法,决定用辛温解表法治疗,选用相应的有效成方加减,或自行选药组成辛温解表剂,如法煎服,以使汗出表解,邪去人安。否则,辨证与治法不符,组方与治法脱节,必然治疗无效,甚至使病情恶化。由此可见,在临床辨证论治的过程中,辨证的目的在于确定病机,论治的关键在于确立治法,治法是针对病机产生,而方剂必须相应地体现治法。治法是指导遣药组方的原则,方剂是体现和完成治法的主要手段。虽然我们常说"方以药成",却又首先强调"方从法出,法随证立",方与法二者之间的关系,是相互为用,密不可分的。

　　除了上述以法组方、以法遣方这两个主要方面以外,方剂和治法的关系,还体现在以法可以类方和以法可以释方两个方面。前者在本教材总论第三章相关内容中讨论,后者在教材各论方解中体现。上述"以法组方""以法遣方""以法类方""以法释方"这四个方面,就构成了中医学历来所强调的"以法统方"的全部内容。

2. 代表性的方剂分类法　　方剂的分类,历代医家见仁见智,先后创立了多种分类方法,其中主要有"七方"说、病证分类法、祖方分类法、功用分类法、综合分类法等。

(1)"七方"说　　"七方"说始于《黄帝内经》。《素问·至真要大论》说:"君一臣二,制之小也。君一臣三佐五,制之中也。君一臣三佐九,制之大也";"君一臣二,奇之制也。君二臣四,偶之制也。君二臣三,奇之制也。君二臣六,偶之制也";"补上治上制以缓,补下治下制以急,急则气味厚,缓则气味薄";"近而奇偶,制小其服;远而奇偶,制大其服。大则数少,小则数多,多则九之,少则二之。奇之不去则偶之,是谓重方。"这是"七方"说的最早记载。从《素问·至真要大论》所述内容来分析,它是根据病邪的微甚、病位的表里、病势的轻重、体质的强弱以及治疗的需要,概括地说明制方的方法,并不是为了方剂分类而设。至金·成无己在《伤寒明理论》中说:"制方之用,大、小、缓、急、奇、偶、复七方是也",才明确提出"七方"的名称,并将《内经》的"重"改为"复",于是后人引申"七方"为最早的方剂分类法。成氏虽倡"七方"之说,但除了在分析方剂时有所引用外,其所著《伤寒明理论》中也未按"七方"分类。况且迄今为止,也未见到按"七方"分类的方书。由此可见,"七方"应当是古代的一种组方理论。

(2)病证分类法　　按病证分类的方书首推《五十二病方》,该书记载了52种疾病,医方283首,涉及内、外、妇、儿、五官等科,但组方简单,用量粗略,部分病名、药名已无从查考,不具有临床指导意义。汉·张仲景《伤寒杂病论》、唐·王焘《外台秘要》、宋·王怀隐等《太平圣惠方》、明·朱楠《普济方》、清·张璐《张氏医通》、清·徐大椿的《兰台轨范》等,均为病证分类的代表作。这种分类方法,便于临床以病索方。

病证分类法还包括了以脏腑病证或以病因等分类方剂的不同方法,如《备急千金要方》《外台秘要》《三因极一病证方论》等都是以病证分类为基础的相关方法结合的方书。

(3)祖方(主方)分类法　　明·施沛所编著的《祖剂》,选《黄帝内经》《伤寒论》《金匮要略》《太平惠民和剂局方》以及后世医家的部分基础方剂,冠以祖方,用以归纳其他同类方剂。清代《张氏医通》除按病因、病证列方外,另编一卷《祖方》,选古方34首为主,各附衍化方若干首。这种分类方法,对归纳病机、治法共性的类方研究具有较好的作用,但往往不能推本溯源,始末不清。例如以宋代《局方》二陈汤为祖方,而将唐代《千金方》的温胆汤反作附方。

(4)功用(治法)分类法　　方剂的功用与其所体现的治法是一致的,故以治法分类方剂的方法是由早期功用分类的基础上逐渐发展成熟的,这种方法始于"十剂"说。唐代陈藏器于《本草拾遗·条例》中提出"药有宣、通、补、泄、轻、重、涩、滑、燥、湿十种",并于"宣可去壅""通可去滞""补可去弱""泄可去闭""轻可去实""重可去怯""滑可去著""涩可去脱""燥可去湿""湿可去枯"之下,各举数药为例。可见陈氏所归纳的"十种"之说,原是针对药物按功用分类的一种方法。宋·赵佶《圣济经》于每种之后加一"剂"字,如《圣济经·审剂篇》云:"故郁而不散为壅,以宣剂散之。"金·成无己《伤寒明理论》中说:"制方之体,宣、通、补、泄、轻、重、滑、涩、燥、湿十剂是也。"至此方书中才有"十剂"这个名称。但对十剂分类,还不足以完全概括临床常用方药,所以后世各家又有增益,如《本草衍义》于十剂外增加寒、热二剂;明代缪仲淳增加升、降二剂。明·徐思鹤的《医家全书》除十剂外,增加了调、和、解、利、寒、温、暑、火、平、夺、安、缓、淡、清等,共为24剂。方书中除清·陈修园《时方歌括》载方108首是按上述十二剂分类外,其余尚不多见。

明·张景岳鉴于"古方之散列于诸家者,既多且杂,或互见于各门,或彼此之重复",因而"类为八阵,曰补、和、攻、散、寒、热、固、因。"并在《景岳全书·新方八略引》中说:"补方之制,补其虚也","和方之制,和其不和者也","攻方之制,攻其实也","用散者,散表证也","寒方之制,为清火也,为除热也","热方之制,为除寒也","固方之制,固其泄也","因方之制,因其可因者也。凡病有相同者,皆按证而用之,是谓因方"。张氏选集古方1516首,自制新方186首,皆按八阵分类。此外,为便于专科临证运用,又另列妇人、小儿、痘疹、外科四大门类,作为补充。可见,张氏的八阵分类方法是对原有功用(治法)分类方法的进一步完善和发展。

清·程钟龄在《医学心悟》中提出:"论治病之方,则又以汗、和、下、消、吐、清、温、补八法尽之",明确提出了"以法统方"的思想,也是对治法分类方剂的理论总结。

(5)综合分类法　　清·汪昂著《医方集解》,开创了新的综合分类法,既能体现以法统方,又能结合方剂功用和证治病因,并照顾到治有专科。分别为补养、发表、涌吐、攻里、表里、和解、理气、理血、祛风、祛寒、清暑、利湿、润燥、泻火、除痰、消导、收涩、杀虫、明目、痈疡、经产、救急等22类。这种分类法,概念清楚,提纲挈领,切合临床,照顾面广,被后世多数医家所推崇,如清·吴仪洛的《成方切用》、清·张秉成的《成方便读》都是借用汪氏的分类方法。

综上所述,历代医家对于方剂的分类,各有取义,繁简不一。古今方书浩瀚,前人所累积的有效方剂,不计其数。加之一方可以多用,一方常兼几法,在整理历代方剂时,如何使分类细而不犯繁琐,简而不致笼统或挂漏,还需要很好地研究总结。

3. **方剂的基本结构**　方剂的一般结构,大体分为君、臣、佐、使四个部分。

(1)君药　针对主病或主证起主要治疗作用的药物。每一方中必须有君药。君药的药味较少,其用量相应要大。

(2)臣药　辅助君药加强对主病或主证的治疗作用的药物,针对主要兼病或兼证起主要治疗作用的药物。

(3)佐药　①佐助药:配合君、臣药以加强治疗作用,或直接治疗次要兼证,或针对某一症状发挥治疗作用的药物;②佐制药:用以消除或减弱君、臣药的毒性,或制约君、臣药峻烈之性的药物;③反佐药:病重邪甚时,为防止拒药,配用的与君药性质相反而又能在治疗中起相成作用的药物。

(4)使药　①引经药:用以引领方中诸药至病所或特定部位的药物;②调和药:用以调和方中诸药的药物。

4. **方剂的变化形式**

(1)药味加减的变化　指通过调整方剂的组成药物,以适应病情变化和治疗需要的方法,习称"随证加减",应注意以下几点。①运用前提:主证不变,君药不变;②变化方法:增加或减少方剂组成中的次要药物(只是臣、佐、使药的适当调整)。

(2)药量增减的变化　指通过调整方剂中药物的用量,以适应病情变化和治疗需要的方法,应注意以下几点。①运用前提:组成方剂的药物不变;②变化方法:增加或减少方剂组成药物的用量,如果药量的增减并不改变原方配伍的主从关系,方剂治疗作用强弱改变,如果药量的增减改变了原方配伍的主从关系,该方的功用和主治改变。

(3)剂型更换的变化　指通过更换方剂的剂型,以适应病情变化和治疗需要的方法。应注意以下几点。①运用前提:原则上组成方剂的药物及其配伍用量比例不变;②变化方法:改变方剂的剂型。

5. **常用剂型及其特点**

(1)汤剂　汤剂吸收快,发挥药效迅速,加减变化灵活,能较全面、灵活地照顾每一个患者和各种病证及其不同发展阶段的特殊性。

(2)散剂　散剂吸收较快,且制作简便,节约药材,不易变质,便于使用和携带。散剂有内服和外用两种。

(3)丸剂　丸剂吸收缓慢,药力持久,且体积小,服用、携带都比较方便。丸剂大多适用于慢性病证。此外,某些用于急救的方剂,由于方中含有芳香性药物,不宜加热煎煮,亦可制作丸剂使用,如安宫牛黄丸、苏合香丸等;还有某些方剂,由于方中某些药物不宜加热煎煮,或由于方药峻猛有毒,为了使其较为缓慢地发挥药效,亦可制作丸剂使用,是为峻剂缓制,如舟车丸等。常用的丸剂有水丸、蜜丸、糊丸、浓缩丸等。

(4)膏剂　①内服膏剂:又分煎膏剂、流浸膏剂和浸膏剂;②外用膏剂:分软膏剂和硬膏剂,外用膏剂广泛应用于皮肤科与外科,有的对皮肤起保护作用,有的起局部治疗作用,有的透过皮肤或黏膜起全身性治疗作用。

(5)丹剂　丹剂的特点是用量小,疗效确切。但毒性较强,一般只能外用,不宜内服。

(6)酒剂　多用于身体虚弱、风湿痹痛、外伤瘀痛等病证,但酒性辛温行散,阴虚火旺者不宜使用酒剂。

二、各论

(一)解表剂

1. **概述**　凡是利用辛散轻宣药物为主组成具有宣通肌表、发散外邪作用以解除表证的方剂,统称为解表剂。解表是通过开发肌腠,使邪从肌表通过发汗而排出,所以本法适用于邪在肌表。

注意事项:①解表剂宜于轻煎不宜过煮,以免药性挥发,作用减弱,影响疗效(煎时加盖防止挥发散出);②宜温服,服后喝热开水或稀粥以助药力;③服后应避风寒使遍身微微汗出为宜(汗出不彻,表邪不去;太过,则伤气阴,甚者,可致伤阴亡阳之患);④忌厚味生冷;⑤本法适用于外感表证,若表邪未尽,又有里证者,应考虑表里双解,邪已入里,解表法不宜再用;⑥汗后腠理疏松,应注意避风,防止复感;⑦表邪已尽,麻疹已透,疮疡已溃,以及自汗盗汗,吐泻失水,热病后津亏,失血诸证,均不宜适用。

2. 辛温解表

(1)麻黄汤(《伤寒论》)

[组成药物]麻黄、桂枝、杏仁、炙甘草

[功用]发汗解表,宣肺平喘。

[主治证候]外感风寒表实证。症见恶寒发热,头痛身痛,无汗而喘,舌苔薄白,脉浮紧。

[配伍意义]麻黄得桂枝,一发卫分之郁,一除营分之涩,合而为发汗峻剂,开表逐邪,散风寒而除身痛。杏仁与麻黄相配,宣降并用,以增强解郁平喘之功为佐。炙甘草既调麻、杏之宣降,又缓麻、桂相合之峻烈,使汗出不致过猛而伤耗正气为使。

(2)桂枝汤(《伤寒论》)

[组成药物]桂枝、芍药、生姜、大枣、炙甘草

[功用]解肌发表,调和营卫。

[主治证候]外感风寒表虚证。头痛发热,汗出恶风,鼻鸣干呕,苔白不渴,脉浮缓或浮弱。

[配伍意义]卫强营弱,营卫不和。桂、芍相合,一治卫强,一扶营弱,合则调和营卫。姜、枣同用,还可以升腾脾胃生发之气而调和营卫。炙甘草益气和中,合桂枝辛甘化阳以助卫,合芍药酸甘化阴以益营,兼调和诸药为使。温服、温覆。

(3)九味羌活汤(录自《此事难知》)

[组成药物]羌活、防风、苍术、细辛、川芎、白芷、生地、黄芩、甘草

[功用]发汗祛湿,兼清里热。

[主治证候]外感风寒湿邪,内有蕴热证。恶寒发热,肌表无汗,头痛项强,肢体酸楚疼痛,口苦而渴,舌苔白,脉浮。

[配伍意义]黄芩清气,生地凉血,既除兼证之热,又制诸药之燥,共为佐。分经论治:羌活——太阳、防风——太阴、白芷——阳明、细辛——少阴、川芎——厥阴、黄芩——少阳。

(4)小青龙汤(《伤寒论》)

[组成药物]麻黄、芍药、细辛、干姜、炙甘草、桂枝、半夏、五味子

[功用]解表散寒,温肺化饮。

[主治证候]风寒客表,水饮内停证。恶寒发热,无汗,喘咳,痰多而稀,或痰饮咳喘,不得平卧,或身体痛重,头面四肢浮肿,舌苔白滑,脉浮。

[配伍意义]五味子敛肺止咳,芍药敛阴益营。温化寒饮的固定配伍:姜辛五味法。

(5)止嗽散(《医学心悟》)

[组成药物]桔梗、荆芥、紫菀、百部、白前、甘草、陈皮

[功用]宣肺利气,疏风止咳。

[主治证候]风邪犯肺证。咳嗽咽痒,或微有恶寒发热,舌苔薄白,脉浮缓。外感风寒经服宣肺药后,而咳仍不止者,亦颇适宜。

附:辛温解表剂证候辨识

外感风寒,恶寒发热,脉浮。无汗而喘(表实),方用麻黄汤;头痛恶风汗出(表虚),方用桂枝汤;肢体酸痛、口微渴(兼湿、兼里热),方用九味羌活汤;痰多而稀,或兼水肿(兼水饮),方用小青龙汤;咳嗽咽痒(风邪为主),方用止嗽散。

3. 辛凉解表

(1)银翘散(《温病条辨》)

[组成药物]连翘、银花、桔梗、薄荷、牛蒡子、竹叶、生甘草、荆芥穗、淡豆豉、鲜苇根

[功用]辛凉透表,清热解毒。

[主治证候]温病初起。发热无汗,或有汗不畅,微恶风寒,头痛口渴,咳嗽咽痛,舌尖红,苔薄白或薄黄,脉浮数。

[配伍意义]荆芥穗、淡豆豉辛温发散,以助逐邪解表之功共为臣。属"去性存用"之法,也称"制性取用"。本方重在透表。

（2）桑菊饮（《温病条辨》）

［组成药物］桑叶、菊花、连翘、薄荷、杏仁、桔梗、生甘草、苇根

［功用］疏风清热，宣肺止咳。

［主治证候］风温初起。但咳，身热不甚，口微渴，脉浮数。

（3）麻黄杏仁甘草石膏汤（《伤寒论》）

［功用］辛凉宣泄，清肺平喘。

［主治证候］外感风邪，邪热壅肺证。身热汗出，喘咳气急，口渴，舌苔薄白或薄黄，脉滑数。

附：辛凉解表剂证候辨识

风热壅肺、风寒化热，发热重，恶寒轻，口渴脉浮。但咳，身热不甚，方用桑菊饮；无汗或有汗不畅，咽痛，方用银翘散；发热重，喘咳，苔薄黄，脉滑数，方用麻杏甘石汤。

4. 扶正解表

（1）败毒散（《小儿药证直诀》）

［组成药物］柴胡、前胡、川芎、枳壳、羌活、独活、桔梗、茯苓、人参、甘草（生姜、薄荷）

［功用］散寒祛湿，益气解表。

［主治证候］气虚外感风寒湿表证。憎寒壮热，头项强痛，肢体酸痛，无汗，鼻塞声重，咳嗽有痰，胸膈痞满，舌淡苔白，脉浮而重取无力。

［配伍意义］正气素虚，复感风寒湿邪。人参，既扶正以助祛邪，又使祛邪不伤正。

（二）泻下剂

1. 概述　凡是以泻利攻逐药物为主，具有荡涤肠胃，排除有形之积以治疗实证的方剂，统称泻下剂。泻下剂具有通导大便，排除肠道积滞、荡涤胃肠实热，或攻逐水饮、排除寒积等作用。主要适用于胃肠实热，燥屎停结引起的便秘、寒凝冷积便秘，或肠燥缺津便秘，正虚邪实便秘，以及留饮瘀血、蓄水等证。

注意事项：①必须在表已解里实证具备的情况下方可运用泻下法，若表未解，里未成实者，不宜用本法，若有未解里实不甚，应先表后里（免诛伐无过引邪入里），若表未解，里实已成，应表里双解；②应用泻下法既要注意实的一面要攻，亦要注意有无虚证，若有虚证存在，可考虑虚，先补后攻（偏虚），先攻后补（偏实），和攻补兼施（虚实俱重）；③应用泻下法有兼挟证者，应配合其他药物治疗，如兼有瘀血者，配合活血祛瘀药，兼有虫痰者，配合驱虫药等，有形阴滞气机配理气；④泻下剂（除润下）性较峻烈，对于年老体虚，产后血亏，病后津亏，及亡血家，虽有大便秘结，亦可不志事攻下，孕妇忌用免致流产；⑤泻下剂，攻伐力强，勿伤损胃气，得交即止，转于调理，慎勿过剂，以防伤正。

2. 寒下

（1）大承气汤（《伤寒论》）

［组成药物］大黄、厚朴、枳实、芒硝

［功用］峻下热结。

［主治证候］①阳明腑实证大便不通，频转矢气，脘腹痞满，腹痛拒按，按之硬，甚至潮热谵语，手足濈然汗出，舌苔黄燥起刺，或焦黑燥裂，脉沉实。②热结旁流，下利清水，脐腹疼痛，按之坚硬有块，口舌干燥，脉滑实。③热厥、痉病、发狂等由里热实证所致者。

（2）大黄牡丹汤（《金匮要略》）

［组成药物］大黄、牡丹皮、桃仁、冬瓜子、芒硝

［功用］泻热破瘀，散结消肿。

［主治证候］肠痈初起，湿热瘀滞证。少腹肿痞，按之即痛如淋，小便自调，或善屈右足，牵引则痛剧，或时时发热，身汗恶寒，舌苔薄腻而黄，脉滑数。

（3）大陷胸汤（《伤寒论》）

［组成药物］甘遂、大黄、芒硝

［功用］泻热逐水。

［主治证候］水热互结之结胸证。心下痛，按之石硬，或从心下至少腹硬满痛，拒按，大便秘结，日晡潮热，或短气躁烦，心中懊，舌上燥而渴，苔黄腻，脉沉紧，按之有力。

附：寒下证候辨识

里热积滞证，大便秘结，苔黄厚，脉实。见痞、满、燥、实四证及苔黄燥、脉实，方用大承气汤；右下腹疼痛拒按，舌苔薄腻而黄，脉滑数，方用大黄牡丹汤。

3. 温下 温脾汤（《备急千金要方》）

［组成药物］大黄、附子、干姜、人参、芒硝、当归、甘草

［功用］攻下冷积，温补脾阳。

［主治证候］阳虚寒积证。腹痛便秘，脐下绞结，绕脐不止，手足不温，苔白不渴，脉沉弦而迟。

4. 润下

（1）麻子仁丸（《伤寒论》）

［组成药物］麻子仁、芍药、杏仁、枳实、厚朴、大黄（蜂蜜）

［功用］润肠泄热，行气通便。

［主治证候］脾约（肠胃燥热，脾津不足证）。大便干结，小便频数。

（2）济川煎（《景岳全书》）

［组成药物］当归、牛膝、肉苁蓉、泽泻、升麻、枳壳

［功用］温肾益精，润肠通便。

［主治证候］肾阳虚弱，精血不足证。大便秘结，小便清长，头目眩晕，腰膝酸软，舌淡苔白，脉沉迟。

（三）和解剂

1. 概述 凡是通过和解调和方法，以解除病邪的方剂，称为和解剂。和解剂和解少阳、调和肝脾，调和寒热表里双解。常用于治疗少阳病，肝脾不和、肠胃不和，表里同病。

注意事项：①凡邪在肌表，未入少阳，或邪已入里，阳明热盛者均禁用；②如饮食失调，劳倦内伤，气虚血虚证见恶寒发热者，皆非和解剂所宜；③七情内伤，肝脾不和，治宜配合思想开导的方法。

2. 和解少阳

（1）小柴胡汤（《伤寒论》）

［组成药物］柴胡、黄芩、半夏、生姜、人参、炙甘草、大枣

［功用］和解少阳。

［主治证候］①伤寒少阳证，往来寒热，胸胁苦满，默默不欲饮食，心烦喜呕，口苦，咽干，目眩，苔白，脉弦。②治妇人伤寒，热入血室，以及疟疾、黄疸等见少阳病证。

［配伍意义］方中柴胡疏透半表半里之邪为君；黄芩清泄半表半里之热为臣，合而清透并用，和解少阳。半夏、生姜散结和胃，降逆止呕。

（2）大柴胡汤（《金匮要略》）

［组成药物］柴胡、黄芩、半夏、生姜、大黄、枳实、芍药、大枣（无甘草）

［功用］和解少阳，内泻热结。

［主治证候］少阳病兼阳明腑实。往来寒热，胸胁苦满，呕不止，郁郁微烦，心下满痛或心下痞硬，大便不解，舌苔黄，脉弦数有力。

（3）蒿芩清胆汤（《重订通俗伤寒论》）

［组成药物］青蒿、黄芩、竹茹、半夏、茯苓、枳壳、陈皮、碧玉散

［功用］清胆利湿，和胃化痰。

［主治证候］少阳湿热证。寒热如疟，寒轻热重，口苦胸闷，吐酸苦水，或呕黄涎而黏，甚则干呕呃逆，胸胁胀痛，舌红苔白腻，间现杂色，脉数而右滑左弦。

附：少阳证证候辨识

邪在少阳，往来寒热，脉弦。胸胁苦满，默默不欲饮食，心烦喜呕，口苦，咽干，目眩，方用小柴胡汤；心下痞硬，大便不解或下利，方用大柴胡汤；寒轻热重，吐酸苦水，或呕黄涎，苔白腻或微黄，脉右滑左弦，方用蒿芩清胆汤。

3. 调和肝脾

（1）逍遥散（《太平惠民和剂局方》）

［组成药物］柴胡、当归、白芍、白术、茯苓、炙甘草、烧生姜、薄荷

［功用］疏肝解郁，养血健脾。

［主治证候］肝郁血虚脾弱证。两胁作痛，寒热往来，头痛目眩，口燥咽干，神疲食少，月经不调，乳房作胀，脉弦而虚。

［配伍意义］全方既补肝体，又助肝用。

（2）痛泻要方（原名白术芍药散）（《丹溪心法》）

［组成药物］白术、白芍、陈皮、防风

［功用］补脾柔肝，祛湿止泻。

［主治证候］脾虚肝旺之腹痛泄泻。肠鸣腹痛，大便泄泻，泻必腹痛，泻后痛虽缓而不止，舌苔薄白，脉两关不调，弦而缓。

［配伍意义］本方为"扶土抑木"的代表方。防风散肝舒脾而胜湿。

附：肝脾不和证候辨识

肝旺，胁胀，口燥咽干，神疲食少，月经不调，脉弦而虚，方用逍遥散。脾虚，腹泻，泻必腹痛，泻后痛缓，复如故，脉两关不调，方用痛泻要方。

4. 调和肠胃

半夏泻心汤（《伤寒论》）

［组成药物］半夏、干姜、黄芩、黄连、人参、炙甘草、大枣

［功用］寒热平调，消痞散结。

［主治证候］寒热错杂之痞证。心下痞，但满而不痛，呕吐，或肠鸣下利，舌苔薄腻而微黄。

（四）清热剂

1. 概述　　凡是用清热药物为主组成的具有清热泻火凉血解毒等作用，用于治疗里热证的方剂，统称清热剂。本类方剂具有清热泻火，凉血解毒，养阴清热等作用。从现代医学观点具有抗菌，消炎退热等作用。主要适用于急性热病（如现代医学所说的感染性疾病的中期和极期或化脓性炎证、外科炎证等）及脏腑热证、虚热证等。清热法针对病邪化热的证候而设如邪热在表，应当解表；里热已经成实则宜攻下。

注意事项：①辨别热证所在部位；②辨别热证真假，如为真寒假热，不可误用寒凉；③辨别热证的虚实，要注意屡用清热泻火之剂而热仍不退者，乃阴虚火旺，此时切忌再用苦寒，以免化燥伤阴，当以甘寒滋阴壮水之法，使阴复则其热自退；④权衡轻重，量证投药；⑤要注意寒凉药物久服，易败胃或内伤中田，必要时应配伍健脾和胃之品，以使祛病而不伤阳碍胃；⑥对于邪热炽盛，服清热剂入口即吐者，可于清热剂中少佐温热药，或采用凉药热服法，达到反佐的目的。

2. 清气分热

（1）白虎汤（《伤寒论》）

［组成药物］石膏、知母、炙甘草、粳米

［功用］清热生津。

［主治证候］气分热盛证。壮热面赤，烦渴引饮，汗出恶热，脉洪大有力，或滑数。

（2）竹叶石膏汤（《伤寒论》）

［组成药物］竹叶、石膏、半夏、麦门冬、人参、甘草、粳米

［功用］清热生津，益气和胃。

［主治证候］伤寒、温热、暑病后期，余热未清，气津两伤证。身热多汗，心胸烦闷，气逆欲呕，口干喜饮，或虚烦不寐，舌红苔少，脉虚数。

［配伍意义］佐以半夏，降逆止呕，防滋腻碍胃。半夏和麦冬用量比为1:2。

3. 清营凉血　清营汤（《温病条辨》）

［组成药物］犀角（今用水牛角）、生地黄、麦冬、元参、黄连、银花、连翘、竹叶心、丹参

［功用］清营解毒，透热养阴。

[主治证候] 热入营分证。身热夜甚，神烦少寐，时有谵语，口渴或不渴，或斑疹隐隐，脉细数，舌绛而干。

[配伍意义] 银花、连翘、竹叶清热解毒，轻宣透泄，为"透热转气"的代表药物。

4. 清热解毒

（1）黄连解毒汤（《外台秘要》引崔氏方）

[功用] 泻火解毒。

[主治证候] 一切实热火毒，三焦热盛之证。大热烦躁，口燥咽干，错语不眠，或吐衄发斑，小便短赤，舌红苔黄，脉数有力。亦治身热下利，湿热黄疸，外科疮疡肿毒等。

（2）清瘟败毒饮（《疫疹一得》）

[组成药物] 生石膏、生地、犀角（今用水牛角）、川连、栀子、桔梗、黄芩、知母、赤芍、玄参、连翘、甘草、丹皮、鲜竹叶（由白虎汤、犀角地黄汤、黄连解毒汤三方加减变化而来）

[功用] 清热解毒，凉血泻火。

[主治证候] 瘟疫热毒，充斥内外，气血两燔证。大热渴饮，头痛如劈，干呕狂躁，谵语神昏，视物昏瞀，或发斑疹，或吐血、衄血，四肢或抽搐，舌绛唇焦，脉沉数，或沉细而数，或浮大而数。

（3）普济消毒饮（《东垣试效方》）

[组成药物] 黄芩、黄连、连翘、牛蒡子、薄荷、僵蚕、板蓝根、马勃、玄参、升麻、柴胡、陈皮、桔梗、甘草

[功用] 清热解毒，疏风散邪。

[主治证候] 大头瘟。恶寒发热，头面红肿焮痛，目不能开，咽喉不利，口渴，舌红，苔黄，脉数有力者。

[配伍意义] 升麻、柴胡，既助疏风清热之效，又寓"火郁发之"之义，兼可引诸药上达头面，功兼佐使。

（4）仙方活命饮（《校注妇人良方》）

[组成药物] 金银花、防风、白芷、赤芍、生归尾、天花粉、贝母、乳香、没药、皂角刺、穿山甲、陈皮（酒）、甘草

[功用] 清热解毒，消肿溃坚，活血止痛。

[主治证候] 痈疡肿毒初起。红肿焮痛，或身热凛寒，苔薄白或黄，脉数有力。

[配伍意义] 方以金银花清热解毒疗疮，重用为君。防风、白芷疏散外邪，使热毒从外透解；贝母、花粉清热散结；山甲、皂刺通经、溃坚、透脓共为臣。《医宗金鉴》誉本方为"疮痈之圣药，外科之首方"。适用于一切阳证肿毒而体质壮实者以局部红肿热痛为主要使用依据。已溃非宜，阴证忌用。

附：热毒证证候辨识

热毒炽盛，舌红苔黄燥，脉数有力。恶寒发热，头面红肿焮痛，方用普济消毒饮；痈疡红肿热痛，方用仙方活命饮；大热烦躁，错语发斑，方用黄连解毒汤；气分证、血分证并见，方用清瘟败毒饮。

5. 清脏腑热

（1）导赤散（《小儿药证直诀》）

[组成药物] 生地黄、木通、生甘草、竹叶

[功用] 清心养阴，利水通淋。

[主治证候] 心经火热证。症见心胸烦热，口渴面赤，意欲饮冷，或口舌生疮，或溲赤涩痛，舌红，脉数。

（2）龙胆泻肝汤（《医方集解》）

[组成药物] 龙胆草、黄芩、栀子、泽泻、木通、车前子、当归、生地黄、柴胡、生甘草

[功用] 泻肝胆实火，清下焦湿热。

[主治证候] ①肝胆实火上炎证，头痛目赤，胁痛口苦，耳聋、耳肿，舌红苔黄，脉弦数有力。②肝经湿热下注证，阴肿阴痒，筋痿阴汗，小便淋浊，妇女带下黄臭等，舌红苔黄腻，脉弦数有力。

[配伍意义] 柴胡疏肝兼以引经，既合生地、当归养肝体而和肝用，又防苦寒降泻抑遏肝胆升发之气。

（3）泻白散（原书又名泻肺散）（《小儿药证直诀》）

［组成药物］地骨皮、桑白皮、甘草、粳米

［功用］泻肺清热，止咳平喘。

［主治证候］肺热喘咳证。咳嗽，甚则气急欲喘，皮肤蒸热，日晡尤甚，舌红苔黄，脉细数。

（4）清胃散（《兰室秘藏》）

［组成药物］生地黄、黄连、当归身、牡丹皮、升麻

［功用］清胃凉血。

［主治证候］胃有积热证。牙痛牵引头脑，面颊发热，其齿恶热喜冷，或牙龈溃烂，或牙宣出血，或唇舌颊腮肿痛，或口气热臭，口干舌燥，舌红苔黄，脉滑数。

（5）玉女煎（《景岳全书》）

［组成药物］石膏、熟地、麦冬、知母、牛膝

［功用］清胃滋阴。

［主治证候］胃热阴虚证。头痛，牙痛，烦热干渴，牙龈出血，牙齿松动，舌红苔黄且干。并治消渴，消谷善饥等。

（6）葛根黄芩黄连汤（《伤寒论》）

［功用］解表清里。

［主治证候］协热下利。身热下利，胸脘烦热，口干作渴，喘而汗出，舌红苔黄，脉促（或数）。

（7）芍药汤（《素问病机气宜保命集》）

［组成药物］芍药、当归、黄连、黄芩、槟榔、木香、甘草、大黄、官桂

［功用］清热燥湿，调和气血。

［主治证候］湿热痢。腹痛便脓血，赤白相兼，里急后重，肛门灼热，小便短赤，舌苔黄腻，脉弦数。

［配伍意义］刘河间云："行血则便脓白愈，调气则后重自除。"故治以清热燥湿，调和气血为法。方中官桂合归、芍（大黄）和营行血，又监制寒凉，防苦寒伤阳，冰伏湿热之邪。大黄"通因通用"。

（8）白头翁汤（《伤寒论》）

［组成药物］白头翁、黄柏、黄连、秦皮

［功用］清热解毒，凉血止痢。

［主治证候］热毒痢疾。腹痛，里急后重，肛门灼热，泻下脓血，赤多白少，渴欲饮水，舌红苔黄，脉弦数者。

附：大肠热证证候辨识

大肠热，下利，舌红苔黄，脉数。下痢脓血，赤白相兼，里急后重，舌苔黄腻，方用芍药汤；赤多白少，里急后重，脉弦数，方用白头翁汤；胸脘烦热，脉数或促，方用葛根黄芩黄连汤。

6. 清虚热

（1）青蒿鳖甲汤（《温病条辨》）

［组成药物］青蒿、鳖甲、生地、知母、丹皮

［功用］养阴透热。

［主治证候］温病后期，阴液耗伤，邪伏阴分证。夜热早凉，热退无汗，舌红苔少，脉细数。

（2）当归六黄汤（《兰室秘藏》）

［功用］滋阴泻火，固表止汗。

［主治证候］阴虚火旺之盗汗。发热盗汗，面赤心烦，口干唇燥，大便干结，小便黄赤，舌红脉数。

附：虚热证证候辨识

虚热，舌红少苔，脉数。夜热早凉，热退无汗，脉细数，方用青蒿鳖甲汤；发热盗汗，面赤，心烦，方用当归六黄汤。

（五）祛暑剂

1. 概述　凡用祛暑清热药或祛暑化湿药组成，具有祛除暑邪的作用，治疗夏月暑病的方剂，统称祛暑剂。祛暑剂适用于夏月暑热证。

注意事项：①暑病夹湿，故祛暑剂每多配伍祛湿之品；②注意其主次轻重，如暑重湿轻，则湿易从热

化，祛湿之品不宜过于温燥，以免燥灼伤津；③如湿重暑轻，则暑为湿遏，祛暑又不宜过用甘寒，以免阴柔碍湿。

2. 常用方剂

（1）香薷散（《太平惠民和剂局方》）

［功用］祛暑解表，化湿和中。

［主治证候］阴暑。恶寒发热，无汗头痛，身重困倦，胸闷泛恶，或腹痛吐泻，舌苔白腻，脉浮。

（2）新加香薷饮（《温病条辨》）

［功用］祛暑解表，清热化湿。

［主治证候］暑温夹湿，复感于寒证。发热头痛，恶寒无汗，口渴面赤，胸闷不舒，舌苔白腻，脉浮数。

（3）六一散（《黄帝素问宣明论方》）

［功用］清暑利湿。

［主治证候］暑湿证。身热烦渴，小便不利，或泄泻。

（4）清暑益气汤（《温热经纬》）

［功用］清暑益气，养阴生津。

［主治证候］暑热气津两伤证。身热汗多，口渴心烦，小便短赤，体倦少气，精神不振，脉虚数。

附：暑热证证候辨识

暑热，身热、心烦，舌红，脉数。恶寒发热，无汗，腹痛吐泻，舌苔白腻，脉浮（无数象），方用香薷散；发热重，恶寒轻，舌苔白腻，脉浮而数，方用新加香薷饮；小便不利，方用六一散；汗多，体倦少气，脉虚数，方用清暑益气汤。

（六）温里剂

1. 概述　凡是利用温热药为组成的方剂具有温里回阳等作用，用于治疗一切里寒证者统称为温里剂。温里法具有温中散寒（脾胃），回阳救逆（脾肾），温经散寒（肝肾），扶阳抑阴等作用。适用于里寒证，即适用于一切阴寒证或虚寒证及慢性杂病没热者等。

注意事项：①温里剂运用广泛，但必须确系阳气衰微，阴寒内盛的证候，方可运用，应明辨寒热真假；②寒证多虚，治疗时当查其虚而配以补益剂合用；③明辨寒邪所在部位，在表者宜辛温解表，不属本章方剂治疗范围；④注意用量须因人而施，平素火旺，失血，伤阴之体，即有寒证须用温里剂时，亦宜少量；⑤注意发病季节，掌握剂量；⑥热证阴虚证，真热假寒证忌用；⑦本类方剂用大剂量时少佐和阴药（如芍药）或热药冷服。

2. 温中祛寒

（1）理中丸（《伤寒论》）

［组成药物］人参、干姜、白术、炙甘草（无茯苓）

［功用］温中祛寒，补气健脾。

［主治证候］①脾胃虚寒证，脘腹绵绵作痛，喜温喜按，自利不渴，呕吐，大便稀溏，不欲饮食，舌淡苔白润，脉沉细或沉迟无力。②阳虚失血证，便血、衄血或崩漏等，血色黯淡，质清稀。③脾胃虚寒所致霍乱、小儿慢惊、病后喜唾涎沫、胸痹等。

（2）小建中汤（《伤寒论》）

［组成药物］芍药、桂枝、炙甘草、生姜、大枣、饴糖

［功用］温中补虚，和里缓急。

［主治证候］中焦虚寒，肝脾不和证。腹中拘急疼痛，得温按则痛减，神疲乏力，虚怯少气，舌淡苔白，脉细弦而缓；或心中悸动，虚烦不宁，面色无华；或四肢酸楚，手足烦热，咽干口燥。

［配伍意义］本方主证为阴阳气血俱虚，而重点在于中焦脾胃虚寒。本方是由桂枝加芍药汤，重用饴糖组成，然其理法与桂枝汤有别。饴糖、大枣、甘草，桂枝、生姜辛甘化阳，饴糖、大枣、甘草、芍药酸甘化阴。

（3）吴茱萸汤（《伤寒论》）

[组成药物] 吴茱萸、人参、大枣、生姜

[功用] 温中补虚，降逆止呕。

[主治证候] 肝胃虚寒，浊阴上逆证。①阳明寒呕，胃中虚寒，食谷欲呕，胸膈满闷，或胃脘痛，吞酸嘈杂。②厥阴头痛，头痛，干呕，吐涎沫。③少阴吐利，呕吐下利，手足逆冷，烦躁欲死。

附：中焦虚寒证证候辨识

中焦虚寒，脘腹冷痛，手足不温，苔白脉迟。腹痛喜温喜按，或见出血，血色暗淡，方用理中丸；腹中拘急疼痛，喜温喜按，舌淡，脉细弦，方用小建中汤；呕吐，畏寒，舌淡苔白滑，脉弦细而迟，方用吴茱萸汤。

3. 回阳救逆

四逆汤（《伤寒论》）

[组成药物] 生附子、干姜、炙甘草

[功用] 回阳救逆。

[主治证候] 心肾阳衰寒厥证。四肢厥逆，恶寒蜷卧，神衰欲寐，呕吐不渴，腹痛下利，舌苔白滑，脉象微细。亦可用治太阳病误汗亡阳。

[配伍意义] 炙甘草为佐使，既解生附子之毒，又缓姜、附相合之峻，益气守中兼能护阴，使回阳逐渐救逆而无重劫阴液和致虚阳暴散之虞。

4. 温经散寒

（1）当归四逆汤（《伤寒论》）

[组成药物] 当归、桂枝、芍药、细辛、炙甘草、木通、大枣

[功用] 温经散寒，养血通脉。

[主治证候] 血虚寒厥证。手足厥寒，舌淡苔白，脉细欲绝或沉细。亦治寒入经络，腰、股、腿、足疼痛，及血虚受寒、月经不调、经前腹痛诸证。

（2）黄芪桂枝五物汤（《金匮要略》）

[组成药物] 黄芪、桂枝、芍药、生姜、大枣

[功用] 益气温经，和血通痹。

[主治证候] 血痹，肌肤麻木不仁，关脉微，尺脉小紧。中风后半身不遂，或肢体不用，或半身汗出，肌肉消瘦，气短乏力，以及妇女产后、经后身痛等属于气虚血滞者，亦可应用本方治疗。

（3）阳和汤（《外科全生集》）

[组成药物] 熟地、鹿角胶、肉桂、麻黄、白芥子、姜炭、生甘草

[功用] 温阳补血，散寒通滞。

[主治证候] 阴疽、贴骨疽、脱疽及流注、痰核、鹤膝风等，患处漫肿无头，酸痛无热，皮色不变，口中不渴，舌苔淡白，脉沉细。

（七）补益剂

1. 概述　凡以补益药为主组成，具有补养人体气、血、阴、阳等作用，主治各种虚证的方剂，统称补益剂。补益剂适用于各种虚证，即人体气、血、阴、阳不足而产生的病证。并可根据气虚、血虚、阴虚、阳虚等不同，将补益剂分为补气、补血、气血双补、补阴、补阳等五类。

注意事项：①血不自生，须得生阳气之药，血自旺矣（然气虚一般以补气药，较少配补血药，防其阴柔碍胃）；②升而源泉不竭；③"有胃则生，无胃则死"，在脾胃功能不足时，应配以理气健脾，和胃消化的药物，以资运化；④应辨别虚实的真假；⑤正气已伤而余邪未尽，则应扶正祛邪；⑥滥用补剂，不仅无效，反而有害；⑦煎煮时间宜长，空腹或饭前服用。

2. 补气

（1）四君子汤（《太平惠民和剂局方》）

[组成药物] 人参、白术、茯苓、炙甘草

[功用] 益气健脾。

[主治证候] 脾胃气虚证。面色萎白，语声低微，四肢乏力，食少或便溏，舌质淡，脉虚弱者。

［化裁应用］①异功散：脾胃虚弱，症见食欲不振、胸脘痞闷不舒或呕吐泄泻者，加陈皮以理气助运。②六君子汤：脾胃气虚夹有痰湿，症见不思饮食、恶心呕吐、胸脘痞闷、大便不实或咳嗽痰多稀白者，再加半夏以燥湿化痰。③香砂六君子汤：脾胃气虚，寒湿滞于中焦，症见纳呆、嗳气、脘腹胀满或疼痛、呕吐泄泻者，再加香附（现代多用木香）、砂仁以理气散寒止痛。

（2）参苓白术散（《太平惠民和剂局方》）

［组成药物］莲子肉、山药、薏苡仁、扁豆、人参、甘草、白术、茯苓、砂仁、桔梗、（大枣）

［功用］益气健脾，渗湿止泻。

［主治证候］脾虚湿盛证。食少，便溏，或泻，或吐，四肢乏力，形体消瘦，胸脘闷胀，面色萎黄，舌质淡红，苔白，脉细缓或虚缓。

［配伍意义］桔梗，开宣肺气，通调水道，以利渗湿；又作舟楫之用，载药上行，以收"培土生金"（补脾益肺）之效。

（3）补中益气汤（《脾胃论》）

［组成药物］黄芪、人参、白术、当归、橘皮、炙甘草、升麻、柴胡（无茯苓）

［功用］补中益气，升阳举陷。

［主治证候］中气不足证。①气虚发热，身热自汗，渴喜温饮，气短乏力，舌质淡，脉虚大无力。②气虚下陷，体倦肢软，少气懒言，面色萎黄，大便稀溏，或脱肛，子宫下垂，久泻，久痢，舌淡脉虚。

［配伍意义］升麻、柴胡升举清阳，协黄芪升提下陷之中气，以助升阳举陷之功。

（4）生脉散（《内外伤辨惑论》）

［组成药物］人参、麦冬、五味子

［功用］益气生津，敛阴止汗。

［主治证候］气阴两虚证。①暑热、温热，耗气伤阴证，体倦气短，咽干口渴，脉虚细。②久咳肺虚，气阴两伤证，呛咳少痰，气短自汗，口干舌燥，苔薄少津，脉虚数或虚细。

（5）玉屏风散（《医方类聚》）

［组成药物］黄芪、防风、白术

［功用］益气固表止汗。

［主治证候］表虚自汗。汗出恶风，面色㿠白，舌淡苔薄白，脉浮虚。亦治虚人腠理不固，易感风邪者。

［配伍意义］防风入脾而走表，既可协脾中清阳达表以实卫，又疏散风邪，与黄芪、白术相配，补中寓散，使固表不留邪，祛邪不伤正。三药合用，共奏益气固表，止汗御风之功。本方虽为止汗之方，却不用收涩敛汗之药，是"以补为固"之义。

（6）完带汤（《傅青主女科》）

［组成药物］炒白术、山药、人参、苍术、车前子、白芍、柴胡、黑芥穗、陈皮、甘草

［功用］补脾疏肝，化湿止带

［主治证候］脾虚肝郁，湿浊带下。带下色白或淡黄，清稀无臭，面色㿠白，倦怠便溏，舌淡苔白，脉缓或濡弱。

［配伍意义］柴胡散肝郁而升清；柴胡合白芍养肝体而和肝用，使肝木达则脾土自强；黑芥穗胜湿止带。

附：气虚证证候辨识

气虚，倦怠乏力，面色萎白，舌淡苔白，脉虚弱，方用四君子汤；泄泻，苔白腻，脉虚缓，方用参苓白术散；脏器脱垂，发热，脉虚大无力，方用补中益气汤；汗出恶风，易感风邪，方用玉屏风散；带下清稀色白，方用完带汤；汗多神疲，舌干红少苔，脉虚细，方用生脉散。

3. 补血

（1）四物汤（《太平惠民和剂局方》）

［组成药物］当归、川芎、白芍、熟地黄

［功用］补血调血。

［主治证候］营血虚滞证。月经不调，脐腹疼痛，崩中漏下；血瘕块硬，时发疼痛；妊娠胎动不安，

血下不止，及产后恶露不下，结生瘕聚，少腹坚痛，时作寒热；或头晕目眩，心悸失眠，面色无华，舌淡，唇爪色淡，脉细弦或细涩。

［配伍意义］为补血调血之要剂。

（2）当归补血汤（《内外伤辨惑论》）

［组成药物］黄芪、当归

［功用］补气生血。

［主治证候］血虚阳浮发热证。肌热面赤，烦渴欲饮，脉洪大而虚。亦治妇人经行、产后发热，头痛；或疮疡溃后，久不愈合者。

［配伍意义］本方为治疗"血虚发热"的代表方。"有形之血不能速生，无形之气所当急固"。黄芪补气生血、实卫固表。黄芪用量五倍于当归，实则重在补气，后世推崇为补气生血的代表方剂。

（3）归脾汤（《正体类要》）

［组成药物］黄芪、人参、白术、茯苓、炙甘草、龙眼肉、酸枣仁、当归、木香、远志、生姜、大枣

［功用］益气补血，健脾养心。

［主治证候］①心脾两虚证，心悸怔忡，健忘失眠，盗汗，食少体倦，面色萎黄，舌质淡，苔薄白，脉细缓。②脾不统血证，便血，以及妇女崩漏，月经超前，量多色淡，或淋漓不止，舌质淡，苔薄白，脉细弱。

附：血虚证证候辨识

血虚，面色无华，唇甲色淡、舌淡，脉细，方用四物汤；肌热面赤，烦渴欲饮，脉洪大而虚，重按无力，方用当归补血汤；心悸怔忡，失眠健忘；便血、崩漏，量多色淡，方用归脾汤。

4. 气血双补

（1）炙甘草汤（又名复脉汤）（《伤寒论》）

［组成药物］炙甘草、生姜、人参、生地黄、桂枝、阿胶、麦冬、麻仁、大枣（无白芍）

［功用］益气滋阴，通阳复脉。

［主治证候］①阴血阳气虚弱，心脉失养证：脉结代，心动悸，体羸气短，舌光色淡，少津者。②虚劳肺痿：干咳无痰，或咳痰不多，痰中带有血丝，形瘦气短，虚烦眠差，自汗或盗汗，咽干舌燥，大便难，或虚热时发，脉虚数。

［配伍意义］桂枝、生姜、清酒温通阳气，流畅血行以复脉。

（2）八珍汤（《瑞竹堂经验方》）

［组成药物］人参、白术、茯苓、当归、川芎、白芍、熟地黄、炙甘草（生姜、大枣）

［功用］益气补血。

［主治证候］气血两虚证。面色苍白或萎黄，头晕眼花，四肢倦怠，气短懒言，心悸怔忡，食欲减退，舌质淡，苔薄白，脉细弱或虚大。

5. 补阴

（1）六味地黄丸（《小儿药证直诀》）

［组成药物］熟地黄、山茱萸、山药、泽泻、茯苓、丹皮

［功用］滋补肝肾。

［主治证候］肝肾阴虚证。腰膝酸软，头目眩晕，耳鸣耳聋，牙齿动摇，盗汗遗精，或消渴，口燥咽干，或骨蒸潮热，手足心热，或小儿囟门不合，舌红少苔，脉细数。

［配伍意义］本方三阴并补，三补三泻。体现"壮水之主，以制阳光"的配伍思想。

［化裁应用］①知柏地黄丸：阴虚火旺而致骨蒸潮热，虚烦盗汗，腰脊酸痛，遗精者，加知母、黄柏滋阴降火。②都气丸：肾阴虚气喘，呃逆者，加五味子滋肾纳气平喘。③麦味地黄丸：肺肾阴虚，咳嗽喘逆，潮热盗汗，加麦冬、五味子滋肾敛肺止咳。④杞菊地黄丸：肝肾阴虚而致两眼昏花，视物不明，或眼睛干涩，迎风流泪者，加枸杞子、菊花养阴平肝，滋水明目。

（2）左归丸（《景岳全书》）

［功用］滋阴补肾，填精益髓。

［主治证候］真阴不足证。头目眩晕，腰酸腿软，遗精滑泄，自汗盗汗，口燥舌干，光红少苔，脉

细数。

（3）大补阴丸（《丹溪心法》）

[组成药物]　熟地黄、龟板、猪脊髓、黄柏、知母、蜂蜜

[功用]　滋阴降火。

[主治证候]　阴虚火旺证。骨蒸潮热，盗汗遗精，咳嗽咯血，心烦易怒。足膝痛热或腰酸腿软。

[配伍意义]　本方为滋阴降火、培本清源之剂。

（4）一贯煎（《续名医类案》）

[组成药物]　沙参、麦冬、当归身、生地黄、枸杞子、川楝子（无白芍、柴胡）

[功用]　滋阴疏肝。

[主治证候]　阴虚肝郁证。胸脘胁痛，吞酸吐苦，咽干口燥，舌红少津，脉细弱或虚弦。亦治疝气瘕聚。

[配伍意义]　本方病机为肝肾阴虚，血燥气郁，肝气郁滞，横逆犯胃所致。治当养肝体以和肝用。生地黄、枸杞子滋水涵木；沙参、麦冬清金制木（佐金平木）、扶土抑木。

附：阴虚证证候辨识

阴虚，潮热盗汗，五心烦热、舌红少苔，脉细。腰膝酸软，小儿五迟五软，方用六味地黄丸；骨蒸潮热，心烦易怒，足膝疼热和酸软，尺脉数而有力，方用大补阴丸；胸脘胁痛，吞酸吐苦，方用一贯煎；腰酸腿软，遗精滑泄，脉细，方用左归丸。

6. 补阳

（1）肾气丸（《金匮要略》）

[组成药物]　干地黄、山药、山茱萸、泽泻、茯苓、丹皮、桂枝、炮附子

[功用]　补肾助阳。

[主治证候]　肾阳不足证。腰痛脚软，下半身常有冷感，少腹拘急，小便不利，或小便反多，入夜尤甚，或阳痿早泄，舌质淡而胖，脉虚弱，尺部沉细。亦治脚气、痰饮、消渴等因肾阳不足所致的病证。

[配伍意义]　本方以大量干地黄（生地）、山茱萸、山药滋阴补肾为主，而配少量炮附子和桂枝补火助阳，一则阴阳并补，"阴中求阳"；二则微微生火，使温而不热，取"少火生气"之义。

（2）右归丸（《景岳全书》）

[功用]　温补肾阳，填精益髓。

[主治证候]　肾阳不足，命门火衰证。气衰神疲，畏寒肢冷，或阳痿遗精，或阳衰无子，或饮食减少，大便不实，或小便自遗，或腰膝软弱，下肢浮肿，舌淡苔白，脉沉迟。

附：阳虚证证候辨识

阳虚，腰膝酸痛，形寒肢冷，小便不利或清长，舌淡苔白，脉沉细。脉虚弱而尺部尤沉细，方用肾气丸；气衰神疲，畏寒肢冷，脉沉迟，方用右归丸。

7. 阴阳双补

（1）地黄饮子（《圣济总录》）

[组成药物]　熟干地黄、山茱萸、石斛、麦门冬、五味子、巴戟天、肉苁蓉、炮附子、官桂、茯苓、菖蒲、远志（煎加生姜、大枣，《宣明论方》另有薄荷五七叶同煎）

[功用]　滋肾阴，补肾阳，开窍化痰。

[主治证候]　下元虚衰，痰浊上泛之喑痱证。舌强不能言，足废不能用，口干不欲饮，足冷面赤，脉沉细弱。

（2）龟鹿二仙胶（《医便》）

[组成药物]　鹿角、龟板、人参、枸杞子

[功用]　滋阴填精，益气壮阳。

[主治证候]　真元虚损，精血不足证。全身瘦削，阳痿遗精，两目昏花，腰膝酸软，或久不受孕。

（3）七宝美髯丹（《积善堂方》，录自《本草纲目》）

[功用]　补益肝肾，乌发壮骨。

[主治证候]　肝肾不足证。须发早白，脱发，齿牙动摇，腰膝酸软，梦遗滑精，或不育。

附：阴阳两虚证证候辨识

阴阳两虚，腰膝酸软，畏寒肢冷，头晕目眩、午后潮热，舌淡苔白，脉沉细。舌强不能言，足废不能用，足冷面赤，方用地黄饮子；全身瘦削，阳痿遗精，腰膝酸软，久不孕育，方用龟鹿二仙胶；须发早白，齿牙动摇，方用七宝美髯丹。

（八）固涩剂

1. 概述　凡是以固涩药为主组成，具有收敛固涩作用，以治疗气、血、精、津液耗散滑脱之证的方剂。

注意事项：①固涩剂是为正气内虚，耗散滑脱之证而设，运用时应根据证的不同而随证加减；②固涩剂为正虚无邪者而设，故凡外邪未去，误用固涩，则有"闭门留寇"之弊，转生他变；③对于实邪所致的热病多汗，火扰遗泄，热痢初起，食滞泄泻，实热崩带等，均非本类方之所宜。

2. 固表止汗　牡蛎散（《太平惠民和剂局方》）

［组成药物］黄芪、麻黄根、煅牡蛎（入小麦百余粒同煎）

［功用］敛阴止汗，益气固表。

［主治证候］体虚自汗、盗汗证。身常汗出，夜卧尤甚，心悸惊惕，短气烦倦，舌淡红，脉细弱。

［配伍意义］本方所主证候，乃体虚卫外不固，阴伤心阳不潜所致。方中煅牡蛎敛阴潜阳，收涩止汗为君。生黄芪益气实卫，固表止汗为臣。合而益气固表，潜阳敛汗。本方与玉屏风散均治卫气虚弱、腠理不固之自汗证。但本方补敛并用，兼潜心阳，止汗之力较强，适用于诸虚不足，身常汗出，夜卧尤甚，久而不止，以致心悸惊惕，气短烦倦者；玉屏风散则以补为固，补而兼疏，适用于卫虚不固，常自汗出，易感风邪者。

3. 涩肠固脱

（1）真人养脏汤（《太平惠民和剂局方》）

［组成药物］诃子、罂粟壳、人参、白术、炙甘草、木香、当归、白芍、肉豆蔻、肉桂

［功用］涩肠固脱，温补脾肾。

［主治证候］久泻久痢，脾肾虚寒证。泻利无度，滑脱不禁，甚至脱肛，或下痢赤白，或大便脓血，里急后重，日夜无度，脐腹疼痛，喜温喜按，倦怠食少，舌淡苔白，脉迟细。

（2）四神丸（《证治准绳》）

［组成药物］肉豆蔻、补骨脂、五味子、吴茱萸（生姜、大枣）

［功用］温补脾肾，固肠止泻。

［主治证候］脾肾阳虚之肾泄证。五更泄泻，或久泻不愈，纳呆腹痛，腰酸肢冷，神疲乏力，舌质淡，苔薄白，脉沉迟。

4. 涩精止遗

（1）金锁固精丸（《医方集解》）

［功用］涩精补肾。

［主治证候］肾虚不固之遗精。遗精滑泄，神疲乏力，四肢酸软，腰酸耳鸣，舌淡苔白，脉细弱。

（2）桑螵蛸散（《本草衍义》）

［组成药物］桑螵蛸、远志、菖蒲、龙骨、龟甲、茯神、人参、当归

［功用］调补心肾，涩精止遗。

［主治证候］心肾两虚证。小便频数，色如米泔，或遗尿，或遗精滑泄，心神恍惚，健忘，舌淡苔白，脉细弱。

［配伍意义］本方人参用量独大，其意有二：一为益心气以安心神，一为补元气以摄津液。

附：涩精止遗方剂证候辨识

遗精遗尿之证，遗精，舌淡苔白，脉细弱。小便频数，或尿如米泔色，或遗尿遗精，心神恍惚，健忘，方用桑螵蛸散；神疲乏力，腰酸耳鸣，方用金锁固精丸。

5. 固崩止带

（1）固冲汤（《医学衷中参西录》）

[组成药物] 白术、生黄芪、煅龙骨、煅牡蛎、山萸肉、生杭芍、海螵蛸、茜草、棕边炭、五倍子

[功用] 固冲摄血，补气健脾。

[主治证候] 脾肾亏虚，冲脉不固证。血崩或月经过多，色淡质稀，心悸气短，神疲乏力，腰膝酸软，舌质淡，脉细弱。

（2）易黄汤（《傅青主女科》）

[功用] 固肾止带，清热祛湿。

[主治证候] 肾虚湿热带下证。带下黏稠量多，色如浓茶汁，其气腥秽，舌质红，苔黄腻。

（九）安神剂

1. 概述　凡以安神药为主组成，具有安神定志作用，治疗神志不安病证的方剂，统称为安神剂。

注意事项：①注意按虚实论治，但由于火盛每致阴伤，阴虚易致阳亢，其虚实二者在病因病机方面常互为因果，症状亦常多兼挟，故在治疗时，又常补泻同施，重镇与滋养并举，做到标本兼顾；②神志不安又有因火、因痰、因瘀等不同，如因火热而狂躁者当清热泻火，因痰而惊狂者则宜祛痰，因瘀而发狂者应祛瘀；③神志不安还与情绪波动有关，故应注意做好患者的思想工作，药物与心理治疗同时并举，才能收到更好的效果；④重镇安神剂多由金石、贝壳之类药物组成，易伤胃气，只可暂服，不宜久用，对脾胃虚弱者，可配伍健脾和胃之品；⑤某些重镇安神药如朱砂等具有一定毒性，久服能引起慢性中毒，故不可久服；⑥金石、贝壳类药质地坚硬，有效成分不易溶出，入煎剂须打碎先煎。

2. 重镇安神　朱砂安神丸（《内外伤辨惑论》）

[组成药物] 朱砂、黄连、生地黄、当归、炙甘草

[功用] 镇心安神，清热养血。

[主治证候] 心火偏亢，阴血不足证。心烦神乱、失眠多梦、惊悸怔忡，甚则胸中懊憹，舌红，脉细数。

3. 滋养安神

（1）天王补心丹（《校注妇人良方》）

[组成药物] 生地黄、天门冬、麦门冬、元参、人参、丹参、茯苓、五味子、远志、桔梗、当归身、柏子仁、酸枣仁、朱砂

[功用] 滋阴清热，养血安神。

[主治证候] 阴亏血少，神志不安证。虚烦少寐，心悸神疲，梦遗健忘，大便干结，口舌生疮，舌红少苔，脉细而数。

[配伍意义] 桔梗载药上行。

（2）酸枣仁汤（《金匮要略》）

[组成药物] 酸枣仁、知母、茯苓、川芎、甘草

[功用] 养血安神，清热除烦。

[主治证候] 肝血不足，虚热内扰证。虚烦失眠，心悸盗汗，头目眩晕，咽干口燥，脉弦细。

[配伍意义] 茯苓益脾宁心安神，川芎调肝血而疏肝气。

附：心神失养证证候辨识

心神失养，虚烦失眠，心悸，舌红，脉细。头目眩晕，咽干口燥，脉弦细，方用酸枣仁汤；梦遗健忘，大便干燥，口舌生疮，舌红少苔，脉细数，方用天王补心丹。

（十）开窍剂

1. 概述　凡以芳香开窍药为主组成，具有开窍醒神作用，治疗神昏窍闭之证的方剂，统称开窍剂。开窍剂以通关开窍、启闭醒神为主要功用，其适应证主要为闭证。

注意事项：①辨明病证的虚实，如邪盛气实而见口噤，两手紧握，脉有力者，属于闭证，可用开窍剂；②对于汗出肢冷，呼吸气微，手撒遗尿，口开目合的脱证，即使神志昏迷，也不可使用；③对于阳明腑实证而见神昏谵语者，治之宜寒下，不宜使用开窍剂；④阳明腑实而兼邪陷心包证，应根据病情的轻重缓急，或先投寒下，或开窍与泻下并用；⑤开窍剂多为芳香的药物，其性辛散走窜，久服易伤元气，故临床中病即止，不可久服；⑥此类方剂中的麝香等药，有碍胎元，孕妇慎用；⑦本类方剂多制成散剂、丸剂或注射剂使用，尤以丸剂为优，宜温开水化服或鼻饲，不宜加热煎煮。

2. 凉开

（1）安宫牛黄丸（《温病条辨》）

［组成药物］牛黄、郁金、犀角、黄连、朱砂、梅片、麝香、珍珠、山栀、雄黄、金箔衣、黄芩

［功用］清热，豁痰解毒，开窍醒神。

［主治证候］温热病，热邪内陷心包证。高热烦躁，神昏谵语，舌质红绛，苔黄燥，脉数有力。亦治中风昏迷，小儿惊厥属邪热内闭者。

（2）紫雪（《外台秘要》）

［组成药物］黄金、寒水石、石膏（一本用滑石）、玄参、羚羊角屑、犀角屑、沉香、青木香、丁香、甘草

［功用］清热开窍，息风止痉。

［主治证候］温热病，邪热内闭，热盛动风证。高热烦躁，神昏谵语，痉厥，口渴唇焦，尿赤便闭，舌质红绛，苔黄燥，脉弦数有力。亦治小儿热盛惊厥。

（3）至宝丹（《太平惠民和剂局方》）

［组成药物］麝香、冰片、安息香、犀角、牛黄、玳瑁、朱砂、琥珀、金箔、银箔、雄黄

［功用］化浊开窍，清热解毒。

［主治证候］痰热内闭心包证。神昏谵语，身热烦躁，痰盛气粗，舌红苔黄垢腻，脉滑数。亦治中风、中暑及小儿惊厥属于痰热内闭者。

附：凉开三宝功用与证候辨认

三方均有清热解毒开窍的功用。安宫牛黄丸清热开窍、豁痰痰解毒，用于高热烦躁，苔黄燥，脉数；紫雪清热开窍、息风止痉，用于高热烦躁，痉厥，脉弦数；至宝丹化浊开窍、清热解毒，用于神昏身热，痰盛气粗，舌苔黄垢腻，脉滑。

3. 温开　苏合香丸（吃力伽丸）（原载《广济方》，录自《外台秘要》）

［组成药物］吃力迦（即白术）、光明砂（研）、麝香、诃黎勒皮、香附子、沉香（重者）、青木香、丁子香、安息香、白檀香、荜茇、犀角、熏陆香、苏合香、龙脑香

［功用］芳香开窍，行气止痛。

［主治证候］寒闭证。突然昏倒，牙关紧闭，不省人事，苔白脉迟。亦治寒凝气滞，心腹猝痛，及痰厥等。

［配伍意义］白术、诃黎勒敛气安中，以防辛香走散耗损真气。本方又是治疗寒凝气滞所致心腹猝痛的有效方剂。

（十一）理气剂

1. 概述　凡以理气药为主组成，具有行气或降气的作用，用于治疗气滞或气逆的病证的方剂，统称理气剂。适应于气机逆乱或阻滞引起的脏腑功能失调所致的病证。

使用注意：①辨别病情虚实，勿犯虚虚之戒，若气滞，当需行气，误用补气则气滞更甚，气虚当补气，误用行气，则易伤正而气更虚；②理气药多属性味辛温香燥之品，易伤阴耗气，故应中病即止；③单纯气虚或阴虚火旺之人忌用，孕妇慎用。

2. 行气

（1）越鞠丸（芎术丸）（《丹溪心法》）

［组成药物］苍术、川芎、神曲、香附、栀子

［功用］行气解郁。

［主治证候］六郁（气、血、痰、火、湿、食）。胸膈痞闷，脘腹胀痛，嗳腐吞酸，恶心呕吐，饮食不消。

（2）枳实薤白桂枝汤（《金匮要略》）

［组成药物］枳实、厚朴、薤白、瓜蒌、桂枝

［功用］通阳散结，祛痰下气。

［主治证候］胸阳不振，痰气互结之胸痹。胸满而痛，甚则胸痛彻背，喘息咳唾，短气，气从胁下上

抢心，苔白腻，脉沉弦紧。

（3）半夏厚朴汤（《金匮要略》）

［组成药物］半夏、厚朴、茯苓、生姜、苏叶

［功用］行气散结，降逆化痰。

［主治证候］梅核气（痰气互结）。咽中如有物阻，咳吐不出，吞咽不下，胸胁满闷，或咳或呕，舌苔白润或白滑，脉弦滑。

［配伍意义］苏叶芳香行气，理肺舒肝。

（4）天台乌药散（《圣济总录》）

［组成药物］乌药、小茴香、高良姜、木香、槟榔、青皮、川楝子、巴豆

［功用］行气疏肝，散寒止痛。

［主治证候］肝经寒凝气滞之小肠疝气。少腹引控睾丸而痛，阴囊偏坠肿胀，苔白脉沉迟或弦。

（5）暖肝煎（《景岳全书》）

［组成药物］小茴香、乌药、肉桂、当归、枸杞子、沉香、茯苓

［功用］温补肝肾，行气止痛。

［主治证候］肝肾不足，寒滞肝脉证。小腹疼痛，或疝气作痛，畏寒喜温，舌淡苔白，脉沉迟。

附：气机郁滞证证候辨识

肝经气郁（疝气），睾丸疼痛，少腹痛脉弦。少腹引控睾丸而痛，苔白，脉弦，方用天台乌药散；畏寒喜暖，舌淡苔白，脉沉迟或弦，方用暖肝煎。

3. 降气

（1）苏子降气汤（《太平惠民和剂局方》）

［组成药物］苏子、苏叶、半夏、厚朴、生姜、前胡、大枣、当归、肉桂、炙甘草

［功用］降气平喘，祛痰止咳。

［主治证候］上实下虚之喘咳证。痰涎壅盛，胸膈满闷，喘咳短气，或腰痛脚弱，肢体倦怠，或肢体浮肿，舌苔白滑或白腻。

［配伍意义］"上实"是指痰涎壅肺，气逆不降，症见胸膈满闷、喘咳；"下虚"是指肾阳不足，肾不纳气，症见喘咳短气、腰痛脚弱、肢体倦怠或肢体浮肿。肉桂温肾祛寒，纳气平喘；当归养血补肝，并"主咳逆上气"，与肉桂配伍以治肾阳不足、下元虚寒之本。

（2）定喘汤（《摄生众妙方》）

［组成药物］白果、麻黄、苏子、款冬花、杏仁、法半夏、甘草、炙桑白皮、炒黄芩

［功用］宣肺降气，祛痰平喘。

［主治证候］风寒外束，痰热内蕴证。哮喘咳嗽，痰多气急，痰稠色黄，舌苔黄腻，脉滑数。

［配伍意义］方中以麻黄宣肺散寒平喘，白果敛肺定喘祛痰共为君药，二药相配，散收并用，既可加强平喘之功，又可防麻黄耗散肺气。

附：气机上逆证证候辨识

肺气上逆，咳喘，痰多。痰涎壅盛，腰痛脚弱，呼多吸少，肢体浮肿，方用苏子降气汤；痰稠色黄，或有恶寒发热，舌苔黄腻，脉滑数，方用定喘汤。

（3）小半夏汤（《金匮要略》）

［组成药物］半夏、生姜

［功用］化痰散饮，和胃降逆。

［主治证候］痰饮呕吐。呕吐痰涎，口不渴，或干呕呃逆，食谷不下，小便自利，舌苔白滑。

（4）旋覆代赭汤（《伤寒论》）

［组成药物］旋覆花、代赭石、生姜、半夏、人参、炙甘草、大枣

［功用］降逆化痰，益气和胃。

［主治证候］胃虚痰阻气逆证。心下痞硬，嗳气不除，或反胃呕吐，嗳气，呃逆，舌苔白腻，脉缓而滑。

［配伍意义］赭石性寒质重，属"去性存用"的用法。旋覆花、代赭石用量比例为3：1，生姜用量

最大。

（5）橘皮竹茹汤（《金匮要略》）

[组成药物] 橘皮、竹茹、大枣、生姜、甘草、人参

[功用] 降逆止呕，益气清热。

[主治证候] 胃虚有热，气逆不降证。呃逆或干呕，舌嫩红，脉虚数者。

（6）丁香柿蒂汤（《症因脉治》）

[组成药物] 丁香、柿蒂、人参、生姜

[功用] 温中益气，降逆止呃。

[主治证候] 胃气虚寒证。呃逆不已，胸痞脉迟。

附：气机上逆证证候辨识

胃气上逆，呕吐、呃逆、嗳气。心下痞硬，舌苔白滑，脉弦而虚，方用旋覆代赭汤；呕吐痰涎，谷不得下，舌苔白滑，方用小半夏汤；舌嫩红，脉虚数，方用橘皮竹茹汤；胸痞，舌淡苔白脉迟，方用丁香柿蒂汤。

（十二）理血剂

1. 概述　凡以活血祛瘀或止血药为主，具有活血祛瘀或止血作用的药物，主治血瘀或出血证的方剂，统称理血剂。

注意事项：①治疗血证必须探明致病原因，分清标本缓急，正确运用急者治标，缓则治本，或标本兼顾的法则；②逐瘀过猛，易伤正气，止血过急，易致留瘀；③活血祛瘀剂性多破泄，故凡月经过多及孕妇均当慎用。

2. 活血祛瘀

（1）桃核承气汤（《伤寒论》）

[组成药物] 桃仁、桂枝、大黄、甘草、芒硝

[功用] 逐瘀泻热。

[主治证候] 下焦蓄血证。少腹拘急，小便自利，谵语烦渴，至夜发热，甚则其人如狂。

[配伍意义] 大黄下瘀泄热；芒硝泄热软坚，助大黄下瘀泄热；桂枝通行血脉，助桃仁破血祛瘀；防寒凉冰伏血脉。

（2）血府逐瘀汤（《医林改错》）

[组成药物] 桃仁、红花、当归、生地黄、川芎、赤芍、牛膝、桔梗、柴胡、枳壳、甘草（即桃红四物汤合四逆散，加桔梗、牛膝而成，其中熟地易生地、白芍易赤芍、枳实易枳壳）

[功用] 活血祛瘀，行气止痛。

[主治证候] 胸中血瘀证。胸痛、头痛日久不愈，痛如针刺有定处，舌质黯红，或舌边有瘀斑，或舌面有瘀点，唇黯或两目黯黑，脉涩或弦紧。此外，亦可用治呃逆日久不止，饮水即呛，干呕，内热瞀闷，心悸怔忡，失眠，急躁易怒，入暮潮热等因瘀血所致的病证。

【附方】①通窍活血汤（《医林改错》）：赤芍、川芎、桃仁、红花、老葱、鲜姜、红枣、麝香、黄酒，具活血通窍功效，主治瘀阻头面证，症见头痛昏晕，或耳聋，脱发，面色青紫者，亦治酒渣鼻、白癜风以及妇女干血痨、小儿疳积见肌肉消瘦、腹大青筋、潮热者。②膈下逐瘀汤（《医林改错》）：炒五灵脂、当归、川芎、桃仁、丹皮、赤芍、乌药、延胡索、甘草、香附、红花、枳壳，具活血祛瘀、行气止痛功效，主治瘀血阻滞膈下证，症见膈下瘀血蓄积，或腹中、胁下有痞块，或肚腹疼痛，或卧则腹坠似有物者。③少腹逐瘀汤（《医林改错》）：炒小茴香、官桂、干姜、延胡索、没药、当归、川芎、赤芍、蒲黄、炒五灵脂，具活血祛瘀、温经止痛功效，主治寒凝血瘀证，症见少腹瘀血积块，疼痛或不痛，或痛而无积块，或少腹胀满，或经期腰酸，少腹作胀，或月经一月见三五次，接连不断，断而又来，其色或紫或黑，或有瘀块，或崩漏兼少腹疼痛等症。④身痛逐瘀汤（《医林改错》）：秦艽、羌活、地龙、川芎、桃仁、红花、甘草、没药、当归、炒五灵脂、香附、牛膝，具活血行气、祛风除湿、通痹止痛功效，主治瘀血痹阻经络证，症见肩痛，臂痛，腰痛，腿痛，或周身疼痛经久不愈者。

（3）补阳还五汤（《医林改错》）

[组成药物] 生黄芪、当归尾、赤芍、川芎、红花、桃仁、地龙

[功用] 补气，活血，通络。

[主治证候] 中风之气虚血瘀证。半身不遂，口眼㖞斜，语言謇涩，口角流涎，下肢痿废，小便频数或遗尿不禁，苔白，脉缓。

[配伍意义] 方中重用生黄芪为君，大补肺脾之气，意在补气行血。当归尾活血通络而不伤血为臣。黄芪与当归用量比为 20∶1。

（4）复元活血汤（《医学发明》）

[组成药物] 柴胡、大黄、瓜蒌根、当归、桃仁、红花、甘草、炮穿山甲

[功用] 活血祛瘀，疏肝通络。

[主治证候] 跌打损伤，瘀血阻滞证。胁下瘀肿，痛不可忍。

[配伍意义] 方中大黄酒浸而重用，意在荡涤留瘀败血；穿山甲破瘀通络，消肿散结。瓜蒌根消瘀散结而续伤。

（5）七厘散（《同寿录》）

[功用] 散瘀消肿，定痛止血。

[主治证候] 跌打损伤，筋断骨折之瘀血肿痛，或刀伤出血。并治一切无名肿毒，烧伤，烫伤等。

（6）温经汤（《金匮要略》）

[组成药物] 吴茱萸、桂枝、当归、芍药、川芎、麦冬、阿胶、牡丹皮、半夏、生姜、人参、甘草（无地黄）

[功用] 温经散寒，养血祛瘀。

[主治证候] 冲任虚寒，瘀血阻滞证。漏下不止，月经不调，或前或后，或逾期不止，或一月再行，或经停不至，傍晚发热，手心烦热，唇口干燥，少腹里急，腹满，舌黯红，脉细而涩。亦治妇人宫冷，久不受孕。

[配伍意义] 桂枝温经散寒，通行血脉；半夏、生姜通降阳明之气而散结，下通冲脉，以助祛瘀调经。

（7）生化汤（《傅青主女科》）

[组成药物] 全当归、川芎、桃仁、炮干姜、炙甘草（黄酒、童便各半煎服）

[功用] 养血化瘀，温经止痛。

[主治证候] 血虚寒凝，瘀血阻滞证。恶露不行，小腹冷痛者。

[配伍意义] 方中重用全当归补血活血，化瘀生新为君。童便益阴而利血脉，引败血下行而消瘀阻。

附：瘀血证证候辨识

瘀血，痛有定处，痛如针刺，舌上有瘀点或瘀斑，脉涩。少腹急结，小便自利，至夜发热，舌燥苔黄，脉沉实，方用桃核承气汤；急躁善怒，入暮潮热，唇暗目黑，舌质暗红，脉涩或弦紧，方用血府逐瘀汤；跌打损伤，胁下痛不可忍，舌红苔黄，脉弦紧或数，方用复元活血汤；半身不遂，苔白，舌质暗淡，脉缓，方用补阳还五汤；月经不调，小腹冷痛，傍晚发热，舌暗淡，脉沉细无力，方用温经汤；恶露不行，小腹冷痛，拒按，脉细涩，舌质暗淡，方用生化汤。

（8）失笑散（《太平惠民和剂局方》）

[功用] 活血祛瘀，散结止痛。

[主治证候] 瘀血停滞证。心胸刺痛，或产后恶露不行，或月经不调，少腹急痛。

（9）桂枝茯苓丸（《金匮要略》）

[功用] 活血化瘀，缓消癥块。

[主治证候] 瘀阻胞宫证。妇人素有癥块，妊娠漏下不止，胎动不安，血色紫黑晦暗，腹痛拒按，或经闭腹痛，或产后恶露不尽，舌质紫黯或有瘀点，脉沉涩。

（10）鳖甲煎丸（《金匮要略》）

[功用] 行气活血，祛湿化痰，软坚消癥。

[主治证候] 疟母、癥瘕。疟疾日久不愈，胁下痞硬成块；或癥瘕结于胁下，推之不移，腹中疼痛，肌肉消瘦，饮食减少，时有寒热，女子月经闭止。

附：瘀血证证候辨识

瘀血，痛有定处，痛如针刺，舌上有瘀点或瘀斑，脉涩。心胸刺痛，少腹急痛，方用失笑散；漏下不止，血色紫黑晦暗或妊娠胎动不安，方用桂枝茯苓丸；疟疾日久不愈，胁下痞块，以及癥瘕积聚，肌肉消瘦，时有寒热，或女子月经闭止，方用鳖甲煎丸；跌打损伤，筋断骨折，无名肿毒，水火烫伤，舌红苔黄，脉弦数，方用七厘散。

3. 止血

（1）十灰散（《十药神书》）

[功用] 凉血止血。

[主治证候] 血热妄行之上部出血证。呕血，吐血，咯血或衄血，血色鲜红，舌红脉数。

（2）咳血方（《丹溪心法》）

[组成药物] 青黛、炒山栀子、瓜蒌仁、海粉、诃子

[功用] 清肝宁肺，凉血止血。

[主治证候] 肝火犯肺之咳血证。咳嗽痰稠带血，咳吐不爽，或心烦易怒，胸胁刺痛。颊赤，便秘，舌红苔黄，脉弦数。

[配伍意义] 诃子清降敛肺，化痰止咳（又寓敛肺止血之义）。全方以泻火凉肝为主，化痰止咳为辅；虽为止血之方，不用止血之药，旨在清火而不在止血。

（3）小蓟饮子（原载《济生方》，录自《玉机微义》）

[组成药物] 小蓟、生地黄、木通、淡竹叶、滑石、蒲黄、藕节、当归、山栀子、甘草

[功用] 凉血止血，利水通淋。

[主治证候] 热结下焦之血淋或尿血。小便频数，赤涩热痛，尿中带血，舌红脉数。

[配伍意义] 当归，辛温养血和血，既防寒凉滞血，合生地黄又使泻火利水不伤阴血。

（4）槐花散（《普济本事方》）

[组成药物] 炒槐花、侧柏叶、荆芥穗、炒枳壳

[功用] 清肠止血，疏风行气。

[主治证候] 风热湿毒，壅遏肠道，损伤血络证。肠风脏毒，或便前出血，血色鲜红；或便后出血，血色晦暗；舌红苔黄或黄腻，脉弦数或滑数。亦可用治痔疮出血。

[配伍意义] 荆芥穗疏风理血（炒用又能止血），炒枳壳行气宽肠，合则疏风宽肠。

（5）黄土汤（《金匮要略》）

[组成药物] 干地黄（生地）、灶心土、炮附子、白术、阿胶、黄芩、甘草

[功用] 温阳健脾，养血止血。

[主治证候] 脾阳不足，脾不统血证。先便后血，血色黯淡，四肢不温，面色萎黄，舌淡苔白，脉沉细无力。亦可用治脾气虚寒所致的吐血、衄血、崩漏、尿血等。

[配伍意义] 本方重用灶心黄土温中止血。阿胶、地黄养阴润燥，补血止血，既顾阴血之虚，又助止血之效；全方补止兼施，寒温并用，刚柔相济，温阳而不伤阴，滋阴而不碍阳。

附：出血证证候辨识

咳嗽痰中带血，心烦易怒，胸胁刺痛，舌红苔黄，脉弦而数，方用咳血方；尿中带血，小便赤涩热痛，舌红脉数，方用小蓟饮子；便血，血色暗淡，四肢不温，面色萎黄，舌淡苔白，脉沉细无力，方用黄土汤；便血，血色鲜红或晦暗，舌红脉数，方用槐花散；上部出血证，血色鲜红，舌红，脉数，方用十灰散。

（十三）治风剂

1. 概述　凡用辛散祛风或息风止痉的药物为组成，具有疏散外风或平息内风的作用，治疗风病的方剂。

注意事项：①若属外风，治宜疏散，而不宜平息；若属内风，则以平息，且忌用辛散；②外风与内风之间，亦可互相影响，外风可以引动内风，而内风又可兼夹外风，对于这种错综复杂的证候，立法用方，应该分清主次，全面照顾。

2. 疏散外风

(1) 川芎茶调散 (《太平惠民和剂局方》)

[组成药物] 川芎、荆芥、防风、白芷、羌活、细辛、甘草、薄荷 (茶)

[功用] 疏风止痛。

[主治证候] 外感风邪头痛。偏正头痛或巅顶作痛,目眩鼻塞,或恶寒发热,舌苔薄白,脉浮。

[配伍意义] 薄荷疏风散热,清利头目;茶叶苦寒清降之性,既可上清头目,又能制约风药之温燥,更使升中有降,以防温燥升散太过而伤正。

(2) 大秦艽汤 (《素问病机气宜保命集》)

[组成药物] 秦艽、防风、川羌活、独活、细辛、白芷、熟地黄、川芎、当归、白芍、生地黄、黄芩、石膏、白术、茯苓、甘草

[功用] 疏风清热,养血活血。

[主治证候] 风邪初中经络证。口眼㖞斜,舌强不能言语,手足不能运动,苔白或黄,脉浮或弦细。

(3) 小活络丹 (原名活络丹) (《太平惠民和剂局方》)

[功用] 祛风除湿,化痰通络,活血止痛。

[主治证候] 风寒湿痹。肢体筋脉疼痛,或麻木,或拘挛,或关节伸屈不利,或疼痛游走不定,舌淡紫,苔白,脉沉弦或涩。亦可用治中风手足不仁,日久不愈,或经络中有湿痰瘀血而见腰腿沉重,或腿臂间作痛者。

(4) 牵正散 (《杨氏家藏方》)

[组成药物] 白附子、白僵蚕、全蝎

[功用] 祛风化痰,通络止痉。

[主治证候] 风中头面经络。口眼㖞斜,或面肌抽动者,舌淡红,苔白。

(5) 玉真散 (《外科正宗》)

[组成药物] 南星、白附子、天麻、白芷、防风、羌活

[功用] 祛风化痰,定搐止痉。

[主治证候] 破伤风。牙关紧急,口撮唇紧,身体强直,角弓反张,甚至咬牙缩舌,脉弦紧。

(6) 消风散 (《外科正宗》)

[组成药物] 荆芥、防风、蝉蜕、牛蒡子、苦参、木通、苍术、当归、生地、胡麻、石膏、知母、甘草

[功用] 疏风除湿,清热养血。

[主治证候] 风疹、湿疹。皮肤瘙痒,疹出色红,或遍身云片斑点,抓破后渗出津水,苔白或黄,脉浮数。

[配伍意义] 本方寓"治风先治血",使"血行风自灭"之义。

3. 平息内风

(1) 羚角钩藤汤 (《通俗伤寒论》)

[组成药物] 羚羊角、双钩藤、霜桑叶、滁菊花、鲜生地、生白芍、淡竹茹、京川贝、茯神木、生甘草

[功用] 凉肝息风,增液舒筋。

[主治证候] 肝经热盛,热极动风证。高热不退,烦闷躁扰,手足抽搐,甚则神昏痉厥,舌质绛而干,或舌焦起刺,脉弦而数。

[配伍意义] 川京贝、淡竹茹清热化痰,生甘草合白芍柔筋缓急而舒挛镇肝。

(2) 熄风汤 (《医学衷中参西录》)

[组成药物] 怀牛膝、生赭石、生龙骨、生牡蛎、生龟板、生白芍、玄参、天冬、川楝子、生麦芽、茵陈、甘草

[功用] 镇肝息风,滋阴潜阳。

[主治证候] 类中风。头目眩晕,目胀耳鸣,脑部热痛,心中烦热,面色如醉,或时常噫气,或肢体渐觉不利,口角渐形㖞斜,甚或眩晕颠仆,昏不知人,移时始醒;或醒后不能复原,脉弦长有力。

［配伍意义］茵陈、川楝子、生麦芽三味，既清泄肝阳之有余，又顺肝木之性，使镇潜平降而无伤肝之弊。

（3）天麻钩藤饮（《杂病证治新义》）

［组成药物］天麻、钩藤、石决明、山栀、黄芩、川牛膝、益母草、杜仲、桑寄生、夜交藤、朱茯神

［功用］平肝息风，清热活血，补益肝肾。

［主治证候］肝阳偏亢，肝风上扰证。头痛，眩晕，失眠，舌红脉弦（或数）。

（4）大定风珠（《温病条辨》）

［组成药物］鸡子黄、干地黄、生白芍、麦冬、生龟板、鳖甲、生牡蛎、麻仁、阿胶、五味子、炙甘草

［功用］滋阴息风。

［主治证候］阴虚风动证。神倦瘛疭，脉气虚弱，舌绛苔少，时时欲脱。

（十四）治燥剂

1. 概述　凡以轻宣辛散或甘凉滋润的药物为主组成，具有轻宣外燥或滋阴润燥等作用，用于治疗燥证的方剂，统称为治燥剂。

注意事项：①分清外燥与内燥，外燥当分温燥抑或凉燥，内燥则应分上燥、中燥或（和）下燥，之后确定治法，选方用药，因人体内外、脏腑相互联系，故在临床上亦多相互影响，如外感温燥兼有上燥之证，上燥和下燥合病等，故须根据病情，灵活掌握；②滋阴润燥剂用药多滋腻之品，易于助湿碍气，故素体多湿，脾虚便溏以及气滞痰盛者应慎用或忌用；③由于温燥之邪易伤津耗气，故治疗上宜配伍甘寒清热或益气生津之品，此外，辛香药物易耗津、苦寒药物易化燥，故治燥病时应慎用。

2. 轻宣润燥

（1）杏苏散（《温病条辨》）

［组成药物］苏叶、半夏、茯苓、前胡、桔梗、枳壳、甘草、生姜、橘皮、杏仁、大枣

［功用］轻宣凉燥，理肺化痰。

［主治证候］外感凉燥证。头微痛，恶寒无汗，咳嗽痰稀，鼻塞咽干，苔白脉浮弦。

（2）桑杏汤（《温病条辨》）

［组成药物］桑叶、杏仁、香豉、栀皮、沙参、梨皮、象贝

［功用］清宣温燥，润肺止咳。

［主治证候］外感温燥证。身热不甚，口渴，咽干，鼻燥，干咳无痰，或痰少而黏，舌红，苔薄白而燥，脉浮而右脉数大。

（3）清燥救肺汤（《医门法律》）

［组成药物］桑叶、杏仁、石膏、枇杷叶、胡麻仁、阿胶、麦门冬、人参、甘草

［功用］清燥润肺，养阴益气。

［主治证候］温燥伤肺，气阴两伤证。头痛身热，干咳无痰，气逆而喘，咽喉干燥，鼻燥，胸满胁痛，心烦口渴，舌干无苔，脉虚大而数。

附：外燥证证候辨识

外燥证，鼻燥，咽干。恶寒无汗，痰稀，苔白，脉浮弦，方用杏苏散；身热，干咳无痰，气逆而喘，舌红少苔，脉虚大而数，方用清燥救肺汤；身热不甚，无痰或少痰而黏，舌红，脉浮数而右脉大，方用桑杏汤。

3. 滋阴润燥

（1）增液汤（《温病条辨》）

［组成药物］玄参、麦冬、生地

［功用］滋阴清热，润燥通便。

［主治证候］阳明温病，津亏便秘证。大便秘结，或下后二三日，大便复秘，口渴，舌红，脉细数或沉而无力。

（2）麦门冬汤（《金匮要略》）

［组成药物］麦门冬、半夏、人参、甘草、粳米、大枣

［功用］滋养肺胃，降逆和中。

［主治证候］肺胃阴虚证。①虚热肺痿，咳嗽气喘，咽喉不利，咳痰不爽，或咳吐涎沫，口干咽燥，手足心热，舌红少苔，脉虚数。②胃阴不足，呕吐，或呃逆，或噎膈，或口渴咽燥，舌红少苔，脉虚数。

［配伍意义］半夏下气降逆，使补而不滞。麦门冬与半夏的用量比例为7:1。

（3）益胃汤（《温病条辨》）

［组成药物］沙参、麦门冬、细生地、玉竹、冰糖

［功用］养阴益胃。

［主治证候］胃阴损伤证。胃脘灼热隐痛，饥不欲食，口干咽燥，大便干结，或干呕、呃逆，舌红少津，脉细数。

（4）养阴清肺汤（《重楼玉钥》）

［组成药物］生地、麦冬、玄参、贝母、丹皮、薄荷、白芍、甘草

［功用］养阴清肺，解毒利咽。

［主治证候］白喉之阴虚燥热证。喉间起白如腐，不能拭去，鼻干唇燥，呼吸有声，似喘非喘，脉数无力或细数。

（5）百合固金汤（《慎斋遗书》）

［组成药物］生地黄、熟地黄、麦冬、百合、白芍、当归、贝母、玄参、桔梗、甘草

［功用］滋养肺肾，止咳化痰。

［主治证候］肺肾阴亏，虚火上炎证。咳嗽气喘，痰中带血，咽喉燥痛，手足心热，骨蒸盗汗，舌红少苔，脉细数。

［配伍意义］生熟地黄滋阴补肾，壮水以制虚火，取"金水相生"之意；当归、芍药滋阴养血柔肝，既补阴血之虚耗，又寓"抑木保肺"之义。

附：内燥证证候辨识

内燥证，口燥咽干，舌干红，脉细数。咳吐涎沫，气喘短气，或气逆呕吐，苔少，脉虚数，方用麦门冬汤；咳嗽痰血，手足心热，骨蒸盗汗，方用百合固金汤；大便秘结，脉沉无力或细微数，方用增液汤，喉间起白膜斑点如腐，不易拭去，鼻干唇燥，苔黄脉数，方用养阴清肺汤；饥不欲食，方用益胃汤。

（十五）祛湿剂

1. 概述 凡以祛湿药物为主组成，具有化湿利水，通淋泄浊作用，治疗水湿病证的方剂，统称为祛湿剂。适应于湿滞脾胃、呕恶自利，水湿内停的水肿、淋浊、痰饮，黄疸、痿证、带下，以及湿温、风水、风湿等证。

注意事项：①分清内湿、外湿以及邪气之不同分别治之；②本类方剂多由芳香温燥或甘淡渗利之品组成，易耗伤阴津，故素体阴亏、体虚、孕妇应慎用；③病后脾虚水肿及孕妇水肿者，宜慎用，若必要时宜配健脾、安胎之品以顾正气。

2. 燥湿和胃

（1）平胃散（《简要济众方》）

［组成药物］苍术、厚朴、陈皮、甘草（生姜、大枣）

［功用］燥湿运脾，行气和胃。

［主治证候］湿滞脾胃证。脘腹胀满，不思饮食，口淡无味，呕吐恶心，嗳气吞酸，肢体沉重，怠惰嗜卧，常多自利，舌苔白腻而厚，脉缓。

（2）藿香正气散（《太平惠民和剂局方》）

［组成药物］藿香、白芷、紫苏、厚朴、半夏曲、茯苓、白术、大腹皮、陈皮、桔梗、甘草（生姜、大枣）

［功用］解表化湿，理气和中。

［主治证候］外感风寒，内伤湿滞证。霍乱吐泻，发热恶寒，头痛，胸膈满闷，脘腹疼痛，舌苔白腻。

3. 清热祛湿

（1）茵陈蒿汤（《伤寒论》）

［组成药物］茵陈蒿、栀子、大黄

［功用］清热，利湿，退黄。

［主治证候］湿热黄疸。一身面目俱黄，黄色鲜明，小便不利，腹微满，口中渴，但头汗出而身无汗，舌苔黄腻，脉沉数。

［配伍意义］大黄通畅腑气，分利二便而泄瘀热。本方适宜于热重于湿之证。

（2）八正散（《太平惠民和剂局方》）

［组成药物］瞿麦、萹蓄、车前子、滑石、木通、山栀子、煨大黄、炙甘草（灯心草）

［功用］清热泻火，利水通淋。

［主治证候］湿热淋证。小便混赤，溺时涩痛，淋漓不畅，甚或癃闭不通，小腹急满，口燥咽干，舌苔黄腻，脉滑数。此外，酌情化裁，亦可用于治疗血淋。

（3）三仁汤（《温病条辨》）

［组成药物］杏仁、白蔻仁、生薏苡仁、厚朴、半夏、滑石、白通草、竹叶

［功用］宣畅气机，清利湿热。

［主治证候］湿温初起及暑温夹湿之湿重于热证。头痛恶寒，身重疼痛，面色淡黄，胸闷不饥，身热不扬，午后热甚，舌白不渴，脉弦细而濡。

［配伍意义］杏仁宣利肺气以开上，蔻仁芳香醒脾以畅中，苡仁甘淡渗利以疏下，三仁合用为君，调畅气机，疏利三焦，化湿利湿。

（4）甘露消毒丹（《医效秘传》）

［组成药物］绵茵陈、淡黄芩、石菖蒲、川贝母、木通、飞滑石、藿香、连翘、白豆蔻、薄荷、射干

［功用］利湿化浊，清热解毒。

［主治证候］湿温时疫，邪在气分，湿热并重证。发热倦怠，胸闷腹胀，肢酸咽痛，身肿口渴，身目发黄，尿赤淋浊，或便秘，或吐泻，舌苔或淡白，或厚腻，或干黄，脉濡数或滑数。

（5）连朴饮（《霍乱论》）

［组成］制厚朴、制半夏、炒川连、香豉、焦栀、石菖蒲、芦根

［功用］清热化湿，理气和中。

［主治证候］湿热霍乱。上吐下泻，胸脘痞闷，心烦躁扰，小便短赤，舌苔黄腻，脉滑数。

（6）当归拈痛汤（拈痛汤）（《医学启源》）

［功用］利湿清热，疏风止痛。

［主治证候］湿热相搏，外受风邪证。肢节烦痛，肩背沉重，胸膈不利，遍身酸痛，或足胫肿痛不可忍，苔腻微黄，脉弦数。

（7）二妙散（《丹溪心法》）

［功用］清热燥湿。

［主治证候］湿热下注证。筋骨疼痛，或两足痿软无力，或足膝红肿热痛，或湿热带下，或下部湿疮、湿疹，小便短黄，舌苔黄腻，脉数或滑数。

4. 利水渗湿

（1）五苓散（《伤寒论》）

［组成药物］猪苓、泽泻、白术、茯苓、桂枝

［功用］利水渗湿，温阳化气。

［主治证候］下焦蓄水证。头痛发热，烦渴欲饮，或水入即呕，小便不利，舌苔白，脉浮。此外，亦可用治水肿、泄泻、小便不利、霍乱、痰饮等由水湿内停所致者。

［配伍意义］桂枝温阳化气，兼解表邪。

（2）猪苓汤（《伤寒论》）

［组成药物］猪苓、茯苓、泽泻、滑石、阿胶

［功用］利水，养阴，清热。

[主治证候] 水热互结证。小便不利，发热，口渴欲饮，或心烦不得眠，或兼有咳嗽，呕恶，下利，舌红脉数。亦可用治血淋，小便涩痛，点滴难出，小腹满痛者。

（3）防己黄芪汤（《金匮要略》）

[组成药物] 防己、黄芪、甘草、白术（生姜、大枣）

[功用] 益气祛风，健脾利水。

[主治证候] 表虚不固之风水或风湿证。汗出恶风，身重，小便不利，舌淡苔白，脉浮。

[配伍意义] 黄芪益气固表，兼能行水。

（4）五皮散（《华氏中藏经》）

[组成药物] 生姜皮、桑白皮、陈橘皮、大腹皮、茯苓皮

[功用] 利湿消肿，理气健脾。

[主治证候] 脾虚湿盛，气滞水泛之皮水证。一身悉肿，肢体沉重，心腹胀满，上气喘急，小便不利，苔白腻，脉沉缓者。亦可用治妊娠水肿等证属脾虚湿盛者。

附：水湿壅盛证证候辨识

水湿壅盛证，小便不利，水肿。舌苔白，脉浮，方用五苓散；口渴，舌红，脉细数，方用猪苓汤；汗出恶风，身重，舌淡苔白，脉浮，方用防己黄芪汤；一身悉肿，心腹胀满，以及妊娠水肿等，舌苔白腻，脉沉缓，方用五皮散。

5. 温化寒湿

（1）苓桂术甘汤（《金匮要略》）

[功用] 温阳化饮，健脾利湿。

[主治证候] 中阳不足之痰饮病。胸胁支满，目眩心悸，或短气而咳，舌苔白滑，脉弦滑。

[配伍意义] 《金匮要略》云："病痰饮者，当以温药和之"。

（2）真武汤（《伤寒论》）

[组成药物] 茯苓、芍药、白术、生姜、附子

[功用] 温阳利水。

[主治证候] 阳虚水泛证。小便不利，四肢沉重疼痛，腹痛下利，或咳，或呕，苔白不渴，脉沉。此外，亦可用治太阳病发汗太过，其人仍发热，心下悸，头眩，身瞤动，振振欲擗地者。

[配伍意义] 白芍一者利小便而行水气，二者益阴缓急而止腹痛，三者敛阴舒筋以解筋肉动，四者可防温燥辛散渗利伤阴，以利于久服缓治。

（3）实脾散（《重订严氏济生方》）

[组成药物] 厚朴、木香、草果、大腹子、炮附子、干姜、生姜、茯苓、白术、木瓜、甘草、大枣

[功用] 温阳健脾，行气利水。

[主治证候] 脾肾阳虚，水气内停之阴水。身半以下肿甚，手足不温，口中不渴，胸腹胀满，大便溏薄，舌苔白厚而腻，脉沉迟。

[配伍意义] 本方集温阳、健脾、行气、利水四法，脾肾同治，尤以温脾健运之功偏著，既体现治病求本的原则，又取"脾实则水治"之意，故名"实脾"。

附：寒湿证证候辨识

脾肾阳虚，寒湿内停证，小便不利，水肿，畏寒肢冷，苔白，脉沉。四肢沉重疼痛，或肢体浮肿，方用真武汤；身半以下肿甚，胸腹胀满，食少，便溏，舌淡苔白滑，脉沉迟，方用实脾散。

（4）萆薢分清饮（《杨氏家藏方》）

[组成药物] 川萆薢、石菖蒲、益智、乌药（一方加茯苓、甘草）

[功用] 温肾利湿，分清化浊。

[主治证候] 下焦虚寒之膏淋、白浊。小便频数，白如米泔，凝如膏糊，舌淡苔白，脉沉。

6. 祛风胜湿

（1）羌活胜湿汤（《脾胃论》）

[组成药物] 羌活、独活、防风、川芎、蔓荆子、藁本、炙甘草

[功用] 祛风，胜湿，止痛。

［主治证候］风湿在表之痹证。肩背痛不可回顾，头痛身重，或腰脊疼痛，难以转侧，苔白脉浮。

（2）独活寄生汤（《备急千金要方》）

［组成药物］独活、桑寄生、防风、细辛、秦艽、川芎、杜仲、牛膝、茯苓、肉桂心、人参、甘草、当归、芍药、干地黄

［功用］祛风湿，止痹痛，益肝肾，补气血。

［主治证候］痹证日久，肝肾两亏，气血不足证。腰膝疼痛，肢节屈伸不利，或麻木不仁，畏寒喜温，心悸气短，舌淡苔白，脉象细弱。

（十六）祛痰剂

1. 概述　凡以祛痰药为主组成，具有排除或消解痰饮作用，以治疗各种痰证的方剂，称为祛痰剂。

注意事项：①应辨别痰病的性质，即寒热燥湿风的不同痰证的成因很多，治法也不相同，同时还应注意病情，分清标本缓急；②不宜用燥烈之剂，以免引起大量咯血；③有咯血倾向者，表邪未解或痰多者，慎用滋润之品，以防壅滞留邪，病久不愈；④祛痰剂中当伍以健脾益肾之品，方为治本之策，对于痰证的治疗，主要应治其生痰之源，其源在于脾肾；⑤"善治痰者，不治痰而治气，气顺则一身津液亦随气而顺矣"，所以祛痰剂中还当配伍理气药，旨使气顺痰消。

2. 燥湿化痰

（1）二陈汤（《太平惠民和剂局方》）

［组成药物］半夏、橘红、茯苓、炙甘草（生姜、乌梅）

［功用］燥湿化痰，理气和中。

［主治证候］湿痰咳嗽。咳嗽痰多，色白易咳，胸膈痞闷，肢体困倦，或恶心呕吐，或头眩心悸，舌苔白润，脉滑。

［配伍意义］乌梅敛肺，与半夏、橘红、生姜相伍，使散中有收，祛痰而不伤正。

（2）温胆汤（《三因极一病证方论》）

［组成药物］半夏、竹茹、炒枳实、陈皮、炙甘草、茯苓（生姜、大枣）

［功用］理气化痰，清胆和胃。

［主治证候］胆郁痰扰证。胆怯易惊，虚烦不眠，梦多怪异，或惊悸不宁，或呕吐呃逆，或眩晕，或癫痫，苔白腻，脉弦滑。

（3）茯苓丸（治痰茯苓丸）（原载《百一选方》，录自《全生指迷方》）

［组成药物］茯苓、炒枳壳、半夏、风化朴硝（生姜）

［功用］燥湿行气，软坚化痰。

［主治证候］痰伏中脘，流注经络证。两臂酸痛或抽掣，不得上举，或左右时复转移，或两手麻木，或四肢浮肿，舌苔白腻，脉沉细或弦滑。

附：湿痰证证候辨识

湿痰证，呕恶，眩晕，舌苔白腻，脉滑。咳嗽痰多，色白易咳，方用二陈汤；虚烦不眠，胆怯易惊，脉弦滑，方用温胆汤；两臂疼痛，方用茯苓丸。

3. 清热化痰

（1）清气化痰丸（《医方考》）

［组成药物］胆南星、制半夏、瓜蒌仁、陈皮、炒黄芩、杏仁、炒枳实、茯苓

［功用］清热化痰，理气止咳。

［主治证候］热痰咳嗽。咳嗽气喘，咳痰黄稠，胸膈痞闷，甚则气急呕恶，烦躁不宁，舌质红，苔黄腻，脉滑数。

（2）小陷胸汤（《伤寒论》）

［组成药物］黄连、半夏、瓜蒌实

［功用］清热化痰，宽胸散结。

［主治证候］痰热互结证。胸脘痞闷，按之则痛，或心胸闷痛，或咳痰黄稠，舌苔黄腻，脉滑数。

（3）滚痰丸（礞石滚痰丸）（《泰定养生主论》方，录自《玉机微义》）

［功用］泻火逐痰。

［主治证候］实热老痰证。癫狂昏迷，或惊悸怔忡，或不寐，或多怪梦，或咳喘痰稠，或胸脘痞闷，或眩晕耳鸣，大便秘结，苔黄厚腻，脉滑数有力。

附：热痰证证候辨识

热痰证，咳痰黄稠，舌苔黄腻，脉滑数。胸膈痞满，气急喘促，方用清气化痰丸；胸脘痞闷，按之则痛，方用小陷胸汤；癫狂惊悸，大便秘结，舌苔黄厚，脉滑数有力，方用滚痰丸。

4. 润燥化痰

贝母瓜蒌散（《医学心悟》）

［组成药物］贝母、瓜蒌、天花粉、茯苓、橘红、桔梗

［功用］润肺清热，理气化痰。

［主治证候］燥痰咳嗽。咳痰不爽，涩而难出，咽喉干燥哽痛，甚至呛咳气急，苔白而干。

5. 温化寒痰

（1）苓甘五味姜辛汤（《金匮要略》）

［功用］温肺化饮。

［主治证候］痰饮咳嗽。咳嗽痰多，清稀色白，胸膈不快，舌苔白滑，脉弦滑。

（2）三子养亲汤（原载《皆效方》，录自《杂病广要》）

［功用］温肺化痰，降气消食。

［主治证候］气痰壅逆食滞证。咳嗽喘逆，痰多胸痞，食少难消，舌苔白腻，脉滑。

6. 化痰息风

（1）半夏白术天麻汤（《医学心悟》）

［组成药物］半夏、白术、天麻、茯苓、橘红、甘草（生姜、大枣）

［功用］化痰息风，健脾祛湿。

［主治证候］风痰上扰证。眩晕或头痛，胸膈痞闷，恶心呕吐，舌苔白腻，脉弦滑。

［配伍意义］天麻平肝息风止眩，以治眩晕、头痛。

（2）定痫丸（《医学心悟》）

［组成药物］明天麻、川贝母、姜半夏、茯苓、茯神、制南星、石菖蒲、全蝎、炒僵蚕、真琥珀、陈皮、远志、丹参、麦冬、辰砂（竹沥、姜汁、甘草）

［功用］涤痰息风，开窍安神。

［主治证候］风痰蕴热之痫病。忽然发作，眩仆倒地，目睛上视，口吐白沫，喉中痰鸣，叫喊作声，甚或手足抽搐，舌苔白腻微黄，脉弦滑略数。亦可用于癫狂。

（十七）消食剂

1. 概述　凡以消食药物为主组成，具有消食健脾，除痞化积等作用，以治疗食积停滞的方剂，统称为消食剂。消法的应用范围比较广泛，凡由气、血、痰、湿、食、虫等壅滞而成的积滞痞块，均可使用。

注意事项：①消食剂与泻下剂均能消除体内有形之实邪，但在运用时两者应有所区别，消食剂多属渐消缓散之剂，适用于病势较缓的食积证，而泻下剂多属攻逐之剂，适用于病势较急、积滞较重之食积证；②消食剂虽功力较缓和，但终属攻伐之方，故不宜长期服用，而纯虚无实者更当禁用或慎用。

2. 消食化滞

（1）保和丸（《丹溪心法》）

［组成药物］山楂、神曲、莱菔子、半夏、茯苓、陈皮、连翘

［功用］消食和胃。

［主治证候］食滞胃脘证。脘腹痞满胀痛，嗳腐吞酸，恶食呕逆，或大便泄泻，舌苔厚腻，脉滑。

［配伍意义］连翘清热而散结，既除"伏阳"，又助消积。

（2）枳实导滞丸（《内外伤辨惑论》）

［组成药物］大黄、黄芩、黄连、枳实、炒神曲、茯苓、白术、泽泻

［功用］消导化积，清热祛湿。

　　[主治证候] 湿热食积证。脘腹胀痛，下痢泄泻，或大便秘结，小便短赤，舌苔黄腻，脉沉有力。

　　（3）木香槟榔丸（《儒门事亲》）

　　[组成药物] 木香、槟榔、青皮、陈皮、枳壳、香附、莪术、大黄、牵牛、黄连、黄柏

　　[功用] 行气导滞，攻积泄热。

　　[主治证候] 积滞内停，湿蕴生热证。脘腹痞满胀痛，赤白痢疾，里急后重，或大便秘结，舌苔黄腻，脉沉实。

　　附：食积内停证证候辨识

　　食积内停，脘腹痞满胀痛，舌苔厚腻。恶食呕逆，嗳腐吞酸，苔腻，脉滑或实，方用保和丸；大便失常，舌苔黄腻，脉沉有力，方用枳实导滞丸；大便秘结，或赤白痢疾，里急后重，舌苔黄腻，脉沉实，方用木香槟榔丸。

　　3. 健脾消食

　　（1）健脾丸（《证治准绳》）

　　[组成药物] 人参、炒白术、茯苓、甘草、陈皮、木香、砂仁、炒神曲、麦芽、山楂、黄连、山药、煨肉豆蔻

　　[功用] 健脾和胃，消食止泻。

　　[主治证候] 脾虚食积证。食少难消，脘腹痞闷，大便溏薄，苔腻微黄，脉象虚弱。

　　（2）枳实消痞丸（《兰室秘藏》）

　　[组成药物] 枳实、厚朴、干姜、半夏曲、黄连、人参、茯苓、白术、炙甘草、麦芽曲

　　[功用] 消痞除满，健脾和胃。

　　[主治证候] 脾虚气滞，寒热互结证。心下痞满，不欲饮食，倦怠乏力，大便不调，或胸腹痞胀，苔腻微黄。

　　[配伍意义] 全方苦降辛开，寒热并用，消补兼施。

　　（3）葛花解醒汤（《内外伤辨惑论》）

　　[功用] 分消酒湿，理气健脾。

　　[主治证候] 酒积伤脾证。眩晕呕吐，胸膈痞闷，食少体倦，小便不利，大便泄泻，舌苔腻，脉滑。

　　附：脾虚食滞证证候辨识

　　脾虚食滞，脘腹胀满，不思饮食，倦怠乏力，便溏，苔腻。食少难消，脘腹痞闷，大便溏薄，苔腻微黄，脉象虚弱，方用健脾丸；心下痞满，苔腻，脉滑，方用枳实消痞丸；眩晕呕吐，胸膈痞闷，小便不利，脉滑，方用葛花解醒汤。

（十八）驱虫剂

　　1. 概述　凡以驱虫药为主组成，具有驱虫或杀虫等作用，用以治疗人体寄生虫病的方剂。

　　注意事项：①服药时应忌吃油腻食物，并以空腹为宜，尤以临睡前服用为妥；②有些驱虫药含有毒性，因此在运用时要注意剂量，用量过大，易伤正气或中毒，用量不足，则难生效；③有些驱虫药具有攻伐作用，对年老体弱、孕妇等，使用宜慎重，或禁用；④服驱虫剂之后，见有脾胃虚弱者，宜适当内服调补脾胃之剂，以善其后；⑤凡见有寄生虫病证状，可以先做粪便检查，发现虫卵，再结合辨证使用驱虫剂，这样可以达到安全、准确的目的。

　　2. 常用方剂

　　（1）乌梅丸（《伤寒论》）

　　[组成药物] 乌梅、细辛、蜀椒、桂枝、干姜、附子、黄连、黄柏、当归、人参

　　[功用] 温脏安蛔。

　　[主治证候] 脏寒蛔厥证。腹痛烦闷，时发时止，得食即吐，常自吐蛔，甚则右上腹猝然剧痛阵作，手足厥冷，脉乍大乍小，亦可用治久痢、久泻。

　　[配伍意义] 重用乌梅为君，是取其味酸能制蛔，先安蛔虫之动扰。蜀椒、细辛为臣，味辛能伏蛔，性温兼可温脏祛寒。黄连、黄柏味苦能下蛔，性寒兼能清上热；干姜、桂枝、附子温脏以祛下寒；人参、当归补养气血以顾其正。本方又治久痢、久泻，但以寒热错杂，正气虚弱之证为宜，暴泻与湿热痢均非本

方所宜。

（2）瓜蒂散（《伤寒论》）

［组成］瓜蒂、赤小豆（香豉）

［功用］涌吐痰涎宿食。

［主治证候］痰涎宿食，壅滞胸脘证。胸中痞硬，懊㦬不安，欲吐不出，气上冲咽喉不得息，寸脉微浮；或手足厥冷，脉乍紧；或心下烦而满，饥不能食。

第五章　针灸穴位与操作

第一节　针灸治疗作用

针灸治疗疾病，是在中医基本理论指导下，运用针刺和艾灸的方法，对人体腧穴进行刺激，通过经络的作用，影响到脏腑，达到治病的目的。古代医家在长期医疗实践中，总结出针灸具有调和阴阳、扶正祛邪、疏通经络的作用。

一、调和阴阳

阴阳学说是中医基础理论的重要内容，应用非常广泛，从经络脏腑到病因病机以及辨证施治，无不包涵着阴阳对立统一的规律。阴阳学说对认识人体、认识疾病、指导治疗等均有重要的意义。《灵枢·根结》说："用针之要，在于知调，调阴与阳，精气乃光，合形与气，使神内藏。"说明针灸治疗疾病具有调和阴阳的作用。

人体在正常情况下，保持着阴阳相对的平衡状态，若因六淫七情以及跌仆损伤等因素导致人体阴阳偏盛偏衰，失去相对平衡，导致脏腑经络功能活动失常，从而引起疾病的发生，针灸治疗疾病的关键就在于根据证候的属性来调节阴阳的偏盛偏衰，使机体转归于"阴平阳秘"的状态，恢复脏腑经络的正常生理功能，从而达到治愈疾病的目的。

针灸调和阴阳的作用，是通过经穴的配伍和针刺手法完成的。例如：胃火炽盛引起的牙痛，属阳热偏盛，治宜清泻胃火，取内庭穴，针用泻法；由肾阴不足、肝阳上亢引起的头痛，属阴虚阳亢，治宜育阴潜阳，取太溪，针用补法，配行间，针用泻法。又如，阳气盛、阴气虚而导致的失眠，阴气盛、阳气虚引起的嗜睡，可根据八脉交会穴的特点，取照海和申脉穴进行治疗，但失眠应补阴泻阳，嗜睡则应补阳泻阴。还有从阳引阴、从阴引阳等法，都具有调节阴阳的作用。

二、扶正祛邪

扶正，就是扶助正气，提高机体抗病能力；祛邪，就是祛除病邪，清除致病因素的影响。疾病的发生、发展及其转归的过程，实质上是正邪相争的过程。正盛邪祛则病情缓解，正虚邪盛则病情加重。《素问·刺法论》说："正气存内，邪不可干。"《素问·评热病论》说："邪之所凑，其气必虚。"所以说扶正祛邪是保证疾病趋向良性转归的基本法则。

针灸治病，就在于能够发挥其扶正祛邪的作用。临床治疗还需根据正邪消长的转化情况，区别病证的标本缓急，随机应用扶正祛邪的法则，坚持补虚泻实原则，达到扶正祛邪的目的。一般而言，扶正适用于正虚邪不盛的病证，祛邪适用于邪实而正未伤的病证，扶正与祛邪同时进行，适用于正虚邪实的病证。正邪相搏，正虚为主宜扶正兼祛邪，邪盛为主则宜祛邪兼扶正。病情较重，正气虚弱不耐攻伐时，应先扶正后祛邪，病邪强盛，正气虽虚但尚可攻伐时，宜先祛邪后扶正。

三、疏通经络

经络"内属于腑脏，外络于肢节"，通过十二经脉和它连属部分的分布，十五络脉的联络，沟通了表里，组成了气血循环的通路，它们"内灌脏腑，外濡腠理"，维持着人体正常的生理功能。经络功能正常，气血运行通畅，各脏腑器官得以营养。若经络功能失常，气血运行受阻，影响人体正常功能活动，进而出现病理变化，引起疾病发生。

经络不通，则气血运行受阻，其主要临床表现为疼痛、麻木等。针灸治疗疾病，就是根据经络与脏腑在生理病理上的相互关系，在腧穴部位针刺艾灸，取得"通其经脉，调其气血"的作用，排除病理因素，促使气血正常运行，达到治疗疾病的目的。

第二节 针灸治疗原则

针灸治疗原则，就是应用针灸治疗所遵循的准则，在论治过程中，均以治疗原则为指导。关于针灸对疾病的治疗原则，《灵枢·九针十二原》说："凡用针者，虚则实之，满则泄之，宛陈则除之，邪盛则虚之。"《灵枢·经脉》说："盛则泻之，虚则补之，热则疾之，寒则留之，陷下则灸之，不盛不虚，以经取之。"针灸施治的方法，是根据疾病发展变化的性质来决定的，疾病性质虽然错综复杂，千变万化，施治时总不离其准则，从中医整体观念出发，根据疾病的表现，灵活施治。对针灸治疗原则的具体运用可从标本缓急、补虚泻实和三因制宜等方面予以阐述。

一、标本缓急

标与本、缓与急是相对的概念，在疾病的发生、发展过程中，标本缓急复杂多变。《素问·标本病传论》云："知标本者，万举万当，不知标本，是谓妄行。"强调了治疗疾病掌握标治本原则的重要性。

1. 治病求本 治病求本，就是针对疾病的本质进行治疗。临床疾病表现症状只是疾病反映于外表的现象，通过辨证，由表及里、由现象到本质进行分析，找出疾病发生的原因，病变的部位，病变的机制，然后归纳为某一证型，从这一证型大体上概括出疾病的本质，再针对这一具体证型立法处方，以达到治病求本的目的。例如头痛，可以由多种原因引起，如外感、血虚、血瘀、痰阻、气郁、肝阳上亢等等，仅用止痛的方法选取局部腧穴治疗，虽可起到缓解疼痛的作用，但容易复发，因此必须针对引起头痛的原因，分别采取解表、养血、活血化瘀、化痰、理气解郁、平肝潜阳等方法，选取相应经脉的腧穴予以治疗，才能收到根治的效果。

2. 急则治标 在特殊情况下，标与本在病机上往往相互夹杂，其证候表现为标病急于本病，如不及时处理，标病可能会转为危重病证。论治时则应随机应变，先治标病，后治本病。例如治疗某些疾病引起的二便不通，则当先通其便，然后治其本病，即张景岳所说："盖二便不通，乃危急之候，虽为标病，必先治之，此所谓急则治其标也。"

3. 缓则治本 在一般情况下，本病病情稳定，或虽可引起其他病变，但无危急证候出现，或标本同病，标病经治疗缓解后，均可按"缓则治本"的原则予以处理。如前所述，治疗某些疾病引起的二便不通，若已通其便，标病缓解者，则应治疗本病。

4. 标本兼治 当标病与本病处于俱缓或俱急的状态时，均可采用标本兼治法。《素问·标本病传论》说："间者并行"，指病情稳定，无危急证候者，可用标本兼治的方法。例如：由肝失疏泄而引起的脾胃不和，出现胁肋胀痛、嗳腐吞酸、食少呕吐、大便溏泄等症状，可在疏肝理气的同时兼调脾胃。本病标病俱急的情况亦可采取标本兼治之法。例如：热病中症见高热、神昏，又兼见小腹胀满、小便不通时，则应表里同治，既泻热开窍，又通利小便。

总之，病有标本缓急，治有先后独并。治病求本是治疗的大法，急则治标、缓则治本、标本兼治则是根据具体病情制定的具体原则。

二、补虚泻实

补虚就是扶助正气，泻实就是祛除邪气。《素问·通评虚实论》说："邪气盛则实，精气夺则虚。"《灵枢·经脉》说："盛则泻之，虚则补之。"这是针灸补虚泻实的基本原则。运用针灸补虚泻实这一原则，除正确掌握针灸补泻的操作方法外，还必须熟悉本经补泻、异经补泻和子母补泻等方法。

1. 补虚 针灸补虚主要通过补其本经、补其表里经和虚则补其母的方法选穴配伍，并结合针刺手法之"补法"施用，达到"补"的目的。如果某脏腑的虚证，尚未涉及其他脏腑者，均可选用本经腧穴，施用补法治疗。例如：肺虚可取肺经腧穴，大肠虚可选用大肠经腧穴等。若涉及与之相表里的脏腑，均可选用与其相表里脏腑经脉的腧穴。此外，还可根据五行生克理论，运用五输穴，采取虚则补其母的方法。

2. 泻实　针灸泻实主要通过采取泻其本经、泻其表里经和实则泻其子的方法选穴配伍，并结合针灸手法之"泻法"施用，达到"泻实"的目的。某脏腑实证，如果尚未涉及其他脏腑者，均可选取本经腧穴，施以泻法治疗。例如：肝实者选取肝经腧穴以泻之，胆实者选取胆经腧穴以泻之等。泻其本经，一般多取本经合穴和本腑募穴；急症属实者，可取本经郄穴和井穴。如若涉及与之相表里的脏腑，可选取相表里脏腑经脉的腧穴，并施以泻法治疗。此外，还可根据五行生克理论，选取五输穴，采取实则泻其子的方法。

3. 补泻兼施　疾病在临床证候表现非常复杂，有时为虚实夹杂，治疗上当运用补泻兼施。例如：肝实脾虚证，临床常见胁肋胀痛、嗳腐吞酸等肝实症状，又同时兼见腹痛、食欲不振、便溏等脾虚症状，治疗时应泻足厥阴经和足少阳经，补足太阴经和足阳明经。补泻兼施为临床所常用，除补虚与泻实并重外，还应根据虚实程度及轻重缓急决定补泻的多少先后。

三、三因制宜

三因制宜，是指因时、因地、因人制宜，即根据季节、时辰、地理环境和治疗对象等不同情况而制订适宜的治疗方法。

1. 因时制宜　即根据不同季节、时辰的特点，制订出适宜的治疗方法。四时气候的变化，对人体的生理功能、病理变化均可产生一定的影响。春夏之季，阳气升发，人体气血趋向体表，病邪伤人亦多浅表；秋冬之季，阴气渐盛，人体气血潜藏于内，病邪伤人亦多在深部。治疗上运用针灸，春夏宜浅刺，秋冬宜深刺。人体气血流注呈现出与时辰变化相应的规律，针灸治疗注重取穴与时辰的关系，强调择时选穴，即根据不同的时辰选取不同的腧穴进行治疗。子午流注针法、灵龟八法、飞腾八法均是择时选穴治疗疾病的方法，也是"因时制宜"治疗原则的具体运用。此外，因时制宜还应把握针灸治疗的有效时机，例如，治疗疟疾多在发作之前2~3小时针治，治疗痛经一般宜在月经来临前开始针治等。

2. 因地制宜　即根据不同的地理环境特点制订适宜的治疗方法。由于地理环境、气候条件和生活习惯的不同，人体的生理活动和病理特点也有区别，治疗方法亦有差异。《素问·异法方宜论》指出："北方者……其地高陵居，风寒冰冽，其民乐野处而乳食，藏寒生满病，其治宜灸焫。南方者……其地下，水土弱，雾露之所聚也，其民嗜酸而食胕，故其民皆致理而赤色，其病挛痹，其治宜微针。"说明治疗方法的选用与地理环境、生活习惯及疾病性质有密切关系。

3. 因人制宜　即根据患者的性别、年龄、体质等的不同特点制订适宜的治疗方法。因为男女性别不同，各有其生理特点，尤其是对于妇女患者经期、怀孕、产后等情况，治疗时均须加以考虑。年龄不同，生理功能和病理特点亦不同，治疗时应予以考虑。《灵枢·逆顺肥瘦》说："年质壮大，血气充盈，肤革坚固，因加以邪，刺此者，深而留之。"又载："婴儿者，其肉脆，血少气弱，刺此者，以毫针浅刺而疾发针，日再可也。"

第三节　针灸辨证

一、辨证论治要点

1. 明辨病证性质　针灸临床要想收到良好的辨证论治效果，首先必须明辨病证性质。明辨病证性质，就是明确病证的阴阳、表里、寒热、虚实，也就是明确诊断的问题。诊断是从症状入手的，任何症状总是从属于一定的病或证，从而为诊断提供依据。主症不但对诊断有着十分重要的特殊意义，同时还是决定病证全局的重要因素。由于主症是诊断的向导，掌握了主症，就可以引导我们从某些病或证方面加以分析，从而在复杂的证情中给诊断圈划一定的范围，使我们能在一定病证范围内进行思考。诊断着眼于辨证，落脚于辨证。辨病使辨证更全面、更准确，辨证与辨病的结合是诊断过程的深化。

2. 突出经络辨证　经络辨证是以经络学说为主要依据的辨证方法。主要是根据经络的循行分布（包括经络的交接、交叉、交会）、属络脏腑、联系器官、生理功能、病候特点等来确定疾病的经络归属，从而选择相应的经络治疗方法。与脏腑相比，经络有深入浅出的循行方式，分布于肢体的一定部位，联系一定的组织器官，具有浅行体表的特点。所以，经络辨证多适用于体表部位的肌肉、关节、组织、器官的病变。经络学说是针灸医学的核心理论，针灸临床辨证论治也必须突出强调经络辨证这个核心。

3. 注重整体观念 中医学注重整体，把繁杂的证型利用脏腑、经络理论分析病因、病机、病位、病性，进行辨证，概括性比较强。针灸治病，要注重整体观念，善于处理局部与整体的关系。因为身体某一部分出现的局部病证，往往又是整体疾病的一部分。整体治疗还包括针对某一病证的病因治疗。

4. 分清标本缓急 针灸治病要分标本主次、轻重缓急。治病分标本缓急，就是要抓主要矛盾。标本施治在临床上运用的原则是：急则治标，缓则治本。当标本俱急或俱缓时，则应标本同治。一般情况下，本是主要矛盾，治病当先治本；若标急于本，当先治标。在临床上，标本的关系十分复杂，并非一成不变，而是在一定条件下可以互相转化的。所以，在临证时要注意掌握标本转化的规律，以便始终能抓住疾病的主要矛盾，予以恰当的治疗。

5. 做到三因制宜 三因制宜，即因人、因地、因时制宜，也就是根据治疗对象、地理环境和不同季节、具体时辰制订适宜的治疗方案。

（1）因人制宜 因人制宜是根据患者的性别、年龄、体质、体形等不同特点制订适宜的治疗方案，是三因制宜的决定性因素。性别、年龄不同，生理功能和病理特点也不相同，尤其对女性患者、老人和婴幼儿童应慎重对待。老人气血衰弱，不宜强刺；幼儿气血未充，难以配合，故针灸宜浅且不宜留针。女性患者有经、带、胎、产、乳等特殊生理情况，治疗时应全面了解，权衡考虑。

（2）因地制宜 由于地理环境的不同，各地的气候条件和人们的生活习惯也就不同，对人体的生理活动和发病特点影响也不一样。这就要求我们在治疗方法的选择上因地制宜。

（3）因时制宜 四季气候的变化，对人体的生理功能、病理机制也会产生一定的影响。春夏之季，气候由温转热，阳气升发，人体气血也趋向浅表，病邪伤人也多在浅表，针刺宜浅，少用灸法；秋冬之季，气候由凉变寒，阴气渐盛，人体气血也潜藏于内，病邪中人也多在深部，故针刺宜深，多用灸法。一日之内，人体气血流注也呈现出与时辰变化相应的规律，针灸临床如能注重取穴与时辰的关系，采取择时治疗，则能增强治疗效果。此外，对有些周期性发作的病证准确把握针灸施治的有效时机，也是因时制宜的体现。治能因时制宜，效可事半功倍。

二、临床证治

（一）八纲证治

1. 阴阳证治 阴阳是指病证的类别而言，大之可概括整个疾病，小之可表示一个证候，为八纲证治的总纲。一般而论，凡不及的、衰退的、低下的、抑制的以及里证、寒证、虚证属阴证的范畴；而太过的、旺盛的、亢进的、兴奋的以及表证、热证、实证属阳证的范畴。

2. 表里证治 表里指病变部位的内外深浅和病情传变、转化的趋势而言。疾病在经络、皮肉者属表。疾病在脏腑、筋骨者属里。病邪侵入体内，波及脏腑，症状表现在内的称为"里证"。表证转为里证，预示病情加重；里证转为表证，说明病情好转。表证治宜通经活络、疏散表邪。根据表寒、表热、表虚、表实的不同，决定针灸措施和补泻手法。里证治宜通调脏腑、行气活血。根据里寒、里热、里虚、里实的不同，决定针灸措施和补泻手法。

3. 寒热证治 寒热是指疾病的性质而言。寒证是阴气过盛或阳气不足，无力抵御阴邪而导致的病证。病位有在表者，也有在里者；病情有属虚者，也有属实者。根据"治寒以热""寒者留之"的原则，寒证治宜温通经络、助阳散寒，针灸并用，补泻兼施。本着"热则疾之"的治疗原则，热证应浅刺疾出，少留或不留针。

4. 虚实证治 虚实指机体正气的盛衰和病邪的消长。对于虚证，应本着"虚则补之""陷下则灸之"的治疗原则。对于实证，在正气不虚的情况下应本着"实则泻之""宛陈则除之"的治疗原则，只针不灸，泻法或点刺出血，以泻实祛邪、镇惊宁神、消肿止痛。

（二）脏腑证治

1. 肺病证治 肺主治节，主宣发肃降，通调水道。肺为娇脏，不耐寒热，当外邪由口鼻或皮毛而入，首先犯肺。其病理变化，主要是肺气宣降功能失常。由于肺（经）与大肠（经）相表里，手少阴经脉上肺，足少阴经脉入肺中，足厥阴经脉上注肺，胃之大络络肺，肺经起于中焦，与脾经交会于中府穴，故肺病的证治与大肠、心、肝、肾、脾、胃的关系最为密切。

（1）风寒束肺　恶寒重，发热轻，头痛，全身酸痛，无汗，鼻塞，流清涕，咳嗽，痰涎清稀，苔薄白，脉浮紧。治宜祛风散寒、宣肺解表，针用泻法（体虚者平补平泻），寒邪较重者加灸。取手太阴经和相表里的手阳明经穴以及足太阳经穴为主。取中府、太渊、列缺、合谷、曲池、风门、肺俞、大椎等。

（2）热邪壅肺　发热重，恶寒轻，有汗，口渴，鼻干或流黄涕，鼻衄，咽喉肿痛，咳痰黄稠，大便秘结，小便黄赤，舌红苔黄，脉浮数。治宜祛风清热、宣肺解表，只针不灸，泻法，并可点刺出血。以手太阴经及手阳明经腧穴为主，取中府、尺泽、鱼际、少商、合谷、曲池、外关、大椎、内庭等。

（3）痰湿阻肺　咳嗽气喘，胸膈满闷，喉中痰鸣，不得安卧，咳痰甚多，色白而黏，苔腻、脉滑。治宜宣肺降气、除湿化痰，热痰针用泻法，寒痰平补平泻并可加灸。以手足太阴、足阳明经穴和相应背俞穴为主，取中府、太渊、尺泽、列缺、太白、三阴交、丰隆、足三里、肺俞、脾俞等。

（4）肺气不足　咳喘无力，少气懒言，气短不足以息，声音低微，面色苍白，倦怠无力，自汗，舌淡，脉细。治宜补肺调气、健脾益气、温肾纳气，针灸并用，补法。以手足太阴、足少阴、任脉经穴及相应背俞穴为主，取太渊、三阴交、太溪、膻中、气海、关元、足三里、肺俞、脾俞、肾俞等。

（5）肺阴不足　干咳无痰或痰少而黏，痰中带血，咽干喉燥，声音嘶哑，形体消瘦，五心烦热，潮热盗汗，舌红少津，脉象细数。治宜滋养肺肾之阴、清泻虚热，多针少灸，补法（阴虚火旺者平补平泻）。以手太阴经、足少阴经穴和相应背俞穴为主，取太渊、中府、尺泽、列缺、孔最、鱼际、太溪、照海、肺俞、肾俞、膏肓等。

2. 大肠病证治

（1）大肠实证　腹痛拒按，大便秘结或下痢不爽，舌苔黄腻，脉象沉实有力。多见于暴饮暴食、肠腑积者。治宜消积导滞、通调腑气，只针不灸，泻法。取中脘、天枢、足三里、上巨虚、大横、内关、支沟等穴。

（2）大肠湿热　腹痛，大便溏滞不爽，色黄味臭，肛门灼热，里急后重，下痢脓血，身热口渴，小便短赤，舌苔黄腻，脉象滑数。如热结而为肠痈，则腹痛拒按，大便秘结，下肢屈而不伸。治宜清热燥湿、理肠导滞，只针不灸，泻法。取中脘、天枢、足三里、上巨虚、合谷、曲池等穴。

（3）大肠虚证　多因久泄、久痢而致。症见大便失禁，腹泄无度，肛门滑脱，腹痛隐隐，喜暖喜按，四肢欠温，舌淡、苔白滑，脉细弱无力。治宜补气升阳、止泄固脱，针灸并用，补法，重灸。取气海、关元、中脘、百会、长强、足三里、脾俞、胃俞、大肠俞等穴。

（4）大肠寒证　腹痛，肠鸣，泄泻，舌苔白腻，脉象沉迟。治宜温里散寒、止痛止泻，针灸并用，泻法，取中脘、天枢、足三里、上巨虚、大肠俞等穴。

（5）大肠津亏　大便干燥，难以排出，数日一行，状如羊屎，口干咽燥，舌红少津、舌苔黄燥，脉象细涩。治宜养阴增液、润肠通便，多针少灸，补法或平补平泻，取合谷、足三里、上巨虚、内关、支沟、太溪、照海、大肠俞等穴。

3. 胃病证治

（1）食积伤胃　脘腹胀满，疼痛拒按，恶心呕吐，嗳腐吞酸，或兼腹泻，舌苔厚腻，脉滑。治宜消食化积、调理胃肠，只针不灸，泻法。取任脉、足阳明经穴和胃的募穴为主，取中脘、建里、梁门、足三里、内关、公孙、内庭等。

（2）胃寒偏盛　胃脘冷痛，喜暖喜按，呕吐清水，遇寒则重、得热则减，舌苔白滑，脉象沉迟弦紧。治宜温中散寒，针灸并用，平补平泻。以足阳明、足太阴经穴和相应俞、募穴为主，取梁门、足三里、公孙、三阴交、中脘、脾俞、胃俞等。

（3）胃热炽盛　胃脘灼痛，嗳腐吞酸，胃中嘈杂，消谷善饥，口渴饮冷，口臭，便秘，牙龈红肿或出血，舌红、苔黄，脉洪大滑数。治宜清泻胃热，只针不灸，泻法。以手足阳明经穴为主，取合谷、曲池、内庭、足三里、支沟、中脘、大陵等。

（4）胃阴不足　胃脘嘈杂而痛，干呕呃逆，饥而不食，口干舌燥，大便偏干，小便短少，舌红少津、少苔或无苔，脉细数。治宜养胃生津，多针少灸，补法（阴虚火旺者平补平泻）。以手足阳明经穴及胃的募穴为主，取合谷、中脘、梁门、足三里、内关、公孙、廉泉、金津玉液等。

4. 脾病证治

（1）脾气虚弱　脾气虚弱则食少纳呆，腹胀，肠鸣，便溏或腹泻，面色苍白或萎黄，倦怠乏力，少气懒言，舌淡、苔白、脉弱无力。气虚下陷则伴久泄、久痢、脱肛、内脏下垂、子宫下垂；气不摄血则兼便血、月经过多或崩漏、皮下出血。治宜补中益气，针灸并用，补法。以足太阴、足阳明经穴和相应背俞穴为主，取太白、三阴交、足三里、丰隆、脾俞、胃俞等。气虚下陷加气海、关元、百会，重用灸法；气不摄血加隐白、血海、膈俞，重用灸法。

（2）脾阳不足　腹痛绵绵，喜暖喜按，腹泻清冷，小便不利，白带清稀，肢体不温或水肿，舌淡、苔白，脉沉迟无力。治宜温运脾阳，针灸并用，补法。以足太阴、足阳明经穴和有关背俞穴为主，取太白、三阴交、足三里、丰隆、关元、脾俞、胃俞、肾俞等。

（3）湿热困脾　腹胀，纳差，厌油，恶心呕吐，口渴不欲饮，体倦身困，头重如蒙，大便不爽，小便不利，目黄、身黄、尿黄，苔黄腻，脉濡数。治宜清热利湿，只针不灸，泻法。以足太阴、足厥阴经穴为主，取太白、商丘、三阴交、阴陵泉、太冲、章门、期门、足三里、阳陵泉等穴。与脾相关的脏腑合病主要有脾胃不和、脾肾阳虚、肝木乘脾、心脾两虚、脾肺两虚等。

5. 心（包）病证治

（1）心气不足　面色淡白，心悸，气短，自汗，体倦乏力，劳累后加重，舌淡、苔白，脉弱无力，时见结代，甚则四肢厥冷，大汗不止，神昏虚脱。治宜温通心阳、调和气血，针灸并用，补法。以手少阴、手厥阴经穴和相应俞、募穴，取神门、通里、内关、膻中、心俞、厥阴俞、足三里等。

（2）心血亏虚　面色苍白，心悸易惊，健忘，失眠或多梦，五心烦热，盗汗，舌淡或舌红少津，脉细弱或见结代。治宜益气养血、宁心安神，针灸并用，补法（阴虚火旺者平补平泻）。取神门、通里、内关、膻中、心俞、厥阴俞、足三里等，并加太溪、三阴交、脾俞、膈俞等。

（3）心火亢盛　胸中烦热，失眠，口渴，口舌生疮，吐血，鼻衄，小便赤涩，甚或尿血，或见肌肤疮疡，舌红，脉数。治宜泻热降火、清心除烦，只针不灸，泻法。以手足少阴、手厥阴经穴为主，取阴郄、少府、大陵、劳宫、内关、郄门、太溪、照海等。

（4）痰蒙心窍　心烦失眠，心神不宁，神志错乱，意识不清，如呆如痴，或喜怒无常，语无伦次，狂躁不安，甚者神昏，喉中痰鸣，舌红、苔腻，脉弦滑。多见于癔症、癫狂、中风。治宜豁痰开窍、镇惊宁神，只针不灸，泻法，或三棱针点刺出血。以手少阴、手厥阴经穴和督脉穴为主，取神门、少冲、中冲、内关、大陵、间使、水沟、大椎、合谷、太冲、丰隆、十二井穴等。

（5）心脉瘀阻　胸闷，心悸，心痛，痛引臂内或左肩胛区，发作时大汗，惊恐，四肢厥冷，口唇青紫，舌质紫暗或有瘀点、瘀斑，脉涩或见结代。治宜活血化瘀、通络止痛，只针不灸，泻法。取手少阴、手厥阴经穴和有关俞、募穴，取神门、阴郄、内关、郄门、膻中、巨阙、心俞、厥阴俞、膈俞等。

6. 小肠病证治

（1）小肠虚寒　小腹冷痛，喜暖喜按，肠鸣泄泻，小便频数，舌淡、苔白，脉细弱或沉迟而紧。见于腹部受寒、消化不良。治宜温肠散寒、理气止痛，针灸并用，补法。以足阳明胃经穴（小肠下合于足阳明经）和有关俞、募穴为主，取足三里、下巨虚、天枢、中脘、关元、脾俞、胃俞、小肠俞等。

（2）小肠实热　心烦，口渴，口舌生疮，小便短赤不爽、甚至尿血，前阴刺痛，小腹胀痛，矢气则舒，舌红、苔黄，脉象滑数。治宜清热降火、通利小便，只针不灸，泻法。以手足少阴经穴为主，取通里、少府、阴郄、太溪、照海、涌泉、支正、三阴交、关元、下巨虚等。

（3）小肠气滞　小肠凸起脐周或下坠于少腹及阴囊，少腹及阴囊坠胀绞痛，舌苔白滑，脉沉而弦紧。治宜温经散寒、理气止痛，针灸并用，泻法。以任脉、足阳明、足厥阴经穴为主，取关元、气海、太冲、大敦、归来、足三里、下巨虚等。

7. 膀胱病证治

（1）膀胱虚寒　小便频数、清冷，或淋漓不尽，遗尿，或小便不利、水肿，舌淡、苔润，脉沉细。治宜温阳化气、振奋膀胱，针灸并用，补法。以任脉、足太阳经穴为主，取中极、关元、气海、肾俞、膀胱俞、太溪、三阴交、足三里等。

（2）膀胱湿热　小便频数而急、短涩不利，颜色或赤黄或混浊或见脓血，或夹杂砂石，阴中灼热而痛，舌红、苔黄，脉数。治宜清热利湿、通调下焦，只针不灸，泻法。以任脉、足太阳、足太阴经穴为主，取中极、关元、委中、委阳、肾俞、膀胱俞、小肠俞、三焦俞、三阴交、阴陵泉等。

8. 肾病证治

(1) 肾阴亏虚　头晕，目眩，耳鸣，咽干，舌燥，牙根松动隐痛，五心烦热，失眠，遗精，月经不调，盗汗，腰腿酸软，舌红、少苔，脉象细数。先天不足或后天精血亏损者，可兼见发育不全，生殖机能低下。小儿则骨弱，发育迟缓；成人则早衰，男子精少不育，女子经闭不孕。治宜补养精血、壮水制火，多针少灸，补法（阴虚火旺者平补平泻）。以足少阴经穴和有关背俞穴为主，取太溪、照海、涌泉、复溜、大赫、肾俞、心俞、关元、三阴交、次髎、秩边等。

(2) 肾阳不足　面色淡白，形寒肢冷，遗精，早泄，阳痿，月经不调，腰腿酸软，大便溏薄或滑泄、五更泄，小便清长或遗尿，舌淡、苔白，脉沉迟虚弱。肾不化水者兼见尿少、身肿；肾不纳气者伴有气短、喘息（呼多吸少，吸气困难，动则尤甚）。治宜温补肾阳、化水纳气，针灸并用，补法。以足少阴、任脉和有关背俞穴为主，取太溪、复溜、大赫、气海、关元、肾俞、肺俞、脾俞、三阴交、命门、足三里等。

9. 三焦病证治

(1) 三焦虚寒　肌肤肿胀，腹中胀满，小便不利或遗尿、失禁，苔白滑，脉沉细而弱。治宜温通三焦、促进气化，针灸并用，补法。以任脉腧穴和有关背俞穴为主，取气海、关元、中脘、阳池、太溪、三阴交、肾俞、三焦俞、足三里等。

(2) 三焦实热　身热口渴，气逆喘促，肌肤肿胀，大便干结，小便不利，舌苔黄，脉滑数。治宜通利三焦、化湿行水，只针不灸，泻法。以任脉、手少阳经穴为主，取中脘、中极、水分、石门、阳池、支沟、阴陵泉、三阴交、委阳、足三里等。

10. 肝胆病证治

(1) 肝气郁结　情志抑郁，善太息，胸胁胀满，嗳气不舒，胃痛不欲食，女性伴月经不调、痛经、乳房胀痛。舌苔薄黄，脉弦。治宜疏肝理气，只针不灸，泻法。以足厥阴经穴为主，取太冲、行间、章门、期门、内关、阳陵泉、足三里等。

(2) 肝阳上亢　头痛，眩晕，目胀，胁肋胀痛，心烦易怒，舌红，脉弦。治宜平肝潜阳，只针不灸，泻法。以足厥阴、足少阴经穴和相应背俞穴为主，取太冲、行间、太溪、涌泉、照海、肝俞、肾俞、百会等。

(3) 肝火上炎　面赤，头痛，眩晕，目赤肿痛，口苦咽干，心烦易怒，失眠，小便黄赤，甚至咯血、吐衄，舌红、苔黄，脉弦。治宜泻肝降火，只针不灸，泻法（可行点刺出血）。取太冲、行间、章门、期门、内关、阳陵泉、足三里等，另加侠溪、太阳、印堂等。

(4) 肝风内动　轻者头晕目眩，手足麻木，肢体震颤；重则高热神昏，四肢抽搐，项背强直，角弓反张。舌体偏斜，舌红，脉弦。治宜息风止痉，只针不灸，泻法。以足厥阴、督脉腧穴为主，取太冲、行间、水沟、百会、大椎、筋缩、合谷、后溪等。

(5) 肝脉寒滞　少腹胀满，引睾而痛，睾丸肿胀下坠，阴囊冷缩，苔白滑，脉沉弦。治宜温经散寒，针灸并用，泻法。以足厥阴经穴为主，取太冲、行间、大敦、急脉、关元、归来、三阴交、阳陵泉等。

(6) 肝血不足　面色无华，头晕目眩，目干涩作胀，视物昏花或近视、夜盲，耳鸣，指（趾）麻木，女性月经减少甚至闭经。舌淡、少苔，脉弦细。治宜补养肝血，针灸并用，补法。以足三阴经穴和有关背俞穴为主，取太冲、曲泉、太溪、照海、三阴交、血海、光明、肝俞、肾俞、足三里等。

(7) 胆火亢盛　偏头疼痛，耳鸣，耳聋，口苦咽干，呕吐苦水，胁肋疼痛，舌红，脉弦数。治宜清热利胆、平降胆火，只针不灸，泻法。以足少阳、足厥阴经穴为主，取风池、日月、丘墟、阳陵泉、足临泣、侠溪、行间、太冲、期门、外关等。

(8) 肝胆湿热　胸胁满闷，胀痛不舒，目黄、身黄、尿黄，外阴潮湿瘙痒，男子睾丸肿胀热痛，女子带下色黄腥臭。苔黄腻，脉弦数。治宜疏肝利胆、清热化湿，只针不灸，泻法。以足厥阴、足少阳、足太阴经穴和相应背俞穴为主，取太冲、行间、章门、期门、日月、阳陵泉、阴陵泉、三阴交、肝俞、胆俞、脾俞、足三里等。

（三）气血证治

1. 气病证治　气的病证一般分虚、实两大类。虚指气之不足，表现为功能低下或衰退，有气虚、气陷之分。实指气的有余，表现为功能亢进或太过，有气滞、气逆之别。

（1）气虚证 神疲乏力，面色淡白，头晕目眩，少气懒言，自汗出，稍事活动则气促而喘，舌淡、胖嫩有齿痕，脉细弱无力。治宜培元补气，针灸并用，补法。取气海、关元、膻中、肺俞、脾俞、肾俞、足三里等穴。

（2）气陷证 久泄、久痢不休，遗尿、崩漏不止，腹部坠胀，内脏下垂，脱肛，子宫脱垂，舌淡、苔白，脉沉弱无力。应本着"陷下则灸之"的治疗原则，针灸并用，补法，重灸，以补中益气、升阳举陷。取百会、神阙、气海、关元、中脘、脾俞、胃俞、肾俞、足三里等。

（3）气滞证 局部胀闷而痛（胀胜于痛），痛无定处，嗳气呕逆，善叹息，女子则乳房胀痛，月经失调。舌苔薄黄，脉弦或涩，情志不舒时证情加重，嗳气、矢气后则证情减轻。治宜通经活络、行气止痛，只针不灸，泻法。取中脘、膻中、合谷、太冲、期门、支沟、阳陵泉、足三里、上巨虚、下巨虚等穴。

（4）气逆证 肺气上逆治宜肃肺调气、止咳平喘，只针不灸，泻法，取中府、列缺、太渊、孔最、膻中、肺俞、足三里等穴。胃气上逆治宜理气和胃、平降冲逆，只针不灸，泻法，取中脘、梁门、内关、膻中、足三里、胃俞、气冲等穴。肾不纳气治宜补肾培元、温肾纳气，针灸并用，补法，取气海、关元、太溪、复溜、命门、肾俞、三阴交、足三里等穴。

2. 血病证治

（1）血虚证 面色萎黄或苍白无华，眼结膜、口唇、指甲淡白无血色，头晕目眩，心悸，失眠，手足麻木，月经延期不至且量少色淡，舌淡，脉细而无力。治宜补血养血，或益气生血，针灸并用，补法。取血海、气海、膻中、悬钟、三阴交、足三里、心俞、膈俞、脾俞、肝俞、膏肓等穴。

（2）血瘀证 局部肿胀刺痛（痛有定处，拒按），皮下大片青紫或见散在瘀斑，女性则有经前或经期小腹疼痛，色紫暗夹有血块；全身性血瘀证候，一般多在久病或重病时出现，可见面色黧黑，肌肤甲错，皮下有出血点。舌质紫暗或见瘀点、紫斑，脉涩。治宜活血化瘀、消肿止痛，初期只针不灸，泻法，或以三棱针点刺出血，并施行刺血拔罐术；后期针灸并用，平补平泻，促使瘀血消散。取血海、膈俞、气海、膻中、合谷、太冲、阿是穴等。

（3）出血证 引起出血的原因很多，除创伤以外，还有气虚（气不摄血）、血热（迫血妄行）、阴虚火旺伤及脉络以及瘀血内积而阻碍了血液的正常运行。

气不摄血主要症状为多种出血（如吐血、便血、皮下出血、月经过多、崩漏等），血色淡红，同时兼有气虚，治宜补气摄血，针灸并用，补法，重灸，在"气虚证治"的基础上，加隐白、孔最等穴。血热妄行主要症状为鼻衄、咯血、吐血、尿血、便血、月经过多、崩漏等，血色鲜红、量多，兼有发热，心烦，口渴，大便干结，小便短赤，舌质红绛，脉细数等实热征象，治宜清热、凉血、止血，只针不灸，泻法，鼻衄取迎香、上星、印堂、风池、合谷；咯血取中府、尺泽、鱼际、孔最、膈俞；吐血取中脘、梁门、内关、膈俞、内庭、足三里；尿血取中极、关元、三阴交、阴陵泉、下巨虚、肾俞、膀胱俞、小肠俞；便血取长强、中脘、梁门、孔最、承山；月经过多、崩漏取合谷、太冲、大敦、行间、膈俞、三阴交等穴。阴虚火旺主要症状以肺部的出血（如咯血、痰中带血）最为多见，出血量一般不多，同时还伴有咽干口燥，五心烦热，午后颧红，失眠或多梦，舌红少津，脉象细数等阴虚火旺征象，治宜养阴、清热、止血，只针不灸，平补平泻，取中府、鱼际、尺泽、太溪、肺俞、膏肓等穴。瘀血内积主要症状为多见于月经不调之出血，证见经前或经期小腹刺痛，痛有定处，经色紫暗、夹有血块，舌质紫暗或见瘀点、紫斑，脉涩，治宜活血化瘀，针灸并用，泻法，同"瘀血证治"。

3. 气血同病证治

（1）气血两虚 气虚、血虚的共同表现。治宜气血双补，针灸并用，补法。取气海、血海、膻中、脾俞、胃俞、肝俞、膈俞、悬钟、足三里等穴。

（2）气虚血脱 证治同"气不摄血"。

（3）气随血脱 大量失血，血压急降，面色苍白，四肢厥冷，大汗淋漓，气息微弱，甚至昏厥，舌质淡，脉微欲绝或芤大而散。治宜大补气血、回阳救逆，针灸并用，补法，重灸。取神阙、气海、关元、百会、足三里，或针素髎、内关、足三里、三阴交等穴。

（4）气虚血瘀 气虚证和血瘀证的共同表现。治宜补气行气、活血化瘀，针灸并用，平补平泻，可施行皮肤针局部叩刺出血。取气海、膻中、足三里、合谷、脾俞、胃俞、膈俞、阿是穴等。

（5）血瘀血虚　局部红肿刺痛、拒按，面色苍白，头晕目眩，心悸，失眠，舌质淡有瘀点或瘀斑，脉细涩。治宜活血化瘀、祛瘀生新，针灸并用，平补平泻，可施行皮肤针局部叩刺出血。取血海、膈俞、合谷、太冲、足三里、脾俞、肝俞、三阴交、阿是穴等。

（6）气滞血瘀　气滞证和血瘀证的共同表现。治宜行气活血、理气化瘀，以针为主，泻法，并施行三棱针点刺出血或刺血拔罐术。取膻中、合谷、太冲、委中、期门、膈俞、阿是穴等。

（四）经络证治

1. 经络辨证　经络病证有广义、狭义之分。广义经络病证包括经络所属的脏腑病证在内，合称"脏腑、经络病证"；狭义的经络病证则是指脏腑以外的肌肉、皮毛、筋脉、骨节以及五官九窍的病证。常见的有局部红、肿、热、痛（拒按）、抽搐的实性病证和肢冷、麻木、萎软、瘫痪的虚性病证。

（1）辨证归经　辨证归经是以临床证候表现为依据的归经形式。主要是根据《灵枢·经脉》篇所载十二经脉病候（即"是动病""所生病"）予以归经。

（2）辨位归经　辨位归经是直接按病变部位作为依据的一种归经形式。由于十二经脉在人体的分布既有明确的部位所在，又有一定的规律可循，所以，根据病痛发生的不同部位来判断是何经的病证，这在经络辨证中是至关重要的一环，临床应用十分普遍。诸如头痛，根据经脉在头部的分区而论，可分为阳明头痛，太阳头痛，厥阴头痛；牙痛结合手阳明经入下齿龈、足阳明经入上齿龈而分别归入手足阳明经；肢体风湿痹痛也可按照经脉的循行分布情况来明辨。在某一病变部位有数经分布时，还必须结合其他兼证考虑归经。诸如胁痛涉及足少阳、足厥阴、足太阴三经，可根据兼证归经。

（3）"经络诊察"归经　①经络望诊：主要是通过观察经脉循行部位在色泽、润燥及组织形态等方面所表现出来的一系列病理变化来分析是属于何经的病变；②经穴触诊：又称"经穴按压""经穴切诊"，是根据内脏有病会通过经脉的传导，在体表出现各种不同病理反应区或反应点的原理，在一定的经络循行部位或有关腧穴上进行触扪、按压，寻找和体验各种阳性反应，从而判断病在何经（结合针灸临床，可分为循经按压和穴位按压两个方面）；③经络电测定：是利用经络测定仪测经络、腧穴皮肤导电量（或电阻值）的变化来分析脏腑、经络病变的一种诊断方法。后来演变为在经络腧穴的皮肤上观察引出的电流（或电位）的变化来判断受病脏腑、经络气血的盛衰虚实。

2. 按经论治

（1）十二经证治　包括手太阴肺经证、手阳明大肠经证、足阳明胃经证、足太阴脾经证、手少阴心经证、手太阳小肠经证、足太阳膀胱经证、足少阴肾经证、手厥阴心包经证、手少阳三焦经证、足少阳胆经证、足厥阴肝经证。

手太阴肺经证治：①症状，咳嗽，气短，喘息，胸部胀闷，鼻塞，咽痛，恶寒发热，汗出恶风，小便频数量少，上肢内侧前缘沿经酸楚疼痛、麻木；②治则，宣肺调气、通经活络，虚补实泻，寒甚加灸，③取穴，以本经取穴为主，配以手阳明、足太阴经穴。

手阳明大肠经证治：①症状，上肢外侧前缘沿经酸楚疼痛、麻木，上肢酸软无力、活动受限、肌肉萎缩、瘫痪失用，颈肿，肩痛，鼻塞，流涕，鼻衄，下齿疼痛，咽喉肿痛，面痛，面瘫，面痉挛，腹痛，肠鸣，泄泻，下痢，痔疮，便秘等；②治则，通经活络、调理肠道，虚补实泻，寒甚加灸；③取穴，以本经取穴为主，配以手太阴、足阳明经穴。

足阳明胃经证治：①症状，胀痛，食欲减退，呕吐，腹痛，肠鸣，泄泻，痢疾，便秘，发热，下肢外侧前缘沿经酸楚疼痛、麻木，下肢酸软无力、活动受限、肌肉萎缩、瘫痪失用，颈肿，咽喉疼痛，上齿疼痛，鼻病，目疾，面痛，面瘫，面痉挛，前额疼痛等；②治则，调理胃肠、通经活络，虚补实泻，寒甚加灸；③取穴，以本经取穴为主，配以足太阴经穴以及本腑的募穴、背俞穴。

足太阴脾经证治：①症状，脘腹胀满，泄泻，食欲不振，黄疸，水肿，身重乏力，月经不调，崩漏，下肢内侧前缘沿经酸楚疼痛、麻木，舌根强直；②治则，健脾和胃、通经活络，虚补实泻，寒甚加灸；③取穴，以本经取穴为主，配以足阳明经穴以及本脏的募穴、背俞穴。

手少阴心经证治：①症状，胸痛，心悸，心痛，心烦，失眠，神志失常，咽干，口舌生疮，上肢内侧后缘沿经酸楚疼痛、麻木，手心热痛；②治则，调理心神、通经活络，虚补实泻，寒甚加灸；③取穴，以本经和手厥阴经穴为主，配以本脏的募穴、背俞穴。

手太阳小肠经证治：①症状，上肢外侧后缘沿经酸楚疼痛、麻木，肩胛痛，咽喉疼痛，颊肿，目黄，耳鸣，耳聋，少腹疼痛，肠鸣，泄泻，小便短赤；②治则，通经活络、调理肠道，虚补实泻，寒甚加灸；③取穴，以本经取穴为主，配以足阳明经穴和本腑的募穴、背俞穴。

足太阳膀胱经证治：①症状，遗尿，小便不利，小腹胀满，神志失常，各种脏腑病、五官病，下肢后面沿经酸楚疼痛、麻木，项背腰骶部疼痛，恶寒，发热，后枕部头痛；②治则，调理膀胱、通经活络，虚补实泻，寒甚加灸；③取穴，以本经取穴为主，配以本腑募穴。

足少阴肾经证治：①症状，遗尿，小便不利，遗精，阳痿，月经不调，男子不育，女子不孕，虚喘，咯血，失眠，多梦，下肢内侧后缘沿经酸楚疼痛、麻木，腰痛，足心热，咽干喉燥，近视，视物昏花，耳鸣，耳聋；②治则，补肾培元、通经活络，针灸并用，多用补法；③取穴，以本经取穴为主，配以任脉、足太阳经穴。

手厥阴心包经证治：除经脉病为沿上肢内侧正中酸楚疼痛、麻木之外，其余均同手少阴心经证治。

手少阳三焦经证治：①症状，上肢外侧正中沿经酸楚疼痛、麻木，肩，颈，耳后疼痛，耳鸣、耳聋，偏头痛，咽喉疼痛，腹胀，水肿，遗尿，小便不利；②治则，通经活络、疏调三焦，虚补实泻，寒甚加灸；③取穴，以本经取穴为主，配以足少阳、足太阴经穴以及本腑的募穴、背俞穴、下合穴。

足少阳胆经证治：①症状，黄疸，口苦，目黄，身黄，尿黄，惊恐，失眠，下肢外侧正中沿经酸楚疼痛、麻木，胁肋疼痛，偏头痛，目疾，耳鸣，耳聋；②治则，疏肝利胆、通经活络，虚补实泻，寒甚加灸；③取穴，以本经取穴为主，配以手少阳、足厥阴经穴。

足厥阴肝经证治：①症状，胁肋胀痛，黄疸，口苦，食欲减退，嗳气呕逆，心烦易怒，下肢内侧正中酸楚疼痛，麻木，疝气，面瘫，头晕目眩，头顶痛，近视，夜盲，视物昏花，目赤肿痛；②治则，疏肝理气、通经活络，虚补实泻，寒甚加灸；③取穴，以本经取穴为主，配以足少阳、足少阴经穴。

（2）奇经八脉证治　包括任脉证、督脉证、冲脉证、带脉证、阴维脉证、阳维脉证、阴跷脉证、阳跷脉证。

任脉证治：①症状，以泌尿、生殖疾患为主的下焦病变，此外，还应有消化、呼吸、心神方面的部分病证；②治则，调理三焦、宽胸和胃，胸部以针为主，腹部以灸为主或针灸并用，虚补实泻；③取穴，中极、关元、气海、神阙、中脘、巨阙、膻中、天突、廉泉、承浆、列缺（手太阴肺经，八脉交会穴之一，通于任脉）。

督脉证治：①症状，以运动机能失调、神志疾患为主，兼有泌尿、生殖、消化系统病证；②治则，疏调经气、安神定志，可针可灸，尤其适用于皮肤针和拔罐疗法，虚补实泻；③取穴，长强、腰阳关、命门、至阳、身柱、大椎、哑门、风府、百会、水沟、素髎、后溪（手太阳小肠经，八脉交会穴之一，通于督脉）。

冲脉证治：①症状，胸痛，胸闷，气上冲心，呼吸不畅，脘腹胀痛，挛急不舒等症。此外，也有女子月经失调、崩漏、带下、不孕，男子遗精、阳痿、精衰不育等；②治则，宽胸和胃、平气降逆，针灸并用，虚补实泻；③取穴，会阴、阴交（以上二穴属任脉）、气冲（足阳明经）、横骨、大赫、俞府（以上三穴属足少阴经）、公孙（足太阴脾经，八脉交会穴之一，通于冲脉）。

带脉证治：①症状，实者证见湿热带下，肢体寒湿痹痛；虚者久带不愈，月经失调，子宫脱垂，疝气，腰腹弛缓无力，下肢萎弱瘫痪；②治则，清热利湿、调经止带，针灸并用，虚补实泻；③取穴，命门（督脉）、章门（足厥阴经）、带脉、五枢、维道、足临泣（以上四穴属足少阳胆经，足临泣又为八脉交会穴之一，通于带脉）。

阴维脉证治：①症状，里证、虚寒之证；②治则，温中散寒、理气止痛，针灸并用，温针灸最为适宜；③取穴，天突、廉泉（以上二穴属任脉）、筑宾（足少阴经）、期门（足厥阴经）、冲门、府舍、大横、腹哀（以上四穴属足太阴经）、内关（手厥阴心包经，八脉交会穴之一，通于阴维脉）。

阳维脉证治：①症状，外感表证多从阳维脉论治；②治则，疏散表邪、调和营卫，风热只针不灸，浅刺疾出，泻法；风寒针灸并用，泻法；③取穴，哑门、风府（以上二穴属督脉）、风池（足少阳经）、头维（足阳明经）、外关（手少阳三焦经，八脉交会穴之一，通于阳维脉）。

阴跷脉证治：①症状，踝关节以上部位的皮肉、筋脉外侧弛缓，内侧拘急，腰髋疼痛连及阴中，癫痫夜发，思睡多寐，喉痛，失音等；②治则，疏调经气、醒脑开窍，可针可灸，泻阴补阳；③取穴，睛明

（足太阳经）、交信、照海（以上二穴属足少阴肾经，照海又为八脉交会穴之一，通于阴跷脉）。

　　阳跷脉证治：①症状，踝关节以上部位的皮肉、筋脉内侧弛缓，外侧拘急，腰背疼痛，角弓反张，失眠，狂躁，癫痫昼发等；②治则，疏调经气、镇静宁神，只针不灸，泻阳补阴；③取穴，风府（督脉）、承泣、地仓（以上二穴属足阳明经），风池（足少阳经）、睛明、仆参、申脉（以上三穴属足太阳膀胱经，申脉又为八脉交会穴之一，通于阳跷脉）。

　　（3）络脉证治　络脉病证具有表浅性、区域性的特点，较少有全身性证候。而这些局部病证又往往是经脉病证的组成部分。络脉瘀阻是络脉病证最基本的病理变化。瘀血既可留滞于络脉之中，也可泛溢于络脉之外。主证可见络脉怒张或脉管下陷、局部红肿青紫、皮下出血，或五官九窍及内脏出血等。

　　三棱针点刺出血、皮肤针叩刺、挑刺疗法和刺血拔罐等就是直接刺激络脉或络脉的分布区（即孙络、浮络之所在），以清除病邪的治疗手段。也是"宛陈则除之"这一治疗原则的具体实施。以局部选穴为主，一般只针不灸，泻法。

　　（4）经筋证治　经筋病证多表现为肌肉、肌腱、关节、韧带在运动方面的机能失常。诸如筋脉的拘挛、抽搐、强直、弛缓、瘫痪等。以火针、温针治疗。以取阿是穴为主，见效即止，不可过度。

三、中医针灸特定穴

　　1. 五输穴　五输穴是指十二经脉分布在肘膝关节以下的井、荥、输、经、合穴，简称"五输"。五输穴按井、荥、输、经、合的顺序，从四肢末端向肘、膝方向依次排列。

　　2. 原穴、络穴　原穴是脏腑原气输注、经过和留止于十二经脉四肢部的腧穴。十二经脉在四肢部各有一个原穴，又称"十二原"。阴经之原穴，即是五输穴中的输穴，阳经之原穴位于五输穴中的输穴之后，即另置一原。原穴多分布在腕踝关节附近。

　　络穴是十五络脉从经脉分出之处的腧穴。十二经的络穴皆位于肘膝关节以下，加上任脉络穴鸠尾位于腹，督脉络穴长强位于尾骶部，脾之大络大包穴位于胸胁，共十五穴，故又称"十五络穴"。络穴的名称与本经络脉的名称相同。

　　3. 郄穴　郄穴是各经经气深聚的部位。十二经脉和奇经八脉中的阴阳跷脉和阴阳维脉各有 1 个郄穴，共 16 郄穴。多分布在四肢肘膝关节以下。

　　4. 背俞穴、募穴　背俞穴是脏腑之气输注于背腰部的腧穴，又称为"俞穴"。位于背腰部足太阳膀胱经的第 1 侧线上，大体依脏腑位置的高低而上下排列。六脏六腑（五脏和心包）各有一个背俞穴，共 12 个，分别冠以脏腑之名。

　　募穴是脏腑之气结聚于胸腹部的腧穴，又称为"腹募穴"。六脏六腑各有一募穴，共 12 个。募穴均位于胸腹部，其位置与其相关脏腑所处部位相近。

　　5. 下合穴　下合穴是六腑之气下合于足三阳经的腧穴，又称"六腑下合穴"。下合穴共有 6 个，其中胃、胆、膀胱的下合穴，即本经五输穴中的合穴，而大肠、小肠的下合穴位于胃经，三焦的下合穴位于膀胱经。

　　6. 八会穴　八会穴是脏、腑、气、血、筋、脉、骨、髓等精气所会聚的 8 个腧穴。八会穴分散在躯干部和四肢部，其中脏、腑、气、血、骨之会穴位于躯干部；筋、脉、髓之会穴位于四肢部。

　　7. 八脉交会穴　八脉交会穴是十二经脉与奇经八脉相通的 8 个腧穴，均分布于腕踝关节上下。

　　8. 交会穴　交会穴是两经或数经相交会的腧穴，多分布于头面、躯干部。

第六章　预防与调护

　　中医学在治疗上历来以防重于治。《素问·四气调神大论》中说："圣人不治已病治未病；不治已乱治未乱……夫病已成而后药之，乱已成而后治之，譬如渴而穿井，斗而铸锥，不亦晚乎。"所谓"治未病"，可以概括为"未病先防"与"既病防变"两方面的内容。

第一节　未病先防

　　未病先防，又称无病防病、无病先防，是指在人体未发生疾病之前，充分调动人的主观能动性增强体质，颐养正气，提高机体抗病能力，同时能动地适应客观环境，采取各种有效措施，做好预防工作，避免致病因素的侵害，以防止疾病的发生。古书《丹溪心法》称："是故已病而后治，所以为医家之法；未病而先治，所以明摄生之理。"

　　未病先防，一是研究传统的养生方法，如针刺、气功、药物法等；二是研究综合的预防措施，如环境卫生管理、除灭疾病等；三是研究常见疾病的预防措施，如食疗、敷帖、中药等；四是运用现代科学手段整理中医预防措施，即通过开展中医药临床和实验研究，观察中医药预防措施的实际效果。

　　防病应该做到以下几个方面：

　　1. 增强正气　讲究饮食起居、锻炼身体、避免劳逸过度，进行适当药物预防等方面的调养。

　　2. 调养精神　中医学认为，人的精神情志活动与人体生理、病理变化密切相关，突然、强烈或反复、持续的精神刺激，可使人体气机逆乱，气血阴阳失调，正气内虚而发病。经常保持心情舒畅，精神饱满，疾病就不易发生。

　　3. 健身锻炼　人们常说，生命在于运动，即指经常锻炼身体，如中国传统健身运动中，有导引、五禽戏、八段锦、易筋经、气功、太极拳、其他武术等。

　　4. 调节生活　应该懂得自然变化规律，适应自然、气候与环境变化规律，对饮食、起居、劳逸、性生活等，应有适当安排和节制，不可过度操劳，更不可沉湎于吃喝玩乐之中。

　　5. 营养调配　选择适宜饮食作为辅助治疗，如在高热时，多饮清凉饮料或吃些瓜果汁，以清热生津；在感冒后，宜进食热粥以助于发汗；在水肿时，宜食赤小豆等以利水消肿；在高血压时，服食海带以软坚消瘿等。另外，在人体五脏虚弱时，可采用进食动物内脏以补虚之法，如心悸可食猪心；久咳配用猪肺；肾虚腰痛可食猪腰子；肝虚夜盲可吃鸡肝；糖尿病选择进食猪胰脏等。

　　忌食或少食不利于治疗与康复的饮食，中医认为，食物的性味如果与治疗疾病的目的相对抗，则必须禁忌服用，如在有水肿时，控制食盐摄入；在有血证时，忌吃辛辣燥热食品；在有湿热黄胆、积滞、痰饮时，忌食甘肥黏腻之物；在有热证、阴虚时，忌吃辛辣、温补、燥热之品；在有寒证、阳虚时，忌食苦寒、咸寒、生冷等。在服参类补剂时，忌食寒凉蔬菜、萝卜；在服朱砂、铁剂时，忌饮茶剂等。

　　6. 药物预防

　　（1）传统药物预防　如用紫金锭溶化滴鼻以预防瘟疫；用苍术、雄黄等烟熏室内，以消毒防病；用人痘接种法，以预防天花。

　　（2）近代新法预防　如用贯众、板蓝根或大青叶预防流感；用紫草根、苎麻根或胡萝卜等预防麻疹；用茵陈、栀子、黄皮树叶等预防肝炎；用马齿苋、大蒜或茶叶等预防痢疾及其他消化道疾病，淋雨或受寒后喝姜汤预防感冒；用冬瓜、莲叶等煎汤预防暑病；服紫苏叶、甘草、生姜预防食物中毒等。

　　（3）中药环境预防　用单味药或复方药作为熏剂或水剂灭杀害虫等，其中单味药有苦参、射干、威灵仙、百部、石菖蒲、龙葵草、土荆芥、回回蒜、蓖麻叶、地陀罗、苦檀、桃叶、核桃叶、番茄叶、苦楝、蒺藜、艾蒿、白鲜皮、苍耳草、皂荚、辣椒、浮萍等。

　　7. 防止病邪

　　（1）在环境卫生方面　应防止环境、水源和食物的污染，清除垃圾、废物，慎防噪音、毒气，美化环境居所；管理好食堂、公共场所卫生；注意公共卫生，养成定期卫生大扫除的习惯，以及灭杀狂犬，驱除鼠、虫、蛇害等；注意饮水和进食的卫生，适当调节饮食，不过饱过饥，勿过辛过辣，不进食过凉过烫及少吃肥甘厚味的食物。

　　（2）在生活起居方面　注意适应气候变化，预防感冒、中暑及其他流行性疾病等，以预防及避免外邪、情志、劳逸等致病；在日常生活和劳动中，要留心防范外伤或虫兽伤害，加强卫生保健及劳动防护。

第二节　既病防变

　　既病防变，又可以说是有病早治，防止病变，古称"差后防复"，是指疾病刚痊愈，正处于恢复期，但正气尚未得元，因调养不当，旧病复发或滋生其他病者，事先采取的防治措施；或指疾病证状虽已消失，因治疗不彻底，病根未除，潜伏于体内，受某种因素诱发，使旧病复发所采取的防治措施。总之，是指人体在患病之后，要及时采取有效措施，早期诊断，早期治疗，截断疾病的发展、传变或复发，同时注意疾病痊愈后预防复发，巩固疗效。尤其是对传染性疾病，更应防止恶性或不良性变化，以防止传播条件的产生。

　　疾病防变在临床上可应用于多种急、慢性病中，中医药防变对于咳喘、慢性病毒性肝炎、慢性胃炎、胆石症、高血压、脑血管意外、癌症等，均有积极作用，可有效阻止或减缓疾病向不良方面转化：

　　防变应该从以下几方面着手：

　　1. 早期诊断　在患病初期，如外感热病的传变，多为由表入里，由浅入深，因此，在表证初期，就应该抓住时机，及早诊断。如少阳证，见到部分主证时，即可应用小柴胡汤和解之，以不致病情恶化。

　　2. 早期治疗　有些疾病在发作前，每有一些预兆出现，如能捕捉这些预兆，及早做出正确诊断，可收到事半功倍的效果。如在临床上，常见的中风病发生之前，常有眩晕、手指麻木等症状；如能抓住这些预兆，早期治疗，可使患者减少痛苦，增加康复机会。

　　3. 控制病情　古称"先安未受邪之地"，意思是根据五行相生相克原理，掌握疾病传变规律，先保护人体正气和未受病邪侵犯之处。如在治疗肝病时，采用健脾和胃的方法，先充实脾胃之气概不致因脏腑病变，迁延日久，损至肾脏等。故在治疗时，应当考虑这一传变规律，采取相应的方法，截断这种传变途径。如应用针灸疗法治疗足阳明证，旨在使该经的气血得以流通，而使病邪不再传经入里。

　　4. 愈后防复　在人患大病之后，脾胃之气未复，正气尚虚者，除慎防过劳以外，常以补虚调理为主。如果余邪未尽而复发者，应以祛邪为主；或根据正气之强弱，二者兼顾之。如在外感热病治疗愈后，因劳累过度等，易引起旧病复发，出现虚烦、发热、嗜睡等，应当采取预防措施，清除病根，消除诱因，以防止疾病的进一步发展。如急性痢疾，常因治疗不彻底，以致经常反复发作。临证时，应当注意廓清余邪，即在身热、腹痛、里急后重等症状消失后，根据病情，继续服用一个时期的清热利湿之剂，以防复发。

　　5. 医护结合　人们常说，"对于疾病，三分治疗七分养"，中医尤其注重护理工作，如，中医讲究引导患者的思想情绪，从精神上对患者给予安慰和鼓励，使患者树立康复信心；注意饮食宜忌；注意调节寒温以适应环境等，这样可能利于疾病的康复。

第二部分 技术操作

第一章 中医四诊技术

第一节 望 诊

医者运用视觉，对人体全身和局部的一切可见征象以及排出物等进行有目的地观察，以了解健康或疾病状态，称为望诊。

望诊的内容主要包括：观察人的神、色、形、态、舌象、络脉、皮肤、五官九窍等情况以及排泄物、分泌物的形、色、质量等，现将望诊分为整体望诊、局部望诊、望舌、望排出物、望小儿指纹等五项叙述。舌诊和面部色诊虽属头面五官，但因舌象、面色反映内脏病变较为准确，实用价值较高。因而形成了面色诊、舌诊两项中医独特的传统诊法。故另立项目介绍。

一、整体望诊

整体望诊是通过观察全身的神、色、形、态变化来了解疾病情况。

（一）望神

望神就是观察人体生命活动的外在表现，即观察人的精神状态和机能状态。

神是生命活动的总称，其概念有广义和狭义之分：广义的神，是指整个人体生命活动的外在表现，可以说神就是生命；狭义的神，乃指人的精神活动，可以说神就是精神。望神应包括这两方面的内容。

神是以精气为物质基础的一种机能，是五脏所生之外荣。望神可以了解五脏精气的盛衰和病情轻重与预后。望神应重点观察患者的精神、意识、面目表情、形体动作、反应能力等尤应重视眼神的变化。望神的内容包括得神、失神、假神，此外神气不足、神志异常等等也应属于望神的内容。

1. 得神 得神又称有神，是精充气足神旺的表现；在病中，则虽病而正气未伤，是病轻的表现，预后良好。

得神的表现是：神志清楚，语言清晰，面色荣润含蓄，表情丰富自然；目光明亮，精彩内含；反应灵敏，动作灵活，体态自如；呼吸平稳，肌肉不削（图1）。

2. 失神 失神又称无神，是精损气亏神衰的表现。病至此，已属重笃，预后不良。

失神的表现是：精神萎靡，言语不清，或神昏谵语，循衣摸床，撮空理线，或猝倒而目闭口开；面色晦暗，表情淡漠或呆板；目暗睛迷，蝉神呆滞；反应迟钝，动作失灵，强迫体位；呼吸气微或喘；周身大肉已脱（图2）。

3. 假神 假神是垂危患者出现的精神暂时好转的假象，是临终的预兆，并非佳兆。

假神的表现是：久病重病之人，本已失神，但突然精神转佳，目光转亮，言语不休，想见亲人；或病至语声低微断续，忽而响亮起来；或原来面色晦暗，突然颧赤如妆；或本来毫无食欲，忽然食欲增强。

假神与病情好转的区别在于：假神的出现比较突然，其"好转"与整个病情不相符，只是局部的和暂时的。由无神转为有神，是整个病情的好转，有一个逐渐变化的过程。

假神之所以出现，是由于精气衰竭已极，阴不敛阳，阳虚无所依附而外越，以致暴露出一时"好转"的假象。这是阴阳即将离绝的危候，古人比做"残灯复明""回光返照"。

4. 神气不足　神气不足是轻度失神的表现，与失神状态只是程度上的区别，它介于有神和无神之间，常见于虚证患者，所以更为多见。

神气不足的临床表现是：精神不振，健忘困倦，声低懒言，怠惰乏力，动作迟缓等等。多属心脾两亏，或肾阳不足（图3）。

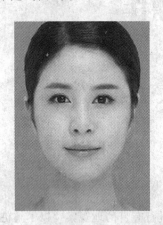　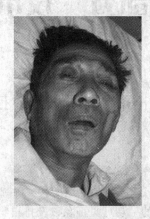　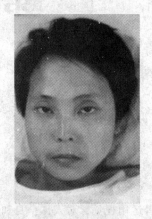

图1　得神　　　　　　　　图2　失神　　　　　　　图3　神气不足

5. 神志异常　神志异常也是失神的一种表现，但与精气衰竭的失神则有本质上的不同。一般包括烦躁不安，以及癫、狂、痫等。这些都是由特殊的病机和发病规律所决定的，其失神表现并不一定意味着病情的严重性。

烦躁不安，即指心中烦热不安，手足躁扰不宁的症状。烦与躁不同，烦为自觉症状，如烦恼，躁为他觉症状，如躁狂、躁动等。多与心经有火有关。可见于邪热内郁、痰火扰心、阴虚火旺等证。

癫病表现为淡漠寡言，闷闷不乐，精神痴呆，喃喃自语，或哭笑无常，多由痰气郁结，阻蔽神明所致，亦有神不守舍，心脾两虚者。

狂病多表现为疯狂怒骂，打人毁物，妄行不休，少卧不饥，甚则登高而歌，弃衣而走。

多因肝郁化火，痰火上扰神明所致。

痫病表现为突然昏倒，口吐涎沫，四肢抽搐，醒后如常。多由肝风挟痰，上窜蒙蔽清窍，或属痰火扰心，引动肝风。

（二）望色

望色就是医者观察患者面部颜色与光泽的一种望诊方法。颜色就是色调变化，光泽则是明度变化。古人把颜色分为五种，即青、赤、黄、白、黑，称为五色诊。五色诊的部位既有面部，又包括全身，所以有面部五色诊和全身五色诊称望色，但由于五色的变化，在面部表现最明显，因此，常以望面色来阐述五色诊的内容。

望面色要注意识别常色与病色。

1. 常色　常色是人在正常生理状态时的面部色泽（图4）。常色又有主色、客色之分。

（1）主色　所谓主色，是指人终生不改变的基本肤色、面色。由于民族、禀赋、体质不同，每个人的肤色不完全一致。我国人民属于黄色人种，一般肤色都呈微黄，所以古人微黄为正色。在此基础上，有些人可有略白、较黑、稍红等差异。

（2）客色　人与自然环境相应，由于生活条件的变动，人的面色、肤色也相应变化叫做客色。例如，随四时、昼夜、阴晴等天时的变化，面色亦相应改变。再如，由于年龄、饮食、起居、寒暖、情绪等等变化，也可引起面色变化，也属于客色。

总之，常色有主色，客色之分，其共同特征是：明亮润泽、隐然含蓄。

2. 病色　病色是指人体在疾病状态时的面部颜色与光泽，可以认为除上述常色之外，其他一切反常的颜色都属病色。病色有青、黄、赤、白、黑五种。现将五色主病分述如下。

（1）青色　主寒证、痛证、瘀血证、惊风证、肝病（图5）。

青色为经脉阻滞，气血不通之象。寒主收引主凝滞，寒盛而留于血脉，则气滞血瘀，故面色发青。经脉气血不通，不通则痛，故痛也可见青色。肝病气机失于疏泄，气滞血瘀，也常见青色。肝病血不养筋，则肝风内动，故惊风（或欲作惊风），其色亦青。

如面色青黑或苍白淡青，多属阴寒内盛；面色青灰，口唇青紫，多属心血瘀阻，血行不畅；小儿高热，面色青紫，以鼻柱，两眉间及口唇四周明显，是惊风先兆。

（2）黄色　主湿证、虚证（图6）。

黄色是脾虚湿蕴表现。因脾主运化，若脾失健运，水湿不化；或脾虚失运，水谷精微不得化生气血，致使肌肤失于充养，则见黄色。

如面色淡黄憔悴称为萎黄，多属脾胃气虚，营血不能上荣于面部所致；面色发黄而且虚浮，称为黄胖，多属脾虚失运，湿邪内停所致；黄而鲜明如橘皮色者，属阳黄，为湿热熏蒸所致；黄而晦暗如烟熏者，属阴黄，为寒湿郁阻所致。

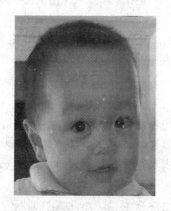
图4　常色

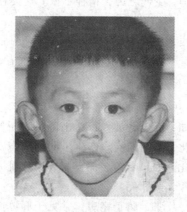
图5　青色

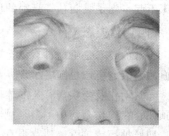
图6　黄色

（3）赤色　主热证（图7）。

气血得热则行，热盛而血脉充盈，血色上荣，故面色赤红。

热证有虚实之别。实热证，满面通红；虚热证，仅两颧嫩红。此外，若在病情危重之时，面红如妆者，多为戴阳证，是精气衰竭，阴不敛阳，虚阳上越所致。

（4）白色　主虚寒证，血虚证（图8）。

白色为气血虚弱不能荣养机体的表现。阳气不足，气血运行无力，或耗气失血，致使气血不充，血脉空虚，均可呈现白色。

如面色㿠白而虚浮，多为阳气不足；面色淡白而消瘦，多属营血亏损；面色苍白，多属阳气虚脱，或失血过多。

（5）黑色　主肾虚证、水饮证、寒证、痛证及瘀血证（图9）。

黑为阴寒水盛之色。由于肾阳虚衰，水饮不化，气化不行，阴寒内盛，血失温养，经脉拘急，气血不畅，故面色黎黑。

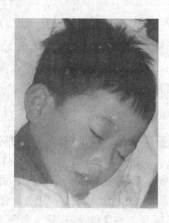
图7　赤色

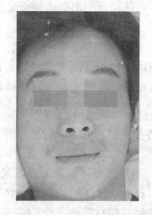
图8　白色

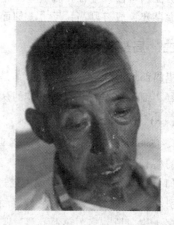
图9　黑色

面黑而焦干，多为肾精久耗，虚火灼阴，目眶周围色黑，多见于肾虚水泛的水饮证；面色青黑，且剧痛者，多为寒凝瘀阻。

（三）望形体

望形体即望人体的宏观外貌，包括身体的强弱胖瘦，体型特征、躯干四肢、皮肉筋骨等等。人的形体组织内合五脏，故望形体可以测知内脏精气的盛衰。内盛则外强，内衰则外弱。

人的形体有壮、弱、肥、瘦之分。凡形体强壮者，多表现为骨骼粗大，胸廓宽厚、肌肉强健、皮肤润泽，反映脏腑精气充实，虽然有病，但正气尚充，预后多佳。

凡形体衰弱者，多表现为骨骼细小，胸廓狭窄、肌肉消瘦，皮肤干涩，反映脏腑精气不足，体弱易病，若病则预后较差。

肥而食少为形盛气虚，多肤白无华，少气乏力，精神不振。这类患者还常因阳虚水湿不化而聚湿生痰，故有"肥人多湿"之说。

如瘦而食少为脾胃虚弱。形体消瘦，皮肤干燥不荣，并常伴有两颧发红，潮热盗汗，五心烦热等症者，多属阴血不足，内有虚火之证，故又有"瘦人多火"之说。其严重者，消瘦若达到"大肉脱失"的程度，卧床不起，则是脏腑精气衰竭的危象。

（四）望姿态

正常的姿态是舒适自然，运动自如，反应灵敏，行住坐卧各随所愿，皆得其中。在疾病中，由于阴阳气血的盛衰，姿态也随之出现异常变化，不同的疾病产生不同的病态。望姿态，主要是观察患者的动静姿态、异常动作及与疾病有关的体位变化。如患者睑、面、唇、指（趾）不时颤动，在外感病中，多是发痉的预兆；在内伤杂病中，多是血虚阴亏，经脉失养。

四肢抽搐或拘挛，项背强直，角弓反张，属于痉病，常见于肝风内动之热极生风、小儿高热惊厥、温病热入营血、也常见于气血不足筋脉失养。此外，痫证、破伤风、狂犬病等，亦致动风发痉。战栗常见于疟疾发作，或外感邪正相争欲作战汗之兆。手足软弱无力，行动不灵而无痛，是为痿证。关节肿大或痛，以致肢体行动困难，是为痹证。四肢不用，麻木不仁，或拘挛，或痿软，皆为瘫痪。若猝然昏倒，而呼吸自续，多为厥证。

痛证也有特殊姿态。以手护腹，行则前倾，弯腰屈背，多为腹痛；以手护腰，腰背板直，转动艰难，不得俯仰，多为腰腿痛；行走之际，突然停步，以手护心，不敢行动，多为真心痛；蹙额捧头，多为头痛。

如患者畏缩多衣，必恶寒喜暖，非表寒即里寒；患者常欲揭衣被，则知其恶热喜冷，非表热即里热。伏首畏光，多为目疾；阳证多欲寒，欲得见人；阴证则欲得温，欲闭户独处，恶闻人声。

从坐形来看，坐而喜伏，多为肺虚少气；坐而喜仰，多属肺实气逆；但坐不得卧，卧则气逆，多为咳喘肺胀，或为水饮停于胸腹。但卧不耐坐，坐则神疲或昏眩，多为气血双亏或脱血夺气。坐而不欲起者，多为阳气虚。坐卧不安是烦躁之征，或腹满胀痛之故。

从卧式来看，卧时常向外，身轻能自转侧，为阳证、热证、实证；反之，卧时喜向里，身重不能转侧，多为阴证、寒证、虚证；若病重至不能自己翻身转侧时，多是气血衰败已极，预后不良。蜷卧成团者，多为阳虚畏寒，或有剧痛；反之，仰面伸足而卧，则为阳证热盛而恶热。

二、局部望诊

望局部情况，或称分部望诊，是在整体望诊的基础上，根据病情或诊断需要，对患者身体某些局部进行重点、细致地观察。因为整体的病变可以反映在局部，所以望局部有助于了解整体的病变情况。

（一）望头面部

1. 望头部　望头部主要是观察头之外形、动态及头发的色质变化及脱落情况，以了解脑、肾的病变及气血的盛衰。

（1）望头形　小儿头形过大或过小，伴有智力低下者，多因先天不足，肾精亏虚。头形过大，可因脑积水引起。望小儿头部，尤须诊察颅囟。若小儿囟门凹陷，称为囟陷，是津液损伤，脑髓不足之虚证；囟门高突，称囟填，多为热邪亢盛，见于脑髓有病；若小儿囟门迟迟不能闭合，称为解颅，是为肾气不足，发育不良的表现。无论大人或小儿，头摇不能自主者，皆为肝风内动之兆。

（2）望发　正常人发多浓密色黑而润泽，是肾气充盛的表现。发稀疏不长，是肾气亏虚。发黄干枯，久病落发，多为精血不足。若突然出现片状脱发，为血虚受风所致。青少年落发，多因肾虚或血热。青年白发，伴有健忘、腰膝酸软者，属肾虚；若无其他病象者，不属病态。小儿发结如穗，常见于疳积病。

2. 望面部　面部的神色望诊，已于前述。这里专述面部外形变化。面肿，多见于水肿病。腮肿，腮部一侧或两侧突然肿起，逐渐胀大，并且疼痛拒按，多兼咽喉肿痛或伴耳聋，多属温毒，见于痄腮。面部口眼㖞斜，多属中风证。面呈惊怖貌，多见于小儿惊风，或狂犬病患者。面呈苦笑貌，见于破伤风患者。

（二）望五官

望五官是对目、鼻、耳、唇、口、齿龈、咽喉等头部器官的望诊。诊察五官的异常变化，可以了解脏腑病变。

1. 望目　望目主要望目的神、色、形、态。

（1）目神　人之两目有无神气，是望神的重点。凡视物清楚，精彩内含，神光充沛者，是眼有神；若白睛混浊，黑睛晦滞，失却精彩，浮光暴露，是眼无神。

（2）目色　如目眦赤，为心火；白睛赤为肺火；白睛现红络，为阴虚火旺；眼胞皮红肿湿烂为脾火；全目赤肿之眵，迎风流泪，为肝经风热。如目眦淡白是血亏。白睛变黄，是黄疸之征。目眶周围见黑色，为肾虚水泛之水饮病，或寒湿下注的带下病。

（3）目形　目睑微肿，状如卧蚕，是水肿初起，老年人下睑浮肿，多为肾气虚衰。目窝凹陷，是阴液耗损之征，或因精气衰竭所致。眼球突起而喘，为肺胀；眼突而颈肿则为瘿肿。

（4）目态　目睛上视，不能转动，称戴眼反折，多见于惊风、痉厥或精脱神衰之重证。

横目斜视是肝风内动的表现。眼睑下垂，称"睑废"。双睑下垂，多为先天性睑废，属先天不足，脾肾双亏。单睑下垂或双睑下垂不一，多为后天性睑废，因脾气虚或外伤后气血不和，脉络失于宣通所致。瞳仁扩大，多属肾精耗竭，为濒死危象。

2. 望鼻　望鼻主要是审察鼻之颜色、外形及其分泌物等变化。

（1）鼻之色泽　鼻色明润，是胃气未伤或病后胃气来复的表现。鼻头色赤，是肺热之征；色白是气虚血少之征；色黄是里有湿热；色青多为腹中痛；色微黑是有水气内停。

鼻头枯槁，是脾胃虚衰，胃气不能上荣之候。鼻孔干燥，为阴虚内热，或燥邪犯肺；若鼻燥衄血，多因阳亢于上所致。

（2）鼻之形态　鼻头或鼻周色红，生有丘疹者，多为酒糟鼻，因胃火熏肺，血壅肺络所致。鼻孔内赘生小肉，撑塞鼻孔，气息难通，称为鼻痔，多由肺经风热凝滞而成。鼻翼扇动频繁，呼吸喘促者，称为"鼻煽"。如久病鼻煽，是肺肾精气虚衰之危证；新病鼻煽，多为肺热。

（3）鼻之分泌物　鼻流清涕，为外感风寒；鼻流浊涕，为外感风热；鼻流浊涕而腥臭，是鼻渊，多因外感风热或胆经蕴热所致。

3. 望耳　望耳应注意耳的色泽、形态及耳内的情况。

（1）耳廓诸部位候脏腑　耳廓上的一些特定部位与全身各部有一定的联系，其分布大致像一个在子宫内倒置的胎儿，头颅在下，臀足在上。当身体的某部有了病变时，在耳廓的某些相应部位，就可能出现充血、变色、丘疹、水泡、脱屑、糜烂或明显的压痛等病理改变，可供诊断时参考。

（2）耳之色泽　正常耳部色泽微黄而红润。全耳色白多属寒证；色青而黑多主痛证；耳轮焦黑干枯，是肾精亏极，精不上荣所致；耳背有红络，耳根发凉，多是麻疹先兆。耳部色泽总以红润为佳，如见黄、白、青、黑色，都属病象。

（3）耳之形态　正常人耳部肉厚而润泽，是先天肾气充足之象。若耳廓厚大，是形盛；耳廓薄小，乃形亏。耳肿大是邪气实，耳瘦削为正气虚。耳薄而红或黑，属肾精亏损。耳轮焦干多见于下消证。耳轮甲错多见于久病血瘀。耳轮萎缩是肾气竭绝之危候。

（4）耳内病变　耳内流脓，是为脓耳。由肝胆湿热，蕴结日久所致。耳内长出小肉，其形如羊奶头者，称为"耳痔"或如枣核，胬出耳外，触之疼痛者，是为"耳挺"。皆因肝经郁火，或肾经相火，胃火郁结而成。

4. **望口与唇**　望唇要注意观察唇口的色泽和动态变化。

（1）**察唇**　唇部色诊的临床意义与望面色同，但因唇黏膜薄而透明，故其色泽较之面色更为明显。唇以红而鲜润为正常。若唇色深红，属实、属热；唇色淡红多虚、多寒；唇色深红而干焦者，为热极伤津；唇色嫩红为阴虚火旺；唇色淡白，多属气血两虚；唇色青紫者常为阳气虚衰，血行郁滞的表现。嘴唇干枯皲裂，是津液已伤，唇失滋润。唇口糜烂，多由脾胃积热，热邪灼伤。唇内溃烂，其色淡红，为虚火上炎。唇边生疮，红肿疼痛，为心脾积热。

（2）**望口**　望口须注意口之形态：①口噤，口闭而难张，如口闭不语，兼四肢抽搐，多为痉病或惊风，如兼半身不遂者，为中风入脏之重证；②口撮，上下口唇紧聚之形，常见于小儿脐风或成人破伤风；③口㖞，口角或左或右歪斜之状，为中风证；④口张，口开而不闭，如口张而气但出不返者，是肺气将绝之候。

5. **望齿与龈**　望齿龈应注意其色泽、形态和润燥的变化。

（1）**望齿**　牙齿不润泽，是津液未伤。牙齿干燥，是胃津受伤；齿燥如石，是胃肠热极，津液大伤；齿燥如枯骨肾精枯竭，不能上荣于齿的表现；牙齿松动稀疏，齿根外露，多属肾虚或虚火上炎。病中咬牙齿是肝风内动之征。睡中咬齿，多为胃热或虫积。牙齿有洞腐臭，多为龋齿，欲称"虫牙"。

（2）**察龈**　龈红而润泽是为正常。如龈色淡白，是血虚不荣；红肿或兼出血多属胃火上炎。龈微红、微肿而不痛，或兼齿缝出血者，多属肾阴不足，虚火上炎；龈色淡白而不肿痛，齿缝出血者，为脾虚不能摄血。牙龈腐烂，流腐臭血水者，是牙疳病。

6. **望咽喉**　咽喉疾患的症状较多，这里仅介绍一般望而可及的内容。如咽喉红肿而痛，多属肺胃积热；红肿而溃烂，有黄白腐点是热毒深极；若鲜红娇嫩，肿痛不甚者，是阴虚火旺。

如咽部两侧红肿突起如乳突，称乳蛾，是肺胃热盛，外感风邪凝结而成。如咽间有灰白色假膜，擦之不去，重擦出血，随即复生者，是白喉，因其有传染性，故又称"疫喉"。

（三）望躯体

躯体部的望诊包括颈项、胸、腹、腰、背及前后二阴的诊察。

1. **望颈项部**　颈项是连接头部和躯干的部分，其前部称为颈，后部称为项。颈项部的望诊，应注意外形和动态变化。

（1）**外形变化**　颈前颌下结喉之处，有肿物和瘤，可随吞咽移动，皮色不变也不疼痛，缠绵难消，且不溃破，为颈瘿，俗称"大脖子"。颈侧颌下，肿块如垒，累累如串珠，皮色不变，初觉疼痛，谓之瘰疬。

（2）**动态变化**　如颈项软弱无力，谓之项软。后项强直，前俯及左右转动困难者，称为项强。如睡醒之后，项强不便，称为落枕。颈项强直、角弓反张，多为肝风内动。

2. **望胸部**　膈膜以上，锁骨以下的躯干部谓之胸。望胸部要注意外形变化。

正常人胸部外形两侧对称，呼吸时活动自如。如小儿胸廓向前向外突起，变成畸形，称为鸡胸，多因先天不足，后天失调，骨骼失于充养。若胸似桶状，咳喘、羸瘦者，是风邪痰热，壅滞肺气所致。患者肋间饱胀，咳则引痛，常见于饮停胸胁之悬饮证。如肋部硬块突起，连如串珠，是佝偻病，因肾精不足，骨质不坚，骨软变形。乳房局部红肿，甚至溃破流脓的，是乳痈，多因肝失疏泄，乳汁不畅，乳络壅滞而成。

3. **望腹部**　膈膜以下，骨盆以上的躯干是腹部。腹部望诊主要诊察腹部形态变化。

如腹皮绷急，胀大如鼓者，称为膨胀。其中，立、卧位腹部均高起，按之不坚者为气臌。若立位腹部膨胀，卧位则平坦，摊向身侧的，属水臌。患者腹部凹陷如舟者，称腹凹，多见于久病之人，脾胃元气大亏，或新病阴津耗损，不充形体。婴幼儿脐中有包块突出，皮色光亮者谓之脐突，又称脐疝。

4. **望背部**　由项至腰的躯干后部称为背。望背部主要观察其形态变化。

如脊骨后突，背部凸起的称为龟背，常因小儿时期，先天不足，后天失养，骨失充，脊柱变形所致。若患者病中头项强直，腰背向前弯曲，反折如弓状者，称为角弓反张，常见于破伤风或痉病。痈、疽、疮、毒，生于脊背部位的统称发背，多因火毒凝滞肌腠而成。

5. 望腰部　季肋以下，髂嵴以上的躯干后部谓之腰。望腰部主要观察其形态变化。

如腰部疼痛，转侧不利者，称为腰部拘急，可因寒湿外侵，经气不畅，或外伤闪挫，血脉凝滞所致。腰部皮肤生有水疱，如带状簇生，累累如珠的，叫缠腰火丹。

6. 望前阴　前阴又称"下阴"，是男女外生殖器及尿道的总称。前阴有生殖和排尿的作用。

（1）阴囊　阴囊肿大不痒不痛，皮泽透明的，是水疝。阴囊肿大，疼痛不硬的是㿗疝。阴囊内有肿物，卧则入腹，起则下坠，名为狐疝。

（2）阴茎　阴茎萎软，缩入小腹的是阴缩，内因阳气亏虚，外感寒凝经脉而成。如阴茎硬结，破溃流脓者，常见于梅毒内陷，毒向外攻之下疳证。

（3）女阴　妇女阴中突物如梨状，称阴挺。因中气不足，产后劳累，升提乏力，致胞宫下坠阴户之外。

7. 望后阴　后阴即肛门，又称"魄门"，有排大便的作用。后阴望诊要注意脱肛，痔瘘和肛裂。

肛门上段直肠脱出肛外，名为脱肛。肛门内外之周围有物突出，肛周疼痛，甚至便时出血者，是为痔疮，其生于肛门之外者，称外痔；生于肛门之内者，叫内痔；内外皆有，叫混合痔。若痔疮溃烂，日久不愈，在肛周发生瘘管，管道或长或短，或有分支或通入直肠，叫肛瘘。肛门有裂口，疼痛，便时流血，称肛裂。

（四）望四肢

四肢，是两下肢和两上肢的总称。望四肢主要是诊察手足、掌腕、指趾等部位的形态色泽变化。

1. 望手足　手足拘急，屈伸不利者，多因寒凝经脉。其中，屈而不伸者，是筋脉挛急；伸而不屈的，是关节强直。手足抽搐常见于邪热亢盛，肝风内动之痉病；扬手掷足，是内热亢盛，热扰心神。手足振摇不定，是气血俱虚，肝筋失养，虚风内动的表现。四肢肌肉萎缩，多因脾气亏虚，营血不足，四肢失荣之故。半身不遂是瘫痪病。足痿不行，称下痿证。胫肿或跗肿指压留痕，都是水肿之征。足膝肿大而股胫瘦削，是鹤膝风。

2. 望掌腕　掌心皮肤燥裂，疼痛，迭起脱屑，称鹅掌风。

3. 望指趾　手指挛急，不能伸直者，是"鸡爪风"。指（趾）关节肿大变形，屈伸不便，多系风湿久凝，肝肾亏虚所致。足趾皮肤紫黑，溃流败水，肉色不鲜，味臭痛剧，为脱疽。

（五）望皮肤

望皮肤要注意皮肤的色泽及形态改变。

1. 色泽　皮肤色泽亦可见五色，五色诊亦适用于皮肤望诊。临床常见而又有特殊意义者，为发赤、发黄。

（1）皮肤发赤　皮肤忽然变红，如染脂涂丹，名曰"丹毒"。可发于全身任何部位，初起鲜红如云片，往往游走不定，甚者遍身。发于头面者称"抱头火丹"，发于躯干者称"丹毒"，发于胫踝者称"流火"。因部位、色泽、原因不同而有多种名称，但诸丹总属心火偏旺，又遇风热恶毒所致。

（2）皮肤发黄　皮肤、面目、爪甲皆黄，是黄疸病。分阳黄、阴黄两大类。阳黄，黄色鲜明如橘子色，多因脾胃或肝胆湿热所致。阴黄，黄色晦暗如烟熏，多因脾胃为寒湿所困。

2. 形态

（1）皮肤　虚浮肿胀，按有压痕，多属水湿泛滥。皮肤干瘪枯燥，多为津液耗伤或精血亏损，皮肤干燥粗糙，状如鳞甲称肌肤甲错。多因瘀血阻滞，肌失所养而致。

（2）痘疮　皮肤起疱，形似豆粒，故名。常伴有外感证候，包括天花、水痘等病。

（3）斑疹　斑和疹都是皮肤上的病变，是疾病过程中的一个症状。斑色红，点大成片，平摊于皮肤下，摸不应手。由于病机不同，而有阳斑与阴斑之别。疹形如粟粒，色红而高起，摸之碍手，由于病因不同可分为麻疹、风疹、隐疹等等。

（4）白㾦与水疱　白㾦与水疱都是高出皮肤的病疹，疱内为水液，白㾦是细小的丘疱疹，而水疱则泛指大小不一的一类疱疹。

（5）痈、疽、疔、疖　都为发于皮肤体表部位有形可诊的外科疮疡疾患。四者的区别是：凡发病局部范围较大，红肿热痛，根盘紧束的为痈。若漫肿无头，根脚平塌，肤色不变，不热少痛者为疽。若范围较小，初起如粟，根脚坚硬较深，麻木或发痒，继则顶白而痛者为疔。起于浅表，形小而圆，红肿热痛不甚，容易化脓，脓溃即愈为疖。

三、望舌

望舌属五官的内容之一。但其内容非常丰富，至今已发展成为专门的舌诊，故另立一节阐述。

舌诊以望舌为主，还包括舌觉（味觉）诊法之问诊与扪擦揩刮之切诊。望舌是通过观察舌象进行诊断的一种望诊方法之一。舌象是由舌质和舌苔两部分的色泽形态所构成的形象。

所以望舌主要是望舌质和望舌苔。

（一）舌与脏腑经络的关系

舌与内脏的联系，主要是通过经脉的循行来实现的。据《内经》记载，心、肝、脾、肾等脏及膀胱、三焦、胃等腑均通过经脉、经别或经筋与舌直接联系。至于肺、小肠、大肠、胆等，虽与舌无直接联系，但手足太阴相配，手足太阳相配，手足少阳相配，手足阳明相配，故肺、小肠、胆、大肠之经气，亦可间接通于舌。所以说，舌不仅是心之苗窍，脾之外候，而且是五脏六腑之外候。在生理上，脏腑的精气可通过经脉联系上达于舌，发挥其营养舌体并维持舌的正常功能活动。在病理上，脏腑的病变，也必须影响精气的变化而反映于舌。

从生物全息律的观点来看，任何局部都近似于整体的缩影，舌也不例外，故前人有舌体应内脏部位之说。其基本规律是：上以候上，中以候右，下以候下。具体划分法有下列三种。

1. 以脏腑分属诊舌部位　心肺居上，放以舌尖主心肺；脾胃居中，故以舌中部主脾胃；肾位于下，故以舌根部来主肾；肝胆居躯体之侧，故以舌边主肝胆，左边属肝，右边属胆。这种说法，一般用于内伤杂病。

2. 以三焦分属诊舌部位　以三焦位置上下次序来分属诊舌部位，舌尖主上焦，舌中部主中焦，舌根部主下焦。这种分法多用于外感病变。

3. 以胃脘分属诊舌部位　以舌尖部主上脘，舌中部主中脘，舌根部主下脘。这种分法，常用于胃肠病变。

以舌的各部分候脏腑，这是目前研究生物全息律的课题之一，虽说法不一，但都有参考价值，临床诊断上，可结合舌质舌苔的诊察加以验证，但必须四诊合参，综合判断，不可过于机械拘泥。

（二）望舌的内容

望舌内容可分为望舌质和舌苔两部分。舌质又称舌体，是舌的肌肉和脉络等组织。望舌质又分为望神、色、形、态四方面。舌苔是舌体上附着的一层苔状物，望舌苔可分望苔色和望苔质两方面。

正常舌象，简称"淡红舌、薄白苔"。具体说，其舌体柔软，运动灵活自如，颜色淡红而红活鲜明；其胖瘦老嫩大小适中，无异常形态；舌苔薄白润泽，颗粒均匀，薄薄地铺于舌面，揩之不去，其下有根与舌质如同一体，干湿适中，不黏不腻等。总之，将舌质、舌苔各基本因素的正常表现综合起来，便是正常舌象。

1. 望舌质

（1）舌神　舌神主要表现在舌质的荣润和灵动方面。察舌神之法，关键在于辨荣枯。

荣者，荣润而有光彩，表现为舌的运动灵活，舌色红润，鲜明光泽、富有生气，是谓有神，虽病亦属善候。枯者，枯晦而无光彩，表现为舌的运动不灵，舌质干枯，晦暗无光，是谓无神，属凶险恶候。可见舌神之有无，反映了脏腑、气血、津液之盛衰，关系到疾病的预后。

（2）舌色　色，即舌质的颜色。一般可分为淡白、淡红、红、绛、紫、青几种。除淡红色为正常舌色外，其余都是主病之色。

［淡红舌］舌色白里透红，不深不浅，淡红适中，此乃气血上荣之表现，说明心气充足，阳气布化，故为正常舌色（图10）。

［淡白舌］舌色较淡红舌浅淡，甚至全无血色，称为淡白舌（图11）。由于阳虚生化阴血的功能减退，推动血液运行之力亦减弱，以致血液不能营运于舌中，故舌色浅淡而白。所以此舌主虚寒或气血双亏。

　　[红舌] 舌色鲜红，较淡红舌为深，称为红舌（图12）。因热盛致气血沸涌、舌体脉络充盈，则舌色鲜红，故主热证。可见于实证，或虚热证。

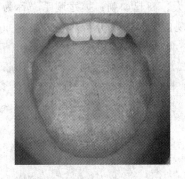
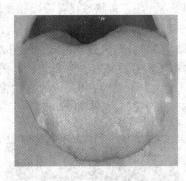
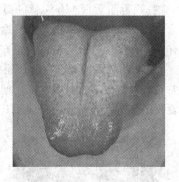

图10　淡红舌　　　　　　　　　　图11　淡白舌　　　　　　　　　　图12　红舌

　　[绛舌] 绛为深红色，较红舌颜色更深浓之舌，称为绛舌（图13）。主病有外感与内伤之分。在外感病为热入营血。在内伤杂病，为阴虚火旺。

　　[紫舌] 紫舌总由血液运行不畅，瘀滞所致（图14）。故紫舌主病，不外寒热之分。热盛伤津，气血壅滞，多表现为绛紫而干枯少津。寒凝血瘀或阳虚生寒，舌淡紫或青紫湿润。

　　[青舌] 舌色如皮肤暴露之"青筋"，全无红色，称为青舌，古书形容如水牛之舌（图15）。由于阴寒邪盛，阳气郁而不宣，血液凝而瘀滞，故舌色发青。主寒凝阳郁，或阳虚寒凝，或内有瘀血。

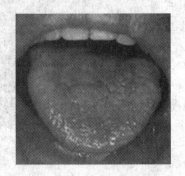
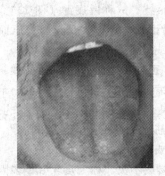
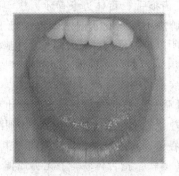

图13　绛舌　　　　　　　　　　图14　紫舌　　　　　　　　　　图15　青舌

　　（3）舌形　是指舌体的形状，包括老嫩、胖瘦，胀瘪、裂纹、芒刺、齿痕等异常变化。

　　[苍老舌] 舌质纹理粗糙，形色坚敛，谓苍老舌（图16）。不论舌色苔色如何，舌质苍老者都属实证。

　　[娇嫩舌] 舌质纹理细腻，其色娇嫩，其形多浮胖，称为娇嫩舌，多主虚证（图17）。

　　[胀大舌] 分胖大和肿胀。舌体较正常舌大，甚至伸舌满口，或有齿痕，称胖大舌（图18），多因水饮痰湿阻滞所致。舌体肿大，胀塞满口，不能缩回闭口，称肿胀舌，多因热毒、酒毒致气血上壅，致舌体肿胀，多主热证或中毒病证。

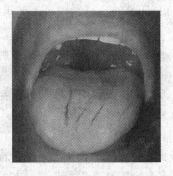
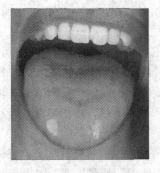
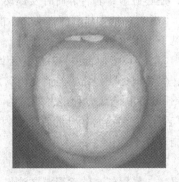

图16　苍老舌　　　　　　　　　　图17　娇嫩舌　　　　　　　　　　图18　胖大舌

　　[瘦薄舌] 舌体瘦小枯薄者，称为瘦薄舌（图19）。总由气血阴液不足，不能充盈舌体所致。主气血两虚或阴虚火旺。

　　[芒刺舌] 舌面上有软刺（即舌乳头），是正常状态，若舌面软刺增大，高起如刺，摸之刺手，称为芒刺舌（图20）。多因邪热亢盛所致。芒刺越多，邪热愈甚。根据芒刺出现的部位，可分辨热在内脏，如舌尖有芒刺，多为心火亢盛；舌边有芒刺，多属肝胆火盛；舌中有芒刺，主胃肠热盛。

　　[裂纹舌] 舌面上有裂沟，而裂沟中无舌苔覆盖者，称裂纹舌（图21）。多因精血亏损，津液耗伤、舌体失养所致。故多主精血亏损。此外，健康人中大约有0.5%的人在舌面上有纵横向深沟，称先天性舌裂，其裂纹中多有舌苔覆盖，身体无其他不适，与裂纹舌不同。

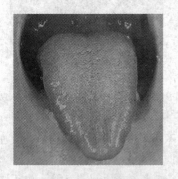
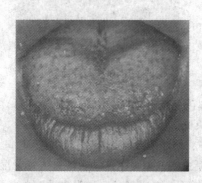
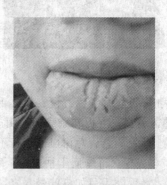

图19　瘦薄舌　　　　　　　图20　芒刺舌　　　　　　　图21　裂纹舌

　　[齿痕舌] 舌体边缘有牙齿压印的痕迹，故称齿痕舌（图22）。其成因多由脾虚不能运化水湿，以致湿阻于舌而舌体胖大，受齿列挤压而形成齿痕。所以齿痕常与胖嫩舌同见，主脾虚或湿盛。

　　（4）舌态　指舌体运动时的状态。正常舌态是舌体活动灵敏，伸缩自如，病理舌态有强硬、痿软、舌纵、短缩、麻痹、颤动、歪斜、吐弄等。

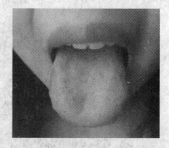

图22　齿痕舌

　　[强硬] 指舌体板硬强直，运动不灵，以致语言謇涩不清，称为强硬舌。多因热扰心神、舌无所主或高热伤阴、筋脉失养，或痰阻舌络所致。多见于热入心包，高热伤津，痰浊内阻、中风或中风先兆等证。

　　[痿软] 指舌体软弱、无力屈伸，痿废不灵，称为痿软舌。多因气血虚极，阴液失养筋脉所致。可见于气血俱虚，热灼津伤，阴亏已极等证。

　　[舌纵] 指舌伸出口外，内收困难，或不能回缩，称为舌纵。总由舌之肌肉经筋舒纵所致。可见于实热内盛，痰火扰心及气虚证。

　　[短缩] 指舌体紧缩而不能伸长，称为短缩舌。可因寒凝筋脉，舌收引挛缩；内阻痰湿，引动肝风，风邪挟痰，梗阻舌根；热盛伤津，筋脉拘挛；气血俱虚，舌体失于濡养温煦所致。无论因虚因实，皆属危重证候。

　　[麻痹] 指舌有麻木感而运动不灵的，叫舌麻痹。多因营血不能上营于舌而致。若无故舌麻，时作时止，是心血虚；若舌麻而时发颤动，或有中风症状，是肝风内动之候。

　　[颤动] 指舌体振颤抖动，不能自主，称为颤动舌。多因气血两虚，筋脉失养或热极伤津而生风所致。可见于血虚生风及热极生风等证。

　　[歪斜] 指伸舌偏斜一侧，舌体不正，称为歪斜舌。多因风邪中络，或风痰阻络所致，也有风中脏腑者，但总因一侧经络、经筋受阻，病侧舌肌弛缓，故向健侧偏斜。多见于中风证或中风先兆。

　　[吐弄] 指舌常伸出口外者为"吐舌"；舌不停舐上下左右口唇，或舌微出口外，立即收回，皆称为"弄舌"。二者合称为吐弄舌，皆因心、脾二经有热，灼伤津液，以致筋脉紧缩频频动摇。弄舌常见于小儿智能发育不全。

　　2. 望舌苔　正常的舌苔是由胃气上蒸所生，故胃气的盛衰，可从舌苔的变化上反映出来。病理舌苔的形成，一是胃气夹饮食积滞之浊气上升而生；一是邪气上升而形成。望舌苔，应注意苔质和苔色两方面的变化。

(1) 苔质 苔质指舌苔的形质。包括舌苔的厚薄、润燥、糙粘、腐腻、剥落、有根无根等变化。

[厚薄] 以"见底"和"不见底"为标准。凡透过舌苔隐约可见舌质的为见底，即为薄苔（图23），由胃气所生，属正常舌苔，有病见之，多为疾病初起或病邪在表，病情较轻。不能透过舌苔见到舌质的为不见底，即是厚苔（图24），多为病邪入里，或胃肠积滞，病情较重。舌苔由薄而增厚，多为正不胜邪，病邪由表传里，病情由轻转重，为病势发展的表现；舌苔由厚变薄，多为正气来复，内郁之邪得以消散外达，病情由重转轻，病势退却的表现。

[润燥] 舌面润泽，干湿适中，是润苔（图25），表示津液未伤；若水液过多，扪之湿而滑利，甚至伸舌涎流欲滴，为滑苔（图26），是有湿有寒的反映，多见于阳虚而痰饮水湿内停之证。若望之干枯，扪之无津，为燥苔（图27），由津液不能上承所致，多见于热盛伤津、阴液不足，阳虚水不化津，燥气伤肺等证。舌苔由润变燥，多为燥邪伤津，或热甚耗津，表示病情加重；舌苔由燥变润，多为燥热渐退，津液渐复，说明病情好转。

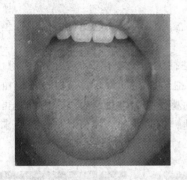
图 23 薄苔

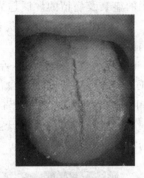
图 24 厚苔

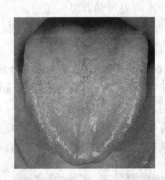
图 25 润苔

[腐腻] 苔厚而颗粒粗大疏松，形如豆腐渣堆积舌面，揩之可去，称为"腐苔"（图28），多因体内阳热有余，蒸腾胃中腐浊之气上泛而成，常见于痰浊、食积，且有胃肠郁热之证。苔质颗粒细腻致密，揩之不去，刮之不脱，上面罩一层不同腻状黏液，称为"腻苔"（图29），多困脾失健运，湿浊内盛，阳气被阴邪所抑制而造成，多见于痰饮、湿浊内停等证。

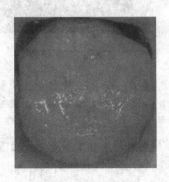
图 26 滑苔

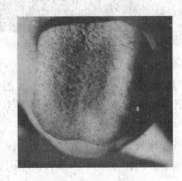
图 27 燥苔

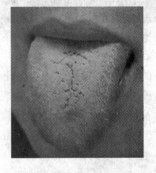
图 28 腐苔

[剥落] 患者舌本有苔，忽然全部或部分剥脱，剥处见底，称剥落苔。若全部剥脱，不生新苔，光洁如镜，称镜面舌、光滑舌（图30），由于胃阴枯竭、胃气大伤、毫无生发之气所致，无论何色，皆属胃气将绝之危候。若舌苔剥脱不全，剥处光滑，余处斑斑驳驳地残存舌苔，称花剥苔（图31），是胃之气阴两伤所致。舌苔从有到无，是胃的气阴不足，正气渐衰的表现；但舌苔剥脱之后，复生薄白之苔，乃邪去正胜，胃气渐复之佳兆。值得注意的是，无论舌苔的增长或消退，都以逐渐转变为佳，倘使舌苔骤长骤退，多为病情暴变征象。

[有根无根] 无论苔之厚薄，若紧贴舌面，似从舌里生出者是为有根苔，又叫真苔（图32），表示病邪虽盛，但胃气未衰；若苔不着实，似浮涂舌上，刮之即去，非如舌上生出者，称为无根苔（图33），又叫假苔，表示胃气已衰。

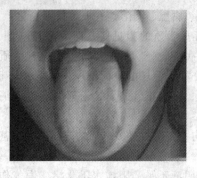

图 29　腻苔

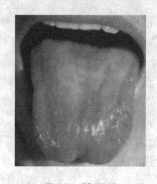

图 30　镜面舌

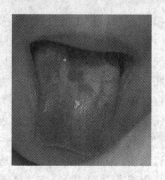

图 31　花剥苔

　　总之，观察舌苔的厚薄，可知病的深浅；舌苔的润燥，可知津液的盈亏；舌苔的腐腻，可知湿浊等情况；舌苔的剥落和有根、无根，可知气阴的盛衰及病情的发展趋势等。

　　（2）苔色　苔色，即舌苔之颜色。一般分为白苔、黄苔、灰苔和黑苔四类及兼色变化，由于苔色与病邪性质有关。所以观察苔色可以了解疾病的性质。

　　[白苔]一般常见于表证、寒证。由于外感邪气尚未传里，舌苔往往无明显变化，仍为正常之薄白苔。若舌淡苔白而湿润，常是里寒证或寒湿证。但在特殊情况下，白苔也主热证。如舌上满布白苔，如白粉堆积，扪之不燥为"积粉苔"（图34），是由外感秽浊不正之气，毒热内盛所致，常见于温疫或内痈。再如苔白燥裂如砂石，扪之粗糙，称"糙裂苔"（图35），皆因湿病化热迅速，内热暴起，津液暴伤，苔尚未转黄而里热已炽，常见于温病或误服温补之药。

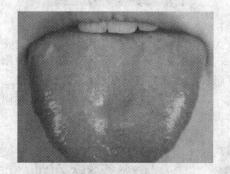

图 32　有根苔

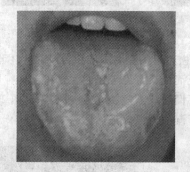

图 33　无根苔

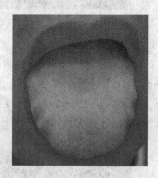

图 34　积粉苔

　　[黄苔]一般主里证、热证。由于热邪熏灼，所以苔现黄色（图36）。淡黄热轻，深黄热重，焦黄热结。外感病，苔由白转黄，为表邪入里化热的征象。若苔薄淡黄，为外感风热表证或风寒化热。或舌淡胖嫩，苔黄滑润者，多是阳虚水湿不化。

　　[灰苔]灰苔即浅黑色（图37）。常由白苔晦暗转化而来，也可与黄苔同时并见。主里证，常见于里热证，也见于寒温证。苔灰而干，多属热炽伤津，可见外感热病，或阴虚火旺，常见于内伤杂病。苔灰而润，见于痰饮内停，或为寒湿内阻。

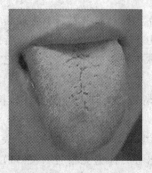

图 35　糙裂苔

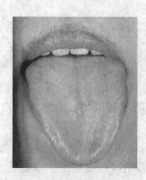

图 36　黄苔

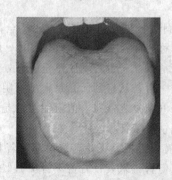

图 37　灰苔

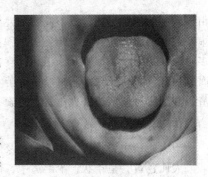

图38　黑苔

[黑苔]多由焦黄苔或灰苔发展而来，一般来讲，所主病证无论寒热，多属危重（图38）。苔色越黑，病情越重。如苔黑而燥裂，甚则生芒刺，为热极津枯；苔黑而燥，一见于舌中者，是肠燥屎结，或胃将败坏之兆；见于舌根部，是下焦热甚；见于舌尖者，是心火自焚；苔黑而滑润，舌质淡白，为阴寒内盛，水湿不化；苔黑而黏腻，为痰湿内阻。

3. 舌质与舌苔的综合诊察　疾病的发展过程，是一个复杂的整体性变化过程，因此在分别掌握舌质、舌苔的基本变化及其主病时，还应同时分析舌质和舌苔的相互关系。一般认为察舌质重在辨正气的虚实，当然也包括邪气的性质；察舌苔重在辨邪气的浅深与性质，当然也包括胃气之存亡。从二者的联系而言，必须合参才能认识全面，无论二者单独变化还是同时变化，都应综合诊察。在一般情况下，舌质与舌苔变化是一致的，其主病往往是各自主病的综合。如里实热证，多见舌红苔黄而干；里虚寒证多舌淡苔白而润。这是学习舌诊的执简驭繁的要领，但是也有二者变化不一致的时候，故更需四诊合参，综合评判。如苔白虽主寒主湿，但若红绛舌兼白干苔，则属燥热伤津，由于燥气化火迅速，苔色尚未转黄，便已入营；再如白厚积粉苔，亦主邪热炽盛，并不主寒；灰黑苔可属热证，亦可属寒证，须结合舌质润燥来辨。有时二者主病是矛盾的，但亦需合看。如红绛色白滑腻苔，在外感属营分有热，气分有湿；在内伤为阴虚火旺，又有痰浊食积。可见学习时可分别掌握，运用时必须综合诊察。

（三）望舌方法与注意事项

望舌要获得准确的结果，必须讲究方式方法，注意一些问题。

1. 伸舌姿势　望舌时要求患者把舌伸出口外，充分暴露舌体。口要尽量张开，伸舌要自然放松，毫不用力，舌面应平展舒张，舌尖自然垂向下唇。

2. 顺序　望舌应循一定顺序进行，一般先看舌苔，后看舌质，按舌尖、舌边、舌中、舌根的顺序进行。

3. 光线　望舌应以充足而柔和的自然光线为好，面向光亮处，使光线直射口内，要避开有色门窗和周围反光较强的有色物体，以免舌苔颜色产生假象。

4. 饮食　饮食对舌象影响也很大，常使舌苔形、色发生变化。由于咀嚼食物反复摩擦，可使厚苔转薄；刚刚饮水，则使舌面湿润；过冷、过热的饮食以及辛辣等刺激性食物，常使舌色改变。此外，某些食物或药物会使舌苔染色，出现假象，称为"染苔"。这些都是因外界干扰导致的一时性虚假舌质或舌苔，与患者就诊时的病变并无直接联系，不能反映病变的本质。因此，临床遇到舌的苔质与病情不符，或舌苔突然发生变化时，应注意询问患者近期尤其是就诊前一段时间内的饮食、服药等情况。

四、望排出物

望排出物是观察患者的分泌物和排泄物，如痰涎、呕吐物、二便、涕唾、汗、泪、带下等。这里重点介绍痰涎、呕吐和二便的望诊，审察其色、质、形、量等变化，以了解有关脏腑的病变及邪气性质。一般排出物色泽清白，质地稀，多为寒证、虚证；色泽黄赤，质地黏稠，形态秽浊不洁，多属热证、实证；如色泽发黑，挟有块物者，多为瘀证。

（一）望痰涎

痰涎是机体水液代谢障碍的病理产物，其形成主要与脾肺两脏功能失常关系密切，故古人说："脾为生痰之源，肺为贮痰之器"。但是与他脏也有关系。临床上分为有形之痰与无形之痰两类，这里所指的是咳唾而出的有形之痰涎。痰黄黏稠，坚而成块者，属热痰。因热邪煎熬津液所致。痰白而清稀，或有灰黑点者，属寒痰。因寒伤阳气，气不化津、湿聚，而为痰。痰白滑而量多，易咯出者，属湿痰。因脾虚不运，水湿不化，聚而成痰，而滑利易出；痰少而黏，难于咳出者，属燥痰。因燥邪伤肺，痰中带血，或咳吐鲜血者，为热伤肺络。口常流稀涎者，多为脾胃阳虚证。口常流黏涎者，多属脾蕴湿热。

（二）望呕吐物

胃中之物上逆自口而出为呕吐物。胃气以降为顺，或胃气上逆，使胃内容物随之反上出口，则成呕吐。

由于致呕的原因不同，故呕吐物的性状及伴随症状亦因之而异。若呕吐物清稀无臭，多是寒呕。多由脾胃虚寒或寒邪犯胃所致。呕吐物酸臭秽浊，多为热呕。因邪热犯胃，胃有实热所致。呕吐痰涎清水，量多，多是痰饮内阻于胃。呕吐未消化的食物，腐酸味臭，多属食积。若呕吐频发频止，呕吐不化食物而少有酸腐，为肝气犯胃所致。若呕吐黄绿苦水，因肝胆郁热或肝胆湿热所致。呕吐鲜血或紫暗有块，夹杂食物残渣，多因胃有积热或肝火犯胃，或素有瘀血所致。

（三）望大便

望大便，主要是察大便的颜色及便质、便量。

大便色黄，呈条状，干湿适中，便后舒适者，是正常大便。大便清稀，完谷不化，或如鸭溏者，多属寒泻。如大便色黄稀清如糜有恶臭者，属热泻。大便色白，多属脾虚或黄疸。

大便燥结者，多属实热证。大便干结如羊屎，排出困难，或多日不便而不甚痛苦者为阴血亏虚。大便如粘冻而夹有脓血且兼腹痛，里急后重者，是痢疾。便黑如柏油，是胃络出血。小儿便绿，多为消化不良的征象。大便下血，有两种情况，如先血后便，血色鲜红的，是近血多见于痔疮出血；若先便后血，血色褐黯的，是远血，多见于胃肠病。

（四）望小便

观察小便要注意颜色，尿质和尿量的变化。

正常小便颜色淡黄，清净不浊，尿后有舒适感。如小便清长量多，伴有形寒肢冷，多属寒证。小便短赤量少，尿量灼热疼痛，多属热证。尿混如膏脂或有滑腻之物，多是膏淋；尿有砂石，小便困难而痛，为石淋。尿中带血，为尿血，多属下焦热盛，热伤血络；尿血，伴有排尿困难而灼热刺痛者，是血淋。尿混浊如米泔水，形体日瘦多为脾肾虚损。

五、望小儿指纹

指纹，是浮露于小儿两手食指掌侧前缘的脉络。观察小儿指纹形色变化来诊察疾病的方法，称为"指纹诊法"，仅适用于三岁以下的幼儿。指纹是手太阴肺经的一个分支，故与诊寸口脉意义相似。

指纹分"风""气""命"三关，即食指近掌部的第一节为"风关"，第二节为"气关"，第三节为"命关"（图39）。

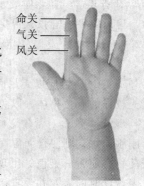

命关 ——
气关 ——
风关 ——

图39　小儿指纹"三关"

（一）望指纹的方法

将患儿抱到向光处，医者用左手的食指和拇指握住患儿食指末端，以右手大拇指在其食指掌侧，从命关向气关、风关直推几次，用力要适当，使指纹更为明显，便于观察。

（二）望指纹的临床意义

正常指纹，络脉色泽浅红兼紫，隐隐于风关之内，大多不浮露，甚至不明显，多是斜形、单支、粗细适中。

1. 纹位变化　纹位是指纹出现的部位。根据指纹在手指三关中出现的部位，以测邪气的浅深，病情的轻重。指纹显于风关附近者，表示邪浅，病轻；指纹过风关至气关者，为邪已深入，病情较重；指纹过气关达命关者，是邪陷病深之兆；若指纹透过风、气、命三关，一直延伸到指甲端者，是所谓"透关射甲"，揭示病情危重。

2. 纹色变化　纹色的变化，主要有红、紫、青、黑、白五色的变化。

纹色鲜红，多属外感风寒；纹色紫红，多主热证；纹色青，主风证或痛证；纹色青紫或紫黑色，是血络闭郁；纹色淡白，多属脾虚。

3. 纹形变化　纹形，即指纹的浅、深、细、粗等变化。

如指纹浮而明显的，主病在表；沉隐不显的，主病在里。纹细而色浅淡的，多属虚证；纹粗而色浓滞的，多属实证。

总之，望小儿指纹的要点就是：浮沉分表里，红紫辨寒热，淡滞定虚实，三关测轻重，纹形色相参，留神仔细看。

第二节　闻　诊

闻诊包括听声音和嗅气味两个方面的内容，是医者通过听觉和嗅觉了解由病体发出的各种异常声音和气味，以诊察病情。闻诊也是一种不可缺少的诊察方法，是医者获得客观体征的一个重要途径。

一、听声音

听声音，主要是听患者言语气息的高低、强弱、清浊、缓急等变化，以及咳嗽、呕吐、呃逆、嗳气等声响的异常，以分辨病情的寒热虚实。

（一）正常声音

健康的声音，虽有个体差异，但发声自然、音调和畅，刚柔相济，此为正常声音的共同特点。由于人们性别、年龄、身体等形质禀赋之不同，正常人的声音亦各不相同，男性多声低而浊，女性多声高而清，儿童则声音尖利清脆，老人则声音浑厚低沉。

声音与情志的变化也有关系。如怒时发声忿厉而急，悲哀则发声悲惨而断续等。这些因一时感情触动而发的声音，也属于正常范围，与疾病无关。

（二）病变声音

病变声音，指疾病反映于声音上的变化。一般来说，在正常生理变化范围之外以及个体差异以外的声音，均属病变声音。

1. 发声异常　　在患病时，若语声高亢洪亮，多言而躁动，多属实证、热证。若感受风、寒、湿诸邪，声音常兼重浊。若语声低微无力，少言而沉静，多属虚证、寒证或邪去正伤之证。

（1）音哑与失音　　语声低而清楚称音哑，发音不出称失音。临床发病往往先见音哑，病情继续发展则见失音，故二者病因病机基本相同，当先辨虚实。新病多属实证，因外感风寒或风热袭肺，或因痰浊壅肺，肺失清肃所致。久病多属虚证，因精气内伤，肺肾阴虚，虚火灼金所致。

（2）鼻鼾　　鼻鼾是指气道不利时发出的异常呼吸声。正常人在熟睡时亦可见鼾声。若鼾声不绝，昏睡不醒，多见于高热神昏或中风入脏之危证。

（3）呻吟、惊呼　　呻吟是因痛苦而发出的声音。呻吟不止是身痛不适。由于出乎意料的刺激而突然发出喊叫声，称惊呼。骤发剧痛或惊恐常令人发出惊呼。小儿阵发惊呼，声尖惊恐，多是肝风内动，扰乱心神之惊风证。

2. 语言异常　　"言为心声"，故语言异常多属心的病变。一般来说，沉默寡言者多属虚证、寒证；烦躁多言者，多属实证、热证。语声低微，时断时续者，多属虚证；语声高亢有力者多属实证。

（1）狂言癫语　　狂言癫语都是患者神志错乱、意识思维障碍所出现的语无伦次。

狂言表现为骂詈歌笑无常，胡言乱语，喧扰妄动，烦躁不安等，主要见于狂证，俗称"武痴""发疯"。患者情绪处于极度兴奋状态，属阳证、热证。多因痰火扰心、肝胆郁火所致。

癫语表现为语无伦次，自言自语或默默不语，哭笑无常，精神恍惚，不欲见人。主要见于癫证，俗称"文痴"。患者精神抑郁不振，属阴证。多因痰浊郁闭或心脾两虚所致。

（2）独语与错语　　独语和错语是患者在神志清醒，意识思维迟钝时出现的语言异常，以老年人或久病之人多见，为心之气血亏虚，心神失养，思维迟钝所致，多见于虚证患者。

独语表现为独自说话，喃喃不休，首尾不续，见人便止。多因心之气血不足，心神失养，或因痰浊内盛，上蒙心窍，神明被扰所致。

错语表现为语言颠倒错乱，或言后自知说错，不能自主，又称为"语言颠倒""语言错乱"。多因肝郁气滞，痰浊内阻，心脾两虚所致。

（3）谵语与郑声　　谵语与郑声均是患者在神志昏迷或朦胧时，出现的语言异常，为病情垂危，失神状态的表现。谵语多因邪气太盛，扰动心神所致，而郑声多是正气大伤，心神失养所致。

谵语表现为神志不清，胡言乱语，声高有力，往往伴有身热烦躁等，多属实证、热证。尤以急性外感热病多见。

郑声表现为神志昏沉，语言重复，低微无力，时断时续。多因心气大伤、神无所依而致。属虚证。

3. 呼吸异常与咳嗽　呼吸异常与咳嗽是肺病常见的症状。肺主呼吸，肺功能正常则呼吸均匀，不出现咳嗽、咯痰等症状。当外邪侵袭或其他脏腑病变影响于肺，就会使肺气不利而出现呼吸异常和咳嗽。

（1）呼吸异常　主要表现为喘、哮、上气、短气、气微、气粗等现象。

喘，又称"气喘"，是指呼吸急促困难，甚至张口抬肩，鼻翼扇动，端坐呼吸，不能平卧的现象。可见于多种急慢性肺脏疾病。喘在临床辨证时，要首先区分虚实。实喘的特点是发病急骤，呼吸困难，声高息涌气粗，唯以呼出为快，甚则仰首目突，脉数有力，多因外邪袭肺或痰浊阻肺所致。虚喘的特点是发病缓慢，呼吸短促，似不相接续，但得引一长息为快，活动后喘促更甚，气怯声低，形体虚弱，倦怠乏力，脉微弱，多因肺之气阴两虚，或肾不纳气所致。

哮，是以呼吸急促，喉中痰鸣如哨为特征。多反复发作，不易痊愈。往往在季节转换、气候变动突然时复发，哮证要注意区别寒热。寒哮又称"冷哮"，多在冬春季节，遇冷而作。因阳虚痰饮内停，或寒饮阻肺所致。热哮，则常在夏秋季节，气候燥热时发作。因阴虚火旺或热痰阻肺所致。

上气是以呼吸气急，呼多吸少为特点，可兼有气息短促，面目浮肿，为肺气不利，气逆于喉间所致。有虚证和实证之分。实证以痰饮阻肺或外邪袭肺多见。虚证以阴虚火旺多见。

短气是以呼吸短促，不相接续为特点，其症似虚喘而不抬肩，似呻吟而无痛楚。多因肺气不足所致。此外，若胸中停饮也可见短气，为水饮阻滞胸中气机，肺气不利而致。

少气是以呼吸微弱，语声低微无力为特点。患者多伴有倦怠懒言，面色不华，于谈话时自觉气不足以言，常深吸一口气后再继续说话，为全身阳气不足之象。

气粗、气微是指患者呼吸时鼻中气息粗糙或微弱，气息粗糙多属实证，为外感六淫之邪或痰浊内盛，气机不利所致；气息微弱多属虚证，为肺肾气虚所致。

（2）咳嗽　是肺病中最常见的症状，是肺失肃降，肺气上逆的表现。"咳"是指有声无痰；"嗽"是指有痰无声，"咳嗽"为有声有痰。现在临床上并不区分，统称为"咳嗽"。咳嗽一症，首当鉴别外感内伤。一般说来，外感咳嗽，起病较急，病程较短，必兼表证，多属实证；内伤咳嗽，起病缓慢，病程较长或反复发作，以虚证居多。咳嗽之辨证，要注意咳声的特点，如咳声紧闷，多属寒湿，咳声清脆多属燥热等。如咳嗽昼甚夜轻者，常为热为燥；夜甚昼轻者，多为肺肾阴亏。若无力作咳，咳声低微者，多属肺气虚。此外，对咳嗽的诊断，还须参考痰的色、量等不同表现和兼见症状以鉴别寒热虚实。

临床上还常见顿咳和犬吠样咳嗽。顿咳又称为"百日咳"，其特点是咳嗽阵作，咳声连续，是痉挛性发作，咳剧气逆则涕泪俱出，甚至呕吐，阵咳后伴有怪叫，其声如"鹭鸶鸣"。顿咳以五岁以下的小儿多见，多发于冬春季节，其病程较长，不易速愈。多因风邪与伏痰搏结。郁而化热，阻遏气道所致。一般地说，初病多属实，久病多属虚，痰多为实，痰少为虚，咳剧有力为实，咳缓声怯为虚。实证顿咳多因风寒犯肺或痰热阻肺所致。虚证顿咳多见肺脾气虚。白喉病则咳声如犬吠，干咳阵作，为疫毒内传，里热炽盛而成。

4. 呕吐嗳气与呃逆　呕吐、嗳气与呃逆均属胃气上逆所致，因病邪影响的部位不同，而见呕吐、嗳气与呃逆等不同表现。

（1）呕吐　又可分呕吐、干呕。有声有物称为呕；有物无声称为吐，如吐酸水、吐苦水等；干呕是指欲吐而无物有声，或仅呕出少量涎沫。临床统称为呕吐。

由于导致胃气上逆的原因不同，故呕吐的声响形态亦有区别，从而可辨病证的寒、热、虚、实。如吐势徐缓，声音微弱者，多属虚寒呕吐；而吐势较急，声音响亮者，多为实热呕吐。虚证呕吐多因脾胃阳虚和胃阴不足所致。实证呕吐多是邪气犯胃、浊气上逆所致。多见于食滞胃脘、外邪犯胃、痰饮内阻、肝气犯胃等证。

（2）嗳气　俗称"打饱嗝"，是气从胃中上逆出咽喉时发出的声音。饱食之后，偶有嗳气不舒病态。嗳气亦当分虚实。虚证嗳气，其声多低弱无力。多因脾胃虚弱所致。实证嗳气，其声多高亢有力，嗳后腹满得减。多为食滞胃脘，肝气犯胃、寒邪客胃而致。

（3）呃逆　俗称"打咯忒"。是胃气上逆，从咽部冲出，发出的一种不由自主的冲击声，为胃气上进，横膈拘挛所致。呃逆临床需分虚、实、寒、热。一般呃声高亢，音响有力的多属实、属热；呃声低沉，气弱无力的多属虚、属寒。实证往往发病较急，多因寒邪直中脾胃或肝火犯胃所致。虚证多因脾肾阳衰或胃阴不足所致。正常人在刚进食后，或遇风寒，或进食过快均可见呃逆，往往是暂时的，大多能自愈。

5. 叹息　又称"太息"，是指患者自觉胸中憋闷而长嘘气，嘘后胸中略舒的一种表现。是因气机不畅所致。以肝郁和气虚多见。

二、嗅气味

嗅气味，主要是嗅患者病体、排出物、病室等的异常气味。以了解病情，判断疾病的寒热虚实。

（一）病体气味

1. 口臭　是指患者张口时，口中发出臭秽之气。多见于口腔本身的病变或胃肠有热之人。口腔疾病致口臭的，可见于牙疳、龋齿或口腔不洁等。胃肠有热致口臭的，多见胃火上炎，宿食内停或脾胃湿热之证。

2. 汗气　因引起出汗的原因不同，汗液的气味也不同。外感六淫邪气，如风邪袭表，或卫阳不足，肌表不固，汗出多无气味。气分实热壅盛，或久病阴虚火旺之人，汗出量多而有酸腐之气。痹证若风湿之邪久羁肌表化热，也可汗出色黄而带有特殊的臭气。阴水患者若出汗伴有"尿臊气"则是病情转危的险候。

3. 鼻臭　是指鼻腔呼气时有臭秽气味。其因有三：一是鼻涕如鼻流黄浊黏稠腥臭之涕、缠绵难愈、反复发作，是鼻渊。二是鼻部溃烂，如梅毒、疠风或癌肿可致鼻部溃烂，而产生臭秽之气。三是内脏病变，如鼻呼出之气带有"烂苹果味"，是消渴病之重症。若呼气带有"尿臊气"，则多见于阴水患者，病情垂危的险症。

4. 身臭　身体有疮疡溃烂流脓水或有狐臭、漏液等均可致身臭。

（二）排出物气味

排出物的气味，患者也能自觉。因此，对于排出物如痰涎、大小便。妇人经带等的异常气味，通过问诊，可以得知。一般而言，湿热或热邪致病，其排出物多混浊而有臭秽、难闻的气味；寒邪或寒湿邪气致病，其排出物多清稀而无特殊气味。

呕吐物气味臭秽，多因胃热炽盛。若呕吐物气味酸腐，呈完谷不化之状，则为宿食内停。

呕吐物腥臭，挟有脓血，可见于胃痈。若呕吐物为清稀痰涎，无臭气或腥气为脾胃有寒。

嗳气酸腐，多因胃脘热盛或宿食停滞于胃而化热。嗳气无臭多因肝气犯胃或寒邪客胃所致。

小便臊臭，其色黄混浊，属实热证。若小便清长，微有腥臊或无特殊气味，属虚证、寒证。

大便恶臭，黄色稀便或赤白脓血，为大肠湿热内盛。小儿大便酸臭，伴有不消化食物，为食积内停。大便溏泻，其气腥者为脾胃虚寒。

矢气败卵味，多因暴饮暴食，食滞中焦或肠中有宿屎内停所致。矢气连连，声响不臭，多属肝郁气滞，腑气不畅。月经或产后恶露臭秽，因热邪侵袭胞宫。带下气臭秽，色黄，为湿热下注。带下气腥，色白，为寒湿下注。

（三）病室气味

病室的气味由病体本身及其排出物等发出。瘟疫病开始即有臭气触人，轻则盈于床帐，重的充满一室。室内有血腥味，多是失血证。室内有腐臭气味，多有溃腐疮疡。室内有尸臭气味，是脏腑败坏。室内有尿臊气，多见于水肿病晚期。室内有烂苹果气味，多见于消渴病。

第三节　问　诊

一、概述

问诊，是医者通过询问患者或陪诊者，了解疾病的发生、发展、治疗经过、现在症状和其他与疾病有关的情况，以诊察疾病的方法。

问诊的目的在于充分收集其他三诊无法取得的与辨证关系密切的资料。如疾病发生的时间、地点、原因或诱因以及治疗的经过、自觉症状，既往健康情况等。这些常是辨证中不可缺少的重要证据之一，掌握了这些情况有利于对疾病的病因、病位、病性做出正确的判断。因而问诊在疾病的诊察中具有重要意义。

问诊是诊察疾病重要方法，是临床诊察疾病的第一步，它可以弥补其他三种诊察方法之不足。在疾病的早期或某些情志致病，患者只有常见症状，如头痛、失眠等，而无明显客观体征，问诊就尤为重要。它能提示病变的重点，有利于疾病的早期诊断。正确的问诊往往能把医生的思维判断引入正确的轨道有利于对疾病做出迅速准确的诊断。对复杂的疾病，也可通过门诊为下一步继续诊察提供线索。一般说来，患者的主观感觉最真切，某些病理信息，目前还不能用仪器测定，只有通过问诊才能获得真实的病情，在辨证中，问诊获得的资料所占比重较大，其资料最全面，最广泛。问诊时要做到恰当准确，简要而无遗漏，应当遵循以下原则。

1. 确定主诉　围绕主诉进行询问。问诊时，应首先明确患者的主诉是什么。因为主诉反映的多是疾病的主要矛盾。抓住了主诉，就是抓住了主要矛盾，然后围绕主要矛盾进行分析归纳，初步得出所有可能出现的疾病诊断，再进一步围绕可能的疾病诊断询问，以便最终得出确定的临床诊断或印象诊断。

2. 问辨结合　即边问边辨。门诊时，不是全部问完之后再综合分析的，而是一边问，一边对患者或陪诊者的回答加以分析辨证，采取类比的方法，与相似证中的各个方面加以对比，缺少哪些情况的证据就再进一步询问那些方面，可以使问诊的目的明确，做到详而不繁，简而不漏，搜集的资料全面准确。问诊结束时，医生的头脑中就可形成一个清晰的印象诊断或结论。

临床问诊时，为了达到预期的目的，还应注意：①医生要注意力集中，抛去其他杂念，认真询问，不可敷衍了事；②医生态度要和蔼可亲，语言要通俗易懂，不用医学术语去问，以取得患者的信任和合作，必要时启发患者回答，但要避免暗示，以求病情真实；③医生要注意患者的心理活动，帮助患者解除精神负担，树立起战胜疾病的信心，不要给患者的精神带来不良影响；④对于危重患者，要以抢救为先，急则治标，对症治疗，不要先求确诊再行治疗，以免贻误时机，造成医疗事故。

二、问诊的内容

主要包括一般项目、主诉和病史、现在症状等。

（一）问一般项目

问一般项目，包括姓名、性别、年龄、民族、职业、婚否、籍贯、现单位、现住址等。

询问和记录一般项目，可以加强医患联系，追访患者，对患者诊治负责。同时也可做为诊断疾病的参考。性别不同，则疾病不一。男子可有遗精、早泄、阳痿等病；妇女可有经、带、胎、产等病。年龄不同，发病亦多有不同，如麻疹、水痘、百日咳等病多见于小儿。同一疾病，因年龄不同而有虚实差异。一般来说，青壮年气血充足，患病多实证；老年人气血衰，患病多虚证。问职业可帮助了解某些病的病因，如水中作业，易中湿邪，还可了解某些职业病，如铅中毒、硅毒等。问其婚否？女子已婚可了解有无妊娠、妊娠病及生产史，男子已婚可有男性机能衰退与过亢等病。问籍贯、住址可以了解地方病。以上这些都是诊断及治疗上的重要参考资料。

（二）问主诉和病史

1. 主诉　主诉是患者就诊时陈述其感受最明显或最痛苦的主要症状及其持续的时间。主诉通常是患者就诊的主要原因，也是疾病的主要矛盾。准确的主诉可以帮助医生判断疾病的大致类别，病情的轻重缓急。并为调查、认识、分析、处理疾病提供重要线索，具有重要的诊断价值。

主诉包括不同时间出现的几个症状时，则应按其症状发生的先后顺序排列。一般主诉所包含的症状只能是一个或两三个，不能过多。记录主诉时，文字要准确、简洁明了，不能烦琐、笼统、含糊其辞；不能使用正式病名做为主诉；不能记录疾病演变过程。

2. 现病史

（1）现病史包括　疾病（主诉所述的疾病）从起病之初到就诊时病情演变与诊察治疗的全部过程，以及就诊时的全部自觉症状。

（2）起病情况　要询问起病的环境与时间，自觉有无明显的起病原因或诱因，是否有传染病接触史，起病的轻重缓急，疾病初起的症状及其部位、性质、持续时间及程度等。

（3）病情演变过程　要按时间顺序询问从起病到就诊时病情发展变化的主要情况，症状的性质、部位、程度有无明显变化，其变化有无规律性，影响变化的原因或诱因是否存在，病情演变有无规律性，其总的趋势如何。

（4）诊察治疗过程　要询问起病之初到就诊前的整个过程中所做过的诊断与治疗情况。疾病初起曾到何处就医，做过何种检查，检查结果如何，诊为何病，做何治疗，服用何药物以及剂量、用法、时间、效果如何，有无出现其他不良反应等。以上都应重点扼要地加以记录。

（5）现在症状　要询问这次就诊的全部自觉症状，这是问诊的主要内容，将另列于后详述。

现病史，是整个疾病史的主要组成部分，了解现病史，可以帮助医生分析病情，摸索疾病的规律，为确定诊断提供依据方面有着重要意义。问发病时间，往往可以判断目前疾病的性质是属表还是属里，是属实，还是属虚。问发病原因或诱因，常可推测致病的病因与疾病的性质，如寒热湿燥等。有传染病接触史，常可为某些传染病的诊断提供依据，如白喉、麻疹、痢疾等。问清疾病的演变过程，可以了解邪正斗争的情况。对机体正气的盛衰、预后的良恶等情况做出初步的判断。问清疾病的诊察治疗过程，可为目前疾病诊断提供依据，为进一步提供线索，也是决定治疗的重要参考。

3. 既往、生活、家族史

（1）既往史　既往史包括既往健康状况，曾患过何种主要疾病（不包括主诉中所陈述的疾病），其诊治的主要情况，现在是否痊愈，或留有何种后遗症，是否患过传染病。有无药物或其他过敏史。对小儿还应注意询问既往预防接种情况。既往的健康与患病情况常常与现患疾病有一定的联系，可作为诊断现有疾病的参考。

（2）生活史　生活史包括患者的生活习惯、经历、饮食嗜好、劳逸起居、工作情况等。生活经历，应询问出生地、居住地及时间较长的生活地区，尤其是注意有地方病或传染病流行的地区。还应询问精神状况如何，是否受到过较大精神刺激。并问其生活习惯，饮食嗜好，有无烟酒等其他嗜好。妇女应询问月经及生育史。工作劳逸，应询问劳动性质、强度、作息时间是否正常等。

生活史中的生活经历、习惯、工作情况等社会因素对患者的疾病都可能有一定的影响，分析这些情况可为辨证论治提供一定的依据。饮食的嗜欲，常可导致脏气的偏胜偏衰。精神状态的变化，常常是引起某些情志病的原因。过劳易伤肾，久逸易伤脾，起居失常，多扰动于心而出现各自的疾病反应。

（3）家族病史　家族病史，是指患者直系亲属或者血缘关系较近的旁系亲属的患病情况，有无传染性疾病或遗传性疾病。许多传染病的发生与生活密切接触有关，如肺痨病等。有些遗传性疾病则与血缘关系密切，如杨梅性病等。或近血缘结婚，而出现的体质衰弱、精神迟呆等。

（三）问现在症状

问现在症状，是指询问患者就诊时的全部症状。

症状是疾病的反映，是临床辨证的主要根据。通过问诊掌握患者的现在症状，可以了解疾病目前的主要矛盾，并围绕主要矛盾进行辨证，从而揭示疾病的本质，对疾病做出确切的判断。因此，问现在症状是问诊中重要的一环。为求问诊全面准确，无遗漏，一般是以张景岳《十问歌》为顺序。

附：《十问歌》

一问寒热二问汗，三问头身四问便，五问饮食六问胸，七聋八渴俱当辨，九问旧病十问因，再兼服药参机变；妇女尤必问经期，迟速闭崩皆可见；再添片语告儿科，天花麻疹全占验。

1. 问寒热　问寒热是询问患者有无冷与热的感觉。寒，即怕冷的感觉；热，即发热。患者体温高于正常，或者体温正常，但全身或局部有热的感觉，都称为发热。寒热的产生，主要取决于病邪的性质和机体的阴阳盛衰两个方面。因此，通过问患者寒热感觉可以辨别病变的寒热性质和阴阳盛衰等情况。

寒与热是临床常见症状，问诊时应注意询问患者有无寒与热的感觉，二者是单独存在还是同时并见，还要注意询问寒热症状的轻重程度、出现的时间、持续时间的长短、临床表现特点及其兼症等。临床常见的寒热症状有以下 4 种情况。

（1）但寒不热　在通常的情况下，患者只有怕冷的感觉而无发热者，即为但寒不热。可见于外感病初起尚未发热之时，或者寒邪直中脏腑经络，以及内伤虚证等。根据患者怕冷感觉的不同特点，临床又分别称为恶风、恶寒、寒战、畏寒等。

恶风是患者遇风则有怕风战抖的感觉，避风则缓。多为外感风邪所致。风邪在表，卫分受损，则失其温分肉司开阖的作用，故遇风有冷感而避之可缓。此外，恶风还可见于素体肺卫气虚肌表不固者。

恶寒是患者时时觉冷，虽加衣覆被近火取暖仍不能解其寒。多为外感病初起，卫气不能外达，肌表失其温煦而恶寒。此时虽加及衣火，仍不能使肌体的阳气宣达于表，故得温而寒冷感无明显缓解。可见于多种外感病的初期阶段，病性多属于实。

寒战患者恶寒的同时伴有战栗者，称为寒战，是恶寒之甚。其病机、病性与恶寒同。

应注意，外感病中恶风、恶寒、寒战症状独立存在的时间很短，很快就会出现发热症状，称为恶寒发热或寒热往来。亦有少数病例存在时间较长，一般亦必然会出现发热。这些对于掌握疾病的进程有一定帮助。

畏寒是患者自觉怕冷，但加衣被近火取暖可以缓解，称为畏寒，多为里寒证。机体内伤久病，阳气虚于内。或寒邪过盛，直中于里损伤阳气，温煦肌表无力而出现怕冷的感觉。此时若加衣近火，防止阳气的耗散，或以热助阳，使阳气暂时恢复，肌表得温，畏寒即可缓解。

（2）但热不寒　患者但觉发热而无怕冷的感觉者，称为但热不寒。可见于里热证，由于热势轻重、时间长短及其变化规律的不同，临床上有壮热、潮热、微热之分。

壮热即患者身发高热（体温超过39℃），持续不退，属里实热证。为风寒之邪入里化热或温热之邪内传于里，邪盛正实，交争剧烈，里热炽盛，蒸达于外所致。

潮热即患者定时发热或定时热甚，有一定规律，如潮汐之有定时。外感与内伤疾病中皆可见有潮热。由于潮热的热势高低、持续时间不同，临床上又有以下三种情况：①阳明潮热，多见于《伤寒论》中的阳明腑实证，故称阳明潮热，其特点是热势较高，热退不净，多在日晡时热势加剧，因此又称日晡潮热，是由邪热蕴结胃肠，燥屎内结而致，病在阳明胃与大肠；②湿温潮热，多见于"温病"中的湿温病，故称湿温潮热，其特点是患者虽自觉热甚，但初按肌肤多不甚热，扪之稍久才觉灼手，临床上又称之为"身热不扬"，多在午后热势加剧，退后热不净，是湿热病特有的一种热型，亦属潮热的范畴；③阴虚潮热，多见于阴虚证候之中，其特点是午后或夜间发热加重，热势较低，往往仅能自我感觉，体温并不高，多见胸中烦热，手足心发热，故又称"五心烦热"，严重者有热自骨髓向外透发的感觉，则称为"骨蒸潮热"，是由各种原因致阴液亏少，虚阳偏亢而生内热。

微热即患者发热时间较长，热势较轻微，体温一般不超过38℃，又称长期低热。可见于温病后期，内伤气虚、阴虚、小儿夏季热等病证中。温病后期，余邪未清，余热留恋，患者出现微热持续不退。由气虚而引起的长期微热，又称为气虚发热。其特点是长期发热不止，热势较低，劳累后发热明显增重。其主要病机是因脾气虚，中气不足，无力升发敷布阳气，阳气不能宣泄而郁于肌表，故发热。劳则气耗，中气益虚，阳气更不得敷布，故郁热加重。小儿在气候炎热时发热不已，至秋凉时不治自愈，亦属微热。是小儿气阴不足（体温调节机能尚不完善），不能适应夏令炎热气候所致。

（3）恶寒发热　恶寒与发热感觉并存称恶寒发热。它是外感表证的主要症状之一。出现恶寒发热症状的病理变化，是外感表证初起，外邪与卫阳之气相争的反应。外邪束表，郁遏卫阳，肌表失煦，故恶寒。卫阳失宣，郁而发热。如果感受寒邪，可导致束表遏阳之势加重，恶寒症状显著；感受热邪，助阳而致阳盛，发热症状显著。

询问寒热的轻重不同表现，常可推断感受外邪的性质。如恶寒重，发热轻，多属外感风寒的表寒证。发热重，恶寒轻。多属外感风热的表热证。恶寒、发热，并有恶风、自汗、脉浮缓，多属外感表虚证。恶寒发热，兼有头痛、身痛、无汗、脉浮紧是外感表实证。有时根据寒热的轻重程度，亦可推测邪正盛衰。一般地说，邪轻正盛，恶寒发热皆轻；邪盛正实，恶寒发热皆重；邪盛正虚，恶寒重，发热轻。

（4）寒热往来　患者恶寒与发热交替发作，其寒时自觉寒而不热，其热时自觉热而不寒。界线分明，一日一发或一日数发，可见于少阳病、温病及疟疾。

外邪侵入机体，在由表入里的过程中，邪气停留于半表半里之间，既不能完全入里，正气又不能抗邪外出，此时邪气不太盛，正气亦未衰，正邪相争处于相持阶段，正胜邪弱则热，邪胜正衰则寒，一胜一负，一进一退，故见寒热往来。

2. 问汗　汗是津液所化生的，在体内为津液，经阳气蒸发从腠理外泄于肌表则为汗液。

正常人在过劳、运动剧烈、环境或饮食过热、情绪紧张等情况下皆可以出汗，这属于正常现象。发生疾病时，各种因素影响了汗的生成与调节，可引起异常出汗。发病时出汗也有两重性，一方面出汗可以排出致病的邪气，促进机体恢复健康，是机体抗邪的正常反应。另一方面汗为津液所生，过度的出汗可以耗伤津液，导致阴阳失衡的严重后果。问汗时要询问患者有无出汗、出汗的时间、部位、汗量有多少、出汗的特点、主要兼症以及出汗后症状的变化。常见有以下几种情况：

（1）无汗 外感内伤，新病久病都可见有全身无汗。外感病中，邪郁肌表，气不得宣，汗不能达，故无汗。属于卫气的调节功能失常。当邪气入里，耗伤营阴，亦无汗，属于津枯，而汗液生成障碍。内伤久病，无汗，病机复杂，可为肺气失于宣达，为汗的调节功能障碍；亦可为血少津亏，汗失生化之源，故无汗。

（2）有汗 病理上的发汗，有多种情况。凡营卫不密，内热壅盛，阴阳失调，皆可引起出汗的异常而有汗。询问出汗的时间与汗量的多少，病程的长短，常能判断疾病在表在里，阴阳或盛或衰以及预后的良恶。

如患者有汗，病程短，伴有发热恶风等症状，属太阳中风表虚证，是外感风邪所致。

患者若大汗不已，伴有蒸蒸发热，面赤、口渴饮冷，属实热证。是里热炽盛，蒸津外泄，故汗出量多。此时邪气尚实，正气未虚，正邪相搏，汗出不止，汗出愈多，正气愈伤。

若冷汗淋漓，或汗出如油，伴有呼吸喘促，面色苍白，四肢厥冷，脉微欲绝。此时汗出常称为"脱汗""绝汗"。是久病重病正气大伤，阳气外脱，津液大泄，为正气已衰，阳亡阴竭的危候，预后不良。

白天经常汗出不止，活动后尤甚，称为自汗。常常伴有神疲乏力，气短懒言或畏寒肢冷等症状，多因阳虚或气虚不能固护肌表，腠理疏松，玄府不密，津液外泄所致。因活动后阳气敷张外散，使气更虚，故出汗加重。因此，自汗多见于气虚或阳虚证。

患者经常睡则汗出，醒则汗止，称为盗汗。多伴有潮热、颧红、五心烦热、舌红脉细数等症，属阴虚。阴虚则虚热内生，睡时卫阳入里，肌表不密，虚热蒸津外泄，故盗汗出。醒后卫阳出表，玄府密闭，故汗止。

患者，先恶寒战栗，表情痛苦，辗转挣扎，继而汗出者，称为战汗。多见外感热病的过程中，邪正相争剧烈之时，是疾病发展的转折点。战汗是邪正交争的表现，多属邪盛正虚，一旦阳气来复，邪正剧争，就可出现战汗。战汗的转归，一为汗出病退，脉静身凉，烦渴顿除，此为正气胜于邪气，病渐转愈，属佳象；一为战汗之后热势不退，症见烦躁，脉来急疾。此为正气虚弱，不能胜邪，而热复内陷，疾病恶化，属危象。

（3）局部汗 头汗指患者仅头部或头颈部出汗较多，亦叫"但头汗出"，头汗多因上焦邪热或中焦湿热上蒸，逼津外泄；或病危虚阳浮越于上所致。半身汗指半侧身体有汗，或半侧身体经常无汗，或上或下，或左或右，可见于中风先兆、中风证、痿证、截瘫等病，多因患侧经络闭阻，气血运行不调所致。手足汗指手心、足心出汗较多，多因热邪郁于内或阴虚阳亢，逼津外出而达于四肢所致。

3. 问周身 问周身，就是询问患者周身有无疼痛与其他不适。临床可按从头至足的顺序，逐一进行询问。

（1）问疼痛 疼痛是临床常见的一种自觉症状，各科均可见到。问诊时，应问清疼痛产生的原因、性质、部位、时间、喜恶等。

引起疼痛的原因很多，有外感有内伤，其病机有虚有实。其中因不通则痛者，属实证，不荣则痛者属虚证。

由于引起疼痛的病因病机不同，其疼痛的性质亦不同，临床可见如下几类：①胀痛，痛且有胀感，为胀痛，在身体各部位都可以出现，但以胸胁、胃脘、腹部较为多见，多因气机郁滞所致；②刺痛，疼痛如针刺，称为刺痛，其特点是疼痛的范围较小，部位固定不移，多因瘀血所致，全身各处均可出现刺痛症状，但以胸胁、胃脘、小腹、少腹部最为多见；③绞痛，痛势剧烈如绞割者，称为绞痛，其特点是疼痛、有剜、割、绞结之感，疼痛难以忍受，多为有形实邪突然阻塞经络闭阻气机，或寒邪内侵，气机郁闭，导致血流不畅而成，可见于心血瘀阻的心痛、蛔虫上窜或寒邪内侵胃肠引起的脘腹痛等；④窜痛，疼痛部位游走不定或走窜攻痛称为窜痛，其特点是痛处不固定，或者感觉不到确切的疼痛部位，多为风邪留着机体的经络关节，阻滞气机，产生疼痛，气无形而喜通畅，气滞为痛，亦多见窜痛，可见于风湿痹证或气滞证；⑤掣痛，痛处有抽掣感或同时牵引他处而痛，称为掣痛，其特点是疼痛多呈条状或放射状，或有起止点，有牵扯感多由筋脉失养或经络阻滞不通所致，可见于胸痹、肝阴虚、肝经实热等证；⑥灼痛，痛处有烧灼感，称灼痛，其特点是感觉痛处发热，如病在浅表，有时痛处亦可触之觉热，多喜冷凉，多由火热之邪窜入经络，或阴虚阳亢，虚热灼于经络所致，可见于肝火犯络两胁灼痛、胃阴不足脘部灼痛及外科疮疡等证；

⑦冷痛，痛处有冷感，称冷痛，其特点是感觉痛处发凉，如病在浅表，有时触之亦觉发凉，多喜温热，多因寒凝筋脉或阳气不足而致；⑧重痛，疼痛伴有沉重感，称重痛，多见于头部、四肢及腰部，多因湿邪困阻气机而致，多见于湿证；⑨空痛，痛而有空虚之感，称空痛，其特点是疼痛有空旷轻虚之感，喜温喜按，多为精血不足而致，可见于阳虚、阴虚、血虚或阴阳两虚等证；⑩隐痛，痛而隐隐，绵绵不休，称隐痛，其特点是痛势较轻，可以耐受，隐隐而痛，持续时间较长，多因气血不足，或阳气虚弱，导致经脉气血运行滞涩所致。

询问疼痛的部位头痛，如胸痛、胁痛、胃脘痛、腹痛、腰痛、背痛、四肢痛、周身痛，可以判断疾病的位置及相应经络脏腑的变化情况。

整个头部或头的前后、两侧部位的疼痛，皆称头痛。无论外感内伤皆可引起头痛。外感多由邪犯脑府，经络郁滞不畅所致，属实。内伤多由脏腑虚弱，清阳不升，脑府失养，或肾精不足，髓海不充所致，属虚。脏腑功能失调产生的病理产物如痰饮、瘀血阻滞经络所致的疼痛，则或虚或实，或虚实夹杂。凡头痛较剧，痛无休止，并伴有外感表现者，为外感头痛。如头重如裹，肢重者属风湿头痛。凡头痛较轻，病程较长，时痛时止者，多为内伤头痛。如头痛隐隐，过劳则甚，属气虚头痛。如头痛隐隐，眩晕面白，属血虚头痛。头脑空痛，腰膝酸软，属肾虚头痛。如头痛晕沉，自汗便溏属脾虚头痛。凡头痛如刺，痛有定处，属血瘀头痛。凡头痛如裹，泛呕眩晕，属痰浊头痛。凡头胀痛，口苦咽干，属肝火上炎头痛。凡头痛，恶心呕吐，心下痞闷，食不下，属食积头痛。头部不同部位的疼痛，一般与经络分布有关，如头项痛属太阳经病，前额痛属阳明经病，头侧部痛属少阳经病，头顶痛属厥阴经病，头痛连齿属少阴经病。

胸痛是指胸部正中或偏侧疼痛的自觉症状。胸居上焦，内藏心肺，所以胸病以心肺病变居多。胸病总由胸部气机不畅所致。胸痛、潮热盗汗，咳痰带血者，属肺阴虚证，因虚火灼伤肺络所致。胸痛憋闷，痛引肩臂者，为胸痹，多因心脉气血运行不畅所致，可见于闷阳不足，痰浊内阻或气虚血瘀等证。胸背彻痛剧烈、面色青灰、手足青至节者，为真心痛，是因心脉急骤闭塞不通所致。胸痛、壮热面赤，喘促鼻煽者，为热邪壅肺，肺失宣降所致。胸痛、潮热盗汗，咳痰带血者，属肺阴虚证，因虚火灼伤肺络所致。胸闷咳喘，痰白量多者，属痰湿犯肺，因脾虚聚湿生痰，痰浊上犯所致。胸胀痛，走窜、太息易怒者，属肝气郁滞。因情志郁结不舒，胸中气机不利所致。胸部刺痛、固定不移者，属血瘀。

胁痛是指胁一侧或两侧疼痛。因胁为肝胆所居，又是肝胆经脉循行分布之处。故胁痛多属肝胆及其经脉的病变。胁胀痛、太息易怒者，多为肝气郁结所致。胁肋灼痛，多为肝火郁滞。胁肋胀痛，身目发黄，多为肝胆湿热蕴结，可见于黄疸病。胁部刺痛、固定不移，为瘀血阻滞，经络不畅所致。胁痛，患侧肋间饱满，咳唾引痛是饮邪停留于胸胁所致，可见于悬饮病。

胃脘痛即指胃痛而言，包括整个胃体。胃上口贲门称上脘，胃下口幽门称下脘，界于上下口之间的胃体称中脘。凡寒、热、食积、气滞等病因及机体脏腑功能失调累及于胃，皆可影响胃的气机通畅，而出现疼痛症状。胃脘痛的性质不同，其致病原因也不同。如胃脘冷痛，疼势较剧，得热痛减，属寒邪犯胃。胃脘灼痛，多食善饥，口臭便秘者，属胃火炽盛。胃脘胀痛，嗳气不舒，属胃腑气滞，多是肝气犯胃所致。胃脘刺痛，固定不移，属瘀血胃痛。胃脘胀痛，嗳腐吞酸，厌食为食滞胃脘。胃脘隐痛，呕吐清水，属胃阳虚。胃脘灼痛嘈杂，饥不欲食，属胃阴虚。

腹部范围较广，可分为大腹、小腹、少腹三部分。脐周围称为脐腹，属脾与小肠。脐以上统称大腹，包括脘部、左上腹、右上腹，属脾胃及肝胆。脐以下为小腹，属膀胱、胞宫、大小肠。小腹两则为少腹，是肝经经脉所过之处。根据腹痛的不同部位，可以测知疾病所在脏腑。根据腹痛的不同性质可以确定病因病性的不同。如大腹隐痛、便溏、喜温喜按，属脾胃虚寒。小腹胀痛，小便不利多为癃闭，病在膀胱。小腹刺痛，小便不利，为膀胱蓄血。少腹冷痛，牵引阴部，为寒凝肝脉。绕脐痛，起包块，按之可移者，为虫积腹痛。凡腹痛暴急剧烈、胀痛、拒按，得食痛甚者，多属实证。凡腹痛徐缓、隐痛、喜按、得食痛减者，多属虚证。凡腹痛得热痛减者，多属寒证。凡腹痛，痛而喜冷者，多属热证。

根据腰痛的性质可以判断致病的原因。如腰部冷痛，以脊骨痛为主，活动受限，多为寒湿痹证。腰部冷痛，小便清长，属肾虚。腰部刺痛，固定不移，属闪挫跌仆瘀血。根据疼痛的部位，可判断邪留之处。如腰脊骨痛，多病在骨；如腰痛以两侧为主，多病在肾；如腰脊痛连及下肢者，多病在下肢经脉。腰痛连腹，绕如带状，多病在带脉。

根据背痛的部位及性质，可以判断疼痛的病位和病因。如背痛连及头项，伴有外感表证，是风寒之邪客于太阳经；背冷痛伴畏寒肢冷，属阳虚；脊骨空痛，不可俯仰，多为精气亏虚，督脉受损。

四肢痛多由风寒湿邪侵犯经络、肌肉、关节，阻碍其气血运行所致。亦有因脾虚、肾虚者。根据疼痛的部位及性质可以判断病变的原因、部位。如四肢关节痛、窜痛，多为风痹；四肢关节痛，周身困重多为湿痹；四肢关节疼痛剧烈，得热痛减为寒痹。四肢关节灼痛，喜冷，或有红肿，多为热痹；如足跟或胫膝隐隐而痛，多为肾气不足。

周身痛是指四肢、腰背等处皆有疼痛感觉。根据疼痛的性质及久暂，可判断病属外感或内伤。如新病周身酸重疼痛，多伴有外感表证，属外邪束表；若久病卧床周身疼痛，属气血亏虚，经脉不畅。

（2）问周身其他不适　是指询问周身各部，如头、胸胁腹等处，除疼痛以外的其他症状。常见的周身其他不适症状有头晕、目眩、目涩、视力减退、耳鸣、耳聋、重听、胸闷、心悸、腹胀、麻木等。临床问诊时，要询问有无其他不适症状及症状产生有无明显诱因、持续时间长短、表现特点、主要兼症等。

头晕是指患者自觉视物昏花旋转，轻者闭目可缓解，重者感觉天旋地转，不能站立，闭目亦不能缓解。因外邪侵入或脏腑功能失调引起经络阻滞，清阳之气不升或风火上扰，造成邪干脑府或脑府失养而头晕。临床常见风火上扰头晕；阴虚阳亢头晕，心脾血虚头晕，中气不足头晕，肾精不足头晕和痰浊中阻头晕等。

目痛而赤，属肝火上炎；目赤肿痛，羞明多眵，多属风热；目痛较剧，伴头痛，恶心呕吐，瞳孔散大，多是青光眼；目隐隐痛，时作时止，多为阴虚火旺。目眩是指视物昏花迷乱，或眼前有黑花闪烁，流萤幻视的感觉，多因肝肾阴虚，肝阳上亢，肝血不足，或气血不足，目失所养而致。目涩指眼目干燥涩滞，或似有异物入目等不适感觉，伴有目赤、流泪，多属肝火上炎所致，若伴久视加重，闭目静养减轻，多属血虚阴亏。雀目指一到黄昏视物不清，至天明视觉恢复正常的叫雀目，又称夜盲，多因肝血不足或肾阴损耗，目失所养而成。

耳鸣指患者自觉耳内鸣响，如闻蝉鸣或潮水声，或左或右，或两侧同时鸣响，或时发时止，或持续不停，称为耳鸣。临床有虚实之分，若暴起耳鸣声大，用手按而鸣声不减，属实证，多因肝胆火盛所致；渐觉耳鸣，声音细小，以手按之，鸣声减轻，属虚证，多由肾虚精亏，髓海不充，耳失所养而成。

耳聋即患者听觉丧失的症状，常由耳鸣发展而成。新病突发耳聋多属实证，因邪气蒙蔽清窍，清窍失养所致，渐聋多属虚证，多因脏腑虚损而成。一般而言，虚证多而实证少，实证易治，虚证难治。

重听是听声音不清楚，往往引起错觉，即听力减退的表现。多因肾虚或风邪外入所致。

胸闷指胸部有堵塞不畅，满闷不舒的感觉，称为胸闷，亦称"胸痞""胸满"，多因胸部气机不畅所致。由于可造成胸部气机不畅的原因很多，因此，胸闷一症可出现于多种病证之中。

心悸怔忡指在正常的条件下，患者即自觉心跳异常，心慌不安，不能自主，称为心悸。若因惊而悸称为惊悸。心悸多为自发，惊悸多因惊而悸。怔忡是心悸与惊悸的进一步发展，心中悸动较剧、持续时间较长，病情较重。引起心悸的原因很多，主要是造成心神浮动所致。如心阳亏虚，鼓动乏力；气血不足，心失所养；阴虚火旺，心神被扰；水饮内停，上犯凌心；痰浊阻滞，心气不调；气滞血瘀，扰动心神等皆可使心神不宁而出现心悸、惊悸、或怔忡的症状。

腹胀是指腹部饱胀，满闷，如有物支撑的感觉，或有腹部增大的表现。引起腹胀的病因很多，其证有虚、有实、有寒、有热。其病机却总以气机不畅为主，虚则气不运，实则气郁滞。实证可见于寒湿犯胃，阳明腑实、食积胃肠、肝气郁滞、痰饮内停等证。虚证多见脾虚。腹部的范围较广，不同部位之腹胀揭示不同病变。如上腹部胀，多属脾胃病变，小腹部胀，多属膀胱病变，胁下部胀，多属肝胆病变。

麻木是指知觉减弱或消失的一种病证。多见于头面四肢部。可因气血不足或风痰湿邪阻络、气滞血瘀等引起。其主要病机为经脉失去气血营养所致。

4. 问饮食与口味　包括询问口渴、饮水、进食、口味等几个方面。应注意有无口渴、饮水多少、喜冷喜热、食欲情况、食量多少，食物的善恶、口中有无异常的味觉和气味等情况。

（1）问口渴与饮水　询问患者口渴与饮水的情况，可以了解患者津液的盛衰和输布情况以及病证的寒热虚实。

口不渴为津液未伤，见于寒证或无明显热邪之证。

口渴总由津液不足或输布障碍所致。临床可见如下情况：①口渴多饮，即患者口渴明显，饮水量多，是津液大伤的表现，多见于实热证，消渴病及汗吐下后；②渴不多饮，即患者虽有口干或口渴感觉，但又不想喝水或饮水不多，是津液轻度损伤或津液输布障碍的表现，可见于阴虚、湿热、痰饮、瘀血等证。

临床上口渴与饮水的辨证应根据口渴的特点、饮水的多少和有关兼症来加以综合分析。

（2）问食欲与食量　询问患者的食欲与食量，可以判断患者脾胃功能的强弱，疾病的轻重及预后。

食欲减退，又称"纳呆""纳少"，即患者不思进食。厌食又称恶食即厌恶食物。不思饮食与厌恶食物，大体上有两种情况，一是不知饥饿不欲食，二是虽饥亦不欲食或厌恶食物。二者病机均属脾胃不和消化吸收功能减弱所致。食欲减退指患者不欲食，食量减少，多见于脾胃气虚、湿邪困脾等证。厌食多因伤食而致，若妇女妊娠初期，厌食呕吐者，为妊娠恶阻。饥不欲食是患者感觉饥饿而又不想进食，或进食很少，亦属食欲减退范畴，可见于胃阴不足证。

多食易饥是患者食欲亢进，食量较多，食后不久即感饥饿，又称为"消谷善饥"，临床多伴有身体逐渐消瘦等症状。可见于胃火亢盛、胃强脾弱等证。亦可见于消渴病。总由胃的腐熟太过而致。

偏嗜是指嗜食某种食物或某种异物。其中偏嗜异物者，又称异嗜，若小儿异嗜，喜吃泥土、生米等异物，多属虫积。若妇女已婚停经而嗜食酸味，多为妊娠。

询问食欲与食量时，还应注意进食情况如何。如患者喜进热食，多属寒证；喜进冷食多属热证。进食后稍安，多属虚证；进食后加重，多属实证或虚中夹实证。疾病过程中，食欲渐复，表示胃气渐复，预后良好；反之，食欲渐退，食量渐减，表示胃气渐衰，预后多不良。若病重不能食，突然暴食，食量较多，是脾胃之气将绝的危象，称"除中"。实际上是中气衰败，死亡前兆，属"回光返照"的一种表现。

（3）口味　口味是指患者口中的异常味觉。口淡乏味，多因脾胃气虚而致。口甜，多见于脾胃湿热证。口黏腻，多属湿困脾胃。口中泛酸，可见于肝胆蕴热证。若口中酸腐，多见于伤食证。口苦，属热证的表现，可见于火邪为病和肝胆郁热之证。口咸，多属肾病及寒证。

5. 问二便　问二便，是询问患者大小便的有关情况，如大小便的性状、颜色、气味、便量多少、排便的时间、两次排便的间隔时间、排便时的感觉及排便时伴随症状等。询问二便的情况可以判断机体消化功能的强弱，津液代谢的状况，同时也是辨别疾病的寒热虚实性质的重要依据。

有关二便的性状、量、味，已分别在望诊、闻诊中叙述。这里介绍二便的次数、量的多少、排便时的异常感觉及排便时间等。

（1）问大便　健康人一般一日或两日大便一次，为黄色成形软便，排便顺利通畅，如受疾病的影响，其消化功能失职则有黏液及未消化食物等粪便。气血津液失调，脏腑功能失常，即可使排便次数和排便感觉等出现异常。

便次异常，是排便次数增多或减少，超过了正常范围，有便秘与泄泻之分。便秘即大便秘结，指粪便在肠内滞留过久，排便间隔时间延长，便次减少，通常在四至七天以上排便一次，称为便秘，其病机总由大肠传导功能失常所致，可见于胃肠积热，气机郁滞、气血津亏、阴寒凝结等证。溏泻又称便溏或泄泻，即大便稀软不成形，甚则呈水样，排便间隔时间缩短，便次增多，日三四次以上，总由脾胃功能失调、水停肠道、大肠传导亢进所致，可见于脾虚、肾阳虚、肝郁乘脾、伤食、湿热蕴结大肠，感受外邪等证。

排便感觉异常是指排便时有明显不适感觉，病因病机不同，产生的感觉亦不同。肛门灼热是指排便时肛门有烧灼感，其病机由大肠湿热蕴结而致，可见于湿热泄泻、暑湿泄泻等证。排便不爽即腹痛且排便不通畅爽快，而有滞涩难尽之感，多由肠道气机不畅所致，可见于肝郁犯脾、伤食泄泻、湿热蕴结等证。里急后重即腹痛窘迫，时时欲泻，肛门重坠，便出不爽，紧急而不可耐，称里急；排便时，便量极少，肛门重坠，便出不爽，或欲便又无，称后重，二者合而称之里急后重，是痢疾病证中的一个主症，多因湿热之邪内阻，肠道气滞所致。滑泻失禁即久泻不愈，大便不能控制，呈滑出之状，又称"滑泻"，多因久病体虚，脾肾阳虚衰，肛门失约而致，可见于脾阳虚衰、肾阳虚衰，或脾肾阳衰等证。肛门气坠即肛门有重坠向下之感，甚则肛欲脱出，多因脾气虚衰，中气下陷而致，多见于中气下陷证。

（2）问小便　健康人在一般情况下，一昼夜排尿量为1000～1800ml，尿次白天3～5次，夜间0～1次。排尿次数、尿量，可受饮水、气温、出汗、年龄等因素的影响而略有不同。受疾病的影响若机体的津液营血不足，气化功能失常，水饮停留等，即可使排尿次数、尿量及排尿时的感觉出现异常情况。

尿量异常，是指昼夜尿量过多或过少，超出正常范围。尿量增多多因寒凝气机，水气不化，或肾阳虚衰，阳不化气，水液外泄而量多，可见于虚寒证，肾阳虚证及消渴病中。尿量减少可因机体津液亏乏，尿液化源不足或尿道阻滞或阳气虚衰，气化无权，水湿不能下入膀胱而泛溢于肌肤而致，可见于实热证、汗吐下证、水肿病及癃闭、淋证等病证之中。

排尿次数增多又叫小便频数，总由膀胱气化功能失职而致，多见于下焦湿热、下焦虚寒、肾气不固等证。排尿次数减少可见于癃闭，在排尿异常中介绍。

排尿异常是指排尿感觉和排尿过程发生变化，出现异常情况，如尿痛、癃闭、尿失禁、遗尿、尿闭等。小便涩痛即排尿不畅，且伴有急迫灼热疼痛感，多为湿热流入膀胱，灼伤经脉，气机不畅而致，可见于淋证。癃闭指小便不畅，点滴而出为癃，小便不通，点滴不出为闭，一般多统称为癃闭，病机有虚有实，实者多为湿热蕴结、肝气郁结或瘀血、结石阻塞尿道而致，虚者多为年老气虚，肾阳虚衰，膀胱气化不利而致。余沥不尽即小便后点滴不禁，多为肾气不固所致。小便失禁是指小便不能随意识控制而自行遗出，多为肾气不足，下元不固；下焦虚寒，膀胱失煦，不能制约水液而致，若患者神志昏迷，而小便自遗，则病情危重。遗尿是指睡眠中小便自行排出，俗称尿床，多见于儿童，其基本病机为膀胱失于约束，可见于肾阴、肾阳不足，脾虚气陷等证。

6. 问睡眠　睡眠与人体卫气循行和阴阳盛衰有关。在正常情况下，卫气昼行于阳经，阳气盛，则人醒；夜行于阴经，阴气盛，则入睡。问睡眠，应了解患者有无失眠或嗜睡，睡眠时间的长短、入睡难易、有梦无梦等。临床常见的睡眠失常有失眠、嗜睡。

（1）失眠　失眠又称"不寐""不得眠"，是指经常不易入睡，或睡而易醒，不易再睡，或睡而不酣，易于惊醒，甚至彻夜不眠的表现。其病机是阳不入阴，神不守舍。气血不足，神失所养；阴虚阳亢，虚热内生；肾水不足，心火亢盛等，皆可扰动心神，导致失眠，属虚痰火、食积、瘀血等邪火上扰，心神不宁，亦可出现失眠，属实证。可见于心脾两虚、心肾不交、肝阳上亢、痰火扰心、食滞胃腑等证。

（2）嗜睡　嗜睡，又称多眠，是指神疲困倦，睡意很浓，经常不自主地入睡。其轻者神识清楚，呼之可醒而应，精神极度疲惫，困倦易睡，或似睡而非睡的状态，称为"但欲寐"。如日夜沉睡，呼应可醒，神识朦胧，偶可对答，称为"昏睡"。嗜睡则为神气不足而致。湿邪困阻，清阳不升；脾气虚弱，中气不足，不能上荣，皆可使精明之府失于清阳之荣，故出现嗜睡。可见于湿邪困脾、脾气虚弱等证。如若心肾阳衰，阴寒内盛神气不振，可出现似睡非睡的但欲寐。可见于心肾阳衰证。若邪扰清窍，热蔽心神，即可出现神识朦胧，昏睡不醒。可见于温热病，热入营血，邪陷心包之证。也可见于中风病。大病之后，精神疲惫而嗜睡，是正气未复的表现。

7. 问经带　妇女有月经、带下、妊娠、产育等生理特点，发生疾病时，常能引起上述方面的病理改变。因此，对青春期开始之后的女性患者，除了一般的问诊内容外，还应注意询问其经、带等情况。作为妇科或一般疾病的诊断与辨证依据。

（1）问月经　应注意询问月经的周期，行经的天数，月经的量、色、质、有无闭经或行经腹痛等表现。

经期即月经的周期，是指每次月经相隔的时间，正常为28～32天。经期异常主要表现为月经先期、月经后期和月经先后不定期。月经先期指月经周期提前八九天以上，称为月经先期，多因血热妄行，或气虚不摄而致。月经后期指月经周期错后八九天以上，称月经后期，多因血寒、血虚、血瘀而致。月经先后不定期指月经超前与错后不定，相差时间多在八九天以上者，称为月经先后不定期，又称月经紊乱，多因情志不舒，肝气郁结，失于条达，气机逆乱，或者脾肾虚衰，气血不足，冲任失调，或瘀血内阻，气血不畅，经期错乱，故月经先后不定期。

经量指月经的出血量，称为经量，正常平均为50ml左右，可略有差异。经量的异常主要表现为月经过多和月经过少。月经过多指每次月经量超过100ml，称为月经过多，多因血热妄行，瘀血内阻，气虚不摄而致。月经量少指每次月经量少于30ml，称为月经过少，多因寒凝，经血不至，或血虚，经血化源不足，或血瘀，经行不畅而致。

崩漏指妇女不规则的阴道出血。临床以血热、气虚最为多见。血得热则妄行，损伤冲任，经血不止，其势多急骤。脾虚，中气下陷，或气虚冲任不固，血失摄纳，经血不止，其势多缓和。此外，瘀血也可致崩漏。

经闭指成熟女性，月经未潮，或来而中止，停经3月以上，又未妊娠者，称闭经或经闭。经闭是由多种原因造成的，其病机总不外经络不能，经血闭塞，或血虚血枯，经血失其源泉，闭而不行。可见于肝气郁结，瘀血，湿盛痰阻、阴虚、脾虚等证。闭经应注意与妊娠期、哺乳期、绝经期等生理性闭经，或者青春期、更年期，因情绪、环境改变而致一时性闭经及暗经加以区别。

经行腹痛是在月经期，或行经前后，出现小腹部疼痛的症状亦称痛经。多因胞脉不利，气血运行不畅，或胞脉失养所致。可见于寒凝、气滞血瘀、气血亏虚等症。若行经腹痛，痛在经前者属实，痛在经后者属虚。按之痛甚为实，按之痛减为虚。得热痛减为寒，得热痛不减或益甚为热。绞痛为寒，刺痛、钝痛、闷痛为血瘀。隐隐作痛为血虚。持续作痛为血滞。时痛时止为气滞，胀痛为气滞血瘀。气滞为主则胀甚于痛，瘀血为主则痛甚于胀。

（2）问带下　应注意量的多少，色、质和气味等。凡带下色白而清稀、无臭，多属虚证、寒证。带下色黄或赤，稠黏臭秽，多属实证，热证。若带下色白量多，淋漓不绝，清稀如涕，多属寒湿下注。带下色黄，黏稠臭秽，多属湿热下注。若白带中混有血液，为赤白带，多属肝经郁热。

8. 问小儿　小儿科古称"哑科"，不仅问诊困难，而且不一定准确。问诊时，若小儿不能述说，可以询问其亲属。问小儿，除了一般的问诊内容外，还要注意询问出生前后情况，喂养情况、生长发育情况及预防接种情况，传染病史及传染病接触史。

第四节　切　诊

切诊包括脉诊和按诊两部分内容，脉诊是按脉搏；按诊是在患者身躯上一定的部位进行触、摸、按压，以了解疾病的内在变化或体表反应，从而获得辨证资料的一种诊断方法。

一、脉诊

脉诊，是医者以指腹按一定部位的脉搏诊察脉象。通过诊脉，体察患者不同的脉象，以了解病情，诊断疾病。它是中医学一种独特的诊断疾病的方法。

（一）脉象形成的原理

脉象即脉动应指的形象。心主血脉，包括血和脉两个方面，脉为血之府，心与脉相连，心脏有规律的搏动，推动血液在脉管内运行，脉管也随之产生有节律的搏动（因而形成脉搏故能心动应指，脉动应指），心脏有规律的搏动和血液在管内运行均由宗气所推动。血液循行脉管之中，流布全身，环周不息，除心脏的主导作用外，还必须有各脏器的协调配合，肺朝百脉，即是循行全身的血脉，均汇聚于肺，且肺主气，通过肺气的敷布，血液才能布散全身；脾胃为气血生化之源，脾主统血；肝藏血，主疏泄，调节循环血量；肾藏精，精化气，是人体阳气的根本，各脏腑组织功能活动的原动力，且精可以化生血，是生成血液的物质基础之一。因此脉象的形成，与脏腑气血密切相关。

（二）脉诊的临床意义

脉象的形成，既然和脏腑气血关系十分密切，那么，气血脏腑发生病变，血脉运行受到影响，脉象就有变化，故通过诊察脉象的变化，可以判断疾病的病位、性质、邪正盛衰与推断疾病的进退预后。

1. 判断疾病的病位、性质和邪正盛衰　疾病的表现尽管极其复杂，但从病位的浅深来说，不在表便在里，而脉象的浮沉，常足以反映病位的浅深。脉浮，病位多在表；脉沉，病位多在里。疾病的性质可分寒证与热证，脉象的迟数，可反映疾病的性质，如迟脉多主寒证，数脉多主热证。邪正斗争的消长，产生虚实的病理变化，而脉象的有力无力，能反映疾病的虚实证候，脉虚弱无力，是正气不足的虚证。脉实有力，是邪气亢盛的实证。

2. 推断疾病的进退预后　脉诊对于推断疾病的进退预后，有一定的临床意义。如久病脉见缓和，是胃气渐复，病退向愈之兆；久病气虚、虚劳、失血，久泄久痢而见洪脉，则多属邪盛正衰危候。

外感热病，热势渐退，脉象出现缓和，是将愈之候；若脉急疾，烦躁（则病也。如战汗，汗出脉静，热退身凉，为病退向愈，若脉急疾，烦躁）为病进危候。

（三）诊脉的部位

诊脉的部位，有遍诊法、三部诊法和寸口诊法。遍诊法见于《素问·三部九候论》，切脉的部位有头、手、足三部，三部诊法见于汉代张仲景所著的《伤寒杂病论》。三部，即人迎（颈侧动脉）、寸口、趺阳

（足背动脉）。以上两种诊脉的部位，后世已少采用，自晋以来，普遍选用的切脉部位是寸口。寸口诊法始见于《内经》，主张独取寸口是《难经》，但当时这一主张未能普遍推行，直至晋代王叔和所著的《脉经》，才推广了独取寸口的诊脉方法（图40）。

寸口又称脉口、气口，其位置在腕后桡动脉搏动处，诊脉独取寸口的理论依据是：寸口为手太阴肺经之动脉，为气血会聚之处，而五脏六腑十二经脉气血的运行皆起于肺而止于肺，故脏腑气血之病变可反映于寸口。另外，手太阴肺经起于中焦，与脾经同属太阴，与脾胃之气相通，而脾胃为后天之本，气血生化之源，故脏腑气血之盛衰都可反映于寸口，所以独取寸口可以诊察全身的病变。

寸口分寸、关、尺三部，以高骨（桡骨茎突）为标志，其稍内方的部位为关，关前（腕端）为寸，关后（肘端）为尺。两手各分寸、关、尺三部，共六部脉。寸、关、尺三部可分浮、中、沉三候，是寸口诊法的三部九候。

寸关尺分候脏腑，历代医家说法不一，目前多以下列为准：①左寸：可候心与膻中；②右寸：可候肺与胸中；③左关：可候肝胆与膈；④右关：可候脾与胃；⑤左尺：可候肾与小腹；⑥右尺：可候肾与小腹（图41）。

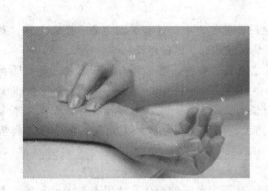

图40　寸口诊脉法

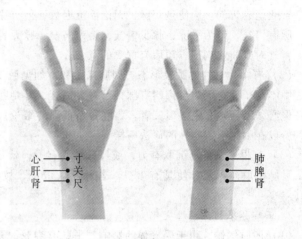

心——寸　　　　　　　　　　——肺
肝——关　　　　　　　　　　——脾
肾——尺　　　　　　　　　　——肾

图41　寸关尺分布图

（四）诊脉的方法和注意事项

1. 时间　诊脉的时间最好是清晨，因为清晨患者不受饮食、活动等各种因素的影响，体内外环境都比较安静，气血经脉处于少受干扰的状态，故容易鉴别病脉。但也不是说其他时间不能诊脉。

诊脉时要求有一个安静的内外环境。诊脉之前，先让患者休息片刻，使气血平静，医生也要平心静气，然后开始诊脉。诊室也要保持安静。在特殊的情况下应随时随地诊察患者不必拘泥于这些条件。

2. 体位　患者取坐位或正卧位，手臂平放和心脏近于同一水平，直腕仰掌，并在腕关节背垫上布枕，这样可使气血运行无阻，以反映机体的真正脉象。

3. 指法　医者和患者侧向坐，用左手按诊患者的右手，用右手按诊患者的左手。诊脉下指时，首先用中指按在掌后高骨内侧关脉位置，接着用食指按在关前的寸脉位置，无名指按在关后尺脉位置。位置放准之后，三指应呈弓形，指头平齐，以指腹接触脉体。布指的疏密要和患者的身长相适应，身高臂长者，布指宜疏，身矮臂短者，布指宜密，总以适度为宜。三指平布同时用力按脉，称为总按；为了重点地体会某一部脉象，也可用一指单按其中一部脉象，如要重点体会寸脉时，微微提起中指和无名指，诊关脉则微提食指和无名指，诊尺脉则微提食指和中指。临床上总按、单按常配合使用，这样对比的诊脉方法，颇为实用。单按分候寸口三部，以察病在何经何脏，总按以审五脏六腑的病变。

诊小儿脉可用"一指（拇指）定关法"，而不细分三部，因小儿寸口部短，不容三指定寸关尺。

4. 举按寻　这是诊脉时运用指力的轻重和挪移，以探索脉象的一种手法。持脉之要有三，就是举、按、寻。用轻指力按在皮肤上叫举，又叫浮取或轻取；用重指力按在筋骨间，叫按，又称沉取或重取；指力不轻不重，还可亦轻亦重，以委曲求之叫寻。因此诊脉必须注意举、按、寻之间的脉象变化。此外，当三部脉有独异时，还必须逐渐挪移指位，内外推寻。寻者寻找之意，不是中取。

5. 平息　一呼一吸称一息，诊脉时，医者的呼吸要自然均匀，用一呼一吸的时间去计算患者脉搏的至数，如正常脉象及病理性脉象之迟、数、缓、疾等脉，均以息计，今天有秒表对诊脉有一定的帮助。但平息的意义还不止如此。平是平调的意思，要求医者在诊脉时，思想集中，全神贯注。因此，平息除了以"息"计脉之外，还要做到虚心而静，全神贯注。

6. 五十动　每次诊脉，必满五十动。即每次按脉时间，每侧脉搏跳动不应少于五十次。其意义有二：一为了解五十动中有无促、结、代脉，防止漏诊。二为说明诊脉不能草率从事，必须以辨清脉象为目的。如果第一个五十动仍辨不清楚，可延至第二个或第三个五十动。总之，每次诊泳时间，以 2～3 分钟为宜。

（五）正常脉象

正常脉象古称平脉，是健康无病之人的脉象。正常脉象的形态是三部有脉，一息四至（闰以太息五至，相当 72～80 次/分），不浮不沉，不大不小，从容和缓，柔和有力，节律一致，尺脉沉取有一定力量，并随主理活动和气候环境的不同而有相应的正常变化。

1. 正常脉象特点

（1）有胃　有胃气的脉象，古人说法很多，总的来说，正常脉象不浮不沉，不快不慢，从容和缓，节律一致便是有胃气。即使是病脉，无论浮沉迟数，但有徐和之象者，便是有胃气。

脉有胃气，则为平脉，脉少胃气，则为病变，脉无胃气，则属真脏脉，或为难治或不治之征象，故脉有无胃气对判断疾病凶吉预后有重要的意义。

（2）有神　有神的脉象形态，即脉来柔和。如见弦实之脉，弦实之中仍带有柔和之象；微弱之脉，微弱之中不至于完全无力者都叫有脉神。神之盛衰，对判断疾病的预后有一定的意义。

但必须结合声、色、形三者，才能做出正确的结论。脉之有胃、有神，都是具有冲和之象，有胃即有神，所以在临床上胃与神的诊法一样。

（3）有根　三部脉沉取有力，或尺脉沉取有力，就是有根的脉象形态。或病中肾气犹存，先天之本未绝，尺脉沉取尚可见，便是有生机。若脉浮大散乱，按之则无，则为无根之脉，为元气离散，标志病情危笃。

2. 正常脉象的生理性变化

（1）四时气候　由于受气候的影响，平脉有春弦，夏洪，秋浮，冬沉的变化。此因人与天地相应，人体受自然界四时气候变化的影响，生理功能也相应地变化，故正常人四时平脉也有所不同。

（2）地理环境　地理环境也能影响脉象，如南方地处低下，气候偏温，空气湿润，人体肌腠缓疏，故脉多细软或略数；北方地势高，空气干燥，气候偏寒，人体肌腠紧缩，故脉多表现沉实。

（3）性别　妇女脉象较男子濡弱而略快，妇女婚后妊娠，脉常见滑数而冲和。

（4）年龄　年龄越小，脉搏越快，婴儿每分钟脉搏 120～140 次；五六岁的幼儿，每分钟脉搏 90～110 次；年龄渐长则脉象渐和缓。青年体壮脉搏有力；老人气血虚弱，精力渐衰，脉搏较弱。

（5）体格　身躯高大的人，脉的显现部位较长；矮小的人，脉的显现部位较短，瘦人肌肉薄，脉常浮；肥胖的人，皮下脂肪厚，脉常沉。凡常见六脉沉细等同，而无病象的叫做六阴脉；六脉常见洪大等同，而无病象的，叫做六阳脉。

（6）情志　一时性的精神刺激，脉象也发生变化，如喜则伤心而脉缓，怒则伤肝而脉急，惊则气乱而脉动等。此说明情志变化能引起脉象的变化，但当情志恢复平静之后，脉象也就恢复正常。

（7）劳逸　剧烈运动或远行，脉多急疾；人入睡之后，脉多迟缓；脑力劳动之人，脉多弱于体力劳动者。

（8）饮食　饭后、酒后脉多数而有力；饥饿时稍缓而无力。

此外，有一些人，脉不见于寸口，而从尺部斜向手背，称斜飞脉；若脉出现于寸口的背侧，则称反关脉，还有出现于腕部其他位置者，都是生理特异脉位，是桡动脉解剖位置的变异，不属病脉。

（六）病理性脉象

疾病反映于脉象的变化，叫做病脉。一般来说，除了正常生理变化范围以及个体生理特异之外的脉象，均为病脉。不同的病理脉象，反映了不同的病证，我国最早的脉学专书《脉经》提出 24 种脉象，《景岳全书》提出 16 种，《濒湖脉学》提出 27 种，李士材的《诊家正眼》又增加疾脉，故近代多从 28 脉论述。

脉象是通过位、数、形、势等四方面来体察。位即脉之部位，是指在皮肤下的深度而言。

脉位分浮沉，浅显于皮下者浮脉，深沉于筋骨者为沉脉。数即至数，是指脉动的速率，脉数分迟数。一息不足四至为迟，一息五六至为数。形即形态，包括脉管的粗细及其特殊形象，指下予以辨形，如芤脉似葱管，动脉似豆等。势即脉动的气势或力量，以辨虚实。如脉来势大，有力为实，脉动势小，无力为虚等。

在28病脉中，有单一脉与复合脉之别。有的脉在位、数、形、势方面仅有单一的变化，如浮脉、沉脉表现为脉位的变化，迟脉、数脉表现为至数的变化。这种单方面变化而形成的脉象，称单一脉。许多脉象要从位数形势多方面综合体察，才能进行区别。如弱脉由虚、沉、小三脉合成，牢脉由沉、实、大、弦、长五脉合成，浮大有力势猛为洪脉等，这种由两个或两个以上方面的变化而形成的脉象，称复合脉。单一脉往往不能全面反映疾病的本质，而复合脉则可以从多方面反映疾病的情况，除了上述28脉之外，还常出现数种脉象并见的相兼脉。如浮紧、浮缓、沉细、滑数等。

1. 脉象分类与主病

（1）浮脉类　浮脉类的脉象，有浮、洪、濡、散、芤、革六脉。因其脉位浅，浮取即得，故归于一类。

浮脉：①脉象：轻取即得，重按稍减而不空，举之泛泛而有余，如水上漂木；②主病：表证、虚证；③脉理：浮脉主表，反映病邪在经络肌表部位，邪袭肌腠，卫阳奋起抵抗，脉气鼓动于外，脉应指而浮，故浮而有力，内伤久病体虚，阳气不能潜藏而浮越于外，亦有见浮脉者，必浮大而无力。

洪脉：①脉象：洪脉极大，状若波涛汹涌，来盛去衰；②主病：里热证；③脉理：洪脉的形成，由阳气有余、气壅火亢，内热充斥，致使脉道扩张，气盛血涌，故脉见洪象，若久病气虚或虚劳，失血，久泄等病证而出现洪脉，是正虚邪盛的危险证候或为阴液枯竭，孤阳独亢或虚阳亡脱，此时，浮取洪盛，沉取无力无神。

濡脉：①脉象：浮而细软，如帛在水中；②主病：虚证，湿证；③脉理：濡脉在主诸虚，若为精血两伤，阴虚不能维阳，故脉浮软，精血不充，则脉细，若为气虚阳衰，虚阳不敛，脉也浮软，浮而细软，则为濡脉，若湿邪阻压脉道，亦见濡脉。

散脉：①脉象：浮散无根，至数不齐，如杨花散漫之象；②主病：元气离散；③脉理：散脉主元气离散，脏腑之气将绝的危重证候。因心力衰竭，阴阳不敛，阳气离散，故脉来浮散而不紧，稍用重力则按不着，漫无根蒂；阴衰阳消，心气不能维系血液运行，故脉来时快时慢，至数不齐。

芤脉：①脉象：浮大中空，如按葱管；②主病：失血，伤阴；③脉理：芤脉多见于失血伤阴之证，故芤脉的出现与阴血亡失，脉管失充有关，因突然失血过多，血量骤然减少，营血不足，无以充脉，或津液大伤，血不得充，血失阴伤则阳气无所附而浮越于外，因而形成浮大中空之芤脉。

革脉：①脉象：浮而搏指，中空外坚，如按鼓皮；②主病：亡血、失精、半产、漏下；③脉理：革脉为弦芤相合之脉，由于精血内虚，气无所附而浮越于外，如之阴寒之气收束，因而成外强中空之象。

（2）沉脉类　沉脉类的脉象，有沉、伏、弱、牢四脉。脉位较深，重按乃得，故同归于一类。

沉脉：①脉象：轻取不应，重按乃得，如石沉水底；②主病：里证，亦可见于无病之正常人；③脉理：病邪在里，正气相搏于内，气血内困，故脉沉而有力，为里实证，若脏腑虚弱，阳气衰微，气血不足，无力统运营气于表，则脉沉而无力，为里虚证。

伏脉：①脉象：重手推筋按骨始得，甚则伏而不见；②主病：邪闭，厥证，痛极；③脉理：因邪气内伏，脉气不能宣通，脉道潜伏不显而出现伏脉；若阳气衰微欲绝，不能鼓动血脉亦见伏脉，前者多见实邪暴病，后者多见于久病正衰。

弱脉：①脉象：极软而沉细；②主病：气血阴阳俱虚证；③脉理：阴血不足，不能充盈脉道，阳衰气少，无力鼓动，推动血行，故脉来沉而细软，而形成弱脉。

牢脉：①脉象：沉按实大弦长，坚牢不移；②主病：阴寒凝结，内实坚积；③脉理：牢脉之形成，是由于病气牢固，阴寒内积，阳气沉潜于下，故脉来沉而实大弦长，坚牢不移，牢脉主实有气血之分，癥瘕有形肿块，是实在血分，无形痞结，是实在气分，若牢脉见于失血，阴虚等病证，是阴血暴亡之危候。

（3）迟脉类　迟脉类的脉象，有迟、缓、涩、结四脉。脉动较慢，一息不足四到五至，故同归于一类。

迟脉：①脉象：脉来迟慢，一息不足四至（相当于每分钟脉搏 60 次以下）；②主病：寒证，迟而有力为寒痛冷积，迟而无力为虚寒，久经锻炼的运动员，脉迟而有力，则不属病脉；③脉理：迟脉主寒证，由于阳气不足，鼓动血行无力，故脉来一息不足四至，若阴寒冷积阻滞，阳失健运，血行不畅，脉迟而有力，因阳虚而寒者，脉多迟而无力，邪热结聚，阻滞气血运行，也见迟脉，但必迟而有力，按之必实，迟脉不可概认为寒证，当脉症合参。

缓脉：①脉象：一息四至，来去怠缓；②主病：湿证，脾胃虚弱；③脉理：湿邪黏滞，气机为湿邪所困，脾胃虚弱，气血乏源，气血不足以充盈鼓动，故缓脉见怠缓，平缓之脉，是为气血充足，百脉通畅，若病中脉转缓和，是正气恢复之征。

涩脉：①脉象：迟细而短，往来艰涩，极不流利，如轻刀刮竹；②主病：精血亏少，气滞血瘀，挟痰，挟食；③脉理：精伤血少津亏，不能濡养经脉，血行不畅，脉气往来艰涩，故脉涩而无力，气滞血瘀、痰、食胶固，气机不畅，血行受阻，则脉涩而有力。

结脉：①脉象：脉来缓，时而一止，止无定数；②主病：阴盛气结，寒痰血瘀，症瘕积聚；③脉理：阴盛气机郁结，阳气受阻，血行瘀滞，故脉来缓急，脉气不相顺接，时一止，止后复来，止无定数，常见于寒痰血瘀所致的心脉瘀阻证，结脉见于虚证，多为久病虚劳，气血衰，脉气不继，故断而时一止，气血续则脉复来，止无定数。

（4）数脉类　数脉类的脉象，有数、疾、促、动四脉。脉动较快，一息超过五至，故同归一类。

数脉：①脉象：一息脉来五至以上；②主病：热证。有力为实热，无力为虚热；③脉理：邪热内盛，气血运行加速，故见数脉，因邪热盛，正气不虚，正邪交争剧烈，故脉数而有力，主实热证，若久病耗伤阴粗，阴虚内热，则脉虽数而无力，若脉显浮数，重按无根，是虚阳外越之危候。

疾脉：①脉象：脉来急疾，一息七、八至；②主病：阳极阴竭，元阳将脱；③脉理：实热证阳亢无制，真阴垂危，故脉来急疾而按之益坚，若阴液枯竭，阳气外越欲脱，则脉疾而无力。

促脉：①脉象：脉来数，时而一止，止无定数；②主病：阳热亢盛，气血痰食郁滞；③脉理：阳热盛极，或气血痰饮，宿食郁滞化热，正邪相搏，血行急速，故脉来急数，邪气阻滞，阴不和阳，脉气不续，故时一止，止后复来，指下有力，止无定数，促脉亦可见于虚证，若元阴亏损，则数中一止，止无定数，必促而无力，为虚脱之象。

动脉：①脉象：脉形如豆，厥厥动摇，滑数有力；②主病：痛证、惊证。妇女妊娠反应期可出现动脉，这对临床诊断早孕，有一定价值；③脉理：动脉是阴阳相搏，升降失和，使其气血冲动，故脉道随气血冲动而呈动脉，痛则阴阳不和，气血不通，惊则气血紊乱，心突跳，故脉亦应之而突跳，故痛与惊可见动脉。

（5）虚脉类　虚脉类脉象，有虚、细、微、代、短五脉，脉动应指无力，故归于一类。

虚脉：①脉象：三部脉会之无力，按之空虚；②主病：虚证；③脉理：气虚不足以运其血，故脉来无力，血虚不足充盈脉道，故按之空虚，由于气虚不敛而外张，血虚气无所附而外浮，脉道松弛，故脉形大而势软。

细脉：①脉象：脉细如线，但应指明显；②主病：气血两虚，诸虚劳损，湿证；③脉理：细为气血两虚所致，营血亏虚不能充盈脉道，气不足则无力鼓动血液运行，故脉体细小而无力，湿邪阻压脉道，伤人阳气也见细脉。

微脉：①脉象：极细极软，按之欲绝，似有若无；②主病：阴阳气血诸虚，阳气衰微；③脉理：阳气衰微，无力鼓动，血微则无以充脉道，故见微脉，浮以候阳，轻取之似无为阳气衰，沉以候阴，重取之似无是阴气竭，久病正气损失，气血被耗，正气殆尽，故久病脉微，为气将绝之兆，新病脉微，是阳气暴脱，亦可见于阳虚邪微者。

代脉：①脉象：脉来时见一止，止有定数，良久方来；②主病：脏气衰微，风证，痛证；③脉理：脏气衰微，气血亏损，以致脉气不能衔接而歇止，不能自还，良久复动，风证、痛证见代脉，因邪气所犯，阻于经脉，致脉气阻滞，不相衔接为实证。代脉亦可见于妊娠初期的孕妇，因五脏精气聚于胞宫，以养胎元，脉气一时不相接续，故见代脉。然非妊娠必见之脉，仅见于母体素弱，脏气不充，更加恶阻，气血尽以养胎，脉气暂不接续所致。

短脉：①脉象：首尾俱短，不能满部；②主病：气病。有力为气滞，无力为气虚；③脉理：气虚不足以帅血，则脉动不及尺寸本部，脉来短而无力，亦有因气郁血瘀或痰滞食积，阻碍脉道，以致脉气不伸而见短脉，但必短而有力，故短脉不可概作不足之脉，应注意其有力无力。

（6）实脉类　实脉类脉象，有实、滑、弦、紧、长等五脉，脉动应指有力，故归于一类。

实脉：①脉象：三部脉举按均有力；②主病：实证；③脉理：邪气亢盛而正气不虚，邪正相搏，气血壅盛，脉道紧满，故脉来应指坚实有力。平人亦可见实脉，这是正气充足，脏腑功能良好的表现，平人实脉应是静而和缓，与主病之实脉躁而坚硬不同。

滑脉：①脉象：往来流利，如珠走盘，应指圆滑；②主病：痰饮、食积、实热；③脉理：邪气壅盛于内，正气不衰，气实血涌，故脉往来甚为流利，应指圆滑。若滑脉见于平人，必滑而和缓，总由气血充盛，气充则脉流畅，血盛则脉道充盈，故脉来滑而和缓。

妇女妊娠见滑脉，是气血充盛而调和的表现。

弦脉：①脉象：端直以长，如按琴弦；②主病：肝胆病、痰饮、痛证、疟疾；③脉理：弦是脉气紧张的表现，肝主流泄，调物气机，以柔和为贵，若邪气滞肝，疏泄失常，气郁不利则见弦脉，诸痛、痰饮，气机阻滞，阴阳不和，脉气因而紧张，故脉弦，疟邪为病，伏于半表半里，少阳枢机不利而见弦脉，虚劳内伤，中气不足，肝病栾脾，亦觉见弦脉，若弦而细劲，如循刀刃，便是胃气全无，病多难治。

紧脉：①脉象：脉来绷急，状若牵绳转索；②主病：寒证、痛证；③脉理：寒邪侵袭人体，与正气相搏，以致脉道紧张而拘急，故见紧脉，诸痛而见紧脉，也是寒邪积滞与正气激搏之缘故。

长脉：①脉象：首尾端长，超过本位；②主病：肝阳有余，火热邪毒等有余之症；③脉理：健康人正气充足，百脉畅通无损，气机升降调畅，脉来长而和缓，若肝阳有余，阳盛内热，邪气方盛，充斥脉道，加上邪正相搏，脉来长而硬直，或有兼脉，为病脉。

2. 相兼脉与主病　相兼脉是指数种脉象并见的脉象。徐灵胎称之为合脉，有二合脉、三合脉、四合脉之分。

相兼脉象的主病，往往等于各个脉所主病的总和，如浮为表，数为热，浮数主表热，以此类推。

（1）相兼脉　脉象浮紧，主表寒、风痹。

（2）相兼脉　脉象浮缓，主伤寒表虚证。

（3）相兼脉　脉象浮数，主表热。

（4）相兼脉　脉象浮滑，主风痰、表证挟痰。

（5）相兼脉　脉象沉迟，主里寒。

（6）相兼脉　脉象弦数，主肝热、肝火。

（7）相兼脉　脉象滑数，主痰热、内热食积。

（8）相兼脉　脉象洪数，主气分热盛。

（9）相兼脉　脉象沉弦，主肝郁气滞、水饮内停。

（10）相兼脉　脉象沉涩，主血瘀。

（11）相兼脉　脉象弦细，主肝肾阴虚、肝郁脾虚。

（12）相兼脉　脉象沉缓，主脾虚、水湿停留。

（13）相兼脉　脉象沉细，主阴虚、血虚。

（14）相兼脉　脉象弦滑数，主肝火挟痰、痰火内蕴。

（15）相兼脉　脉象沉细数，主阴虚、血虚有热。

（16）相兼脉　脉象弦紧，主寒痛、寒滞肝脉。

（七）诊小儿脉

诊小儿脉，与成人有所不同，因小儿寸口部位狭小，难分寸关尺三部。此外，小儿临诊时容易惊哭，惊则气乱，脉气亦乱，故难于掌握，后世医家多以一指总候三部。操作方法是医生用左手握小儿手，再用右手大拇指按小儿掌后高骨脉上，分三部以定息数。对4岁以上的小儿，则以高骨中线为关，以一指向侧滚转寻三部；七八岁可以挪动拇指诊三部；9岁以上，可以次第下指依寸关尺三部诊脉；16岁则按成人三部诊脉进行。

小儿脉象主病，以浮、沉、迟、数定表、里、寒、热，人以有力无力定虚实，不详求28脉。还需指出，小儿肾气未充，脉气止中候，不论脉体素浮素沉，重按多不见，若重按乃见，便与成人的牢实脉同论。

（八）脉症顺逆与从舍

1. **脉症顺逆**　脉症顺逆是指从脉与症的相应不相应来判断疾病的顺逆。在一般情况下，脉与症是一致的，即脉症相应，但也有时候脉与症不一致，也就是脉症不相应，甚至还会出现相反的情况。从判断疾病的顺逆来说，脉症相应者主病顺，不相应者逆，逆则主病凶。一般来说，凡有余病证，脉见洪、数、滑、实则谓脉证相应，为顺，表示邪实正盛，正气足以抗邪；若反见细、微、弱的脉象，则为脉证相反，是逆症，说明邪盛正虚，易致邪陷。再如，暴病脉来浮、洪、数、实者为顺，反映正气充盛能抗邪；久病脉来沉、微、细、弱为顺，说明有邪衰正复之机，若新病脉见沉、细、微、弱，说明正气已衰；久病脉见浮、洪、数、实，则表示正衰而邪不退，均属逆证。

2. **脉症从舍**　既然有脉症不相应的情况，其中必有一真一假，或为症真脉假，或为症假脉真，所以临证时必须辨明脉症的真假以决定从舍，或舍脉从症，或舍症从脉。

（1）**舍脉从症**　在症真脉假的情况下，必须舍脉从症。例如，症见腹胀满，疼痛拒按，大便燥结，舌红苔黄厚焦燥，而脉迟细者，则症所反映的是实热内结肠胃，是真；脉所反映的是因热结于里，阻滞血液运行，故出迟细脉，是假象，此时当舍脉从症。

（2）**舍症从脉**　在症假脉真的情况下，必须舍症从脉。例如，伤寒，热闭于内，症见四肢厥冷，而脉滑数，脉所反映的是真热；症所反映的是由于热邪内伏，格阴于外，出现四肢厥冷是假寒；此时当舍症从脉。

二、按诊

按诊，就是医者用手直接触摸、按压患者体表某些部位，以了解局部的异常变化，从而推断疾病的部位、性质和病情的轻重等情况的一种诊病方法。

（一）按诊的方法和意义

1. **方法**

（1）**体位**　按诊时患者取坐位或仰卧位。一般按胸腹时，患者须采取仰卧位，全身放松，两腿伸直，两手放在身旁。医生站在患者右侧，右手或双手对患者进行切按。在切按腹内肿块或腹肌紧张度时，可再令患者屈起双膝，使腹肌松弛，便于切按。

（2）**手法**　按诊的手法大致可分触、摸、推、按四类。触是以手指或手掌轻轻接触患者局部，如额部及四肢皮肤等，以了解凉热、润燥等情况。摸是以手抚摸局部，如肿胀部位等，以探明局部的感觉情况及肿物的形态、大小等。推是以手稍用力在患者局部做前后或左右移动，以探测肿物的移动度及局部同周围组织的关系等情况。按是以手按压局部，如胸腹或肿物部位，以了解深部有无压痛，肿块的形态、质地、肿胀的程度、性质等等。在临床上，各种手法是综合运用的，常常是先触摸，后推按，由轻到重，由浅入深，逐层了解病变的情况。

按诊时，医者要体贴患者，手法要轻巧，要避免突然暴力，冷天要事先把手暖和后再行检查。一般先触摸，后按压，指力由轻到重，由浅入深。同时要嘱咐患者主动配合，随时反映自己的感觉，还要边检查边观察患者的表情变化了解其痛苦所在。按诊时要认真仔细，不放过一个与疾病有关的部位。

2. **意义**　按诊是切诊的一部分，是四诊中不可忽略的一环。它在望、闻、问的基础上，更进一步地深入探明疾病的部位和性质等情况。对于胸腹部的疼痛、肿胀、痰饮、癥块等病变，通过触按，更可以充实诊断与辨证所必须的资料。

（二）按诊的内容

按诊的应用范围较广。临床上以按肌肤、按手足、按胸腹、按腧穴等为常用。

1. **按肌肤**　按肌肤是为了探明全身肌表的寒热、润燥以及肿胀等情况。凡阳气盛的身多热，阳气衰的身多寒。

按肌肤不仅能从冷暖以知寒热，更可从热的甚微而分表里虚实。凡身热初按甚热，久按热反转轻的，是热在表；若久按其热反甚，热自内向外蒸发者，为热在里。

肌肤濡软而喜按者，为虚证；患处硬痛拒按者，为实证。轻按即痛者，病在表浅；重按方痛者，病在深部。

皮肤干燥者，尚未出汗或津液不足；干瘪者，津液不足；湿润者，身已汗出或津液未伤。

皮肤甲错者，伤阴或内有干血。

按压肿胀可以辨别水肿和气肿。按之凹陷，放手即留手印，不能即起的，为水肿；按之凹陷，举手即起的，为气肿。

可辨别病证属阴属阳和是否成脓。肿而硬木不热者，属寒证；肿处烙手、压痛者，为热证。根盘平塌漫肿的属虚，根盘收束而高起的属实。患处坚硬，多属无脓，边硬顶软，内必成脓。至于肌肉深部的脓肿，则以"应手"或"不应手"来决定有脓无脓。方法是两手分放在肿物的两侧，一手时轻时重地加以压力，一手静候深处有无波动感，若有波动感应手，即为有脓，根据波动范围的大小，即可测知脓液的多少。

2. 按手足　按手足主要在探明寒热，以判断病证性质属虚属实，在内在外，及预后。凡疾病初起，手足俱冷的，是阳虚寒盛，属寒证。手足俱热的，多为阳盛热炽，属热证。

诊手足寒热，还可以辨别外感病或内伤病。手足的背部较热的，为外感发热，手足心较热的，为内伤发热。此外，还有以手心热与额上热的互诊来分别表热或里热的方法。额上热甚于手心热的，为表热；手心热甚于额上热的，为里热。这一诊法有参考意义。

在儿科方面，小儿指尖冷主惊厥。中指独热主外感风寒。中指末独冷，为麻疹将发之象。诊手足的寒温可测知阳气的存亡，这对于决定某些阳衰证预后良恶，相当重要。阳虚之证，四肢犹温，是阳气尚存，尚可治疗；若四肢厥冷，其病多凶，预后不良。

3. 按胸腹　胸腹各部位的划分如下：膈上为胸、膈下为腹。侧胸部从腋下至十一、十二肋骨的区域为胁。腹部剑突下方位置称为心下。胃脘相当于上腹部。大腹为脐上部位，小腹在脐下，少腹即小腹之两侧。

按胸腹就是根据病情的需要，有目的地对胸前区、胁肋部和腹部进行触摸、按压，必要时进行叩击，以了解其局部的病变情况。

胸腹按诊的内容，又可分为按虚里、按胸胁和按腹部三部分。

（1）按虚里　虚里位于左乳下心尖搏动处，为诸脉所宗。探索虚里搏动的情况，可以了解宗气的强弱，病之虚实，预后之吉凶。古人对此至为重视。

虚里按之应手，动而不紧，缓而不急，为健康之征。其动微弱无力，为不及，是宗气内虚。若动而应衣，为太过，是宗气外泄之象。若按之弹手，洪大而博，属于危重的证候。

若见于孕妇胎前产后或痨瘵病者尤忌，应当提高警惕。至于惊恐，大怒或剧烈运动后，虚里脉动虽高，但静息片刻即平复如常者，是生理现象。如果其动已绝，他处脉搏也停止的，便是死候。虚里按诊对于指下无脉，欲决死生的证候，诊断意义颇大。

（2）按胸胁　前胸高起，按之气喘者，为肺脏证。胸胁按之胀痛者，可能是痰热气结或水饮内停。

肝脏位于右胁内，上界在锁骨中线处平第五肋，下界与右肋弓下缘一致，故在肋下一般不能扪及。若扪及肿大之肝脏，或软或硬，多属气滞血瘀，若表面凹凸不平，则要警惕肝癌。

右胁胀痛，摸之热感，手不可按者，为肝痈。疟疾日久，胁下出现肿块，称为疟母。

（3）按腹部　按腹部主要了解凉热、软硬度，胀满、肿块、压痛等情况，以协助疾病的诊断与辨证。

通过探测腹部的凉热，可以辨别病的寒热虚实。腹壁冷，喜暖手按扶者，属虚寒证；腹壁灼热、喜冷物按放者，属实热证。

凡腹痛，喜按者属虚，拒按者属实；按之局部灼热，痛不可忍者，为内痈。

腹部胀满者，按之有充实感觉，有压痛，叩之声音重浊的，为实满；腹部膨满。但按之不实，无压痛，叩之作空声的，为气胀，多属虚满。

腹部高度胀大，如鼓之状者，称为膨胀。它是一种严重的病证，可分水臌与气臌。以手分置腹之两侧，一手轻拍，另一手可触到波动感。同时，按之如囊裹水，且腹壁有凹痕者，为水臌；以手叩之如鼓，无波动感，按之亦无凹痕者，为气臌。另外，有些高度肥胖的人，亦见腹大如臌，但按之柔软，且无脐突及其他重症征象，当与鼓胀鉴别。

痞满是自觉心下或胃脘部痞塞不适和胀满的一种症状。按之柔软，无压痛者，属虚证；按之较硬，有抵抗感且压痛者，为实证。脘部按之有形而胀痛，推之辘辘有声者，为胃中有水饮。

肿块的按诊要注意其大小、形态、硬度、压痛等情况。

积聚是指腹内的结块，或胀或痛的一种病证。但积和聚不同。痛有定处，按之有形而不移的为积，病属血分；痛无定处，按之无形而聚散不定的为聚，病属气分。左小腹作痛，按之累累有硬块者，肠中有宿粪。右小腹作痛，按之疼痛，有包块应手者，为肠痈。腹中虫块，按诊有三大特征：一是形如筋结。久按会转移；二是细心诊察，觉指下如蚯蚓蠕动；三是腹壁凹凸不平，按之起伏聚散，往来不定。

4. 按腧穴　按腧穴，是按压身体上某些特定穴位，通过这些穴位的变化与反应，来推断内脏的某些疾病。

腧穴的变化主要是出现结节或条索状物，或者出现压痛及敏感反应。据临床报道，肺病患者，有些可在肺俞穴摸到结节，有些在中府穴出现压痛。肝病患者可出现肝俞或期门穴压痛。胃病在胃俞和足三里有压痛。肠痈在阑尾穴有压痛。

此外，还可以通过指压腧穴做试验性治疗，从而协助鉴别诊断。如胆道蛔虫腹痛，指压双侧胆俞则疼痛缓解，其他原因腹痛则无效，可资鉴别。

第二章　针灸技术

第一节　常用穴位

一、手太阴肺经（图 42）

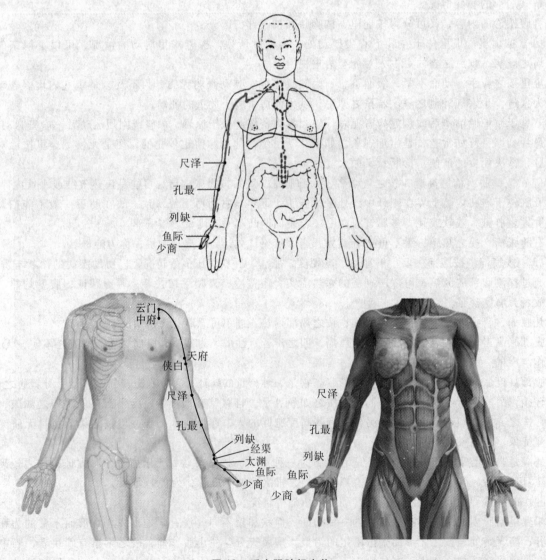

图 42　手太阴肺经穴位

1. 尺泽　手太阴肺经合穴。

（1）定位　肘横纹上，肱二头肌腱的桡侧缘。

（2）主治　咳嗽，气喘，咳血，潮热，胸部胀满，咽喉肿痛，小儿惊风，吐泻，肘臂挛痛。

（3）操作　直刺 0.5~0.8 寸，或点刺放血，可灸。直刺 0.8~1.2 寸，或点刺出血。

2. 孔最　手太阴肺经郄穴。

（1）定位　在前臂掌面桡侧，尺泽与太渊连线上当腕横纹上 7 寸处。取此穴位时应让患者伸前臂仰掌，孔最穴位于人体的前臂部位，前臂内侧，在尺泽穴与太渊穴连线的上 5/12 处。

（2）主治　咳嗽，气喘，咳血，咽喉肿痛，肘臂挛病，痔疾。

（3）操作　直刺 0.5~0.8 寸，局部酸胀，针感可向前臂部放散。针刺时应避开桡动、静脉，以防刺破血管，引起出血。艾炷灸或温针灸 5~7 壮，艾条灸 10~20 分钟。

3. 列缺　手太阴肺经络穴，八脉交会穴（通于任脉）。

（1）定位　在前臂桡侧缘，桡骨茎突上方，腕横纹上 1.5 寸处，当肱桡肌与拇长展肌腱之间；微屈肘，侧腕掌心相对取之。简便取穴法：两手虎口自然交叉，一手食指按在另一手的桡骨茎突上，当食指尖到达之凹陷处取穴。

（2）主治　伤风，头痛，项强，咳嗽，气喘，咽喉肿痛，口眼㖞斜，齿痛。

（3）操作　向上斜刺 0.3~0.5 寸。

4. 少商　手太阴肺经井穴。

（1）定位　拇指桡侧指甲角旁 0.1 寸。

（2）主治　咽喉肿痛，咳嗽，鼻衄，发热；昏迷，癫狂。

（3）操作　浅刺 0.1 寸，或点刺出血，不宜灸。

5. 鱼际　手太阴肺经荥穴。

（1）定位　第一掌骨中点桡侧，赤白肉际处。

（2）主治　咳嗽，咳血，咽喉肿痛，失音，发热；小儿疳积。

（3）操作　直刺 0.2~0.5 寸，禁灸。

二、手阳明大肠经（图 43）

1. 商阳　手阳明大肠经井穴。

（1）定位　食指末节桡侧，指甲根角旁 0.1 寸。

（2）主治　耳聋，齿痛，咽喉肿痛，颌肿，青盲，手指麻木，热病，昏迷。

（3）操作　浅刺 0.1 寸，或点刺出血。艾炷灸 1~3 壮；或艾条灸 3~5 分钟，左取右，右取左。

2. 合谷　手阳明大肠经原穴。

（1）定位　位于手背虎口处，于第一掌骨与第二掌骨间陷中。确定此穴时应让患者侧腕对掌，自然半握拳，合谷穴位于人体的手背部位，第二掌骨中点，拇指侧（或在手背，第一、二掌骨间，第二掌骨桡侧的中点）。

（2）主治　头痛，目赤肿痛，鼻衄，齿痛，牙关紧闭，口眼㖞斜，耳聋，疟腮，咽喉肿痛，热病无汗，多汗，腹痛，便秘，经闭，滞产。

（3）操作　直刺 0.5~0.8 寸，局部酸胀，可扩散至肘、肩、面部。透劳宫或后溪时，出现手掌酸麻并向指端放散。针刺时针尖不宜偏向腕侧，以免刺破手背静脉网和掌深动脉而引起出血。本穴提插幅度不宜过大，以免伤及血管引起血肿。孕妇禁针。艾炷灸或温针灸 5~9 壮，艾条灸 10~20 分钟。

3. 手三里

（1）定位　位于前臂背面桡侧，当阳溪与曲池连线上，肘横纹下 2 寸。

（2）主治　齿痛颊肿，上肢不遂，腹痛，腹泻。

（3）操作　直刺 0.5~0.8 寸，局部酸胀沉重，针感可向手背部扩散。艾炷灸或温针灸 5~7 壮，艾条灸 10~20 分钟。

4. 曲池　手阳明大肠经合穴。

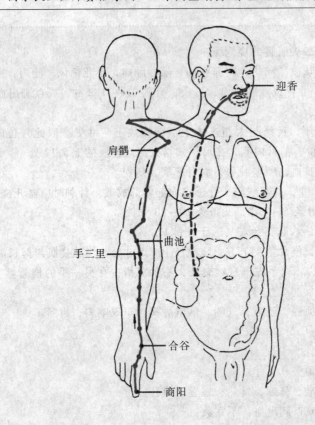

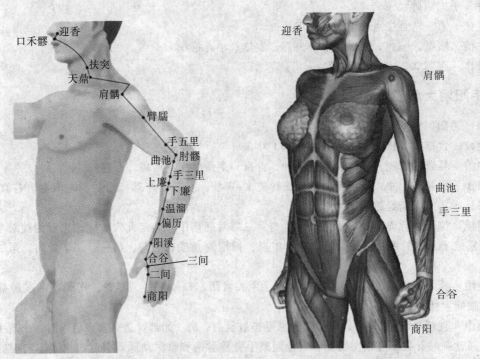

图 43 手阳明大肠经穴位

(1) 定位 位于肘横纹外侧端，屈肘，当尺泽穴与肱骨外上髁连线中点。取该穴位时患者应采用正坐，侧腕的取穴姿势，曲池穴位于肘部，寻找穴位时曲肘，横纹尽处，即肱骨外上髁内缘凹陷处。

(2) 主治 咽喉肿痛，齿痛，目赤痛，瘰疬，瘾疹，热病上肢不遂，手臂肿痛，腹痛吐泻，高血压，癫狂。

(3) 操作 直刺 1~1.5 寸。

5. 肩髃 手阳明大肠经经穴。

（1）定位 位于肩部，三角肌上，臂外展，或向前平伸时，当肩峰前下方凹陷处。取穴时将上臂外展平举，肩关节部即可呈现出两个凹窝，前面一个凹窝即为本穴；垂肩，当锁骨肩峰端前缘直下约2.0寸，当骨缝之间，手阳明大肠经的循行线上处取穴。

（2）主治 肩臂挛痛不遂，瘾疹，瘰疬。

（3）操作 直刺或向下斜刺0.8~1.5寸。

6. 迎香

（1）定位 属于手阳明大肠经，位于鼻翼外缘中点旁，当鼻唇沟中间。

（2）主治 鼻塞，鼽衄，口歪，面痒，胆道蛔虫病。

（3）操作 斜刺或平刺0.3~0.5寸。

三、足阳明胃经（图44）

1. 地仓

（1）定位 在面部，口角外侧，上直对瞳孔。

（2）主治 口歪，流涎，眼睑瞤动。

（3）操作 斜刺或平刺0.5~0.8寸。

2. 下关

（1）定位 在面部耳前方，当颧弓与下颌切迹所形成的凹陷中。

（2）主治 耳聋，耳鸣，聤耳，齿痛，口噤，口眼㖞斜。

（3）操作 直刺0.5~1.0寸。

3. 头维

（1）定位 在头侧部，当额角发际上0.5寸，头正中线旁4.5寸。

（2）主治 头痛，目眩，口痛，流泪，眼睑瞤动。

（3）操作 平刺0.5~1寸。

4. 天枢 足阳明胃经募穴。

（1）定位 在腹中部，平脐中，距脐中2.0寸。

（2）主治 腹胀肠鸣，绕脐痛，便秘，泄泻，痢疾，月经不调。

（3）操作 直刺1~1.5寸。

5. 梁丘 足阳明胃经郄穴。

（1）定位 屈膝，大腿前面，当髂前上棘与髌底外侧端的连线上，髌底上2寸。

（2）主治 膝肿痛，下肢不遂，胃痛，乳痈，血尿。

（3）操作 直刺1.0~1.2寸。

6. 犊鼻

（1）定位 屈膝，在膝部，髌骨与髌韧带外侧凹陷中。

（2）主治 膝痛，下肢麻痹，屈伸不利，脚气。

（3）操作 向后内斜刺0.5~1寸。

7. 足三里 足阳明胃经合穴。

（1）定位 在小腿前外侧，当犊鼻下3.0寸，距胫骨前缘一横指（中指）。

（2）主治 胃痛，呕吐，噎膈，腹胀，泄泻，痢疾，便秘，乳痈，肠痈，下肢痹痛，水肿，癫狂，脚气，虚劳赢瘦。

（3）操作 直刺1.0~2.0寸。

8. 条口

（1）定位 在小腿前外侧，当犊鼻下8寸，距胫骨前缘一横指（中指）。

（2）主治 脘腹疼痛，下肢痿痹，转筋，跗肿，肩臂痛。

（3）操作 直刺1~1.5寸。

9. 丰隆 足阳明胃经络穴。

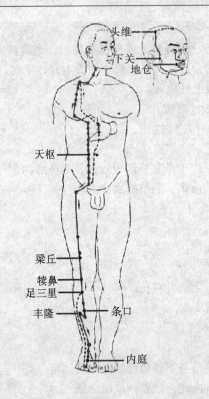

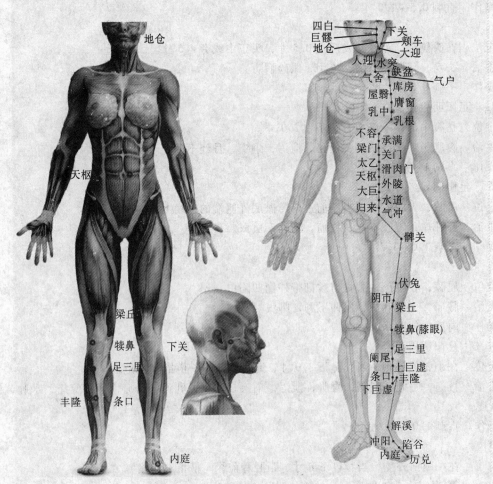

图 44　足阳明胃经穴位

（1）定位 在小腿前外侧，当外踝尖上8寸，条口外，距胫骨前缘二横指（中指）。

（2）主治 头痛，眩晕，痰多咳嗽，呕吐，便秘，水肿，癫狂痫，下肢痿痹。

（3）操作 直刺1.0～1.5寸。

10. 内庭 足阳明胃经荥穴。

（1）定位 在足背当第2、3跖骨结合部前方凹陷处。

（2）主治 齿痛，咽喉肿病，口歪，鼻衄，胃病吐酸，腹胀，泄泻，痢疾，便秘，热病，足背肿痛。

（3）操作 直刺或斜刺0.5～0.8寸。

四、足太阴脾经（图45）

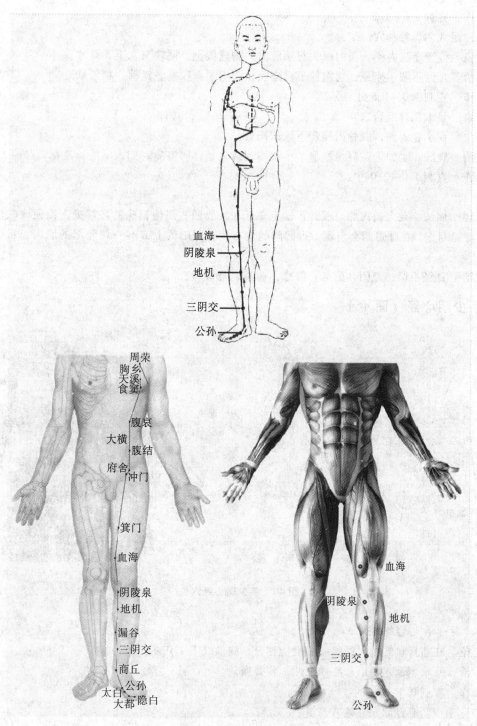

图45 足太阴脾经穴位

1. 公孙　足太阴脾经络穴，八脉交会穴（通于冲脉）。

（1）定位　在足内侧缘，第一跖骨基底部的前下方，赤白肉际处。

（2）主治　胃痛、呕吐、腹痛、腹泻、痢疾等胃肠病证。心烦、失眠、狂证等神志病证。逆气里急、气上冲心（奔豚气）等冲脉病证。

（3）操作　直刺 0.6～1.2 寸。可灸。

2. 三阴交

（1）定位　在小腿内侧，足内踝尖上 3.0 寸，胫骨内后缘。

（2）主治　月经不调，崩漏，赤白带下，阴挺，经闭，难产，产后血晕，恶露不行；梦遗，遗精，阳痿，阴茎痛，疝气，水肿，小便不利，遗尿；肠鸣腹胀，泄泻，便秘；失眠，眩晕；下肢痿痹。

（3）操作　直刺 1.0～1.5 寸。

3. 地机　足太阴脾经郄穴。

（1）定位　位于小腿内侧，当内踝尖与阴陵泉穴的连线上，阴陵泉穴下 3.0 寸。

（2）主治　月经不调，痛经，功能性子宫出血，阴道炎；腰痛，遗精，精液缺乏。

（3）操作　直刺 1.0～1.5 寸。

4. 阴陵泉　足太阴脾经合穴。

（1）定位　在小腿内侧，胫骨内侧髁下缘凹陷处。

（2）主治　腹胀，水肿，黄疸，暴泄，小便不利或失禁；阴茎痛，妇人阴痛，遗精；膝痛。

（3）操作　直刺 1.0～2.0 寸。

5. 血海

（1）定位　屈膝，在大腿内侧，髌骨内端上 2.0 寸，股四头肌内侧头的隆起处。简便取穴法：患者坐在椅子上，将腿绷直，在膝盖侧会出现一个凹陷的地方，在凹陷的上方有一块隆起的肌肉，肌肉的顶端就是血海穴。

（2）主治　月经不调，经闭，崩漏；湿疹，瘾疹，丹毒。

五、手少阴心经（图46）

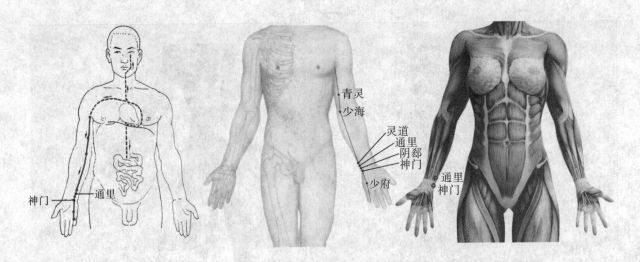

图 46　手少阴心经穴位

1. 通里　手少阴心经络穴。

（1）定位　在前臂掌侧，尺侧腕屈肌腱桡侧缘，腕横纹上 1.0 寸。

（2）主治　暴喑，舌强不语；心悸怔忡；腕臂痛。

（3）操作　直刺 0.3～0.5 寸。

2. 神门　手少阴心经原穴，输穴。

（1）定位　尺侧腕屈肌腱桡侧凹陷处。

（2）主治 失眠健忘，痴呆，癫狂；心痛，心烦，惊悸。

（3）操作 避开尺动静脉曲，直刺0.3~0.5寸。

六、手太阳小肠经（图47）

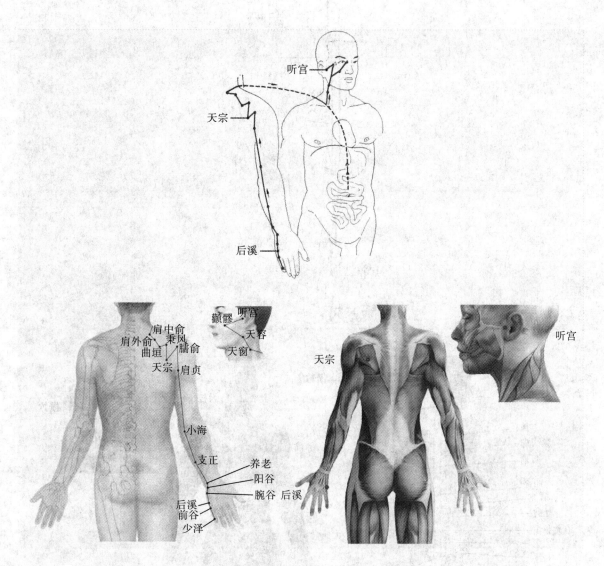

图47 手太阳小肠经穴位

1. 后溪 手太阳小肠经，输穴。

（1）定位 第5掌指关节后尺侧的远侧掌横纹头赤白肉际。

（2）主治 耳聋，目赤；癫狂痫；疟疾；头项强痛，腰背部、手指及肘臂挛痛。

（3）操作 直刺0.5~0.8寸。

2. 天宗

（1）定位 肩胛骨冈下窝中央凹陷处，约肩胛冈下缘与肩胛下角之间的上1/3折点处取穴。

（2）主治 气喘，乳痈，肩胛疼痛、肩背部损伤等局部病证。

（3）操作 直刺或向四周斜刺0.5~1.0寸。

3. 听宫

（1）定位 耳屏与下颌关节之间，微张口呈凹陷处。

（2）主治 耳鸣，耳聋，聤耳；齿痛。

（3）操作 张口，直刺0.5~1.0寸。

七、足太阳膀胱经（图48）

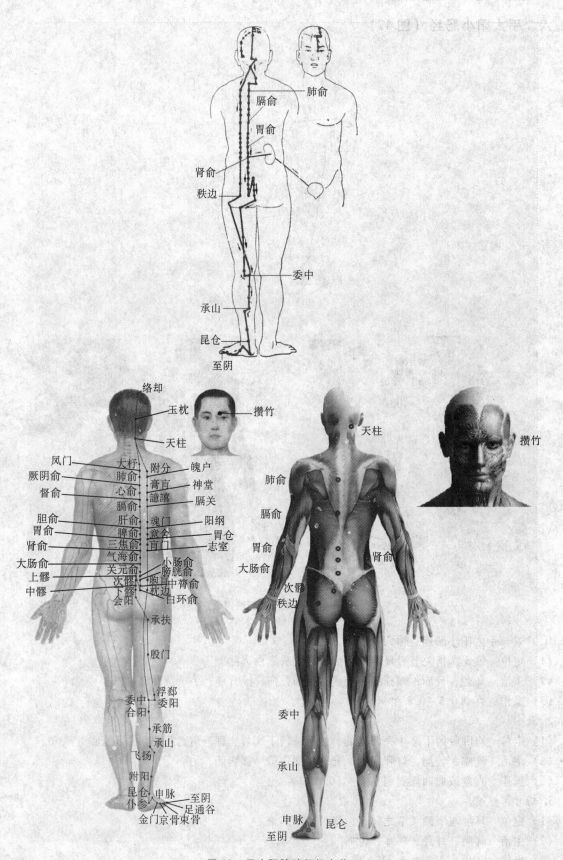

图48　足太阳膀胱经经穴位

1. 攒竹

（1）定位 眉毛内侧边缘凹陷处（当眉头陷中，眶上切迹处）即是。

（2）主治 眼部疾病，呃逆。

（3）操作 平刺 0.5～0.8 寸。禁灸。

2. 天柱

（1）定位 后发际正中直上 0.5 寸（哑门穴），旁开 1.3 寸，当斜方肌外缘凹陷中。

（2）主治 后头痛，项强，肩背腰痛痹证；鼻塞；癫狂痫；热病。

（3）操作 直刺或斜刺 0.5～0.8 寸，不可向内上方深刺，以免伤及延髓。

3. 肺俞 肺之背俞穴。

（1）定位 在背部，当第 3 胸椎棘突下，旁开 1.5 寸。

（2）主治 咳嗽，气喘，吐血，骨蒸，潮热，盗汗，鼻塞。

（3）操作 斜刺 0.5～0.8 寸。

4. 膈俞 八会穴之血会。

（1）定位 在背部，当第 7 胸椎棘突下，旁开 1.5 寸。

（2）主治 呕吐，呃逆，气喘，咳嗽，吐血，潮热，盗汗。

（3）操作 斜刺 0.5～0.8 寸。

5. 胃俞 胃之背俞穴。

（1）定位 在背部，当第 12 胸椎棘突下，旁开 1.5 寸。

（2）主治 胸胁痛，胃脘痛，呕吐，腹胀，肠鸣。

（3）操作 斜刺 0.5～0.8 寸。

6. 肾俞 肾之背俞穴。

（1）定位 在腰部，当第 2 腰椎棘突下，旁开 1.5 寸。

（2）主治 遗尿，遗精，阳痿，月经不调，白带，水肿，耳鸣，耳聋，腰痛。

（3）操作 直刺 0.5～1 寸。

7. 大肠俞 大肠之背俞穴。

（1）定位 在腰部，当第 4 腰椎棘突下，旁开 1.5 寸。

（2）主治 腹胀，泄泻，便秘，腰痛。

（3）操作 直刺 0.8～1.2 寸。

8. 次髎

（1）定位 在骶部，当髂后上棘内下方，适对第 2 骶后孔处。

（2）主治 疝气，月经不调，痛经，带下，小便不利，遗精，腰痛，下肢痿痹。

（3）操作 直刺 1.0～1.5 寸。

9. 委中 足太阳膀胱经合穴，膀胱下合穴。

（1）定位 在腘横纹中点，当股二头肌腱与半腱肌肌腱的中间。

（2）主治 腰痛，下肢痿痹，腹痛，吐泻，小便不利，遗尿，丹毒。

（3）操作 直刺 1.0～1.5 寸，或用三棱针点刺腘静脉出血。

10. 秩边

（1）定位 在臀部，平第 4 骶后孔，骶正中嵴旁开 3.0 寸。

（2）主治 小便不利，便秘，痔疾，腰骶痛，下肢痿痹。

（3）操作 直刺 1.5～2.0 寸。

11. 承山

（1）定位 在小腿后面正中，委中与昆仑之间，当伸直小腿或足跟上提时腓肠肌肌腹下出现尖角凹陷处。

（2）主治 痔疾，脚气，便秘，腰腿拘急疼痛。

（3）操作 直刺 1.0～2 寸。

12. 昆仑 足太阳膀胱经经穴。

（1）定位　在足部外踝后方，当外踝尖与跟腱之间的凹陷处。

（2）主治　头痛，项强，目眩，癫痫，难产，腰骶疼痛，脚跟肿痛。

（3）操作　直刺 0.5～0.8 寸。

13. 申脉　八脉交会穴（通于阳跷脉）。

（1）定位　在足外侧部，外踝直下方凹陷中。

（2）主治　头痛，眩晕，癫狂痫，腰腿酸痛，目赤痛，失眠。

（3）操作　直刺 0.3～0.5 寸。

14. 至阴　足太阳膀胱经井穴。

（1）定位　在足小趾末节外侧，距趾甲角 0.1 寸。

（2）主治　头痛，目痛，鼻塞，鼻衄，胎位不正，难产。

（3）操作　浅刺 0.1 寸。胎位不正用灸法。

八、足少阴肾经（图49）

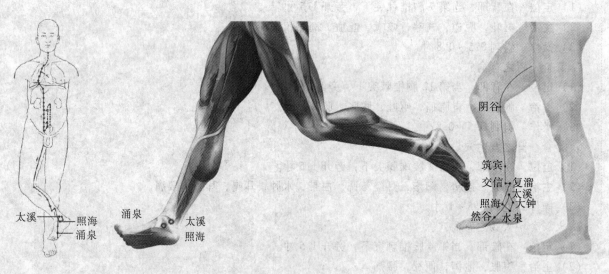

图49　足少阴肾经穴位

1. 涌泉　足少阴肾经井穴。

（1）定位　在足底部，卷足时足前部凹陷处，约当第二、三趾趾缝纹头端与足跟连线的前 1/3 与后 2/3 交点上。

（2）主治　头顶痛，头晕，眼花，咽喉痛，舌干，失音，小便不利，大便难，小儿惊风，足心热，癫疾，霍乱转筋，昏厥。

（3）操作　直刺 0.5～0.8 寸，可灸。

2. 太溪　足少阴肾经原穴，输穴。

（1）定位　在足内侧，内踝后方，当内踝尖与跟腱之间的凹陷处。

（2）主治　头痛目眩，咽喉肿痛，齿痛，耳聋，耳鸣，咳嗽，气喘，胸痛咳血，消渴，月经不调，失眠，健忘，遗精，阳痿，小便频数，腰脊痛，下肢厥冷，内踝肿痛。

（3）操作　直刺 0.5～0.8 寸，可灸。

3. 照海　足少阴肾经，八脉交会穴（通于阴跷脉）。

（1）定位　在足内侧，内踝尖下方凹陷处。

（2）主治　咽喉干燥，痫证，失眠，嗜卧，惊恐不宁，目赤肿痛，月经不调，痛经，赤白带下，阴挺，阴痒，疝气，小便频数，不寐，脚气。

（3）操作　直刺 0.5～0.8 寸，可灸。

九、手厥阴心包经（图50）

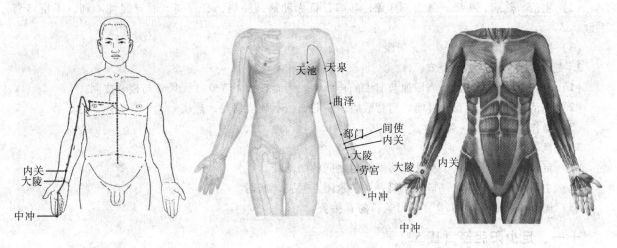

图50　手厥阴心包经穴位

1. 内关　手厥阴心包经络穴，八脉交会穴（通于阴维脉）。

（1）定位　在前臂掌侧，当曲泽与大陵的连线上，腕横纹上2.0寸，掌长肌腱与桡侧腕屈肌腱之间。

（2）主治　心痛，心悸，胸痛，胃痛，呕吐，呃逆，失眠，癫狂，痫证，郁证，眩晕，中风，偏瘫，哮喘，偏头痛，热病，产后血晕，肘臂挛痛。

（3）操作　直刺0.5~1.0寸，可灸。

2. 大陵　足少阴肾经原穴，输穴。

（1）定位　在腕掌横纹的中点处，当掌长肌腱与桡侧腕屈肌腱之间。

（2）主治　心痛，心悸，胃痛，呕吐，惊悸，癫狂，痫证，胸胁痛，腕关节疼痛，喜笑悲恐。

（3）操作　直刺0.3~0.5寸，可灸。

3. 中冲　足少阴肾经井穴。

（1）定位　在手中指末节尖端中央。

（2）主治　中风昏迷，舌强不语，中暑，昏厥，小儿惊风，热病，舌下肿痛。

（3）操作　浅刺0.1寸，或用三棱针点刺出血。

十、手少阳三焦经（图51）

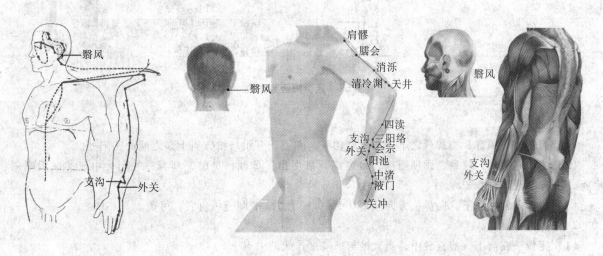

图51　手少阳三焦经穴位

1. 外关　手少阳三焦经络穴，八脉交会穴（通于阳维脉）。

（1）定位　在前臂背侧，当阳池与肘尖的连线上，腕背横纹上2.0寸，尺骨与桡骨之间。

（2）主治　热病，头痛，颊痛，耳聋，耳鸣，目赤肿痛，胁痛，肩背痛，肘臂屈伸不利，手指疼痛，手颤。

（3）操作　直刺0.5~1.0寸，可灸。

2. 支沟　手少阳三焦经经穴。

（1）定位　在前臂背侧，当阳池与肘尖的连线上，腕背横纹上3.0寸，尺骨与桡骨之间。

（2）主治　暴喑，耳聋，耳鸣，肩背酸痛，胁肋痛，呕吐，便秘，热病。

（3）操作　直刺0.5~1.0寸，可灸。

3. 翳风

（1）定位　在耳垂后方，当乳突与下颌角之间的凹陷处。

（2）主治　耳鸣，耳聋，口眼㖞斜，牙关紧闭，颊肿，瘰疬。

（3）操作　直刺0.8~1.0寸；可灸，勿直接灸。

十一、足少阳胆经（图52）

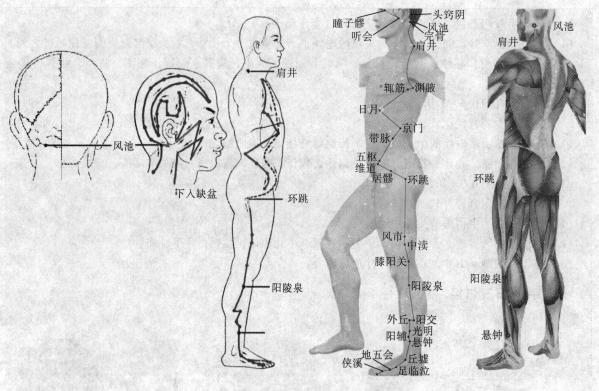

图52　足少阳胆经穴位

1. 风池

（1）定位　在项部，当枕骨之下，与风府相平，胸锁乳突肌与斜方肌上端之间的凹陷处。

（2）主治　头痛，眩晕，颈项强痛，目赤痛，目泪出，鼻渊，鼻衄，耳聋，气闭，中风，口眼㖞斜，疟疾，热病，感冒，瘿气。

（3）操作　针尖微下，向鼻尖方向斜刺0.5~0.8寸，或平刺透风府穴；可灸。

2. 肩井

（1）定位　在肩上，前直乳中，当大椎与肩峰端连线的中点上。

（2）主治　肩背痹痛，手臂不举，颈项强痛，乳痈，中风，瘰疬，难产，诸虚百损。

（3）操作　直刺0.5~0.8寸，深部正当肺尖，慎不可深刺；可灸。

3. 环跳

（1）定位 在股外侧部，侧卧屈股，当股骨大转子最凸点与骶管裂孔连线的外 1/3 与中 1/3 交点处。

（2）主治 腰胯疼痛，半身不遂，下肢痿痹，遍身风疹，挫闪腰痛，膝踝肿痛不能转侧。

（3）操作 直刺 2~2.5 寸，可灸。

4. 阳陵泉 足少阳胆经合穴，胆下合穴，八会穴之筋会。

（1）定位 在小腿外侧，当腓骨小头前下方凹陷处。

（2）主治 半身不遂，下肢痿痹、麻木，膝肿痛，脚气，胁肋痛，口苦，呕吐，黄疸，小儿惊风，破伤风。

（3）操作 直刺或斜向下刺 1~1.5 寸，可灸。

5. 悬钟 八会穴之髓会。

（1）定位 在小腿外侧，当外踝尖上 3.0 寸，腓骨前缘。

（2）主治 半身不遂，颈项强痛，胸腹胀满，胁肋疼痛，膝腿痛，脚气，腋下肿。

（3）操作 直刺 0.5~0.8 寸，可灸。

十二、足厥阴肝经（图 53）

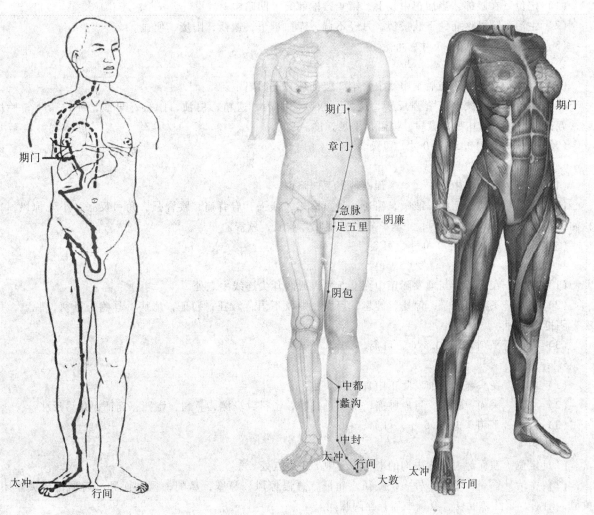

图 53 足厥阴肝经穴位

1. 行间 足厥阴肝经荥穴。

（1）定位 在足背侧，当第 1、2 趾间，趾蹼缘的后方赤白肉际处。

（2）主治　月经过多，闭经，痛经，白带，阴中痛，遗尿，淋疾，疝气，胸胁满痛，呃逆，咳嗽，洞泻，头痛，眩晕，目赤痛，青盲，中风，癫痫，癥瘕，失眠，口歪，膝肿，下肢内侧痛，足跗肿痛。

（3）操作　直刺0.5~0.8寸，可灸。

2. 太冲　足厥阴肝经原穴，输穴。

（1）定位　在足背侧，当第1跖骨间隙的后方凹陷处。

（2）主治　头痛，眩晕，疝气，月经不调，癃闭，遗尿，小儿惊风，癫狂，痫证，胁痛，腹胀，黄疸，呕逆，咽痛嗌干，目赤肿痛，膝股内侧痛，足跗肿，下肢痿痹。

（3）操作　直刺0.5~0.8寸，可灸。

3. 期门　足厥阴肝经募穴。

（1）定位　在胸部，当乳头直下，第6肋间隙，前正中线旁开4.0寸。

（2）主治　胸胁胀满疼痛，呕吐，呃逆，吞酸，腹胀，泄泻，饥不欲食，胸中热，咳喘，奔豚，疟疾，伤寒热入血室。

（3）操作　斜刺0.5~0.8寸，可灸。

十三、督脉（图54）

1. 腰阳关

（1）定位　在腰部，当后正中线上，第4腰椎棘突下凹陷中。

（2）主治　腰骶疼痛，下肢痿痹，月经不调，赤白带下，遗精，阳痿，便血。

（3）操作　直刺0.5~1寸，可灸。

2. 命门

（1）定位　在腰部，当后正中线上，第2腰椎棘突下凹陷中。

（2）主治　虚损腰痛，脊强反折，遗尿，尿频，泄泻，遗精，白浊，阳痿，早泄，赤白带下，胎屡坠，五劳七伤，头晕耳鸣，癫痫，惊恐，手足逆冷。

（3）操作　直刺0.5~1.0寸，可灸。

3. 大椎

（1）定位　在后正中线上，第7颈椎棘突下凹陷中。

（2）主治　热病，疟疾，咳嗽，喘逆，骨蒸潮热，项强，肩背痛，腰脊强，角弓反张，小儿惊风，癫狂痫证，五劳虚损，七伤乏力，中暑，霍乱，呕吐，黄疸，风疹。

（3）操作　斜刺0.5~1.0寸，可灸。

4. 百会

（1）定位　在头部，当前发际正中直上5寸，或两耳尖连线中点处。

（2）主治　头痛，眩晕，惊悸，健忘，尸厥，中风不语，癫狂，痫证，瘛病，耳鸣，鼻塞，脱肛，痔疾，阴挺，泄泻。

（3）操作　平刺0.5~0.8寸，可灸。

5. 神庭

（1）定位　在头部，当前发际正中直上0.5寸。

（2）主治　头痛，眩晕，目赤肿痛，泪出，目翳，雀目，鼻渊，鼻衄，癫狂，痫证，角弓反张。

（3）操作　平刺0.3~0.5寸，可灸。

6. 水沟

（1）定位　在面部，当人中沟的上1/3与中1/3交点处。

（2）主治　昏迷，晕厥，暑病，癫狂，痫证，急慢惊风，鼻塞，鼻衄，风水面肿，齿痛，牙关紧闭，黄疸，消渴，霍乱，温疫，脊膂强痛，挫闪腰痛。

（3）操作　向上斜刺0.3~0.5寸，或用指甲按掐；不灸。

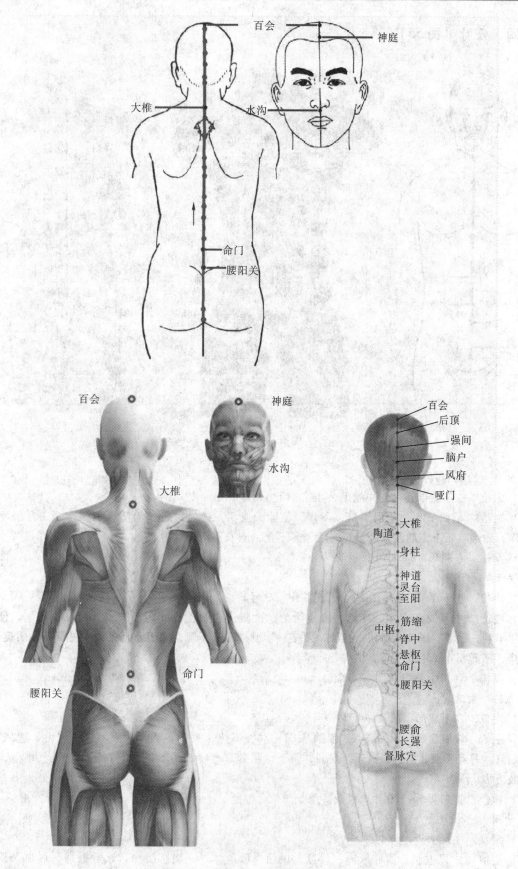

图 54 督脉穴位

十四、任脉（图 55）

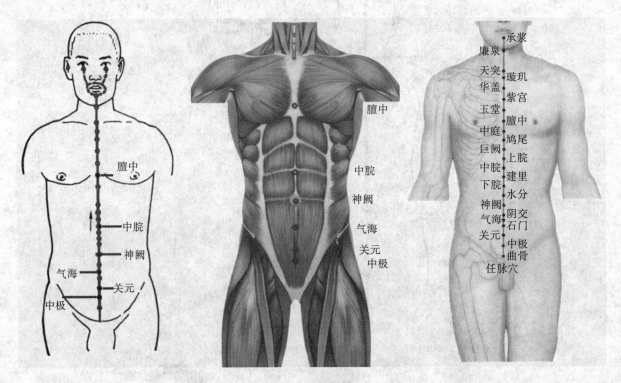

图 55　任脉穴位

1. 中极　膀胱募穴。
（1）定位　在下腹部，前正中线上，当脐中下 4 寸。
（2）主治　小便不利，遗溺不禁，阳痿，早泄，遗精，白浊，疝气偏坠，积聚疼痛，月经不调，阴痛，阴痒，痛经，带下，崩漏，阴挺，产后恶露不止，胞衣不下，水肿。
（3）操作　直刺 0.5~1.0 寸，可灸。

2. 关元　小肠募穴。
（1）定位　在下腹部，前正中线上，当脐中下 3 寸。
（2）主治　中风脱证，虚劳冷惫，羸瘦无力，少腹疼痛，霍乱吐泻，痢疾，脱肛，疝气，便血，溺血，小便不利，尿频，尿闭，遗精，白浊，阳痿，早泄，月经不调，经闭，经痛，赤白带下，阴挺，崩漏，阴门瘙痒，恶露不止，胞衣不下，消渴，眩晕。
（3）操作　直刺 0.5~1.0 寸，可灸。

3. 气海　肓之募穴。
（1）定位　在下腹部，前正中线上，当脐中下 1.5 寸。
（2）主治　绕脐腹痛，水肿鼓胀，脘腹胀满，水谷不化，大便不通，泄痢不禁，癃淋，遗尿，遗精，阳痿，疝气，月经不调，痛经，经闭，崩漏，带下，阴挺，产后恶露不止，胞衣不下，脏气虚惫，形体羸瘦，四肢乏力。
（3）操作　直刺 0.5~1.0 寸，可灸。孕妇慎用。

4. 神阙
（1）定位　在腹中部，脐中央。
（2）主治　中风虚脱，四肢厥冷，尸厥，风痫，形惫体乏，绕脐腹痛，水肿鼓胀，脱肛，泄利，便秘，小便不禁，五淋，妇女不孕。
（3）操作　禁刺，可灸。

5. 中脘　胃之募穴，八会穴之腑会。

（1）定位 在上腹部，前正中线上，当脐中上4寸。

（2）主治 胃脘痛，腹胀，呕吐，呃逆，翻胃，吞酸，纳呆，食不化，痞积，膨胀，黄疸，肠鸣，泄利，便秘，便血，胁下坚痛，虚劳吐血，哮喘，头痛，失眠，惊悸，怔忡，脏躁，癫狂，痫证，尸厥，惊风，产后血晕。

（3）操作 直刺0.5~1.0寸，可灸。

6. 膻中 八会穴之气会，心包募穴。

（1）定位 在胸部，当前正中线上，平第4肋间，两乳头连线的中点。

（2）主治 咳嗽，气喘，咯唾脓血，胸痹心痛，心悸，心烦，产妇少乳，噎膈，膨胀。

（3）操作 平刺0.3~0.5寸，可灸。

十五、奇穴

1. 四神聪

（1）定位 在头顶部，当百会前后左右各1寸，共四穴（图56）。

（2）主治 头痛，眩晕，失眠，健忘，癫狂，痫证，偏瘫，脑积水，大脑发育不全。

（3）操作 平刺0.5~0.8寸，可灸。

2. 太阳

（1）定位 在颞部，当眉梢与目外眦之间，向后约一横指的凹陷处（图57）。

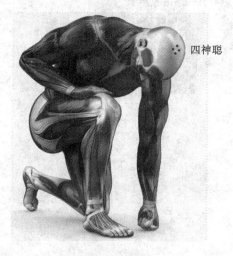

图56 四神聪

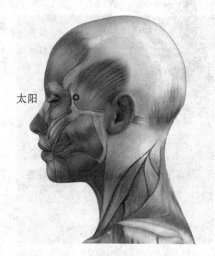

图57 太阳

（2）主治 偏正头痛，目赤肿痛，目眩，目涩，牙痛，三叉神经痛。

（3）操作 直刺或斜刺0.3~0.5寸，或用三棱针点刺出血。禁灸。

3. 印堂

（1）定位 在面部，两眉头连线中点即是（图58）。

（2）主治 头痛，头晕；鼻炎，目赤肿痛，三叉神经痛。头痛、前头痛、失眠、高血压、鼻塞、流鼻水、鼻炎、鼻部疾病、目眩、眼部疾病等。

（3）操作 向下平刺0.3~0.5寸，或三棱针放血，可灸。

4. 定喘

（1）定位 在背部，当第7颈椎棘突下，旁开0.5寸（图59）。

（2）主治 哮喘、咳嗽；肩背痛、落枕。

（3）操作 直刺0.5~0.8寸，可灸。

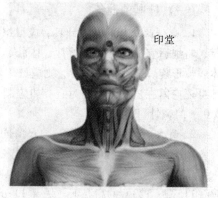

图58 印堂

5. 夹脊

（1）定位　在背腰部，当第1胸椎至第5腰椎棘突下两侧，后正中线旁开0.5寸，一侧17穴，左右共34穴（图59）。

（2）主治　适应范围较广，其中上胸部的穴位治疗心肺、上肢疾病；下胸部的穴位治疗胃肠疾病；腰部的穴位治疗腰腹及下肢疾病。

（3）操作　直刺0.3~0.5寸，或用梅花针叩刺；可灸。

6. 十宣

（1）定位　在手十指尖端，距指甲游离缘0.1寸（指寸），左右共10穴（图60）。

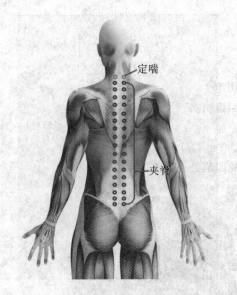

图59　定喘

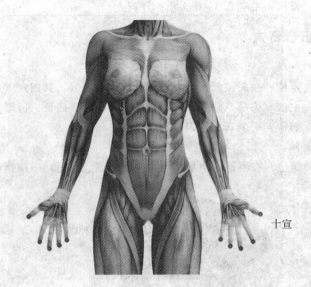

图60　十宣

（2）主治　昏迷，癫痫，高热，咽喉肿痛。

（3）操作　浅刺0.1~0.2寸，或点刺出血。

第二节　针灸技术

一、毫针刺法

（一）针刺前准备

1. 毫针的选择　选择针具，应根据患者的性别、年龄、肥瘦、体质、病情、病位及所取腧穴，选取长短、粗细适宜的针具。如男性，体壮、形肥、且病位较深者，可选取稍粗、稍长的毫针。反之若为女性，体弱、形瘦、而病位较浅者，则应选用较短、较细的针具，临床上选针常以将针刺入腧穴应至之深度，而针身还应露在皮肤上稍许为宜。如应刺入0.5寸，可选择1.0寸的毫针；应刺入1.0寸时，可选择1.5~2.0寸的毫针。

2. 消毒　包括针具消毒、腧穴部位的消毒和医者手指的消毒。

（1）针具、器械的消毒　方法很多，以高压蒸汽灭菌法为佳。

①高压蒸汽灭菌法：将毫针等针具用布包好，放在密闭的高压蒸汽锅内灭菌。一般在98~147kPa的压强，115℃~123℃的高温下，保持30分钟以上，可达到消毒灭菌的要求。

②药液浸泡消毒法：针具可放入75%酒精内浸泡30~60分钟，取出用无菌巾或消毒棉球擦干后使用，也可置于器械消毒液内浸泡（如"84"消毒液），按规定浓度和时间进行浸泡消毒。直接与毫针接触的针盘、针管、针盒、镊子等，可用戊二醛溶液（保尔康）浸泡10~20分钟，达到消毒目的时才能使用。经过消毒的毫针，必须放在消毒过的针盘内，并用无菌巾或消毒纱布遮盖好。

③煮沸消毒法：将毫针等器具用纱布包扎后，放在盛有清水的消毒煮锅内，进行煮沸。一般在水沸后再煮 15～20 分钟，亦可达到消毒目的。但煮沸消毒法易造成锋利的金属器械之锋刃变钝，如在水中加入重碳酸钠使成 2% 溶液，可以提高沸点至 120℃，从而降低沸水对器械的腐蚀作用。

（2）医者双手消毒　在针刺前，医者应先用肥皂水将手洗刷干净，待干再用 75% 酒精棉球擦拭后，方可持针操作。

（3）针刺部位消毒　在患者需要针刺的穴位皮肤上用 75% 酒精棉球擦拭消毒；或先用 2% 碘酊涂擦，稍干后，再用 75% 酒精棉球擦拭脱碘。擦拭时应从腧穴部位的中心点向外绕圈消毒。当穴位皮肤消毒后，切忌接触污物，保持洁净，防止重新污染。

（4）治疗室内的消毒　针灸治疗室内的消毒包括治疗台上的床垫、枕巾、毛毯、垫席等物品，要按时换洗晾晒，如采用一人一用的消毒垫布、垫纸、枕巾则更好。治疗室也应定期消毒净化，应保持空气流通，环境卫生洁净。

3. 体位的选择　针刺时患者应选取适当的体位，以使医者能正确取穴，并便于操作，同时以患者肢体感觉舒适能留针一定时间为原则。临床上针刺时常用的体位，主要有以下几种。①仰卧位：适宜于取头面、胸腹部及四肢的部分腧穴；②侧卧位：适宜于取身体侧面腧穴和上、下肢的部分腧穴；③俯卧位：适宜于取头、项、脊背、腰臀部和下肢背侧及上肢部分腧穴；④仰靠坐位：适宜于取前头、颜面、颈前、胸、肩臂、腿膝等部位的腧穴；⑤俯伏坐位：适宜于取后头和项、背部的腧穴；⑥侧伏坐位：适宜于取头部的一侧、面颊及耳前后部位的腧穴。

（二）进针法

在进行针刺操作时，一般医生的双手协同操作，紧密配合。临床上把持针操作的手，称为"刺手"；而按压所刺部位或扶住针身的手，称为"押手"。刺手的作用主要是掌握毫针，一般以拇、食、中三指夹持针柄，以无名指抵住针身，运用指力，使针尖快速刺透皮肤，再行捻转，刺向深处。押手的作用主要是固定腧穴皮肤，使针能准确刺中腧穴，并使长针针身有所依靠，使进针顺利，减少疼痛。具体的进针方法，分为单手进针法和双手进针法。

1. 单手进针法　刺手拇、食指持针，中指指端紧靠腧穴，中指指腹抵于针身下段，当拇食指向下用力按压时，中指随势屈曲将针刺入，直至所需深度。适用于短毫针进针。

2. 双手进针法　临床上应根据腧穴所在部位的解剖特点、针刺深浅和手法的要求灵活选用，以便于进针和减少患者的痛苦。

（1）指切进针法　又称爪切进针法，用左手拇指或食指端切按在腧穴位置旁，右手持针，紧靠左手指甲面将针刺入。此法适宜于短针的进针。

（2）夹持进针法　用左手拇、食二指持捏消毒干棉球，夹住针身下端，将针尖固定在腧穴表面，右手捻动针柄，将针刺入腧穴，此法适用于长针的进针。

（3）舒张进针法　用左手食、拇指将所刺腧穴部位的皮肤向两侧撑开，使皮肤绷紧，右手持针，使针从左手拇、食二指的中间刺入。此法主要用于皮肤松弛部位的腧穴。

（4）提捏进针法　用左手拇、食二指将针刺部位的皮肤捏起，右手持针，从捏起的上端将针刺入。此法主要用于皮肉薄部位的进针，如印堂等。

3. 针管进针法　即备好玻璃或金属制成的针管，针管长度比毫针短 2～3mm，以便露出针柄，针管的直径以能顺利通过针尾为宜。进针时押手持针管，将针装入管内，针尖与针管下端平齐，置于应刺的腧穴上，针管上端露出针柄 2～3mm，用右手食指叩打针尾或用中指弹击针尾，即可使针刺入，然后退出针管，再运用行针手法。

（三）针刺的角度和深度

针刺操作中，正确掌握针刺的角度和深度，是增强针感、提高疗效、防止意外的重要环节。临床上主要根据腧穴的部位、病情需要及患者的体质强弱、形体胖瘦，以区别针刺的角度和深度。

1. 角度　针刺的角度是指进针时针身与皮肤表面所形成的夹角。它是根据腧穴所在的位置和医者针刺时所要达到的目的结合起来而确定的。一般分为以下 3 种角度：

（1）直刺　直刺是针身与皮肤表面呈 90°垂直刺入。此法适用于人体大部分腧穴。

（2）斜刺 斜刺是针身与皮肤表面呈45°左右倾斜刺入。此法适用于肌肉浅薄处或内有重要脏器。或不宜直刺、深刺的腧穴。

（3）平刺 平刺即横刺、沿皮刺。是针身与皮肤表面呈15°左右或沿皮以更小的角度刺入。此法适用于皮薄肉少部位的腧穴，如头部的腧穴等。

2. 深度 针刺的深度是指针身刺入人体内的深浅度数，每个腧穴的针刺深度，要结合患者的体质、年龄、病情、部位而决定。

年龄年老体弱，气血衰退，小儿娇嫩，稚阴稚阳，均不宜深刺；中青年身强体壮者，可适当深刺。体质对形瘦体弱者，宜相应浅刺；形盛体强者，宜深刺。病情阳证、新病宜浅刺；阴证、久病宜深刺。部位头面、胸腹及皮薄肉少处的腧穴宜浅刺；四肢、臀、腹及肌肉丰厚处的腧穴宜深刺。

（四）行针与得气

针刺入人体的腧穴后，针灸医生要追求得气的感觉。这是医患双方都能感觉到的，当这种经气感应产生时，医者会感到针下有沉紧吸引的感觉；同时患者也会感受到相应的酸、麻、胀、重，甚至沿着一定部位、向一定方向扩散传导的感觉等等。这种感觉因人、因腧穴部位而异，甚至与患者的身体状况也密切相关。

得气与否以及气至的迟速，不仅直接关系针刺治疗效果，而且可以借此推测疾病的预后。临床上一般是得气迅速时，疗效较好，得气较慢时效果就差，若不得气时，就可能无治疗效果。因此，在临床上若刺之而不得气时，就要分析经气不至的原因。影响得气的因素主要有取穴定位不准确，手法运用不当，或针刺角度有误，深浅失度。如患者病久体虚，正气虚惫，以致经气不足，或因其他病理因素，感觉迟钝、丧失而不易得气时，可采用行针催气或留针候气，或在针柄上加热或加艾灸，以帮助经气的到来，而促使得气，或者治疗中随着疾病向好的方向转化，经气可逐步得到恢复，针刺时则可迅速得气。

1. 基本手法 如果得气不够理想，就需要采用一定的方法加强，这就是行针，亦称运针，是指将针刺入腧穴后，为了使之得气，调节针感以及进行补泻而施行的各种操作方法。下面谈的两种手法是临床上最基本的。

（1）提插法 是将针刺入腧穴的一定深度后，使针在穴内进行上提下插的操作方法。提插呈直线形进出，幅度不宜过大，否则会产生局部痛感，或损伤局部组织以致出针后遗留后遗症状。

（2）捻转法 是将针刺入腧穴的一定深度后，进行一前一后地来回旋转捻动的操作方法。捻转的角度一般在180°～360°，必须左右交替，不能过于单向旋转，否则肌肉纤维会缠住针身而产生疼痛。

以上两种基本手法，既可单独应用，也可相互配合运用，在临床上必须根据患者的具体情况，灵活掌握，才能发挥其应有的作用。

2. 辅助手法 是针刺时用以辅助行针的操作方法。

（1）循法 是以左手或右手于所刺腧穴的四击或沿经脉的循行部位，进行徐和的循按或循摄的方法。此法在未得气时用之可通气活血，有行气、催气之功，若针下过于沉紧时，用之可宣散气血，使针下徐和。

（2）刮柄法 是将针刺入一定深度后，用拇指或食指的指腹抵住针尾，用拇指、食指或中指爪甲，由下而上的频频刮动针柄的方法。此法在不得气时，用之可激发经气，促使得气。

（3）弹针法 是将针刺入腧穴后，以手指轻轻弹针柄，使针身产生轻微的震动，而使经气速行。

（4）搓柄法 是将针刺入后，以右手拇、食、中指持针柄单向捻转，如搓线状，每次搓2～3周或3～5周，但搓时应与提插法同时配合使用，以免针身缠绕肌肉纤维。此法有行气、催气和补虚泻实的作用。

（5）摇柄法 是将针刺入后，手持针柄进行摇动，如摇橹或摇辘轳之状，可起行气作用。

（6）震颤法 针刺入后，左手持针柄，用小幅度、快频度的提插捻转动作。使针身产生轻微的震颤，以促使得气或增强祛邪、扶正的作用。

五、针刺补泻

针刺手法是促使机体内在因素转化的主要手段，是实现补虚泻实的重要环节。在临床上为了使针刺产生补泻作用，古代针灸医家在长期的医疗实践过程中，创造和总结出了不少的针刺补泻手法。

1. 捻转补泻 主要以捻转的幅度大小和速度的快慢来区别补泻。针下得气后，捻转角度小，用力轻，频率慢者为补法；捻转角度大，用力重，频率快者为泻法。此外也有以左转右转来区分补泻，左转为补，右转为泻。左转即大指向前捻针时用力稍重而快，大指向后捻针时稍轻而慢；右转则反之。

2. 提插补泻　主要以提插时用力轻重和速度快慢来区别补泻。针下得气后，进行提插手法时，提时用力较轻，速度较慢，而插时用力较重，速度较快，为补法；泻法与之相反，重而快提，轻而慢插。

3. 徐疾补泻　主要以进针、退针过程的快慢来区分补泻。进针时徐徐刺入，疾速出针者为补法；进针时疾速刺入，徐徐出针者为泻法。

4. 平补平泻　又称"平针法"，即进针得气后，用力均匀、速度中等地提插、捻转，针感缓和，中等速度出针。主要用于虚实不太明显的症证，以得气为度，不行补泻。

（六）留针与出针

1. 留针　将针刺入腧穴行针施术后，使针留置穴内称为留针。留针的目的是为了加强针刺的作用和便于继续行针施术。一般症证只要针下得气而施以适当的补泻手法后，可留针15~20分钟；但对一些特殊病证，如某些慢性、顽固性、疼痛性或痉挛性疾病，可适当延长留针时间，有时留针可达数小时，以便在留针过程中间歇性行针，以增强、巩固疗效。若不得气时，也可静以久留，以待气至。在临床上留针与否或留针时间的长短，不可一概而论，应根据患者具体病情而定。儿童或不能配合的患者，以及不方便的体位针刺后即可出针，不留针。

2. 出针　出针时，是以左手拇、食指按住针孔周围皮肤，右手持针轻微捻转并慢慢提至皮下，然后迅速拔出并用干棉球按压针孔防止出血，最后检查针数，防止遗漏。

二、灸法操作

（一）艾灸

1. 艾炷灸　将纯净的艾绒放在平板上，用手指搓捏成圆锥形状，置于施灸部位点燃治病的方法。常用的艾炷或如麦粒。或如苍耳子，或如莲子，或如半截橄榄等。每燃烧一个艾炷称为一壮。艾炷灸分为直接灸和间接灸两类。

（1）直接灸　直接灸是艾炷灸的一种，又称明灸、着肤灸。是将艾炷直接放在穴位皮肤上施灸的一种方法。根据灸后对皮肤刺激程度的不同，分有瘢痕灸和无瘢痕灸。若施灸时需将皮肤烧伤化脓，愈后留有瘢痕者，称为瘢痕灸。若不使皮肤烧伤化脓，不留瘢痕者，称为无瘢痕灸。

①瘢痕灸：属于烧灼灸法，用蚕豆大或枣核大的艾炷直接放在穴位上点燃施灸，烧灼局部组织，施灸部位往往被烧红起泡，并嘱患者服用药物，或用桃木煎水洗烧灼处，使其产生无菌性化脓现象（灸疮）。施灸前，要注意患者体位的平正和舒适，以及所灸穴位的准确性。局部消毒后，可涂以大蒜液或凡士林，增加艾炷对皮肤的黏附力。点燃艾炷后，患者一般会因烧灼感到剧痛，为了减轻疼痛，可轻轻拍打局部，亦可用麻醉法来防止。灸完一壮后，用纱布蘸冷开水抹净所灸穴位，再依前法灸之。灸满所需壮数后，可在灸穴上敷贴淡膏药，每天换一次。也可用桃木水洗数天后即现灸疮，停灸后3~4周灸疮结痂脱落，留有瘢痕。本法适于虚寒证，实热和虚热证不宜用，头面颈项不宜用，每次用穴不宜多。如用麦粒大的艾炷烧灼穴位，痛苦较小，可连续灸3~7壮，灸后无需膏药敷治，称为麦粒灸，适用于气血两亏者。

②无瘢痕灸：属于温热灸法，点燃艾炷后，当患者感到烫时，即用镊子将艾炷夹去或压灭。连续灸3~7壮，局部出现红晕为止。灸后不发灸疮，无瘢痕，易为患者接受。

2. 间接灸　间接灸是在艾炷与皮肤之间用药物制品衬隔，又称隔物灸。常用的有隔姜灸、隔蒜灸、隔盐灸等。

①隔姜灸：取生姜一块，选新鲜老姜，沿生姜纤维纵向切取，切成厚0.2~0.3cm厚的姜片，大小可据穴区部位所在和选用的艾炷的大小而定，中间用三棱针穿刺数孔。施灸时，将其放在穴区，置大或中等艾炷放在其上，点燃。待患者有局部灼痛感时，略略提起姜片，或更换艾炷再灸。一般每次灸6~9壮，以皮肤局部潮红不起疱为度。灸毕可用正红花油涂于施灸部位，一是防皮肤灼伤，二是更能增强艾灸活血化瘀，散寒止痛功效。

②隔蒜灸：用独头大蒜切成1分厚的片，中间以针刺数孔，置于穴位上，把艾炷放在蒜片上点燃。每穴每次可灸5~7壮，隔2~3日一次。适于痈疽未溃、瘰疬、肺痨等寒湿化热者。如用大蒜捣成泥糊状，

均匀铺于脊柱（大椎至腰俞）上，约2分厚、2.0寸宽，周围用棉皮纸封固，然后用艾炷置其上，点燃施灸，则称为铺灸法，可用治虚劳顽痹。

③隔盐灸：令患者仰卧，暴露脐部。取纯净干燥之细白盐适量，可炒至温热，纳入脐中，使与脐平。如患者脐部凹陷不明显者，可预先置脐周一湿面圈，再填入食盐。如须再隔其他药物施灸，一般宜先填入其他药物（药膏或药末），再放盐。然后上置艾炷施灸，至患者稍感烫热，即更换艾炷。为避免食盐受火爆裂烫伤，可预先在盐上放了一薄姜片再施灸。一般灸3~9壮，但对急性病证则可多灸，不拘壮数。

2. 艾条灸　将艾绒制作成艾条进行施灸。制作艾条时先取纯净细软的艾绒24g，平铺在20cm长，20cm宽的细草纸上，将其卷成直径约1.5cm的圆柱形的艾卷，要求卷紧，外裹以质地柔软疏松而又坚韧的桑皮纸，用胶水或糨糊封口而成。也有在艾绒中掺入肉桂、干姜、丁香、独活、细辛、白芷、雄黄、苍术、没药、乳香、川椒各等分的细末6g，则成为药艾条。艾条灸可分为悬起灸和实按灸两种。

(1) 悬起灸　施灸时将艾条悬放在距离穴位一定高度上进行熏烤，不便艾条点燃端直接接触皮肤，称为悬起灸。悬起灸根据实际操作方法不同，分为温和灸、雀啄灸和回旋灸。

①温和灸：施灸时将艾条的一端点燃，对准应灸的腧穴部位或患处，距皮肤2~3cm，进行熏烤，使患者局部有温热感而无灼痛为宜，一般每处灸10~15分钟。至皮肤出现红晕为度。对于昏厥、局部知觉迟钝的患者，医者可将中、食二指分张，置于施灸部位的两侧，这样可以通过医者手指的感觉来测知患者局部的受热程度，以便随时调节施受的距离和防止烫伤。

②雀啄灸：施灸时，将艾条点燃的一端与施灸部位的皮肤并不固定在一定距离，而是像鸟雀啄食一样，一上一下活动地施灸。

③回旋灸：施灸时，艾条点燃的一端与施灸部位的皮肤虽然保持一定的距离，但不固定，而是向左右方向移动或反复旋转地施灸。

以上诸法对一般应灸的病证均可采用，但温和灸多用于灸治慢性病，雀啄灸、回旋灸多用于灸治急性病。

(2) 实按灸　将点燃的艾条隔布或隔绵纸数层实按在穴位上，使热气透入皮肉深部。火灭热减后重新点火按灸，称为实按灸。常用的实按灸有太乙针灸和雷火针灸。

①太乙针灸：用纯净细软的艾绒150g平铺在40cm见方的桑皮纸上，将人参125g、穿山甲250g、山羊血90g、千年健500g、钻地风300g、肉桂500g、小茴香500g、苍术500g、甘草1000g、防风2000g、麝香少许，共为细末，取药末24g掺入艾绒内，紧卷成爆竹状，外用鸡蛋清封固，阴干后备用。施灸时，将太乙针的一端烧着，用布7层包裹其烧着的一端，立即紧按于应灸的腧穴或患处。进行灸熨，针冷则再燃再熨。如此反复灸熨7~10次为度。此法治疗风寒湿痹、肢体顽麻、痿弱无力、半身不遂等均有效。

②雷火针灸：其制作方法与"太乙针灸"相同，唯药物处方有异，方用纯净细软的艾绒125g，沉香、乳香、羌活、干姜、穿山甲各9g，麝香少许，共为细末。施灸方法与"太乙针灸"相同。临床上除治上证外，大体与"太乙针灸"主治相同。

3. 温针灸　是针刺与艾灸结合使用的一种方法，适应于既需要留针又必须施灸的疾病，方法是，先针刺得气后，将毫针留在适当深度，再将艾绒捏在针柄上点燃直到艾绒燃完为止。或在针柄上穿置一段长1~2cm的艾条施灸，使热力通过针身传入体内，达到治疗目的。

4. 温灸器灸　温灸器灸，是利用专门工具灸器施灸的一种方法。临床常用的有温灸盒和温灸筒。施灸时，将艾绒，或加药物，装入温灸器的小筒，点燃后，将温灸器之盖扣好，即可置于腧穴或应灸部位，进行熨灸，直到所灸部位的皮肤红润为度。有调和气血、温中散寒的作用。一般需要灸治者均可采用，对小儿、妇女及畏惧灸治者最为适宜。

(二) 其他灸法

1. 灯火灸　用灯芯草一根，以麻油浸之，燃着后用快速动作对准穴位，猛一接触听到"叭"的一声迅速离开，如无爆焠之声可重复一次。具有疏风解表、行气化痰、清神止搐等作用，多用于治疗小儿痄腮、小儿脐风和胃痛、腹痛等症证。

2. 天灸　又称药物灸、发泡灸，是用对皮肤有刺激性的药物涂敷于穴位或患处，使局部充血、起泡，犹如灸疮，故名天灸。所用药物多是单味中药，也有用复方，其常用的有白芥子、蒜泥、斑蝥和天南星等。

（1）蒜泥灸　将大蒜（以紫皮蒜为优）捣烂如泥，取 3~5g 涂敷于穴位上，敷灸时间为 1~3 小时，以局部皮肤灼热疼痛为度。如敷灸涌泉穴可治疗咯血、衄血；敷灸合谷穴可治扁桃体炎；敷灸鱼际穴可治喉痹等。

（2）斑蝥灸　取斑蝥适量研为细末。使用时先取胶布一块，中间剪一小孔如黄豆大，贴在施灸穴位上，以暴露穴位并保护周围皮肤，将斑蝥粉少许置于孔中，上面再贴胶布固定，以局部皮肤灼热疼痛为度，然后去除胶布与药粉；也可用适量斑蝥粉，以甘油调和外敷；或将斑蝥浸于醋或 95% 酒精中，10 天后擦涂患处。适用于牛皮癣、神经性皮炎、关节疼痛、黄疸、胃痛等病证。

（3）白芥子灸　将白芥子研末，醋调为糊膏状，取 5.0~10.0g 敷贴穴位上，用油纸覆盖，胶布固定；或将白芥子末 1.0g，放置于 5cm 直径的圆形胶布中央，直接敷贴在穴位上，敷灸时间为 1~3 小时，以局部皮肤灼热疼痛为度。适用于风寒湿痹、肺结核、哮喘、口眼㖞斜等病证。

（4）天南星灸　将天南星适量研末，用生姜汁调成糊状贴敷于穴位上。敷灸时间为 1~3 小时，以局部皮肤灼热疼痛为度。适用于口眼㖞斜等症证。

（三）灸法的注意事项

1. 施灸的先后顺序　临床上一般先灸阳经，后灸阴经；先灸上部，再灸下部；就壮数而言，先灸少而后灸多；就大小而言，先灸艾炷小者而后灸大者。但临床上需结合病情，灵活应用，不能拘执不变。如脱肛的灸治，则应先灸长强以收肛，后灸百会以举陷，便是先灸下而后灸上，表明上述施灸的顺序是指一般的规律。此外，施灸应注意在通风环境中进行。

2. 施灸的补泻方法　艾灸的补泻，始载于《内经》。灸法的补泻亦需根据辨证施治的原则，虚证用补法，而实证则用泻法。艾灸补法，无须以口吹艾火，让其自然缓缓燃尽为止，以补其虚；艾灸泻法，应当以口快速吹艾火至燃尽，使艾火的热力迅速透达穴位深层，以泻邪气。

3. 施灸的禁忌　面部穴位、乳头、大血管等处均不宜使用直接灸，以免烫伤形成瘢痕。关节活动部位亦不适宜用化脓灸，以免化脓溃破，不易愈合，甚至影响功能活动。

一般空腹、过饱、极度疲劳和对灸法恐惧者，应慎施灸。对于体弱患者，灸治时艾炷不宜过大，刺激量不可过强，以防晕灸。一旦发生晕灸，应立即停止施灸，并做出及时处理，其方法同晕针。孕妇的腹部和腰骶部不宜施灸。

4. 灸后的处理　施灸后，局部皮肤出现微红灼热的，属正常现象，无需处理，很快即可自行消失。如因施灸过量，时间过长，局部出现小水疱，只要注意不擦破，可任其自然吸收。如水疱较大，可用消毒毫针刺破水疱，放出水液，或用注射器抽出水液，再涂以龙胆紫，并以纱布包裹。如行化脓灸者，灸疮化脓期间，要注意适当休息，保持局部清洁，防止污染，可用敷料保护灸疮，待其自然愈合。如因护理不当并发感染，灸疮脓液呈黄绿色或有渗血现象者，可用消炎药膏或玉红膏涂敷。

三、其他针法操作

（一）三棱针法

用三棱针刺破人体的一定部位，放出少量血液，达到治疗疾病目的的方法，叫做三棱针法。古人称之为"刺血络"或"刺络"现代称为"放血疗法"。操作方法包括以下几种。

1. 点刺法　针刺前，在预定部位上下用左手拇、食指向针刺处推按，使血液积聚于针刺部位，继之用 2% 碘酒棉球消毒，再用 75% 酒精棉球脱碘，针刺时左手拇、食、中指捏紧补刺部位，右手持针，用拇食两指捏住针柄，中指指腹紧靠针身下端，针尖露出 3~5mm，对准以消毒部位，刺入 3~5mm 深，随即将针迅速退出，轻轻挤压针孔周围，使出血少许，然后用消毒干棉球按压针孔。点刺多用于指、趾末端的十宣、十二井穴和耳尖及头面部的攒竹、上星、太阳等穴。

2. 散刺法　又叫豹文刺，是对病变局部周围进行点刺的一种方法。根据病变部位大小的不同，可刺 10~20 针以上，由病变外缘环形向中心点刺。以促使瘀血或水肿得以排除，达到祛瘀生新、通经活络的目的。散刺多用于治疗局部瘀血、血肿或水肿、顽癣等。

3. 刺络法　先用带子或橡皮管，结扎在针刺部位上端，然后迅速消毒。针刺时左手拇指压在被针刺部位下端，右手持三棱针对准针刺部位的静脉，刺入脉中 2~3mm，立即将针退出，使其流出少量血液，出血停后，再用消毒干棉球按压针孔。当出血时，也要轻轻按压静脉搏上端，以助瘀血外出，毒邪得泻。此法多用于曲泽、委中等穴，治疗急性吐泻、中暑、发热等。

4. 挑刺法　用左手按压施术部位两侧，或捏起皮肤，使皮肤固定，右手持针迅速刺入皮肤 1～2mm，随即将针身倾斜挑破皮肤，使之出少量血液或少量黏液。也有再刺入 5mm 左右深，将针身倾斜并使针尖轻轻挑起，挑断皮下部分纤维组织，然后出针，覆盖敷料。挑刺法常用于治疗肩周炎、胃痛、颈椎病、失眠、支气管哮喘、血管神经性头痛等。

（二）皮肤针叩刺

皮肤针法是一种多针浅刺腧穴或特定部位，激发经络功能，调整脏腑气血，以达到防治疾病目的的针刺法。

皮肤针的适用范围很广。临床各种症证均可使用，如头痛、偏头痛，胸痛、胁痛，失眠，上下肢痛及腰扭伤，口眼㖞斜，痹证，呃逆，痿证，胃脘痛、呕吐，腹痛，哮喘、咳嗽，遗尿，遗精，阳痿，心悸，眩晕，痛经，小儿惊风，目疾，鼻塞、鼻渊，瘰疬等。

1. 操作　针具和叩刺部位用 75% 酒精消毒后，右手握针柄，以无名指、小指将针柄末端固定于小鱼际，针柄末端露出手掌后 2～5cm，以拇中二指夹持针柄，食指置于针柄中段上面。

叩刺速度要均匀，防止快慢不一、用力不匀地乱刺。针尖起落要呈垂直方向，即将针垂直地刺下，垂直地提起，如此反复操作。防止针尖斜着刺入和向后拖拉着起针，这样会增加患者的疼痛。针刺部位须准确，按预定应刺部位下针，每一针之间的距离，一般在 1.0～1.5cm 之间。

2. 叩刺的部位　皮肤针叩刺的部位一般分为循经、穴位、局部叩刺 3 种。

（1）循经叩刺　是指循着经脉进行叩刺的一种方法，常用于项背腰骶部的督脉和足太阳膀胱经。督脉为阳脉之海，能调节一身阳气；五脏六腑之背俞穴皆分布于膀胱经，故其治疗范围广泛。其次是四肢肘膝以下部位，因其分布着各经的原穴、络穴、郄穴等，可治疗各相应脏腑经络的疾病。

（2）穴位叩刺　是指在穴位上进行叩刺的一种方法。主要是根据穴位的主治作用，选择适当的穴位予以叩刺治疗。临床上常用于各种特定穴、华佗夹脊穴、阿是穴等处进行叩刺。

（3）局部叩刺　是指在患部进行叩刺的一种方法。如扭伤后局部的瘀肿疼痛、顽癣等，可在局部进行围刺或散刺。

3. 叩刺的强度　叩刺强度是根据刺激的部位、患者的体质和病情的不同而决定的，一般分为轻、中、重 3 种。

（1）轻度刺激　用较轻腕力进行叩刺，以局部皮肤略有潮红，患者无疼痛感为度。适用于老弱妇儿、虚证患者和头面、五官及肌肉浅薄处。

（2）中度刺激　介于轻重刺激之间，局部皮肤潮红，但无渗血，患者稍觉疼痛。适用于一般疾病和多数患者，除头面等肌肉浅薄处外，大部分部位都可用此法。

（3）重度刺激　用较重腕力进行叩刺，局部皮肤可见隐隐出血，患者有疼痛感觉。适用于体强、实证患者和肩、背、腰、骶部等肌肉丰厚处。

四、针灸异常情况处理能力

（一）晕针

在针刺过程中患者突然发生头晕、目眩、心慌、恶心，甚至晕厥的现象。

1. 原因　患者精神紧张、体质虚弱、饥饿疲劳、大汗大泄大出血后，或体位不当，或医者手法过重而致脑部暂时缺血。

2. 症状　患者突然出现精神疲倦、头晕目眩、面色苍白、恶心欲呕、多汗、心慌、四肢发冷、血压下降、脉象沉细或神志昏迷、仆倒在地、唇甲青紫、二便失禁、脉微细欲绝。

3. 处理　首先将针全部取出，使患者平卧，头部稍低，注意保暖，轻者在饮温开水或糖水后即可恢复正常；重者在上述处理的基础上，可指掐或针刺人中、素髎、内关、足三里，灸百会、气海、关元等穴，必要时应配合其他急救措施。

4. 预防　对于初次接受针刺治疗和精神紧张者，应先做好思想工作，消除顾虑；正确选择舒适持久的体位（尽可能采取卧位），取穴不宜太多，手法不宜过重；对于过度饥饿、疲劳者，不予针刺。留针过程中，医者应随时注意观察患者的神色，询问患者的感觉，一旦出现晕针先兆，可及早采取处理措施。

（二）滞针

在行针时或留针后医者感觉针下涩滞、捻转、提插、出针均感困难，而患者则痛剧的状态。

1. 原因　患者精神紧张，当针刺入腧穴后，患者局部肌肉强烈收缩；或行针手法不当，向单一方向捻针太过，以致肌肉组织缠绕针体而成滞针。若留针时间过长，有时也可出现滞针。

2. 症状　针在体内，捻转不动，提插、出针均感困难，若勉强捻转、提插时，则患者痛不可忍。

3. 处理　若患者精神紧张，局部肌肉过度收缩时，可稍延长留针时间，或于滞针腧穴附近进行循按或叩弹针柄，或在附近再刺一针，以宣散气血，而缓解肌肉的紧张。若行针不当，或单向捻针而致者，可向相反方向将针捻回，并用刮柄、弹柄法，使缠绕的肌纤维回释，即可消除滞针。

4. 预防　对精神紧张者，应先做好解释工作，消除患者的顾虑。注意行针的操作手法和避免单向捻转，若用搓法时，应注意与提插法的配合，则可避免肌纤维缠绕针身而防止滞针的发生。

（三）弯针

针法操作时的异常情况。即针入体内后针体产生弯曲的现象。

1. 原因　医者进针手法不熟练，用力过猛、过速，以致针尖碰到坚硬的组织器官，或患者在针刺或留针时移动体位，或因针柄受到某种外力压迫、碰击等，均可造成弯针。

2. 症状　针柄改变了进针或刺入留针时的方向和角度，提插、捻转及出针均感困难，而患者感到疼痛。

3. 处理　出现弯针后，即不得再行提插、捻转等手法。如针柄轻微弯曲，应慢慢将针起出。若弯曲角度过大时，应顺着弯曲方向将针起出。若由患者移动体位所致，应使患者慢慢恢复原来体位，局部肌肉放松后，再将针缓缓起出。切忌强行拔针，以免将针体折断，留在体内。

4. 预防　医者进针手法要熟练，指力要均匀，并要避免进针过速、过猛。选择适当体位，在留针过程中，嘱患者不要随意更动体位。注意保护针刺部位，针柄不得受外物硬碰和压迫。

（四）断针

断针又称折针，是指针体折断在人体内。若能术前做好针具的检修和施术时加以应有的注意，是可以避免的。

1. 原因　针具质量欠佳，针身或针根有损伤剥蚀，进针前失于检查；针刺时将针身全部刺入腧穴，行针时强力提插、捻转，肌肉猛烈收缩；留针时患者随意变更体位，或弯针、滞针未能进行及时正确处理等，均可造成断针。

2. 症状　行针时或出针后发现针身折断，其断端部分针身尚露于皮肤外，或断端全部没入皮肤之下。

3. 处理　医者态度必须从容镇静，嘱患者切勿变更原有体位，以防断针向肌肉深部陷入。若残端部分针身显露于体外时，可用手指或镊子将针起出。若断端与皮肤相平或稍凹陷于体内者，可用左手拇、食二指垂直向下挤压针孔两旁，使断针暴露体外，右手持镊子将针取出。若断针完全深入皮下或肌肉深层时，应在 X 线下定位，手术取出。

4. 预防　为了防止折针，应仔细地检查针具，对不符合质量要求的针具应剔出不用；避免过猛、过强地行针；在行针或留针时，应嘱患者不要随意更换体位。针刺时更不宜将针身全部刺入腧穴，应留部分针身在体外，以便于针根折断时取针。在进针、行针过程中，如发现弯针时，应立即出针，切不可强行刺入、行针。对于滞针等亦应及时正确地处理，不可强行硬拔。

（五）血肿

1. 原因　针尖弯曲带钩，使皮肉受损，或刺伤血管所致。

2. 症状　出针后，针刺部位肿胀疼痛，继则皮肤呈现青紫色。

3. 处理　若微量的皮下出血而局部小块青紫时，一般不必处理，可以自行消退。若局部肿胀疼痛较剧，青紫面积大而且影响活动功能时，可先做冷敷止血后，再做热敷或在局部轻轻揉按，以促使局部瘀血消散吸收。

4. 预防　仔细检查针具，熟悉人体解剖部位，避开血管针刺，出针时立即用消毒干棉球按压针孔。

（六）皮肤灼伤（起疱）

施灸后，局部皮肤出现微红灼热，属于正常现象，无需处理。如因施灸过量，时间过长，局部出现小水泡，只要注意不擦破，可任其自然吸收。如水疱较大，可用消毒的毫针刺破水疱，放出水液，或用注射针抽出水液，再涂以烫伤油等，并以纱布包敷。如用化脓灸者，在灸疮化脓期间，要注意适当休息，加强营养，保持局部清洁，并可用敷料保护灸疮，以防污染，待其自然愈合。如处理不当，灸疮脓液呈黄绿色或有渗血现象者，可用消炎药膏或玉红膏涂敷。

第三节　常见急症的针灸技术应用能力

一、偏头痛

偏头痛以年轻的成年女性居多，疼痛程度多为中、重度。头痛多为一侧，常局限于额部、颞部和枕部，疼痛开始时为激烈的搏动性疼痛，后转为持续性钝痛。任何时间均可发作，但以早晨起床时为多发，症状可持续数小时到数天。典型的偏头痛有先兆症状，如眼前闪烁暗点、视野缺损、单盲或同侧偏盲。发作时头痛部位可由头的一个部位到另一个部位，同时可放射至颈、肩部。

（一）辨证

中医将本病归属"头痛""头风"范畴，多认为发病主要与肝、脾、肾三脏密切相关。因于肝者，或肝阴不足，肝阳偏亢；或肝气郁滞，久郁化火，上扰清空而为痛。

（二）治疗

1. 治法　疏泄肝胆，通经止痛，以足厥阴及手足少阳经穴为主。

2. 处方　太冲、足临泣、外关、丰隆、头维、风池、率谷、角孙。

3. 操作　当发作时要以远端穴为主，行较强刺激的泻法（先刺），诸穴均用泻法。

二、落枕（助理不要求掌握）

是指急性单纯性颈项强痛，活动受限的一种病证，系颈部伤筋。轻者4～5日自愈，重者可延至数周不愈；如果频繁发作，常常是颈椎病的反映。西医学认为本病是各种原因导致颈部肌肉痉挛所致。

（一）辨证

可见颈项强痛，活动受限，头向患侧倾斜，项背牵拉痛，甚则向同侧肩部和上臂放射，颈项部压痛明显。本病属手三阳和足少阳经筋证；兼见恶风畏寒者，为风寒袭络；颈部扭伤者，为气血瘀滞。

（二）治疗

1. 基本治疗

（1）治法　舒筋通络，活血止痛。以局部阿是穴及手太阳、足少阳经穴为主。

（2）主穴　外劳宫、阿是穴、肩井、后溪、悬钟。

（3）配穴　风寒袭络者，加风池、合谷；气血瘀滞者，加内关及局部阿是穴；肩痛者，加肩髎、外关；背痛者，加天宗。

（4）操作　毫针泻法。先刺远端穴落枕、后溪、悬钟，持续捻转，嘱患者慢慢活动颈项，一般疼痛可立即缓解。再针局部的腧穴，可加艾灸或点刺出血。

外劳宫是治疗本病的经验穴。手太阳、足少阳循行于颈项侧部，后溪、悬钟分属两经腧穴，与局部阿是穴合用，远近相配，可疏调颈项部经络气血，舒筋通络止痛。

2. 其他治疗

（1）拔罐法　在患侧项背部行闪罐法，应顺着肌肉走行进行拔罐。

（2）耳针法　选颈、颈椎、神门。毫针中等刺激，持续运针时嘱患者徐徐活动颈项部。

三、中风

是以突然晕倒、不省人事，伴口角喝斜、语言不利、半身不遂，或不经昏仆仅以口歪、半身不遂为临床主症的疾病。因发病急骤，症见多端，病情变化迅速，与风之善行数变特点相似，故名中风、卒中。本病发病率和死亡率较高，常留有后遗症。

西医学的急性脑血管病，如脑梗死、脑出血、脑栓塞、蛛网膜下腔出血等属本病范畴。

（一）辨证

1. 中经络　主症为半身不遂，舌强语謇，口角喝斜。

2. 中脏腑　主症为神志恍惚，迷蒙，嗜睡，或昏睡，甚者昏迷，半身不遂。

（二）治疗

1. 基本治疗

（1）中经络　治宜醒脑开窍，滋补肝肾，疏通经络。以手厥阴经、督脉及足太阴经内关、水沟、三阴交、极泉、尺泽、委中为主。内关用泻法，水沟用雀啄法（以眼球湿润为佳），三阴交穴用提插补法（沿胫骨内侧缘与皮肤成45°角，使针尖刺到三阴交穴），刺极泉时用提插泻法（在原穴位置下2.0寸心经上取穴，避开腋毛，直刺进针，以患者上肢有麻胀和抽动感为度），尺泽、委中直刺（用提插泻法使肢体有抽动感），余穴按虚补实泻法操作。

（2）中脏腑　治宜醒脑开窍，启闭固脱，以手厥阴经及督脉内关、水沟为主。内关、水沟操作同前，十二井穴用三棱针点刺出血，太冲、合谷用泻法（强刺激），关元、气海用大艾炷灸法，神阙用隔盐灸法（直至四肢转温为止）。

2. 其他治疗

（1）头针法　选颞前斜线、顶旁1线及顶旁2线，毫针平刺入头皮下，快速捻转2~3分钟，每次留针30分钟，留针期间反复捻转2~3次。行针后鼓励患者活动肢体。

（2）电针法　在患侧上、下肢体各选两个穴位，针刺得气后留针，接通电针仪，以患者肌肉微颤为度，每次通电20分钟。

四、哮喘（助理不要求掌握）

哮喘是一种常见的反复发作性疾病。临床以呼吸急促，喉间痰鸣，甚则张口抬肩，不能平卧为主症。哮与喘同样会有呼吸急促的表现，但症状表现略有不同，"哮"是呼吸急促，喉间有哮鸣音；"喘"是呼吸困难，甚则张口抬肩。临床所见哮必兼喘，喘未必兼哮。两者每同时举发，其病因病机也大致相同，故合并叙述。

哮喘多见于西医学的支气管哮喘、慢性喘息性支气管炎、肺炎、肺气肿、心源性哮喘等。

（一）辨证

1. 实证　病程短，或当哮喘发作期，哮喘声高气粗，呼吸深长，呼出为快，体质较强，脉象有力。

2. 虚证　病程长，反复发作或当哮喘间歇期，哮喘声低气怯，气息短促，体质虚弱，脉象无力。

（二）治疗

1. 基本治疗

（1）实证　治宜祛邪肃肺，化痰平喘。取手太阴经穴及相应背俞穴列缺、尺泽、膻中、肺俞、定喘为主。针用泻法，风寒者可合用灸法，定喘穴刺络拔罐。

（2）虚证　治宜补益肺肾，止哮平喘。以相应背俞穴及手太阴、足少阴经肺俞、膏肓、肾俞、定喘、太渊、太溪、足三里穴为主。肺气不足者，加气海；肾气不足者，加阴谷、关元。定喘用刺络拔罐，余穴用毫针补法。可酌用灸法或拔火罐。

2. 其他治疗

（1）穴位贴敷法　选肺俞、膏肓、膻中、定喘。用白芥子30.0g，甘遂15g，细辛15g共为细末，用生姜汁调药粉成糊状，制成药饼如蚕豆大，上放少许丁桂散，敷于穴位上，用胶布固定。贴30~60分钟后取下，局部有红晕微痛为度。

（2）耳针法　选平喘、下屏尖、肺、神门、皮质下、交感。每次取 2～3 穴，捻转法用中、强度刺激，适用于哮喘发作期。

五、呕吐

呕吐是临床常见病证，既可单独为患，亦可见于多种疾病。古代文献以有声有物谓之呕，有物无声谓之吐，有声无物谓之干呕。因两者常同时出现，故称呕吐。

呕吐可见于西医学的急慢性胃炎、胃扩张、贲门痉挛、幽门痉挛、胃神经官能症、胆囊炎、胰腺炎等。

（一）辨证

1. 实证　发病急，呕吐量多，吐出物多酸臭味，或伴寒热。

2. 虚证　病程较长，发病较缓，时作时止，吐出物不多，腐臭味不甚。

（二）治疗

1. 基本治疗

（1）治法　和胃降逆、理气止呕，以手厥阴、足阳明经穴及相应募穴为主。

（2）处方　内关、足三里、中脘。

（3）操作　足三里用平补平泻法，内关、中脘用泻法，配穴按虚补实泻法操作，虚寒者可加用艾灸，呕吐发作时可在内关穴行强刺激并持续运针 1～3 分钟。

2. 其他治疗

（1）耳针法　选胃、贲门、食管、交感、神门、肝、脾。每次 3～4 穴，毫针刺，中等刺激。

（2）穴位注射法　选穴参照基本治疗，用维生素 B_1 或维生素 B_{12} 注射液，每穴注射 0.5～1.0ml，每日或隔日 1 次。

六、泄泻（助理不要求掌握）

泄泻是指排便次数增多，粪便稀薄，或泻出如水样。泄泻一年四季均可发生，但以夏秋两季多见。急性泄泻多见于西医学的急慢性肠炎、胃肠功能紊乱、溃疡性结肠炎、肠结核等。

（一）辨证

发病势急，病程短，大便次数显著增多，小便减少。

（二）治疗

1. 基本治疗

（1）治法　除湿导滞，通调腑气。以足阳明、足太阴经穴为主。

（2）处方　天枢、上巨虚、阴陵泉、水分。

（3）操作　毫针泻法。神阙用隔姜灸法。

2. 其他治疗

（1）穴位注射法　选天枢、上巨虚。用黄连素注射液，或用维生素 B_1、维生素 B_{12} 注射液，每穴每次注射0.5～1.0ml，每日或隔日 1 次。

（2）耳针法　选大肠、胃、脾、肝、肾、交感。每次以 3～4 穴，毫针刺，中等刺激。亦可用揿针埋藏或用王不留行籽贴压。

七、痛经

妇女在月经期前后或月经期中发生周期性小腹疼痛或痛引腰骶，甚至剧痛晕厥者，称为痛经。本病以青年妇女为多见。

西医学分为原发性与继发性痛经两类。

（一）辨证

经期或行经前后下腹部疼痛，历时数小时，有时甚至 2～3 天，疼痛剧烈时患者脸色发白，出冷汗，全身无力，四肢厥冷，或伴有恶心、呕吐、腹泻、尿频、头痛等症状。

（二）治疗

1. 基本治疗

（1）实证　治宜行气散寒，通经止痛。以足太阴经及任脉三阴交、中极、次髎穴为主。毫针泻法，寒邪甚者可用艾灸。

（2）虚证　治宜调补气血，温养冲任。以足太阴、足阳明经三阴交、足三里、气海穴为主。毫针补法，可加用灸法。

2. 其他治疗

（1）耳针法　选内生殖器、交感、皮质下、内分泌、神门、肝、肾、腹。每次选2~4穴，在所选的穴位处寻找敏感点，快速捻转数分钟，每日或隔日1次，每次留针20~30分钟。也可用埋针或埋丸法。

（2）皮肤针法　选下腹部任脉、肾经、胃经、脾经，腰骶部督脉、膀胱经、夹脊穴。消毒后，腹部从肚脐向下叩刺到耻骨联合，腰骶部从腰椎到骶椎，先上后下，先中央后两旁，以所叩部位出现潮红为度，每次叩刺10~15分钟，以痛止、腹部舒适为度。

（3）穴位注射法　选中极、关元、次髎、关元俞。用2%普鲁卡因或当归注射液，每穴每次注入药液2ml，隔日1次。

八、扭伤

扭伤是指四肢关节或躯体部的软组织（如肌肉、肌腱、韧带、血管等）损伤，而无骨折、脱臼、皮肉破损等情况。临床主要表现为损伤部位疼痛肿胀和关节活动受限，多发于腰、踝、膝、肩、腕、肘、髋等部位。

（一）辨证

扭伤部位疼痛，关节活动不利或不能，继则出现肿胀，伤处肌肤发红或青紫。

（二）治疗

1. 基本治疗

（1）治法　祛瘀消肿、舒筋通络，以受伤局部腧穴为主。

（2）处方　腰部阿是穴、肾俞、腰痛穴、委中，踝部阿是穴、申脉、丘墟、解溪，膝部阿是穴、膝眼、膝阳关、梁丘，肩部阿是穴、肩髃、肩髎、肩贞，肘部阿是穴、曲池、小海、天井，腕部阿是穴、阳溪、阳池、阳谷，髋部阿是穴、环跳、秩边、承扶。

（3）操作　诸穴均针用泻法，陈旧性损伤可用灸法。

2. 其他治疗

（1）耳针法　选取相应扭伤部位、神门，中强度刺激，或用王不留行籽贴压。

（2）刺络拔罐法　选取阿是穴，用皮肤针叩刺疼痛肿胀部，以微出血为度，加拔火罐。适用于新伤局部血肿明显者或陈伤瘀血久留，寒邪袭络等。

九、牙痛

牙痛为口腔疾患中常见症状，其发生主要与胃经郁火和肾阴不足有关。

（一）辨证

牙痛甚烈，兼有口臭、口渴、便秘、脉洪等症，为阳明火邪；痛甚而龈肿，兼形寒身热，脉浮数等症者，为风火牙痛；隐隐作痛，时作时止，口不臭，脉细或齿浮动者，属肾虚牙痛。

（二）治疗

1. 基本治疗

（1）治法　祛风泻火，通络止痛。以手足阳明经穴为主。

（2）主穴　合谷、颊车、下关。

（3）操作　主穴用泻法，循经远取可左右交叉刺，合谷持续行针1~3分钟。配穴太溪用补法，行间用泻法，余穴均用泻法。

2. 其他治疗　耳针法选上颌、下颌、神门、上屏尖、牙痛点。每次取 2～3 穴。毫针刺，强刺激，留针 20～30 分钟。

十、晕厥

晕厥是指骤起而短暂的意识和行动的丧失。其特征为突感眩晕、行动无力，迅速失去知觉而昏倒，数秒至数分钟后恢复清醒。

西医学的一过性脑缺血发作可见晕厥症状。

（一）辨证

自觉头晕乏力，眼前发黑，泛泛欲吐，继则突然昏倒不省人事。

（二）治疗

1. 基本治疗

（1）治法　苏厥醒神，以督脉及手厥阴经穴为主。

（2）处方　水沟、中冲、涌泉、足三里。

（3）操作　足三里用补法，水沟、中冲用泻法，涌泉用平补乎泻法，配穴按虚补实泻法操作，气海、关元、百会用灸法。

2. 其他治疗

（1）耳针法　选神门、肾上腺、心、皮质下。毫针刺，强刺激。

（2）刺络法　选十二井穴、十宣、大椎。毫针刺后，大幅度捻转数次，出针后使其出血数滴，适用于实证。

十一、虚脱

虚脱是以面色苍白、神志淡漠，或昏迷、肢冷汗出、血压下降为特征的危重证候。虚脱可见于西医学的休克。

（一）辨证

面色苍白或发绀，神志淡漠，反应迟钝或昏迷，或烦躁不安，尿量减少，张口自汗，肢冷肤凉，血压下降，脉微细或芤大无力。

（二）治疗

1. 基本治疗

（1）治法　回阳固脱、苏厥救逆，以督脉及手厥阴经穴为主。

（2）处方　素髎、水沟、内关。

（3）操作　素髎、水沟用泻法，内关用补法，配穴中冲、涌泉用点刺法，关元、神阙、百会用灸法。

2. 其他治疗

（1）耳针法　选肾上腺、皮质下、心。毫针刺，中等刺激强度。

（2）艾灸法　选百会、膻中、神阙、关元、气海。艾炷直接灸，每次选 2～3 穴，灸至脉复汗收为止。

十二、高热

高热是体温超过 39℃ 的急性症状，中医学所称的"壮热""实热""日晡潮热"等，均属于高热的范畴。

西医学的急性感染、急性传染病，以及中暑、风湿热、结核病、恶性肿瘤等病中可见高热。

（一）辨证

体温升高，超过 39℃。兼见高热恶寒，咽干，头痛，咳嗽，舌红，苔黄，脉浮数，为风热表证；咳嗽，痰黄而稠，咽干，口渴，脉数，为肺热证；高热汗出，烦渴引饮，舌红，脉洪数，为热在气分；高热夜甚，斑疹隐隐，吐血便血或衄血，舌绛心烦，甚则出现神昏谵语，抽搐，为热入营血。

（二）治疗

1. 基本治疗

（1）治法　清泻热邪，以督脉、手太阴、手阳明经穴及井穴为主。

（2）处方　大椎、十二井、十宣、曲池、合谷。

（3）操作　毫针泻法，大椎刺络拔罐放血，十宣、井穴点刺出血。

2. 其他治疗

（1）耳针法　选耳尖、耳背静脉、肾上腺、神门。耳尖、耳背静脉用三棱针点刺出血，余穴用毫针刺，强刺激。

（2）刮痧法　选脊柱两侧和背俞穴，用特制刮痧板或瓷汤匙蘸食油或清水，刮脊柱两侧和背俞穴，刮至皮肤红紫色为度。

十三、抽搐

抽搐是指四肢不随意地肌肉抽搐，或兼有颈项强直、角弓反张、口噤不开等。引起抽搐的原因很多，临床根据有无发热分为发热性抽搐和无发热性抽搐两类。

西医学的小儿惊厥、破伤风、癫痫、颅脑外伤和癔病等可出现抽搐。

（一）辨证

以四肢抽搐为特征，或有短时间的意识丧失，两目上翻或斜视，牙关紧闭，或口吐白沫，二便失禁，严重者伴有昏迷。

（二）治疗

1. 基本治疗

（1）治法　醒脑开窍、息风止痉，以督脉及手足厥阴、手阳明经穴为主。

（2）处方　水沟、内关、合谷、太冲。

（3）操作　毫针泻法。

2. 其他治疗　耳针法选皮质下、肝、脾、缘中、耳中、心。每次选3～4穴，毫针刺，强刺激。

十四、内脏绞痛

内脏绞痛是泛指内脏不同部位出现的剧烈疼痛。现将几种临床常见的内脏急性痛证扼要叙述如下：

（一）心绞痛

典型的心绞痛是突然发作的胸骨下部后方或心前区压榨性、闷胀性或窒息性疼痛，可放射到左肩、左上肢前内侧及无名指和小指。疼痛一般持续5～15分钟，很少超过15分钟，伴有面色苍白、表情焦虑、出汗和恐惧感。多因劳累、情绪激动、饱食、受寒等因素诱发。

1. 基本治疗

（1）治法　通阳行气、活血止痛，以手厥阴、手少阴经穴为主。

（2）处方　内关、阴郄、膻中。

（3）操作　毫针泻法。

2. 其他治疗　耳针法选心、小肠、交感、神门、内分泌。每次选3～5穴，毫针刺，中等刺激强度。

（二）胆绞痛

常见于急性胆囊炎、胆石症和胆道蛔虫病。

1. 急性胆囊炎、胆石症　急性胆囊炎主要表现为右上腹痛，呈持续性，并阵发性加剧，疼痛常放射至右肩胛区，伴有恶心、呕吐，右上腹胆囊区有明显压痛和肌紧张，部分患者可出现黄疸和高热，或摸到肿大的胆囊。胆石症临床表现决定于结石的部位、动态和并发症，主要为胆绞痛，其疼痛剧烈，恶心呕吐，并可有不同程度的黄疸和高热，胆绞痛发作一般时间短暂，也有延及数小时的。

（1）基本治疗　治宜疏肝利胆、行气止痛，以足少阳经穴及相应俞募穴胆囊穴、阳陵泉、胆俞、肝俞、日月、期门为主。毫针泻法。

（2）其他治疗　耳针法选肝、胰胆、交感、神门、耳迷根，急性发作时用毫针刺，强刺激，持续捻针，剧痛缓解后再行耳穴压丸法，两耳交替进行。

2. 胆道蛔虫病　临床表现为上腹中部和右上腹突发的阵发性剧烈绞痛或剑突下。"钻顶"样疼痛，可向肩胛区或右肩放射，伴有恶心、呕吐，有时吐出蛔虫，继发感染时有发热。疼痛时间数分钟到数小时，一日发作数次。间隔期疼痛可消失或很轻微。

（1）基本治疗　治宜解痉利胆、驱蛔止痛，以足少阳、手足阳明经胆囊穴、阳陵泉、迎香、四白、鸠尾、日月穴为主。毫针泻法，迎香透四白，鸠尾透日月，每次留针 1 ~ 2 小时。

（2）其他治疗　耳针法选胰胆、十二指肠、神门、耳迷根。先刺右侧，疼痛未止再刺左侧，强刺激；或以 0.25% 普鲁卡因在上述穴位注射，每穴 0.3ml，每日 1 ~ 2 次。

（三）肾绞痛

临床表现为绞痛突然发生，疼痛多呈持续性或间歇性，沿输尿管向髂窝、会阴、阴囊及大腿内侧放射，并出现血尿或脓尿，排尿困难或尿流中断，肾区可有叩击痛。

1. 基本治疗

（1）治法　清利湿热、通淋止痛，以相应背俞穴及足太阴经穴为主。

（2）处方　肾俞、三焦俞、关元、阴陵泉、三阴交。

（3）操作　毫针泻法。

2. 其他治疗　耳针法选肾、输尿管、交感、皮质下、三焦。毫针刺，强刺激。

第三章　拔罐技术

第一节　吸附方法

拔罐的吸附方法是指排空罐内的空气，使之产生负压而吸附在拔罐部位的方法。常用的有以下几种方法。

一、火吸法

火吸法是利用火在罐内燃烧时产生的热力排出罐内空气，形成负压，使罐吸附在皮肤上的方法，具体有以下几种：

1. 闪火法　用长纸条或用镊子夹酒精棉球一个，用火将纸条或酒精棉球点燃后，使火在罐内绕 1 ~ 3 圈后，将火退出，迅速将罐扣在应拔的部位，即可吸附在皮肤上（此法在罐内无火，比较安全，是最常用的吸拔方法。但需注意切勿将罐口烧热，以免烫伤皮肤）。

2. 投火法　用易燃纸片或棉花，点燃后投入罐内，迅速将罐扣在应拔的部位，即可吸附在皮肤上（此法由于罐内有燃烧物质，容易落下烫伤皮肤，故适宜于侧面横拔）。

3. 滴酒法　用 95% 酒精或白酒，滴入罐内 1 ~ 3 滴（切勿滴酒过多，以免拔罐时流出，烧伤皮肤），沿罐内壁摇匀，用火点燃后迅速将罐扣在应拔的部位。

4. 贴棉法　用大小适宜的酒精棉花一块，贴在罐内壁的下 1/3 处，用火将酒精棉花点燃后，迅速扣在应拔的部位（此法需注意棉花浸酒精不宜过多，否则燃烧的酒精滴下时，容易烫伤皮肤）。以上拔罐法，除闪火法外，罐内均有火，故均应注意勿灼伤皮肤。

二、抽气吸法

先将抽气罐的瓶底紧扣在穴位上，用注射器或抽气筒通过橡皮塞抽出罐内空气，使其产生负压，即能吸住。

第二节 操作方法

一、拔罐

1. **留罐** 又称坐罐，即拔罐后将罐子吸附留置于施术部位 10 ~ 15 分钟，然后将罐起下。此拔罐法，一般疾病均可应用，而且单罐、多罐皆可应用。

2. **走罐** 又称推罐，一般用于面积较大、肌肉厚的部位，如腰背部、大腿部等。可选用口径较大的玻璃火罐，罐口要平滑，先在罐口或欲拔罐部位涂一些凡士林油膏等润滑剂，再将罐拔住，然后，医者用右手握住罐子，向上、下、左、右需要拔罐的部位往返推动，至所拔部位的皮肤潮红、充血甚或瘀血时，将罐起下。

3. **闪罐** 采用闪火法将罐拔住后，又立即起下，再迅速拔住，如此反复多次地拔上起下，起下再拔，直至皮肤潮红为度。

4. **留针拔罐** 此法是将针刺和拔罐相结合应用的一种方法。即先针刺待得气后留针，再以针为中心点将火罐拔上，留置 10 ~ 15 分钟，然后起罐拔针。

5. **刺血拔罐** 此法又称刺络拔罐。即在应拔部位的皮肤消毒后，用三棱针点刺出血或用皮肤针叩打后再行拔罐，使之出血，以加强刺血治疗的作用。一般针后拔罐留置 10 ~ 15 分钟。

6. **药罐** 此法是指先在抽气罐内盛贮一定的药液，一般为罐子的 1/2 左右，药物常用生姜、辣椒液、两面针酊、风湿酒等，或根据需要配制，然后按抽气罐操作法抽去空气，使罐吸附在皮肤上。

二、起罐

起罐时，一般先用一手夹住火罐，另一手拇指或食指从罐口旁边按压一下，使气体进入罐内，即可将罐取下。

三、拔罐出现皮肤灼伤（起疱）的处理

若烫伤或留罐时间太长而皮肤起水疱时，小的无须处理，仅敷以消毒纱布，防止擦破即可。水疱较大时，用消毒针将水疱刺破放出水液，涂以龙胆紫药水，或用消毒纱布包敷，以防感染。

第四章 推拿技术

第一节 滚 法

一、操作方法

1. **立滚法** 用小指、无名指、中指背侧及其掌指关节着力于一定部位，以小指掌指关节背侧为支点，肘关节伸直，靠前臂的旋转及腕关节的屈伸，使产生的力持续地作用在治疗部位上。

2. **侧滚法** 用手背近小指侧着力于一定部位，以小指掌指关节背侧为支点，肘关节微屈并放松，靠前臂的旋转及腕关节的屈伸，使产生的力持续地作用在治疗部位上。

二、操作要点

1. 前臂旋转与腕关节屈伸这二者动作一定要协调。即前臂旋前时，腕关节一定要伸展，以小鱼际肌为着力部位。反之在前臂旋后时，腕关节一定要屈曲，以第五、第四掌骨的背侧为着力部位。如此在体表部位上产生持续不断的来回滚动。其滚动频率每分钟 120 ~ 160 次。

2. 躯体要正直。不要弯腰屈背，不得晃动身体。

3. 肩关节自然下垂，上臂与胸壁保持 5 ~ 10cm 距离，上臂千万不要摆动。

4. 腕关节要放松，屈伸幅度要大，约120°（屈腕约80°，伸腕约40°）。

5. **㨰法**突出是一"滚"字。忌手背拖来拖去摩擦移动、跳动、顶压、及手背撞击体表治疗部位。

6. 手指均需放松，任其自然，不要有意分开，也不要有意握紧。

第二节　一指禅推法

一、操作方法

1. **指端一指禅推法**　以拇指指端着力于一定部位或穴位，通过指间关节的屈伸和腕关节的摆动，使产生的力持续地作用在治疗部位上。在操作时应注意沉肩、垂肘、悬腕、掌虚、指实、紧推、慢移。

2. **偏峰一指禅推法**　以拇指的偏峰着力于一定部位或穴位，通过指间关节的屈伸和腕关节的摆动，使产生的力持续地作用在治疗部位上。在操作时应注意沉肩、垂肘、指实、紧推、慢移。

3. **罗纹面一指禅推法**　以拇指的罗纹面着力于一定部位或穴位，通过指间关节的屈伸和腕关节的摆动，使产生的力持续地作用在治疗部位上。在操作时应注意沉肩、垂肘、悬腕、掌虚、指实、紧推、慢移。本法亦可以用拇指的罗纹面着力于一定部位，其余四指附着于肢体的另一侧，通过指间关节的屈伸和腕关节的摆动，使产生的力持续地作用在治疗部位上。

4. **跪推法**　以拇指指间关节的背侧着力于治疗部位，通过腕关节的摆动使产生的力持续地作用在治疗部位上。

5. **蝶推法**　以两手同时在患者前额部做偏峰一指禅推法称为蝶推法。

二、操作要点

上肢肌肉放松，不可有蛮劲，手掌虚握拳。

1. **沉肩**　即肩关节放松，不要耸起，不要外展。

2. **垂肘**　肘部自然下垂。

3. **悬腕**　腕关节自然屈曲。

4. **掌虚**　半握拳，拇指指间关节的掌侧与食指远节的桡侧轻轻接触。

5. **紧推慢移**　紧推是指摆动的频率略快，一般每分钟140次左右；慢移是指从一个治疗点到另一个治疗点时应缓慢移动。

6. **着力于螺纹面**　蓄力于掌，处力于指，即本法产生的力应从掌而发，通过手指，传达至螺纹面并作用于患者体表，如此使力含而不露。

第三节　揉　法

一、操作方法

1. **指揉法**　用指端着力于一定的部位，做轻柔缓和的环旋活动。

2. **掌揉法**　用掌着力于一定的部位，做轻柔缓和的环旋活动。

3. **鱼际揉法**　用大鱼际或小鱼际着力于一定的部位或穴位，做轻柔缓和的环旋活动。

4. **掌根揉法**　用掌根着力于一定的部位，做轻柔缓和的环旋活动；亦可双掌重叠，以掌根着力于一定部位，左右方向地用力按揉。

5. **前臂揉法**　用前臂的尺侧着力于一定的部位，用力做环旋揉动或左右揉动。

6. **肘揉法**　用尺骨鹰嘴着力于一定的部位，用力做环旋揉动或左右揉动

二、操作要点

1. 以肢体近端带动远端做小幅度的环旋揉动。

2. 着力部位要吸定于治疗部位，并带动深层组织。

3. 压力要均匀，动作要协调且有规律。

4. 揉动的幅度要适中，不宜过大或过小。

5. 掌揉、鱼际揉及指揉频率控制在 120~160 次/分。臂揉法频率控制在 100~120 次/分。

第四节　摩　法

一、操作方法

1. 掌摩法　以掌置于腹部，做环形而有规律的抚摸，亦称摩腹。在摩腹时，常按如下顺序进行：胃脘部→上腹→脐→小腹→有下腹→右上腹→左上腹→左下腹。

2. 指摩法　以食指、中指、无名指、小指指腹附着在治疗部位上，做环形而有规律的抚摸。本法用于面部、胸部或某些穴位。

二、操作要点

1. 腕关节放松，指掌关节自然伸直，着力部位紧贴体表。

2. 前臂连同腕部做缓和协调的环旋抚摩活动。

3. 顺时针或逆时针方向均匀往返操作，临床一般顺时针摩，缓摩为补法，逆时针摩、急摩为泻法。

第五节　推　法

一、操作方法

1. 拇指平推法　以大拇指罗纹面着力，在经穴或部位上进行循经络走向或沿肌纤维平行方向推进，要求肩部不要用力，上肢自然放松，沉肩、垂肘、悬腕、手握空拳，压力均匀柔和地集中在大拇指端，缓慢地向前推动。

2. 四指平推法　以大拇指、中指、食指、无名指四指指腹用力于一定部位和经络穴位上，四指协同做往返方向的推动，注意四指不可离开肌肤，应连贯用力，往复推动。

3. 掌推法　五指并拢，手掌用力紧贴在治疗部位上，做向前的直线推动。需增大压力时，用另外一只手平放在其上使双手重叠。

4. 掌根推法　用掌根部的大小鱼际着力于治疗部位上，并向前做有力的推动，同时大小鱼际的肌纤维用力夹紧，做单方向的推动。推动时要连贯有节奏，不可用力不匀或过猛。

二、操作要点

肩及上肢放松，着力部位要紧贴体表的治疗部位。操作向下的压力要适中、均匀。压力过重，易引起皮肤折叠而破损。用力深沉平稳，呈直线移动，不可歪斜。推进的速度宜缓慢均匀，每分钟 50 次左右。临床应用时，常在施术部位涂抹少许介质，使皮肤有一定的润滑度，利于手法操作，防止破损。

第六节　按　法

一、操作方法

1. 指按法　用拇指指面或以指端按压体表的一种手法，称为指按法。当单手指力不足时，可用另一手拇指重叠辅以按压。在临床上常与揉法结合使用。

2. 掌按法　用掌根或全掌着力按压体表的一种方法，称为掌按法。掌按法可单掌亦可双掌交叉重叠按压。同样也可与揉法相结合使用。

二、操作要点

1. **指按法**　按压力的方向要垂直向下。用力要由轻到重，稳而持续，使刺激感觉充分达到机体深部组织。切忌用迅猛的暴力。按法结束时，不宜突然放松，应逐渐递减按压的力量。

2. **掌按法**　按压后要稍作片刻停留，再做第二次重复按压。为增加按压力量，在施术时可将双肘关节伸直，身体略前倾，借助部分体重向下按压。

第七节　拿　法

一、操作方法

拇指与其余四指对合呈钳形，施以夹力，以掌指关节的屈伸运动所产生的力捏拿治疗部位，即捏而提起称为拿。

二、操作要点

1. 拿法操时肩臂要放松，腕要灵活，以腕关节和掌指关节活动为主，以指峰和指面为着力点。
2. 操作动作要缓和，有连贯性，不能断断续续。
3. 拿取的部位要准，指端要相对用力提拿，带有揉捏动作，用力由轻到重，再由重到轻，不可突然用力。

第三部分　中医常见病证

第一章　感　冒

　　感冒是感受触冒风邪或时行疫毒，引起肺卫功能失调，出现鼻塞，流涕，喷嚏，头痛，恶寒，发热，全身不适等主要临床表现的一种外感疾病。感冒又有伤风、冒风、伤寒、冒寒、重伤风等名称。

一、病因病机

　　1. 六淫病邪　风寒暑湿燥火均可为感冒的病因，因风为六气之首，"百病之长"，故风为感冒的主因。六淫侵袭有当令之时气和非时之气。由于气候突变，温差增大，感受当令之气，如春季受风，夏季受热，秋季受燥，冬季受寒等病邪而病感冒；再就是气候反常，春应温而反寒，夏应热而反凉，秋应凉而反热，冬应寒而反温，人感"非时之气"而病感冒。

　　2. 时行疫毒　时行者指与岁时有关，每2～3年一小流行，每10年左右大流行的邪气；疫毒者指一种为害甚烈的异气，或称疫疠之气，具有较强传染性的邪气。

　　六淫病邪或时行疫毒能够侵袭人体引起感冒，除因邪气特别盛外，总是与人体的正气失调有关。或是由于正气素虚，或是素有肺系疾病，不能调节肺卫而感受外邪。即使体质素健，若因生活起居不慎，如疲劳、饥饿而机体功能状态下降，或因汗出衣裹冷湿，或餐凉露宿，冒风沐雨，或气候变化时未及时加减衣服等，正气失调，腠理不密，邪气得以乘虚而入。

二、诊断

　　1. 根据气候突然变化，有伤风受凉，淋雨冒风的经过，或时行感冒正流行之际。

　　2. 起病较急，病程较短，病程3～7天，普通感冒一般不传变。

　　3. 典型的肺卫症状，初起鼻咽部痒而不适，鼻塞、流涕，喷嚏，语声重浊或声嘶，恶风，恶寒，头痛等。继而发热，咳嗽，咽痛，肢节酸重不适等。部分患者病及脾胃，而兼有胸闷，恶心，呕吐，食欲减退，大便稀溏等症。

　　时行感冒呈流行性发病，多人同时发病，迅速蔓延。起病急，全身症状显著，如高热，头痛，周身酸痛，疲乏无力等，而肺系症状较轻。

　　4. 四季皆有，以冬春季为多见。

三、鉴别诊断

　　1. 外感咳嗽　当感冒出现发热恶寒、咳嗽时，易与外感咳嗽相混，其鉴别应以主症为主，若发热恶寒症状突出者，按感冒论治；咳嗽吐痰，甚则喘息症状突出者，辨为外感咳嗽病证。

　　2. 外感头痛　当感冒出现发热恶寒、头痛时，易与外感头痛相混，其鉴别应以主症为主，若发热恶寒症状突出者，按感冒论治；若头痛明显，以其为主要痛苦者，应辨为外感头痛病证。

　　3. 风温肺病　感冒与早期风温肺病都有肺卫方面的症状，但感冒一般病情轻微，发热不高或不发热，病势少有传变，服解表药后多能汗出热退，病程较短。而风温肺病其病情较重，咳嗽较甚，或咳则胸痛，甚或咳铁锈色痰，必有发热，甚至高热寒战，服解表药后热虽暂减，但旋即又起，多有传变，由卫而气，入营入血，甚则神昏、谵妄、惊厥等。

　　4. 鼻渊　感冒与鼻渊均可见鼻塞流涕，或伴头痛等症。但鼻渊多流浊涕腥臭，感冒一般多流清涕，并无腥臭味；鼻渊眉额骨处胀痛、压痛明显，一般无恶寒发热，感冒寒热表证明显，头痛范围不限于前额或眉骨处；鼻渊病程漫长，反复发作，不易断根，感冒愈后不再遗留鼻塞、流腥臭浊涕等症状。

四、辨证施治

1. 治疗原则

（1）解表达邪　感冒由外邪客于肌表引起，应遵循《素问·阴阳应象大论》"其在皮者，汗而发之"之意，采用辛散解表的法则，祛除外邪，邪去则正安，感冒亦愈。解表之法应根据所感外邪寒热暑湿的不同，而分别选用辛温、辛凉、清暑解表法。时行感冒的病邪以时行疫毒为主，解表达邪又很重视清热解毒。

（2）宣通肺气　感冒的病机之一是肺失宣肃，因此宣通肺气有助于使肺的宣肃功能恢复正常，肺主皮毛，宣肺又能协助解表，宣肺与解表相互联系，又协同发挥作用。

（3）照顾兼证　虚人感冒应扶正祛邪，不可专事发散，以免过汗伤正。病邪累及胃肠者，又应辅以化湿、和胃、理气等法治疗，照顾其兼证。

2. 分证论治

（1）风寒感冒　症见恶寒重，发热轻，无汗，头痛，肢节酸痛，鼻塞声重，时流清涕，喉痒，咳嗽，痰吐稀薄色白，舌苔薄白，脉浮或浮紧。治以辛温解表，宣肺散寒。方用荆防败毒散。

风寒重，恶寒甚者，加麻黄、桂枝，头痛加白芷，项背强痛加葛根；风寒夹湿，身热不扬，身重苔腻，脉濡者，用羌活胜湿汤加减；风寒兼气滞，胸闷呕恶者，用香苏散加减；表寒兼里热，又称"寒包火"，发热恶寒，鼻塞声重，周身酸痛，无汗口渴，咽痛，咳嗽气急，痰黄黏稠，或尿赤便秘，舌苔黄白相兼，脉浮数，解表清里，用双解汤加减。

（2）风热感冒　症见发热，微恶风寒，或有汗，鼻塞喷嚏，流稠涕，头痛，咽喉疼痛，咳嗽痰稠，舌苔薄黄，脉浮数。治以辛凉解表，宣肺清热。方用银翘散。

发热甚者，加黄芩、石膏、大青叶清热；头痛重者，加桑叶、菊花、蔓荆子清利头目；咽喉肿痛者，加板蓝根、玄参利咽解毒；咳嗽痰黄者，加黄芩、知母、浙贝母、杏仁、瓜蒌壳清肺化痰；口渴重者，重用芦根，加花粉、知母清热生津。

时行感冒，呈流行性发生，寒战高热，全身酸痛，酸软无力，或有化热传变之势，重在清热解毒，方中加大青叶、板蓝根、蚤休、贯众、石膏等。

（3）暑湿感冒　症见发生于夏季，面垢身热汗出，但汗出不畅，身热不扬，身重倦怠，头昏重痛，或有鼻塞流涕，咳嗽痰黄，胸闷欲呕，小便短赤，舌苔黄腻，脉濡数。治以清暑祛湿解表。方用新加香薷饮。

暑热偏盛，加黄连、青蒿、鲜荷叶、鲜芦根清暑泄热；湿困卫表，身重少汗恶风，加清豆卷、藿香、佩兰芳香化湿宣表；小便短赤，加六一散、赤茯苓清热利湿。

（4）体虚感冒　分为气虚感冒和阴虚感冒。

①气虚感冒：症见恶寒较甚，发热，无汗，咯痰无力，平素神疲体弱，气短懒言，脉浮而无力。治以益气解表。方用参苏散加减。

②阴虚感冒：症见身热，微恶风寒，少汗，头昏，口干咽痛，久咳少痰，心烦，舌红少苔，脉细数。治以滋阴解表。方用加减葳蕤汤化裁。

五、预防调护

加强体育锻炼，增强机体适应气候变化的调节能力，在气候变化时适时增减衣服，注意防寒保暖，慎接触感冒患者以免时邪入侵等，对感冒的预防有重要作用。尤其是时行感冒的流行季节，预防服药一般可使感冒的发病率大为降低。主要药物有贯众、大青叶、板蓝根、鸭跖草、藿香、佩兰、薄荷、荆芥等。不过随着季节的变化，预防感冒的药物亦有所区别。如冬春季用贯众、紫苏、荆芥；夏季用藿香、佩兰、薄荷；时邪毒盛，流行广泛用板蓝根、大青叶、菊花、金银花等。常用食品如葱、大蒜、食醋亦有预防作用。

感冒患者应适当休息，多饮水，饮食以素食流质为宜，慎食油腻难消化之物。卧室空气应流通，但不可直接吹风。药物煎煮时间宜短，取其气全以保留芳香挥发有效物质，无汗者宜服药后进热粥或覆被以促汗解表，汗后及时换干燥洁净衣服免再次受邪。

第二章　咳　嗽

咳嗽是指外感或内伤等因素，导致肺失宣肃，肺气上逆，冲击气道，发出咳声或伴咳痰为临床特征的一种病证。历代将有声无痰称为咳，有痰无声称为嗽，有痰有声谓之咳嗽。临床上多为痰声并见，很难截然分开，故以咳嗽并称。

一、病因病机

咳嗽分外感咳嗽与内伤咳嗽，外感咳嗽病因为外感六淫之邪；内伤咳嗽病因为饮食、情志等内伤因素致脏腑功能失调，内生病邪。外感咳嗽与内伤咳嗽，均是病邪引起肺气不清，失于宣肃，迫气上逆而作咳。

1. 外感病因　由于气候突变或调摄失宜，外感六淫从口鼻或皮毛侵入，使肺气被束，肺失肃降，由于四时之气不同，因而人体所感受的致病外邪亦有区别。风为六淫之首，其他外邪多随风邪侵袭人体，所以外感咳嗽常以风为先导，或挟寒，或挟热，或挟燥，其中尤以风邪挟寒者居多。

2. 内伤病因　内伤病因包括饮食、情志及肺脏自病。饮食不当，嗜烟好酒，内生火热，熏灼肺胃，灼津生痰；或生冷不节，肥甘厚味，损伤脾胃，致痰浊内生，上干于肺，阻塞气道，致肺气上逆而作咳。情志刺激，肝失调达，气郁化火，气火循经上逆犯肺，致肺失肃降而作咳。肺脏自病者，常由肺系疾病日久，迁延不愈，耗气伤阴，肺不能主气，肃降无权而肺气上逆作咳；或肺气虚不能布津而成痰，肺阴虚而虚火灼津为痰，痰浊阻滞，肺气不降而上逆作咳。

不论外感与内伤咳嗽，病机均属肺系受病，宣降失常，肺气上逆所致。外感咳嗽属于邪实，日久不愈，可损脏腑，发展成为内伤咳嗽，而内伤咳嗽多邪实与正虚并见，肺卫不固，又易外感，使咳嗽加重，故外感与内伤咳嗽，可互为因果。

二、诊断

1. 以咳逆有声，或咳吐痰液为主要临床症状。
2. 急性咳嗽，周围血白细胞总数和中性粒细胞增高。
3. 听诊可闻及两肺野呼吸音增粗，或伴散在干、湿啰音。
4. 肺部 X 线摄片检查正常或肺纹理增粗。

三、鉴别诊断

1. 哮病、喘病　哮病和喘病虽然也会兼见咳嗽，但各以哮、喘为其主要临床表现。哮病主要表现为喉中哮鸣有声，呼吸气促困难，甚则喘息不能平卧，发作与缓解均迅速。喘病主要表现为呼吸困难，甚至张口抬肩，鼻翼扇动，不能平卧。

2. 肺胀　肺胀常伴有咳嗽症状，但肺胀有久患咳、哮、喘等病证的病史，除咳嗽症状外，还有胸部膨满，喘逆上气，烦躁心慌，甚至颜面紫暗，肢体浮肿等症，病情缠绵，经久难愈。

3. 肺痨　咳嗽是肺痨的主要症状之一，但尚有咯血、潮热、盗汗、身体消瘦等主要症状，具有传染性，X 线胸部检查有助鉴别诊断。

4. 肺癌　肺癌常以咳嗽或咯血为主要症状，但多发于 40 岁以上吸烟男性，咳嗽多为刺激性呛咳，病情发展迅速，呈恶液质，一般咳嗽病证不具有这些特点，肺部 X 线检查及痰细胞学检查有助于确诊。

四、辨证施治

1. 治疗原则　咳嗽的治疗应分清邪正虚实。外感咳嗽，为邪气壅肺，多为实证，故以祛邪利肺为治疗原则，根据邪气风寒、风热、风燥的不同，应分别采用疏风、散寒、清热、润燥治疗。内伤咳嗽，多属邪实正虚，故以祛邪扶正，标本兼顾为治疗原则，根据病邪为"痰"与"火"，祛邪分别采用祛痰、清火为治，正虚则养阴或益气为宜，又应分清虚实主次处理。

咳嗽的治疗，除直接治肺外，还应从整体出发注意治脾、治肝、治肾等。外感咳嗽一般均忌敛涩留邪，当因势利导，肺气宣畅则咳嗽自止；内伤咳嗽应防宣散伤正，注意调理脏腑，顾护正气。咳嗽是人体祛邪外达的一种病理表现，治疗决不能单纯见咳止咳，必须按照不同的病因分别处理。

2. 分证论治

(1) 外感咳嗽　分为风寒袭肺证、风热犯肺证和风燥犯肺证。

①风寒袭肺证：症见咳声重浊，气急，喉痒，咳痰稀薄色白，常伴鼻塞，流清涕，头痛，肢体酸楚，恶寒发热，无汗等表证，舌苔薄白，脉浮或浮紧。治以疏风散寒，宣肺止咳。方用三拗汤合止嗽散加减。

咳嗽较甚者加矮地茶、金沸草祛痰止咳；痒甚者，加牛蒡子、蝉蜕祛风止痒；鼻塞声重加辛夷花、苍耳子宣通鼻窍；若挟痰湿，咳而痰黏，胸闷，苔腻者，加半夏、茯苓、厚朴燥湿化痰；若表证较甚，加防风、苏叶疏风解表；表寒未解，里有郁热，热为寒遏，咳嗽音嘎，气急似喘，痰黏稠，口渴心烦，或有身热者加生石膏、桑白皮、黄芩解表清里。

②风热犯肺证：症见咳嗽咳痰不爽，痰黄或稠黏，喉燥咽痛，常伴恶风身热，头痛肢楚，鼻流黄涕，口渴等表热证，舌苔薄黄，脉浮数或浮滑。治以疏风清热，宣肺止咳。方用桑菊饮加减。

咳嗽甚者，加前胡、瓜壳、枇杷叶、浙贝母清宣肺气，化痰止咳；表热甚者，加银花、荆芥、防风疏风清热；咽喉疼痛，声音嘎哑，加射干、牛蒡子、山豆根、板蓝根清热利咽；痰黄稠，肺热甚者，加黄芩、知母、石膏清肺泄热；若风热伤络，见鼻衄或痰中带血丝者，加白茅根、生地凉血止血；热伤肺津，咽燥口干，加沙参、麦冬清热生津；夏令暑湿加六一散、鲜荷叶清解暑热。

③风燥犯肺证：症见喉痒干咳，无痰或痰少而粘连成丝，咳痰不爽，或痰中带有血丝，咽喉干痛，唇鼻干燥，口干，常伴鼻塞，头痛，微寒，身热等表证，舌质红干而少津，苔薄白或薄黄，脉浮。治以疏风清肺，润燥止咳。方用桑杏汤加减。

表证较重者，加薄荷、荆芥疏风解表；津伤较甚者，加麦冬、玉竹滋养肺阴；肺热重者，酌加生石膏、知母清肺泄热；痰中带血丝者，加生地、白茅根清热凉血止血。另有凉燥证，乃燥证与风寒并见，表现干咳少痰或无痰，咽干鼻燥，兼有恶寒发热，头痛无汗，舌苔薄白而干等症。用药当以温而不燥、润而不凉为原则，方取杏苏散加减。

(2) 内伤咳嗽　分为痰湿蕴肺、痰热郁肺证、肝火犯肺证和肺阴亏耗证。

①痰湿蕴肺证：症见咳嗽反复发作，尤以晨起咳甚，咳声重浊，痰多，痰黏腻或稠厚成块，色白或带灰色，胸闷气憋，痰出则咳缓、憋闷减轻。常伴体倦，脘痞，腹胀，大便时溏，舌苔白腻，脉濡滑。治以燥湿化痰，理气止咳。方用二陈平胃散合三子养亲汤加减。

临床应用时，尚可加桔梗、杏仁、枳壳以宣降肺气；胸闷脘痞者，可加苍术、厚朴健脾燥湿化痰；若寒痰较重，痰黏白如泡沫，怯寒背冷，加干姜、细辛以温肺化痰；脾虚证候明显者，加党参、白术以健脾益气；兼有表寒者，加紫苏、荆芥、防风解表散寒。症情平稳后可服六君子汤加减以资调理。

②痰热郁肺证：症见咳嗽气息急促，或喉中有痰声，痰多稠黏或为黄痰，咳吐不爽，或痰有热腥味，或咳吐血痰，胸胁胀满，或咳引胸痛，面赤，或有身热，口干欲饮，舌苔薄黄腻，舌质红，脉滑数。治以清热肃肺，豁痰止咳。方用清金化痰汤加减。

若痰热郁蒸，痰黄如脓或有热腥味，加鱼腥草、金荞麦根、象贝母、冬瓜仁等清化痰热；胸满咳逆，痰涌，便秘者，加葶苈子、风化硝泻肺通腑化痰；痰热伤津，咳痰不爽，加北沙参、麦冬、天花粉养阴生津。

③肝火犯肺证：症见上气咳逆阵作，咳时面赤，常感痰滞咽喉，咯之难出，量少质黏，或痰如絮状，咳引胸胁胀痛，咽干口苦。症状可随情绪波动而增减。舌红或舌边尖红，舌苔薄黄少津，脉弦数。治以清肝泻火，化痰止咳。方用黛蛤散合加减泻白散加减。

火旺者加山栀、丹皮清肝泻火；胸闷气逆者加葶苈子、瓜蒌、枳壳利气降逆；咳引胁痛者，加郁金、丝瓜络理气和络；痰黏难咯，加海浮石、贝母、冬瓜仁清热豁痰；火热伤津，咽燥口干，咳嗽日久不减，酌加北沙参、百合、麦冬、天花粉、诃子养阴生津敛肺。

④肺阴亏耗证：症见干咳，咳声短促，痰少黏白，或痰中带血丝，或声音逐渐嘶哑，口干咽燥，常伴有午后潮热，手足心热，夜寐盗汗，口干，舌质红少苔，或舌上少津，脉细数。治以滋阴润肺，化痰止咳。方用沙参麦冬汤加减。

若久热久咳，可用桑白皮易桑叶，加地骨皮以泻肺清热；咳剧者加川贝母、杏仁、百部润肺止咳；若肺气不敛，咳而气促，加五味子、诃子以敛肺气；咳吐黄痰，加海蛤粉、知母、瓜蒌、竹茹、黄芩清热化痰；若痰中带血，加山栀、丹皮、白茅根、白及、藕节清热凉血止血；低热，潮热骨蒸，酌加银柴胡、青蒿、白薇等以清虚热；盗汗，加糯稻根须、浮小麦等以敛汗。

五、预防调护

咳嗽的预防，重点在于提高机体卫外功能，增强皮毛腠理适应气候变化的能力，遇有感冒及时治疗。若常自汗出者，必要时可予玉屏风散服用。咳嗽时要注意观察痰的变化，咳痰不爽时，可轻拍其背以促其痰液咳出，饮食上慎食肥甘厚腻之品，以免碍脾助湿生痰，若属燥、热、阴虚咳嗽者，忌食辛辣动火食品，各类咳嗽都应戒烟，避免接触烟尘刺激。

第三章 哮 病

哮病是由于宿痰伏肺，遇诱因或感邪引触，以致痰阻气道，肺失肃降，痰气搏击所引起的发作性痰鸣气喘疾患。发作时喉中哮鸣有声，呼吸气促困难，甚至喘息不能平卧为主要表现。

一、病因病机

哮病的发生，为宿痰内伏于肺，每因外感、饮食、情志、劳倦等诱因而引触，以致痰阻气道，肺失肃降，肺气上逆，痰气搏击而发出痰鸣气喘声。

1. 外邪侵袭　外感风寒或风热之邪，失于表散，邪蕴于肺，壅阻肺气，气不布津，聚液生痰。其他如吸入风媒花粉、烟尘、异味气体等，影响肺气的宣发，以致津液凝痰，亦为哮病的常见病因。

2. 饮食不当　具有特异体质的人，常因饮食不当，误食自己不能食的食物，如海膻鱼蟹虾等发物，而致脾失健运，饮食不归正化，痰浊内生而病哮，故古有"食哮""鱼腥哮""糖哮""醋哮"等名。

3. 体虚　病后体质不强，或病后体弱，有因家族禀赋而病哮者，如《临证指南医案·哮》指出有"幼稚天哮"。部分哮病患者因幼年患麻疹、顿咳，或反复感冒，咳嗽日久等病，以致肺气亏虚，气不化津，痰饮内生；或病后阴虚火旺，热蒸液聚，痰热胶固而病哮。体质不强多以肾虚为主，而病后所致者多以肺脾虚为主。

上述各种病因，既是引起本病的重要原因，亦为每次发作的诱因，如气候变化、饮食不当、情志失调、劳累过度等俱可诱发，其中尤以气候因素为主。

二、诊断

1. 呈发作性，发无定时，以夜间为多，但有个体差异，发作与缓解均迅速，多为突然而起，或发作前有鼻塞、喷嚏、咳嗽、胸闷等先兆。每因气候变化、饮食不当、情志失调、疲乏等因素而诱发。

2. 发作时喉中哮鸣有声，呼吸困难，甚则张口抬肩，不能平卧，或口唇指甲发绀。

3. 哮病的发作常有明显的季节性，一般发于秋初或冬令者居多，其次是春季，至夏季则缓解。但也有常年反复发作者。

4. 缓解期可有轻度咳嗽、咳痰、呼吸急迫等症状，但也有毫无症状者；久病患者，缓解期可见咳嗽、咳痰、自汗、短气、疲乏、腰膝酸软等症状。

5. 大多起于童稚之时，有反复发作史，有过敏史或家族史。

6. 发作时，两肺可闻及哮鸣音，或伴有湿啰音。

7. 血嗜酸性粒细胞可增高，痰液涂片可见嗜酸细胞。

8. 胸部 X 线检查一般无特殊改变，久病可见肺气肿影像改变，查体可见肺气肿体征。

三、鉴别诊断

1. 喘病　哮病与喘病都有呼吸急促的表现，哮必兼喘，而喘未必兼哮。喘以气息言，以呼吸急促困难为主要特征；哮以声响言，以发作时喉中哮鸣有声为主要临床特征。哮为一种反复发作的独立性疾病，喘证并发于急慢性疾病过程中。

2. 支饮　支饮虽然也有痰鸣气喘的症状，但多系部分慢性咳嗽经久不愈，逐渐加重而成，病势时轻时重，发作与间歇界限不清，咳和喘重于哮鸣，与哮病间歇发作，突然发病，迅速缓解，哮吼声重而咳轻，或不咳，两者有显著的不同。

四、辨证施治

1. 治疗原则　《丹溪治法心要·喘》："未发以扶正气为要，已发以攻邪为主。"故发作时治标，平时治本是本病的治疗原则。发作时痰阻气道为主，故治以祛邪治标，豁痰利气，但应分清痰之寒热，寒痰则温化宣肺，热痰则清化肃肺，表证明显者兼以解表。平时正虚为主，故治以扶正固本，但应分清脏腑阴阳，阳气虚者予以温补，阴虚者予以滋养，肺虚者补肺，脾虚者健脾，肾虚者益肾，以冀减轻、减少或控制其发作。至于病深日久，发时虚实兼见者，不可拘泥于祛邪治标，当标本兼顾，攻补兼施，寒热错杂者，当温清并用。《景岳全书·喘促》说："扶正气者，须辨阴阳，阴虚者补其阴，阳虚者补其阳。攻邪气者，须分微甚，或散其风，或温其寒，或清其火。然发久者，气无不虚……若攻之太过，未有不致日甚而危者。"堪为哮病辨治的要领、临证应用的准则。

2. 分证论治

（1）发作期　分为冷哮证、热哮证、寒包热哮证、风痰哮证和虚哮证。

①冷哮证：症见呼吸急促，喉中哮鸣有声，胸膈满闷如塞，咳不甚，痰少咳吐不爽，白色黏痰，口不渴，或渴喜热饮，天冷或遇寒而发，形寒怕冷，或有恶寒，喷嚏，流涕等表寒证，舌苔白滑，脉弦紧或浮紧。治以宣肺散寒，化痰平喘。方用射干麻黄汤或小青龙汤加减。

痰涌喘逆不能平卧者，加葶苈子、苏子、杏仁泻肺降逆平喘。若表寒里饮，寒象较甚者，可用小青龙汤解表化痰，温肺平喘。若痰稠胶固难出，哮喘持续难平者，加猪牙皂、白芥子豁痰利窍以平喘。

②热哮证：症见气粗息涌，喉中痰鸣如吼，胸高胁胀，张口抬肩，咳呛阵作，咯痰色黄或白，粘浊稠厚，排吐不利，烦闷不安，汗出，面赤，口苦，口渴喜饮，舌质红，苔黄腻，脉弦数或滑数。治以清热宣肺，化痰定喘。方用定喘汤。

若痰稠胶黏，酌加知母、浙贝母、海蛤粉、瓜蒌、胆南星之类以清化热痰。气息喘促，加葶苈子、地龙泻肺清热平喘。内热壅盛，加石膏、银花、鱼腥草以清热，大便秘结，加大黄、芒硝通腑利肺。表寒里热，加桂枝、生姜兼治表寒。

③寒包热哮证：症见喉中哮鸣有声，胸膈烦闷，呼吸急促，喘咳气逆，咳痰不爽，痰黏色黄，或黄白相兼，烦躁，发热，恶寒，无汗，身痛，口干欲饮，大便偏干，舌苔白腻黄，舌尖边红，脉弦紧。治以解表散寒，清化痰热。方用小青龙加石膏汤或厚朴麻黄汤加减。

④风痰哮证：症见喉中痰涎壅盛，声如拽锯，或鸣声如吹哨笛，无明显寒热倾向，面色青黯，起病多急，常倏忽来去。舌苔厚浊，脉滑实。治以祛风涤痰，降气平喘。方用三子养亲汤加减。

风痰哮证，痰壅喘急，不能平卧，加用葶苈子、猪牙皂泻肺涤痰，必要时可暂予控涎丹泻肺祛痰。

⑤虚哮证：症见喉中哮鸣如鼾，声低，气短息促，动则喘甚，咯痰无力。治宜补肺纳肾，降气化痰。方用平喘固本汤加减。

（2）缓解期　分为肺脾气虚证和肺肾两虚证。

①肺脾气虚证：症见气短声低，自汗，怕风，常易感冒，倦怠无力，食少便溏，舌质淡，苔白，脉细弱。治以健脾益气，补土生金。方用六君子汤加减。

表虚自汗加炙黄芪、浮小麦、大枣；怕冷、畏风、易感冒，可加桂枝、白芍、附片；痰多者加前胡、杏仁。

②肺肾两虚证：症见短气息促，动则为甚，脑转耳鸣，腰酸腿软。治以补肺益肾。方用生脉地黄汤合金水六君煎加减。

肺气阴两虚为主者加黄芪、沙参、百合；肾阳虚为主者，酌加补骨脂、仙灵脾、鹿角片、制附片、肉桂；肾阴虚为主者加生地、冬虫夏草。另可常服紫河车粉补益肾精。平时可常服玉屏风散、肾气丸等药物，以调护正气，提高抗病能力。

五、预防调护

预防方面，注重宿根的形成及诱因的作用，故应注意气候影响，做好防寒保暖，防止外邪诱发。避免接触刺激性气体及易致过敏的灰尘、花粉、食物、药物和其他可疑异物。宜戒烟酒，饮食宜清淡而富营养，忌生冷、肥甘、辛辣、海膻发物等，以免伤脾生痰。防止过度疲劳和情志刺激。鼓励患者根据个人身体情况，选择太极拳、内养功、八段锦、散步或慢跑、呼吸体操等方法长期锻炼，增强体质，预防感冒。在调摄方面，哮病发作时，尚应密切观察哮鸣、喘息、咳嗽、咳痰等病情的变化，哮鸣咳嗽痰多、痰声辘辘或痰黏难咳者，用拍背、雾化吸入等法，助痰排出。对喘息哮鸣，心中悸动者，应限制活动，防止喘脱。

第四章　喘　证

喘病是指由于外感或内伤，导致肺失宣降，肺气上逆或气无所主，肾失摄纳，以致呼吸困难，甚则张口抬肩，鼻翼扇动，不能平卧等为主要临床特征的一种病证。严重者可由喘致脱出现喘脱之危重证候。喘病古代文献也称"鼻息""肩息""上气""逆气""喘促"等。

一、病因病机

喘病的病因很复杂，外邪侵袭、饮食不当、情志失调、劳欲久病等均可成为喘病的病因，引起肺失宣降，肺气上逆或气无所主，肾失摄纳便成为喘病。

1. 外邪侵袭　外感风寒或风热之邪，未能及时表散，邪蕴于肺，壅阻肺气，肺气不得宣降，因而上逆作喘。

2. 饮食不当　恣食生冷、肥甘，或嗜酒伤中，脾失健运，痰浊内生；或急慢性疾患影响于肺，致肺气受阻，气津失布，津凝痰生，痰浊内蕴，上阻肺气，肃降失常，发为喘促。

3. 情志失调　情志不遂，忧思气结，肝失调达，气失疏泄，肺气痹阻，或郁怒伤肝，肝气上逆于肺，肺气不得肃降，升多降少，气逆而喘。

4. 劳欲久病　肺系久病，咳伤肺气，或久病脾气虚弱，肺失充养，肺之气阴不足，以致气失所主而喘促。若久病迁延，由肺及肾，或劳欲伤肾，精气内夺，肺之气阴亏耗，不能下荫于肾，肾之真元伤损，根本不固，则气失摄纳，上出于肺，出多入少，逆气上奔为喘。

二、诊断

1. 以喘促气逆，呼吸困难，甚至张口抬肩，鼻翼扇动，不能平卧，口唇发绀为特征。
2. 多有慢性咳嗽、哮病、肺痨、心悸等病史，每遇外感及劳累而诱发。
3. 两肺可闻及干、湿啰音或哮鸣音。
4. 实验室检查支持引起呼吸困难，喘促的西医有关疾病的诊断，如肺部感染有血白细胞总数及中性粒细胞升高，或 X 线胸片有肺纹增多或有片状阴影等依据。

三、鉴别诊断

1. 气短　喘病与气短同为呼吸异常，但喘病以呼吸困难，张口抬肩，甚至不能平卧为特征；气短亦即少气，呼吸微弱而浅促，或短气不足以息，似喘而无声，亦不抬肩撷肚，不像喘病呼吸困难之甚。但气短进一步加重，可呈虚喘表现。

2. 哮病　哮指声响言，为喉中有哮鸣音，是一种反复发作的疾病；喘指气息言，为呼吸气促困难，是多种急慢性疾病的一个症状。一般说来，哮必兼喘，喘未必兼哮。

四、辨证施治

凡外邪、痰浊、肝郁气逆所致喘病，病位在肺，为邪壅肺气；久病劳欲所致喘病，病位在肺肾，若自汗畏风，易感冒则属肺虚，若伴腰膝酸软，夜尿多则病位在肾。可以从呼吸、声音、脉象、病势等辨虚实。

呼吸深长有余，呼出为快，气粗声高，伴有痰鸣咳嗽，脉象有力者为实喘；呼吸短促难续，深吸为快，气怯声低，少有痰鸣咳嗽，脉象微弱者为虚喘。

喘病的治疗原则是按虚实论治。实喘治肺，治以祛邪利气。应区别寒、热、痰、气的不同，分别采用温宣、清肃、祛痰、降气等法。虚喘治在肺肾，以肾为主，治以培补摄纳。针对脏腑病机，采用补肺、纳肾、温阳、益气、养阴、固脱等法。虚实夹杂，下虚上实者，当分清主次，权衡标本，适当处理。

喘病多由其他疾病发展而来，积极治疗原发病，是阻断病势发展，提高临床疗效的关键。

1. 实喘　分为风寒闭肺证、表寒肺热证、痰热郁肺证、痰浊阻肺证和肺气郁痹证。

（1）风寒闭肺证　症见喘息，呼吸气促，胸部胀闷，咳嗽，痰多稀薄色白，兼有头痛，鼻塞，无汗，恶寒，或伴发热，口不渴，舌苔薄白而滑，脉浮紧。治以散寒宣肺。方用麻黄汤。

若得汗而喘不平，可用桂枝加厚朴杏仁汤和营卫，利肺气。若素有寒饮内伏，复感客寒而引发者，可用小青龙汤发表温里。

若寒邪束表，肺有郁热，或表寒未解，内已化热，热郁于肺，而见喘逆上气，息粗鼻煽，咳痰黏稠，并伴形寒身热，烦闷口渴，有汗或无汗，舌质红，苔薄白或黄，脉浮数或滑者，用麻杏石甘汤解表清里，宣肺平喘，还可加黄芩、桑白皮、瓜蒌、葶苈子、射干等以助其清热化痰。

（2）表寒肺热证　症见喘逆上气，形寒，身热，口渴，苔薄白或薄黄，舌边红，脉浮数或滑；治以解表清里，化痰平喘；方用麻杏石甘汤加减。

表寒重加桂枝解表散寒；痰热重，痰黄黏稠量多，加瓜蒌、大贝母清化痰热；痰鸣息涌加葶苈子、射干泻肺消痰。

（3）痰热郁肺证　症见喘咳气涌，胸部胀痛，痰多质黏色黄或夹有血色，身热，有汗，口渴而喜冷饮，面赤，咽干，小便赤涩，大便或秘，舌质红，舌苔薄黄或腻，脉滑数。治以清热化痰，宣肺平喘。方用桑白皮汤加减。

身热重，可加石膏辛寒清气；如喘甚痰多，黏稠色黄，可加葶苈子、海蛤壳、鱼腥草、冬瓜仁、薏苡仁清热泻肺、化痰泄浊；腑气不通，痰涌便秘加瓜蒌仁、大黄或风化硝通腑清肺。

（4）痰浊阻肺证　症见喘而胸满闷塞，痰多，黏腻色白，咯吐不利，兼有呕恶，食少，口黏不渴，舌苔白腻，脉象滑或濡。治以祛痰降逆，宣肺平喘。方用二陈汤合三子养亲汤加减。

痰湿较重，舌苔厚腻，可加苍术、厚朴燥湿理气，以助化痰定喘；脾虚、纳少、神疲、便溏加党参、白术健脾益气；痰从寒化，色白清稀，畏寒，加干姜、细辛；痰浊郁而化热，按痰热证治疗。

（5）肺气郁痹证　症见每遇情志刺激而诱发，息粗气憋，胸闷胸痛，咽中如窒，平素常多忧思抑郁，失眠，心悸。苔薄，脉弦。治以开郁降气平喘。方用五磨饮子加减。

肝郁气滞较著，可加用柴胡、郁金、青皮等疏理肝气之品，以增强解郁之力；若气滞腹胀，大便秘结可加用大黄以降气通腑，即六磨汤之意。

2. 虚喘　分为肺气虚耗证、肾虚不纳证和正虚喘脱证。

（1）肺气虚耗证　症见喘促短气，气怯声低，喉有鼾声，咳声低弱，痰吐稀薄，自汗畏风，极易感冒，舌质淡红，脉软弱。治以补肺益气养阴。方用生脉散合补肺汤加减。

兼中气虚弱，肺脾同病，清气下陷，食少便溏，腹中气坠者，配合补中益气汤，补脾养肺，益气升陷。

（2）肾虚不纳证　症见喘促日久，气息短促，呼多吸少，动则喘甚，气不得续，小便常因咳甚而失禁，或尿后余沥，形瘦神疲，面青肢冷，或有跗肿，舌淡苔薄，脉微细或沉弱。治以补肾纳气。方用金匮肾气丸合参蛤散加减。

肾阴虚者，不宜辛燥，宜用七味都气丸合生脉散加减以滋阴纳气。

（3）正虚喘脱证　症见喘逆剧甚，张口抬肩，鼻煽气促，端坐不能平卧，稍动则咳喘欲绝，心慌动悸，烦躁不安，面青唇紫，汗出如珠，肢冷，脉浮大无根，或见歇止，或模糊不清。治以扶阳固脱，镇摄肾气。方用参附汤送服黑锡丹，配合蛤蚧粉。

若呼吸微弱，间断难续，或叹气样呼吸，汗出如洗，烦躁内热，口干颧红，舌红无苔，或光绛而紫赤，脉细微而数，或散或芤，为气阴两竭之危证，治应益气救阴固脱，可用生脉散加生地、山萸肉、龙骨、牡蛎以益气救阴固脱。若出现阴竭阳脱者，加附子、肉桂急救回阳。

五、预防调护

慎风寒，戒烟酒，饮食宜清淡，忌食辛辣刺激及甜黏肥腻之品。平素宜调畅情志，因情志致喘者，尤须怡情悦志，避免不良刺激。加强体育锻炼，提高机体的抗病能力等有助于预防喘病的发生。

喘病发生时，应卧床休息，或取半卧位休息，充分给氧。密切观察病情的变化，保持室内空气新鲜，避免理化因素刺激，做好防寒保暖，饮食应清淡而富营养，消除紧张情绪。

第五章　肺　痨

肺痨是一种由于正气虚弱，感染痨虫，侵蚀肺脏所致的，以咳嗽、咯血、潮热、盗汗及身体逐渐消瘦等症为主要临床表现、具有传染性的慢性消耗性疾病。肺痨相当于西医学中的肺结核，是肺病中的常见病。

一、病因病机

肺痨的致病因素主要有两个方面，一为感染痨虫，一为正气虚弱。痨虫和正气虚弱两种病因，可以相互为因。痨虫传染是发病不可缺少的外因，正虚是发病的基础，是痨虫入侵和引起发病的主要内因。

1. 感染痨虫　与患者直接接触，致痨虫侵入人体为害。举凡酒食、问病、看护，或与患者朝夕相处，都是导致感染的条件。本病有致病的特殊因子，在病原学说上，提出痨虫感染是形成本病的病因。"痨虫"侵犯的病变部位主要在肺。由于肺主呼吸，受气于天，吸清呼浊，若肺脏本体虚弱，卫外功能不强，或因其他脏器病变耗伤肺气，导致肺虚，则"痨虫"极易犯肺，侵蚀肺体，而致发病。

2. 正气虚弱

（1）禀赋不足　由于先天素质不强，小儿发育未充，"痨虫"入侵致病。

（2）酒色劳倦　酒色过度，耗损精血，正虚受感。或劳倦太过，忧思伤脾，脾虚肺弱，痨虫入侵。

（3）病后失调　大病或久病后失于调治（如麻疹、哮喘等病），或外感咳嗽，经久不愈，或胎产之后失于调养（如产后劳）等，正虚受感。

（4）营养不良　生活贫困，营养不充，体虚不能抗邪而致感受痨虫。

二、诊断

1. 初期仅感疲乏无力，干咳，食欲不振，形体逐渐消瘦。病重者可出现咯血，潮热，颧红，形体明显消瘦等症。

2. 有与肺痨患者密切接触史。

3. 病灶部位呼吸音减弱或闻及支气管呼吸音及湿啰音。

4. 痰涂片或培养结核菌多呈阳性。

5. X线摄片可见肺部结核病灶。

6. 血沉增快，结核菌素皮试呈强阳性有助于诊断。

三、鉴别诊断

1. 虚劳　两病都具有消瘦、疲乏、食欲不振等虚证特征，且有一定联系，肺痨可发展为虚损，故《金匮要略》将之列为虚劳范畴，但两者是有区别的。肺痨主要病变在肺，具有传染性，以阴虚火旺为病理特点，以咳嗽、咯血、潮热、盗汗、消瘦为主要临床症状；而虚劳则由多种原因所导致，病程较长，病势缠绵，病变为五脏虚损而以脾肾为主，一般不传染，以气、血、阴、阳亏虚为病理特点，是多种慢性虚损病证的总称。

2. 肺痿　肺痨与肺痿两者病位均在肺，但肺痿是多种肺部慢性疾患后期的转归，如肺痈、肺痨、咳嗽日久等，若导致肺叶痿弱不用，俱可成肺痿。肺痨晚期，如出现干咳、咯吐涎沫等症者，即已转属肺痿，故《外台秘要》称肺痨为肺痿疾。

四、辨证施治

1. 辨证要点

（1）辨病性　肺痨病理性质以本虚为主，亦可见标实。本虚为阴虚，病变进程中可发展为气阴两虚，阴阳两虚；标实为火热，痰浊和瘀血。故应辨别虚实的属性，是否相互兼夹及其主次关系。

（2）辨病位　肺痨的主脏在肺，在病变过程中"其邪辗转，乘于五脏"。故应辨别病位是尚限于肺脏，或已经"辗转"于其他脏，尤其是重点关注肺与脾、肾的关系。

（3）辨主症　肺痨以咳嗽、咯血、潮热、盗汗为四大主症，故应辨别主症间的主次轻重，以便在治本的基础上为对症处理提供依据。

2. 治疗原则　补虚培元、抗痨杀虫为治疗肺痨的基本原则。补虚培元，旨在增强正气，以提高抗病能力，促进疾病的康复。就病理性质而言，补虚以滋阴为主，若合并气虚、阳虚者，则当同时兼顾益气、温阳；就脏腑而言，补虚重在补肺，并注意脏腑整体关系，同时补益脾肾。抗痨杀虫，旨在针对本病的特异病因进行治疗。正如《医学正传·劳极》所说："治之之法，一则杀其虫，以绝其根本；一则补虚，以复其真元。"另外，还应适时结合清火、祛痰、止血等法进行治疗。

3. 分证论治

（1）肺阴亏耗证　症见干咳，咳声短促，或咳少量黏痰，或痰中带血丝或血点，血色鲜红，胸部隐隐闷痛，午后手足心热，皮肤干灼，口干咽燥，或有轻微盗汗，舌边尖红苔薄，脉细或细数。治以滋阴润肺。方用月华丸加减。

若咳嗽频繁而痰少质黏者，加百合、杏仁、炙枇杷叶以润肺化痰止咳。痰中带血丝较多者，加白及、仙鹤草、白茅根、蛤粉、炒阿胶等和络止血。若潮热骨蒸甚者，酌加银柴胡、地骨皮、功劳叶、青蒿等以清虚热。

（2）阴虚火旺证　症见咳呛气急，痰少质黏，或吐黄稠痰，咯血，血色鲜红，午后骨蒸潮热，五心烦热，颧红，盗汗，烦躁易怒，不寐，梦遗或月经不调，形体日渐消瘦，舌红绛而干，苔薄黄或剥，脉细数。治以滋阴降火。方用百合固金汤合秦艽鳖甲散加减。

另可加鳖甲、知母滋阴清热；百部、白及补肺止血，抗痨杀虫；龟板、阿胶、五味子、冬虫夏草滋养肺肾之阴，培其本元。骨蒸劳热日久不退，可合用清骨散或秦艽鳖甲散。

（3）气阴耗伤证　症见咳嗽无力，气短声低，咯痰清稀色白，偶或痰中夹血，或咯血，血色淡红，午后潮热，伴有畏风，怕冷，自汗与盗汗并见，面色㿠白，颧红，纳少神疲，便溏，舌质嫩红，或舌淡有齿印，苔薄，脉细弱而数。治以益气养阴。方用保真汤或参苓白术散加减。

可加白及、百部以补肺杀虫。咳嗽痰稀，可加紫菀、款冬花、苏子温润止嗽。夹有湿痰症状者，可加半夏、陈皮以燥湿化痰。咯血量多者可酌加花蕊石、蒲黄、仙鹤草、三七配合补气药以止血摄血。慎用地黄、阿胶、麦冬等滋腻之品，以免妨碍脾之健运，必要时可佐陈皮、麦芽等以助脾运。

（4）阴阳虚损证　症见咳嗽，喘息少气，痰中或见夹血，血色暗淡，潮热，形寒，自汗，盗汗，声音嘶哑，面浮肢肿，心悸，唇紫，肢冷，五更泄泻，大肉尽脱，遗精，滑精，或妇女月经闭止，舌光红少津，或舌淡体胖，边有齿痕，脉微细而数，或虚大无力。治以滋阴补阳。方用补天大造丸加减。

若肾虚气逆喘息者，配胡桃仁、冬虫夏草、蛤蚧、五味子等摄纳肾气以定喘。阳虚血瘀水停者，可用真武汤合五苓散加泽兰、红花、北五加皮温阳化瘀行水。五更泄泻者配用煨肉豆蔻、补骨脂以补火暖土，此时忌投地黄、阿胶、当归等滋腻润肠之品。

五、预防调护

肺痨是一种传染性疾病，历代医家一贯强调对本病应防重于治，如元代上清紫庭追痨仙方主张病者死后火化，防其传染旁人。故肺痨患者应隔离治疗或少到公共场所去，其衣被等应煮沸消毒后清洗，痰液等排泄物应消毒处理。探视患者应戴口罩，气虚、饥饿、劳倦等身体状况欠佳时忌探视患者或吊丧，必要时身佩安息香，或用雄黄擦鼻。青少年的有效预防方法是进行灭活卡介苗预防接种。平素保养元气，爱惜精血，注意营养，加强体育锻炼，可以提高抗御痨虫侵袭的能力。

既病之后，不但要耐心治疗，更应重视摄身，戒酒色，节起居，禁恼怒，息妄想，慎寒温，适当进行体育锻炼。加强食养，可吃甲鱼、团鱼、老鸭、牛羊乳、蜂蜜，或常食猪羊肺以脏补脏，以及白木耳、百合、山药、梨、藕、枇杷之类，以补肺润肺生津。忌食辛辣刺激动火燥液之物，如辣椒、葱、姜等。

第六章 心 悸

心悸是因外感或内伤，致气血阴阳亏虚，心失所养；或痰饮瘀血阻滞，心脉不畅，引起以心中急剧跳动，惊慌不安，甚则不能自主为主要临床表现的一种病证。心悸因惊恐、劳累而发，时作时止，不发时如常人，病情较轻者为惊悸；若终日悸动，稍劳尤甚，全身情况差，病情较重者为怔忡。怔忡多伴惊悸，惊悸日久不愈者亦可转为怔忡。

一、病因病机

1. **体虚久病** 禀赋不足，素体虚弱，或久病失养，劳欲过度，气血阴阳亏虚，以致心失所养，发为心悸。

2. **饮食劳倦** 嗜食膏粱厚味，煎炸炙煿，蕴热化火生痰，或伤脾滋生痰浊，痰火扰心而致心悸。劳倦太过伤脾，或久坐卧伤气，引起生化之源不足，而致心血虚少，心失所养，神不潜藏，而发为心悸。

3. **七情所伤** 平素心虚胆怯，突遇惊恐或情怀不适，悲哀过极，忧思不解等七情扰动，忤犯心神，心神动摇，不能自主而心悸。

4. **感受外邪** 风寒湿三气杂至，合而为痹，痹证日久，复感外邪，内舍于心，痹阻心脉，心之气血运行受阻，发为心悸；或风寒湿热之邪，由血脉内侵于心，耗伤心之气血阴阳，亦可引起心悸。如温病、疫毒均可灼伤营阴，心失所养而发为心悸。或邪毒内扰心神，心神不安，也可发为心悸，如春温、风温、暑温、白喉、梅毒等病，往往伴见心悸。

5. **药物中毒** 药物过量或毒性较剧，损害心气，甚则损伤心质，引起心悸，如附子、乌头，或西药锑剂、洋地黄、奎尼丁、肾上腺素、阿托品等，当用药过量或不当时，均能引发心动悸、脉结代一类证候。

二、诊断

1. 自觉心慌不安，心跳剧烈，神情紧张，不能自主，心搏或快速，或心跳过重，或忽跳忽止，呈阵发性或持续不止。

2. 伴有胸闷不适，易激动，心烦，少寐多汗，颤动，乏力，头晕等。中老年发作频繁者，可伴有心胸疼痛，甚至喘促，肢冷汗出，或见晕厥。

3. 常由情志刺激、惊恐、紧张、劳倦过度、饮酒饱食等原因诱发。

4. 可见有脉象数、疾、促、结、代、沉、迟等变化。

5. 心电图、血压、X线胸部摄片等检查有助于明确诊断。

三、鉴别诊断

1. **胸痹心痛** 胸痹心痛患者也可伴见心悸的症状，如表现为心慌不安，脉结或代，但以胸闷心痛为主症。此外，胸痹心痛中的真心痛，以心前区或胸骨后刺痛，牵及肩胛两背为主症，并常伴较突出的心悸症状，脉或数，或迟，或脉律不齐，常因劳累、感寒、饱餐、情绪波动等而诱发，多呈短暂发作，但甚者心痛剧烈不止，唇甲发绀或手足青冷至节，呼吸急促，大汗淋漓，脉微欲绝，直到晕厥，病情危笃。因此，在胸痹心痛中心悸应视为胸痹的一系列临床表现中的一个次要症状，而与以心悸为主症的心悸病证有所不同。

2. **奔豚** 心胸躁动不安，上下冲逆，发自少腹。心悸则发自于心。

3. **卑𢢀** 可表现为心慌不安，多无促、结、代、疾、迟等脉象出现，是以神志异常为主的疾病。

四、辨证施治

1. 辨证要点

(1) 辨惊悸与怔忡 大凡惊悸发病，多与情绪有关，可由骤遇惊恐，忧思恼怒，悲哀过极或过度紧张而诱发，多为阵发性，病来虽速，病情较轻，实证居多，病势轻浅，可自行缓解，不发时如常人。怔忡多由久病体虚、心脏受损所致，无精神因素亦可发生，常持续心悸，心中惕惕，不能自控，活动后加重，病情较重，每属实证，或虚中夹实，病来虽渐，不发时亦可见脏腑虚损症状。惊悸日久不愈，亦可形成怔忡。

（2）辨虚实　心悸证候特点多为虚实夹杂，虚者指脏腑气血阴阳亏虚，实者多指痰饮、瘀血、火邪之类。辨证时，要注意分清虚实的多寡，以决定治疗原则。

（3）辨脉象　观察脉象变化是心悸辨证中重要的客观内容，常见的异常脉象如结脉、代脉、促脉、涩脉、迟脉，要仔细体会、掌握其临床意义。临床应结合病史、症状，推断脉症从舍。一般认为，阳盛则促，数为阳热，若脉虽数、促而沉细、微细，伴有面浮肢肿，动则气短，形寒肢冷，舌淡者，为虚寒之象。阴盛则结，迟而无力为虚，脉象迟、结、代者，一般多属虚寒，其中结脉表示气血凝滞，代脉常为元气虚衰、脏气衰微。凡久病体虚而脉象弦滑搏指者为逆，病情重笃而脉象散乱模糊者为病危之象。

（4）辨病情　对心悸的临床辨证应结合引起心悸原发疾病的诊断，以提高辨证准确性，如功能性心律失常所引起的心悸，常表现为心率快速型心悸，多属心虚胆怯，心神动摇；冠心病心悸，多为气虚血瘀，或由痰瘀交阻而致；风心病引起的心悸，以心脉痹阻为主；病毒性心肌炎引起的心悸，多由邪毒外侵，内舍于心，常呈气阴两虚，瘀阻络脉证。

2. 治疗原则　心悸虚证由脏腑气血阴阳亏虚、心神失养所致者，治当补益气血，调理阴阳，以求气血调畅，阴平阳秘，并配合应用养心安神之品，促进脏腑功能的恢复。心悸实证常因于痰饮、瘀血等所致，治当化痰、涤饮、活血化瘀，并配合应用重镇安神之品，以求邪去正安，心神得宁。临床上心悸表现为虚实夹杂时，当根据虚实之多少，攻补兼施，或以攻邪为主，或以扶正为主。

3. 分证论治

（1）心虚胆怯证　症见心悸不宁，善惊易恐，坐卧不安，少寐多梦而易惊醒，食少纳呆，恶闻声响，苔薄白，脉细略数或细弦。治以镇惊定志，养心安神。方用安神定志丸加减。

（2）心脾两虚证　症见心悸气短，头晕目眩，少寐多梦，健忘，面色无华，神疲乏力，纳呆食少，腹胀便溏，舌淡红，脉细弱。治以补血养心，益气安神。方用归脾汤加减。

气阴两虚，治以益气养血，滋阴安神，用炙甘草汤加减；若热病后期损及心阴而心悸者，以生脉散加减，有益气养阴补心之功。

（3）心阳不振证　症见心悸不安，胸闷气短，动则尤甚，面色苍白，形寒肢冷，舌淡苔白，脉虚弱，或沉细无力。治以温补心阳，安神定悸。方用桂枝甘草龙骨牡蛎汤合参附汤加减。

大汗出者，重用人参、黄芪，加煅龙骨、煅牡蛎、山萸肉，或用独参汤煎服；心阳不足、寒象突出者，加黄芪、人参、附子益气温阳；夹有瘀血者，加丹参、赤芍、桃仁、红花等。

（4）水饮凌心证　症见心悸，胸闷痞满，渴不欲饮，下肢浮肿，形寒肢冷，伴有眩晕，恶心呕吐，流涎，小便短少，舌淡苔滑或沉细而滑。治以振奋心阳，化气行水，宁心安神。方用苓桂术甘汤加减。

因心功能不全而致浮肿、尿少、阵发性夜间咳喘或端坐呼吸者，当重用温阳利水之品，如真武汤。

（5）阴虚火旺证　症见心悸易惊，心烦失眠，五心烦热，口干，盗汗，思虑劳心则症状加重，伴有耳鸣，腰酸，头晕目眩，舌红少津，苔薄黄或少苔，脉细数。治以滋阴清火，养心安神。方用天王补心丹合朱砂安神丸加减。

肾阴亏虚，虚火妄动，遗精腰酸者，加龟板、熟地、知母、黄柏，或加服知柏地黄丸；若阴虚而火热不明显者，可单用天王补心丹。

（6）瘀阻心脉证　症见心悸，胸闷不适，心痛时作，痛如针刺，唇甲青紫，舌质紫暗或有瘀斑，脉涩或结或代。治以活血化瘀，理气通络；方用桃仁红花煎合桂枝甘草龙骨牡蛎汤加减。

胸部窒闷不适，去生地之滋腻，加沉香、檀香、降香利气宽胸。胸痛甚，加乳香、没药、五灵脂、蒲黄、三七粉等活血化瘀，通络定痛。兼气虚者，去理气之青皮，加黄芪、党参、黄精补中益气。兼血虚者，加何首乌、枸杞子、熟地滋养阴血。兼阴虚者，加麦冬、玉竹、女贞子滋阴。兼阳虚者，加附子、肉桂、淫羊藿温补阳气。兼挟痰浊，而见胸满闷痛，苔浊腻者，加瓜蒌、薤白、半夏理气宽胸化痰。

（7）痰火扰心　症见心悸时发时止，受惊易作，胸闷烦躁，失眠多梦，口干苦，大便秘结，小便短赤，舌红苔黄腻，脉弦滑。治以清热化痰，宁心安神。方用黄连温胆汤。

可加生龙骨、生牡蛎、珍珠母、石决明镇心安神。若大便秘结者，加生大黄泻热通腑。火热伤阴者，加沙参、麦冬、玉竹、天冬、生地滋阴养液。

五、预防调护

情志调畅，饮食有节及避免外感六淫邪气，增强体质等是预防本病的关键。积极治疗胸痹心痛、痰饮、肺胀、喘证及痹病等，对预防和治疗心悸发作具有重要意义。

心悸患者应保持精神乐观，情绪稳定，坚持治疗，坚定信心。应避免惊恐刺激及忧思恼怒等。生活作息要有规律。饮食有节，宜进食营养丰富而易消化吸收的食物，宜低脂、低盐饮食，忌烟酒、浓茶。轻证可从事适当体力活动，以不觉劳累、不加重症状为度，避免剧烈活动。重症心悸应卧床休息，还应及早发现变证、坏病先兆症状，做好急救准备。

第七章 胸 痹

胸痹心痛是由于正气亏虚，饮食、情志、寒邪等所引起的以痰浊、瘀血、气滞、寒凝痹阻心脉，以膻中或左胸部发作性憋闷、疼痛为主要临床表现的一种病证。轻者偶发短暂轻微的胸部沉闷或隐痛，或为发作性膻中或左胸含糊不清的不适感；重者疼痛剧烈，或呈压榨样绞痛。常伴有心悸，气短，呼吸不畅，甚至喘促，惊恐不安，面色苍白，冷汗自出等。多由劳累、饱餐、寒冷及情绪激动而诱发，亦可无明显诱因或安静时发病。

一、病因病机

1. 年老体虚 本病多发于中老年人，年过半百，肾气渐衰。肾阳虚衰则不能鼓动五脏之阳，引起心气不足或心阳不振，血脉失于阳之温煦、气之鼓动，则气血运行滞涩不畅，发为心痛；若肾阴亏虚，则不能滋养五脏之阴，阴亏则火旺，灼津为痰，痰热上犯于心，心脉痹阻，则为心痛。

2. 饮食不当 恣食肥甘厚味或经常饱餐过度，日久损伤脾胃，运化失司，酿湿生痰，上犯心胸，清阳不展，气机不畅，心脉痹阻，遂成本病；或痰郁化火，火热又可炼液为痰，灼血为瘀，痰瘀交阻，痹阻心脉而成心痛。

3. 情志失调 忧思伤脾，脾虚气结，运化失司，津液不行输布，聚而为痰，痰阻气机，气血运行不畅，心脉痹阻，发为胸痹心痛。或郁怒伤肝，肝郁气滞，郁久化火，灼津成痰，气滞痰浊痹阻心脉，而成胸痹心痛。由于肝气通于心气，肝气滞则心气涩，所以七情太过，是引发本病的常见原因。

4. 寒邪内侵 素体阳虚，胸阳不振，阴寒之邪乘虚而入，寒凝气滞，胸阳不展，血行不畅，而发本病。

胸痹心痛的病机关键在于外感或内伤引起心脉痹阻，其病位在心，但与肝、脾、肾三脏功能的失调有密切的关系。因心主血脉的正常功能，有赖于肝主疏泄，脾主运化，肾藏精主水等功能正常。其病性有虚实两方面，常常为本虚标实，虚实夹杂，虚者多见气虚、阳虚、阴虚、血虚，尤以气虚、阳虚多见；实者不外气滞、寒凝、痰浊、血瘀，并可交互为患，其中又以血瘀、痰浊多见。但虚实两方面均以心脉痹阻不畅，不通则痛为病机关键。发作期以标实表现为主，血瘀、痰浊为突出，缓解期主要有心、脾、肾气血阴阳之亏虚，其中又以心气虚、心阳虚最为常见。

二、诊断

1. 左侧胸膺或膻中处突发憋闷而痛，疼痛性质为灼痛、绞痛、刺痛或隐痛、含糊不清的不适感等，疼痛常可窜及肩背、前臂、咽喉、胃脘部等，甚者可沿手少阴、手厥阴经循行部位窜至中指或小指，常兼心悸。

2. 突然发病，时作时止，反复发作。持续时间短暂，一般几秒至数十分钟，经休息或服药后可迅速缓解。

3. 多见于中年以上，常因情志波动，气候变化，多饮暴食，劳累过度等而诱发。亦有无明显诱因或安静时发病者。

4. 心电图应列为必备的常规检查，必要时可作动态心电图、标测心电图和心功能测定、运动试验心电图。休息时心电图明显心肌缺血，心电图运动试验阳性，有助于诊断。

若疼痛剧烈,持续时间长,达30分钟以上,含化硝酸甘油片后难以缓解,可见汗出肢冷,面色苍白,唇甲青紫,手足青冷至肘膝关节处,甚至旦发夕死、夕发旦死,相当于急性心肌梗死,常合并心律失常、心功能不全及休克,多为真心痛表现,应配合心电图动态观察及血清酶学、白细胞总数、血沉等检查,以进一步明确诊断。

三、鉴别诊断

1. **胃痛** 疼痛部位在上腹胃脘部,局部可有压痛,以胀痛、灼痛为主,持续时间较长,常因饮食不当而诱发,并多伴有泛酸、嗳气、恶心、呕吐、纳呆、泄泻等消化系统症状。配合B超、胃肠造影、胃镜、淀粉酶等检查,可以鉴别。某些心肌梗死亦表现为胃痛,应予警惕。

2. **胸痛** 疼痛部位在胸,疼痛随呼吸、运动、转侧而加剧,常合并咳嗽、咳痰、喘息等呼吸系症状。胸部X线检查等可助鉴别。

3. **胁痛** 疼痛部位以右胁部为主,可有肋缘下压痛,可合并厌油、黄疸、发热等,常因情志不舒而诱发。胆囊造影、胃镜、肝功能、淀粉酶检查等有助于鉴别。

四、辨证论治

1. **辨证要点**

(1) **辨疼痛部位** 局限于胸膺部位,多为气滞或血瘀;放射至肩背、咽喉、脘腹、甚至臂属、手指者,为痹阻较著;胸痛彻背、背痛彻心者,多为寒凝心脉或阳气暴脱。

(2) **辨疼痛性质** 是辨别胸痹心痛的寒热虚实,在气在血的主要参考,临证时再结合其他症状、脉象而做出准确判断。属寒者,疼痛如绞,遇寒则发,或得冷加剧;属热者,胸闷、灼痛,得热痛甚;属虚者,痛势较缓,其痛绵绵或隐隐作痛,喜揉喜按;属实者,痛势较剧,其痛如刺、如绞;属气滞者,闷重而痛轻;属血瘀者,痛如针刺,痛有定处。

(3) **辨疼痛程度** 疼痛持续时间短暂,瞬间即逝者多轻,持续不止者多重,若持续数小时甚至数日不休者常为重病或危候。一般疼痛发作次数与病情轻重程度呈正比,即偶发者轻,频发者重。但亦有发作次数不多而病情较重的情况,必须结合临床表现,具体分析判断。若疼痛遇劳发作,休息或服药后能缓解者为顺证,若服药后难以缓解者常为危候。

2. **治疗原则** 针对本病本虚标实,虚实夹杂,发作期以标实为主,缓解期以本虚为主的病机特点,其治疗应补其不足,泻其有余。本虚宜补,权衡心之气血阴阳之不足,有无兼见肝、脾、肾脏之亏虚,调阴阳补气血,调整脏腑之偏衰,尤应重视补心气、温心阳;标实当泻,针对气滞、血瘀、寒凝、痰浊而理气、活血、温通、化痰,尤重活血通络、理气化痰。补虚与祛邪的目的都在于使心脉气血流通,通则不痛,故活血通络法在不同的证型中可视病情,随证配合。由于本病多为虚实夹杂,故要做到补虚勿忘邪实,祛实勿忘本虚,权衡标本虚实之多少,确定补泻法度之适宜。同时,在胸痹心痛的治疗中,尤其在真心痛的治疗时,在发病的前三四天内,警惕并预防脱证的发生,对减少死亡率,提高治愈率更为重要。必须辨清证候之顺逆,一旦发现脱证之先兆,如疼痛剧烈,持续不解,四肢厥冷,自汗淋漓,神萎或烦躁,气短喘促,脉或速、或迟、或结、或代、或脉微欲绝等必须尽早使用益气固脱之品,并中西医结合救治。

3. **分证论治**

(1) **心血瘀阻证** 症见如刺如绞,痛有定处,入夜为甚,可因暴怒、劳累而加重,舌质暗红,或紫暗,有瘀斑,舌下瘀筋,苔薄,脉弦涩。治以活血化瘀,通脉止痛。方用血府逐瘀汤加减。

兼寒者,可加细辛、桂枝等温通散寒之品;兼气滞者,可加沉香、檀香辛香理气止痛之品;兼气虚者,加黄芪、党参、白术等补中益气之品。若瘀血痹阻重证,表现胸痛剧烈,可加乳香、没药、郁金、延胡索、降香、丹参等加强活血理气止痛的作用。

(2) **气滞心胸证** 症见心胸满闷不适,隐痛阵发,痛无定处,时欲太息,遇情志不遂时容易诱发或加重,或兼有脘腹胀闷,得嗳气或矢气则舒,苔薄或薄腻,脉细弦。治以疏肝理气,活血通络。方用柴胡疏肝散加减。

气郁日久化热,心烦易怒,口干便秘,舌红苔黄,脉弦数者,用丹栀逍遥散,以疏肝清热;便秘严重者,加当归芦荟丸以泻郁火。

（3）痰浊闭阻证 症见胸闷重而心痛轻，形体肥胖，痰多气短，遇阴雨天而易发作或加重，伴有倦怠乏力，纳呆便溏，口粘，恶心，咯吐痰涎，苔白腻或白滑，脉滑。治以通阳泄浊、豁痰宣痹；方用瓜蒌薤白半夏汤合涤痰汤加减。

常加枳实、陈皮行气滞，破痰结；加石菖蒲化浊开窍；加桂枝温阳化气通脉；加干姜、细辛温阳化饮，散寒止痛。全方加味后共奏通阳化饮，泄浊化痰，散结止痛功效。

（4）寒凝心脉证 症见卒然心痛如绞，或心痛彻背，背痛彻心，或感寒痛甚，心悸气短，形寒肢冷，冷汗自出，苔薄白，脉沉紧或促。多因气候骤冷或感寒而发病或加重。治以辛温散寒，宣通心阳；方用枳实薤白桂枝汤合当归四逆汤加减。

阴寒极盛，胸痹重症，表现胸痛剧烈，痛无休止，伴身寒肢冷，气短喘息，脉沉紧或沉微者，当用温通，予乌头赤石脂丸。

（5）心肾阴虚 症见胸闷痛或灼痛，心悸心烦，失眠盗汗，腰膝酸软，头晕耳鸣，或胸闷刺痛，舌质红少津，苔少。脉细数，或促代。治以滋阴养肾，养心和络。方用天王补心丹合炙甘草汤加减。

若胸闷且痛，可加降香、郁金以养血通络止痛；若阴不敛阳，虚火内扰心神，虚烦不寐，舌尖红少津者，可用酸枣仁汤除烦以养血安神。

（6）心肾阳虚 症见胸闷而痛，心悸气短，遇寒加重，汗出乏力，腰酸，畏寒肢冷，唇甲淡白，重者胸痛彻背，四肢厥冷，唇色紫暗，脉微欲绝，或动则气喘，不能平卧，面浮足肿，舌质淡，或紫暗，苔白或腻，脉沉细，或脉微欲绝，或沉细迟，或结代。治以温补阳气，振奋心阳。方用参附汤合右归饮加减。

若胸痛彻背，四肢厥冷，唇色紫暗，脉微欲绝者，可重用人参、附子，并加龙骨、牡蛎以回阳救逆；若心肾阳虚重症，水饮凌心射肺者，可用真武汤加黄芪、汉防己、猪苓、车前子以温阳利水。

（7）气阴两虚 症见胸闷隐痛，时作时止，心悸气短，动则益甚，伴心烦，神疲，或头晕、易汗出，手足心热，或胸憋闷而刺痛。舌质嫩红或有齿痕，苔少，或薄白，或舌质淡青有瘀斑，脉细弱无力，或结、代。治以益气养阴，活血通络。方用生脉散合人参养营汤加减。

偏于气虚者可用生脉散合保元汤，加强健脾益气之功，以补养心气，鼓动心脉。偏于阴虚者可用生脉散合炙甘草汤以滋阴养血，益气复脉而止悸。

五、预防调护

调情志，慎起居，适寒温，饮食调治是预防与调摄的重点。情志异常可导致脏腑失调，气血紊乱，尤其与心病关系较为密切。《灵枢·口问》云："悲哀愁忧则心动"，后世进而认为"七情之由作心痛"，故防治本病必须高度重视精神调摄，避免过于激动或喜怒忧思无度，保持心情平静愉快。气候的寒暑晴雨变化对本病的发病亦有明显影响，《诸病源候论·心痛病诸候》记载："心痛者，风凉邪气乘于心也"，故本病慎起居，适寒温，居处必须保持安静、通风。饮食调摄方面，不宜过食肥甘，应戒烟，少饮酒，宜低盐饮食，多吃水果及富含纤维食物，保持大便通畅，饮食宜清淡，食勿过饱。发作期患者应立即卧床休息，缓解期要注意适当休息，坚持力所能及的活动，做到动中有静，保证充足的睡眠。发病时医护人员还应加强巡视，观察舌脉、体温、呼吸、血压及精神情志变化，做好各种抢救设备及药物准备，必要时给予吸氧、心电监护及保持静脉通道。

第八章 不 寐

不寐亦称失眠，是由于情志、饮食内伤，病后及年迈，禀赋不足，心虚胆怯等病因，引起心神失养或心神不安，从而导致经常不能获得正常睡眠为特征的一类病证。主要表现为睡眠时间、深度的不足以及不能消除疲劳、恢复体力与精力，轻者入睡困难，或寐而不酣，时寐时醒，或醒后不能再寐，重则彻夜不寐。

一、病因病机

1. 情志失调，心神不安 喜、怒、忧、思、悲、恐、惊等情志过极均能导致失眠。其中与心、肝、脾三脏关系最为密切：心主血，藏神；肝藏血，血舍魂；脾藏意，主思，三脏功能失常，最易诱发失眠。其

一、情志不遂，暴怒伤肝，肝气郁结，肝郁化火，魂不能藏，火热上扰心神，魂不守舍而不寐。

2. 饮食不节，脾胃不和　宿食停滞，壅遏于中，胃气失和，阳气浮越于外而卧寐不安。或由过食肥甘厚味，酿生痰热，扰动心神而不眠。或由饮食不节，脾胃受伤，脾失健运，气血生化不足，心血不足，心失所养而失眠。

3. 肝胆郁热，痰火上扰　肝胆之经有痰热内郁，痰火内盛，上扰心神，而致心烦、失眠，肝胆之经有热痰上扰则口苦、目眩；痰瘀阻滞气机有头重、胸闷、恶心、嗳气之证。

4. 心虚胆怯，神不守舍　平时心胆素虚，善惊易恐，夜寐不宁。心气虚则神失所养，心神不安；胆气虚，十一脏皆受其影响，尤以心为甚，心神不宁而不寐。心气虚可见心神不安，终日惕惕，虚烦不眠，心悸，气短，自汗；胆气虚遇事易惊，多梦易醒。

5. 久病体弱，精血亏虚　先天禀赋不足，房劳过度而致肾阴耗伤，肾水不足，不能上济于心阴，而致心阳独亢，阳不交阴，或久病妇女崩漏日久、产后失血，气血亏虚而致心血不足，不能上奉于心而致心神失养。肾精亏耗髓海空虚则头晕，耳鸣，健忘；腰府失养则腰酸；心肾不交精关不固则梦遗；心血不足可见心悸健忘，头晕，肢倦，神疲。

二、诊断

1. 轻者入睡困难或睡而易醒，醒后不寐，连续 3 周以上，重者彻夜难眠。
2. 常伴有头痛头昏、心悸健忘、神疲乏力、心神不宁、多梦等。
3. 经各系统及实验室检查，未发现有妨碍睡眠的其他器质性病变。

三、辨证施治

1. 辨证要点

（1）辨脏腑　失眠的主要病位在心，由于心神失养或不安，神不守舍而失眠，但与肝、胆、脾、胃、肾的阴阳气血失调相关。如急躁易怒而失眠，多为肝火内扰；遇事易惊，多梦易醒，多为心胆气虚；面色少华，肢倦神疲而失眠，多为脾虚不运，心神失养；嗳腐吞酸，脘腹胀满而失眠，多为胃腑宿食，心神被扰；胸闷，头重目眩，多为痰热内扰心神；心烦心悸，头晕健忘而失眠，多为阴虚火旺，心肾不交，心神不安等。

（2）辨虚实　失眠虚证，多属阴血不足，心失所养，临床特点为体质瘦弱，面色无华，神疲懒言，心悸健忘，多因脾失运化，肝失藏血，肾失藏精所致。实证为火盛扰心，临床特点为心烦易怒，口苦咽干，便秘溲赤，多因心火亢盛或肝郁化火所致。

2. 治疗原则　在补虚泻实，调整脏腑气血阴阳的基础上辅以安神定志是本病的基本治疗方法。实证宜泻其有余，如疏肝解郁，降火涤痰，消导和中。虚证宜补其不足，如益气养血，健脾、补肝、益肾。实证日久，气血耗伤，亦可转为虚证，虚实夹杂者，治宜攻补兼施。安神定志法的使用要结合临床，分别选用养血安神、镇惊安神、清心安神等具体治法，并注意配合精神治疗，以消除紧张焦虑，保持精神舒畅。

3. 分证论治

（1）肝火扰心证　症见急躁昂怒，不寐多梦，甚至彻夜不眠，伴有头晕头胀，目赤耳鸣，口干而苦，便秘溲赤，舌红苔黄，脉弦而数。治以疏肝泻火，镇心安神。方用龙胆泻肝汤加减。

可加朱茯神、生龙骨、生牡蛎镇心安神。若胸闷胁胀，善太息者，加香附、郁金以疏肝解郁。

（2）痰热扰心证　症见不寐，胸闷心烦，泛恶，嗳气，伴有头重目眩，口苦，舌红苔黄腻，脉滑数。治以清化痰热，和中安神。方用黄连温胆汤加减。

若心悸动甚，惊惕不安，加珍珠母、朱砂以镇惊安神定志。若实热顽痰内扰，经久不寐，或彻夜不寐，大便秘结者，可用礞石滚痰丸降火泻热，逐痰安神。

（3）心脾两虚证　症见多梦易醒，心悸健忘，神疲食少，头晕目眩，伴有四肢倦怠，面色少华，舌淡苔薄，脉细无力。治以补益心脾，养血安神。方用归脾汤加减。

若心血不足，加熟地、芍药、阿胶以养心血；失眠较重，加五味子、柏子仁有助养心宁神，或加夜交藤、合欢皮、龙骨、牡蛎以镇静安神。若脘闷、纳呆、苔腻，加半夏、陈皮、茯苓、厚朴以健脾理气化痰。若产后虚烦不寐，形体消瘦，面色㿠白，易疲劳，舌淡，脉细弱，或老人夜寐早醒而无虚烦之证，多属气血不足，治宜养血安神，亦可用归脾汤合酸枣仁汤。

（4）心肾不交证　症见心烦不寐，心悸不安，腰酸足软，伴头晕，耳鸣，健忘，遗精，口干津少，五心烦热，舌红少苔，脉细而数。治以滋阴降火，交通心肾。方用六味地黄丸合交泰丸加减。

（5）心胆气虚证　症见心烦不寐，多梦易醒，胆怯心悸，触事易惊，伴有气短自汗，倦怠乏力，舌淡，脉弦细。治以益气镇惊，安神定志。方用安神定志丸合酸枣仁汤加减。

若心悸甚，惊惕不安者，加生龙骨、生牡蛎、朱砂。

四、预防调护

养成良好的生活习惯，如按时睡觉，不经常熬夜，睡前不饮浓茶、咖啡和抽烟等，保持心情愉快及加强体质锻炼等对失眠的防治有重要作用。

本病因属心神病变，故尤应注意精神调摄，做到喜恶有节，解除忧思焦虑，保持精神舒畅；养成良好的生活习惯，并改善睡眠环境；劳逸结合等，对于提高治疗失眠的效果，改善体质及提高工作、学习效率，均有促进作用。

第九章　痫　病

痫病是由先天或后天因素，使脏腑受伤，神机受损，元神失控所导致的，以突然意识丧失，发则仆倒，不省人事，两目上视，口吐涎沫，四肢抽搐，或口中怪叫，移时苏醒，醒后一如常人为主要临床表现的一种发作性疾病。又称为"痫证""癫痫""羊痫风"等。自新生儿至老年均可发病。

一、病因病机

本病的病因可分为先天因素和后天因素。先天因素有两个方面，一是胎气受损，当在母腹时，母亲或受惊而精却，或过分劳累而体虚导致小儿禀赋不足。二是父母禀赋虚弱或父母本患癫痫导致小精气不足。后天因素主要有三方面：一是七情失调；二是由于外感六淫，往往病邪虽去而痫证独留，长久不愈；三是跌仆损伤，瘀血内留成痫。

1. 胎气受损　胎儿在母腹期间，母亲受惊吓，惊则气乱，胎气便随之而逆乱，致小儿脏气不能平衡协调，脾肾虚而生痰，肝气旺而生风。若母亲怀孕受恐，恐则精却而肾亏，母体肾亏则小儿出生后易患痫证。若父母患痫证则因其脏气不平，影响小儿先天禀赋而易患痫证。

2. 饮食失调　脾气素虚则痰浊内聚，适逢七情失调，尤以骤然大惊、大恐、大怒为甚。惊则气乱，肝失条达而横逆，或痰随气升，上冲于元神之府或蒙蔽心窍均可使神明丧失。恐则气下，精血不能随气上承，心神及元神之府失养而导致神明不用，神机失灵，水不涵木则导致肝风内动。大怒伤肝，怒则气上，肝气不舒，五志过极化火，若兼脾虚生痰，则痰火互结，火扰心，痰闭窍，痰火随气上冲于脑而抽搐神昏。

3. 外感六淫　外感六淫之邪干扰脏腑之气的平衡，轻者邪退而脏气渐平，重者素来脏腑之气偏颇者，则邪虽退而气机不能和顺。肝失条达，脾失健运，痰浊遂生，肝郁则化火、生风，风火痰相结侵犯心脑而成本病。

4. 跌仆损伤　跌仆，产伤伤及脑部，最易形成瘀血，气血不畅则神明遂失；血瘀不行，筋脉失养，则致血虚生风而抽搐。

综上所述，先天遗传与后天所伤为两大致病因素，多由痰、火、瘀为内风触动，致气血逆乱，蒙蔽清窍而发病。以心脑神机受损为本，脏腑功能失调为标，其脏气不平，阴阳偏胜，心脑所主之神明失用，神机失灵，元神失控是病机的关键所在。其病位在心脑，与肝脾肾关系密切。

二、诊断

1. 起病多骤急，发作前常有眩晕、胸闷、叹息等先兆症状。

2. 突然仆倒，不省人事，两目上视，口吐涎沫，四肢抽搐，或口中怪叫，移时苏醒，除疲乏无力外，一如常人。

3. 多有先天因素或家族史。尤其病发于幼年者与此关系密切。

4. 每因惊恐、劳累、情志过极、饮食不节或不洁、或头部外伤、或劳欲过度等诱发。

5. 脑电图检查有阳性表现，必要时做颅脑 CT、MRI 检查有助于诊断。

三、鉴别诊断

1. **中风病**　应与中风病相鉴别，两者均有突然仆倒、昏不知人的主症，但本病为反复发作性疾病，发作持续的时间较短，突然仆倒不省人事，同时伴口吐涎沫，两目上视，口中作怪叫等症，不发作时可一如常人；而中风病多发于中老年人，发病急骤，突然仆倒不省人事，多有半身不遂、口舌㖞斜等后遗症。

2. **厥证**　厥证发病急骤，除见突然仆倒、昏不知人的主症外，还有面色苍白、四肢厥冷，而无口吐涎沫、两目上视、四肢抽搐和口中怪叫之见症，一般神昏时间较短，临床上不难区别。

四、辨证施治

1. **辨证要点**

（1）辨病情轻重　判断本病之轻重决定于两个方面：一是病发持续时间之长短，一般持续时间长则病重，短则病轻；二是发作间隔时间之久暂，即间隔时间久则病轻，短暂则病重。

（2）辨证候虚实　痫病之风痰闭阻、痰火扰神属实，而心脾两虚、肝肾阴虚属虚。发作期多实或实中挟虚，休止期多虚或虚中挟实。阳痫发作多实，阴痫发作多虚。

2. **治疗原则**　病发即急，以开窍醒神豁痰治其标；平时病缓则去邪补虚以治其本，是谓本病之大法。临证时前者多以豁痰息风、开窍定痫法，后者宜健脾化痰，补益肝肾、养心安神法治之。而调养精神、注意饮食、劳逸适度实属重要。

3. **分证论治**

（1）发作期　分为阳痫和阴痫。

①阳痫：症见病发前多有眩晕，头痛而胀，胸闷乏力，喜伸欠等先兆症状，或无明显症状，旋即仆倒，不省人事，面色潮红，紫红，继之转为青紫或苍白，口唇青紫，牙关紧闭，两目上视，项背强直，四肢抽搐，口吐涎沫，或喉中痰鸣，或发怪叫，甚则二便自遗。发作后除感到疲乏、头痛外，一如常人，舌质红，苔白腻或黄腻，脉弦数或弦滑。治以急以开窍醒神，继以泻热涤痰息风。方用黄连解毒汤送服定痫丸。

急以针刺人中、十宣、合谷等穴以醒神开窍。灌服黄连解毒汤，方以黄芩、黄连、黄柏、栀子清上中下三焦之火，并以此汤送服定痫丸，有豁痰开窍，息风止痉之功。

本型可配合清开灵注射液静脉滴注，清热化痰开窍。

②阴痫：症见发痫则面色晦暗青灰而黄，手足清冷，双眼半开半合，昏愦，拘急，或抽搐时作，口吐涎沫，一般口不啼叫，或声音微小。醒后周身疲乏，或如常人，舌质淡，苔白腻，脉多沉细或沉迟。治以急以开窍醒神，继以温化痰涎。方用五生饮。

急以针刺人中、十宣穴开窍醒神。灌服五生饮，方以生南星、生半夏、生白附子辛温祛痰，半夏又能降逆散结，川乌大辛大热，散寒除积滞，黑豆补肾利湿。可合二陈汤健脾除痰，以截生痰之源。

本型可配合参附注射液静脉滴注。

（2）休止期　分为痰火扰神证、风痰闭阻证、瘀阻脑络证、心脾两虚证和心肾亏虚证。

①痰火扰神证：症见急躁易怒，心烦失眠，咳痰不爽，口苦咽干，便秘溲黄。病发后，症情加重，甚则彻夜难眠，目赤，舌红，苔黄腻，脉多沉弦滑而数。治以清肝泻火，化痰开窍。方用龙胆泻肝汤合涤痰汤。

②风痰闭阻证：症见发病前多有眩晕，胸闷，乏力，痰多，心情不悦，舌质淡，苔白腻，脉多弦滑有力。治以涤痰息风镇痫。方用定痫丸。

③瘀阻脑络证：症见平素头晕头痛，痛有定处，常伴单侧口角、眼角、肢体抽搐，颜面口唇青紫。多继发于颅脑外伤，产伤等。唇舌紫暗或舌有瘀点、瘀斑，脉弦而涩。治以活血化瘀，息风通络。方用通窍活血汤加味。

④心脾两虚证：症见反复发作不愈，神疲乏力，面色苍白，体瘦，纳呆，大便溏薄，舌质淡，苔白腻，脉沉弱。治以补益心脾为主，辅以理气化痰。方用归脾汤合温胆汤。

⑤心肾亏虚证：症见痫病频作，日久不愈，神思恍惚，面色晦暗，头晕目眩，两目干涩，耳轮焦枯不泽，健忘失眠，腰膝酸软，大便干燥，舌红苔薄黄，脉沉细而数。治以滋养心肾。方用左归丸合天王补心丹。

五、预防调护

消除对疾病的恐惧心理和精神负担，保持心情舒畅，劳欲有度，饮食宜清淡，忌食辛辣刺激及油腻肥甘之品，戒烟酒，适当控制食盐的摄入。加强休止期治疗，预防复发；避免近水、近火、近电、高空、水上作业及驾驶车辆，以免突然发病时发生危险。发作时注意保持呼吸道通畅，解开衣领，将头歪向一侧，去掉假牙，放置物垫，以防窒息和咬伤。可刺人中、太冲、合谷、涌泉等穴，以促苏醒，终止发作。强调妊娠保健，使胎儿发育正常，婴儿顺利分娩，避免颅脑损伤及颅内感染。

第十章　胃　痛

胃痛是由于胃气阻滞，胃络瘀阻，胃失所养，不通则痛导致的以上腹胃脘部发生疼痛为主症的一种脾胃肠病证。胃痛，又称胃脘痛。

一、病因病机

胃痛的病因主要为外感寒邪，饮食所伤，情志不遂，脾胃虚弱等。

1. 寒邪客胃　寒属阴邪，其性凝滞收引。胃脘上部以口与外界相通，气候寒冷，寒邪由口吸入，或脘腹受凉，寒邪直中，内客于胃，或服药苦寒太过，或寒食伤中，致使寒凝气滞，胃气失和，胃气阻滞，不通则痛。

2. 饮食伤胃　胃主受纳腐熟水谷，其气以和降为顺，故胃痛的发生与饮食不节关系最为密切。若饮食不节，暴饮暴食，损伤脾胃，饮食停滞，致使胃气失和，胃中气机阻滞，不通则痛；或五味过极，辛辣无度，或恣食肥甘厚味，或饮酒如浆，则伤脾碍胃，蕴湿生热，阻滞气机，以致胃气阻滞，不通则痛，皆可导致胃痛。

3. 肝气犯胃　脾胃的受纳运化，中焦气机的升降，有赖于肝之疏泄。所以病理上就会出现木旺克土，或土虚木乘之变。忧思恼怒，情志不遂，肝失疏泄，肝郁气滞，横逆犯胃，以致胃气失和，胃气阻滞，即可发为胃痛。肝郁日久，又可化火生热，邪热犯胃，导致肝胃郁热而痛。

4. 脾胃虚弱　脾与胃相表里，同居中焦，共奏受纳运化水谷之功。脾气主升，胃气主降，胃之受纳腐熟，赖脾之运化升清，所以胃病常累及于脾，脾病常累及于胃。若素体不足，或劳倦过度，或饮食所伤，或过服寒凉药物，或久病脾胃受损，均可引起脾胃虚弱，中焦虚寒，致使胃失温养，发生胃痛。若是热病伤阴，或胃热火郁，灼伤胃阴，或久服香燥理气之品，耗伤胃阴，胃失濡养，也可引起胃痛。肾为先天之本，阴阳之根，脾胃之阳，全赖肾阳之温煦；脾胃之阴，全赖肾阴之滋养。若肾阳不足，火不暖土，可致脾阳虚，而成脾肾阳虚，胃失温养之胃痛；若肾阴亏虚，肾水不能上济胃阴，可致胃阴虚，而成胃肾阴虚，胃失濡养之胃痛。

二、诊断

1. 上腹胃脘部疼痛及压痛。
2. 常伴有食欲不振，胃脘痞闷胀满，恶心呕吐，吞酸嘈杂等胃气失和的症状。
3. 发病常由饮食不节，情志不遂，劳累，受寒等诱因引起。
4. 上消化道 X 线钡餐透视、纤维胃镜及病理组织学等检查，查见胃、十二指肠黏膜炎症、溃疡等病变，有助于诊断。

三、鉴别诊断

1. 痞满　胃痛与痞满的病位皆在胃脘部，且胃痛常兼胀满，痞满时有隐痛，应加以鉴别。胃痛以疼痛为主，痞满以痞塞满闷为主；胃痛者胃脘部可有压痛，痞满者则无压痛。

2. 胁痛　肝气犯胃所致的胃痛常攻撑连胁而痛，胆病的疼痛有时发生在心窝部附近，胃痛与胁痛有时也易混淆，应予鉴别。但胃痛部位在中上腹胃脘部，兼有恶心嗳气，吞酸嘈杂等胃失和降的症状，纤维胃镜等检查多有胃的病变；而胁痛部位在上腹两侧胁肋部，常伴恶心，口苦等肝胆病症状，B 超等实验室检查多可查见肝胆疾病。

3. 腹痛　胃处腹中，与肠相连，从大范围看腹痛与胃痛均为腹部的疼痛，胃痛常伴腹痛的症状，腹痛亦常伴胃痛的症状，故有心腹痛的提法，因此胃痛需与腹痛相鉴别。胃痛在上腹胃脘部，位置相对较高；腹痛在胃脘以下，耻骨毛际以上的部位，位置相对较低。胃痛常伴脘闷，嗳气，泛酸等胃失和降，胃气上逆之症；而腹痛常伴有腹胀，矢气，大便性状改变等腹疾症状。相关部位的 X 线检查、纤维胃镜或肠镜检查、B 超检查等有助于鉴别诊断。

4. 心痛　胃处腹中之上部，心居胸中之下部。心与胃的位置很近，胃痛可影响及心，表现为连胸疼痛，心痛亦常涉及心下，出现胃痛的表现，故应高度警惕，防止胃痛与心痛，尤其是防止胃痛与真心痛之间发生混淆。胃痛多发生于青壮年，疼痛部位在上腹胃脘部，其位置相对较低，疼痛性质多为胀痛、隐痛，痛势一般不剧，其痛与饮食关系密切，常伴有吞酸，嗳气，恶心呕吐等胃肠病症状，纤维胃镜及病理组织学等胃的检查异常；心痛多发生于老年，其痛在胸膺部或左前胸，其位置相对较高，疼痛性质多为刺痛、绞痛，有时剧痛，且痛引肩背及手少阴循行部位，痛势较急，饮食方面一般只与饮酒饱食关系密切，常伴有心悸，短气，汗出，脉结代等心脏病症状，心电图等心脏检查异常。

四、辨证施治

1. 寒邪客胃证　症见胃痛暴作，甚则拘急作痛，得热痛减，遇寒痛增，口淡不渴，或喜热饮，苔薄白，脉弦紧。治以温胃散寒，行气止痛；方用香苏散合良附丸加减。

若寒重，或胃脘突然拘急掣痛拒按，甚则隆起如拳状者，可加吴茱萸、干姜、丁香、桂枝；气滞重者，可加木香、陈皮；若郁久化热，寒热错杂者，可用半夏泻心汤，辛开苦降，寒热并调；若见寒热身痛等表寒证者，可加紫苏、生姜，或加香苏散疏风散寒，行气止痛；若兼见胸脘痞闷不食，嗳气呕吐等寒夹食滞症状者，可加枳壳、神曲、鸡内金、半夏以消食导滞，温胃降逆。

2. 饮食伤胃证　症见暴饮暴食后，胃脘疼痛，胀满不消，疼痛拒按，得食更甚，嗳腐吞酸，或呕吐不消化食物，其味腐臭，吐后痛减，不思饮食或厌食，大便不爽，得矢气及便后稍舒，舌苔厚腻，脉滑有力。治以消食导滞，和胃止痛；方用保和丸加减。

若脘腹胀甚者，可加枳实、厚朴、槟榔行气消滞；若食积化热者，可加黄芩、黄连清热泻火；若大便秘结，可合用小承气汤；若胃痛急剧而拒按，大便秘结，苔黄燥者，为食积化热成燥，可合用大承气汤通腑泄热，荡积导滞。

3. 肝气犯胃证　症见胃脘胀满，攻撑作痛，脘痛连胁，胸闷嗳气，喜长叹息，大便不畅，得嗳气、矢气则舒，遇烦恼郁怒则痛作或痛甚，苔薄白，脉弦。治以疏肝解郁，理气止痛；方用柴胡疏肝散加减。

痛势急迫，口干口苦，舌红苔黄，脉弦或数，乃肝胃郁热之征，改用化肝煎或丹栀逍遥散。

4. 湿热中阻证　症见胃脘灼热疼痛，嘈杂泛酸，口干口苦，渴不欲饮，口甜黏浊，食甜食则冒酸水，纳呆恶心，身重肢倦，小便色黄，大便不畅，舌苔黄腻，脉象滑数。治以清化湿热，理气和胃。方用清中汤加减。

热盛便秘者，加银花、蒲公英、大黄、枳实；气滞腹胀者，加厚朴、大腹皮。若寒热互结，干噫食臭，心下痞硬，可用半夏泻心汤加减。

5. 瘀血停胃证　症见胃脘疼痛，痛如针刺刀割，痛有定处，按之痛甚，食后加剧，入夜尤甚，或见吐血、黑便，舌质紫暗或有瘀斑，脉涩。治以化瘀通络，理气和痛。方用失笑散合丹参饮加减。

如痛甚可加延胡索、三七粉、三棱、莪术，并可加理气之品，如枳壳，木香、郁金；若血瘀胃痛，伴吐血、黑便时，当辨寒热虚实，参考血证有关内容辨证论治。

6. 胃阴亏耗证　症见胃脘隐隐灼痛，似饥而不欲食，口燥咽干，口渴思饮，消瘦乏力，大便干结，舌红少津或光剥无苔，脉细数。治以养阴益胃，和中止痛。方用一贯煎合芍药甘草汤加减。

若胃阴亏损较甚者，可酌加干石斛；若兼饮食停滞，可加神曲、山楂等消食和胃；若痛甚者可加香橼、佛手；若脘腹灼痛，嘈杂反酸，可加左金丸；若胃热偏盛，可加生石膏、知母、芦根清胃泄热，或用清胃散；若日久肝肾阴虚，可加山茱萸、玄参滋补肝肾；若日久胃阴虚难复，可加乌梅、山楂肉、木瓜等酸甘化阴。

7. 脾胃虚寒证　症见胃痛隐隐，绵绵不休，冷痛不适，喜温喜按，空腹痛甚，得食则缓，劳累或食冷或受凉后疼痛发作或加重，泛吐清水，食少，神疲乏力，手足不温，大便溏薄，舌淡苔白，脉虚弱。治以温中健脾，和胃止痛。方用黄芪建中汤加减。

泛吐清水较重者，可加干姜、吴茱萸、半夏、茯苓等温胃化饮；如寒盛者可用附子理中汤，或大建中汤温中散寒；若脾虚湿盛者，可合二陈汤；若兼见腰膝酸软，头晕目眩，形寒肢冷等肾阳虚证者，可加附子、肉桂、巴戟天、仙茅，或合用肾气丸、右归丸之类助肾阳以温脾和胃。

五、预防调护

对胃脘痛患者，要重视生活调摄，尤其是饮食与精神方面的调摄。饮食以少食多餐，营养丰富，清淡易消化为原则，不宜饮酒及过食生冷、辛辣食物，切忌粗硬饮食，暴饮暴食，或饥饱无常；应保持精神愉快，避免忧思恼怒及情绪紧张；注意劳逸结合，避免劳累，病情较重时，需适当休息，这样可减轻胃痛和减少胃痛发作，进而达到预防胃痛的目的。

第十一章　呕　吐

呕吐是由于胃失和降、胃气上逆所致的以饮食、痰涎等胃内之物从胃中上涌，自口而出为临床特征的一种病证。对呕吐的释名，前人有两说：一说认为有物有声谓之呕，有物无声谓之吐，无物有声谓之干呕；另一说认为呕以声响名，吐以吐物言，有声无物曰呕，有物无声曰吐，有声有物曰呕吐。呕与吐常同时发生，很难截然分开，因此无细分的必要，故近世多并称为呕吐。

一、病因病机

1. 外邪犯胃　感受风、寒、暑、湿、燥、火六淫之邪，或秽浊之气，从口鼻而入，侵入胃腑，引起胃失和降，胃内容物随逆气上出，则发生呕吐。

2. 饮食不节　暴饮暴食，或过食生冷，或肥甘厚味及不洁之物，伤及脾胃，而致食滞不化，胃气不降，上逆而发呕吐。

3. 情志失调　恼怒伤肝，肝郁气滞，横逆犯胃，胃气上逆引发呕吐；或忧思伤脾，脾失健运，饮食难化，停于胃脘，胃失和降，胃气上逆，而致呕吐。

4. 病后体虚　脾胃素虚，或病后体虚，或劳倦过度，伤及中气，胃虚受纳无权，脾虚不能化生精微，痰饮内生，停积胃中，胃失和降，胃气上逆，则发呕吐；或脾阳不振，中焦虚寒，胃失温养，胃气上逆而呕；或久呕伤津，以致胃阴不足，胃失濡润，胃气上逆，而成呕吐。

胃居中焦，主受纳腐熟水谷，其气以降为顺。外邪、饮食、痰饮、气郁，犯于胃腑，导致胃失和降，胃气上逆发为呕吐。若脾胃虚弱，脾阳不足，则胃失温养；胃阴亏虚，则胃失濡润，均可导致胃失和降，胃气上逆发为呕吐。

二、诊断

1. 具有饮食、痰涎、水液等胃内之物从胃中上涌，自口而出的临床特征。也有干呕无物者。

2. 常伴有脘腹不适，恶心纳呆，泛酸嘈杂等胃失和降之症。

3. 起病或缓或急，常先有恶心欲吐之感，多由饮食、情志、寒温不适，闻及不良气味等因素而诱发，也有由服用化学药物、误食毒物所致者。

4. 上消化道 X 线检查，纤维胃镜检查，呕吐物的实验室检查等，有助于脏腑病变的诊断。

三、鉴别诊断

1. 反胃　反胃与呕吐同系胃部病变，同系胃失和降，胃气上逆，同有呕吐，故反胃亦可归属呕吐范畴，但反胃又有其特殊的临床表现和病机，因此呕吐应与反胃相区别。反胃病机为胃之下口障碍，幽门不放，多系脾胃虚寒所致，症状特点是食停胃中，经久复出，朝食暮吐，暮食朝吐，宿谷不化，食后或吐前胃脘胀满，吐后转舒，呕吐与进食时间相距较长，吐出量一般较多；呕吐的病机为胃失和降，胃气上逆，症状特点是呕吐与进食无明确的时间关系，吐出物多为当日之食，呕吐量有大有小，食后或吐前胃脘并非一定胀满。

2. 噎膈　噎膈虽有呕吐症状，但其病位在食管、贲门，病机为食管、贲门狭窄，贲门不纳，症状特点是饮食咽下过程中梗塞不顺，初起并无呕吐，后期格拒时出现呕吐，系饮食不下或食入即吐，呕吐与进食时间关系密切，因食停食管，并未入胃，故吐出量较小，多伴胸膈疼痛，噎膈病情较重，病程较长，治疗困难，预后不良；呕吐病位在胃，病机为胃失和降，胃气上逆，症状特点是进食顺利，食已入胃，呕吐与进食无明确的时间关系，呕吐量有大有小，可伴胃脘疼痛。

四、辨证施治

1. 辨证要点

（1）辨虚实　实证呕吐多由外邪、饮食、情志所伤，起病较急，常突然发生，病程较短，呕吐量多，呕吐如喷，吐物多酸腐臭秽，或伴表证，脉实有力。虚证呕吐，常因脾胃虚寒、胃阴不足所致，起病缓慢，或见于病后，病程较长，吐物不多，呕吐无力，吐物酸臭不甚，常伴有精神萎靡，倦怠乏力等虚弱证候，脉弱无力。

（2）辨呕吐物　吐出物常能直接反映病因，病变的脏腑，以及寒热虚实，所以临证时应仔细询问，亲自观察呕吐物。若呕吐物酸腐难闻，多为食积化热；吐黄水苦水，多为胆热犯胃；吐酸水绿水，多为肝气犯胃；吐痰浊涎沫，多为痰饮停胃；泛吐清水，多为胃中虚寒，或有虫积；只呕吐少量黏沫，多属胃阴不足。

（3）辨应止应吐　临证见呕吐患者，并非都要止呕，应区别不同情况，给予正确处理。一般来说，呕吐一证，多为病理反应，可用降逆止呕之剂，在祛除病因的同时，和胃止呕，而收邪去呕止之效。但若属人体自身祛除有害物质的一种保护性反应，如胃中有食积、痰饮、痈脓而致呕吐者，此时不应止呕，待有害物质排出，再辨证诊疗；若属误食毒物所致的呕吐，应按中毒治疗，这类呕吐应予解毒，并使邪有出路，邪去毒解则呕吐自止，止呕则留邪，于机体有害。若属服药不当产生的毒性反应，则应减量或停药，除非呕吐剧烈，否则亦不必止呕。

（4）辨可下与禁下　呕吐之病，一般不宜用下法，呕吐可排出痈脓等有害物质，遇此种呕吐，或可涌吐，而不宜下；兼表邪者，下之则邪陷入里，不宜下；脾胃虚者，下之则伤脾胃，不宜下；若胃中无有形实邪，也不宜下，否则徒伤胃气，故仲景有"患者欲吐者，不可下之"之戒。若确属胃肠实热，大便秘结，腑气不通，而致浊气上逆，气逆作呕者，可用下法，通其便，折其逆，使浊气下降，呕吐自止。可见呕吐原则上禁下，但在辨证上有灵活性，应辨证论治。

2. 治疗原则　根据呕吐胃失和降，胃气上逆的基本病机，其治疗原则为和胃降逆止呕。但应分虚实辨证论治，实者重在祛邪，分别施以解表、消食、化痰、理气之法，辅以和胃降逆之品以求邪去胃安呕止之效；虚者重在扶正，分别施以益气、温阳、养阴之法，辅以降逆止呕之药，以求正复胃和呕止之功；虚实并见者，则予攻补兼施。

3. 分证论治

（1）外邪犯胃证　症见呕吐食物，吐出有力，突然发生，起病较急；常伴有恶寒发热，胸脘满闷，不思饮食，舌苔白，脉濡缓。治以疏邪解表，化浊和中。方用藿香正气散加减。

若风邪偏重，寒热无汗，可加荆芥、防风以疏风散寒；若见胸闷腹胀嗳腐，为兼食滞，可加鸡内金、神曲、莱菔子以消积化滞；若身痛，腰痛，头身困重，苔厚腻者，为兼外湿，可加羌活、独活、苍术以除湿健脾；若暑邪犯胃，身热汗出，可用新加香薷饮以解暑化湿；若秽浊犯胃，呕吐甚剧，可吞服玉枢丹以辟秽止呕；若风热犯胃、头痛身热可用银翘散去桔梗之升提，加陈皮、竹茹疏风清热，和胃降逆。

（2）食滞内停证　症见呕吐物酸腐，脘腹胀满拒按，嗳气厌食，得食更甚，吐后反快，大便或溏或结，气味臭秽，苔厚腻，脉滑实。治以消食化滞，和胃降逆。方用保和丸加减。

若积滞化热，腹胀便秘，可用小承气汤以通腑泄热，使浊气下行，呕吐自止；若食已即吐，口臭干渴，胃中积热上冲，可用竹茹汤清胃降逆；若误食不洁、酸腐食物，而见腹中疼痛，胀满欲吐而不得者，可因势利导，用压舌板探吐祛邪。

（3）痰饮内阻证　症见呕吐物多为清水痰涎，胸脘满闷，不思饮食，头眩心悸，或呕而肠鸣，苔白腻，脉滑。治以温中化饮，和胃降逆。方用小半夏汤合苓桂术甘汤加减。

若气滞腹痛，可加厚朴、枳壳行气除满；若脾气受困，脘闷不食，可加砂仁、白豆蔻、苍术开胃醒脾；若痰浊蒙蔽清阳，头晕目眩，可用半夏白术天麻汤以健脾燥湿，化痰熄风；若痰郁化热，烦闷口苦，可用黄连温胆汤以清热化痰，和胃止呕。

（4）肝气犯胃证　症见呕吐吞酸，嗳气频作，胸胁胀满，烦闷不舒，每因情志不遂而呕吐吞酸更甚，舌边红，苔薄白，脉弦。治以疏肝理气，和胃降逆。方用四七汤加减。

若气郁化火，心烦咽干，口苦吞酸者，可合左金丸以清热止呕；若兼腑气不通，大便秘结者，可用大柴胡汤清热通腑；若气滞血瘀，胁肋刺痛，可加丹参、郁金、当归、延胡索等活血化瘀止痛。

（5）脾胃阳虚证　症见饮食稍有不慎即易呕吐，时作时止，纳呆，面色㿠白，倦怠乏力，喜暖畏寒，四肢不温，口干而不欲饮，大便溏薄，舌质淡，苔薄白，脉濡弱。治以温中健脾，和胃降逆。方用理中汤加减。

若嗳腐吞酸，夹有食滞者，可加神曲、麦芽消食导滞；若脘腹胀满，脾虚气滞者，可加半夏、陈皮理气化浊。

（6）胃阴不足证　症见呕吐反复发作，但呕吐量不多，或仅吐唾涎沫，时作干呕，口燥咽干，胃中嘈杂，似饥而不欲食，舌红少津，脉细数。治以滋养胃阴，降逆止呕。方用麦门冬汤加减。

若阴虚甚，五心烦热者，可加石斛、花粉、知母养阴清热；若呕吐较甚，可加橘皮、竹茹、枇杷叶以降逆止呕；若阴虚便秘，可加火麻仁、瓜蒌仁、白蜜润肠通便。

五、预防调护

避免风寒暑湿之邪或秽浊之气的侵袭，避免精神刺激，避免进食腥秽之物，不可暴饮暴食，忌食生冷辛辣香燥之晶。呕吐剧烈者，应卧床休息。

第十二章　腹　痛

腹痛是指胃脘以下，耻骨毛际以上部位发生疼痛为主要表现的一种脾胃肠病证。多种原因导致脏腑气机不利，经脉气血阻滞，脏腑经络失养，皆可引起腹痛。

一、病因病机

1. 外邪入侵　六淫外邪，侵入腹中，可引起腹痛。伤于风寒，则寒凝气滞，导致脏腑经脉气机阻滞，不通则痛。因寒性收引，故寒邪外袭，最易引起腹痛。若伤于暑热，外感湿热，或寒邪不解，郁久化热，热结于肠，腑气不通，气机阻滞，也可发为腹痛。

2. 饮食所伤　饮食不节，暴饮暴食，损伤脾胃，饮食停滞；恣食肥甘厚腻辛辣，酿生湿热，蕴蓄肠胃；误食馊腐，饮食不洁，或过食生冷，致寒湿内停等，均可损伤脾胃，腑气通降不利，气机阻滞，而发生腹痛。

3. 情志失调　抑郁恼怒，肝失条达，气机不畅；或忧思伤脾，或肝郁克脾，肝脾不和，气机不利，均可引起脏腑经络气血郁滞，引起腹痛。若气滞日久，还可致血行不畅，形成气滞血瘀腹痛。

4. 素体阳虚　素体脾阳不足，或过服寒凉，损伤脾阳，内寒自生，渐至脾阳虚衰，气血不足，或肾阳素虚，或久病伤及肾阳，而致肾阳虚衰，均可致脏腑经络失养，阴寒内生，寒阻气滞而生腹痛。

腹内有肝、胆、脾、肾、大肠、小肠、膀胱等诸多脏腑，并是足三阴、足少阳、手阳明、足阳明、冲、任、带等诸多经脉循行之处，若因外感时邪，饮食所伤，情志失调，或素体阳虚等病因导致相关脏腑功能失调，使气血淤滞，脉络痹阻，"不通则痛"；或脏腑失于温煦濡养"不荣则痛"均可导致腹痛。

二、诊断

1. 以胃脘以下，耻骨毛际以上部位的疼痛为主要表现，腹壁按之柔软，可有压痛，但无肌紧张及反跳痛。

2. 常伴有腹胀，矢气，以及饮食、大便的异常等脾胃症状。

3. 起病多缓慢，腹痛的发作和加重，常与饮食、情志、受凉、劳累等诱因有关。

4. 腹部 X 线、B 超、结肠镜、大便常规等有关实验室检查有腹部相关脏腑的异常。能排除外科、妇科腹痛，以及其他内科病证中出现的腹痛症状。

三、鉴别诊断

1. 胃痛　胃处腹中，与肠相连，腹痛与胃痛从大范围看均为腹部的疼痛，腹痛常伴胃痛的症状，胃痛亦时伴腹痛的表现，故有心腹痛的提法，因此二者需要鉴别。胃痛在上腹胃脘部，位置相对较高；腹痛在胃脘以下，耻骨毛际以上的部位，位置相对较低。胃痛常伴脘闷，嗳气，泛酸等胃失和降，胃气上逆之症；而腹痛常伴有腹胀，矢气，大便性状改变等腹疾症状。相关部位的 X 线检查、纤维胃镜或肠镜检查、B 超检查等有助于鉴别诊断。

2. 与内科其他疾病中的腹痛相鉴别　许多内科疾病中出现的腹痛，为该病的一个症状，其临床表现均以该病的特征为主。如痢疾虽有腹痛，但以里急后重，下痢赤白脓血为特征；积聚虽有腹痛，但以腹中有包块为特征，而腹痛则以腹痛为特征，鉴别不难。但若这些内科疾病以腹痛为首发症状时，仍应注意鉴别，必要时应做有关检查。

3. 与外科腹痛相鉴别　外科腹痛多在腹痛过程中出现发热，即先腹痛后发热，其热势逐渐加重，疼痛剧烈，痛处固定，压痛明显，伴有腹肌紧张和反跳痛，血常规常明显升高，经内科正确治疗，病情不能缓解，甚至逐渐加重者，多为外科腹痛。而内科腹痛常先发热后腹痛，疼痛不剧，压痛不明显，痛无定处，腹部柔软，血常规多无明显升高，经内科正确治疗，病情可逐渐得到控制。

四、辨证施治

1. 辨证要点

（1）辨寒热虚实　腹痛拘急冷痛，疼痛暴作，痛无间断，腹部胀满，肠鸣切痛，遇冷痛剧，得热则痛减者，为寒痛；腹痛灼热，时轻时重，腹胀便秘，得凉痛减者，为热痛；痛势绵绵，喜揉喜按，时缓时急，痛而无形，饥则痛增，得食痛减者，为虚痛；痛势急剧，痛时拒按，痛而有形，疼痛持续不减，得食则甚者，为实痛。

（2）辨在气在血　腹痛胀满，时轻时重，痛处不定，攻撑作痛，得暖气矢气则胀痛减轻者，为气滞痛；腹部刺痛，痛无休止，痛处不移，痛处拒按，入夜尤甚者，为血瘀痛。

（3）辨急缓　突然发病，腹痛较剧，伴随症状明显，因外邪入侵，饮食所伤而致者，属急性腹痛；发病缓慢，病程迁延，腹痛绵绵，痛势不甚，多由内伤情志，脏腑虚弱，气血不足所致者，属慢性腹痛。

（4）辨部位　诊断腹痛，辨其发生在哪一位置往往不难，辨证时主要应明确与脏腑的关系。大腹疼痛，多为脾胃、大小肠受病；胁腹、少腹疼痛，多为厥阴肝经及大肠受病；小腹疼痛，多为肾、膀胱病变；绕脐疼痛，多属虫病。

2. 治疗原则　腹痛的治疗以"通"为大法，进行辨证论治：实则泻之，虚则补之，热者寒之，寒者热之，滞者通之，瘀者散之。腹痛以"通"为治疗大法，系据腹痛痛则不通，通则不痛的病理生理而制定的。肠腑以通为顺，以降为和，肠腑病变而用通利，因势利导，使邪有出路，腑气得通，腹痛自止。但通常所说的治疗腹痛的通法，属广义的"通"，并非单指攻下通利，而是在辨明寒热虚实而辨证用药的基础上适当辅以理气、活血、通阳等疏导之法，标本兼治。

3. 分证论治

（1）寒邪内阻证　症见腹痛急起，剧烈拘急，得温痛减，遇寒尤甚，恶寒身蜷，手足不温，口淡不渴，小便清长，大便自可，苔薄白，脉沉紧。治以散寒温里，理气止痛。方用良附丸合正气天香散加减。

如脐中痛不可忍，喜按喜温，手足厥逆，脉微欲绝者，为肾阳不足，寒邪内侵，宜通脉四逆汤；如少腹拘急冷痛，苔白，脉沉紧，为下焦受寒，厥阴之气失于疏泄，宜暖肝煎；如腹中冷痛，手足逆冷，且身体疼痛，为内外皆寒，宜乌头桂枝汤；如腹中雷鸣切痛，胸胁逆满，呕吐，属寒气上逆者，用附子粳米汤。

（2）湿热壅滞证 症见腹部胀痛，痞满拒按，得热痛增，遇冷则减，胸闷不舒，烦渴喜冷饮，大便秘结，或溏滞不爽，身热自汗，小便短赤，苔黄燥或黄腻，脉濡数。治以泄热通腑，行气导滞。方用大承气汤加减。

若燥结不甚，大便溏滞不爽，苔黄腻，湿象较显者，可去芒硝，加栀子、黄芩、黄柏苦寒清热燥湿；若腹痛引及两胁者，可加柴胡、郁金。

（3）饮食积滞证 症见脘腹胀痛，疼痛拒按，嗳腐吞酸，厌食，痛而欲泻，泻后痛减，粪便奇臭，或大便秘结，舌苔厚腻，脉滑。多有伤食史。治以消食导滞，理气止痛。方用枳实导滞丸加减。

若食滞较轻，脘腹胀闷者，可用保和丸消食化滞。若食积较重，也可用枳实导滞丸合保和丸加减。

（4）肝郁气滞证 症见脘腹疼痛，胀满不舒，痛引两胁，时聚时散，攻窜不定，得嗳气矢气则舒，遇忧思恼怒则剧，苔薄白，脉弦。治以疏肝解郁，理气止痛。方用柴胡疏肝散加减。

若气滞较重，胁肋胀痛者，加川楝子、郁金以助疏肝理气止痛之功；若痛引少腹睾丸者，加橘核、川楝子、荔枝核以理气散结止痛；若腹痛肠鸣，气滞腹泻者，可用痛泻要方以疏肝调脾，理气止痛；若少腹绞痛，阴囊寒疝者，可用天台乌药散以暖肝温经，理气止痛；肠胃气滞，腹胀肠鸣较著，矢气即减者，可用四逆散合五磨饮子疏肝理气降气，调中止痛。

（5）瘀血内停证 症见腹痛如锥如刺，痛势较剧，腹内或有结块，痛处固定而拒按，经久不愈，舌质紫暗或有瘀斑，脉细涩。治以活血化瘀，和络止痛。方用少腹逐瘀汤加减。

若瘀热互结者，可去肉桂、干姜，加丹参、赤芍、丹皮等化瘀清热；若跌仆损伤作痛，可加丹参、王不留行，或吞服三七粉、云南白药以活血化瘀；若少腹胀满刺痛，大便色黑，属下焦蓄血者，可用桃核承气汤活血化瘀，通腑泄热。

（6）中虚脏寒证 症见腹痛绵绵，时作时止，痛时喜按，喜热恶冷，得温则舒，饥饿劳累后加重，得食或休息后减轻，神疲乏力，气短懒言，形寒肢冷，胃纳不佳，大便溏薄，面色不华，舌质淡，苔薄白，脉沉细。治以温中补虚，缓急止痛。方用小建中汤加减。

若产后或失血后，证见血虚者，可加当归养血止痛；食少，饭后腹胀者，可加谷麦芽、鸡内金健胃消食；大便溏薄者，可加芡实、山药健脾止泻；若寒偏重，症见形寒肢冷，肠鸣便稀，手足不温者，则用附子理中汤温中散寒止痛；腰酸膝软，夜尿增多者，加补骨脂、肉桂温补肾阳；若腹中大寒痛，呕吐肢冷者可用大建中汤温中散寒。

五、预防调护

腹痛预防与调摄的大要是节饮食，适寒温，调情志。寒痛者要注意保温，虚痛者宜进食易消化食物，热痛者忌食肥甘厚味和醇酒辛辣，食积者注意节制饮食，气滞者要保持心情舒畅。

第十三章 泄 泻

泄泻是以大便次数增多，粪质稀薄，甚至泻出如水样为临床特征的一种脾胃肠病证。泄与泻在病情上有一定区别，粪出少而势缓，若漏泄之状者为泄；粪大出而势直无阻，若倾泻之状者为泻，然近代多泄、泻并称，统称为泄泻。

一、病因病机

致泻的病因是多方面的，主要有感受外邪，饮食所伤，情志失调，脾胃虚弱，命门火衰等等。这些病因导致脾虚湿盛，脾失健运，大小肠传化失常，升降失调，清浊不分，而成泄泻。

1. 感受外邪 引起泄泻的外邪以暑、湿、寒、热较为常见，其中又以感受湿邪致泄者最多。脾喜燥而恶湿，外来湿邪，最易困阻脾土，以致升降失调，清浊不分，水谷杂下而发生泄泻，故有"湿多成五泄"之说。寒邪和暑热之邪，虽然除了侵袭皮毛肺卫之外，亦能直接损伤脾胃肠，使其功能障碍，但若引起泄泻，必夹湿邪才能为患。

2. 饮食所伤　饮食过量，停滞肠胃；或恣食肥甘，湿热内生；或过食生冷，寒邪伤中；或误食腐馊不洁，食伤脾胃肠，化生食滞、寒湿、湿热之邪，致运化失职，升降失调，清浊不分，而发生泄泻。

3. 情志失调　烦恼郁怒，肝气不舒，横逆克脾，脾失健运，升降失调；或忧郁思虑，脾气不运，土虚木乘，升降失职；或素体脾虚，逢怒进食，更伤脾土，引起脾失健运，升降失调，清浊不分，而成泄泻。

4. 体虚久病　久病未治，脾胃受损，运化失职，水谷不化，积谷为滞，湿滞内生，致脾胃升降失司，清浊不分，混杂而下，遂成泄泻；或由于先天禀赋不足，或久病伤及肾，或年老肾阳亏虚，或素体脾胃阳虚，导致脾肾阳虚，釜底无薪，不能温煦脾土，而致运化失职升降失常而泻。

泄泻的病因有外感、内伤之分，外感之中湿邪最为重要，脾恶湿，外来湿邪，最易困阻脾土，致脾失健运，升降失调，水谷不化，清浊不分，混杂而下，形成泄泻，其他诸多外邪只有与湿邪相兼，方能致泻。内伤当中脾虚最为关键，泄泻的病位在脾胃肠，大小肠的分清别浊和传导变化功能可以用脾胃的运化和升清降浊功能来概括，脾胃为泄泻之本，脾主运化水湿，脾胃当中又以脾为主，脾病脾虚，健运失职，清气不升，清浊不分，自可成泻，其他诸如寒、热、湿、食等内、外之邪，以及肝肾等脏腑所致的泄泻，都只有在伤脾的基础上，导致脾失健运时才能引起泄泻。同时，在发病和病变过程中外邪与内伤，外湿与内湿之间常相互影响，外湿最易伤脾，脾虚又易生湿，互为因果。本病的基本病机是脾虚湿盛致使脾失健运，大小肠传化失常，升降失调，清浊不分。脾虚湿盛是导致本病发生的关键因素。

二、诊断

1. 具有大便次数增多，粪质稀薄，甚至泻出如水样的临床特征。其中以粪质清稀为必备条件。
2. 常兼有脘腹不适，腹胀腹痛肠鸣，食少纳呆，小便不利等症状。
3. 起病或缓或急，常有反复发作史。常因外感寒热湿邪，内伤饮食情志，劳倦，脏腑，功能失调等诱发或加重。
4. 大便常规、大便细菌培养、结肠 X 线及内窥镜等检查有助于诊断和鉴别诊断。
5. 需除外其他病证中出现的泄泻症状。

三、鉴别诊断

1. 痢疾　两者均系大便次数增多，粪质稀薄的病证。痢疾以腹痛，里急后重，便下赤白脓血为主症，而泄泻以大便次数增多，粪质稀薄，甚至泻出如水样为主症，其大便中无脓血，也无里急后重，腹痛也或有或无。

2. 霍乱　霍乱是一种卒然起病，剧烈上吐下泻，吐泻并作的病证。泄泻与霍乱相比，同有大便清稀如水的症状，故需鉴别。霍乱的发病特点是来势急骤，变化迅速，病情凶险，起病时常先突然腹痛，继则吐泻交作，所吐之物均为未消化之食物，气味酸腐热臭，所泻之物多为黄色粪水，或如米泔，常伴恶寒发热，部分患者在吐泻之后，津液耗伤，迅速消瘦，或发生转筋，腹中绞痛，若吐泻剧烈，则见面色苍白，目眶凹陷，汗出肢冷等津竭阳衰之危候。而泄泻只以大便次数增多，粪质稀薄，甚至泻出如水样为主症，一般起病不急骤，泻水量不大，无米泔水样便，津伤较轻，无危证。

四、辨证施治

1. 辨证要点

(1) 辨寒热虚实　粪质清稀如水，或稀薄清冷，完谷不化，腹中冷痛，肠鸣，畏寒喜温，常因饮食生冷而诱发者，多属寒证；粪便黄褐，臭味较重，泻下急迫，肛门灼热，常因进食辛辣燥热食物而诱发者，多属热证；病程较长，腹痛不甚且喜按，小便利，口不渴，稍进油腻或饮食稍多即泻者，多属虚证；起病急，病程短，脘腹胀满，腹痛拒按，泻后痛减，泻下物臭秽者，多属实证。

(2) 辨泻下物　大便清稀，或如水样，泻物腥秽者，多属寒湿之证；大便稀溏，其色黄褐，泻物臭秽者，多系湿热之证；大便溏垢，完谷不化，臭如败卵，多为伤食之证。

（3）辨轻重缓急　泄泻而饮食如常为轻证；泄泻而不能食，消瘦，或暴泻无度，或久泄滑脱不禁为重证；急性起病，病程短为急性泄泻；病程长，病势缓为慢性泄泻。

（4）辨脾、肝、肾　稍有饮食不慎或劳倦过度泄泻即作或复发，食后脘闷不舒，面色萎黄，倦怠乏力，多属病在脾；泄泻反复不愈，每因情志因素使泄泻发作或加重，腹痛肠鸣即泻，泻后痛减，矢气频作，胸胁胀闷者，多属病在肝；五更泄泻，完谷不化，小腹冷痛，腰酸肢冷者，多属病在肾。

2. 治疗原则　根据泄泻脾虚湿盛，脾失健运的病机特点，治疗应以运脾祛湿为原则。急性泄泻以湿盛为主，重用祛湿，辅以健脾，再依寒湿、湿热的不同，分别采用温化寒湿与清化湿热之法。兼夹表邪、暑邪、食滞者，又应分别佐以疏表、清暑、消导之剂。慢性泄泻以脾虚为主，当予运脾补虚，辅以祛湿，并根据不同证候，分别施以益气健脾升提，温肾健脾，抑肝扶脾之法，久泻不止者，尚宜固涩。同时还应注意急性泄泻不可骤用补涩，以免闭留邪气；慢性泄泻不可分利太过，以防耗其津气；清热不可过用苦寒，以免损伤脾阳；补虚不可纯用甘温，以免助湿。若病情处于寒热虚实兼夹或互相转化时，当随证而施治。

3. 分证论治

（1）寒湿内盛证　症见泄泻清稀，甚则如水样，腹痛肠鸣，脘闷食少，苔白腻，脉濡缓。若兼外感风寒，则恶寒发热头痛，肢体酸痛，苔薄白，脉浮。治以散寒化湿。方用藿香正气散加减。

（2）湿热伤中证　症见泄泻腹痛，泻下急迫，或泻而不爽，粪色黄褐，气味臭秽，肛门灼热，或身热口渴，小便短黄，苔黄腻，脉滑数或濡数。治以清热利湿。方用葛根芩连汤加减。

（3）食滞肠胃证　症见腹痛肠鸣，泻下稀便，臭如败卵，泻后痛减，伴有不消化食物，脘腹胀满，泻后痛减，嗳腐酸臭，不思饮食，苔垢浊或厚腻，脉滑。治以消食导滞。方用保和丸加减。

（4）肝气乘脾证　症见平素多见胸胁胀闷，嗳气食少，每逢抑郁恼怒，或情绪紧张之时，即发生腹痛泄泻，腹中雷鸣，攻窜作痛，腹痛即泻，泻后痛减，矢气频作，舌淡，脉弦。治以抑肝扶脾。方用痛泻要方加减。

（5）脾胃虚弱证　症见大便时泻时溏，迁延反复，饮食减少，食后脘闷不舒，稍进油腻食物，则大便次数明显增加，面色萎黄，神疲倦怠，舌淡苔白，脉细弱。治以健脾益气，化湿止泻。方用参苓白术散加减。

（6）肾阳虚衰证　症见久泻日久，泄泻多在黎明前后，脐下作痛，肠鸣即泻，泻下完谷，泻后即安，小腹冷痛，形寒肢冷，腰膝酸软，舌淡苔白，脉细弱。治以温肾健脾，固涩止泻。方用四神丸加减。

五、预防调护

平时要养成良好的卫生习惯，不饮生水，忌食腐馊变质饮食，少食生冷瓜果；居处冷暖适宜；并可结合食疗健脾益胃。一些急性泄泻患者要给予流质饮食或半流质饮食，忌食辛热、肥甘厚味、荤腥油腻食物；若泄泻而耗伤胃气，可给予淡盐糖水、米汤、米粥以养胃气。若虚寒腹泻，可给予淡姜汤饮用，以振奋脾阳，调和胃气。

第十四章　痢　疾

痢疾是外感时邪疫毒，内伤饮食而致邪蕴肠腑、气血壅滞、传导失司而以腹痛、里急后重、下痢赤白脓血为主症的一类病证。多发于夏秋季节。

一、病因病机

1. 外感时邪　暑湿、疫毒之邪，侵及肠胃，湿热郁蒸，或疫毒弥漫，气血阻滞，与暑湿、疫毒相搏结，化为脓血而成为湿热痢或疫毒痢。一般认为，湿热伤于气分，则为白痢；伤于血分，则为赤痢；气血俱伤，则为赤白痢。

2. 内伤饮食　饮食不节，或误食不洁之物，若其人平素好食肥甘厚味，酿生湿热，湿热内蕴，腑气壅阻，气血凝滞，化为脓血，责成湿热痢。若湿热内郁不清，又易伤及阴血，而形成阴虚痢。若其人平素恣食生冷瓜果，有伤脾胃，脾虚不运，水湿内停，中阳受困，湿从寒化，寒湿内蕴，如再饮食不慎，寒湿食积壅滞肠中，肠中气机受阻，气滞血瘀，与肠中腐浊之气相搏结，化为脓血而成寒湿痢。另外，脾胃虚弱之人，感受寒湿之气，或热痢过服寒凉药物，克伐中阳，常成虚寒痢。

二、诊断

1. 起病急骤，肢痛，具有大便次数增多而量少，下痢赤白黏冻或脓血，腹痛，里急后重等主症，或伴有不同程度的恶寒、发热等症。疫毒痢病情严重而病势凶险，以儿童为多见，急骤起病，在腹痛、腹泻尚未出现之时，即有高热神疲，四肢厥冷，面色青灰，呼吸浅表，神昏惊厥，而痢下、呕吐并不一定严重。

2. 发病前有不洁饮食史，或有与疫痢患者接触史，流行季节在夏秋之交。

3. 实验室检查大便中可见大量红细胞，脓细胞，并有巨噬细胞或新鲜大便中发现有阿米巴滋养体、阿米巴包囊；大便或病变部位分泌物培养可有痢疾杆菌生长，或阿米巴培养阳性；钡剂灌肠 X 线检查及直肠、结肠镜检查，提示慢性痢疾、非特异性溃疡性结肠炎或结肠癌、直肠癌等改变。儿童在夏秋季节出现高热惊厥等症，而未排大便时，应清洁灌肠，取便送常规检查和细菌培养。

三、鉴别诊断

主要是与泄泻加以鉴别。二者均多发于夏秋季节，病变部位在胃肠，病因已有相同之处，症状都有腹痛、大便次数增多。但痢疾大便次数虽多而量少，排赤白脓血便，腹痛伴里急后重感明显。而泄泻大便溏薄，粪便清晰，或如水，或完谷不化，而无赤白脓血便，腹痛多伴肠鸣，少有里急后重感。

四、辨证施治

1. 辨证要点

（1）辨实痢、虚痢　《景岳全书·痢疾》载："痢疾最当察虚实，辨寒热"。一般说来，起病急骤，病程短者属实；起病缓慢，病程长者多虚。形体强壮，脉滑实有力者属实；形体薄弱，脉虚弱无力者属虚。腹痛胀满，痛而拒按，痛时窘迫欲便，便后里急后重暂时减轻者为实；腹痛绵绵，痛而喜按，便后里急后重不减，坠胀甚者为虚。

（2）识寒痢、热痢　痢下脓血鲜红，或赤多白少者属热；痢下白色黏冻涕状，或赤少白多者属寒。痢下黏稠臭秽者属热；痢下清稀而不甚臭秽者属寒。身热面赤，口渴喜饮者属热；面白肢冷形寒，口不渴者属寒。舌红苔黄腻，脉滑数者属热；舌淡苔白，脉沉细者属寒。

2. 治疗原则

（1）祛邪导滞　痢疾的基本病机是邪气壅滞肠中，只有祛除邪气之壅滞，才能恢复肠腑传导之职，避免气血之凝滞，脂膜血络之损伤，故为治本之法。因此，清除肠中之湿热、疫毒、冷积、饮食等滞邪颇为重要。常用祛湿、清热、温中、解毒、消食、导滞、通下等法，以达祛邪导滞之目的。

（2）调气和血　调气和血即是顺畅肠腑凝滞之气血，祛除腐败之脂脓，恢复肠道传送功能，促进损伤之脂膜血络尽早修复，以改善腹痛、里急后重、下痢脓血等临床症状。正如刘河间所说："调气则后重自除，行血则便脓自愈"。常采用理气行滞、凉血止血、活血化瘀、去腐生肌等治法。

（3）顾护胃气　人以胃气为本，而治痢尤要。由于治疗实证初期、湿热痢、疫毒痢的方药之中，苦寒之品较多，长时间大剂量使用，有损伤胃气之弊。因此，治痢应注意顾护胃气，并贯穿于治痢的始终。

虚证痢疾应扶正祛邪。因虚证久痢，虚实错杂，若单纯补益，则滞积不去，贸然予以通导，又恐伤正气，故应虚实兼顾，扶正祛邪。中焦气虚，阳气不振者，应温养阳气；阴液亏虚者，应养阴清肠；久痢滑脱者，可佐固脱治疗。

此外，古今学者提出有关治疗痢疾之禁忌，如忌过早补涩，以免关门留寇，病势缠绵不已；忌峻下攻伐，忌分利小便，以免重伤阴津，戕害正气等，都值得临床时参考借鉴。

总之，痢疾的治疗，热痢清之，寒痢温之，初痢则通之，久痢虚则补之。寒热交错者，清温并用；虚实夹杂者，通涩兼施。赤多者重用血药，白多者重用气药。始终把握祛邪与扶正的辨证关系、顾护胃气贯穿于治疗的全过程。

3. 分证论治

（1）湿热痢　症见泄泻腹痛，泻下急迫，或泻而不爽，粪色黄褐，气味臭秽，肛门灼热，或身热口渴，小便短黄，苔黄腻，脉滑数或濡数。治以清肠化湿，调气和血。方用芍药汤加减。

（2）疫毒痢 症见起病急骤，腹痛剧烈，痢下鲜紫脓血，腐臭难闻，里急后重感特著，壮热口渴，头痛烦躁，恶心呕吐，甚者神昏惊厥，或下痢前即见热毒炽盛，神昏抽搐，舌质红绛，舌苔黄燥，脉滑数。治以清热解毒，凉血清肠；方用白头翁汤合芍药汤加减。

（3）寒湿痢 症见腹痛拘急，痢下白多赤少，或纯为白冻，里急后重，胸脘痞闷，腹部胀痛，头身困重，口淡乏味，舌质淡，苔白腻，脉濡缓。治以温中燥湿，调气和血导滞。方用不换金正气散加减。

（4）阴虚痢 症见痢下赤白脓血黏稠，日久不愈，或下鲜血，脐下灼痛，里急后重，或虚坐努责而量少，纳呆，心烦口干，夜晚加重，或午后低热，舌红绛少津，苔腻或花剥，脉细数。治以养阴和营，清肠化湿。方用黄连阿胶汤合驻车丸加减。

（5）虚寒痢 症见久痢不愈，痢下赤白清稀，或为白黏冻，腥臭不明显，甚则滑脱不禁，肛门坠胀，腹部隐痛，喜温喜按，食少神疲，口淡不渴，形寒畏冷，舌质淡，苔薄白，脉沉细弱；治以温补脾肾，收涩固脱。方用桃花汤合真人养脏汤加减。

（6）休息痢 症见下痢时发时止，迁延不愈，常因饮食不当、劳累而发，发作时大便次数增多，腹隐痛，里急后重，大便间有赤白黏冻或果酱样，腹胀食少，倦怠乏力，舌质淡，苔腻，脉濡软或虚数。治以温中清肠，调气化滞。方用连理汤加减。

五、预防调护

痢疾是一种急性传染病，在夏秋季节采取积极有效的预防措施，对于控制痢疾的传播和流行，是十分重要的。有效的方法是做好水、粪的管理，饮食的管理，消灭苍蝇等。另外，药物预防也很有必要。在流行季节，可适当食用生蒜瓣，每次1～3瓣，每日2～3次，或将大蒜瓣放入菜食之中食用。亦可用马齿苋、绿豆适量，煎汤饮用，或马齿苋、陈茶叶共研细末，大蒜瓣捣泥拌和，入糊为丸，如龙眼大小，每次1丸，每日2次，连服1周。

痢疾的调护，应做好床旁隔离，视病情适当休息，饮食宜忌很重要，一般宜食清淡易消化之食品，忌食荤腥油腻难消化之物。《千金要方》说："凡痢病患，所食诸食，皆须大熟烂为佳，亦不得伤饱，此将息之大经也，若将息失所，圣人不救也。"

第十五章　便　秘

便秘是指由于大肠传导功能失常导致的以大便排出困难，排便时间或排便间隔时间延长为临床特征的一种大肠病证。

一、病因病机

便秘的病因是多方面的，其中主要的有外感寒热之邪，内伤饮食情志，病后体虚，阴阳气血不足等。本病病位在大肠，并与脾胃肺肝肾密切相关。脾虚传送无力，糟粕内停，致大肠传导功能失常，而成便秘；胃与肠相连，胃热炽盛，下传大肠，燔灼津液，大肠热盛，燥屎内结，可成便秘；肺与大肠相表里，肺之燥热下移大肠，则大肠传导功能失常，而成便秘；肝主疏泄气机，若肝气郁滞，则气滞不行，腑气不能畅通；肾主五液而司二便，若肾阴不足，则肠道失润，若肾阳不足则大肠失于温煦而传送无力，大便不通，均可导致便秘。

1. 肠胃积热　素体阳盛，或热病之后，余热留恋，或肺热肺燥，下移大肠，或过食醇酒厚味，或过食辛辣，或过服热药，均可致肠胃积热，耗伤津液，肠道干涩失润，粪质干燥，难于排出，形成所谓"热秘"。

2. 气机郁滞　忧愁思虑，脾伤气结；或抑郁恼怒，肝郁气滞；或久坐少动，气机不利，均可导致腑气郁滞，通降失常，传导失职，糟粕内停，不得下行，或欲便不出，或出而不畅，或大便干结而成气秘。

3. 阴寒积滞　恣食生冷，凝滞胃肠；或外感寒邪，直中肠胃；或过服寒凉，阴寒内结，均可导致阴寒内盛，凝滞胃肠，传导失常，糟粕不行，而成冷秘。

4. 气虚阳衰　饮食劳倦，脾胃受损；或素体虚弱，阳气不足；或年老体弱，气虚阳衰；或久病产后，正气未复；或过食生冷，损伤阳气；或苦寒攻伐，伤阳耗气，均可导致气虚阳衰，气虚则大肠传导无力，阳虚则肠道失于温煦，阴寒内结，便下无力，使排便时间延长，形成便秘。

5. 阴亏血少　素体阴虚；津亏血少；或病后产后，阴血虚少；或失血夺汗，伤津亡血；或年高体弱，阴血亏虚；或过食辛香燥热，损耗阴血，均可导致阴亏血少，血虚则大肠不荣，阴亏则大肠干涩，肠道失润，大便干结，便下困难，而成便秘。

上述各种病因病机之间常常相兼为病，或互相转化，如肠胃积热与气机郁滞可以并见，阴寒积滞与阳气虚衰可以相兼；气机郁滞日久化热，可导致热结；热结日久，耗伤阴津，又可转化成阴虚等等。然而，便秘总以虚实为纲，冷秘、热秘、气秘属实，阴阳气血不足所致的虚秘则属虚。虚实之间可以转化，可由虚转实，可因虚致实，而虚实并见。归纳起来，形成便秘的基本病机是邪滞大肠，腑气闭塞不通或肠失温润，推动无力，导致大肠传导功能失常。

二、诊断

1. 大便排出困难，排便时间或排便间隔时间延长，粪质多干硬。起病缓慢，多属慢性病变过程。

2. 常伴有腹胀腹痛，头晕头胀，嗳气食少，心烦失眠，肛裂、出血、痔疮，以及汗出，气短乏力，心悸头晕等症状。

3. 发病常与外感寒热，内伤饮食情志，脏腑失调，坐卧少动，年老体弱等因素有关。

4. 纤维结肠镜等有关检查，常有助于便秘的诊断和鉴别诊断。

三、鉴别诊断

积聚、便秘均可在腹部出现包块。但便秘者，常出现在左下腹，而积聚的包块在腹部各处均可出现；便秘多可扪及条索状物，积聚则形状不定；便秘之包块排便后消失，积聚之包块则与排便无关。

四、辨证施治

1. 辨证要点　主要是辨寒热虚实。粪质干结，排出艰难，舌淡苔白滑，多属寒；粪质干燥坚硬，便下困难，肛门灼热，舌苔黄燥或垢腻，则属热；年高体弱，久病新产，粪质不干，欲便不出，便下无力，心悸气短，腰膝酸软，四肢不温，舌淡苔白，或大便干结，潮热盗汗，舌红无苔，脉细数，多属虚；年轻气盛，腹胀腹痛，嗳气频作，面赤口臭，舌苔厚，多属实。

2. 治疗原则　根据便秘实证邪滞大肠，腑气闭塞不通；虚证肠失温润，推动无力，导致大肠传导功能失常的基本病机，其治疗当分虚实而治，原则是实证以祛邪为主，据热、冷、气秘之不同，分别施以泻热、温散、理气之法，辅以导滞之品，标本兼治，邪去便通；虚证以养正为先，依阴阳气血亏虚的不同，主用滋阴养血、益气温阳之法，酌用甘温润肠之药，标本兼治，正盛便通。六腑以通为用，大便干结，解便困难，可用下法，但应在辨证论治基础上以润下为基础，个别证型虽可暂用攻下之药，也以缓下为宜，以大便软为度，不得一见便秘，便用大黄、芒硝、巴豆、牵牛之属。

3. 分证论治

（1）实秘　分为肠胃积热证、气机郁滞证和阴寒积滞证。

①肠胃积热证：症见大便干结，腹胀腹痛，面红身热，口干口臭，心烦不安，小便短赤，舌红苔黄燥，脉滑数。治以泻热导滞，润肠通便。方用麻子仁丸。

若津液已伤，可加生地、玄参、麦冬以养阴生津；若兼郁怒伤肝，易怒目赤者，加服更衣丸以清肝通便；若燥热不甚，或药后通而不爽者，可用青麟丸以通腑缓下，以免再秘。

②气机郁滞证：症见大便干结，或不甚干结，欲便不得出，或便而不畅，肠鸣矢气，腹中胀痛，胸胁满闷，嗳气频作，饮食减少，舌苔薄腻，脉弦。治以顺气导滞。方用六磨汤。

若气郁日久，郁而化火，症见口苦咽干，舌苔黄者，可加黄芩、栀子、龙胆草清肝泻火；腹胀甚者，可加莱菔子、青皮、厚朴以助理气之功；气逆呕吐者，可加半夏、陈皮、旋覆花、代赭石降逆和胃止呕。

③阴寒积滞证：症见大便艰涩，腹痛拘急，胀满拒按，胁下偏痛，手足不温，呃逆呕吐，舌苔白腻，脉弦紧。治以温里散寒，通便导滞。方用大黄附子汤。

（2）虚秘 分为气虚证、血虚证、阴虚证和阴虚证。

①气虚证：症见粪质并不干硬，也有便意，但临厕排便困难，需努挣方出，挣得汗出短气，便后乏力，体质虚弱，面白神疲，肢倦懒言，舌淡苔白，脉弱。治以补气润肠，健脾升阳；方用黄芪汤。

若气虚较甚，可加人参、白术，"中气足则便尿如常"，气虚甚者，可选用红参；若气虚下陷脱肛者，则用补中益气汤；若肺气不足者，可加用生脉散；若日久肾气不足，可用大补元煎。

②血虚证：症见大便干结，排出困难，面色无华，心悸气短，健忘，口唇色淡，脉细。治以养血润肠。方用润肠丸。

若兼气虚，可加白术、党参、黄芪益气生血，若血虚已复，大便仍干燥者，可用五仁丸润滑肠道。

③阴虚证：症见大便干结，如羊屎状，形体消瘦，头晕耳鸣，心烦失眠，潮热盗汗，腰酸膝软，舌红少苔，脉细数。治以滋阴润肠通便。方用增液汤。

若胃阴不足，口干口渴者，可用益胃汤；若肾阴不足，腰酸膝软者，可用六味地黄丸。

④阳虚证：症见大便或干或不干，皆排出困难，小便清长，面色㿠白，四肢不温，腹中冷痛，得热痛减，腰膝冷痛，舌淡苔白，脉沉迟。治以温阳润肠。方用济川煎。

若老人虚冷便秘，可用半硫丸；若脾阳不足，中焦虚寒，可用理中汤加当归、芍药；若肾阳不足，尚可选用金匮肾气丸或右归丸。

五、预防调护

应注意饮食调节，便干量少者，适当多食富含纤维素的粗粮、蔬菜、水果、避免辛辣燥火之食。增加体力活动，加强腹肌锻炼，避免久坐少动。应保持心情舒畅，戒忧思恼怒。养成定时排便的习惯。

第十六章 胁 痛

胁痛是以一侧或两侧胁肋疼痛为主要表现的病证，也是临床比较多见的一种自觉症状。

一、病因病机

1. 情志不畅 肝胆居胁下，其经脉布两胁，若情志不遂，情志抑郁，或暴怒伤肝，肝失疏泄，气机失和，肝胆之脉不畅而产生胁痛。

2. 饮食不节 饮食不节，过食肥甘厚味，脾胃受损，运化失职，湿热内生，蕴于肝胆，肝胆失于疏泄，则发为胁痛。

3. 瘀血阻络 邪气外袭，阻遏气血运行；或气滞日久，血行不畅，或因跌仆外伤，强力负重，致使胁络受伤，瘀血停着，阻塞胁络，不通则痛，亦发为胁痛。

4. 湿热蕴结 外感湿热之邪，侵袭肝胆，或嗜食肥甘醇酒辛辣，损伤脾胃，脾失健运，生湿蕴热，内外之湿热，均可蕴结于肝胆，导致肝胆疏泄不利，气机阻滞，不通则痛，而成胁痛。

5. 久病劳欲 久病或劳欲过度，导致精血亏损，导致水不涵木，肝阴不足，络脉失养，不荣则痛，而成胁痛。

二、诊断

1. 以胁肋部疼痛为主要特征。

2. 疼痛性质可表现为胀痛、窜痛、刺痛、隐痛，多为拒按，间有喜按者。

3. 反复发作的病史。

4. 血常规、肝功能、胆囊造影、B超等实验室检查，有助于诊断。

三、鉴别诊断

1. 胸痛 胸痛与胁痛均可表现为胸部的疼痛，故二者需鉴别。不过胁痛部位在胁肋部，常伴恶心，口苦等肝胆病症状，实验室检查多可查见肝胆疾病；而胸痛部位则在整个胸部，1常伴有胸闷不舒，心悸短气，咳嗽喘息，痰多等心肺病证候，心电图、胸部 X 线透视等检；查多可查见心肺疾病的证据。

2. 胃痛　肝气犯胃所致的胃痛常攻撑连胁而痛，胆病的疼痛有时发生在心窝部附近，胃痛与胁痛有时也易混淆，应予鉴别。但胃痛部位在上腹中部胃脘处，兼有恶心嗳气，吞酸；嘈杂等胃失和降的症状，如有胃痛连胁也是以胃痛为主，纤维胃镜等检查多有胃的病变；而胁痛部位在上腹两侧胁肋部，常伴恶心，口苦等肝胆症证状，B 超等实验室检查多可查见肝；胆疾病。

四、辨证施治

1. 辨证要点

（1）辨外感、内伤　外感胁痛是由湿热外邪侵袭肝胆，肝胆失于疏泄条达而致，伴有寒；热表证，且起病急骤，同时可出现恶心呕吐，目睛发黄，苔黄腻等肝胆湿热症状；内伤胁痛则由肝郁气滞，瘀血内阻，或肝阴不足所引起，不伴恶寒、发热等表证，且起病缓慢，病程较长。

（2）辨在气在血　一般说来，气滞以胀痛为主，且游走不定，时轻时重，症状的轻重每与情绪变化有关；血瘀以刺痛为主，且痛处固定不移，疼痛持续不已，局部拒按，入夜尤甚，或胁下有积块。

（3）辨虚实　实证由肝郁气滞，瘀血阻络，外感湿热之邪所致，起病急，病程短，疼痛剧烈而拒按，脉实有力；虚证由肝阴不足，络脉失养所引起，常因劳累而诱发，起病缓，病程长，疼痛隐隐，悠悠不休而喜按，脉虚无力。

2. 治疗原则　胁痛的治疗着眼于肝胆，分虚实而治。实证宜理气、活血通络、清热祛湿；虚证宜滋阴养血柔肝。临床上还应据"痛则不通"，"通则不痛"的理论，以及肝胆疏泄不利的基本病机，在各证中适当配伍疏肝理气，利胆通络之品。

3. 分证论治

（1）肝气郁结证　症见胁肋胀痛，走窜不定，甚则连及胸肩背，且情志不舒则痛增，胸闷，善太息，得嗳气则舒，饮食减少，脘腹胀满，舌苔薄白，脉弦。治以疏肝理气。方用柴胡疏肝散。

若气滞及血，胁病重者，酌加郁金、川楝子、延胡索、青皮以增强理气活血止痛之功；若伴胁痛，肠鸣，腹泻者，为肝气横逆，脾失健运之证，酌加白术、茯苓、泽泻、薏苡仁以健脾止泻；若伴有恶心呕吐，是为肝胃不和，胃失和降，酌加半夏、陈皮、藿香、生姜等以和胃降逆止呕。

（2）瘀血阻络证　症见胁肋刺痛，痛处固定而拒按，疼痛持续不已，入夜尤甚，或胁下有积块，或面色晦暗，舌质紫暗，脉沉弦。治以活血化瘀，理气通络。方用血府逐瘀汤。

若瘀血严重，有明显外伤史者，应以逐瘀为主，方选复元活血汤。方以大黄、桃仁、红花、穿山甲活血祛瘀，散结止痛，当归养血祛瘀，柴胡疏肝理气，天花粉消肿化痰，甘草缓急止痛，调和诸药。还可加三七粉另服，以助祛瘀生新之效。

（3）肝胆湿热证　症见胁肋胀痛，触痛明显而拒按，或引及肩背，伴有脘闷纳呆，恶心呕吐，厌食油腻，口干口苦，腹胀尿少，或有黄疸，舌苔黄腻，脉弦滑。治以清热利湿，理气通络。方用龙胆泻肝汤。

若便秘，腹胀满者为热重于湿，肠中津液耗伤，可加大黄、芒硝以泄热通便存阴。若白睛发黄，尿黄，发热口渴者，可加茵陈、黄柏、金钱草以清热除湿，利胆退黄。久延不愈者，可加三棱、莪术、丹参、当归尾等活血化瘀。

（4）肝络失养证　症见胁肋隐痛，绵绵不已，遇劳加重，口干咽燥，两目干涩，心中烦热，头晕目眩，舌红少苔，脉弦细数。治以养阴柔肝，佐以理气通络。方用一贯煎。

若两目干涩，视物昏花，可加草决明、女贞子；头晕目眩甚者，可加钩藤、天麻、菊花；若心中烦热，口苦甚者，可加栀子、丹参。

五、预防调护

胁痛皆与肝的疏泄功能失常有关。所以，精神愉快，情绪稳定，气机条达，对预防与治疗有着重要的作用。胁痛属于肝阴不足者，应注意休息，劳逸结合，多食蔬菜、水果、瘦肉等清淡而富有营养的食物。胁痛属于湿热蕴结者，尤应注意饮食，要忌酒，忌辛辣肥甘之品，生冷不洁之品也应注意。

第十七章　黄　疸

　　黄疸是由于感受湿热疫毒等外邪，导致湿浊阻滞，脾胃肝胆功能失调，胆液不循常道，随血泛溢引起的以目黄、身黄、尿黄为主要临床表现的一种肝胆病证。

一、病因病机

　　黄疸的病因主要有外感时邪，饮食所伤，脾胃虚弱及肝胆结石、积块瘀阻等，其发病往往是内外因相因为患。

　　1. 外感湿热疫毒　外感湿浊、湿热、疫毒等时邪自口而入，由表入里，蕴结于中焦，脾胃运化失常，湿热熏蒸于脾胃，累及肝胆，以致肝失疏泄，胆液不循常道，随血泛溢，外溢肌肤，上注眼目，下流膀胱，使身目小便俱黄，而成黄疸。若疫毒较重者，则可伤及营血，内陷心包，发为急黄。

　　2. 内伤饮食劳倦　过食酒热肥甘或饮食不洁：长期嗜酒无度，或过食肥甘厚腻，或饮食污染不洁，损伤脾胃，运化失职，湿浊内生，郁而化热，熏蒸肝胆，胆汁外溢而发黄。饮食不节或劳倦病后伤脾：过食生冷或长期饥饱失常，或病后脾阳受伤，均可导致脾胃寒湿内生，困遏中焦，壅塞肝胆，胆汁不循常道泛溢而发生黄疸。

　　3. 病后续发　胁痛、积聚或其他疾病之后，瘀血阻滞，湿热残留，日久损伤肝脾，湿热遏阻，胆汁泛溢而发生黄疸。

二、诊断

　　1. 以目黄、身黄、小便黄为主症，其中目黄为必备的症状。

　　2. 常伴脘腹胀满，纳呆呕恶，胁痛，肢体困重等症。

　　3. 常有饮食不节，与肝炎患者接触，或服用损害肝脏的药物等病史，以及过度疲劳等诱因。

　　4. 血清总胆红素、直接胆红素、尿胆红素、尿胆原、血清丙氨酸转氨酶、天冬氨酸转氨酶，以及 B 超、CT、胆囊造影等检查，有助于诊断与鉴别诊断。

三、鉴别诊断

　　1. 萎黄　黄疸与萎黄均有身黄，故需鉴别。黄疸的病因为感受时邪，饮食所伤，脾胃虚弱，砂石、积块瘀阻等；萎黄的病因为大失血，久病脾虚等。黄疸的病机是湿浊阻滞，脾胃肝胆功能失调，胆液不循常道，随血泛溢；萎黄的病机是脾虚不能化生气血，或失血过多，致气血亏虚，肌肤失养。黄疸以目黄、身黄、小便黄为特征；萎黄以身面发黄且干萎无泽为特征，双目和小便不黄，伴有明显的气血亏虚证候，如眩晕耳鸣，心悸少寐等。二者的鉴别以目黄的有无为要点。

　　2. 黄胖　黄胖多与虫证有关，诸虫尤其是钩虫居于肠内，久之耗伤气血，脾虚生湿，致肌肤失养，水湿渐停，而引起面部肿胖色黄，身黄带白，但眼目不黄。二者的鉴别也以目黄的有无为要点。

四、辨证施治

　　1. 辨证要点

　　（1）辨阳黄与阴黄　阳黄由湿热所致，起病急，病程短，黄色鲜明如橘色，伴有湿热证候；阴黄由寒湿所致，起病缓，病程长，黄色晦暗如烟熏，伴有寒湿诸候。

　　（2）辨阳黄中湿热的偏重　阳黄属湿热为患，由于感受湿与热邪程度的不同，机体反应的差异，故临床有湿热孰轻孰重之分。区别湿邪与热邪的孰轻孰重，目的是同中求异，使治疗分清层次，各有重点。辨证要点是：热重于湿的病机为湿热而热偏盛，病位在脾胃肝胆而偏重于胃；湿重于热的病机是湿热而湿偏盛，病位在脾胃肝胆而偏重于脾。相对来说，热重于湿者以黄色鲜明，身热口渴，口苦便秘，舌苔黄腻，脉弦数为特点；湿重于热者则以黄色不如热重者鲜明，口不渴，头身困重，纳呆便溏，舌苔厚腻微黄，脉濡缓为特征。

（3）辨急黄　急黄为湿热夹时邪疫毒，热入营血，内陷心包所致。在证候上，急黄与一般阳黄不同，急黄起病急骤，黄疸迅速加深，其色如金，并现壮热神昏；吐血衄血等危重证候，预后较差。

2. 治疗原则　根据本病湿浊阻滞，脾胃肝胆功能失调，胆液不循常道，随血外溢的病机，其治疗大法为祛湿利小便，健脾疏肝利胆。并应依湿从热化、寒化的不同，分别施以清热利湿和温中化湿之法；急黄则在清热利湿基础上，合用解毒凉血开窍之法；黄疸久病应注意扶助正气，如滋补脾肾，健脾益气等。

3. 分证论治

（1）阳黄　分为热重于湿证、湿重于热证、胆腑郁热证和急黄证。

①热重于湿证：症见初起目白睛发黄，迅速至全身发黄，色泽鲜明，右胁疼痛而拒按，壮热口渴，口干口苦，恶心呕吐，脘腹胀满，大便秘结，小便赤黄、短少，舌红，苔黄腻或黄糙，脉弦滑或滑数。治以清热利湿，通腑化瘀。方用茵陈蒿汤。

②湿重于热证：症见身目发黄如橘，无发热或身热不扬，右胁疼痛，脘闷腹胀，头重身困，嗜卧乏力，纳呆便溏，厌食油腻，恶心呕吐，口黏不渴，小便不利，舌苔厚腻微黄，脉濡缓或弦滑。治以健脾利湿，清热利胆。方用茵陈四苓汤。

若湿困脾胃，便溏尿少，口中甜者，可加厚朴、苍术；纳呆或无食欲者，再加炒麦芽、鸡内金以醒脾消食。

③胆腑郁热证：症见身目发黄鲜明，右胁剧痛且放射至肩背，壮热或寒热往来，伴有口苦咽干，恶心呕吐，便秘，尿黄，舌红苔黄而干，脉弦滑数。治以清热化湿，疏肝利胆。方用大柴胡汤。

胁痛重者，可加郁金、枳壳、木香、延胡索、川楝子；黄疸重者，可加金钱草、厚朴、茵陈、栀子；壮热者，可加金银花、蒲公英、虎杖；呃逆恶心者，加炒莱菔子。

④急黄证：症见起病急骤，黄疸迅速加深，身目呈深黄色，胁痛，脘腹胀满，疼痛拒按，壮热烦渴，呕吐频作，尿少便结，烦躁不安，或神昏谵语，或衄血尿血，皮下紫斑，或有腹水，继之嗜睡昏迷，舌质红绛，苔黄褐干燥，脉弦大或洪大。治以清热解毒，凉血开窍；方用千金犀角散。

若热毒炽盛，乘其未陷入昏迷之际，急以通涤胃肠热毒为要务，不可犹豫，宜加大剂量清热解毒药如金银花、连翘、土茯苓、蒲公英、大青叶、黄柏、生大黄，或用五味消毒饮，重加大黄。

（2）阴黄　分为寒湿阻遏证和脾虚血亏证。

①寒湿阻遏证：症见身目俱黄，黄色晦暗不泽或如烟熏，右胁疼痛，痞满食少，神疲畏寒。腹胀便溏，口淡不渴，舌淡苔白腻，脉濡缓或沉迟。治以温中化湿，健脾利胆。方用茵陈术附汤。

胁痛或胁下积块者，可加柴胡、丹参、泽兰、郁金、赤芍以疏肝利胆，活血化瘀；便溏者加茯苓、泽泻、车前子。黄疸日久，身倦乏力者加党参、黄芪。

②脾虚血亏证：症见面目及肌肤发黄，黄色较淡，面色不华，睑白唇淡，心悸气短，倦怠乏力，头晕目眩，舌淡苔白，脉细弱。治以补养气血，健脾退黄。方用小建中汤。

气虚甚者加黄芪补其气；血虚甚者加当归、熟地、养血；若湿象重者，酌加淡渗利湿之品，如猪苓、泽泻等，但用量宜轻；若见脾肾阳虚重者，可酌加附子、肉桂等。

五、预防调护

本病病程相对较长，除了药物治疗以外，精神状态、生活起居、休息营养等，对本病有着重要的辅助治疗意义。具体内容包括：

1. 精神调摄　由于本病易于迁延、反复，甚至恶化，因此，患病后一般思想顾虑较重，多虑善怒，致使病情加重。所以，医患结合，讲清道理，使患者从自身疾病的束缚中解脱出来，而不要为某些症状的显没而惶惶不安，忧虑不宁。

2. 饮食有节　患病后食欲减退，恶心呕吐，腹胀等症明显，所以调节饮食为主要的辅助疗法。既往强调高糖、高蛋白、高热量、低脂肪饮食，以保证营养供应，但应注意要适度，不可过偏。阳黄患者适合软食或半流饮食，以起到补脾缓肝的作用；禁食酒、辛热及油腻之品。阴黄患者也应进食富于营养而易消化的饮食，禁食生冷、油腻、辛辣之品，不吃油炸、坚硬的食物，避免损伤血络。黄疸恢复期，更忌暴饮暴食，以防重伤脾胃，使病情加重。

3. 起居有常　病后机体功能紊乱，往往容易疲劳，故在急性期或慢性活动期应适当卧床休息，有利整体功能的恢复；急性期后，根据患者体力情况，适当参加体育锻炼，如练太极拳、气功之类，十分必要。

对于急黄患者，由于发病急骤，传变迅速，病死率高，所以调摄护理更为重要。患者应绝对卧床休息，吃流质饮食，如恶心呕吐频发，可暂时禁食，予以补液。禁辛热、油腻、坚硬的食物，以防助热、生湿、伤络。密切观察病情变化，黄疸加深或皮肤出现紫斑为病情恶化之兆；若烦躁不安，神志恍惚，脉象变为微弱欲绝或散乱无根，为欲脱之征象，应及时抢救。

第十八章　头　痛

头痛病是指由于外感与内伤，致使脉络拘急或失养，清窍不利所引起的以头部疼痛为主要临床特征的疾病。头痛既是一种常见病证，也是一个常见症状，可以发生于多种急慢性疾病过程中，有时亦是某些相关疾病加重或恶化的先兆。

一、病因病机

1. 感受外邪　多因起居不慎，坐卧当风，感受风寒湿热等外邪上犯于头，清阳之气受阻，气血不畅，阻遏络道而发为头痛。外邪中以风邪为主，因风为阳邪，"伤于风者，上先受之"，"巅高之上，唯风可到"。但"风为百病之长"、六淫之首，常挟寒、湿、热邪上袭。

若风挟寒，寒为阴邪伤阳，清阳受阻，寒凝血滞，络脉绌急而痛；若挟热邪，风热上炎，侵扰清空，气血逆乱而痛；若挟湿邪，湿性粘滞，湿蒙清阳，头为"清阳之府"，清阳不布，气血不畅而疼痛。

2. 情志郁怒　长期精神紧张忧郁，肝气郁结，肝失疏泄，络脉失于条达拘急而头痛；或平素性情暴逆，恼怒太过，气郁化火，日久肝阴被耗，肝阳失敛而上亢，气壅脉满，清阳受扰而头痛。

3. 饮食不节　素嗜肥甘厚味，暴饮暴食，或劳伤脾胃，以致脾阳不振，脾不能运化转输水津，聚而痰湿内生，以致清阳不升，浊阴下降，清窍为痰湿所蒙；或痰阻脑脉，痰瘀痹阻，气血不畅，均可致脑失清阳、精血之充，脉络失养而痛。

4. 内伤不足　先天禀赋不足，或劳欲伤肾，阴精耗损，或年老气血衰败，或久病不愈，产后、失血之后，营血亏损，气血不能上营于脑，髓海不充则可致头痛。此外，外伤跌扑，或久患者络则络行不畅，血瘀气滞，脉络失养而易致头痛。头为神明之府，"诸阳之会"，"脑为髓海"，五脏精华之血，六腑清阳之气皆能上注于头，即头与五脏六腑之阴精、阳气密切相关，凡能影响脏腑之精血、阳气的因素皆可成为头痛的病因，归纳起来不外外感与内伤两类。病位虽在头，但与肝脾肾密切相关。风、火、痰、瘀、虚为致病之主要因素。邪阻脉络，清窍不利；精血不足，脑失所养，为头痛之基本病机。

二、诊断

1. 以头痛为主症，表现为前额、额颞、巅顶、顶枕部甚至全头部疼痛，头痛性质或为跳痛、刺痛、胀痛、昏痛、隐痛、空痛。可以突然发作，可以反复发作。疼痛持续时间可为数分钟、数小时、数天或数周不等。

2. 有外感、内伤引起头痛的因素，或有反复发作的病史。

3. 检查血常规，测血压，必要时做脑脊液、脑血流图、脑电图检查，有条件时做经颅多普勒、颅脑 CT 和 MRI 检查，有助于排除器质性疾病，明确诊断。

三、鉴别诊断

1. 类中风　类中风病多见于 45 岁以上，眩晕反复发作，头痛突然加重时，常兼半身肢体活动不灵，或舌謇语涩。

2. 真头痛　真头痛多呈突然剧烈头痛，常表现为持续痛而阵发加重，甚至伴喷射样呕吐、肢厥、抽搐等。

四、辨证施治

1. 辨证要点

（1）辨外感内伤　可根据起病方式、病程长短、疼痛性质等特点进行辨证。外感头痛，一般发病较急，病势较剧，多表现掣痛、跳痛、胀痛、重痛、痛无休止，每因外邪所致。内伤头痛，一般起病缓慢，痛势较缓，多表现隐痛、空痛、昏痛、痛势悠悠，遇劳则剧，时作时止。

（2）辨疼痛性质　辨疼痛性质有助于分析病因。掣痛、跳痛多为阳亢、火热所致；重痛多为痰湿；冷感而刺痛，为寒厥；刺痛固定，常为瘀血；痛而胀者，多为阳亢；隐痛绵绵或空痛者，多精血亏虚；痛而昏晕者，多气血不足。

（3）辨疼痛部位　辨疼痛部位有助于分析病因及脏腑经络。一般气血、肝肾阴虚者，多以全头作痛；阳亢者痛在枕部，多连颈肌；寒厥者痛在巅顶；肝火者痛在两颞。就经络而言，前部为阳明经，后部为太阳经，两侧为少阳经，巅顶为厥阴经。

（4）辨诱发因素　因劳倦而发，多为内伤，气血阴精不足；因气候变化而发，常为寒湿所致；因情志波动而加重，与肝火有关；因饮酒或暴食而加重，多为阳亢；外伤之后而痛，应属瘀血。

2. 治疗原则
头痛的治疗"须分内外虚实"，外感所致属实，治疗当以祛邪活络为主，视其邪气性质之不同，分别采用祛风、散寒、化湿、清热等法，外感以风为主，故强调风药的使用。内伤所致多虚，治疗以补虚为要，视其所虚，分别采用益气升清、滋阴养血、益肾填精，若因风阳上亢则治以息风潜阳，因痰瘀阻络又当化痰活血为法。虚实夹杂，扶正祛邪并举。

3. 分证论治

（1）外感头痛　分为风寒证、风热证和风湿证。

①风寒证：症见头痛起病较急，其痛如破，痛连项背，恶风畏寒，口不渴，苔薄白，脉多浮紧。治以疏风散寒。方用川芎茶调散。

若头痛，恶寒明显者，酌加麻黄、桂枝、制川乌等温经散寒；若寒邪侵于厥阴经脉，症见巅顶头痛，干呕，吐涎沫，四肢厥冷，苔白，脉弦者，方用吴茱萸汤去人参，加藁本、川芎、细辛、法半夏，以温散寒邪，降逆止痛。

②风热证：症见起病急，头呈胀痛，甚则头痛如裂，发热或恶风，口渴欲饮，面红目赤，便秘溲黄，舌红苔黄，脉浮数。治以疏风清热。方用芎芷石膏汤。

若烦热口渴，舌红少津者，可重用石膏，配知母、天花粉清热生津；若大便秘结，口鼻生疮，腑气不通者，可合用黄连上清丸苦寒降火，通腑泄热。

③风湿证：症见头痛如裹，肢体困重，胸闷纳呆，小便不利，大便或溏，苔白腻，脉濡。治以祛风胜湿。方用羌活胜湿汤。

若湿浊甚者，脾运碍滞，泛恶呕吐者可合平胃散、姜半夏燥湿运脾；若夏季暑湿甚，致头昏胀痛，身热恶寒，汗出不畅者可合黄连香薷饮加藿香化裁。

（2）内伤头痛　分为肝阳头痛证、肾虚头痛证、血虚头痛证、痰浊头痛证和瘀血头痛证。

①肝阳头痛证：症见头胀痛而眩，心烦易怒，面赤口苦，或兼耳鸣胁痛，夜眠不宁，舌红苔薄黄，脉弦有力。治以平肝潜阳。方用天麻钩藤饮。

②肾虚头痛证：症见头痛而空，每兼眩晕耳鸣，腰膝酸软，遗精，带下，少寐健忘，舌红少苔，脉沉细无力。治以滋阴补肾。方用大补元煎。

③血虚头痛证：症见头痛而晕，遇劳加重，面色少华，心悸不宁，自汗，气短，畏风，神疲乏力，舌淡苔薄白，脉沉细而弱。治以气血双补。方用八珍汤。

④痰浊头痛证：症见头痛昏蒙，胸脘满闷，呕恶痰涎，苔白腻，或舌胖大有齿痕，脉滑或弦滑。治以健脾化痰，降逆止痛。方用半夏白术天麻汤。

⑤瘀血头痛证：症见头痛经久不愈，其痛如刺，入夜尤甚，固定不移，或头部有外伤史，舌紫或有瘀斑、瘀点，苔薄白，脉沉细或细涩。治以活血通窍止痛。方用通窍活血汤。

五、预防调护

头痛为病与感受外邪、情志失调、饮食劳倦等有关。故保持情绪舒畅，避免外邪侵袭，饮食适度，劳逸结合有助本病的预防。

头痛患者宜注意休息，保持环境安静。外感头痛由于外邪侵袭所致，故平时应当顺应四时变化，寒温适宜，起居定时，参加体育锻炼，以增强体质，抵御外邪侵袭。内伤所致者，宜情绪舒畅，避免精神刺激，注意休息。肝阳上亢者，禁食肥甘厚腻、辛辣发物，以免生热动风，而加重病情。肝火头痛者，可用冷毛巾敷头部。因痰浊所致者，饮食宜清淡，勿进肥甘之品，以免助湿生痰。精血亏虚者，应加强饮食调理，多食牛乳等血肉有情之品。此外，尚可选择合适的头部保健按摩法，以疏通经脉，调畅气血，防止头痛发生。

第十九章 眩 晕

眩晕是由于情志、饮食内伤、体虚久病、失血劳倦及外伤、手术等病因，引起风、火、痰、瘀上扰清空或精亏血少，清窍失养为基本病机，以头晕、眼花为主要临床表现的一类病证。眩即眼花，晕是头晕，两者常同时并见，故统称为"眩晕"，其轻者闭目可止，重者如坐车船，旋转不定，不能站立，或伴有恶心、呕吐、汗出、面色苍白等症状。

一、病因病机

1. 情志内伤 素体阳盛，加之恼怒过度，肝阳上亢，阳升风动，发为眩晕；或因长期忧郁恼怒，气郁化火，使肝阴暗耗，肝阳上亢，阳升风动，上扰清空，发为眩晕。

2. 饮食不节 损伤脾胃，脾胃虚弱，气血生化无源，清窍失养而作眩晕；或嗜酒肥甘，饥饱劳倦，伤于脾胃，健运失司，以致水谷不化精微，聚湿生痰，痰湿中阻，浊阴不降，引起眩晕。

3. 跌扑外伤 手术头部外伤或手术后，瘀血停留，瘀阻脑络，导致瘀血阻窍，气血不能濡养而发为眩晕。

4. 体虚、久病、失血、劳倦过度 肾为先天之本，藏精生髓，若先天不足，肾精不充，或者年老肾亏，或久病伤肾，或房劳过度，导致肾精亏虚，不能生髓，而脑为髓之海，髓海不足，上下俱虚，而发生眩晕。或肾阴素亏，肝失所养，以致肝阴不足，阴不制阳，肝阳上亢，发为眩晕。大病久病或失血之后，虚而不复，或劳倦过度，气血衰少，气血两虚，气虚则清阳不展，血虚则脑失所养，皆能发生眩晕。

本病病位在清窍，由气血亏虚、肾精不足致脑髓空虚，清窍失养，或肝阳上亢、痰火上逆、瘀血阻窍而扰动清窍发生眩晕，与肝、脾、肾三脏关系密切。眩晕的病性以虚者居多，故张景岳谓"虚者居其八九"，如肝肾阴虚、肝风内动，气血亏虚、清窍失养，肾精亏虚、脑髓失充。眩晕实证多由痰浊阻遏，升降失常，痰火气逆，上犯清窍，瘀血停着，痹阻清窍而成。眩晕的发病过程中，各种病因病机，可以相互影响，相互转化，形成虚实夹杂；或阴损及阳，阴阳两虚。肝风、痰火上扰清窍，进一步发展可上蒙清窍，阻滞经络，而形成中风；或突发气机逆乱，清窍暂闭或失养，而引起晕厥。

二、诊断

1. 头晕目眩，视物旋转，轻者闭目即止，重者如坐车船，甚则仆倒。

2. 可伴有恶心呕吐，眼球震颤，耳鸣耳聋，汗出，面色苍白等。

3. 多慢性起病，反复发作，逐渐加重。也可见急性起病者。

4. 查血红蛋白、红细胞计数，测血压，做心电图，颈椎 X 线摄片，头部 CT、MRI 等项检查，有助于明确诊断。

5. 应注意排除颅内肿瘤、血液病等。

三、鉴别诊断

1. 中风病　中风病以猝然昏仆，不省人事，伴有口舌㖞斜，半身不遂，失语；或不经昏仆，仅以㖞斜不遂为特征。中风昏仆与眩晕之仆倒相似，且眩晕可为中风病先兆，但眩晕患者无半身不遂、口舌㖞斜及舌强语謇等表现。

2. 厥证　厥证以突然昏仆，不省人事，或伴有四肢厥冷为特点，发作后一般在短时间内逐渐苏醒，醒后无偏瘫、失语、口舌㖞斜等后遗症。严重者也可一厥不醒而死亡。眩晕发作严重者也可有眩晕欲倒的表现，但一般无昏迷不省人事的表现。

3. 痫病　痫病以突然仆倒，昏不知人，口吐涎沫，两目上视，四肢抽搐，或口中如作猪羊叫声，移时苏醒，醒后一如常人为特点。痫病昏仆与眩晕甚者之仆倒相似，且其发前多有眩晕、乏力、胸闷等先兆，发作日久常有神疲乏力、眩晕时作等症状表现，故应与眩晕鉴别，其鉴别要点为痫病昏仆必有昏迷不省人事，且伴口吐涎沫，两目上视，抽搐，猪羊叫声等症状。

四、辨证施治

1. 辨证要点

（1）辨脏腑　眩晕病位虽在清窍，但与肝、脾、肾三脏功能失常关系密切。肝阴不足，肝郁化火，均可导致肝阳上亢，其眩晕兼见头胀痛，面潮红等症状。脾虚气血生化乏源，眩晕兼有纳呆，乏力，面色㿠白等；脾失健运，痰湿中阻，眩晕兼见纳呆，呕恶，头重，耳鸣等；肾精不足之眩晕，多兼腰酸腿软，耳鸣如蝉等。

（2）辨虚实　眩晕以虚证居多，挟痰挟火亦兼有之；一般新病多实，久病多虚，体壮者多实，体弱者多虚，呕恶、面赤、头胀痛者多实，体倦乏力、耳鸣如蝉者多虚；发作期多实，缓解期多虚。病久常虚中夹实，虚实夹杂。

（3）辨体质　面白而肥多为气虚多痰，面黑而瘦多为血虚有火。

（4）辨标本　眩晕以肝肾阴虚、气血不足为本，风、火、痰、瘀为标。其中阴虚多见咽干口燥，五心烦热，潮热盗汗，舌红少苔，脉弦细数；气血不足则见神疲倦怠，面色不华，爪甲不荣，纳差食少，舌淡嫩，脉细弱。标实又有风性主动，火性上炎，痰性黏滞，瘀性留著之不同，要注意辨别。

2. 治疗原则　眩晕的治疗原则主要是补虚而泻实，调整阴阳。虚证以肾精亏虚、气血衰少居多，精虚者填精生髓，滋补肝肾；气血虚者宜益气养血，调补脾肾。实证则以潜阳、泻火、化痰、逐瘀为主要治法。

3. 分证论治

（1）肝阳上亢证　症见眩晕耳鸣，头痛且胀，遇劳、恼怒加重，肢麻震颤，失眠多梦，急躁易怒，舌红苔黄，脉弦。治以平肝潜阳，滋养肝肾。方用天麻钩藤饮。

若见阴虚较盛，舌红少苔，脉弦细数较为明显者，可选生地、麦冬、玄参、何首乌、生白芍等滋补肝肾之阴。若肝阳化火，肝火亢盛，表现为眩晕、头痛较甚，耳鸣、耳聋暴作，目赤，口苦，舌红苔黄燥，脉弦数，可选用龙胆草、丹皮、菊花、夏枯草等清肝泻火。便秘者可选加大黄、芒硝或当归龙荟丸以通腑泄热。

（2）痰浊中阻证　症见眩晕，头重如蒙，视物旋转，胸闷作恶，呕吐痰涎，食少多寐，苔白腻，脉弦滑。治以燥湿祛痰，健脾和胃。方用半夏白术天麻汤。

头晕头胀，多寐，苔腻者，加藿香、佩兰、石菖蒲等醒脾化湿开窍；呕吐频繁，加代赭石、竹茹和胃降逆止呕；脘闷、纳呆、腹胀者，加厚朴、白蔻仁、砂仁等理气化湿健脾；耳鸣、重听者，加葱白、郁金、石菖蒲等通阳开窍。

痰浊郁而化热，痰火上犯清窍，表现为眩晕，头目胀痛，心烦口苦，渴不欲饮，苔黄腻，脉弦滑，用黄连温胆汤清化痰热。若素体阳虚，痰从寒化，痰饮内停，上犯清窍者，用苓桂术甘汤合泽泻汤温化痰饮。

（3）瘀血阻窍证　症见眩晕头痛，兼见健忘，失眠，心悸，精神不振，耳鸣耳聋，面唇紫暗，舌瘀点或瘀斑，脉弦涩或细涩。治以活血化瘀，通窍活络。方用通窍活血汤。

若见神疲乏力，少气自汗等气虚证者，重用黄芪，以补气固表，益气行血；若兼有畏寒肢冷，感寒加重者，加附子、桂枝温经活血；若天气变化加重，或当风而发，可重用川芎，加防风、白芷、荆芥穗、天麻等理气祛风之品。

（4）气血亏虚证　症见头晕目眩，动则加剧，遇劳则发，面色㿠白，爪甲不荣，神疲乏力，心悸少寐，纳差食少，便溏，舌淡苔薄白，脉细弱。治以补养气血，健运脾胃。方用归脾汤。

若气虚卫阳不固，自汗者，重用黄芪，加浮小麦益气固表敛汗；气虚湿盛，泄泻或便溏者，加薏苡仁、泽泻、炒扁豆，当归炒用健脾利水；气损及阳，兼见畏寒肢冷，腹中冷痛等阳虚症状，加桂枝、干姜温中散寒；血虚较甚，面色苍白无华，加熟地、阿胶等养血补血。

（5）肾精不足证　症见眩晕久发不已，视力减退，两目干涩，少寐健忘，心烦口干，耳鸣，神疲乏力，腰酸膝软，遗精，舌红苔薄，脉弦细。治以补肾填精。方用左归丸。

若阴虚生内热，表现咽干口燥，五心烦热，潮热盗汗，舌红，脉弦细数者，可加炙鳖甲、知母、青蒿等滋阴清热；心肾不交，失眠、多梦、健忘者，加阿胶、鸡子黄、酸枣仁、柏子仁等交通心肾，养心安神；若水不涵木，肝阳上亢者，可加清肝、平肝、镇肝之品，如龙胆草、柴胡、天麻等。

五、预防调护

平时保持充足的睡眠，注意劳逸结合。保持心情开朗愉悦，饮食有节，注意养生保护阴精，有助于预防本病。

患者的病室应保持安静、舒适，避免噪声，光线柔和。保证充足的睡眠，注意劳逸结合。保持心情愉快，增强战胜疾病的信心。饮食以清淡易消化为宜，多吃蔬菜、水果，忌烟酒、油腻、辛辣之品，少食海腥发物，虚证眩晕者可配合食疗，加强营养。眩晕发作时应卧床休息，闭目养神，少作或不作旋转、弯腰等动作，以免诱发或加重病情。重症患者要密切注意血压、呼吸、神志、脉搏等情况，以便及时处理。

第二十章　中　风

中风病是由于正气亏虚，饮食、情志、劳倦内伤等引起气血逆乱，产生风、火、痰、瘀，导致脑脉痹阻或血溢脑脉之外为基本病机，以突然昏仆、半身不遂、口舌㖞斜、言语謇涩或不语、偏身麻木为主要临床表现的病证。根据脑髓神机受损程度的不同，有中经络、中脏腑之分，有相应的临床表现。本病多见于中老年人。四季皆可发病，但以冬春两季最为多见。

一、病因病机

1. 内伤积损　年老体弱、精气渐耗，或久病气血亏损，脑脉失养。气虚则运血无力，血流不畅，而致脑脉瘀滞不通；阴血亏虚则阴不制阳，内风动越，携痰浊、瘀血上扰清窍，突发本病。

2. 劳倦内伤　烦劳过度，伤耗阴精，阴虚而火旺，或阴不制阳易使阳气扩张，引动风阳，内风旋动，则气火俱浮，或兼挟痰浊、瘀血上壅清窍脉络。

3. 饮食不节　过食肥甘醇酒，致使脾胃受伤，脾失运化，痰浊内生，郁久化热，痰热互结，壅滞经脉，上蒙清窍；或素体肝旺，气机郁结，克伐脾土，痰浊内生；或肝郁化火，烁津成痰，痰郁互结，携风阳之邪，窜扰经脉，发为本病。

4. 情志过极　七情所伤，肝失条达，气机郁滞，血行不畅，瘀结脑脉；暴怒伤肝，则肝阳暴张，或心火暴盛，风火相煽，血随气逆，上冲犯脑。凡此种种，均易引起气血逆乱，上扰脑窍而发为中风。尤以暴怒引发本病者最为多见。

5. 气虚邪中　气血不足，脉络空虚，风邪乘虚入中经络；或形盛气衰，痰湿素盛，外风引动痰湿，闭阻经络，可致㖞僻不遂。

综观本病，由于患者脏腑功能失调，气血素虚或痰浊、瘀血内生，加之劳倦内伤、忧思恼怒、饮酒饱食、用力过度、气候骤变等诱因，而致瘀血阻滞、痰热内蕴，或阳化风动、血随气逆，导致脑脉痹阻或血溢脉外，引起昏仆不遂，发为中风。其病位在脑，与心、肾、肝、脾密切相关。其病机有虚（阴虚、气虚）、火（肝火、心火）、风（肝风）、痰（风痰、湿痰）、气（气逆）、血（血瘀）六端，此六端多在一定条件下相互影响，相互作用。病性多为本虚标实，上盛下虚。在本为肝肾阴虚，气血衰少，在标为风火相煽，痰湿壅盛，瘀血阻滞，气血逆乱。而其基本病机为气血逆乱，上犯于脑，脑之神明失用。

二、诊断

1. 以神志恍惚、迷蒙，甚至昏迷或昏愦，半身不遂，口舌㖞斜，舌强言謇或不语，偏身麻木为主症。
2. 多急性起病。
3. 病发多有诱因，病前常有头晕、头痛、肢体麻木、力弱等先兆症。
4. 好发年龄为 40 岁以上。
5. 血压，脑脊液检查，眼底检查，颅脑 CT、MRI 等检查，有助于诊断。

诊断时，在中风病病名的诊断基础上，还要根据有无神识昏蒙诊断为中经络与中脏腑两大中风病病类。

中风病的急性期是指发病后两周以内，中脏腑类最长可至 1 个月；恢复期是发病两周或 1 个月至半年以内；后遗症期系发病半年以上者。

三、鉴别诊断

1. 口僻　俗称吊线风，主要症状是口眼㖞斜，多伴有耳后疼痛，因口眼㖞斜有时伴流涎、言语不清。多由正气不足，风邪入中脉络，气血痹阻所致，不同年龄均可罹患。中风病口舌㖞斜者多伴有肢体瘫痪或偏身麻木，病由气血逆乱，血随气逆，上扰脑窍而致脑髓神机受损，且以中老年人为多。

2. 痫病　痫病与中风中脏腑均有猝然昏仆的见症。而痫病为发作性疾病，昏迷时四肢抽搐，口吐涎沫，双目上视，或作异常叫声，醒后一如常人，且肢体活动多正常，发病以青少年居多。

3. 厥证　神昏常伴有四肢逆冷，一般移时苏醒，醒后无半身不遂、口舌㖞斜、言语不利等症。

4. 痉病　痉病以四肢抽搐，项背强直，甚至角弓反张为主症。病发亦可伴神昏，但无半身不遂、口舌㖞斜、言语不利等症状。

5. 痿病　痿病以手足软弱无力、筋脉弛缓不收、肌肉萎缩为主症，起病缓慢，起病时无突然昏倒不省人事，口舌㖞斜，言语不利。以双下肢或四肢为多见，或见有患肢肌肉萎缩，或见筋惕肉瞤。中风病亦有见肢体肌肉萎缩者，多见于后遗症期由半身不遂而失用所致。

四、辨证施治

1. 辨证要点

（1）了解病史及先兆　中老年人，平素体质虚衰或素有形肥体丰，而常表现有眩晕、头痛，或一过性肢麻、口舌㖞斜、言语謇涩。多有气候骤变，烦劳过度，情志相激，跌仆努力等诱因。若急性起病，以半身不遂、口舌㖞斜、言语謇涩为首发症状者一般诊断不难。但若起病即见神志障碍者，则需深入了解病史和体检。

（2）辨中经络与中脏腑　临床按脑髓神机受损的程度与有无神识昏蒙分为中经络与中脏腑两大类型。两者根本区别在于中经络一般无神志改变，表现为不经昏仆而突然发生口眼㖞斜、言语不利、半身不遂；中脏腑则出现突然昏仆，不省人事，半身不遂、口舌㖞斜、舌强言謇或不语、偏身麻木、神识恍惚或迷蒙为主症，并常遗留后遗症，中经络者，病位较浅，病情较轻；中脏腑者，病位较深，病情较重。

（3）明辨病性　中风病性为本虚标实，急性期多以标实证候为主，根据临床表现注意辨别病性属火、风、痰、血的不同。平素性情急躁易怒，面红目赤，口干口苦，发病后甚或项背身热，躁扰不宁，大便秘结，小便黄赤，舌红苔黄则多属火热为患；若素有头痛、眩晕等症，突然出现半身不遂，甚或神昏、抽搐、肢体痉强拘急，属内风动越；素来形肥体丰，病后咳痰较多或神昏，喉中痰鸣，舌苔白腻，属痰浊壅盛为患；若素有头痛，痛势较剧，舌质紫暗，多属瘀血为患。恢复期及后遗症期，多表现为气阴不足，阳气虚衰。如肢体瘫痪，手足肿胀，口角流涎，气短自汗，多属气虚；若兼有畏寒肢冷，为阳气虚衰的表现；若兼有心烦少寐，口干咽干，手足心热，舌红少苔，多属阴虚内热。

（4）辨闭证、脱证　闭者，邪气内闭清窍，症见神昏、牙关紧闭、口噤不开、肢体痉强，属实证，根据有无热象，又有阳闭、阴闭之分。阳闭为痰热闭阻清窍，症见面赤身热，气粗口臭，躁扰不宁，舌苔黄腻，脉象弦滑而数；阴闭为湿痰内闭清窍；症见面白唇暗，静卧不烦，四肢不温，痰涎壅盛，舌苔白腻，脉象沉滑或缓。阳闭和阴闭可相互转化，当依据临床表现、舌象、脉象的变化综合判断。脱证是五脏真阳散脱于外，症见昏愦无知，目合口开，四肢松懈瘫软，手撒肢冷汗多，二便自遗，鼻息低微，为中风危候。另外，临床上尚有内闭清窍未开而外脱虚象已露，即所谓"内闭外脱"者，此时往往是疾病安危演变的关键时机，应引起高度重视。

（5）辨病势顺逆 临床注意辨察患者之"神"，尤其是神志和瞳孔的变化。中脏腑者，起病即现昏愦无知，多为实邪闭窍，病位深，病情重。如患者渐至神昏，瞳孔变化，甚至呕吐、头痛、项强者，说明正气渐衰，邪气日盛，病情加重。先中脏腑，如神志逐渐转清，半身不遂未再加重或有恢复者，病由重转轻，病势为顺，预后多好。若目不能视，或瞳孔大不等，或突见呃逆频频，或突然昏愦、四肢抽搐不已，或背腹骤然灼热而四肢发凉及至手足厥逆，或见戴阳及呕血症，均属病势逆转，难以挽救。

2. 治疗原则 中风病急性期标实症状突出，急则治其标，治疗当以祛邪为主，常用平肝息风、清化痰热、化痰通腑、活血通络、醒神开窍等治疗方法。闭、脱二证当分别治以祛邪开窍醒神和扶正固脱、救阴回阳。内闭外脱则醒神开窍与扶正固本可以兼用。在恢复期及后遗症期，多为虚实夹杂，邪实未清而正虚已现，治宜扶正祛邪，常用育阴息风、益气活血等法。

3. 分证论治

（1）中经络 分为风痰入络证、风阳上扰证、痰热腑实证、气虚血瘀证和阴虚风动证。

①风痰入络证：症见肌肤不仁，手足麻木，突然口眼㖞斜，语言不利，口角流涎，舌强语塞，甚则半身不遂，或兼见手足拘挛，肢体酸痛等，舌苔白腻，脉浮滑。治以祛风化痰通络。方用真方白丸子或化痰通络汤加减。

无热象者，可去天竺黄。易制半夏，加全蝎、僵蚕、白附子以加强祛风化痰之功；语言不利者，加菖蒲、远志祛痰宣窍；若眩晕者，加钩藤、菊花平肝息风；有瘀血征象，舌质紫暗者，加桃仁、红花、赤芍以活血化瘀。

②风阳上扰证：症见半身不遂，偏身麻木，舌强言謇或不语，或口舌㖞斜，眩晕头痛，面红目赤，口苦咽干，心烦易怒，尿赤便干，舌质红或红绛，脉弦有力。治以平肝息风，清热活血，补益肝肾。方用天麻钩藤饮。

伴头晕、头痛加菊花、桑叶，疏风清热；心烦易怒加丹皮、郁金，凉血开郁；便干便秘加生大黄。

③痰热腑实证：症见半身不遂，口舌㖞斜，言语謇涩或不语，偏身麻木，腹胀便干便秘，头晕目眩，咯痰或痰多，舌质暗红或暗淡，苔黄或黄腻，脉弦滑或偏瘫侧脉弦滑而大。治以通腑化痰。方用星蒌承气汤加味。

热象明显者，加山栀、黄芩；年老体弱津亏者，加生地、麦冬、玄参。

④气虚血瘀证：症见半身不遂，口舌㖞斜，口角流涎，言语謇涩或不语，偏身麻木，面色㿠白，气短乏力，心悸，自汗，便溏，手足肿胀，舌质暗淡，舌苔薄白或白腻，脉沉细、细缓或细弦。治以益气活血，扶正祛邪。方用补阳还五汤。

气虚明显者，加党参、太子参以益气通络；言语不利，加远志、石菖蒲、郁金以祛痰利窍；肢体麻木加木瓜、伸筋草、防己以舒筋活络；上肢偏废者，加桂枝以通络；下肢瘫软无力者，加川断、桑寄生、杜仲、牛膝以强壮筋骨；小便失禁加桑螵蛸、益智仁以温肾固涩；血瘀重者，加莪术、水蛭、鬼箭羽、鸡血藤等破血通络之品。

⑤阴虚风动证：症见半身不遂，口舌㖞斜，舌强言謇或不语，偏身麻木，烦躁失眠，眩晕耳鸣，手足心热，舌质红绛或暗红，少苔或无苔，脉细弦或细弦数。治以滋养肝肾，潜阳息风。方用镇肝熄风汤。

挟有痰热者，加天竺黄、竹沥、川贝母以清化痰热；心烦失眠者，加黄芩、栀子以清心除烦，加夜交藤、珍珠母以镇心安神。

（2）中腑脏 分为阳闭证、阴闭证和脱证。

①阳闭证（痰火闭窍，痰火瘀闭）：症见起病骤急，神昏或昏愦，半身不遂，鼻鼾痰鸣，肢体强痉拘急，项背身热，躁扰不宁，甚则手足厥冷，频繁抽搐，偶见呕血，舌质红绛，舌苔黄腻或干腻，脉弦滑数。治以清热化痰，醒神开窍。方用羚角钩藤汤配合灌服或鼻饲安宫牛黄丸。

肝火旺盛，面红目赤，脉弦有力者，可加龙胆草、栀子以清肝泻火；腑实热结，腹胀便秘，苔黄厚者，可加生大黄、枳实、芒硝以通腑导滞。

②阴闭证（痰浊蒙窍，痰浊瘀闭）：症见素体阳虚，突发神昏，半身不遂，肢体松懈，瘫软不温，甚

则四肢逆冷，面白唇暗，痰涎壅盛，舌质暗淡，舌苔白腻，脉沉滑或沉缓。治以温阳化痰，醒神开窍。方用涤痰汤配合灌服或鼻饲苏合香丸。

寒象明显，加桂枝温阳化饮；兼有风象者，加天麻、钩藤平肝息风。

③脱证：症见突然神昏或昏愦，肢体瘫软，手撒肢冷汗多，重则周身湿冷，二便失禁，舌痿，舌质紫暗，苔白腻，脉沉缓、沉微。治以益气回阳固脱。方用参附汤。

汗出不止加山茱肉、黄芪、龙骨、牡蛎以敛汗固脱；兼有瘀象者，加丹参。

（3）后遗症

①风痰瘀阻证：症见口眼㖞斜，舌强语蹇或失语，半身不遂，肢体麻木，舌暗紫，苔白滑腻，脉弦滑。治以搜风化痰，行瘀通络。方用解语丹加减。

②气虚络瘀证：症见半身不遂，痿软无力，面色无华，舌质淡紫或有瘀斑，苔薄白，脉细弱或细涩。治以益气行血，化瘀通络。方用补阳还五汤加减。

③肝肾亏虚证：症见半身不遂，患侧肢体僵硬，拘挛变形，舌强不语，或偏瘫，肢体肌肉萎缩，舌红或淡红，脉细数或沉细。治以滋养肝肾。方用左归丸合地黄饮子加减。

五、预防调护

中风病的预防，在于慎起居、节饮食、远房帏、调情志。慎起居，是生活要有规律，注意劳逸适度，重视进行适宜的体育锻炼。节饮食是指避免过食肥甘厚味、烟酒及辛辣刺激食品。远房帏是指节制性生活。调情志是指经常保持心情舒畅，稳定情绪，避免七情伤害。

重视先兆症的观察，并积极进行治疗是预防中风病发生的关键。加强护理是提高临床治愈率、减少合并症、降低死亡率和病残率的重要环节。急性期患者宜卧床休息，尤其是中脏腑患者要密切观察病情，重点注意神志、瞳神、气息、脉象等情况，以了解闭、脱的转化。保持呼吸道通畅和肠道的通畅。防止肺部、口腔、皮肤、会阴等部位感染。语言不利者，宜加强语言训练，循序渐进。病情稳定后，可配合推拿及功能训练，并指导患者自我锻炼，促进患肢功能的恢复。

第二十一章　水　肿

水肿是指因感受外邪，饮食失调，或劳倦过度等，使肺失宣降通调，脾失健运，肾失开合，膀胱气化失常，导致体内水液潴留，泛溢肌肤，以头面、眼睑、四肢、腹背，甚至全身浮肿为临床特征的一类病证。

一、病因病机

人体水液的运行，有赖于气的推动，即有赖于脾气的升化转输，肺气的宣降通调，心气的推动，肾气的蒸化开合。这些脏腑功能正常，则三焦发挥决渎作用，膀胱气化畅行，小便通利，可维持正常的水液代谢。反之，若因外感风寒湿热之邪，水湿浸渍，疮毒浸淫，饮食劳倦，久病体虚等导致上述脏腑功能失调，三焦决渎失司，膀胱气化不利，体内水液潴留，泛溢肌肤，即可发为水肿。

1. 风邪外袭，肺失通调　风邪外袭，内舍于肺，肺失宣降通调，上则津液不能宣发外达以营养肌肤，下则不能通调水道而将津液的代谢废物变化为尿，以致风遏水阻，风水相搏，水液潴留体内，泛滥肌肤，发为水肿。

2. 湿毒浸淫，内归肺脾　肺主皮毛，脾主肌肉。痈疡疮毒生于肌肤，未能清解而内归肺脾，脾伤不能升津，肺伤失于宣降，以致水液潴留体内，泛溢肌肤，发为水肿。

3. 水湿浸渍，脾气受困　脾喜燥而恶湿。久居湿地，或冒雨涉水，水湿之气内侵；或平素饮食不节，过食生冷，均可使脾为湿困，而失其运化之职，致水湿停聚不行，潴留体内，泛溢肌肤，发为水肿。

4. 湿热内盛，三焦壅滞　湿热内侵，久羁不化；或湿郁化热，湿热内盛，使中焦脾胃失其升清降浊之能，三焦为之壅滞，水道不通，以致水液潴留体内，泛溢肌肤，发为水肿。

5. 饮食劳倦，伤及脾胃　饮食失调，或劳倦过度，或久病伤脾，脾气受损，运化失司，水液代谢失常，引起水液潴留体内，泛溢肌肤，而成水肿。

6. 肾气虚衰，气化失常　生育不节，房劳过度，或久病伤肾，以致肾气虚衰，不能化气行水，遂使膀胱气化失常，开合不利，引起水液潴留体内，泛滥肌肤，而成水肿。

二、诊断

1. 水肿初起多从眼睑开始，继则延及头面、四肢、腹背，甚者肿遍全身，也有先从下肢足胫开始，然后及于全身者。轻者仅眼睑或足胫浮肿；重者全身皆肿，肿处按之凹陷，其凹陷或快或慢皆可恢复。如肿势严重，可伴有胸腹水而见腹部膨胀，胸闷心悸，气喘不能平卧等症。

2. 可有乳蛾、心悸、疮毒、紫癜，感受外邪，以及久病体虚的病史。

3. 尿常规、24 小时尿蛋白定量、血常规、血沉、血浆白蛋白、血尿素氮、肌酐、体液免疫、心电图、心功能测定、肾脏 B 超等实验室检查，有助于诊断和鉴别诊断。

三、鉴别诊断

1. 水肿病　是指表现为头面、眼睑、四肢、腹背甚至全身浮肿的一种病证，严重的水肿患者也可出现胸水和腹水。

水肿的病因主要是外感风寒湿热之邪，水湿浸渍，疮毒浸淫，饮食劳倦，久病体虚等。病机主要是肺失宣降通调，脾失健运，肾失开合，膀胱气化失常，导致体内水液潴留，泛溢肌肤。其症状是先出现眼睑、头面或下肢浮肿，渐次出现四肢及全身浮肿，病情严重时才出现腹部胀大，而腹壁无青筋暴露。

2. 鼓胀　以腹水为主，但也可出现四肢，甚则全身浮肿，因此本病需与鼓胀病鉴别。

鼓胀的病因主要是酒食不节，情志所伤，久病黄疸、积证、血吸虫侵袭，劳倦过度，脾虚等。主要病机是肝脾肾三脏功能失调，气滞、血瘀、水停于腹中。临床上鼓胀先出现腹部胀大，病情较重时才出现下肢浮肿，甚至全身浮肿，腹壁多有青筋暴露。

四、辨证施治

1. 辨证要点　主要是辨阳水和阴水。

(1) 阳水　多因感受风邪、水湿、疮毒、湿热诸邪，导致肺失宣降通调，脾失健运而成。起病较急，病程较短，每成于数日之间。其肿多先起于头面，由上至下，延及全身，或上半身肿甚，肿处皮肤绷急光亮，按之凹陷即起，常兼见烦热口渴，小便赤涩，大便秘结等表、实、热证。

(2) 阴水　多因饮食劳倦、久病体虚等引起脾肾亏虚、气化不利所致。起病缓慢，多逐渐发生，或由阳水转化而来，病程较长。其肿多先起于下肢，由下而上，渐及全身，或腰以下肿甚，肿处皮肤松弛，按之凹陷不易恢复，甚则按之如泥，不烦渴，常兼见小便少但不赤涩，大便溏薄，神疲气怯等里、虚、寒证。

辨证虽然以阳水、阴水为纲，阳水和阴水有本质区别，但应注意，阳水和阴水之间在一定条件下，亦可互相转化，需用动态的观点进行辨识。如阳水久延不退，正气日虚，水邪日盛，便可转为阴水；反之，若阴水复感外邪，肺失宣降，脾失健运，肿势剧增，又可表现为以实证、热证为主，而先按阳水论治。

2. 治疗原则　水肿的治疗，《素问·汤液醪醴论篇》提出"去菀陈莝""开鬼门""洁净府"三条基本原则。张仲景宗《内经》之意，在《金匮要略·水气病脉证并治》中提出："诸有水者，腰以下肿，当利小便；腰以上肿，当发汗乃愈。"辨证地运用了发汗、利小便的两大治法，对后世产生了深远的影响，一直沿用至今。根据上述所论，水肿的治疗原则应分阴阳而治，阳水主要治以发汗、利小便、宣肺健脾，水势壅盛则可酌情暂行攻逐，总以祛邪为主；阴水则主要治以温阳益气、健脾、益肾、补心，兼利小便，酌情化瘀，总以扶正助气化为治。虚实并见者，则攻补兼施。

3. 分证论治

(1) 阳水　分为风水相搏证、湿毒浸淫证、水湿浸淫证和湿热壅盛证。

①风水相搏证：症见浮肿起于眼睑，继则四肢及全身皆肿，甚者眼睑浮肿，眼合不能开，来势迅速，多有恶寒发热，肢节酸痛，小便短少等症。偏于风热者，伴咽喉红肿疼痛，口渴，舌质红，脉浮滑数。偏于风寒者，兼恶寒无汗，头痛鼻塞，咳喘，舌苔薄白，脉浮滑或浮紧。如浮肿较甚，此型亦可见沉脉。治以疏风清热，宣肺行水。方用越婢加术汤。

若属风热偏盛，可加连翘、桔梗、板蓝根、鲜白茅根以清热利咽，解毒散结，凉血止血；若风寒偏盛，去石膏加苏叶、桂枝、防风,以助麻黄辛温解表之力;若咳喘较甚,可加杏仁、前胡,以降气定喘;若见汗出恶风,为卫气已虚,则用防己黄芪汤加减。

②湿毒浸淫证:症见身发疮痍,甚则溃烂,或咽喉红肿,或乳蛾肿大疼痛,继则眼睑浮肿,延及全身,小便不利,恶风发热,舌质红,苔薄黄,脉浮数或滑数。治以宣肺解毒,利尿消肿。方用麻黄连翘赤小豆汤合五味消毒饮。

若湿盛糜烂而分泌物多者,加苦参、土茯苓、黄柏;若风盛而瘙痒者,加白鲜皮、地肤子;若血热而红肿,加丹皮、赤芍;若大便不通,加大黄、芒硝。

③水湿浸渍证:症见全身水肿,按之没指,小便短少,身体困重,胸闷腹胀,纳呆,泛恶,苔白腻,脉沉缓,起病较缓,病程较长。治以健脾化湿,通阳利水。方用胃苓汤合五皮饮。

④湿热壅盛证:症见遍体浮肿,皮肤绷急光亮,胸脘痞闷,烦热口渴,或口苦口黏,小便短赤,或大便干结,舌红,苔黄腻,脉滑数或沉数。治以分利湿热。方用疏凿饮子。

若症见尿痛、尿血,乃湿热之邪下注膀胱,伤及血络,可酌加凉血止血之品,如大小蓟、白茅根等;若肿势严重,兼见气粗喘满,倚息不得平卧,脉弦有力,系胸中有水,可用葶苈大枣泻肺汤合五苓散加杏仁、防己、木通,以泻肺行水,上下分消;若湿热久羁,化燥伤阴,症见口燥咽干、大便干结,可用猪苓汤以滋阴利水。

(2)阴水　分为脾阳虚衰证、肾阳衰微证和瘀水互结证。

①脾阳虚衰证:症见身肿,腰以下为甚,按之凹陷不易恢复,脘腹胀闷,纳减便溏,食少,面色不华,神倦肢冷,小便短少,舌质淡,苔白腻或白滑,脉沉缓或沉弱。治以温阳健脾,化气利水。方用实脾饮。

水湿过盛,腹胀大,小便短少,可加苍术、桂枝、猪苓、泽泻,以增化气利水之力。若症见身倦气短,气虚甚者,可加生黄芪、人参以健脾益气。

②肾阳衰微证:症见面浮身肿,腰以下为甚,按之凹陷不起,心悸,气促,腰部冷痛酸重,尿量减少,四肢厥冷,怯寒神疲,面色㿠白或灰滞,舌质淡胖,苔白,脉沉细或沉迟无力。治以温肾助阳,化气行水。方用济生肾气丸合真武汤。

若心悸,唇绀,脉虚或结或代,乃水邪上犯,心阳被遏,瘀血内阻,宜重用附子再加桂枝、炙甘草、丹参、泽兰,以温阳化瘀;若先见心悸,气短神疲,形寒肢冷,自汗,舌紫暗,脉虚数或结或代等心阳虚衰证候,后见水肿诸症,则应以真武汤为主,加人参、桂枝、丹参、泽兰等,以温补心肾之阳,化瘀利水。若见喘促,呼多吸少,汗出,脉虚浮而数,是水邪凌肺,肾不纳气,宜重用人参、蛤蚧、五味子、山茱萸、牡蛎、龙骨,以防喘脱之变。

③瘀水互结证:症见水肿日久不退,肿势轻重不一,四肢或全身浮肿,下肢为甚,小便短少,或腰部刺痛,或伴血尿,肌肤或有紫红斑块,妇女月经不调或闭经,舌质暗红或紫暗,或有瘀点,瘀斑,脉沉细涩。治以活血祛瘀,化气行水。方用桃红四物汤合五苓散加减。

五、预防调护

本病水肿较甚,初期应吃无盐饮食,待肿势渐退后,逐步改为低盐,最后恢复普通饮食。忌食辛辣、油腻、生冷、酒等刺激性食物。注意皮肤清洁,避免破损皮肤,水肿甚时,应记录每日尿量,尿量少于500ml时,应警惕癃闭发生。若因营养障碍致肿者,不必过于强调忌盐,而应适量进食富于营养之蛋白质类饮食。此外,尚须注意摄生,起居有时。预防感冒,避免外邪侵袭,不宜过度疲劳,尤应节制房室,以免劳伤真元。要禁用或慎用对肾有损害的药物。

第二十二章　淋　证

淋证是指因饮食劳倦、湿热侵袭而致的以肾虚,膀胱湿热,气化失司为主要病机,以小便频急,滴沥不尽,尿道涩痛,小腹拘急,痛引腰腹为主要临床表现的一类病证。

一、病因病机

1. 膀胱湿热　多食辛热肥甘之品，或嗜酒过度，酿成湿热，下注膀胱，或下阴不洁，湿热秽浊毒邪侵入膀胱，酿成湿热，或肝胆湿热下注皆可使湿热蕴结下焦，膀胱气化不利，发为热淋；若灼伤脉络，迫血妄行，血随尿出，则发为血淋；若湿热久蕴，煎熬尿液，日积月累，结成砂石，则发为石淋；若湿热蕴结，膀胱气化不利，不能分清别浊，脂液随小便而出，则发为膏淋。

2. 脾肾亏虚　久淋不愈，湿热耗伤正气，或劳累过度，房事不节，或年老，久病，体弱，皆可致脾肾亏虚。脾虚而中气不足，气虚下陷，则发为气淋；若肾虚而下元不固，肾失固摄，不能制约脂液，脂液下注，随尿而出，则发为膏淋；若肾虚而阴虚火旺，火热灼伤脉络，血随尿出，则发为血淋；病久伤正，遇劳即发者，则为劳淋。

3. 肝郁气滞　恼怒伤肝，肝失疏泄，或气滞不会，郁于下焦，致肝气郁结，膀胱气化不利，发为气淋。

二、诊断

1. 具有淋证的小便频急，滴沥不尽，尿道涩痛，小腹拘急，痛引腰腹等基本临床特征。尚可有各种淋证各自的特征。

2. 病久或反复发作后，常伴有低热，腰痛，小腹坠胀，疲劳等症。

3. 多见于已婚女性，每因劳累过度，情志变化，感受外邪而诱发。

4. 结合有关检查，如尿常规、尿细菌培养、X 线腹部摄片、肾盂造影、双肾及膀胱 B 超、膀胱镜等，可明确诊断。

三、鉴别诊断

1. 癃闭　癃闭以排尿困难，全日总尿量明显减少，点滴而出，甚则小便闭塞不通为临床特征。淋证以小便频急，滴沥不尽，尿道涩痛，小腹拘急，痛引腰腹为特征。其中小便短涩量少，排尿困难与癃闭相似，但癃闭排尿时不痛，每日小便总量远远低于正常，甚至无尿排出；而淋证排尿时疼痛，每日小便总量基本正常。

2. 尿血　血淋和尿血都有小便出血，尿色红赤，甚至尿出纯血等症状。其鉴别的要点是有无尿痛。尿血多无疼痛之感，虽亦间有轻微的胀痛或热痛，但终不若血淋的小便滴沥而疼痛难忍。

3. 尿浊　淋证的小便混浊需与尿浊相鉴别。尿浊虽然小便混浊，白如泔浆，与膏淋相似，但排尿时尿出自如，无疼痛滞涩感，与淋证不同。以有无疼痛为鉴别要点。

四、辨证施治

1. 辨证要点

(1) 辨明淋证类别　由于每种淋证都有不同的病机，其演变规律和治法也不尽相同，在此需要辨明淋证类别。辨识的要点是每种淋证的各自特征。起病急，症见发热，小便热赤，尿时热痛，小便频急症状明显，每日小便可达数十次，每次尿量少者为热淋；小便排出砂石，或尿道中积有砂石，致排尿时尿流突然中断，尿道窘迫疼痛，或砂石阻塞于输尿管或肾盂中，常致腰腹绞痛难忍者为石淋；小腹胀满明显，小便艰涩疼痛，尿后余沥不尽者为气淋；尿中带血或夹有血块，并有尿路疼痛者为血淋；淋证而见小便混浊如米泔或滑腻如脂膏者为膏淋；久淋，小便淋沥不已，时作时止，遇劳即发者为劳淋。

(2) 辨虚实　在区别各种不同淋证的基础上，还需辨识证候的虚实。一般而言，初起或在急性发作阶段，因膀胱湿热、砂石结聚、气滞不利所致，尿路疼痛较甚者，多为实证；淋久不愈，尿路疼痛轻微，见有肾气不足，脾气虚弱之证，遇劳即发者，多属虚证。气淋、血淋、膏淋皆有虚、实及虚实并见之证，石淋日久，伤及正气，阴血亏耗，亦可表现为正虚邪实并见之证。

(3) 辨标本缓急　各种淋证之间可以相互转化，也可以同时并存，所以辨证上应区别标本缓急。一般是本着正气为本，邪气为标；病因为本，证候为标；旧病为本，新病为标等标本关系进行分析判断。以劳淋转为热淋为例，从邪与正的关系看，劳淋正虚是本，热淋邪实为标；从病因与证候的关系看，热淋的湿热蕴结膀胱为本，而热淋的证候为标，根据急则治标，缓则治本的原则，当以治热淋为急务，从而确立清热通淋利尿的治法，先用相应的方药，待湿热渐清，转以扶正为主。同样在石淋并发热淋时，则新病热淋为标，旧病石淋为本，如尿道无阻塞等紧急病情，应先治热淋，后治石淋，治愈热淋后，再治石淋。

2. 治疗原则　实则清利，虚则补益，是治疗淋证的基本原则。实证有膀胱湿热者，治宜清热利湿；有热邪灼伤血络者，治宜凉血止血；有砂石结聚者，治宜通淋排石；有气滞不利者，治宜利气疏导。虚证以脾虚为主者，治宜健脾益气；以肾虚为主者，治宜补虚益肾。

淋证的治法，有忌汗、忌补之说。淋证往往有恶寒发热，此并非外邪袭表，而是湿热熏蒸，邪正相搏所致，发汗解表，自非所宜。因淋证多属膀胱有热，阴液常感不足，而辛散发表，用之不当，不仅不能退热，反有劫伤营阴之弊。若淋证确由外感诱发，或淋家新感外邪，症见恶寒发热，鼻塞流涕，咳嗽，咽痛者，仍可适当配合辛凉解表之剂。因淋证为膀胱有热，阴液不足，即使感受寒邪，亦容易化热，故应避免辛温之品。至于淋证忌补之说，是指实热之证而言，诸如脾虚中气下陷，肾虚下元不固，自当运用健脾益气，补肾固涩等法治之，不属忌补范围。

3. 分证论治

（1）热淋　症见小便频急短涩，尿道灼热刺痛，尿色黄赤，少腹拘急胀痛，或有寒热，口苦，呕恶，或腰痛拒按，或有大便秘结，苔黄腻，脉滑数。治以清热解毒，利湿通淋。方用八正散。

热甚者，加金银花、蒲公英、黄柏、紫花地丁清热解毒；若大便秘结，腹胀者，可重用生大黄，并加枳实以通腑泄热；若伴见寒热，口苦，呕恶者，可合用小柴胡汤以和解少阳；若湿热伤阴者，去大黄，加生地、牛膝、白茅根以养阴清热；若小腹胀满，加乌药、川楝子行气止痛；若热毒弥漫三焦，入营入血，又当急则治标，用黄连解毒汤合五味消毒饮，以清热泻火解毒；若头身疼痛，恶寒发热，鼻塞流涕，有表证者，加柴胡、金银花、连翘等宣透热邪。

（2）石淋　症见尿中时夹砂石，小便艰涩，或排尿时突然中断，尿道窘迫疼痛，少腹拘急，或腰腹绞痛难忍，痛引少腹，连及外阴，尿中带血，舌红，苔薄黄。若病久砂石不去，可伴见面色少华，精神萎顿，少气乏力，舌淡边有齿印，脉细而弱；或腰腹隐痛，手足心热，舌红少苔，脉细带数。治以清热利尿，通淋排石。方用石韦散。

若腰腹绞痛者，可加芍药、甘草以缓急止痛；若见尿中带血，可加小蓟、生地、藕节以凉血止血；尿中有血条血块者，加川牛膝、赤芍、血竭以活血祛瘀；若兼有发热，可加蒲公英、黄柏、大黄以清热泻火。石淋日久，虚实并见，当标本兼治，气血亏虚者，宜二神散合八珍汤；阴液耗伤者，宜六味地黄丸合石韦散；肾阳不足者，宜金匮肾气丸合石韦散。若结石过大，难以排出者，可碎石后再服药；若结石过大，阻塞尿路，肾盂严重积水者，宜手术治疗。

（3）气淋　症见实证表现为小便涩痛，淋沥不宣，小腹胀满疼痛，苔薄白，脉多沉弦。虚证表现为尿时涩滞，小腹坠胀，尿有余沥，面白不华，舌质淡，脉虚细无力。治以实证宜利气疏导，虚证宜补中益气。方用实证用沉香散，虚证用补中益气汤。

胸闷胁胀者，可加青皮、乌药、小茴香以疏肝理气；日久气滞血瘀者，可加红花、赤芍、川牛膝以活血化瘀。补中益气汤补中益气，以治中气不足、气虚下陷之气淋。若小便涩痛，服补益药后，反增小腹胀满，为兼湿热，可加车前草、白茅根、滑石以清热利湿；若兼血虚肾亏者，可用八珍汤加杜仲、枸杞、怀牛膝，以益气养血，脾肾双补。

（4）血淋　症见实证表现为小便热涩刺痛，尿色深红，或夹有血块，疼痛满急加剧，或见心烦，舌苔黄，脉滑数。虚证表现为尿色淡红，尿痛涩滞不明显，腰酸膝软，神疲乏力，舌淡红，脉细数。治以实证宜清热通淋，凉血止血；虚证宜滋阴清热，补虚止血。方用实证用小蓟饮子，虚证用知柏地黄丸。

若热重出血多者，可加黄芩、白茅根，重用生地；若血多痛甚者，可另服参三七、琥珀粉，以化瘀通淋止血。虚证用知柏地黄丸滋阴清热，亦可加旱莲草、阿胶、小蓟、地榆等以补虚止血。

（5）膏淋　症见实证表现为小便混浊如米泔水，置之沉淀如絮状，上有浮油如脂，或夹有凝块，或混有血液，尿道热涩疼痛，舌红，苔黄腻，脉濡数。虚证表现为病久不已，反复发作，淋出如脂，小便涩痛反见减轻，但形体日渐消瘦，头昏无力，腰酸膝软，舌淡，苔腻，脉细弱无力。治以实证宜清热利湿，分清泄浊；虚证宜补虚固涩。方用实证用程氏萆薢分清饮，虚证用膏淋汤。

若小腹胀，尿涩不畅者，加乌药、青皮；小便夹血者，加小蓟、蒲黄、藕节、白茅根。膏淋汤中党参、山药补脾，地黄、芡实滋肾，白芍养阴，龙骨、牡蛎固摄脂液。若脾肾两虚，中气下陷，肾失固涩者，可用补中益气汤合七味都气丸益气升陷，滋肾固涩。

（6）劳淋　症见小便不甚赤涩，但淋沥不已，时作时止，遇劳即发，腰酸膝软，神疲乏力，舌质淡，脉细弱。治以健脾益肾。方用无比山药丸。

若脾虚气陷，症见小腹坠胀，小便点滴而出者，可与补中益气汤同用，以益气升陷；若肾阴亏虚，症见面色潮红，五心烦热，舌红少苔，脉细数者，可与知柏地黄丸同用，以滋阴降火；若肾阳虚衰，症见面色少华，畏寒怯冷，四肢欠温，舌淡，苔薄白，脉沉细者，可合右归丸以温补肾阳。

五、预防调护

平时应加强锻炼，增强体质，防止情志内伤，提高机体抗病能力，消除各种外邪入侵和湿热内生的有关因素，如忍尿，过食肥甘，纵欲过劳，外阴不洁等，是预防淋证发病及病情反复的重要方面。注意妊娠及产后卫生，对防止子淋、产后淋的发生有重要意义。积极治疗消渴、痨瘵等疾患，避免不必要的导尿及泌尿道器械操作，也可减少本病证的发生。淋证应多喝水，饮食宜清淡，忌肥腻香燥、辛辣之品；禁房事；注意适当休息，有助于早日恢复健康。

第二十三章　癃　闭（助理不要求掌握）

癃闭是由于肾和膀胱气化失司导致的以排尿困难，全日总尿量明显减少，小便点滴而出，甚则闭塞不通为临床特征的一种病证。其中以小便不利，点滴而短少，病势较缓者称为"癃"；以小便闭塞，点滴全无，病热较急者称为"闭"。癃和闭虽有区别，但都是指排尿困难，只是轻重程度上的不同，因此多合称为癃闭。

一、病因病机

1. 湿热蕴结　过食辛辣肥腻，酿湿生热，湿热不解，下注膀胱，或湿热素盛，肾热下移膀胱，或下阴不洁，湿热侵袭，膀胱湿热阻滞，气化不利，小便不通，或尿量极少，而为癃闭。

2. 肺热气壅　肺为水之上源。热邪袭肺，肺热气壅，肺气不能肃降，津液输布失常，水道通调不利，不能下输膀胱；又因热气过盛，下移膀胱，以致上下焦均为热气闭阻，气化不利，而成癃闭。

3. 脾气不升　劳倦伤脾，饮食不节，或久病体弱，致脾虚清气不能上升，则浊气难以下降，小便因而不通，而成癃闭。

4. 肾元亏虚　年老体弱或久病体虚，肾阳不足，命门火衰，气不化水，是以"无阳则阴无以化"，而致尿不得出；或因下焦炽热，日久不愈，耗损津液，以致肾阴亏虚，水府枯竭，而成癃闭。

5. 肝郁气滞　七情所伤，引起肝气郁结，疏泄不及，从而影响三焦水液的运行和气化功能，致使水道通调受阻，形成癃闭。且肝经经脉绕阴器，抵少腹，这也是肝经有病，可导致癃闭的原因。

6. 尿路阻塞　瘀血败精，或肿块结石，阻塞尿道，小便难以排出，因而形成癃闭。

二、诊断

1. 以排尿困难，全日总尿量明显减少，点滴而出，或小便闭塞不通，点滴全无为临床特征。

2. 多见于老年男性，或产后妇女，手术后患者。常有淋证、水肿病病史。

3. 凡小腹胀满，小便欲解不出，触叩小腹部膀胱区明显胀满者，是为尿潴留，若全日小便总量明显减少或不通，无尿意，无小腹胀满，触叩小腹部膀胱区亦无明显充盈征象，则多属肾衰竭。

4. 适当选择直肠指检、B超、腹部X线摄片、膀胱镜、肾功能检查，以明确是肾、膀胱、尿道还是前列腺等疾病引起的癃闭。

三、鉴别诊断

1. 淋证　淋证以小便频急，滴沥不尽，尿道涩痛，小腹拘急，痛引腰腹为特征。癃闭以排尿困难，全日总尿量明显减少，点滴而出，甚则小便闭塞不通，点滴全无为临床特征。

其中小便短涩量少，排尿困难与淋证相似，但淋证排尿时疼痛，每日小便总量基本正常；而癃闭排尿时不痛，每日小便总量远远低于正常，甚至无尿排出。

2. 关格 关格是小便不通和呕吐并见的一种病证。癃闭主要是指以排尿困难，全日总尿量明显减少，甚则小便闭塞不通为主症的一类病证。二者皆有小便不通，故需鉴别。关格必有呕吐，而癃闭一般无呕吐症状，只以小便量极少或全无为特征。二者的关系是癃闭可发展为关格，而关格不一定都是由癃闭发展而来，还可由水肿、淋证发展而成。

四、辨证施治

1. 辨证要点

（1）辨主因 尿热赤短涩，舌红苔黄，脉数者属热；口渴欲饮，咽干，气促者，多为热壅于肺；口渴不欲饮，小腹胀满者，多为热积膀胱；时欲小便而不得出，神疲乏力者，多属虚；年老排尿无力，腰膝酸冷，为肾虚命门火衰；小便不利兼有小腹坠胀，肛门下坠者，为脾虚中气不足；尿线变细或排尿中断，腰腹疼痛，舌质紫暗者，属尿道阻塞。

（2）辨虚实 癃闭的辨证以虚实为纲。因湿热蕴结、浊瘀阻塞、肝郁气滞、肺热气壅所致者，多属实证；因脾虚不升、肾阳亏虚、命门火衰，气化不及州都者，多属虚证。起病急骤，病程较短者，多实；起病较缓，病程较长者，多虚。体质较好，症见尿流窘迫，赤热或短涩，苔黄腻或薄黄，脉弦涩或数，属于实证；体质较差，症见尿流无力，精神疲乏，舌质淡，脉沉细弱者，多属虚证。

2. 治疗原则 癃闭的治疗应根据"六腑以通为用"的原则，着眼于通，即通利小便。但通之之法，有直接、间接之分，因证候的虚实而异。实证治宜清湿热，散瘀结，利气机而通利水道；虚证治宜补脾肾，助气化，使气化得行，小便自通。同时，还要根据病因病机，病变在肺在脾在肾的不同，进行辨证论治，不可滥用通利小便之品。此外，尚可根据"上窍开则下窍自通"的理论，用开提肺气法，开上以通下，即所谓"提壶揭盖"之法治疗。

若小腹胀急，小便点滴不下，内服药物缓不济急时，应配合导尿或针灸以急通小便。

3. 分证论治

（1）膀胱湿热证 症见小便点滴不通，或量少而短赤灼热，小腹胀满，口苦口粘，或口渴不欲饮，或大便不畅，苔根黄腻，舌质红，脉数。治以清热利湿，通利小便。方用八正散。

（2）肺热壅盛证 症见全日总尿量极少或点滴不通，咽干，烦渴欲饮，呼吸急促或咳嗽，苔薄黄，脉数。治以清肺热，利水道。方用清肺饮。

（3）尿道阻塞证 症见小便点滴而下，或尿细如线，甚则阻塞不通，小腹胀满疼痛，舌质紫暗或有瘀点，脉细涩。治以行瘀散结，通利水道。方用代抵挡丸。

（4）脾气不升证 症见时欲小便而不得出，或量少而不爽利，气短，语声低微，小腹坠胀，精神疲乏，食欲不振，舌质淡，脉弱。治以益气健脾，升清降浊，化气利尿。方用补中益气汤合春泽汤。

（5）肝郁气滞证 症见小便不通，或通而不爽，胁腹胀满，情志抑郁，或多烦易怒，舌红，苔薄黄，脉弦。治以疏利气机，通利小便。方用沉香散。

（6）肾阳衰惫 症见小便不通或点滴不爽，排出无力，面色㿠白，神气怯弱，畏寒怕冷，腰膝冷而酸软无力，舌淡，苔薄白，脉沉细而弱。治以温补肾阳，化气利尿。方用济生肾气丸。

五、预防调护

锻炼身体，增强抵抗力，保持心情舒畅，切忌忧思恼怒；消除诸如忍尿，压迫会阴部，外阴不洁，过食肥甘辛辣，过量饮酒，贪凉，纵欲过劳等外邪入侵和湿热内生的有关因素；积极治疗淋证和水肿、尿路及尿路周边肿瘤等疾病，对防治癃闭均有重要意义。

第二十四章　阳　痿

阳痿是指青壮年男子，由于虚损、惊恐、湿热等原因，致使宗筋失养而弛纵，引起阴茎痿弱不起，临房举而不坚，或坚而不能持久的一种病证。

一、病因病机

1. 命门火衰　房劳太过，或少年误犯手淫，或早婚，以致精气亏虚，命门火衰，发为阳痿。

2. 心脾受损　胃为水谷之海，气血之源。若忧愁思虑不解，饮食不调，损伤心脾，病及阳明冲脉，以致气血两虚，宗筋失养，而成阳痿。

3. 恐惧伤肾　大惊卒恐，惊则气乱，恐则伤肾，恐则气下，渐至阳道不振，举而不坚，导致阳痿。

4. 肝郁不舒　肝主筋，阴器为宗筋之汇。若情志不遂，忧思郁怒，肝失疏泄条达，不能疏通血气而畅达前阴，则宗筋所聚无能。

5. 湿热下注　过食肥甘，伤脾碍胃，生湿蕴热，湿热下注，热则宗筋弛纵，阳事不兴，可导致阳痿，经所谓壮火食气是也。

阳痿的病因比较复杂，但以房劳太过，频犯手淫为多见。病位在肾，并与脾、胃、肝关系密切。病机主要有上述五种，并最终导致宗筋失养而弛纵，发为阳痿。五者中以命门火衰较为多见，而湿热下注较少。

二、诊断

1. 青壮年男子性交时，由于阴茎不能有效地勃起，无法进行正常的性生活，即可诊为本病。

2. 多因房事太过，久病体虚，或青少年频犯手淫所致，常伴有神疲乏力，腰酸膝软，畏寒肢冷，或小便不畅，滴沥不尽等症。

3. 排除性器官发育不全，或药物引起的阳痿。

三、鉴别诊断

早泄是指在性交之始，阴茎可以勃起，但随即过早排精，因排精之后阴茎痿软而不能进行正常的性交。早泄虽可引起阳痿，但阳痿是指性交时阴茎根本不能勃起，或勃起无力，或持续时间过短而不能进行正常的性生活。

四、辨证施治

1. 辨证要点

（1）辨别有火无火　阳痿而兼见面色㿠白，畏寒肢冷，阴囊阴茎冷缩，或局部冷湿，精液清稀冰冷，舌淡，苔薄白，脉沉细者，为无火；阳痿而兼见烦躁易怒，口苦咽干，小便黄赤，舌质红，苔黄腻，脉濡数或弦数者，为有火。其中以脉象和舌苔为辨证的主要依据。

（2）分清脏腑虚实　由于恣情纵欲，思虑忧郁，惊恐所伤者，多为脾肾亏虚，命门火衰，属脏腑虚证；由于肝郁化火，湿热下注，而致宗筋弛纵者，属脏腑实证。

2. 治疗原则　阳痿的治疗主要从病因病机入手，属虚者宜补，属实者宜泻，有火者宜清，无火者宜温。命门火衰者，真阳既虚，真阴多损，应温肾壮阳，滋肾填精，忌纯用刚热燥涩之剂，宜选用血肉有情温润之品；心脾受损者，补益心脾；恐惧伤肾者，益肾宁神；肝郁不舒者，疏肝解郁；湿热下注者，苦寒坚阴，清热利湿，即《素问·脏气法时论篇》所谓"肾欲坚，急食苦以坚之"的原则。

3. 分证论治

（1）命门火衰　症见阳事不举，精薄清冷，阴囊阴茎冰凉冷缩，或局部冷湿，腰酸膝软，头晕耳鸣，畏寒肢冷，精神萎靡，面色㿠白，舌淡，苔薄白，脉沉细，右尺尤甚。治以温肾壮阳，滋肾填精。方用赞育丹加减。

（2）心脾受损　症见阳事不举，精神不振，夜寐不安，健忘，胃纳不佳，面色少华，舌淡，苔薄白，脉细。治以补益心脾。方用归脾汤。

（3）恐惧伤肾　症见阳痿不举，或举而不坚，胆怯多疑，心悸易惊，夜寐不安，易醒，苔薄白，脉弦细。治以益肾宁神。方用大补元煎加酸枣仁、远志、龙齿等以镇惊安神。

久病入络，经络瘀阻者，可加蜈蚣、露蜂房、川芎等通络化瘀；因恐则气下，还可加升麻、柴胡以升阳。

（4）肝郁不舒　症见阳痿不举，情绪抑郁或烦躁易怒，胸脘不适，胁肋胀闷，食少便溏，苔薄，脉弦。有情志所伤病史。治以疏肝解郁。方用逍遥散。

肝郁化火，加丹皮、栀子、龙胆草；气滞日久，兼血瘀者，可加丹参、赤芍、川芎等活血化瘀。

（5）湿热下注　症见阴茎痿软，阴囊湿痒臊臭，下肢酸困，小便黄赤，苔黄腻，脉濡数。治以清热利湿。方用龙胆泻肝汤。

会阴部坠胀疼痛，小便不畅，余沥不尽，可加虎杖、川牛膝、赤芍等活血化瘀。阴囊潮湿瘙痒者，加地肤子、蛇床子、苦参燥湿止痒。

五、预防调护

阳痿由房劳过度引起者，应清心寡欲，戒除手淫；因全身衰弱、营养不良或身心过劳引起者，应适当增加营养或注意劳逸结合，节制性欲；由精神因素引起者，应调节好精神情绪；由器质性病变引起者，应积极治疗原发病；由药物影响性功能而致者，应立即停用。要树立战胜疾病的信心，适当进行体育锻炼，夫妻暂时分床和相互关怀体贴，这些都有辅助治疗作用。

第二十五章　郁　证

郁证是由于情志不舒、气机郁滞所致，以心情抑郁、情绪不宁、胸部满闷、胁肋胀痛，或易怒易哭，或咽中如有异物梗塞等症为主要临床表现的一类病证。

一、病因病机

1. 愤懑郁怒，肝气郁结　厌恶憎恨、愤懑恼怒等精神因素，均可使肝失条达，气机不畅，以致肝气郁结而成气郁，这是郁证主要的病机。因气为血帅，气行则血行，气滞则血瘀，气郁日久，影响及血，使血液运行不畅而形成血郁。若气郁日久化火，则发生肝火上炎的病变，而形成火郁。津液运行不畅，停聚于脏腑、经络，凝聚成痰，则形成痰郁。郁火耗伤阴血，则可导致肝阴不足。

2. 忧愁思虑，脾失健运　由于忧愁思虑，精神紧张，或长期伏案思索，使脾气郁结，或肝气郁结之后横逆侮脾，均可导致脾失健运，使脾的消磨水谷及运化水湿的功能受到影响。若脾不能消磨水谷，以致食积不消，则形成食郁。若不能运化水湿，水湿内停，则形成湿郁。水湿内聚，凝为痰浊，则形成痰郁。火热伤脾，饮食减少，气血生化乏源，则可导致心脾两虚。

3. 情志过极，心失所养　由于所愿不遂，精神紧张，家庭不睦，遭遇不幸，忧愁悲哀等精神因素，损伤心脾，使心失所养而发生一系列病变。若损伤心气，以致心气不足，则心悸、短气、自汗；耗伤心阴以致心阴亏虚，心火亢盛，则心烦、低热、面色潮红、脉细数；心失所养，心神失守，以致精神惑乱，则悲伤哭泣，哭笑无常。心的病变还可进一步影响到其他脏腑。

综上所述，郁病的病因是情志内伤。其病机主要为肝失疏泄，脾失健运，心失所养及脏腑阴阳气血失调。郁病初起，病变以气滞为主，常兼血瘀、化火、痰结、食滞等，多属实证。病久则易由实转虚，随其影响的脏腑及损耗气血阴阳的不同，而形成心、脾、肝、肾亏虚的不同病变。

二、诊断

1. 以忧郁不畅，情绪不宁，胸胁胀满疼痛，或易怒易哭，或咽中如有炙脔为主症。多发于青中年女性。

2. 病史：患者大多数有忧愁、焦虑、悲哀、恐惧、愤懑等情志内伤的病史。并且郁病病情的反复常与情志因素密切相关。

3. 各系统检查和实验室检查正常，除外器质性疾病。

三、鉴别诊断

1. **虚火喉痹**　郁证中的梅核气应注意和虚火喉痹相鉴别。梅核气多见于青中年女性，因情志抑郁而起病，自觉咽中有物梗塞，但无咽痛及吞咽困难，咽中梗塞的感觉与情绪波动有关，在心情愉快、工作繁忙时，症状可减轻或消失，而当心情抑郁或注意力集中于咽部时，则梗塞感觉加重。虚火喉痹则以青中年男性发病较多，多因感冒，长期烟酒及嗜食辛辣食物而引发，咽部除有异物感外，尚觉咽干、灼热、咽痒。咽部症状与情绪无关，但过度辛劳或感受外邪则易加剧。

2. **噎膈**　梅核气应当与噎膈相鉴别。梅核气的诊断要点如上所述，噎膈多见于中老年人，男性居多，梗塞的感觉主要在胸骨后的部位，吞咽困难的程度日渐加重，食管检查常有异常发现。

3. **癫病**　郁证中的脏躁一证，需与癫病相鉴别。脏躁多发于青中年妇女，在精神因素的刺激下呈间歇性发作，发作时症状轻重常受暗示影响，在不发作时可如常人。而癫病则多发于青壮年，男女发病率无显著差别，病程迁延，心神失常的症状极少自行缓解。

四、辨证施治

1. **辨证要点**

（1）辨明受病脏腑与六郁的关系　郁病的发生主要为肝失疏泄，脾失健运，心失所养，应依据临床症状，辨明其受病脏腑侧重之差异。郁病以气郁为主要病变，但在治疗时应辨清楚六郁，一般说来，气郁、血郁、火郁主要关系于肝；食郁、湿郁、痰郁主要关系于脾；而虚证证型则与心的关系最为密切。

（2）辨别证候虚实　六郁病变，即气郁、血郁、化火、食积、湿滞、痰结均属实，而心、脾、肝的气血或阴精亏虚所导致的证候则属虚。

2. **治疗原则**　理气开郁、调畅气机、怡情易性是治疗郁病的基本原则。对于实证，首当理气开郁，并应根据是否兼有血瘀、痰结、湿滞、食积等而分别采用活血、降火、祛痰、化湿、消食等法。虚证则应根据损及的脏腑及气血阴精亏虚的不同情况而补之，或养心安神，或补益心脾，或滋养肝肾。对于虚实夹杂者，则又当视虚实的偏重而虚实兼顾。

郁病一般病程较长，用药不宜峻猛。在实证的治疗中，应注意理气而不耗气，活血而不破血，清热而不败胃，祛痰而不伤正；在虚证的治疗中，应注意补益心脾而不过燥，滋养肝肾而不过腻。

除药物治疗外，精神治疗对郁病有极为重要的作用。解除致病原因，使患者正确认识和对待自己的疾病，增强治愈疾病的信心，可以促进郁病好转、痊愈。

3. **分证论治**

（1）**肝气郁结**　症见精神抑郁，情绪不宁，胸部满闷，胁肋胀痛，痛无定处，脘闷嗳气，不思饮食，大便不调，苔薄腻，脉弦。治以疏肝解郁，理气畅中。方用柴胡疏肝散。

胁肋胀满疼痛较甚者，可加郁金、青皮、佛手疏肝理气。肝气犯胃，胃失和降，而见嗳气频作，脘闷不舒者，可加旋覆花、代赭石、苏梗、法半夏和胃降逆。兼有食滞腹胀者，可加神曲、麦芽、山楂、鸡内金消食化滞。肝气乘脾而见腹胀、腹痛、腹泻者，可加苍术、茯苓、乌药、白豆蔻健脾除湿，温经止痛。兼有血瘀而见胸胁刺痛，舌质有瘀点、瘀斑，可加当归、丹参、郁金、红花活血化瘀。

（2）**气郁化火**　症见性情急躁易怒，胸胁胀满，口苦而干，或头痛、目赤、耳鸣，或嘈杂吞酸，大便秘结，舌质红，苔黄，脉弦数。治以疏肝解郁，清肝泻火。方用丹栀逍遥散。

若热偏盛，口苦，便秘者，加龙胆草、大黄通腑泄热；肝火犯胃而见胁肋疼痛、口苦、嘈杂吞酸、嗳气、呕吐者，可加黄连、吴茱萸（即左金丸）清肝泻火，降逆止呕。肝火上炎而见头痛、目赤、耳鸣者，加菊花、钩藤、刺蒺藜清热平肝。热盛伤阴，而见舌红少苔、脉细数者，可去原方中当归、白术、生姜之温燥，酌加生地、麦冬、山药滋阴健脾。

（3）**痰气郁结**　症见精神抑郁，胸部闷塞，胁肋胀满，咽中如有物梗塞，吞之不下，咯之不出，苔白腻，脉弦滑。治以行气开郁，化痰散结。方用半夏厚朴汤。

湿郁气滞而兼胸痞闷、嗳气、苔腻者，加香附、佛手片、苍术理气除湿；痰郁化热而见烦躁、舌红、苔黄者，加竹茹、瓜蒌、黄芩、黄连清化痰热；病久入络而有瘀血征象，胸胁刺痛，舌质紫暗或有瘀点、瘀斑，脉涩者，加郁金、丹参、降香、姜黄活血化瘀。

（4）心神失养（脏躁症）　症见精神恍惚，心神不宁，多疑易惊，悲忧善哭，喜怒无常，或时时欠伸，或手舞足蹈，骂詈喊叫，舌质淡，脉弦。治以甘润缓急，养心安神。方用甘麦大枣汤。

血虚生风而见手足蠕动或抽搐者，加当归、生地、珍珠母、钩藤养血息风；躁扰、失眠者，加酸枣仁、柏子仁、茯神、制首乌等养心安神；表现喘促气逆者，可合五磨饮子开郁散结，理气降逆。

（5）心脾两虚　症见多思善疑，头晕神疲，心悸胆怯，失眠，健忘，纳差，面色不华，舌质淡，苔薄白，脉细。治以健脾养心，补益气血。方用归脾汤。

心胸郁闷，情志不舒者，加郁金、佛手片理气开郁；头痛加川芎、白芷活血祛风而止痛。

（6）肝阴亏虚　症见情绪不宁，急躁易怒，眩晕，耳鸣，目干畏光，视物不明，或头痛且胀，面红目赤，舌干红，脉弦细或数。治以滋养阴精，补益肝肾。方用滋水清肝饮。

肝阴不足而肝阳偏亢，肝风上扰，以致头痛、眩晕、面时潮红，或筋惕肉瞤者，加白蒺藜、草决明、钩藤、石决明平肝潜阳，柔润息风；虚火较甚，表现低热，手足心热者，可加银柴胡、白薇、麦冬以清虚热；月经不调者，可加香附、泽兰、益母草理气开郁，活血调经。

五、预防调护

正确对待各种事物，避免忧思郁虑，防止情志内伤，是防治郁病的重要措施。医务人员深入了解病史，详细进行检查，用诚恳、关怀、同情、耐心的态度对待患者，取得患者的充分信任，在郁病的治疗及护理中具有重要作用。对郁病患者，应做好精神治疗的工作，使患者能正确认识和对待疾病，增强治愈疾病的信心，并解除情志致病的原因，以促进郁病的完全治愈。除药物治疗外，促使和帮助患者及家属解除情志致病的原因，亦是治疗郁证的重要措施。

第二十六章　血　证

凡由多种原因引起火热熏灼或气虚不摄，致使血液不循常道，或上溢于口鼻诸窍，或下泄于前后二阴，或渗出于肌肤所形成的疾患，统称为血证。也就是说，非生理性的出血性疾患称为血证。在古代医籍中，亦称为血病或失血。

一、病因病机

1. 感受外邪　外邪侵袭、损伤脉络而引起出血，其中以感受热邪所致者为多。如风、热、燥邪损伤上部脉络，则引起衄血、咳血、吐血；热邪或湿热损伤下部脉络，则引起尿血、便血。

2. 情志过极　忧思恼怒过度，肝气郁结化火，肝火上逆犯肺则引起衄血、咳血；肝火横逆犯胃则引起吐血。

3. 饮食不节　饮酒过多以及过食辛辣厚味，或滋生湿热，热伤脉络，引起衄血、吐血、便血；或损伤脾胃，脾胃虚衰，血失统摄而引起吐血、便血。

4. 劳倦过度　心主神明，神劳伤心；脾主肌肉，体劳伤脾；肾主藏精，房劳伤肾。劳倦过度会导致心、脾、肾气阴的损伤。若损伤于气，则气虚不能摄血，以致血液外溢而形成衄血、吐血、便血、紫斑；若损伤于阴，则阴盛火旺，迫血妄行而致衄血、尿血、紫斑。

5. 久病或热病之后　久病或热病导致血证的机制主要有三个方面：久病或热病使阴精伤耗，以致阴虚火旺，迫血妄行而致出血；久病或热病使正气亏损，气虚不摄，血溢脉外而致出血；久病入络，使血脉瘀阻，血行不畅，血不循经而致出血。

二、诊断

1. 鼻衄　凡血自鼻道外溢而非因外伤、倒经所致者，均可诊断为鼻衄。
2. 齿衄　血自齿龈或齿缝外溢，且排除外伤所致者，即可诊断为齿衄。

3. 咳血

（1）多有慢性咳嗽、痰喘、肺痨等肺系病证。

（2）血由肺、气道而来，经咳嗽而出，或觉喉痒胸闷一咯即出，血色鲜红，或夹泡沫；或痰血相兼、痰中带血。

（3）实验室检查，如白细胞及分类、血沉、痰培养细菌、痰检查抗酸杆菌及脱落细胞，以及胸部 X 线检查、支气管镜检或造影、胸部 CT 等，有助于进一步明确咳血的病因。

4. 吐血

（1）有胃痛、胁痛、黄疸、癥积等宿疾。

（2）发病急骤，吐血前多有恶心、胃脘不适、头晕等症。

（3）血随呕吐而出，常会有食物残渣等胃内容物，血色多为咖啡色或紫暗色，也可为鲜红色，大便色黑如漆，或呈暗红色。

（4）实验室检查，呕吐物及大便潜血试验阳性。纤维胃镜、上消化道钡餐造影、B 超等检查可进一步明确引起吐血的病因。

5. 便血

（1）有胃肠道溃疡、炎症、息肉、憩室或肝硬化等病史。

（2）大便色鲜红、暗红或紫暗，或黑如柏油样，次数增多。

（3）实验室检查如大便潜血试验阳性。

6. 尿血

（1）小便中混有血液或夹有血丝，或如浓茶或呈洗肉水样，排尿时无疼痛。

（2）实验室检查，小便在显微镜下可见红细胞。

7. 紫斑

（1）肌肤出现青紫斑点，小如针尖，大者融合成片，压之不褪色。

（2）紫斑好发于四肢，尤以下肢为甚，常反复发作。

（3）重者可伴有鼻衄、齿衄、尿血、便血及崩漏。

（4）小儿及成人皆可患此病，但以女性为多见。

（5）辅助检查。血、尿常规，大便潜血试验，血小板计数，出、凝血时间，血管收缩时间，凝血酶原时间，毛细血管脆性试验及骨髓穿刺，有助于明确出血的病因，帮助诊断。

三、鉴别诊断

1. 鼻衄

（1）与外伤鼻衄鉴别　因碰伤、挖鼻等引起血管破裂而致鼻衄者，出血多在损伤的一侧，且经局部止血治疗不再出血，没有全身症状，与内科所论鼻衄有别。

（2）与经行衄血鉴别　经行衄血又名倒经、逆经，其发生与月经周期有密切关系，多于经行前期或经期出现，与内科所论鼻衄机制不同。

2. 齿衄　与舌衄相鉴别：齿衄为血自齿缝、牙龈溢出；舌衄为血出自舌面，舌面上常有如针眼样出血点，与齿衄不难鉴别。

3. 咳血

（1）与吐血相鉴别　咳血与吐血血液均经口出，但两者截然不同。咳血是血由肺来，经气道随咳嗽而出，血色多为鲜红，常混有痰液，咳血之前多有咳嗽、胸闷、喉痒等症状，大量咳血后，可见痰中带血数天，大便一般不呈黑色；吐血是血自胃而来，经呕吐而出，血色紫暗，常夹有食物残渣，吐血之前多有胃脘不适或胃痛、恶心等症状，吐血之后无痰中带血，但大便多呈黑色。

（2）与肺痈相鉴别　肺痈患者的咳血多由风温转变而来，常为脓血相兼，气味腥臭。初期也可见风热袭于肺卫的证候，当演变到吐脓血阶段时，多伴壮热、烦渴、胸痛、舌质红、苔黄腻、脉滑数等热毒炽盛证候，以此可与咳血证相鉴别。

（3）与口腔出血相鉴别　鼻咽部、齿龈及口腔其他部位的出血，常为纯血或血随唾液而出，血量少，并有口腔、鼻咽部病变的相应症状可寻，可与咳血相区别。

4. 吐血

（1）与咳血相鉴别见上文所述。

（2）排除鼻腔、口腔及咽喉出血这些部位出血，血色鲜红，不夹杂食物残渣，在五官科做有关检查即可明确具体部位。

5. 便血

（1）与痢疾相鉴别　痢疾初起有发热恶寒等症，其便血为脓血相兼，且有腹痛、里急后重、肛门灼热等症。便血无里急后重，无脓血相兼，与痢疾不同。

（2）与痔疮相区别　痔疮属外科疾病，其大便下血的特点为便时或便后出血，常伴有肛门异物感或疼痛，做肛门直肠检查时，可发现内痔或外痔，与内科所论之便血不难鉴别。

6. 尿血

（1）与血淋相鉴别　血淋与尿血均可见血随尿出，以小便时痛与不痛为其鉴别要点，不痛者为尿血，痛（滴沥刺痛）者为血淋。

（2）与石淋相鉴别　两者均有血随尿出。但石淋尿中时有砂石夹杂，小便涩滞不畅，时有小便中断，或伴腰腹绞痛等症，若砂石从小便排出则痛止，此与尿血不同。

7. 紫斑

（1）与出疹相鉴别　紫斑与出疹均有局部肤色的改变，紫斑呈点状者需与出疹的疹点区别。紫斑隐于皮内，压之不褪色，触之不碍手；疹高出于皮肤，压之褪色，摸之碍手。且二者成因、病位均有不同。

（2）与温病发斑相鉴别　紫斑与温病发斑在皮肤表现的斑块方面区别不大，但两者病情病势预后迥然有别。温病发斑发病急骤，常伴有高热烦躁、头痛如劈、昏狂谵语、四肢抽搐、鼻衄、齿衄、便血、尿血、舌质红绛等，病情险恶多变；杂病发斑（紫斑）病势较缓，常有反复发作史，也有突然发生者，虽时有热毒亢盛表现，但一般舌不红绛，不具有温病传变急速之征。

（3）与丹毒相鉴别　丹毒属外科皮肤病，以皮肤色红如丹得名，轻者压之褪色，重者压之不褪色，但其局部皮肤灼热肿痛与紫斑有别。

四、辨证施治

1. 辨证要点

（1）辨病证的不同　血证具有明确而突出的临床出现——出血，一般不易混淆。但由于引起出血的原因以及出血部位的不同，应注意辨清不同的病证。例如：从口中吐出的血液，有吐血与咳血之分；小便出血有尿血与血淋之别；大便下血则有便血、痔疮、痢疾之异。应根据临床表现、病史等加以鉴别。

（2）辨脏腑病变之异同　同一血证，可以由不同的脏腑病变而引起，应注意辨别。例如：同属鼻衄，但病变脏腑有在肺、在胃、在肝的不同；吐血有病在胃及病在肝之别；齿衄有病在胃及在肾之分；尿血则有病在膀胱、肾或脾的不同。

（3）辨证候之寒热虚实　血证由火热熏灼，热迫血行引起者为多。但火热之中，有实火及虚火的区别。血证有实证及虚证的不同，一般初病多实，久病多虚；由实火所致者属实，由阴虚火旺、气虚不摄血甚至阳气虚衰所致者属虚。证候的寒热虚实不同，则治法各异，应注意辨明。

2. 治疗原则　治疗血证，应针对各种血证的病因病机及损伤脏腑的不同，结合证候虚实及病情轻重而辨证论治。概而言之，对血证的治疗可归纳为治火、治气、治血三个原则。

（1）治火　火热熏灼，损伤脉络，是血证最常见的病机，应根据证候虚实的不同，实火当清热泻火，虚火当滋阴降火。并应结合受病脏腑的不同，分别选用适当的方药。

（2）治气　气为血帅，气能统血，血与气密切相关。对实证当清气降气，虚证当补气益气。

（3）治血　要达到治血的目的，最主要的是根据各种证候的病因病机进行辨证论治，其中包括适当地选用凉血止血、收敛止血或活血止血的方药。

3. 分证论治

（1）鼻衄　鼻腔出血，称为鼻衄。它是血证中最常见的一种。鼻衄多由火热迫血妄行所致，其中肺热、胃热、肝火为常见。另有少数患者，可由正气亏虚，血失统摄引起。

①热邪犯肺证：症见鼻燥衄血，口干咽燥，或兼有身热、咳嗽痰少等症，舌质红，苔薄，脉数。治以

清泄肺热，凉血止血。方用桑菊饮。

肺热盛而无表证者，去薄荷、桔梗，加黄芩、栀子清泄肺热；阴伤较甚，口、鼻、咽干燥显著者，加玄参、麦冬、生地养阴生津润肺。

②胃热炽盛证：症见鼻衄，或兼齿衄，血色鲜红，口渴欲饮，鼻干，口干臭秽，烦躁，便秘，舌红，苔黄，脉数。治以清胃泻火，凉血止血。方用玉女煎。

热势甚者，加山栀、丹皮、黄芩清热泻火；大便秘结者，加生大黄通腑泄热；阴伤较甚，口渴、舌红苔少、脉细数者，加天花粉、石斛、玉竹养胃生津。

③肝火上炎证：症见鼻衄，头痛，目眩，耳鸣，烦躁易怒，面目红赤，口苦，舌红，脉弦数。治以清肝胃火，凉血止血。方用龙胆泻肝汤。

可酌加白茅根、蒲黄、大蓟、小蓟、藕节等凉血止血。若阴液亏耗，口鼻干燥，舌红少津，脉细数者，可去车前子、泽泻、当归，酌加玄参、麦冬、女贞子、旱莲草养阴清热。

④气血亏虚证：症见鼻衄，或兼齿衄、肌衄，神疲乏力，面色苍白，头晕，耳鸣，心悸，夜寐不宁，舌质淡，脉细无力。治以补气摄血。方用归脾汤。

可加仙鹤草、阿胶、茜草等加强其止血作用。

（2）齿衄 齿龈出血称为齿衄，又称为牙衄、牙宣。以阳明经脉入于齿龈，齿为骨之余，故齿衄主要与胃肠及肾的病变有关。

①胃火炽盛证：症见齿衄血色鲜，齿龈红肿疼痛，头痛，口臭，舌红，苔黄，脉洪数。治以清胃泻火，凉血止血。方用加味清胃散合泻心汤。

可酌加白茅根、大蓟、小蓟、藕节等凉血止血。烦热口渴者，加石膏、知母清热除烦。

②阴虚火旺证：症见齿衄，血色淡红，起病较缓，常因受热及烦劳而诱发，齿摇不坚，舌质红，苔少，脉细数。治以滋阴降火，凉血止血。方用六味地黄丸合茜根散。

虚火较甚而见低热、手足心热者，加地骨皮、白薇、知母清退虚热。

（3）咳血 血由肺及气管外溢，经口而咳出，表现为痰中带血，或痰血相兼，或纯血鲜红，间夹泡沫，均称为咳血，亦称为嗽血或咯血。

①燥热伤肺证：症见喉痒咳嗽，痰少而黏，痰中带血，不易咳出，口干鼻燥，或有身热，舌质红，少津，苔薄黄，脉数。治以清热润肺，宁络止血。方用桑杏汤。

出血较多者，可再加用云南白药或三七粉冲服。兼见发热，头痛，咳嗽，咽痛等症，为风热犯肺，加银花、连翘、牛蒡子以辛凉解表，清热利咽；津伤较甚，而见干咳无痰，或痰黏不易咳出，苔少舌红乏津者，可加麦冬、玄参、天冬、天花粉等养阴润燥。痰热壅肺，肺络受损，症见发热，面红，咳嗽，咳血，咳痰黄稠，舌红，苔黄，脉数者，可改用清金化痰汤去桔梗，加大蓟、小蓟、茜草等，以清肺化痰，凉血止血；热势较甚，咳血较多者，加金银花、连翘、黄芩、芦根，并冲服三七粉。

②肝火犯肺证：症见咳嗽阵作，痰中带血或纯血鲜红，胸胁胀痛，烦躁易怒，口苦，舌质红，苔薄黄，脉弦数。治以清肝泻火，凉血止血。方用泻白散合黛蛤散。

肝火较甚，头晕目赤，心烦易怒者，加丹皮、栀子、黄芩清肝泻火；若咳血量较多，纯血鲜红，可用犀角地黄汤加三七粉冲服，以清热泻火，凉血止血。

③阴虚肺热证：症见咳嗽痰少，痰中带血或反复咳血，血色鲜红，口干咽燥，颧红，潮热盗汗，舌质红，脉细数。治以滋阴润肺，宁络止血。方用百合固金汤。反复咳血及咳血量多者，加阿胶、三七养血止血；潮热、颧红者，加青蒿、鳖甲、地骨皮、白薇等清退虚热；盗汗加糯稻根、浮小麦、五味子、牡蛎等收敛固涩。

（4）吐血 血由胃来，经呕吐而出，血色红或紫黯，常夹有食物残渣，称为吐血，亦称为呕血。

①胃热壅盛证：症见脘腹胀闷，甚则作痛，吐血色红或紫黯，常夹有食物残渣，口臭，便秘，大便色黑，舌质红，苔黄腻，脉滑数。治以清胃泻火，化瘀止血。方用泻心汤合十灰散。

胃气上逆而见恶心呕吐者，可加代赭石、竹茹、旋覆花和胃降逆；热伤胃阴而表现口渴、舌红而干、脉象细数者，加麦冬、石斛、天花粉养胃生津。

②肝火犯胃证：症见吐血色红或紫黯，口苦胁痛，心烦易怒，寐少梦多，舌质红绛，脉弦数。治以泻肝清胃，凉血止血。方用龙胆泻肝汤。

③气虚血溢证：症见吐血缠绵不止，时轻时重，血色暗淡，神疲乏力，心悸气短，面色苍白，舌质淡，脉细弱。治以健脾养心，益气摄血。方用归脾汤。

若气损及阳，脾胃虚寒，症见肤冷、畏寒、便溏者，治宜温经摄血，可改用柏叶汤。方中以侧柏叶凉血止血，艾叶、炮姜炭温经止血，童便化瘀止血，共奏温经止血之效。

④胃络瘀阻证：症见吐血紫暗或瘀块，胃脘疼痛，痛处固定而拒按，痛如针刺或刀割，面色晦暗，舌暗或有瘀斑，脉涩。治以活血化瘀，通络止血。方用血府逐瘀汤合十灰散加减。

可加花蕊石、三七粉以加强止血；胃脘刺痛者加乳香、没药、延胡索、蒲黄等理气活血止痛。

（5）便血　便血系胃肠脉络受损，出现血液随大便而下，或大便显柏油样为主要临床表现的病证。便血均由胃肠之脉络受损所致。内科杂病的便血主要见于胃肠道的炎症、溃疡、肿瘤、息肉、憩室炎等。

①肠道湿热证：症见便血色红，大便不畅或稀溏，或有腹痛，口苦，舌质红，苔黄腻，脉濡数。治以清化湿热，凉血止血。方用地榆散合槐角丸。

②气不摄血证：症见便血色红或紫黯，食少，体倦，面色萎黄，心悸，少寐，舌质淡，脉细。治以益气摄血。方用归脾汤。

③脾胃虚寒证：症见便血紫黯，甚则黑色，腹部隐痛，喜热饮，面色不华，神倦懒言，便溏，舌质淡，脉细。治以健脾温中，养血止血。方用黄土汤。

（6）尿血　小便中混有血液，甚或伴有血块的症证，称为尿血。随出血量多少的不同，而使小便呈淡红色、鲜红色，或茶褐色。

①下焦湿热证：症见小便黄赤灼热，尿血鲜红，心烦口渴，面赤口疮，夜寐不安，舌质红，脉数。治以清热泻火，凉血止血。方用小蓟饮子。

②肾虚火旺证：症见小便短赤带血，头晕耳鸣，神疲，颧红潮热，腰膝酸软，舌质红，脉细数。治以滋阴降火，凉血止血。方用知柏地黄丸。

③脾不统血证：症见久病尿血，甚或兼见齿衄、肌衄，食少，体倦乏力，气短声低，面色不华，舌质淡，脉细弱。治以补脾摄血。方用归脾汤。

④肾气不固证：症见久病尿血，血色淡红，头晕耳鸣，精神困惫，腰脊酸痛，舌质淡，脉沉弱。治以补益肾气，固摄止血。方用无比山药丸。

可加仙鹤草、蒲黄、槐花、紫珠草等止血。必要时再酌加煅牡蛎、金樱子、补骨脂等固涩止血。腰背酸痛、畏寒神怯者，可加鹿角片、狗脊温补肾阳。

（7）紫斑　血液溢出于肌肤之间，皮肤表现青紫斑点或斑块的病证，称为紫斑。亦有称为肌衄及葡萄疫者。

①血热妄行证：症见皮肤出现青紫斑点或斑块，或伴有鼻衄、齿衄、便血、尿血，或有发热，口渴，便秘，舌红，苔黄，脉眩数。治以清热解毒，凉血止血。方用十灰散。

②阴虚火旺证：症见皮肤出现青紫斑点或斑块，时发时止，常伴鼻衄、齿衄或月经过多，颧红，心烦，口渴，手足心热，或有潮热，盗汗，舌质红，苔少，脉细数。治以滋阴降火，宁络止血。方用茜根散。

③气不摄血证：症见反复发生肌衄，久病不愈，神疲乏力，头晕目眩，面色苍白或萎黄，食欲不振，舌质淡，脉细弱。治以补气摄血。方用归脾汤。

可酌情选加仙鹤草、棕榈炭、地榆、蒲黄、茜草根、紫草等，以增强止血及化斑消瘀的作用。若兼肾气不足而见腰膝酸软者，可加山茱萸、菟丝子、续断补益肾气。

④瘀血内阻证：症见皮肤紫斑、紫点，日久不愈，斑色紫暗，面色晦暗或唇甲青紫，或胸腹刺痛，痛有定处，舌质紫暗或有瘀斑，脉涩。治以活血化瘀，消伴止血。方用桃红四物汤加味。

五、预防调护

注意饮食有节，起居有常。劳逸适度，避免情志过极。对血证患者要注意精神调摄，消除其紧张、恐惧、忧虑等不良情绪。注意休息，病重者应卧床休息。严密观察病情的发展和变化，若出现头昏、心慌、汗出、面色苍白、四肢湿冷、脉芤或细数等，应及时救治，以防产生厥脱之证。宜进食清淡、易于消化、富有营养的食物，如新鲜蔬菜、水果、瘦肉、蛋等，忌食辛辣香燥、油腻之品，戒除烟酒。吐血量大或频频吐血者，应暂予禁食，并应积极治疗引起血证的原发疾病。

第二十七章　消　渴

消渴病是由于先天禀赋不足，复因情志失调、饮食不节等原因所导致的以阴虚燥热为基本病机，以多尿、多饮、多食、乏力、消瘦，或尿有甜味为典型临床表现的一种疾病。

一、病因病机

1. 禀赋不足　早在春秋战国时代，即已认识到先天禀赋不足，是引起消渴病的重要内在因素。

2. 饮食失节　长期过食肥甘，醇酒厚味，辛辣香燥，损伤脾胃，致脾胃运化失职，积热内蕴，化燥伤津，消谷耗液，发为消渴。

3. 情志失调　长期过度的精神刺激，如郁怒伤肝，肝气郁结，或劳心竭虑，营谋强思等，以致郁久化火，火热内燔，消灼肺胃阴津而发为消渴。

4. 劳欲过度　房事不节，劳欲过度，肾精亏损，虚火内生，则火因水竭益烈，水因火烈而益干，终致肾虚肺燥胃热俱现，发为消渴。

二、诊断

1. 凡以口渴多饮、多食易饥、尿频量多、形体消瘦或尿有甜味为临床特征者，即可诊断为消渴病。本病多发于中年以后，以及嗜食膏粱厚味、醇酒炙博之人。若有青少年期即罹患本病者，一般病情较重。

2. 初起可"三多"症状不著，病久常并发眩晕、肺痨、胸痹心痛、中风、雀目、疮痈等。严重者可见烦渴、头痛、呕吐、腹痛、呼吸短促，甚或昏迷厥脱危象。由于本病的发生与禀赋不足有较为密切的关系，故消渴病的家族史可供诊断参考。

3. 查空腹、餐后 2 小时血糖和尿糖，尿比重，葡萄糖耐量试验等，有助于确定诊断。必要时查尿酮体，血尿素氮，肌酐，二氧化碳结合力及血钾、钠、钙、氯化物等。

三、鉴别诊断

1. 口渴症　口渴症是指口渴饮水的一个临床症状，可出现于多种疾病过程中，尤以外感热病为多见。但这类口渴各随其所患病证的不同而出现相应的临床症状，不伴多食、多尿、尿甜、消瘦等消渴的特点。

2. 瘿病　瘿病中气郁化火、阴虚火旺的类型，以情绪激动，多食易饥，形体日渐消瘦，心悸，眼突，颈部一侧或两侧肿大为特征。其中的多食易饥、消瘦，类似消渴病的中消，但眼球突出，颈前生长瘿肿则与消渴病有别，且无消渴病的多饮、多尿、尿甜等症。

四、辨证施治

1. 辨证要点

（1）辨病位　消渴病的三多症状，往往同时存在，但根据其表现程度的轻重不同，而有上、中、下三消之分，及肺燥、胃热、肾虚之别。通常把以肺燥为主，多饮症状较突出者，称为上消；以胃热为主，多食症状较为突出者，称为中消；以肾虚为主，多尿症状较为突出者，称为下消。

（2）辨标本　本病以阴虚为主，燥热为标，两者互为因果，常因病程长短及病情轻重的不同，而阴虚和燥热之表现各有侧重。一般初病多以燥热为主，病程较长者则阴虚与燥热互见，日久则以阴虚为主。进而由于阴损及阳，可见气阴两虚，并可导致阴阳俱虚之证。

（3）辨本证与并发症　多饮、多食、多尿和乏力、消瘦为消渴病本证的基本临床表现，而易发生诸多并发症为本病的另一特点。本证与并发症的关系，一般以本证为主，并发症为次。多数患者先见本证，随病情的发展而出现并发症。但亦有少数患者与此相反，如少数中老年患者，"三多"及消瘦的本证不明显，常因痈疽、眼疾、心脑病证等为线索，最后确诊为本病。

2. 治疗原则　本病的基本病机是阴虚为本，燥热为标，故清热润燥、养阴生津为本病的治疗大法。

由于本病常发生血脉瘀滞及阴损及阳的病变，以及易并发痈疽、眼疾、劳嗽等症，故还应针对具体病情，及时合理地选用活血化瘀、清热解毒、健脾益气、滋补肾阴、温补肾阳等治法。

3. 分证论治

（1）上消（肺热津伤证）　症见烦渴多饮，口干舌燥，尿频量多，舌边尖红，苔薄黄，脉洪数。治以清热润肺，生津止渴。方用消渴方。

（2）中消　分为胃热炽盛证和气阴亏虚证。

①胃热炽盛证：症见多食易饥，口渴，尿多，形体消瘦，大便干燥，苔黄，脉滑实有力。治以清胃泻火，养阴增液。方用玉女煎。

②气阴亏虚证：症见口渴引饮，能食与便溏并见，或腹胀，饮食减少，精神不振，四肢乏力，形体消瘦，舌质淡红，苔白而干，脉弱。治以益气健脾，生津止渴。方用七味白术散加味。

肺有燥热加地骨皮、知母、黄芩以清肺热；口渴明显者加天花粉、生地养阴生津；气短多汗加五味子、山茱萸敛气生津；食少腹胀加砂仁、鸡内金健脾助运，并可合生脉散益气生津止渴。

（3）下消　分为肾阴亏虚证和阴阳两虚证。

①肾阴亏虚证：症见尿频量多，混浊如脂膏，或尿甜，腰膝酸软，乏力，头晕耳鸣，口干唇燥，皮肤干燥、瘙痒，舌红苔，脉细数。治以滋阴补肾，润燥止渴。方用六味地黄丸。

②阴阳两虚证：症见小便频数，混浊如膏，甚至饮一溲一，面容憔悴，耳轮干枯，腰膝酸软，四肢欠温，畏寒肢冷，阳痿或月经不调，舌苔淡白而干，脉沉细无力。治以温阳滋阴，补肾固摄。方用金匮肾气丸。

五、预防调护

本病除药物治疗外，注意生活调摄具有十分重要的意义。饮食治疗是糖尿病患者的基本治疗，饮食控制的好坏，直接关系到病情的控制和血糖的稳定。在保证机体合理需要的前提下，应限制粮食、油脂的摄入，忌食糖类，饮食宜适量的米、麦、杂粮、配以蔬菜、豆类、瘦肉、鸡蛋等，定时定量进食。要有耐心，做好长期与糖尿病做斗争的准备。戒烟酒、浓茶及咖啡等，养成良好的生活习惯和卫生习惯。保持心情舒畅，力求做到开朗、豁达、乐观。避免精神紧张，生气恼怒。适当参加体育锻炼，调节劳逸，节制房事等，均有利于糖尿病的控制及稳定。每次体育锻炼应在餐后 1 小时左右进行。饥饿时不宜运动。运动前注意检测血糖。血糖高于13.9mmol/L暂时不要运动；若血糖过低则应进餐。肥胖者必须控制体重的增加，减肥有利于本病的恢复。坚持定期到医院复诊，及时调整治疗方案。

第二十八章　内伤发热

内伤发热是指以内伤为病因，脏腑功能失调、气血水湿郁遏或气血阴阳亏虚为基本病机，以发热为主要临床表现的病证。一般起病较缓，病程较长。临床上多表现为低热，但有时可以是高热。

一、病因病机

1. 久病体虚　久病或素体阴虚，失于调理，以致气、血、阴、阳亏虚，阴阳失调而引起发热。若素体阴虚，或热病日久，耗伤阴液，或误用、过用温燥药物，致使阴精耗伤，阴不制阳，阳气独亢而致阴虚发热；或素体阳虚，过用寒凉药物，或寒证日久，或久病气虚，气损及阳，脾肾阳气亏虚，阴不敛阳，阳浮于外而致阳虚发热；久病中气不足，阴火内生，导致气虚发热；久病或长期慢性出血，而致心肝血虚，阴血不足，无以制阳，导致血虚发热。

2. 饮食劳倦　饮食劳倦、久病伤脾胃，导致脾胃气虚，中气不足，阴火内生，而致气虚发热；或脾虚不能化生阴血，阴血亏虚，无以敛阳，导致血虚发热；或饮食不节，脾胃运化失职，湿浊内生，聚而成痰，痰湿内停，郁而发热。

3. 情志失调　情志抑郁，肝失条达，气郁化火而发热。或恼怒过度，肝火内盛而发热。

4. 外伤出血　外伤后气血瘀阻，或失血后离经之血停积体内，经脉壅遏不畅，瘀阻发热；或血证失血过多，或长期慢性出血，导致阴血不足，无以敛阳，导致血虚发热。

二、诊断

1. 内伤发热起病缓慢，病程较长，多为低热，或自觉发热，表现为高热者较少。不恶寒，或虽有怯冷，但得衣被则温。常兼见头晕、神疲、自汗、盗汗、脉弱等症。

2. 一般有气、血、水湿壅遏或气血阴阳亏虚的病史，或有反复发热的病史。

3. 必要时可做有关的实验室检查，以进一步协助诊断。

三、鉴别诊断

需与外感发热进行鉴别。内伤发热的诊断要点已如上述，而外感发热表现的特点是：因感受外邪而起，起病较急，病程较短，发热初期大多伴有恶寒，其恶寒得衣被而不减。发热的热度大多较高，发热的类型随病种的不同而有所差异。常兼有头身疼痛、鼻塞、流涕、咳嗽、脉浮等症。外感发热由感受外邪，正邪相争所致，属实证者居多。

四、辨证施治

1. 辨证要点

（1）辨证候之虚实　在确诊为内伤发热的前提下，应依据病史、症状、脉象等辨明证候的虚实，这对治疗原则的确定具有重要意义。由气郁、血瘀、湿停所致的内伤发热属实；由气虚、血虚、阴虚、阳虚所致的内伤发热属虚。邪实伤正及因虚致实者，则既有正虚，又有邪实的表现，而成为虚实夹杂的证候。

（2）辨病情之轻重　病程长久，热势亢盛，持续发热或反复发作，经治不愈，胃气衰败，正气虚甚，兼夹病证多，均为病情较重的表现；轻症反之。

2. 治疗原则　实火宜清，虚火宜补。并应根据证候、病机的不同而分别采用有针对性的治法。属实者，宜以解郁、活血、除湿为主，适当配伍清热。属虚者，则应益气、养血、滋阴、温阳，除阴虚发热可适当配伍清退虚热的药物外，其余均应以补为主。对虚实夹杂者，则宜兼顾之，切不可一见发热，便用发散解表及苦寒泻火之剂。内伤发热，若发散易于耗气伤阴，苦寒则易伤败脾胃以及化燥伤阴，而使病情缠绵或加重。

3. 分证论治

（1）气郁发热证　症见发热多为低热或潮热，热势常随情绪波动而起伏，精神抑郁，胁肋胀满，烦躁易怒，口干而苦，纳食减少，舌红，苔黄，脉弦数。治以疏肝理气，解郁泻热。方用丹栀逍遥散。

气郁较甚，可加郁金、香附、青皮理气解郁；热象较甚，舌红口干便秘者，可去白术，加龙胆草、黄芩清肝泻火；妇女若兼月经不调，可加泽兰、益母草活血调经。

（2）血瘀发热证　症见午后或夜晚发热，或自觉身体某些部位发热，口燥咽干，但不多饮，肢体或躯干有固定痛处或肿块，面色萎黄或晦暗，舌质青紫或有瘀点、瘀斑，脉弦或涩。治以活血化瘀。方用血府逐瘀汤。

发热较甚者，可加秦艽、白薇、丹皮清热凉血；肢体肿痛者，可加丹参、郁金、延胡索活血散肿定痛。

（3）湿郁发热证　症见低热，午后热甚，胸闷脘痞，全身重着，不思饮食，渴不欲饮，呕恶，大便稀薄或黏滞不爽，舌苔白腻或黄腻，脉濡数。治以利湿清热。方用三仁汤。

呕恶加竹茹、藿香、陈皮、白蔻仁和胃降逆；胸闷、苔腻加郁金、佩兰芳化湿邪；湿热阻滞少阳枢机，症见寒热如疟，寒轻热重，口苦呕逆者，加青蒿、黄芩清解少阳。

（4）气虚发热证　症见发热，热势或低或高，常在劳累后发作或加剧，倦怠乏力，气短懒言，自汗，易于感冒，食少便溏，舌质淡，苔白薄，脉细弱。治以益气健脾，甘温除热。方用补中益气汤。

自汗较多者，加牡蛎、浮小麦、糯稻根固表敛汗；时冷时热，汗出恶风者，加桂枝、芍药调和营卫；脾虚挟湿，而见胸闷脘痞，舌苔白腻者，加苍术、茯苓、厚朴健脾燥湿。

（5）血虚发热证　症见发热，热势多为低热，头晕眼花，身倦乏力，心悸不宁，面白少华，唇甲色淡，舌质淡，脉细弱。治以益气养血。方用归脾汤。

血虚较甚者，加熟地、枸杞子、制首乌补益精血；发热较甚者，可加银柴胡、白薇清退虚热；由慢性失血所致的血虚，若仍有少许出血者，可酌加三七粉、仙鹤草、茜草、棕榈皮等止血。

（6）阴虚发热证　症见午后潮热，或夜间发热，不欲近衣，手足心热，烦躁，少寐多梦，盗汗，口干咽燥，舌质红，或有裂纹，苔少甚至无苔，脉细数。治以滋阴清热。方用清骨散。

盗汗较甚者，可去青蒿，加牡蛎、浮小麦、糯稻根固表敛汗；阴虚较甚者，加玄参、生地、制首乌滋养阴精；失眠者，加酸枣仁、柏子仁、夜交藤养心安神；兼有气虚而见头晕气短，体倦乏力者，加北沙参、麦冬、五味子益气养阴。

（7）阳虚发热证　症见发热而欲近衣，形寒怯冷，四肢不温，少气懒言，头晕嗜卧，腰膝酸软，纳少便溏，面色㿠白，舌质淡胖，或有齿痕，苔白润，脉沉细无力。治以温补阳气，引火归元。方用金匮肾气丸。

五、预防调护

恰当的调摄护理对促进内伤发热的好转、治愈具有积极意义。内伤发热患者应注意休息，发热体温高者应卧床。部分长期低热的患者，在体力许可的情况下，可做适当户外活动。要保持乐观情绪，饮食宜进清淡、富于营养而又易于消化之品。由于内伤发热的患者常卫表不固而有自汗、盗汗，故应注意保暖、避风，防止感受外邪。

第二十九章　虚　劳

虚劳又称虚损，是由于禀赋薄弱、后天失养及外感内伤等多种原因引起的，以脏腑功能衰退，气血阴阳亏损，日久不复为主要病机，以五脏虚证为主要临床表现的多种慢性虚弱证候的总称。

一、病因病机

多种原因均可导致虚劳。多种病因作用于人体，引起脏腑气血阴阳的亏虚，日久不复而成为虚劳。结合临床所见，引起虚劳的病因病机主要有以下五个方面。

1. 禀赋薄弱　多种虚劳证候的形成，都与禀赋薄弱，体质不强密切相关。或因父母体弱多病，年老体衰，或胎中失养，孕育不足，或生后喂养失当，水谷精气不充，均可导致禀赋薄弱。先天不足、禀赋薄弱之体，易于罹患疾病，并在病后易形成久病不复的状态，使脏腑气血阴阳亏虚日甚，而成为虚劳。

2. 劳欲过度　适当的劳作，包括脑力及体力的劳动，为人的正常生活以及保持健康所必需。但烦劳过度则有损健康，因劳致虚，日久而成虚劳。在烦劳过度中，以劳神过度及恣情纵欲较为多见。忧郁思虑，积思不解，所欲未遂等劳神过度，易使心失所养，脾失健运，心脾损伤，气血亏虚，久则形成虚劳。而早婚多育，房事不节，频犯手淫等，易使肾精亏虚，肾气不足，久则形成虚劳。

3. 饮食不节　暴饮暴食，饥饱不调，嗜食偏食，营养不良，饮酒过度等原因，均会导致脾胃损伤，不能化生水谷精微，气血来源不充，脏腑经络失于濡养，日久形成虚劳。

4. 大病久病　大病之后，邪气过盛，脏气损伤，正气短时难以恢复，日久而成虚劳。久病而成虚劳者，随疾病性质的不同，损耗人体的气血阴阳各有侧重。如热病日久，则耗伤阴血；寒病日久，则伤气损阳；瘀血日久，则新血不生；或病后失于调理，正气难复，均可演变为虚劳。

5. 误治失治　由于辨证诊断有误，或选用药物不当，以致精气损伤。若多次失误，既延误疾病的治疗，又使阴精或阳气受损难复，从而导致虚劳。

二、诊断

1. 证候特征，多见神疲体倦，心悸气短，面容憔悴，自汗盗汗，或五心烦热，或畏寒肢冷，脉虚无力等症。若病程较长，久虚不复，症状可逐渐加重。

2. 具有引起虚劳的致病因素及较长的病史。

3. 排除类似病证。应着重排除肺痨及其他病证中的虚证类型。

三、鉴别诊断

主要是注意与肺痨的鉴别。肺痨系正气不足而被痨虫侵袭所致，主要病位在肺，具有传染性，以阴虚火旺为其病理特点，以咳嗽、咳痰、咯血、潮热、盗汗、消瘦为主要临床症状，治疗以养阴清热、补肺杀虫（抗结核）为主要治则；而虚劳则由多种原因所导致，久虚不复，病程较长，无传染性，以脏腑气、血、阴、阳亏虚为其基本病机，分别出现五脏气、血、阴、阳亏虚的多种症状，以补虚扶正为基本治则，根据病情的不同而采用益气、养血、滋阴、温阳等法。

四、辨证施治

1. 辨证要点

（1）辨五脏气血阴阳亏虚的不同　虚劳的证候虽多，但总不离乎五脏，而五脏之辨，又不外乎气血阴阳。故对虚劳的辨证应以气、血、阴、阳为纲，五脏虚候为目。一般说来，病情单纯者，病变比较局限，容易辨清其气、血、阴、阳亏虚的属性和病及脏腑的所在。但由于气血同源、阴阳互根、五脏相关，所以各种原因所致的虚损往往互相影响，由一虚渐致两虚，由一脏而累及他脏，使病情趋于复杂和严重，辨证时应加注意。

（2）辨兼夹病证的有无　虚劳一般均有较长的病程，辨证施治时还应注意有无兼夹病证，尤其应注意：①因病致虚、久虚不复者，应辨明原有疾病是否还继续存在。如因热病、寒病或瘀结致虚者，原发疾病是否已经治愈；②有无因虚致实的表现，如因气虚运血无力而形成瘀血，脾气虚不能运化水湿以致水湿内停等；③是否兼夹外邪，虚劳之人由于卫外不固，易感外邪为患，且感邪之后不易恢复，治疗用药也与常人感邪有所不同。

若有以上兼夹病证，在治疗时应分别轻重缓急，予以兼顾。

2. 治疗原则　对于虚劳的治疗，以补益为基本原则。在进行补益的时候，一是必须根据病理属性的不同，分别采取益气、养血、滋阴、温阳的治疗方药；二是要密切结合五脏病位的不同而选方用药，以加强治疗的针对性。

在应用补益这个基本原则治疗虚劳的时候，应注意以下三点：①重视补益脾肾在治疗虚劳中的作用。以脾胃为后天之本，为气血生化之源，脾胃健运，五脏六腑、四肢百骸方能得以滋养。肾为先天之本，寓元阴元阳，为生命的本元。重视补益脾肾，先后天之本不败，则能促进各脏虚损的恢复。②对于虚中央实及兼感外邪者，当补中有泻，扶正祛邪。从辨证的关系看，祛邪亦可起到固护正气的作用，防止因邪恋而进一步损伤正气。③虚劳的病程较长，影响的因素较多，要将药物治疗与饮食调养及生活调摄密切结合起来，方能收到更好的治疗效果。

3. 分证论治　为了便于临床运用，虚劳的辨证论治以气血阴阳为纲，五脏虚证为目。

（1）气虚　分为肺气虚、心气虚、脾气虚和肾气虚。

①肺气虚：症见短气自汗，声音低怯，时寒时热，平素易于感冒，面白，舌质淡，脉弱。治以补益肺气。方用补肺汤。

②心气虚：症见心悸，气短，劳则尤甚，神疲体倦，自汗，舌质淡，脉弱。治以益气养心。方用七福饮。

③脾气虚：症见饮食减少，食后胃脘不舒，倦怠乏力，大便溏薄，面色萎黄，舌淡苔薄，脉弱。治以健脾益气。方用加味四君子汤。

④肾气虚：症见神疲乏力，腰膝酸软，小便频数而清，白带清稀，舌质淡，脉弱。治以益气补肾。方用大补元煎。

（2）血虚　分为心血虚和肝血虚。

①心血虚：症见心悸怔忡，健忘，失眠，多梦，面色不华，舌质淡，脉细或结代。治以养血宁心。方用养心汤。

若失眠多梦者，可加合欢花、夜交藤养心安神；心悸较重者，加龙骨、牡蛎镇惊安神。

②肝血虚：症见头晕，目眩，胁痛，肢体麻木，筋脉拘急，或筋惕肉瞤，妇女月经不调甚则闭经，面色不华，舌质淡，脉弦细或细涩。治以补血养肝。方用四物汤。

血虚甚者，加制首乌、枸杞子、鸡血藤增强补血养肝的作用。若胁痛，加柴胡、丝瓜络、郁金、香附理气通络。目失所养，视物模糊，加楮实子、枸杞子、决明子养肝明目。

（3）阴虚　分为肺阴虚、心阴虚、脾胃阴虚、肝阴虚和肾阴虚。

①肺阴虚：症见干咳，咽燥，甚或失音，咯血，潮热，盗汗，面色潮红，舌红少津，脉细数。治以养阴润肺。方用沙参麦冬汤。

咳嗽甚者，加百部、款冬花肃肺止咳。咯血，加白及、仙鹤草、小蓟、鲜茅根、紫珠草凉血止血。潮热，加地骨皮、银柴胡、秦艽、鳖甲养阴清热。盗汗，加牡蛎、浮小麦固表敛汗。

②心阴虚：症见心悸，失眠，烦躁，潮热，盗汗，或口舌生疮，面色潮红，舌红少津，脉细数。治以滋阴养心。方用天王补心丹。

火热偏盛而见烦躁不安，口舌生疮者，去当归、远志之辛温，加黄连、木通、淡竹叶清心泻火，导热下行。潮热，加地骨皮、银柴胡、秦艽清退虚热。盗汗，加牡蛎、浮小麦固表敛汗。

③脾胃阴虚：症见口干唇燥，不思饮食，大便燥结，甚则干呕，呃逆，面色潮红，舌干，苔少或无苔，脉细数。治以养阴和胃。方用益胃汤。

口干唇燥甚者，为津亏较甚，加石斛、花粉滋养胃阴。不思饮食甚者，加麦芽、扁豆、山药益胃健脾。呃逆，加刀豆、柿蒂、竹茹扶养胃气，降逆止呃。大便干结，将原方之冰糖改用蜂蜜或火麻仁、肉苁蓉，以收润肠通便之效。

④肝阴虚：症见头痛，眩晕，耳鸣，目干畏光，视物不明，急躁易怒，或肢体麻木，筋惕肉瞤，面潮红，舌干红，脉弦细数。治以滋养肝阴。方用补肝汤。

头痛、眩晕、耳鸣较甚，或筋惕肉瞤，为风阳内盛，加石决明、菊花、钩藤、刺蒺藜平肝息风潜阳。目干涩畏光，或视物不明者，加枸杞子、女贞子、草决明养肝明目。急躁易怒，尿赤便秘，舌红脉数者，为肝火亢盛，加龙胆草、黄芩、栀子清肝泻火。

⑤肾阴虚：症见腰酸，遗精，两足痿弱，眩晕，耳鸣，甚则耳聋，口干，咽痛，颧红，舌红，少津，脉沉细。治以滋补肾阴。方用左归丸。

腰酸遗精者，加牡蛎、金樱子、芡实、莲须固肾涩精。潮热、口干、咽痛、脉数为阴虚而火旺，去鹿角胶、山茱萸，加知母、黄柏、地骨皮滋阴泻火。

（4）阳虚　分为心阳虚、脾阳虚和肾阳虚。

①心阳虚：症见心悸，自汗，神倦嗜卧，心胸憋闷疼痛，形寒肢冷，面色苍白，舌质淡或紫暗，脉细弱或沉迟。治以益气温阳。方用保元汤。

心胸疼痛者，酌加郁金、川芎、丹参、三七活血定痛。形寒肢冷，为阳虚较甚，酌加附子、巴戟天、仙茅、仙灵脾、鹿茸温补阳气。

②脾阳虚：症见面色萎黄，食少，形寒，神倦乏力，少气懒言，大便溏薄，肠鸣腹痛，每因受寒或饮食不慎而加剧，舌质淡，苔白，脉弱。治以温中健脾。方用附子理中汤。

腹中冷痛较甚，为寒凝气滞，可加高良姜、香附或丁香、吴茱萸温中散寒，理气止痛。食后腹胀及呕逆者，为胃寒气逆，加砂仁、半夏、陈皮温中和胃降逆。腹泻较甚者，为阳虚温甚，加肉豆蔻、补骨脂、苡仁温补脾肾，涩肠除湿止泻。

③肾阳虚：症见腰背酸痛，遗精，阳痿，多尿或不禁，面色苍白，畏寒肢冷，下利清谷或五更腹泻，舌质淡胖，有齿痕，苔白，脉沉迟。治以温补肾阳。方用右归丸。

遗精，加金樱子、桑螵蛸、莲须，或金锁固精丸以收涩固精。脾虚以致下利清谷者，减去熟地、当归等滋腻滑润之品，加党参、白术、苡仁益气健脾，渗湿止泻。命门火衰以致五更泄泻者，合四神丸温脾暖肾，固肠止泻。阳虚水泛以致浮肿、尿少者，加茯苓、泽泻、车前子，或合五苓散利水消肿。肾不纳气而见喘促、短气，动则更甚者，加补骨脂、五味子、蛤蚧补肾纳气。

五、预防调护

调摄护理对虚劳的好转、治愈具有重要作用。

1. 避风寒，适寒温　虚劳过程中，感受外邪，耗伤正气，通常是病情恶化的重要原因；而虚劳患者由于正气不足，卫外不固，又容易招致外邪入侵，故应注意冷暖，避风寒，适寒温，尽量减少伤风感冒。

2. 调饮食，戒烟酒 人体气血全赖水谷以资生，故调理饮食对虚劳至关重要。一般以富于营养，易于消化，不伤脾胃为原则。对辛辣厚味、过分滋腻、生冷不洁之物，则应少食甚至禁食。吸烟嗜酒有损正气，应该戒除。

3. 慎起居，适劳逸 生活起居要有规律，做到动静结合，劳逸适度。根据自己体力的情况，可适当参加户外散步，气功锻炼，打太极拳等活动。病情轻者，可适当安排工作和学习。适当节制房事。

4. 舒情志，少烦忧 过分的情志刺激，易使气阴伤耗，是使病情加重的重要原因之一。而保持情绪稳定，舒畅乐观，则有利于虚劳的康复。

第三十章 癌 症（助理不要求掌握）

癌症是多种恶性肿瘤的总称，以脏腑组织发生异常增生为其基本特征。临床表现主要为肿块逐渐增大，表面高低不平，质地坚硬，时有疼痛，发热，并常伴见纳差，乏力，日渐消瘦等全身症状。

一、病因病机

1. 六淫邪毒 外感六淫之邪，或工业废气、石棉、煤焦烟炱、放射性物质等邪毒之气入侵，若正气不能抗邪，则致客邪久留，脏腑气血阴阳失调，而致气滞、血瘀、痰浊、热毒等病变，久则可形成结块。

2. 七情怫郁 情志不遂，气机郁结，久则导致气滞血瘀，或气不布津，久则津凝为痰，血瘀、痰浊互结，渐而成块。正如《类证治裁·郁证》说："七情内起之郁，始而伤气，继必及血"。

3. 饮食失调 嗜好烟酒辛辣腌炸烧烤，损伤脾胃，脾失健运，正气亏虚，气虚血瘀。如《读医随笔·承制生化论》说："气虚不足以推血，则血必有瘀"。或正气亏虚，易感外邪或易致客邪久留。另一方面，脾失健运，不能升清降浊，敷布运化水湿，则痰湿内生。正如《医宗必读·痰饮》所说："脾土虚弱，清者难升，浊者难降，留中滞膈，淤而成痰"。

4. 宿有旧疾 机体脏腑阴阳的偏盛偏衰，气血功能紊乱，如治不得法或失于调养，病邪久羁，损伤正气，或正气本虚，驱邪无力，加重或诱发气、痰、食、湿、水、血等凝结阻滞体内，邪气壅结成块。

5. 久病伤正、年老体衰 正气内虚，脏腑阴阳气血失调，是罹患癌证的主要病理基础。正如《医宗必读·积聚》所说："积之成者，正气不足，而后邪气踞之"。久病体衰，正气亏虚，气虚血瘀；或生活失于调摄，劳累过度，气阴耗伤，外邪每易乘虚而入，客邪留滞不去，气机不畅，终致血行瘀滞，结而成块。

癌病的形成虽有上述多种因素，但其基本病理变化为正气内虚，气滞、血瘀、痰结、湿聚、热毒等相互纠结，日久积滞而成有形之肿块。

病理属性总属本虚标实。多是因虚而得病，因虚而致实，是一种全身属虚，局部属实的疾病。初期邪盛而正虚不显，故以气滞、血瘀、痰结、湿聚、热毒等实证为主。

二、诊断与鉴别诊断

1. 脑瘤

（1）诊断依据 ①患者有头痛、呕吐、视力障碍等临床表现；②随脑组织受损部位的不同而有相应的局部症状，有助于定位诊断。如大脑额叶前部肿瘤可见精神障碍，出现性格改变，进行性痴呆，癫痫发作等；额下回后部肿瘤可出现运动性失语；额叶后部中央前回运动区受压则产生对侧偏瘫。大脑顶叶部肿瘤以感觉障碍为主，感觉定位和感觉区别的能力消失。大脑颞叶部肿瘤则以听觉障碍为主。

（2）鉴别诊断 主要应与脑血管疾病及癫痫进行鉴别。

①脑血管疾病：部分脑瘤患者可见颅内压增高、偏瘫，应注意与脑血管疾病相鉴别。脑血管疾病多见于老年人，常有高血压和动脉硬化病史，多突然出现昏迷，可有颅内压增高症状和偏瘫。CT、MRI有助于鉴别。

②癫痫：脑瘤患者可以有症状性癫痫，常伴有颅内压增高的症状（如头痛、呕吐、视力下降等）和其他局灶性症状（如精神障碍、感觉障碍、运动障碍等）持续存在。原发性癫痫通常缺少局灶性脑症状，发作过后多无明显症状。CT、MRI有助于鉴别。

2. 肺癌

（1）诊断依据　①近期发生的呛咳，顽固性干咳持续数周不愈，或反复咳血痰，或不明原因的顽固性胸痛、气急、发热，或伴消瘦、疲乏等；②多发生于年龄在40岁以上，有长期吸烟史的男性。

（2）鉴别诊断　主要应与肺痨及肺痈进行鉴别。

①肺痨：肺痨与肺癌均有咳嗽、咯血、胸痛、发热、消瘦等症状，两者很容易混淆，应注意鉴别。肺痨多发生于青壮年，而肺癌好发于40岁以上的中老年男性。部分肺痨患者的已愈合的结核病灶所引起的肺部瘢痕可恶变为肺癌。肺痨经抗痨治疗有效，肺癌经抗痨治疗病情无好转。

②肺痈：肺痈患者也可有发热、咳嗽、咳痰的临床表现，应注意鉴别。典型的肺痈是急性发病，高热，寒战，咳嗽，咳吐大量脓臭痰，痰中可带血，伴有胸痛；肺癌发病较缓，热势一般不高，呛咳，咳痰不爽或痰中带血，伴见神疲乏力、消瘦等全身症状。

3. 大肠癌

（1）诊断依据　凡30岁以上的患者有下列症状时需高度重视，考虑有大肠癌的可能：①近期出现持续性腹部不适，隐痛，胀气，经一般治疗症状不缓解；②无明显诱因的大便习惯改变，如腹泻或便秘等；③粪便带脓血、黏液或血便，而无痢疾、肠道慢性炎症等病史；④结肠部位出现肿块；⑤原因不明的贫血或体重减轻。

（2）鉴别诊断　主要应与痢疾及痔疾进行鉴别。

①痢疾：痢疾与大肠癌在腹痛、泄泻、里急后重、排脓血便等临床症状上有相似点，要注意区别。痢疾是以腹痛腹泻，里急后重，排赤白脓血便为主要临床表现的具有传染性的外感疾病。一般发病较急，常以发热伴有呕吐开始，继则腹痛腹泻、里急后重、排赤白脓血便为突出的临床特征，其腹痛多呈阵发性，常在腹泻后减轻，腹泻次数可达每日10～20次，粪便呈胶冻状、脓血状。而大肠癌起病较为隐匿，早期症状多较轻或不明显，中晚期伴见明显的全身症状，如神疲倦怠、消瘦等，腹痛常为持续性隐痛，常见腹泻，但每日次数不多，泄泻与便秘交替出现是其特点。此外，实验室检查对明确诊断具有重要价值，如血常规、大便细菌培养、大便隐血试验、直肠指诊、全结肠镜检查等。

②痔疾：痔疾也常见大便带血、肛门坠胀或异物感的临床表现，应注意区别。痔疾属外科疾病，起病缓，病程长，一般不伴有全身症状，其大便下血特点为便时或便后出血，常伴有肛门坠胀或异物感，多因劳累、过食辛辣等而诱发或加重。直肠指诊、直肠镜等检查有助于明确诊断。

4. 肾癌、膀胱癌

（1）诊断依据　肾癌早期常无症状，晚期部分患者可有典型的三联症：血尿、腰部疼痛、上腹或腰部肿块。膀胱癌典型临床表现为血尿、尿急、尿频、尿痛，或持续性尿意感。

（2）鉴别诊断　主要应与多囊肾、泌尿系结石、肾及膀胱结核进行鉴别。

①多囊肾：多囊肾常有腰、腹疼痛，血尿或蛋白尿，出现肾功能障碍和高血压的患者较多，往往合并其他多囊脏器。B超、CT、MRI有助于鉴别诊断。

②泌尿系结石：泌尿系结石多有急性疼痛，可伴见尿血，B超、腹部X线等有助于诊断。

③肾及膀胱结核：肾及膀胱结核也常有尿路刺激征，尿血，脓尿，并伴低热、盗汗、消瘦等症状，尿中查到结核杆菌。抗痨治疗有效。

三、辨证施治

1. 辨证要点　临床首先应辨各种癌病的脏腑病位；辨病邪的性质，分清痰结、湿聚、气滞、血瘀、热毒的不同，以及有否兼夹；辨标本虚实，分清虚实标本的主次；辨脏腑阴阳，分清受病脏腑气血阴阳失调的不同；辨病程的阶段，明确患者处于早、中、晚期的不同，以选择适当的治法和估计预后。

2. 治疗原则　癌病属于正虚邪实，邪盛正衰的一类疾病，所以治疗的基本原则是扶正祛邪，攻补兼施。要结合病史、病程、四诊及实验室检查等临床资料，综合分析，辨证施治，做到"治实当顾虚，补虚勿忘实"。初期邪盛正虚不明显，当先攻之；中期宜攻补兼施；晚期正气大伤，不耐攻伐，当以补为主，扶正培本以抗邪气。

扶正之法主要是根据正虚侧重的不同，并结合主要病变脏腑而分别采用补气、补血、补阴、补阳的治法；祛邪主要针对病变采用理气、除湿、化痰散结、活血化瘀、清热解毒等法，并应适当配伍有抗肿瘤作用的中药。早期发现、早期诊断、早期治疗对预后有积极意义。做好预防对减少发病有重要意义。既病之后加强饮食调养，调畅情志，注意休息，有利于癌病的康复。

3. 分证论治

（1）脑瘤　分为痰瘀阻窍证、风毒上扰证和阴虚风动证。

①痰瘀阻窍证：症见头晕头痛，项强，目眩，视物不清，呕吐，失眠健忘，肢体麻木，面唇暗红或紫暗，舌质紫暗或瘀点或有瘀斑，脉涩。治以息风化痰，祛瘀通窍。方用通窍活血汤加减。

②风毒上扰证：症见头痛头晕，耳鸣目眩，视物不清，呕吐，面红目赤，失眠健忘，肢体麻木，咽干，大便干燥，重则抽搐，震颤，或偏瘫，或角弓反张，或神昏谵语，项强，舌质红或红绛，苔黄，脉弦。治以平肝潜阳，清热解毒。方用天麻钩藤饮合黄连解毒汤加减。

③阴虚风动证：症见头痛头晕，神疲乏力，虚烦不宁，肢体麻木，语言謇涩，颈项强直，手足蠕动或震颤，口眼㖞斜，偏瘫，口干，小便短赤，大便干，舌质红，苔薄，脉弦细或细数。治以滋阴潜阳息风。方用大定风珠汤加减。

（2）肺癌　分为瘀阻肺络证、痰湿蕴肺证、阴虚毒热证和气阴两虚证。

①瘀阻肺络证：症见咳嗽不畅，胸闷气憋，胸痛有定处，如锥如刺，或痰血暗红，口唇紫暗，舌质暗或有瘀点、瘀斑，苔薄，脉细弦或细涩。治以行气活血，散瘀消结。方用血府逐瘀汤加减。

②痰湿蕴肺证：症见咳嗽咳痰，气憋，痰质黏稠，痰白或黄白相兼，胸闷胸痛，纳呆便溏，神疲乏力，舌质淡，苔白腻，脉滑。治以健脾燥湿，行气祛痰。方用二陈汤合瓜蒌薤白半夏汤加减。

③阴虚毒热证：症见咳嗽无痰或少痰，或痰中带血，甚则咯血不止，胸痛，心烦寐差，低热盗汗，或热势壮盛，久稽不退，口渴，大便干结，舌质红，舌苔黄，脉细数或数大。治以养阴清热，解毒散结。方用沙参麦冬汤合五味消毒饮加减。

④气阴两虚证：症见咳嗽痰少，或痰稀，咳声低弱，气短喘促，神疲乏力，面色㿠白，形瘦恶风，自汗或盗汗，口干少饮，舌质红或淡，脉细弱。治以益气养阴。方用生脉散合百合固金汤加减。

（3）大肠癌　分为湿热郁毒证、瘀毒内阻证、脾肾双亏证和肝肾阴虚证。

①湿热郁毒证：症见腹部阵痛，便中带血或黏液脓血便，里急后重，或大便干稀不调，肛门灼热，或有发热，恶心，胸闷，口干，小便黄等症，舌质红，苔黄腻，脉滑数。治以清热利湿，化瘀解毒。方用槐角丸加减。

②瘀毒内阻证：症见腹部拒按，或腹内结块，里急后重，大便脓血，色紫暗，量多，烦热口渴，面色晦暗，或有肌肤甲错，舌质紫暗或有瘀点、瘀斑，脉涩。治以活血化瘀，清热解毒。方用膈下逐瘀汤加减。

③脾肾双亏证：症见腹痛喜温喜按，或腹内结块，下利清谷或五更泄泻，或见大便带血，面色苍白，少气无力，畏寒肢冷，腰酸膝冷，苔薄白，舌质淡胖，有齿痕，脉沉细弱。治以温阳益精。方用大补元煎加减。

④肝肾阴虚证：症见腹痛隐隐，或腹内结块，便秘，大便带血，腰膝酸软，头晕耳鸣，视物昏花，五心烦热，口咽干燥，盗汗，遗精，月经不调，形瘦纳差，舌红少苔，脉弦细数。治以滋肾养肝。方用知柏地黄丸加减。

（4）肾癌、膀胱癌　分为湿热蕴毒证、瘀血内阻证、脾肾两虚证和阴虚内热证。

①湿热蕴毒证：症见腰痛，腰腹坠胀不适，尿血，尿急，尿频，尿痛，发热，消瘦，纳差，舌红苔黄腻，脉濡数。治以清热利尿通淋。方用八正散或龙胆泻肝汤加减。

②瘀血内阻证：症见面色晦暗，腰腹疼痛，甚则腰腹部肿块，尿血，发热，舌质紫暗或有瘀点、瘀斑，苔薄白，脉涩。治以活血化瘀，理气散结。方用桃红四物汤加减。

③脾肾两虚证：症见腰痛，腹胀，尿血，腰腹部肿块，纳差，呕恶，消瘦，气短乏力，便糖，畏寒肢冷，舌质淡，苔薄白，脉沉细。治以健脾益肾，软坚散结。方用大补元煎加减。

④阴虚内热证：症见腰痛，腰腹部肿块，五心烦热，小便短赤，大便秘结，消瘦乏力，舌质红，苔薄黄少津，脉细数，治以滋阴清热，化瘀止痛，方用知柏地黄丸加减。

第三十一章　痹　证

痹证指正气不足，风、寒、湿、热等外邪侵袭人体，痹阻经络，气血运行不畅所导致的，以肌肉、筋骨、关节发生疼痛、麻木、重着、屈伸不利，甚至关节肿大灼热为主要临床表现的病证。

一、病因病机

1. 正气不足　正气不足是痹证的内在因素和病变的基础。体虚腠理疏松，营卫不固，为感邪创造了条件，正气不足，无力驱邪外出，病邪稽留而病势缠绵。

2. 外邪入侵　外邪有风寒湿邪和风湿热邪两大类。外感风寒湿邪，多因居处潮湿，涉水冒雨，或睡卧当风，或冒雾露，气候变化，冷热交错等原因，以致风寒湿邪乘虚侵袭人体所致。

二、诊断

1. 发病特点　本病不分年龄、性别，但青壮年和体力劳动者、运动员以及体育爱好者易于罹患。同时，发病的轻重与寒冷、潮湿、劳累以及天气变化、节气等有关。

2. 临床表现　突然或缓慢地自觉肢体关节肌肉疼痛、屈伸不利为本病的症状学特征。或游走不定，恶风寒；或痛剧，遇寒则甚，得热则缓；或重着而痛，手足笨重，活动不灵，肌肉麻木不仁；或肢体关节疼痛，痛处焮红灼热，筋脉拘急；或关节剧痛，肿大变形，也有绵绵而痛，麻木尤甚，伴心悸、乏力者。

3. 舌苔脉象　舌质红，苔多白滑，脉象多见沉紧、沉弦、沉缓、涩。

4. 辅助检查　实验室和X线等检查常有助于痹病诊断。

三、鉴别诊断

肢体痹病久治不愈，肢体关节或因痛剧，或因屈伸不利，或因变形而活动减少，肌肉废用而渐萎瘦，而与痿病相似。其鉴别的要点是看有无疼痛。痿病以肌肉软弱无力或萎缩为临床特征，并无疼痛，因肌肉软弱无力而行动艰难，甚至瘫软于床榻；痹病以肢体肌肉关节疼痛、酸楚、麻木为临床特征，因疼痛或关节变形而行动艰难，因行动艰难肌肉少用而渐瘦，但不至瘫痪。临床上也有既有肢体肌肉萎弱无力，又伴有肌肉关节疼痛者，是为痿痹并病，可按其病因病机特点，辨其孰轻孰重进行辨证论治。

四、辨证施治

1. 辨证要点

（1）辨病邪偏胜　风寒湿热为病各有偏胜，根据临床主症特征，分辨主导病邪。如游走不定而痛者为风邪胜；疼痛剧烈，遇冷加重，得热则减者，寒邪为胜；重着固定，麻木不仁者湿邪为胜；病变处焮红灼热，疼痛剧烈者热邪为胜；病变处有结节、肿胀、瘀斑或肢节变形者，为痰瘀阻痹。

（2）辨别虚实　根据病程长短及全身状况辨别虚实。一般突然发病，或发病虽缓，但病程短者多为实证。反复发作，经久不愈者多虚实夹杂。疲乏少动者多气虚；面色㿠白，心悸者多血虚；肌肉麻木，肢节屈伸不利者多肝虚筋失所养；骨节变形，腰膝酸软，多肾虚骨痹不已。

2. 治疗原则　本病为邪气痹阻经络，气血运行不畅所致，故祛邪活络、缓急止痛为本病的治疗原则。

因邪气杂至，祛风、散寒、除湿、清热、祛痰、化瘀通络等治法应相互兼顾，因邪气有偏胜，祛邪通络又各有重点。正气不足是本病的重要病因，久病耗伤正气而虚实夹杂者，应扶正祛邪，且扶正有助祛邪。风邪胜者或久患者络者，应佐养血之品，正所谓"治风先治血，血行风自灭"也；寒邪胜者，应佐助阳之品，使其阳气旺盛，则寒散络通；湿邪胜者，佐以健脾益气之品，使其脾旺能胜湿；热邪胜者，佐以凉血养阴之品，以防热灼营阴而病深难解。益气养血、滋补肝肾是虚证、顽痹的重要治法。

3. 分证论治

（1）行痹　症见肢体关节、肌肉酸痛，上下左右关节游走不定，但以上肢为多见，以寒痛为多，亦可轻微热痛，或见恶风寒，舌苔薄白或薄腻，脉多浮或浮紧。治以祛风通络，散寒除湿。方用防风汤加减。

若以肩肘等上肢关节为主者，为风胜于上，可选加羌活、白芷、桑枝、威灵仙、姜黄、川芎祛风通络止痛。若以下肢关节为主者，为湿胜于下，选加独活、牛膝、防己、萆薢、松节等祛湿止痛。以腰背关节为主者，多与肾气不足有关，酌加杜仲、桑寄生、淫羊藿、巴戟天、续断等温补肾气。

（2）痛痹　症见肢体关节疼痛较剧，甚至关节不可屈伸，遇冷痛甚，得热则减，痛处多固定，亦可游走，皮色不红，触之不热，苔薄白，脉弦紧。治以温经散寒，祛风除湿。方用乌头汤。

（3）着痹　症见肢体关节疼痛重着、酸楚，或有肿胀，痛有定处，肌肤麻木，手足困重，活动不便，苔白腻，脉濡缓。治以除湿通络，祛风散寒。方用薏苡仁汤加减。

关节肿胀者，加秦艽、萆薢、防己、木通、姜黄除湿通络。肌肤不仁，加海桐皮、豨莶草祛风通络，或加黄芪、红花益气通痹。

（4）风湿热痹　症见肢体关节疼痛，痛处焮红灼热，肿胀疼痛剧烈，得冷则舒，筋脉拘急，日轻夜重，多兼有发热、口渴、烦闷不安，舌质红，苔黄腻或黄燥，脉滑数。治以清热通络，祛风除湿。方用白虎加桂枝汤。

若皮肤有瘀斑者，酌加丹皮、生地、地肤子清热凉血散瘀。风湿热痹化火伤津，症见关节红肿，疼痛剧烈，入夜尤甚，壮热烦渴，舌红少津，脉弦数者，治以清热解毒，凉血止痛，可用犀角散加减。

（5）痰瘀痹阻　症见痹证日久，关节肌肉痛剧，痛处固定不移，或骨节僵硬变形，或关节附近皮色紫黯；或有皮下结节或环形红斑，或麻木肿痛，或难以屈伸，或筋脉拘紧，苔白腻，舌偏紫暗，或有瘀斑，脉细涩。治以活血化瘀，蠲痹通络。方用益肾蠲痹丸或双合汤加减。

皮下有结节者，加天竺黄、白芥子、胆南星，关节强直畸形脉涩、瘀血症状明显者加莪术、三七、没药、乳香。

（6）肝肾两虚证　症见痹证日久不愈，关节屈伸不利，肌肉瘦削，腰膝酸软，或畏寒肢冷，阳痿，遗精，骨蒸劳热，心烦口干。舌质淡红，舌苔薄白或少津，脉沉细弱或细数。治以培补肝肾，舒筋止痛。方用补血荣筋丸加减。

五、预防调护

本病是因正气不足，感受外在的风寒湿热之邪而成。因此，平时注意调摄，增强体质和加强病后调摄护理，便显得格外重要。预防方面，锻炼身体，增强机体御邪能力；创造条件，改善阴冷潮湿等不良的工作、生活环境，避免外邪入侵；一旦受寒、冒雨等应及时治疗，如服用姜汤、午时茶等以祛邪等措施都有助于预防痹病的发生。病后调摄护理方面，更需做好防寒保暖等预防工作；应保护病变肢体，提防跌扑等以免受伤；视病情适当对患处进行热熨、冷敷等，可配合针灸、推拿等进行治疗；鼓励和帮助患者对病变肢体进行功能锻炼，有助痹病康复。

第三十二章　痉　证

痉病系因感受外邪，或他病久病，导致邪阻经络，筋脉失养拘急，以项背强急，四肢抽搐，甚至角弓反张为主要特征的临床常见病。

一、病因病机

1. 邪壅经络　风寒暑湿燥火"六气皆能致痉"，若感受外邪，留滞壅塞于经络，气血不能运行，筋肉失养而拘急发痉。

2. 热甚发痉　或外感火热之邪，或情志过激，内生肝火等，若火热炽盛，必耗灼阴津，筋脉失濡而挛急发痉。

3. 阴血亏损　多由误治或他病所致。误治者，即汗、吐、下太过，阴精耗散；他病所致者，即产后失血或汗证、血证、呕吐、泄泻、久病体虚等，伤精损液，导致津伤液脱，亡血失精，筋脉失养而成。

4. 瘀血内阻　多因病久入络，络血不畅而瘀，或外伤瘀血内阻，新血不生，进而闭阻脉络，血不养筋而病痉。

二、诊断

1. 多突然起病，以项背强急，四肢抽搐，甚至角弓反张为其证候特征。
2. 发病前多有外感或内伤，或他病之后发病的病史。
3. 必要时做脑脊液等检查，有助于痉病的诊断。

三、鉴别诊断

本病在临床上，应与下列疾病相鉴别。

1. 痫病　痫病每发四肢抽搐，两目上视，昏不识人，与痉病相似，但痫病多有反复发作史，发作前常无明显诱因，发病突然，伴口吐涎沫，或有怪叫声、或有遗尿，移时苏醒，一如常人。痉病发作多有外感、内伤等病因，发时伴高热、呕吐等症，且多无自然恢复者。

2. 厥证　痉病可伴有神识昏迷，与厥证相似，伴发神昏时也有称为痉厥者，实为痉与厥并见。痉病是以肢体抽搐、强急为主症，神昏为其或有的伴发症；而厥证是以突然昏倒，不省人事，四肢厥冷为主症，甚至也有一蹶不复而殁者，一般无四肢抽搐和项背强直等表现。

3. 中风病　该病以突然昏仆，不省人事，或不经昏仆而渐进加重，即以半身不遂、口舌㖞斜为主症，而痉病却无半身不遂、口舌㖞斜，可资鉴别。

四、辨证施治

1. 辨证要点

（1）辨别外感内伤　外感所致者，多有恶寒发热，脉浮等表证，即使热邪直中，虽无恶寒，但必有发热、肢体疼痛等表证。内伤所致者则无表证。

（2）辨别虚实寒热　痉病有寒热虚实，一般外邪壅滞经络、热盛发痉、瘀血内阻属实证，抽搐频繁有力而幅度大；产后失血、汗吐下后、久病体虚属虚证，手足蠕动而无力。外感风温、暑热、湿热，阳明胃热等属热证，见身热、烦渴、舌红脉数等症；风寒、风湿致痉，阳衰寒燥属寒证，见畏寒、舌淡脉紧等症。

2. 治疗原则　痉病属急症范围，因此，急则舒筋解痉以治其标，缓则扶正益损以治其本。故祛邪扶正是其治疗大法。具体治疗时，治实宜祛风、散寒、除湿、清热；治虚当滋阴养血。虚实错杂者，当标本并治，用泄热存阴、益气化瘀等法治疗。

3. 分证论治

（1）邪壅经络证　症见头痛，项背强直，恶寒发热，无汗或有汗，肢体酸重，甚至口噤不语，四肢抽搐，舌苔白，脉浮紧。治以祛风散寒，燥湿和营。方用羌活胜湿汤。

肢体拘急，加白芍柔筋缓急。口噤不语，加石菖蒲、远志开窍。若寒甚无汗，宜解肌发汗，用葛根汤治之。若风邪甚，发热不恶寒，汗出，头痛者，治宜和营养津，方用瓜蒌桂枝汤。以桂枝汤调和营卫，解表散邪；瓜蒌根清热生津，和络柔筋。

（2）肝经热盛证　症见高热头痛，口噤，手足躁动，心烦易怒，口苦咽干，面红目赤，甚则项背强急，四肢抽搐，角弓反张，舌质红，脉弦细而数。治以清肝潜阳，息风镇痉。方用羚角钩藤汤。

（3）阳明热盛证　症见壮热汗出，心胸烦闷，项背强急，四肢抽搐，甚则角弓反张，腹满便结，口渴喜冷饮，舌质红，苔黄燥，脉弦数。治以清泻胃热，增液止痉。方用白虎汤合增液承气汤。

（4）心营热盛证　症见高热烦躁，神昏谵语，项背强急，四肢抽搐，甚则角弓反张，皮肤紫斑或瘀点，舌质红绛，苔黄少津，脉细数。治以清心凉营，开窍止痉。方用清营汤加减。

（5）痰浊阻滞证　症见头痛昏蒙，神识呆滞，项背强急，四肢抽搐，胸脘满闷，呕吐痰涎，舌苔白腻，脉滑或弦滑。治以豁痰开窍，息风止痉。方用导痰汤加减。

（6）阴血亏虚证　症见项背强急，四肢麻木，抽搦或筋惕肉瞤，直视口噤，头目昏眩，自汗。神疲气短，舌质淡红，少苔或无苔，脉沉细。治以滋阴养血，息风止痉。方用四物汤合大定风珠汤加减。

五、预防调护

痉病的预防十分重要。若能有效地预防其发病，对减少病残率、降低病死率具有重要意义。关键在于对易引起痉病的原发病进行积极有效的治疗。如外感病初起，宜积极疏散外邪，避免其壅塞经络；热盛于里，应及时清解并注意护津；见到亡血失津等病证时，应及时养血滋阴以濡筋。痉病发作前往往有先兆表现，应密切观察，及时处理。如发现双目不瞬、口角肌肉抽动当立即在辨证论治基础上酌加羚羊角、钩藤、全蝎等止痉药物急煎顿服，或用针刺治疗，防止发痉。

调护方面首先强调患者居室要安静，减少噪音刺激，减少探视；避免过凉或过热，以免因冷热刺激引起发作；床要平整松软，应设床栏，以免跌落；发作时要保护舌头，避免舌头咬伤和后坠，去掉义齿，避免痰液和其他异物堵塞气道；于发作阶段宜给高热量流质饮食，必要时采用鼻饲，病情稳定后可给半流质及软食物。在发作停止后要保证患者安静休息，护理与治疗的时间要合理，不要随便打扰患者。

第三十三章　痿　证

痿证系指外感或内伤，使精血受损，肌肉筋脉失养以致肢体弛缓、软弱无力，甚至日久不用，引起肌肉萎缩或瘫痪的一种病证。痿者萎也，枯萎之义，即指肢体痿弱，肌肉萎缩。凡手足或其他部位的肌肉痿弱无力，弛缓不收者均属痿病范畴。因多发生在下肢，故又有"痿躄"之称。

一、病因病机

1. 肺热津伤，津液不布　感受温热毒邪，高热不退，或病后余热燔灼，伤津耗气，皆令"肺热叶焦"，不能布送津液以润泽五脏，遂成四肢肌肉筋脉失养，痿弱不用。

2. 湿热浸淫，气血不运　外感湿热之邪，或久居湿地，冒受雨露，感受寒湿之邪郁遏化热，或饮食不节，生冷肥甘太过，损伤脾胃，脾不能运化水湿而内生湿热，若湿热未及清除，濡滞肌肉，浸淫经脉，气血不运，肌肉筋脉失养而发为痿病。

3. 脾胃受损，精血不足　脾胃为后天之本，气血生化之源，五脏六腑，四肢百骸赖以温煦滋养。若素体虚弱，久病成虚，或饮食不节，脾胃受损，脾胃既不能运化水谷以化生气血而精血不足，也不能转输精微，五脏失其润养，筋脉失其滋煦，故发为痿病。

4. 肝肾亏损，髓枯筋痿　素体肝肾亏虚；或因房事太过，乘醉入房，精损难复；或因劳役太过而致肝肾亏损；或五志失调，火起于内，耗灼精血，均可致肝肾亏损。肝血不足，肾精亏虚，肝不主筋，肾不主骨，髓枯筋痿，肌肉也随之不用，发为痿病。另外，也有因实致虚者，如湿热留滞不化，下注于肝肾，久则亦能损伤，导致筋骨失养。

二、诊断

1. 以下肢或上肢、一侧或双侧肢体筋脉弛缓，痿软无力，甚至肌肉萎缩、瘫痪为主症。
2. 缓慢起病，或急性发作者。
3. 具有感受外邪与内伤积损的病因，或有反复发作史者。
4. 西医学神经系统检查肌力降低，肌萎缩，或肌电图、肌活检与酶学检查，符合神经、肌肉系统相关疾病诊断者。

三、鉴别诊断

1. 痹证　久病痹病，也有肌肉消瘦者，与本病相似，但均有关节、肢体疼痛，与本病力弱不痛有根本的区别。

2. 风痱　风痱以步履不正，手足笨拙，动作不准，废而不用为主症，常伴有舌体病变，言语不利；而痿病则以力弱，肌肉萎缩为主症，两者有所区别。两者均可隐袭起病，病久也可痿痱并病。

四、辨证施治

1. 辨证要点
（1）辨虚实　凡起病急，发展较快，肢体力弱，或拘急麻木，肌肉萎缩尚不明显，属实证；而起病缓慢，渐进加重，病程长，肢体弛缓，肌肉萎缩明显者，多属虚证。

（2）辨脏腑　发生于热病过程中，或热病之后，伴咽干咳嗽者，病变在肺；若面色萎黄不华，食少便溏者，病变在脾胃；起病缓慢，腰脊酸软，遗精耳鸣，月经不调，病变在肝肾。

2. 治疗原则

（1）独取阳明　即指治痿病应重视调理脾胃，因脾胃为后天之本，肺之津液来源于脾胃，肝肾的精血来源于脾胃的生化，只有脾胃健运，津液精血之源生化，才能充养肢体筋脉，有助于痿病的康复。所谓调理不尽属于补益，脾胃虚弱者固当健脾益胃，而脾胃为湿热所困者，又当清胃火去湿热，皆属治阳明调理之法。所谓"独取"，乃重视之意，不应理解为"唯独"之法。

（2）泻南补北　南方属火，北方属水，即指治痿病应重视滋阴清热，因肝肾精血不足，不独不能濡养筋脉，且阴虚则火旺，火旺则阴更亏，故滋阴可充养精血以润养筋骨，且滋阴有助降火；外感热毒，当清热解毒，火清热去则不再灼阴耗精，有存阴保津之效。若属虚火当滋阴以降火。若湿热当清热化湿而不伤阴。

（3）治兼夹证　在调理脾胃、滋阴清热的基础上，对痿病的兼夹证要予以兼顾治疗，视其所夹湿热、痰湿、瘀血、积滞等，分别治以清湿热、化痰浊、祛瘀血、消积滞或清郁热等，辨证论治，才能收效。

（4）慎用风药　因治风之剂，皆发散风邪，开通腠理之药，若误用之，阴血愈燥酿成坏病。至于因七情六欲太过而成痿者，必以调理气机为法，盖气化改善，百脉皆通，其病可愈。

3. 分证论治

（1）肺热津伤证　症见病起发热之时，或热退后突然肢体软弱无力，皮肤枯燥，心烦口渴，咽干咳呛少痰，小便短少，大便秘结，舌红苔黄，脉细数。治以清热润肺，濡养筋脉。方用清燥救肺汤。

若壮热，口渴，汗多，则重用生石膏，还可加银花、连翘以清热解毒，养阴生津。若呛咳少痰，加炙瓜蒌、桑白皮、川贝、知母润肺止咳化痰。咽干不利者，加花粉、玉竹、百合养阴生津。

（2）湿热浸淫证　症见四肢痿软，肢体困重，或微肿麻木，尤多见于下肢，或足胫热蒸，或发热，胸脘痞闷，小便赤涩；舌红苔黄腻，脉细数而濡。治以清热燥湿，通利筋脉。方用加味二妙散。

若湿盛，伴胸脘痞闷，肢重且肿者，可加厚朴、薏苡仁、茯苓、泽泻理气化湿。若长夏雨季，酌加藿香、佩兰芳香化浊。如肢体麻木，关节运动不利，舌质紫，脉细涩，为夹瘀之证，加赤芍、丹参、红花活血通络。

（3）脾胃亏虚证　症见肢体痿软无力日重，食少纳呆，腹胀便溏，面浮不华，神疲乏力，舌淡，舌体胖大，苔薄白，脉沉细或沉弱。治以健脾益气。方用参苓白术散。

若肥人多痰，可用六君子汤补脾化痰。中气不足，可用补中益气汤。心悸气短者，加黄芪、当归益气生血。如肌肉麻木不仁，苔白腻者，加橘络、白芥子化痰通络；消瘦，舌质紫暗者，可用圣愈汤益气养血，再加桃仁、红花、牛膝活血化瘀。

（4）肝肾亏损证　症见起病缓慢，四肢痿弱无力，腰脊酸软，不能久立，或伴眩晕、耳鸣、遗精早泄，或月经不调，甚至步履全废，腿胫大肉渐脱，舌红少苔，脉沉细数。治以补益肝肾，滋阴清热。方用虎潜丸。

热甚者去锁阳、干姜，或用六味地黄丸加牛骨髓、猪骨髓、鹿角胶、枸杞子、砂仁治之。若兼见面色萎黄不华，心悸，舌淡红，脉细弱者，加黄芪、党参、当归、鸡血藤以补养气血。

（5）脉络瘀阻证　症见四肢痿弱日久，肌肉瘦消，肢体麻木不仁，或四肢青筋显露，肌肉隐痛，舌质暗淡或有瘀点、瘀斑，脉细涩。治以益气养营，活血化瘀。方用圣愈汤合补阳还五汤加减。

五、预防调护

针对病因预防，如锻炼身体，增强体质，防潮湿，适寒温，避免感受外邪；饮食有节，起居有时，不妄作劳及根据体质服用一些药物，如易感冒者服用玉屏风散，脾胃虚弱者服用六君子丸，老年人常服六味地黄丸等，可起到一定的预防作用。

突然发病或发热的患者，应卧床休息。对高热患者应注意病室通风和降温处理。对神志昏迷、呼吸困难、吞咽困难者，应特别护理，密切观察病情，及时做出应急处理。对痿废的肢体要进行按摩、理疗、锻炼以免肌肉进一步萎缩；长期卧床者，要按时帮助翻身，避免褥疮发生，同时做好防寒保暖，避免冻伤和烫伤。饮食上宜清淡而富于营养，少食辛辣肥甘、醇酒，以免助热生痰。

第三十四章 腰 痛

腰痛是指腰部感受外邪，或因劳伤，或由肾虚而引起气血运行失调，脉络绌急，腰府失养所致的以腰部一侧或两侧疼痛为主要症状的一类病证。

一、病因病机

1. 外邪侵袭 寒湿、湿热、暑热等六淫邪毒乘劳作之虚，侵袭腰府，造成腰部经脉受阻，气血不畅而发生腰痛。若寒邪为病，寒伤阳，主收引，腰府阳气既虚，络脉又壅遏拘急故生腰痛。若湿邪为病，湿性重着、黏滞、下趋，滞碍气机，可使腰府经气郁而不行，血络瘀而不畅，以致肌肉筋脉拘急而发腰痛。感受湿热之邪，热伤阴，湿伤阳，且湿热黏滞，壅遏经脉，气血郁而不行而腰痛。

2. 跌仆闪挫 跌仆闪挫，或强力负重，致腰部经脉易受损；或长期体位不正，使腰部用力不当，损伤腰肌脊柱；或劳累过度，久劳，久病气血受损，气血运行不畅均可使腰府经络气血失畅，气滞血瘀发为腰痛。

3. 肾亏体虚 先天禀赋不足，加之劳累太过，或久病体虚，或年老体衰，或房事不节，以致肾精亏损，无以濡养腰府筋脉而发生腰痛。

二、诊断

1. 自觉一侧或两侧腰痛为主症，或痛势绵绵，时作时止，遇劳则剧，得逸则缓，按之则减；或痛处固定，胀痛不适；或如锥刺，按之痛甚。

2. 具有腰部感受外邪，外伤、劳损等病史。

3. 有关实验室检查或腰部 X 线片，提示西医学风湿性腰痛、腰肌劳损、强直性脊柱炎、腰椎骨质增生等诊断者，有助于本病的诊断。

三、鉴别诊断

1. 肾着 虽有腰部沉重冷痛，与腰痛相似，但多有身体沉重，腰以下冷，腹重下坠等，为一个独立性疾病，需作鉴别。

2. 腰软 虚证腰痛可伴有腰软，但腰软是以腰部软弱无力为特征，少有腰痛，多伴见发育迟缓，而表现为头项软弱，手软、足软、鸡胸等，多发生在青少年。

3. 淋证 淋证中的热淋、石淋常伴有腰痛，但必伴有小便频急、短涩量少或小便中带血等症状，可与本病鉴别。

四、辨证施治

1. 辨证要点

（1）辨外感内伤 有久居冷湿，劳汗当风，冒受湿热，或腰部过度劳累，跌扑伤损病史，起病急骤，或腰痛不能转侧，表现为气滞血瘀征象者，为外感腰痛；年老体虚，或具烦劳过度，七情内伤，气血亏虚病史，起病缓慢，腰痛绵绵，时作时止，表现为肾虚证候者，属内伤腰痛。

（2）辨标本虚实 肾精不足，气血亏虚为本；邪气内阻，经络壅滞为标。《景岳全书·腰痛》说："既无表邪，又无湿热，或以年衰，或以劳苦，或以酒色斫丧，或以七情忧郁，则悉属真阴虚证。"

2. 治疗原则 腰痛分虚实论治，虚者以补肾壮腰为主，兼调养气血；实者祛邪活络为要，针对病因，施之以活血化瘀，散寒除湿，清泻湿热等法。虚实兼夹者，分清主次，标本兼顾治疗。

3. 分证论治

（1）寒湿腰痛 症见腰部冷痛重着，转侧不利，逐渐加重，每遇阴雨天或腰部感寒后加剧，痛处喜温，得热则减，苔白腻而润，脉沉紧或沉迟。治以散寒除湿，温经通络。方用渗湿汤。

寒甚痛剧，拘急不适，肢冷面白者，加附子、肉桂、白芷以温阳散寒。湿盛阳微，腰身重滞，加独活、五加皮除湿通络。兼有风象，痛走不定者，加防风、羌活疏风散邪。病久不愈，累伤正气者，改用独活寄生汤扶正祛邪。

（2）湿热腰痛　症见腰髋弛痛，牵掣拘急，痛处伴有热感，每于夏季或腰部着热后痛剧，遇冷痛碱，口渴不欲饮，尿色黄赤，或午后身热，微汗出，舌红苔黄腻，脉濡数或弦数。治以清热利湿，舒筋活络。方用加味二妙散。

热重烦痛，口渴尿赤者，加栀子、生石膏、银花藤、滑石以清热除烦。湿偏重，伴身重痛、纳呆者，加防己、萆薢、蚕砂、木通等除湿通络。兼有风象而见咽喉肿痛，脉浮数者，加柴胡、黄芩、僵蚕发散风邪。湿热日久兼有伤阴之象者，加二至丸以滋阴补肾。

（3）瘀血腰痛　症见痛处固定，或胀痛不适，或痛如锥刺，日轻夜重，或持续不解，活动不利，甚则不能转侧，痛处拒按，面晦唇暗，舌质隐青或有瘀斑，脉多弦涩或细数。病程迁延，常有外伤、劳损史。治以活血化瘀，理气止痛。方用身痛逐瘀汤。

若疼痛剧烈，日轻夜重，瘀血痼结者，可酌加广虫、地鳖虫、山甲珠协同方中地龙起虫类搜剔、通络祛瘀作用。由于闪挫扭伤，或体位不正而引起者，加乳香配方中之没药以活络止痛，加青皮配方中香附以行气通络之力，若为新伤也可配服七厘散。有肾虚之象而出现腰膝酸软者，加杜仲、川续断、桑寄生以强壮腰肾。

（4）肾虚腰痛　症见腰痛以酸软为主，喜按喜揉，腿膝无力，遇劳则甚，卧则减轻，常反复发作。偏阳虚者，则少腹拘急，面色光白，手足不温，少气乏力，舌淡脉沉细；偏阴虚者，则心烦失眠，口燥咽干，面色潮红，手足心热，舌红少苔，脉弦细数。治以偏阳虚者，宜温补肾阳；偏阴虚者，宜滋补肾阴。方用偏阳虚者以右归丸为主方温养命门之火。

偏阴虚者以左归丸为主方以滋补肾阴。方中熟地、枸杞、山茱萸、龟板胶填补肾阴；配菟丝子、鹿角胶、牛膝以温肾壮腰，肾得滋养则虚痛可除。若虚火甚者，可酌加大补阴丸送服。如腰痛日久不愈，无明显的阴阳偏虚者，可服用青娥丸补肾以治腰痛。

五、预防调护

1. 避免寒湿、湿热侵袭改善阴冷潮湿的生活、工作环境，勿坐卧湿地，勿冒雨涉水，劳作汗出后及时擦拭身体，更换衣服，或饮姜汤水驱散风寒。

2. 注重劳动卫生腰部用力应适当，不可强力举重，不可负重久行，坐、卧、行走保持正确姿势，若需作腰部用力或弯曲的工作时，应定时做松弛腰部肌肉的体操。

3. 注意避免跌、仆、闪、挫。

4. 劳逸适度，节制房事，勿使肾精亏损，肾阳虚败。

5. 体虚者，可适当食用、服用具有补肾的食品和药物。

已患腰痛的患者，除继续注意上述事项外，腰部用力更应小心，必要时休息或戴腰托，以减轻腰部的受力负荷。根据腰痛的寒热情况，可局部进行热熨、冷敷等，慢性腰痛宜配合按摩、理疗促进其康复。湿热腰痛慎食辛辣醇酒，寒湿腰痛慎食生冷寒凉食品。

第三十五章　乳　癖

乳癖是以乳房有形状大小不一的肿块，疼痛，与月经周期相关为主要表现的乳腺组织的良性增生性疾病。好发于30~50岁妇女，约占全部乳腺疾病的75%，是临床上最常见的乳房疾病。本病有一定的癌变危险。相当于西医的乳腺囊性增生症。

一、病因病机

本病多与情志内伤、忧思恼怒有关。足阳明胃经过乳房，足厥阴肝经至乳下，足太阴脾经行乳外，若情志内伤，忧思恼怒则肝脾郁结，气血逆乱，气不行津，津液凝聚成痰；复因肝木克土，致脾不能运湿，胃不能降浊，则痰浊内生；气滞痰浊阻于乳络则为肿块疼痛。八脉隶于肝肾，冲脉隶于阳明，若肝郁化火，耗损肝肾之阴，则冲任失调。所以本病多与月经周期相关。本病的基本病机为气滞痰凝，冲任失调，病在胃、肝、脾三经。以乳房有形状大小不一的肿块，疼痛，与月经周期相关为主要表现的乳房病类疾病。

二、诊断

1. 多见于青中年妇女，常伴有月经失调、流产史。常同时或相继在两侧乳房内发生多今大小不一的肿块，其形态不规则，或圆或扁，质韧，分散于整个乳房，或局限在乳房的一处。

2. 肿块与周围组织分界不清，与皮肤和肌筋膜无粘连，推之移动，腋下淋巴结不肿大。常感乳房胀痛，在月经前 3~4 天更甚，经后痛减或消失。有时乳头溢出黄绿色、棕色或血性液体。本病病程较长，常达数年，肿块的生长和发展多为间歇性，常在经前加剧，也可出现一段较长时间的缓解。

3. B 超可显示乳腺增生部位不均匀的回声区，以及无回声的囊肿。X 线造影示各级乳管失去正常树枝样结构，管网大小不均、紊乱和异位，大乳管有囊状扩张，但无充盈缺损。乳头溢液者取分泌物做涂片检查，可帮助排除癌变的可能。对疑为癌变的肿块应取活体组织做病理切片检查。

三、鉴别诊断

1. 乳核 多见于青年妇女，肿块表面光滑，边缘清楚，质地坚韧，活动度好，常发生于单侧乳房，一般无胀痛感觉。

2. 乳岩 多发生于 40~60 岁中老年妇女，病程较短，起病快，肿块质地坚硬如石，表面凹凸不平，边缘不清，活动度差，早期无压痛和自觉痛。主要靠做活体组织病理切片进行鉴别。

3. 乳痨 发病缓慢，结块如梅李，边界不清，皮肉相连，不痛或隐痛，溃后脓出稀薄，夹有败絮样物质，疮口不易收敛，易后遗成漏管，脓液涂片检查可找到结核杆菌。

四、辨证施治

1. 内治法

（1）肝郁痰凝证 症见多见于青壮年妇女。乳房胀痛或刺痛，乳房肿块随喜怒消长；伴胸闷胁胀，善郁易怒，失眠多梦；舌质淡红，苔薄白，脉弦和细涩。治以疏肝解郁，化痰散结。方用逍遥蒌贝散加减。

（2）冲任失调证 症见多见于中年妇女。乳房肿块或胀痛，经前加重，经后缓减；伴腰酸乏力，神疲倦怠，头晕，月经先后失调，量少色淡，甚或经闭；舌淡，苔白，脉沉细。治以调摄冲任。方用加味二仙汤加减。

2. 外治法 中药局部外敷于乳房肿块处，如用阳和解凝膏加黑退消或桂麝散盖贴，或以生白附子或鲜蟾蜍皮外敷，或用大黄粉以醋调敷。

五、预防调护

1. 调情志，保持心情舒畅。

2. 及时治疗月经不调。

3. 3 个月复查 1 次，特别是未排除乳癌可能的患者，应进行多次短期随诊，并做耐心细致的解释工作。

第三十六章 蛇串疮

蛇串疮是一种皮肤上出现成簇水疱，呈带状分布，痛如火燎的急性疱疹性皮肤病。因皮损状如蛇行，故名蛇串疮；因每多缠腰而发，故又称缠腰火丹；本病又称之为火带疮、蛇丹、蜘蛛疮等。

一、病因病机

本病多为情志内伤，肝郁气滞，久而化火，肝经火毒，外溢肌肤而发；或饮食不节，脾失健运，湿邪内生，蕴而化热，湿热内蕴，外溢肌肤而生；或感染毒邪，湿热火毒蕴结于肌肤而成。年老体虚者，常因血虚肝旺，湿热毒盛，气血凝滞，以致疼痛剧烈，病程迁延。

二、诊断

皮肤上有红斑、水疱，累累如串珠，每多缠腰而发。皮损初起为带片状的红色斑丘疹，继而出现绿豆到黄豆大小簇集成群的水疱，累累如串珠，聚集一处或多处，排列成带状，疱群之间间隔皮肤正常，疱液透明，5~6 日后转为浑浊，重者有出血点，血疱或坏死。轻者无皮损，仅有刺痛感，或稍潮红，没有典型的水疱。好发于腰肋部、胸部或头面部，多发于身体一侧，常单侧性沿皮神经分部，不超过正中线。

三、鉴别诊断

1. 热疮　多发生于皮肤黏膜交界处，皮疹为针尖至绿豆大小的水疱，常为一群，1 周左右痊愈，但易复发。

2. 漆疮、膏药风　发病前有明确的接触史，皮疹发生在接触部位，与神经分布无关。无疼痛，自觉灼热、瘙痒。

四、辨证施治

1. 内治法

（1）肝经郁热　症见皮损鲜红，疱壁紧张，灼热刺痛；伴口苦咽干，烦躁易怒，大便干或小便黄；舌质红，苔薄黄或黄厚，脉弦滑数。治以清肝火解热毒。方用龙胆泻肝汤加紫草、板蓝根等。

若发于面部，加菊花以平肝解毒，引药上行；大便干结者，加生大黄以通腑泻下；疼痛剧烈者，加川楝子、延胡索以疏肝理气止痛。

（2）脾虚湿蕴　症见皮损颜色较淡，疱壁松弛，疼痛略轻。伴食少腹胀，口不渴，大便时溏；舌质淡，苔白或腻，脉沉缓或滑。治以健脾利湿。方用除湿胃苓汤加减。

（3）气滞血瘀　症见皮疹消退后局部疼痛不止；舌质黯，苔白，脉弦细。治以理气活血，重镇止痛。方用桃红四物汤加制香附、延胡索、莪术、珍珠母、生牡蛎、磁石等。

若夜寐不安者，加酸枣仁以宁心安神；年老体虚者，加黄芪、党参以益气抗邪。

2. 外治法

（1）初起用玉露膏外敷；或外搽双柏散、三黄洗剂、清凉乳剂（麻油加饱和石灰水上清液充分搅拌成乳状）外涂；或鲜马齿苋、玉簪叶捣烂外敷。

（2）水疱破后，用四黄膏或青黛膏外涂；有坏死者，用九一丹换药。

（3）若水疱不破，可用三棱针或消毒针头挑破，使疱液流出，以减轻疼痛。

五、预防调护

1. 保持局部干燥、清洁，注意休息。
2. 忌食辛辣肥甘厚味。

第三十七章　痔（助理不要求掌握）

痔是直肠末端黏膜下和肛管皮肤下的直肠静脉丛发生扩大、曲张所形成的柔软静脉团，或肛缘皮肤结缔组织增生或肛管皮下静脉曲张破裂形成的隆起物。男女老幼皆可为患。故有"十人九痔"之说，其中以青壮年占大多数。根据发病部位不同，痔分为内痔、外痔及混合痔。

一、病因病机

多因脏腑本虚，静脉壁薄弱，兼因久坐，负重远行，或长期便秘，或泻痢日久，或临厕久蹲努责，或饮食不节，过食辛辣肥甘之品，导致脏腑功能失调，风燥湿热下迫，气血瘀滞不行，阻于魄门，结而不散，筋脉横解而生痔。或因气血亏虚，摄纳无力，气虚下陷，则痔核脱出。

二、诊断

内痔多发于成年人。初发常以无痛性便血为主要症状，血液与大便不相混，多在排便时滴血或射血。出血呈间歇性，每因饮酒、过劳、便秘或腹泻时使便血复发和加重。出血严重时可引起贫血。肛查时见齿线上黏膜呈半球状隆起，色鲜红、暗红或灰白。随着痔核增大，在排便时或咳嗽时可脱出肛外，若不及时回纳，可形成内痔嵌顿，并有分泌物溢出，肛门坠胀；根据病情轻重程度不同，可分为三期。①Ⅰ期：痔核较小，如黄豆或蚕豆大，色鲜红，质柔软，不脱出肛外，大便带血或滴血；②Ⅱ期：痔核较大，形似红枣，色暗红，大便时脱出肛外，便后能自行还纳，大便滴血较多或射血一线如箭；③Ⅲ期：痔核更大，如鸡蛋或更大，色灰白，大便时或行走时脱出肛外，不能自行还纳，一般不出血，一旦出血则呈喷射状，痔核脱出后如不尽快还纳，则易嵌顿而绞窄肿胀、糜烂坏死。

三、鉴别诊断

1. 直肠脱垂　脱出物呈环状或螺旋状，长度2~10cm或更长，表面光滑，色淡红或鲜红，无静脉曲张，一般无出血。

2. 直肠息肉　多见于儿童，可有大便带血或少量滴血，绝无射血，脱出物为单个带蒂，表面光滑，质地较痔核硬。

3. 直肠癌　多见于中年以上，经常在粪便中夹有脓血、黏液，便次增多，大便变形，肛门指检时触及菜花状肿块或凹凸不平的溃疡，质地坚硬，推之不移。

4. 肛乳头肥大　为齿线附近的锥形、灰白色的表皮隆起，质地较硬，一般不出血。肛乳头过度肥大时，便后可脱出肛门外。

5. 下消化道出血　溃疡性结肠炎、克罗恩病、直肠血管瘤、憩室病、息肉病等，均可有不同程度的便血，需做乙状结肠镜或纤维结肠镜检方可鉴别。

四、辨证施治

1. 内治法　适用于Ⅰ期、Ⅱ期内痔，或痔核嵌顿继发感染，或年老体弱的内痔患者，或兼有其他慢性病，不宜手术者。

（1）风伤肠络　症见大便带血，滴血或喷射而出，血色鲜红；或伴口干，大便秘结；舌红，苔黄，脉数。治以清热凉血祛风。方用凉血地黄汤加减。

（2）湿热下注　症见便血色鲜，量较多，痔核脱出嵌顿，肿胀疼痛，或糜烂坏死；口干不欲饮，口苦，小便黄；苔黄腻，脉濡数。治以清热利湿止血。方用止痛如神汤加减。

（3）脾虚气陷　症见肛门坠胀，痔核脱出，需用手托还，大便带血，色鲜红或淡红，病程日久；面色少华，神疲乏力，纳少便溏；舌淡，苔白，脉弱。治以健脾益气。方用补中益气汤加减。

2. 外治法

（1）熏洗法　适用于各期内痔及内痔脱出时，将药物加水煮沸，先熏后洗，或湿敷。具有收敛止痛消肿等作用，常用五倍子汤、苦参汤等。

（2）敷药法　适用于各期内痔及手术后换药，将药膏或药散敷于患处，具有消肿止痛或收敛止血或生肌收口等作用。常用药物有马应龙痔疮膏、桃花散、生肌玉红膏等。

（3）塞药法　适用于各期内痔，将药物制成栓剂，塞入肛内，具有消肿止痛、止血的作用，如化痔栓。

第三十八章　脱　疽（助理不要求掌握）

脱疽是指发于四肢末端，严重时趾（指）节坏疽脱落的一种慢性周围血管疾病，又称脱痈、脱骨疽、脱骨疔、甲疽、蛀节疔、蜣螂蛀。其临床特点是好发于四肢末端，初起患肢末端发凉、怕冷、苍白、麻木，刻板间歇性跛行，继则疼痛加剧，日久患趾（指）坏死变黑，甚至趾（指）节脱落。好发于青壮年男子、老年人或糖尿病患者。相当于西医的血栓闭塞性脉管炎。

一、病因病机

主要由于脾气不健，肾阳不足，又加外受寒冻，寒湿之邪入侵而发病。脾气不健，化生不足，气血亏虚，气阴两伤，内不能荣养脏腑，外不能充养四肢。脾肾阳气不足，不能温养四肢，复受寒湿之邪，则气血凝滞，经络阻塞，不通则痛。四肢气血不充，失于濡养则皮肉枯槁，坏死脱落。若寒邪久蕴，则郁而化热，湿热浸淫，则患趾（指）红肿溃脓。热邪伤阴，阴虚火旺，病久可致阴血亏虚，肢节失养，坏疽脱落。

本病的发生与长期吸烟、饮食不、环境、遗传及外伤等因素有关。

总之，本病是以脾肾亏虚为本，寒湿外伤为标，气血凝滞、经脉阻塞为其主要病机。

二、诊断

1. 临床表现　血栓闭塞性脉管炎多发于寒冷季节，以 20～40 岁男性多见；常先一侧下肢发病，继而累及对侧，少数患者可累及上肢；患者多有受冷、潮湿、嗜烟、外伤等病史。动脉硬化性闭塞症多发于老年人，常伴有高脂血症、高血压和动脉硬化病史，常累及大、中动脉。糖尿病足多伴有糖尿病病史，尿糖、血糖增高，可累及大动脉和微小动脉。根据疾病的发展过程，临床一般可分为 3 期。

（1）Ⅰ期（局部缺血期）　患肢末端发凉、怕冷、麻木、酸痛，间歇性跛行，每行走 500～1000m 后觉患肢小腿或足底有坠胀疼痛感而出现跛行，休息片刻后症状缓解或消失，再行走同样或较短距离时，患肢坠胀疼痛出现。随着病情的加重，行走的距离越来越短。患足可出现轻度肌肉萎缩，皮肤干燥，皮色变灰，皮温稍低于健侧，足背动脉、胫后动脉搏动减弱，部分患者小腿可出现游走性红硬条索（游走性血栓性浅静脉炎）。

（2）Ⅱ期（营养障碍期）　患肢发凉、怕冷、麻木、坠胀疼痛，间歇性跛行加重，并出现静息痛，夜间痛甚，难以入寐，患者常抱膝而坐。患足肌肉明显萎缩，皮肤干燥，汗毛脱落，趾甲增厚且生长缓慢，皮肤苍白或潮红或紫红，患侧足背动脉、胫后动脉搏动消失。

（3）Ⅲ期（坏死期或坏疽期）　Ⅱ期表现进一步加重，足趾紫红肿胀、溃烂坏死，或足趾发黑，干瘪，呈干性坏疽。坏疽可先为一趾或数趾，逐渐向上发展，合并感染时，则红肿明显，患足剧烈疼痛，全身发热。经积极治疗，患足红肿可消退，坏疽局限，溃疡可愈合。若坏疽发展至足背以上，则红肿疼痛难以控制。病程日久，患者可出现疲乏无力、不欲饮食、口干、形体消瘦，甚则壮热神昏。

根据肢体坏死的范围，将坏疽分为：①一级坏疽，局限于足趾或手指部位；②二级坏疽，局限于足跖部位；③三级坏疽，发展至足背、足跟、踝关节及其上方。

本病发展缓慢，病程较长，常在寒冷季节加重，治愈后又可复发。

2. 辅助检查　肢体超声多普勒、血流图、动脉造影及血脂、甲皱微循环、血糖等检查，可以明确诊断，有助于鉴别诊断，了解病情严重程度。

三、鉴别诊断

1. 糖尿病性坏疽　患者有糖尿病多饮、多食、多尿等症状，化验尿糖阳性，血糖增高，局部为湿性坏疽，发展迅速，范围较大，如不及时控制炎症，易至毒邪内陷。

2. 雷诺病（肢端动脉痉挛症）　多见于青年女性，上肢较下肢多见，好发于双手，每因寒冷和精神刺激双手出现发凉苍白，继而发绀、潮红，最后恢复正常的三色变化（雷诺现象），患肢动脉搏动正常，一般不出现肢体坏疽。

四、辨证施治

1. 内治法

（1）寒湿阻络证　症见患趾（指）喜暖怕冷，麻木，酸胀疼痛，多走则疼痛加剧，稍歇痛减，皮肤苍白，触之发凉，跗阳脉搏动减弱；舌淡，苔白腻，脉沉细。治以温阳散寒，活血通络。方用阳和汤加减。

（2）血脉瘀阻证　症见患趾（指）酸胀疼痛加重，夜难入寐，步履艰难，患趾（指）皮色暗红或紫暗，下垂更甚，皮肤发凉干燥，肌肉萎缩，趺阳脉搏动消失；舌暗红或有瘀斑，苔薄白，脉弦涩。治以活血化瘀，通络止痛。方用桃红四物汤加炮山甲、地龙、乳香、没药等。

（3）湿热毒盛证　症见患肢剧痛，日轻夜重，局部肿胀，皮肤紫暗，浸淫蔓延，溃破腐烂，肉色不鲜，身热口干，便秘溲赤；舌红，苔黄腻，脉弦数。治以清热利湿，活血化瘀。方用四妙勇安汤。

（4）热毒伤阴证　症见皮肤干燥，毫毛脱落，趾（指）甲增厚变形，肌肉萎缩，趾（指）呈干性坏疽；口干欲饮，便秘溲赤；舌红，苔黄，脉弦细数。治以清热解毒，养阴活血。方用顾步汤加减。

（5）气阴两虚证　症见病程日久，坏死组织脱落后疮面久不愈合，肉芽暗红或淡而不鲜，倦怠乏力，口渴不欲饮，面色无华，形体消瘦，五心烦热；舌淡尖红，少苔，脉细无力。治以益气养阴。方用黄芪鳖甲汤加减。

2. 外治法

（1）未溃期　可选用冲和膏、红灵丹油膏外敷；亦可用当归15g，独活30g，桑枝30g，威灵仙30g，煎水熏洗，每日1次；或附子、干姜、吴茱萸各等份研末，蜜调，敷于患足涌泉穴，每日换药1次，如发生药疹即停用；或用红灵酒少许揉擦患肢足背、小腿，每次20分钟，每日2次。

（2）已溃　溃疡面积较小者，可用上述中药熏洗后，外敷生肌玉红膏；溃疡面积较大，坏死组织难以脱落者，可先用冰片锌氧油（冰片2g，氧化锌油98g）软化创面硬结痂皮，按疏松程度，依次清除坏死痂皮，先除软组织，后除腐骨，彻底的清创术必须待炎症完全消退后方可施行。

五、预防与调护

1. 禁止吸烟，少食辛辣炙煿及醇酒之品。

2. 冬季户外工作时，注意保暖，鞋袜宜宽大舒适，每天用温水泡洗双足。

3. 避免外伤。

4. 患侧肢体运动锻炼可促进患肢侧支循环形成。方法是：患者仰卧，抬高下肢45°~60° 20~30分钟，然后两足下垂床沿4~5分钟，同时两足及足趾向下、上、内、外等方向运动10次，再将下肢平放4~5分钟，每日运动3次。坏疽感染时禁用。

第三十九章　肠　痈

发生在肠的痈肿称为肠痈，属内痈范畴。相当于现代医学的急性阑尾炎及其合并症。以持续伴有阵发性加剧的右下腹痛、肌紧张、反跳痛为特征。可发于任何年龄，多见于青壮年，男性多于女性。发病率居外科急腹症的首位。

一、病因病机

1. 饮食不节　暴饮暴食，嗜食生冷、油腻，损伤脾胃，导致肠道功能失调，糟粕积滞，湿热内生，积结肠道而成痈。

2. 饱食后急剧奔走或跌仆损伤　致气血瘀滞，肠道运化失司，败血浊气壅遏而成痈。

3. 寒温不适　外邪侵入肠中，经络受阻，郁久化热成痈。

4. 情志所伤　郁怒伤肝，肝失疏泄，忧思伤脾，气机不畅，肠内痞塞，食积痰凝，瘀结化热而成痈。

上述因素，均可损伤肠胃，导致肠道传化失司，糟粕积滞，气滞血瘀，瘀久化热，热胜肉腐而成痈肿。

二、诊断

1. 临床表现

（1）初期（瘀滞证）　腹痛多起于脐周或上腹部，数小时后腹痛转移并固定在右下腹部，疼痛呈持续性、进行性加重。70%~80%的患者有转移性右下腹痛的特点，但也有一部分病例发病开始即出现右下腹痛。右下腹压痛是本病常见的重要体征，压痛点通常在麦氏点（右髂前上棘与脐连线上的中、外三分之一交界处）。两侧足三里、上巨虚穴附近（阑尾穴）可有压痛点。一般可伴有轻度发热，恶心纳减，舌苔白腻，脉弦滑或弦紧等。

（2）酿脓期（湿热证）　若病情发展，渐致化脓，则腹痛加剧，右下腹明显压痛、反跳痛，局限性腹皮挛急；或右下腹可触及包块；壮热不退，恶心呕吐，纳呆，口渴。便秘或腹泻。舌红苔黄腻，脉弦数或滑数。

（3）溃脓期（热毒证）　腹痛扩展至全腹，腹皮挛急，全腹压痛、反跳痛；恶心呕吐，大便秘结或似痢不爽；壮热自汗，口干唇燥。舌质红或绛，苔黄糙，脉洪数或细数等。

（4）变证　包括：慢性肠痈、腹部包块、湿热黄疸及内、外瘘形成。

①慢性肠痈　本病初期腹痛较轻，身无寒热或微热，病情发展缓慢，苔白腻，脉迟紧，或有反复发作病史者，多数为阑尾腔内粪石阻塞所致。

②腹部包块　在发病4～5天后，身热不退，腹痛不减，右下腹出现压痛性包块（阑尾周围脓肿），或在腹部其他部位出现压痛性包块（肠间隙、膈下或盆腔脓肿），是为湿热瘀结、热毒结聚而成。

③湿热黄疸　本病发病过程中，可出现寒战高热、肝大和压痛、黄疸（门静脉炎）；延误治疗可发展为肝痈。

④内、外瘘形成　腹腔脓肿形成后若治疗不当，少数病例脓肿可向小肠或大肠内穿溃，亦可向膀胱、阴道或腹壁穿破，形成各种内瘘或外瘘，脓液从瘘管排出。

2．实验室和其他辅助检查　血常规检查：初期，多数患者白细胞计数及中性粒细胞比例增高，在酿脓期和溃脓期，白细胞计数常升至 18×10^9/L 以上。盲肠后位阑尾炎可刺激右侧输尿管，尿中可出现少量红细胞和白细胞。诊断性腹腔穿刺检查和 B 超检查对诊断有一定帮助。脓液细菌培养及药敏试验有助于确定致病菌种类，针对性地选用抗生素。

三、鉴别诊断

1．胃、十二指肠溃疡穿孔　穿孔后溢液可沿升结肠旁沟流至右下腹部，似急性阑尾炎的转移性腹痛。患者多有溃疡病史，突发上腹剧痛，迅速蔓延至全腹，除右下腹压痛外，上腹仍具疼痛和压痛，腹肌板状强直，肠鸣音消失，可出现休克。多有肝浊音界消失，X 线透视或摄片可有腹腔游离气体。如诊断有困难，可行诊断性腹腔穿刺。

2．右侧输尿管结石　腹痛多在右下腹，为突发性绞痛，并向外生殖器部位放射，腹痛剧烈，但体征不明显。肾区叩痛，尿液检查有较多红细胞。B 超检查表现为特殊结石声影和肾积水等。X 线片约90%在输尿管走行部位可显示结石影。

3．妇产科疾病

（1）宫外孕　常有急性失血症状和下腹疼痛症状，有停经史及阴道不规则出血史，妇科检查阴道内有血液，阴道后穹窿穿刺有血等。

（2）卵巢滤泡或黄体囊肿破裂　临床表现与宫外孕相似，多在月经中后期发病。

（3）卵巢囊肿扭转　腹痛突然而剧烈，盆腔检查可发现右侧囊性肿物。

（4）急性输卵管炎　腹部检查时压痛部位较阑尾炎部位低，且左右两侧均有压痛，白带增多或有脓性分泌物，分泌物涂片检查可见革兰阴性双球菌。

此外，有时还需与急性胃肠炎、右侧肺炎和胸膜炎、急性胆囊炎、急性肠系膜淋巴结炎等疾病进行鉴别。

四、辨证施治

初期（急性单纯性阑尾炎）、酿脓期轻证（轻型急性化脓性阑尾炎）及右下腹出现包块者（阑尾周围脓肿），采用中药治疗效果较好。反复发作或病情严重者，应及时采取手术和中西医结合治疗。

1．内治法

（1）瘀滞证　症见转移性右下腹痛，呈持续性、进行性加剧，右下腹局限性压痛或拒按；伴恶心纳差，可有轻度发热；苔白腻，脉弦滑或弦紧。治以行气活血，通腑泄热。方用大黄牡丹汤合红藤煎剂加减。

气滞重者,加青皮、枳实、厚朴;瘀血重者,加丹参、赤芍;恶心加姜半夏、竹茹。

(2)湿热证 症见腹痛加剧,右下腹或全腹压痛、反跳痛,腹皮挛急;右下腹可摸及包块;壮热,纳呆,恶心呕吐,便秘或腹泻;舌红苔黄腻,脉弦数或滑数。治以通腑泄热,利湿解毒。方用复方大柴胡汤加减。或犬黄牡丹汤合红藤煎剂加败酱草、蒲公英。

湿重者加藿香、佩兰、薏苡仁;热甚者加黄芩、黄连、蒲公英、生石膏;右下腹包块加炮山甲、皂刺。

(3)热毒证 症见腹痛剧烈,全腹压痛、反跳痛,腹皮挛急;高热不退或恶寒发热,时时汗出,烦渴,恶心呕吐,腹胀,便秘或似痢不爽;舌红绛而干,苔黄厚干燥或黄糙,脉洪数或细数。治以通腑排脓,养阴清热。方用大黄牡丹汤合透脓散加减。

若持续性高热或往来寒热,热在气分者加白虎汤,热在血分者加犀角地黄汤;腹胀加厚朴、青皮;口干舌燥加生地、玄参、石斛、天花粉;若见精神萎顿,肢冷自汗,或体温不升反降,舌质淡,苔薄白,脉沉细等,此为阴损及阳,治宜温阳健脾,化毒排脓,方用薏苡附子败酱散合参附汤加减。病情较重时,易生变证,要严密观察,中药最少每日2剂,分4~6次服,若病情发展,应及时手术。

2. 外治法 无论脓已成或未成,均可选用金黄散、玉露散或双柏散,用水或蜜调成糊状,外敷右下腹;或用消炎散加黄酒或加醋调敷;如阑尾周围脓肿形成,可先行脓肿穿刺抽脓,注入抗生素(2~3天抽脓1次),用金黄膏或玉露膏外敷。

还可采用通里攻下、清热解毒等中药肛滴,如大黄牡丹汤、复方大柴胡汤等煎剂150~200ml,直肠内缓慢滴入(滴入管插入肛门内15cm以上,药液30分钟左右滴完),使药液直达下段肠腔,加速吸收,以达到通腑泄热排毒的目的。

3. 其他疗法

(1)手术疗法 西医治疗急性阑尾炎的原则是早期行手术治疗。对急性单纯性阑尾炎还可经腹腔镜行阑尾切除。

(2)一般疗法 包括:输液、胃肠减压及抗生素。

①输液:对禁食或脱水或有水、电解质紊乱者,静脉补液予以纠正。

②胃肠减压:阑尾穿孔并发弥漫性腹膜炎伴有肠麻痹者,应行胃肠减压,目的在于抽吸上消化道所分泌的液体,以减轻腹胀,并为灌入中药准备条件。

③抗生素:腹膜炎体征明显或中毒症状较重,可选用广谱抗生素。

(3)针刺疗法 可作为辅助治疗方法,具有促进肠蠕动、促使停滞物的排出、改善血运、止痛、退热、提高人体免疫功能等作用。主穴双侧足三里或阑尾穴,发热加曲池、合谷或尺泽放血,恶心呕吐加内关、中脘,痛剧加天枢,腹胀加大肠俞、次髎。均取泻法,每次留针0.5~1小时,每隔15分钟强刺激1次,每日2次。加用电针可提高疗效。

五、预防调护

1. 饮食有节,勿暴饮暴食,勿嗜食膏粱厚味和辛辣刺激、醇酒生冷之品,以免肠道功能受损而诱发本病。

2. 起居有常,勿饱食后暴急奔走,寒温失摄,情志郁怒,以免气血失调而诱发本病。

3. 初期及酿脓期肠痈(急性单纯性、轻型化脓性阑尾炎和阑尾脓肿),可根据食欲情况给予流质或半流质饮食。溃脓期肠痈(并发腹膜炎),应根据病情轻重给予流质饮食或禁食。

4. 除初期肠痈(急性单纯性阑尾炎)外,一般应卧床休息,并发腹膜炎及阑尾周围脓肿的患者,应取半卧位,防止过早下床活动,以免病情反复。

5. 测体温,脉搏,呼吸每日4次,对严重患者要定期测量血压。服药后因呕吐而将药物吐出者,必须补足药量。服通里攻下药后大便每日3~5次以上者,应及时改变药物的炮制方法或减少剂量,以免过下伤正。

第四十章 崩 漏

妇女不在行经期间阴道突然大量出血，或淋漓下血不断者，称为"崩漏"，前者称为"崩中"，后者称为"漏下"。若经期延长达2周以上者，应属崩漏范畴，称为"经崩"或"经漏"。

一、病因病机

主要病机是冲任损伤，不能制约经血。引起冲任不固的常见原因有肾虚、脾虚、血热和血瘀。

1. 脾虚 素体脾虚，或劳倦思虑、饮食不节损伤脾气。脾虚血失统摄，甚则虚而下陷，冲任不固，不能制约经血，发为崩漏。

2. 肾虚 先天肾气不足；或少女肾气未盛，天癸未充；或房劳多产损伤肾气；或久病大病穷必及肾；或七七之年肾气渐衰，天癸渐竭等均致肾气虚而封藏失司，冲任不固，不能制约经血，子宫藏泻失常发为崩漏。亦有素体阳虚，命门火衰，或久崩久漏，阴损及阳，阳不摄阴，封藏失职，冲任不固，不能制约经血而成崩漏。或素体肾阴亏虚，或多产房劳耗伤真阴，阴虚失守，虚火动血，迫血妄行，子宫藏泻无度，遂致崩漏。

3. 血热 素体阳盛血热或阴虚内热；或七情内伤，肝郁化热；或内蕴湿热之邪，热伤冲任，迫血妄行，发为崩漏。

4. 血瘀 七情内伤，气滞血瘀；或热灼、寒凝、虚滞致瘀；或经期、产后余血未净而合阴阳，内生瘀血；或崩漏日久，离经之血为瘀，瘀阻冲任、子宫，血不归经而妄行，遂成崩漏。

二、辨证施治

1. 辨证要点 崩漏以无周期性的阴道出血为辨证要点，临证时结合出血的量、色、质变化和全身证候辨明寒、热、虚、实。

2. 治疗原则 治疗应根据病情的缓急轻重、出血的久暂，采用"急则治其标，缓则治其本"的原则，灵活运用塞流、澄源、复旧三法。

(1) 塞流 即是止血。崩漏以失血为主，止血乃是治疗本病的当务之急。具体运用止血方法时，还要注意崩与漏的不同点。治崩宜固摄升提，不宜辛温行血，以免失血过多导致阴竭阳脱；治漏宜养血行气，不可偏于固涩，以免血止成瘀。塞流之药可酌用十灰散、云南白药、紫地宁血散等。

(2) 澄源 即是求因治本。崩漏是由多种原因引起的，针对引起崩漏的具体原因，采用补肾、健脾、清热、理气、化瘀等法，使崩漏得到根本上的治疗。塞流、澄源两法常常是同步进行的。

(3) 复旧 即是调理善后。崩漏在血止之后，应理脾益肾以善其后。历代诸家都认为崩漏之后应调理脾胃，化生气血，使之康复。近代研究指出，补益肾气，重建月经周期，才能使崩漏得到彻底的治疗。"经水出诸肾"，肾气盛，月事才能以时下，对青春期、育龄期的虚证患者，补肾调经则更为重要。当然复旧也需兼顾澄源。

总之，塞流、澄源、复旧有分别，又有内在联系，必须结合具体病情灵活运用。

3. 分证论治

(1) 脾虚证 症见经血非时暴下不止，或淋漓日久不尽，血色淡，质清稀；面色㿠白，神疲气短，或面浮肢肿，小腹空坠，四肢不温，纳呆便溏；舌质淡胖，边有齿印，苔白，脉沉弱。治以补气摄血，固冲止崩。方用固本止崩汤或固冲汤。

若出血量多者，酌加人参、升麻；久漏不止者，酌加藕、炒蒲黄。

(2) 肾虚证 分为肾阳虚证和肾阴虚证。

①肾阳虚证：症见经血非时而下，出血量多，淋漓不尽，色淡质稀，腰痛如折，畏寒肢冷，小便清长，大便溏薄，面色晦暗，舌淡暗，苔薄白，脉沉弱，治以温肾益气，固冲止血，方用大补元煎。

②肾阴虚证：症见经血非时而下，出血量少或多，淋漓不断，血色鲜红，质稠，头晕耳鸣，腰酸膝软，手足心热，颧赤唇红，舌红，苔少，脉细数，治以滋肾益阴，固冲止血，方用左归丸。

（3）血热证 症见经血非时而下，量多如崩，或淋漓不断，血色深红，质稠，心烦少寐，渴喜冷饮，头晕面赤，舌红，苔黄，脉滑数。治以清热凉血，固冲止血。方用清热固经汤。

若肝郁化火者，兼见胸胁乳房胀痛，心烦易怒，时欲叹息，脉弦数等症，宜平肝清热止血，方用丹栀逍遥散加醋炒香附、蒲黄炭、血余炭以调气理血止血。

（4）血瘀证 症见经血非时而下，量时多时少，时出时止，或淋漓不断，或停闭数月又突然崩中，继之漏下，经色暗有血块；小腹疼痛或胀痛；舌质紫暗或尖边有瘀点，脉弦细或涩。治以活血化瘀，固冲止血。方用逐瘀止血汤。

第四十一章　痛　经

凡在经期或经行前后，出现周期性小腹疼痛，或痛引腰骶，甚至剧痛晕厥者，称为"痛经"，亦称"经行腹痛"。

一、病因病机

本病的发生与冲任、胞宫的周期性生理变化密切相关。主要病机在于邪气内伏或精血素亏，更值经期前后冲任二脉气血的生理变化急骤，导致胞宫的气血运行不畅，"不通则痛"，或胞宫失于濡养，"不荣则痛"，故使痛经发作。常见的分型有肾气亏损、气血虚弱、气滞血瘀、寒凝血瘀和湿热蕴结。

1. 肾气亏损　先天肾气不足，或房劳多产，或久病虚损，伤及肾气，肾虚则精亏血少，冲任不足，经行血泄，胞脉愈虚，失于濡养，"不荣则痛"，故使痛经。

2. 气血虚弱　素体虚弱，气血不足，或大病久病，耗伤气血，或脾胃虚弱，化源不足，气虚血少，经行血泄，冲任气血更虚，胞脉失于濡养，"不荣则痛"，故使痛经。

3. 气滞血瘀　素性抑郁，或忿怒伤肝，肝郁气滞，气滞血瘀，或经期产后，余血内留，蓄而成瘀，瘀滞冲任，血行不畅，经前经时气血下注冲任，胞脉气血更加壅滞，"不通则痛"，故使痛经。

4. 寒凝血瘀　经期产后，感受寒邪，或过食寒凉生冷，寒客冲任，与血搏结，以致气血凝滞不畅，经前经时气血下注冲任，胞脉气血更加壅滞，"不通则痛"，故使痛经。

5. 湿热蕴结　素有湿热内蕴，或经期产后，感受湿热之邪，与血搏结，稽留于冲任、胞宫，以致气血凝滞不畅，经行之际，气血下注冲任，胞脉气血更加壅滞，"不通则痛"，故使痛经。

二、诊断

1. 病史　以伴随月经周期规律性发作的小腹疼痛为主证，或伴有月经失调、不孕、盆腔炎等病史。

2. 临床表现　原发性痛经在青春期多见，常在初潮后 1～2 年内发病。疼痛多自月经来潮后开始，最早出现在经前 12 小时，以行经第 1 日疼痛最剧烈，持续 2～3 日后缓解。疼痛常呈痉挛性，位于下腹部耻骨上，可放射至腰骶部和大腿内侧。可伴有恶心、呕吐、腹泻、头晕、乏力等症状，严重时面色发白、出冷汗。

3. 辅助检查　妇科检查无阳性体征为功能性痛经，其余为器质性痛经。B 超、腹腔镜、子宫输卵管造影或通液、宫腔镜检查等有助于明确痛经的原因。

三、辨证施治

1. 辨证要点　本病以伴随月经来潮而周期性小腹疼痛作为辨证要点，根据其疼痛发生的时间、部位、性质、喜按或拒按等不同情况，明辨其虚实寒热，在气在血。一般痛在经前、经期，多属实；痛在经后、经期，多属虚。痛胀俱甚、拒按，多属实；隐隐作痛、喜揉喜按，多属虚。得热痛减多为寒，得热痛甚多为热。痛甚于胀多为血瘀，胀甚于痛多为气滞。痛在两侧少腹病多在肝，痛连腰际病多在肾。

2. 分证论治

（1）气滞血瘀证　症见经前或经期小腹胀痛拒按，经血量少，行而不畅，血色紫暗有块，块下痛暂减；乳房胀痛，胸闷不舒；舌质紫暗或有瘀点，脉弦。治以理气行滞，化瘀止痛。方用膈下逐瘀汤。

若痛经剧烈伴有恶心呕吐者，酌加吴茱萸、半夏、莪术；若兼小腹胀坠或痛连肛门者，酌加姜黄、川楝子；兼寒者小腹冷痛，酌加艾叶、小茴香；挟热者，口渴，舌红，脉数，宜酌加栀子、连翘、黄柏。

（2）寒凝血瘀证　症见经前或经期小腹冷痛拒按，得热痛减；月经或见推后，量少，经色暗而有瘀块；面色青白，肢冷畏寒；舌暗苔白，脉沉紧。治以温经散寒，化瘀止痛。方用温经汤。

若经行期间，小腹绵绵而痛，喜暖喜按，月经量少，色淡质稀，畏寒肢冷，腰骶冷痛，面色淡白，舌淡，苔白，脉沉细而迟或细涩，为虚寒所致痛经。治宜温经养血止痛，方用大营煎加小茴香、补骨脂。

（3）湿热瘀阻证　症见经前或经期小腹疼痛或胀痛不适，有灼热感，或痛连腰骶，或平时小腹疼痛，经前加剧；经血量多或经期长，色暗红，质稠或夹较多黏液；素常带下量多，色黄质稠有臭味；或伴有低热起伏，小便黄赤；舌质红，苔黄腻，脉滑数或弦数。治以清热除湿，化瘀止痛。方用清热调血汤加车前子、苡仁、败酱草或银甲丸。

若月经过多或经期延长者，酌加槐花、地榆、马齿苋；带下量多者，酌加黄柏、樗根白皮。

（4）气血虚弱证　症见经期或经后小腹隐隐作痛，喜按或小腹及阴部空坠不适；月经量少，色淡，质清稀；面色无华，头晕心悸，神疲乏力；舌质淡，脉细无力。治以益气养血，调经止痛。方用黄芪建中汤加当归、党参。

（5）肾气亏损证　症见经期或经后 1~2 天内小腹绵绵作痛，伴腰骶酸痛；经色暗淡，量少质稀薄；头晕耳鸣，面色晦暗，健忘失眠；舌质淡红，苔薄，脉沉细。治以补肾益精，养血止痛。方用益肾调经汤或调肝汤。

若经量少者，酌加鹿角胶、熟地、枸杞子；腰骶酸痛剧者，酌加桑寄生、杜仲、狗脊。

第四十二章　绝经前后诸证

妇女绝经前后，围绕月经紊乱或绝经出现明显不适证候如烘热汗出、烦躁易怒、潮热面红、眩晕耳鸣、心悸失眠、腰背酸楚、面浮肢肿、神志不宁等，称为绝经前后诸证，亦称"经断前后诸证"。这些症候往往三三两两，轻重不一，参差出现，持续时间或长或短，短者仅数月，长者迁延数年。甚至可影响生活和工作质量，危害妇女身心健康。

一、病因病机

本病的发生与绝经前后的生理特点有密切关系。妇女 49 岁前后，肾气由盛渐衰，天癸由少渐至衰竭，冲任二脉气血也随之而衰少，在此生理转折时期，受内外环境的影响，如素体阴阳有所偏胜偏衰，素性抑郁，宿有痼疾，或家庭、社会等环境改变，易导致肾阴阳失调而发病。"肾为先天之本"，又"五脏相移，穷必及肾"，故肾阴阳失调，每易波及其他脏腑，而其他脏腑病变，久则必然累及于肾，故本病之本在肾，常累及心、肝、脾等多脏、多经，致使本病证候复杂。常见的分型有肾阴虚和肾阳虚。

1. 肾阴虚　素体阴虚血少，经断前后，天癸渐竭，精血衰少，复加忧思失眠，营阴暗损，或房事不节，精血耗伤，或失血大病，阴血耗伤，肾阴更虚，脏腑失养，遂致经断前后诸证发生。

2. 肾阳虚　素体虚弱，肾阳虚衰，经断前后，肾气更虚，复加大惊卒恐，或房事不节，损伤肾气，命门火衰，脏腑失煦，遂致经断前后诸证发生。

二、诊断

1. 病史　45~55 岁的妇女，出现月经紊乱或停经；或 40 岁以前卵巢功能早衰；或手术切除双侧卵巢及其他因素损伤双侧卵巢功能病史。

2. 临床表现　月经紊乱或停经，随之皮肤出现烘热汗出、潮热面红、烦躁易怒、头晕目眩、耳鸣心悸，失眠健忘，腰背酸痛，手足心热，面浮肢肿、皮肤蚁行样感、情志不宁等症状。

3. 辅助检查　妇科检查、B超等无器质性改变，可有子宫偏小、卵巢呈实性等。血雌二醇、FSH、LH有相应的变化。心电图等有助于鉴别内科疾病。

三、辨证论治

辨证以肾阴阳之虚为主，治疗以调治肾阴阳为大法，若涉及他脏者，则兼而治之。

1. 肾阴虚型 症见经断前后，头晕耳鸣，腰酸腿软，烘热汗出，五心烦热，失眠多梦，口燥咽干，或皮肤瘙痒，月经周期紊乱，量少或多，经色鲜红，舌红苔少，脉细数。治以滋肾益阴，育阴潜阳。方用六味地黄丸。

若肾水不足，不能上济心火，以致心肾不交者，症见心烦失眠，心悸易惊，甚至情志失常，头晕健忘，腰酸乏力，舌红，苔少，脉细数。治宜滋阴补血，养心安神，方用天王补心丹。若肾阴亏，水不涵木致肝肾阴虚者，症见头晕耳鸣，两胁胀痛，口苦吞酸，外阴瘙痒，舌红而干，脉弦细。治宜滋肾养肝，方用一贯煎。若肝肾阴虚甚，以致肝阳上亢者，症见眩晕头痛，耳鸣耳聋，急躁易怒，面色红赤，舌红，苔薄黄，脉弦有力。治宜育阴潜阳，镇肝息风，方用镇肝熄风汤，若情志不遂，以致肝郁化热者，症见头晕目眩，口苦咽干，心胸烦闷，口渴饮冷，便秘溲赤，舌红，苔黄，脉弦数。治宜疏肝解郁清热，方用丹栀逍遥散。

2. 肾阳虚型 症见经断前后，头晕耳鸣，腰痛，腹冷阴坠，形寒肢冷，小便频数或失禁，带下量多，月经不调，量多或少，色淡质稀，精神萎靡，面色晦暗，舌淡，苔白滑，脉沉细而迟。治以温肾壮阳，填精养血。方用右归丸。

若肾阳虚不能温运脾土，致脾肾阳虚者，症见腰膝酸痛，食少腹胀，四肢倦怠，或四肢浮肿，大便溏薄，舌淡胖，苔薄白，脉沉细缓。治宜温肾健脾，方用健固汤加补骨脂、仙灵脾、山药。若肾阴阳俱虚者，症见时而畏寒恶风，时而潮热汗出，腰酸乏力，头晕耳鸣，五心烦热，舌红，苔薄，脉沉细。治宜补肾助阳，滋肾养血，方用二仙汤加生龟板、女贞子。

第四十三章　带下病

带下的量明显增多，色、质、气味发生异常，或伴全身、局部症状者，称为"带下病"，又称"下白物""流秽物"。相当于西医学的阴道炎、子宫颈炎、盆腔炎、妇科肿瘤等疾病引起的带下增多。

一、病因病机

主要病因是湿邪，湿有内外之别。外湿指外感之湿邪，如经期涉水淋雨，感受寒湿，或产后胞脉空虚，摄生不洁，湿毒邪气乘虚内侵胞宫，以致任脉损伤，带脉失约，引起带下病。内湿的产生与脏腑气血功能失调有密切的关系：脾虚运化失职，水湿内停，下注任带；肾阳不足，气化失常，水湿内停，又关门不固，精液下滑；素体阴虚，感受湿热之邪，伤及任带。总之，带下病系湿邪为患，而脾肾功能失常又是发病的内在条件；病位主要在前阴、胞宫；任脉损伤，带脉失约是带下病的核心机制。临床常见分型有脾阳虚、肾阳虚、阴虚挟湿、湿热下注、湿毒蕴结五种。

1. 脾阳虚 饮食不节，劳倦过度，或忧思气结，损伤脾气，运化失职，湿浊停聚，流注下焦，伤及任带，任脉不固，带脉失约，而致带下病。

2. 肾阳虚 素禀肾虚，或恣情纵欲，肾阳虚损，气化失常，水湿内停，下注冲任，损及任带，而致带下病。若肾阳虚损，精关不固，精液滑脱，也致带下病。

3. 阴虚挟湿 素禀阴虚，相火偏旺，阴虚失守，下焦感受湿热之邪，损及任带，约固无力，而为带下病。

4. 湿热下注 脾虚湿盛，郁久化热，或情志不畅，肝郁化火，肝热脾湿，湿热互结，流注下焦，损及任带，约固无力，而成带下病。

5. 湿毒蕴结 经期产后，胞脉空虚，忽视卫生，或房事不禁，或手术损伤，以致感染湿毒，损伤任带，约固无力，而成带下病。

二、诊断

1. 病史 经期、产后余血未净，摄生不洁，或不禁房事，或妇科手术后感染邪毒病史。

2. **临床表现** 带下增多，伴带下的色、质、气味异常，或伴有阴部瘙痒、灼热、疼痛，或兼有尿频、尿痛等局部及全身症状。

3. **辅助检查** 妇科检查可见各种阴道炎、宫颈炎、盆腔炎的炎症体征；阴道炎患者阴道分泌物检查有相应表现；盆腔炎患者血常规可有不同程度升高；宫颈分泌物病原体培养、病变局部活组织检查、卵巢功能检测、B超等有诊断意义。

三、辨证施治

1. **辨证要点** 带下病辨证主要根据带下量、色、质、气味，其次根据伴随症状及舌脉辨其寒热虚实如带下量多色白或淡黄，质清稀，多属脾阳虚；色白质清稀如水，有冷感者属肾阳虚；量不甚多，色黄或赤白相兼，质稠或有臭气为阴虚挟湿；带下量多色黄，质黏稠，有臭气，或如泡沫状，或色白如豆渣状，为湿热下注；带下量多，色黄绿如脓，或浑浊如米泔，质稠，恶臭难闻，属湿毒重证。临证时尚需结合全身症状及病史等综合分析，方能做出正确的辨证。

2. **治疗原则** 带下病的治疗原则以健脾、升阳、除湿为主，辅以舒肝固肾；但是湿浊可以从阳化热而成湿热，也可以从阴化寒而成寒湿，所以要佐以清热除湿、清热解毒、散寒除湿等法。

3. **分证论治**

（1）**脾虚证** 症见带下量多，色白或淡黄，质稀薄，或如涕如唾，绵绵不断，无臭；兼见脾虚湿困证的证候（面色㿠白或萎黄，四肢倦怠，脘胁不舒，纳少便溏，或四肢浮肿；舌淡胖，苔白或腻，脉细缓）。治以健脾益气，升阳除湿。方用完带汤。

若脾虚及肾，兼腰痛者，酌加续断、杜仲、菟丝子温补肾阳，固任止带；若寒凝腹痛者，酌加香附、艾叶温经理气止痛；若带下日久，滑脱不止者，酌加芡实、龙骨、牡蛎、乌贼骨、金樱子等固涩止带之品。若脾虚湿郁化热，带下色黄黏稠，有臭味者，宜健脾除湿，清热止带，方选易黄汤。

（2）**肾阳虚证** 症见带下量多，绵绵不断，质清稀如水，兼见肾阳虚证候（腰酸如折，畏寒肢冷，小腹冷感，面色晦暗，小便清长，或夜尿多，大便溏薄；舌质淡，苔白润，脉沉迟）。治以温肾培元，固涩止带。方用内补丸。

若腹泻便溏者，去肉苁蓉，酌加补骨脂、肉豆蔻。若精关不固，精液下滑，带下如崩，谓之白崩。治宜补脾肾，固奇经，佐以涩精止带之品，方选固精丸。

（3）**阴虚夹湿证** 症见带下量多，色黄或赤白相兼，质稠有气味，阴部灼热感或阴部瘙痒，兼见阴虚内热证候（腰酸腿软，头晕耳鸣，五心烦热，咽干口燥，或烘热汗出，失眠多梦；舌质红，苔少或黄腻，脉细数）。治以滋肾益阴，清热利湿。方用知柏地黄汤。

（4）**湿热下注证** 症见带下量多，色黄或呈脓样，质黏稠有臭气，或带下色白质黏，呈豆渣样，外阴瘙痒，阴痒明显，兼见湿热下注证候（小腹作痛，口苦口腻，胸闷纳呆，小便短赤；舌红苔黄腻，脉滑数）。治以清利湿热，佐以解毒杀虫。方用止带方。

若肝经湿热下注者，症见带下量多，色黄或黄绿如脓，质黏稠或呈泡沫状，有臭气，伴阴部痒痛，头晕目眩，口苦咽干，烦躁易怒，便结尿赤，舌红，苔黄腻，脉弦滑而数。治宜泻肝清热除湿，方用龙胆泻肝汤加苦参、黄连。若湿浊偏甚者，症见带下量多，色白，如豆渣状或凝乳状，阴部瘙痒，脘闷纳差，舌红，苔黄腻，脉滑数。治宜清热利湿，疏风化浊，方用萆薢渗湿汤加苍术、藿香。

（5）**热毒蕴结证** 症见带下量多，黄绿如脓，或赤白相兼，质黏稠，臭秽难闻，兼见热毒蕴结证候（小腹疼痛，腰骶酸痛，烦热头晕，口苦咽干，小便短赤，大便干结；舌红，苔黄或黄腻，脉滑数）。治以清热解毒。方用五味消毒饮加土茯苓、败酱草、鱼腥草、薏苡仁。

若腰骶酸痛，带下恶臭难闻者，酌加半枝莲、穿心莲、鱼腥草、椿根皮清热解毒除秽；若小便淋痛，兼有白浊者，酌加土牛膝、虎杖、甘草梢。

第四十四章　胎漏、胎动不安

妊娠期阴道少量出血，时下时止，或淋漓不断，而无腰酸腹痛者，称为"胎漏"，亦称"胞漏"或

"漏胎"等。妊娠期出现腰酸腹痛，胎动下坠，或阴道少量流血者，称为"胎动不安"，又称"胎气不安"。

两者是堕胎、小产的先兆，病名不同但临床表现难以截然分开，且两者的病因病机、辨证论治、转归预后、预防调摄等基本相同。

一、病因病机

主要机制是冲任不固，不能摄血养胎，而致胎元不固。常见分型有肾虚、气虚、血热等。

1. 肾虚　孕妇先天肾气不足，或房事不节，损伤肾气，肾虚则冲任不固，不能制约经血，以致胎漏下血。

2. 气虚　孕妇素体虚弱，或饮食劳倦伤脾，或久病伤气，气虚则冲任不固，血失统摄，致胎漏下血。

3. 血热　孕妇素体阳盛，或七情郁结化热，或外感邪热，或阴虚生内热，热扰冲任，迫血妄行，遂为胎漏。

二、诊断

1. 病史　常有孕后不节房事史，人工流产、自然流产史或素有癥瘕者。

2. 临床表现　妊娠期间出现少量阴道出血，而无明显的腰酸、腹痛，脉滑者为胎漏；如妊娠出现腰酸、腹痛、下坠，或伴有少量阴道出血，脉滑者可诊断为胎动不安。

3. 辅助检查　妇科检查见宫颈口未开，子宫增大与孕月相符。尿妊娠试验阳性。B超提示宫内妊娠，活胎。

三、辨证施治

1. 治疗原则　治疗以止血安胎为主，并根据不同的证型分别采用补肾、益气、清热等法。遣方用药时不宜过用滋腻、温燥、苦寒之品，以免影响气血的生化与运行，有碍胎儿发育。

2. 分证论治

（1）肾虚型　症见妊娠期阴道少量下血，色淡质稀，头晕耳鸣，腰膝酸软，小便频数，舌淡，苔白，脉沉滑无力。治以补肾固冲，止血安胎。方用寿胎丸加艾叶炭。

（2）气虚型　症见妊娠期阴道少量下血，色淡红，质稀薄，神疲肢倦，气短懒言，面色㿠白，舌淡，苔薄白，脉滑无力。治以益气养血，固冲止血。方用固下益气汤。

（3）血热型　症见妊娠期，阴道下血，色深红或鲜红，质稠，心烦少寐，口渴饮冷，溲黄便结，面红唇赤，舌红，苔黄，脉滑数。治以清热凉血，固冲止血。方用加味阿胶汤去当归。

（4）血瘀型　症见妊娠期，阴道少量流血，色红或暗红，质黏稠；或伴小腹疼痛拒按；舌质暗红，或有瘀点、瘀斑，脉弦滑。治以祛瘀消癥，固冲安胎。方用桂枝茯苓丸合寿胎丸加减。

（5）外伤　症见妊娠期，跌扑闪挫，或劳累过度，致阴道少量流血，腰酸；或伴小腹坠痛；舌质正常，脉滑无力。治以益气养血，固肾安胎。方用圣愈汤加减。

四、预防调护

孕前应强健夫妇体质，孕后应慎交合，以免惊动胎元，并适当休息，避免劳累，加强营养，反复流产者，应尽早安胎。

第四十七章　产后发热（助理不要求掌握）

产褥期内，高热寒战或发热持续不退，并伴有其他症状者，称为"产后发热"。本病感染邪毒型发热，相当于西医学产褥感染，其重症，可危及产妇的生命，应予重视。

一、病因病机

引起产妇发热的原因很多，而与本病关系密切的主要病因病机有感染邪毒，正邪交争；外邪袭表，营卫不和；阴血骤虚，阳气外散；败血停滞，营卫不通。

1. **感染邪毒** 产后气血耗伤，血室正开，产时接生不慎，或护理不洁，或不禁房事，致使邪毒乘虚而入，稽留于冲任、胞脉，正邪交争，因而发热。

2. **外感** 产后百脉空虚，腠理不密，卫阳不固，以致风寒之邪，袭表犯肺，营卫不和，因而发热。

3. **血虚** 产时产后血去过多，阴血暴虚，阳无所附，以致虚阳越浮于外而令发热。

4. **血瘀** 产后情志不遂，或为寒邪所客，瘀阻冲任，恶露不下，败血停滞，阻碍气机，营卫不通，而致发热。

二、诊断

1. **病史** 妊娠晚期不节房事，或产程不顺（难产、滞产），接生不慎，产创护理不洁；或产后失血过多；或产后不禁房事；或当风感寒；或冒暑受热；或有情志不遂史。

2. **临床表现** 产褥期内，尤以新产后出现以发热为主，表现为持续发热，或突然寒战高热，或发热恶寒，或乍寒乍热，或低热缠绵等症状。若产后24小时之后至10天内出现体温≥38℃，大多数情况下表示有产褥感染。除发热之外，常伴有恶露异常和小腹疼痛，尤其是恶露异常。

3. **检查**

（1）妇科检查 软产道损伤，局部可见红肿化脓。盆腔呈炎性改变，恶露秽臭。

（2）辅助检查 血常规检查见白细胞总数及中性粒细胞升高。宫腔分泌物或血培养可找到致病菌。B超检查见盆腔有液性暗区，提示有炎症或脓肿。彩色多普勒、CT、磁共振等检查，能对感染形成的包块、脓肿及静脉血栓定位和定性。产后发热的关键是早期诊断，以防治感染邪毒证，因此证最急最重，危及生命。

三、辨证施治

1. **治疗原则** 产后发热有虚有实，其证各异。在注意多虚多瘀的基础上，治疗应以调和营卫为主。感染邪毒者，其证危笃，变化多端，必要时中西医结合治疗。

2. **分证论治**

（1）感染邪毒型 症见产后发热恶寒，或高热寒战，小腹疼痛拒按，恶露初时量多，继则量少，色紫黯，或如败脓，其气臭秽，心烦不宁，口渴喜饮，小便短赤，大便燥结，舌红，苔黄而干，脉数有力。治以清热解毒，凉血化瘀。方用解毒活血汤（《医林改错》）加银花、黄芩。

（2）外感型 症见产后发热恶寒，头痛身疼，鼻塞流涕，咳嗽，苔薄白，脉浮紧。治以养血祛风，散寒解表。方用荆防四物汤（《医宗金鉴》）加苏叶。

若感冒风热者，症见发热微恶风寒，头痛身疼，咽喉肿痛，口渴欲饮，咳嗽，痰黄，苔薄黄，脉浮数。治宜辛凉解表，方用银翘散（《温病条辨》）。

若外感暑热者，症见身热多汗，口渴心烦，倦怠乏力，舌红少津，脉虚数。治宜清暑益气，养阴生津，方用清暑益气汤（《温热经纬》）。

（3）血虚型 症见产后失血过多，身有微热，头晕眼花，心悸少寐，恶露或多或少，色淡质稀，小腹绵绵作痛，喜按，舌淡红，脉细弱。治以养血益气，和营退热。方用八珍汤加黄芪、地骨皮。

若血虚阴亏者，症见午后热甚，两颧红赤，口渴喜饮，小便短黄，大便秘结，舌嫩红，脉细数。治宜滋阴养血清热，方用加减一阴煎（《景岳全书》）加白薇。

（4）血瘀型 症见产后乍寒乍热，恶露不下，或下亦甚少，色紫黯有块，小腹疼痛拒按，舌紫黯，或有瘀点瘀斑，脉弦涩有力。治以活血祛瘀，和营除热。方用血府逐瘀汤。

第四十八章 不孕症（助理不要求掌握）

女子婚后夫妇同居2年以上，配偶生殖功能正常，未避孕而未受孕者，或曾孕育过，未避孕又2年以上未再受孕者，称为"不孕症"，前者称为"原发性不孕症"，后者称为"继发性不孕症"。古称前者为

"全不产"，后者为"断绪"。

一、病因病机

男女双方在肾气盛，天癸至，任通冲盛的条件下，女子月事以时下，男子精气溢泻，两性相合，便可媾成胎孕，可见不孕主要与肾气不足，冲任气血失调有关。临床常见有肾虚、肝郁、痰湿、血瘀等类型。

1. 肾虚 先天禀赋不足，或房事不节，损伤肾气，冲任虚衰，胞脉失于温煦，不能摄精成孕；或伤肾中真阳，命门火衰，不能化气行水，寒湿滞于冲任，湿壅胞脉，不能摄精成孕；或经期摄生不慎，涉水感寒，寒邪伤肾，损及冲任，寒客胞中，不能摄精成孕；或房事不节，耗伤精血，肾阴亏损，以致冲任血少，不能凝精成孕，甚则阴血不足，阴虚内热，热伏冲任，热扰血海，以致不能凝精成孕。

2. 肝郁 情志不畅，肝气郁结，疏泄失常，血气不和，冲任不能相资，以致不能摄精成孕。

3. 痰湿 素体肥胖，或恣食膏粱厚味，痰湿内盛，阻塞气机，冲任失司，躯脂满溢，闭塞胞宫，或脾失健运，饮食不节，痰湿内生，湿浊流注下焦，滞于冲任，湿壅胞脉，都可导致不能摄精成孕。

4. 血瘀 经期、产后余血未净之际，涉水感寒，或不禁房事，邪与血结，瘀阻胞脉，以致不能摄精成孕。

二、诊断

本病的诊断关键是找到病因。

1. 询问病史 结婚年龄、丈夫健康情况、性生活情况、月经史、既往史、家族史、既往生育史、感染病史等。

2. 体格检查 注意第二性征的发育，内外生殖器的发育，有无炎症、畸形、包块及溢乳等。

3. 不孕症特殊检查 卵巢功能检查如 BBT、B 超检测排卵、阴道脱落细胞涂片、宫颈黏液结晶检查、子宫内膜活检、女性激素测定等。输卵管通畅试验如通液、造影等。免疫因素检查如抗精子抗体等。宫腔镜检查排除外宫腔或子宫内膜病变。腹腔镜检查探查病因。CT、MRI 可排除垂体病变。

三、辨证施治

1. 辨证要点 不孕症的辨证，主要依据月经的变化、带下病的轻重程度，其次依据全身症状及舌脉，进行综合分析，明确脏腑、气血、寒热、虚实，以指导治疗。

2. 治疗原则 治疗重点是温养肾气，调理气血，使经调病除，则胎孕可成。此外，还须情志舒畅，房事有节，以利于成孕。

3. 分证论治

（1）肾虚型 分为肾气虚证、肾阳虚证和肾阴虚证。

①肾气虚证：症见婚久不孕，月经不调，经量或多或少，头晕耳鸣，腰酸腿软，精神疲倦，小便清长，舌淡，苔薄，脉沉细，两尺尤甚。治以补肾益气，填精益髓。方用毓麟珠。

②肾阳虚证：症见婚久不孕，月经后期，量少色淡，甚则闭经，平时白带量多，腰痛如折，腹冷肢寒，性欲淡漠，小便频数或失禁，面色晦暗，舌淡，苔白滑，脉沉细而迟或沉迟无力。治以温肾助阳，化湿固精。方用温胞饮。

若寒客胞中致宫寒不孕者，症见月经后期，小腹冷痛，畏寒肢冷，面色青白，脉沉紧，治宜温经散寒，方用艾附暖宫丸。

③肾阴虚证：症见婚久不孕，月经错后，量少色淡，头晕耳鸣，腰酸腿软，眼花心悸，皮肤不润，面色萎黄，舌淡，苔少，脉沉细。治以滋肾养血，调补冲任。方用养精种玉汤。

（2）肝郁型 症见多年不孕，月经愆期，量多少不定，经前乳房胀痛，胸胁不舒，小腹胀痛，精神抑郁，或烦躁易怒，舌红，苔薄，脉弦。治以疏肝解郁，理血调经。方用百灵调肝汤。

（3）痰湿型 症见婚久不孕，形体肥胖，经行延后，甚或闭经，带下量多，色白质黏无臭，头晕心悸，胸闷泛恶，面色㿠白，苔白腻，脉滑。治以燥湿化痰，理气调经。方用启宫丸。

（4）血瘀型 症见多年不孕，月经后期，量少或多，色紫黑，有血块，经行不畅，甚或漏下不止，少腹疼痛拒按，经前痛剧，舌紫黯，或舌边有瘀点，脉弦涩。治以活血化瘀，温经通络。方用少腹逐瘀汤。

第四十七章　肺炎喘嗽

　　肺炎喘嗽是小儿时期常见的肺系疾病之一，以发热、咳嗽、痰壅、气急、鼻煽为主要症状，重者涕泪俱闭、面色苍白发绀。本病全年皆有，冬春两季为多，好发于婴幼儿，一般发病较急，若能早期及时治疗，预后良好。本病包括西医学所称支气管肺炎、间质性肺炎、大叶性肺炎等。

一、病因病机

　　引起肺炎喘嗽的病因主要有外因和内因两大类。外因主要是感受风邪，小儿寒温失调，风邪外袭而为病，风邪多夹热或夹寒为患，其中以风热为多见。小儿肺脏娇嫩，卫外不固，如先天禀赋不足，或后天喂养失宜，久病不愈，病后失调，则致正气虚弱，卫外不固，腠理不密，而易为外邪所中。

　　肺炎喘嗽的病变主要在肺。肺为娇脏，性喜清肃，外合皮毛，开窍于鼻。感受风邪，首先侵犯肺卫，致肺气郁闭，清肃之令不行，而出现发热、咳嗽、痰壅、气促、鼻煽等症。痰热是其病理产物，常见痰热胶结，阻塞肺络，亦有痰湿阻肺者，肺闭可加重痰阻，痰阻又进一步加重肺闭，形成宣肃不行，症情加重。·

　　肺主治节，肺气郁闭，气滞血瘀，心血运行不畅，可致心失所养，心气不足，心阳虚衰的危重变证。亦可因邪热炽盛化火，内陷厥阴，出现高热动风证候。若影响脾胃升降，浊气停聚，大肠之气不行，可出现腹胀、便秘等腑实证候。

　　重症肺炎或素体虚弱之患儿，患病之后常迁延不愈，难以恢复，如体禀营虚卫弱者，可致长期不规则发热，或寒热往来，自汗；体禀阴液不足者，可形成发热以夜间为甚，手足心灼热，盗汗、夜寐不宁等症。

二、诊断

　　1. 发病较急，轻证仅有发热咳嗽，喉间痰鸣，重证则呼吸急促，鼻翼扇动。

　　2. 病情严重时，痰壅气逆，喘促不安，烦躁不宁，面色苍白，口唇发绀。

　　3. 初生儿患本病时，常见不乳、神萎、口吐白沫，可无上述典型证候。

　　4. 肺部听诊可闻细湿啰音，如病灶融合，可闻及管状呼吸音。

　　5. X线检查见肺纹理增多、紊乱，肺部透亮度降低或增强，可见小片状、斑片状阴影，也可出现不均匀的大片状阴影。

　　6. 实验室检查，细菌引起的肺炎，白细胞总数较高，中性粒细胞增多，若由病毒引起，白细胞总数减少，稍增或正常。

三、辨证施治

　　1. 辨证要点　肺炎喘嗽病初与感冒相似，均为表证，但肺炎表证时间短暂，很快入里化热，主要特点为咳嗽、气喘。初起应分清风热还是风寒，风寒者多恶寒无汗，痰多清稀，风热者则为发热重，咳痰黏稠。痰阻肺闭时应辨清热重、痰重，热重者高热稽留不退，面红唇赤，烦渴引饮；痰重者喉中痰鸣，痰声辘辘，胸高气急。若高热炽盛，喘憋严重，呼吸困难，为毒热闭肺重症。若正虚邪盛出现心阳虚衰，热陷厥阴，为病邪猖獗正气不支的危重变症。

　　2. 治疗原则　本病治疗，以宣肺平喘，清热化痰为主法。若痰多壅盛者，首先降气涤痰；喘憋严重者，治以平喘利气；气滞血瘀者，治以活血化瘀；病久气阴耗伤者，治以补气养阴，扶正达邪；出现变证者，随证施治。因本病易于化热，病初风寒闭肺治方中宜适当加入清热药。肺与大肠相表里，壮热炽盛时宜早用通腑药，致腑通热泄。病之后期，阴虚肺燥，余邪留恋，用药宜甘寒，避免用滋腻之品。

　　3. 分证论治

　　（1）常证　分为风寒闭肺证、风温闭肺证、痰热闭肺证、痰浊闭肺证、阴虚肺热证和肺脾气虚证。

　　①风寒闭肺证：症见发热无汗，呛咳气急，不渴，痰白而稀，舌苔薄白或白腻，舌质不红，指纹青红，多在风关，脉象浮紧而数。年长儿童常诉恶寒体痛。治以辛温开肺，化痰止咳。方用三拗汤合葱豉汤。

痰多白黏，苔白腻者，加苏子、陈皮、半夏、莱菔子化痰止咳平喘；寒邪外束，肺有伏热，加桂枝、石膏表里双解。

②风温闭肺证：症见发热恶风，咳嗽气促，微有汗出，口渴痰多，咽部红赤，舌苔薄白微黄，脉象浮数，此为轻证；重证则见高热不退，咳嗽频频，气急鼻煽，涕泪俱无。喉中痰鸣，口渴烦躁，面色红赤，小便黄少，大便不畅，舌苔黄，舌质红而干，指纹青紫，多在风关，脉象浮数而滑。治以辛凉解表，宣肺化痰。方用轻证用银翘散加减，重证用麻杏石甘汤加味。

壮热烦渴，倍用石膏，加知母，清热宣肺；喘息痰鸣者加葶苈子、浙贝母泻肺化痰；咽喉红肿疼痛，加射干、蝉蜕利咽消肿；津创面渴加天花粉生津清热。

③痰热闭肺证：症见发热较高，咳嗽而喘，呼吸困难，气急鼻煽，口唇发绀，面赤口渴，喉间痰鸣，声如拽锯，胸闷胀满，泛吐痰涎，苔黄质红，脉象弦滑。治以清热宣肺，涤痰定喘。方用五虎汤合葶苈大枣泻肺汤。

痰重者加猴枣散豁痰；热甚腑实加生大黄、玄明粉通腑泄热；痰多加天竺黄、制胆南星化痰；唇紫加丹参、当归、赤芍活血化瘀。

④痰浊闭肺证：症见咳嗽气喘，喉间痰鸣，咳吐痰涎，胸闷气促，食欲不振，舌淡苔白腻，脉滑。治以温肺平喘，涤痰开闭。方用二陈汤合三子养亲汤。

咳甚加百部、紫菀、款冬止咳化痰；便溏加茯苓、白术健脾。

⑤阴虚肺热证：症见潮热盗汗，面色潮红，口唇樱赤，干咳无痰，舌苔光剥质干红，脉象细数。治以养阴清热，佐以润肺止咳。方用沙参麦冬汤。

低热缠绵加青蒿、知母清虚热；咳甚加泻白散泻肺；干咳不止加五味子、诃子敛肺止咳；盗汗加地骨皮、煅龙骨敛汗固涩。

⑥肺脾气虚证：症见低热而不规则，起伏不定，面色㿠白无华，容易汗出，咳嗽无力，喉中痰鸣，气喘不甚明显，精神疲倦不振，消瘦纳呆，大便溏薄，舌苔白滑，舌质偏淡，脉细无力。治以益气健脾，止咳化痰。方用人参五味子汤。

动则汗出加黄芪、煅龙骨、煅牡蛎固表敛汗；咳甚加紫菀、款冬花止咳化痰；纳谷不香加神曲、谷芽、麦芽；大便不实加淮山药、炒扁豆健脾益气。

（2）变证　分为心阳虚衰证和内陷厥阴证。

①心阳虚衰证：症见突然面色苍白而青，口唇发绀，呼吸浅促，额汗不温，四肢厥冷，虚烦不安，右胁下并可出现癥块，舌苔薄白，舌质略紫，脉象微弱虚数。治以温补心阳，救逆固脱。方用参附龙牡救逆汤。

面色口唇发绀，肝大者，加当归、红花、丹参活血化瘀。兼痰热实证，须扶正祛邪，标本同治。

②内陷厥阴证：症见壮热神昏，烦躁谵语，四肢抽搐，口噤项强，两目上视，呼吸浅促微弱，或间歇叹息，舌质绛红，指纹青紫，可达命关，或透关射甲。治以清心开窍，平肝息风。方用羚角钩藤汤或牛黄清心丸。

昏迷痰多者加郁金、胆南星、天竺黄化痰开窍；高热神昏者，加安宫牛黄丸清心开窍。

四、预防调护

搞好卫生，保持室内空气新鲜，冬春季节尽量少带易感儿去公共场所。气候寒暖不调时，随时增减衣服，防止感冒。加强体育锻炼，增强体质。饮食宜清淡富有营养，多喂开水。保持安静，居室空气新鲜。呼吸急促时，应保持气道通畅位置，并随时吸痰。对于重症肺炎患儿要加强巡视，注意病情变化。

第四十八章　小儿泄泻

泄泻是以大便次数增多，粪质稀薄，甚至泻出如水样为临床特征的一种脾胃肠病证。泄与泻在病情上有一定区别，粪出少而势缓，若漏泄之状者为泄；粪大出而势直无阻，若倾泻之状者为泻，然近代多泄、泻并称，统称为泄泻。

一、病因病机

患儿因感受外邪，内伤饮食，脾胃虚弱为多见。其主要病变在脾胃，因胃主受纳腐熟水谷，脾主运化水谷精微，若脾胃受病，则饮食入胃，水谷不化，精微不布，清浊不分，合污而下，致成泄泻。

二、诊断

1. 具有大便次数增多，粪质稀薄，甚至泻出如水样的临床特征。其中以粪质清稀为必备条件。
2. 常兼有脘腹不适，腹胀腹痛肠鸣，食少纳呆，小便不利等症状。
3. 起病或缓或急，常有反复发作史。常因外感寒热湿邪，内伤饮食情志，劳倦，脏腑，功能失调等诱发或加重。
4. 大便常规、大便细菌培养、结肠 X 线及内窥镜等检查有助于诊断和鉴别诊断。
5. 需除外其他病证中出现的泄泻症状。

三、鉴别诊断

痢疾与小儿腹泻两者均系大便次数增多，粪质稀薄的病证。痢疾以腹痛，里急后重，便下赤白脓血为主症，而泄泻以大便次数增多，粪质稀薄，甚至泻出如水样为主症，其大便中无脓血，也无里急后重，腹痛也或有或无。

四、辨证施治

1. 辨证要点

（1）辨病因　不同的病因可导致不同的证型，以及不同的大便性状。一般大便稀溏夹乳凝块或食物残渣，气味酸臭，或如败卵，多由伤乳伤食所致。大便清稀多泡沫，色淡黄，臭气不甚，多由风寒引起。水样或蛋花汤样便，量多，色黄褐，气秽臭，或见少许黏液，腹痛时作，多是湿热所致。大便稀薄或烂糊。色淡不臭，多食后作泻，是为脾虚所致。大便清稀，完谷不化，色淡无臭，多属脾肾陷虚。

（2）辨轻重　大便次数一般不超过 10 次，精神尚好，无呕吐，小便量可，属于轻证。泻下急暴，次频量多，神萎或烦躁，或有呕吐，小便短少，属于重证。若见皮肤干枯，囟门凹陷，啼哭无泪，尿少或无，面色发灰，精神萎靡等，则为泄泻的危重变证。

（3）辨虚实　泄泻病程短，泻下急暴，量多腹痛，多属实证。泄泻日久，泻下缓慢，腹胀喜按，多为虚证。迁延日久难愈，泄泻或急或缓，腹胀痛拒按者，多为虚中夹实。

2. 治疗原则　泄泻治疗，以运脾化湿为基本法则。实证以祛邪为主，根据不同的证型分别治以消食导滞，祛风散寒，清热利湿。虚证以扶正为主，分别治以健脾益气，补脾温肾。泄泻变证，分别治以益气养阴、酸甘敛阴、护阴回阳、救逆固脱。本病除内服药外，还常使用外治、推拿、针灸等法治疗。

3. 分证论治

（1）常证　分为湿热泻、脾虚泻、脾肾阳虚泻、伤食泻及风寒泻。

①湿热泻：症见暴注下迫，大便稀薄，或如水样，色黄恶臭，或夹黏液；伴纳食减少，时有腹痛，肢体倦怠，口渴，发热或不发热，肛门灼热，小便短黄，舌红苔黄，脉象滑数。治以清热解毒，利湿止泻。方用葛根芩连汤。

热重于湿，加连翘、马齿苋、马鞭草清热解毒；湿重于热，加滑石、车前子、茯苓、苍术燥湿利湿；腹痛加木香理气止痛；口渴加生石膏、芦根清热生津；夏季湿浊中阻加藿香、佩兰芳化湿浊；呕吐加竹茹、半夏降逆止呕。

②脾虚泻：症见大便稀溏，食后作泻，色淡少臭；面色萎黄，肌肉消瘦，神情倦怠；舌淡苔薄，脉象缓滑。治以健脾益气，升提止泻。方用参苓白术散。

胃纳不振，舌苔腻，加藿香、陈皮、焦山楂以芳香化湿，理气消食助运；腹胀不舒加木香、枳壳理气消胀；腹冷舌淡，大便夹不消化物，加干姜以温中散寒，暖脾助运；久泻不止，内无积滞者，加肉豆蔻、诃子、石榴皮以固涩止泻。

③脾肾阳虚泻：症见久泻不止，食入即泻，粪质清稀，完谷不化；伴面色白，形寒肢冷，精神萎靡，

睡时露睛，舌淡苔白，脉沉细。治以补脾温肾，固涩止泻。方用附子理中汤合四神丸。

脱肛加炙黄芪、升麻升提中气；久泻不止加诃子、石榴皮、赤石脂收敛固涩止泻。

④伤食泻：症见大便稀溏，夹有乳凝块或食物残渣，气味酸臭，或如败卵，脘腹胀满，便前腹痛，泻后痛减，腹痛拒按，嗳气酸馊，或有呕吐，不思乳食，夜卧不安，舌苔厚腻，或微黄。治以消食导滞。方用保和丸加减。

腹胀腹痛加木香、厚朴、槟榔理气消胀止痛；呕吐加藿香、生姜和胃止呕。

（5）风寒泻：症见大便清稀，中多泡沫，臭气不甚，肠鸣腹痛，或伴恶寒发热，鼻流清涕，咳嗽，舌淡，苔薄白。治以疏风散寒，化湿和中。方用藿香正气散加减。

大便稀，色淡青，泡沫多，加防风炭以祛风止泻；腹痛甚，里寒重，加木香、干姜以理气温中散寒止痛；夹有食滞者，去甘草、大枣，加焦山楂、神曲消食导滞；小便短少加泽泻、猪苓渗湿利尿；表寒重加荆芥、防风以加强解表散寒之力。

（2）变证 分为气阴两伤证和阴竭阳脱证两型。

①气阴两伤证：症见泻下无度，质稀如水，精神萎靡或心烦不安，目眶及前囟凹陷，皮肤干燥或枯瘪，啼哭无泪，口渴引饮，小便短少，甚至无尿，唇红而干，舌红少津，苔少或无苔，脉细数。治以益气养阴，酸甘敛阴。方用人参乌梅汤加减。

泻不止加山楂炭、诃子、赤石脂涩肠止泻；口渴引饮加石斛、玉竹、天花粉、芦根养阴生津止渴；大便热臭加黄连清解内蕴之湿热。

②阴竭阳脱证：症见泻下不止，次频量多，精神萎靡，表情淡漠，面色青灰或苍白，哭声微弱，啼哭无泪，尿少或无，四肢厥冷，舌淡无津，脉沉细欲绝。治以挽阴回阳，救逆固脱。方用生脉散合参附龙牡救逆汤加减。

（3）药物外治

①丁香 2g，吴茱萸 30g，胡椒 30 粒，共研细末。每次 1~3g，醋调成糊状，敷贴脐部，每日 1 次。用于风寒泻、脾虚泻。

②鬼针草 30g，加水适量。煎沸后倒入盆内，先熏后浸泡双足，每日 3~5 次，连用 3-5 日。用于小儿各种泄泻。

五、预防调护

1. 注意饮食卫生，食品应新鲜、清洁，不吃变质食品，不要暴饮暴食。

2. 饭前、便后要洗手，餐具要卫生。提倡母乳喂养，不宜在夏季及小儿有病时断奶，遵守添加辅食的原则，注意科学喂养。

3. 加强户外活动，注意气候变化，及时增减衣服，防止腹部受凉。适当控制饮食，减轻胃肠负担，吐泻严重及伤食泄泻患儿可暂时禁食 6~8 小时，以后随着病情好转，逐渐增加饮食量。

4. 忌食油腻、生冷及不易消化的食物。

5. 保持皮肤清洁干燥，勤换尿布。每次大便后，宜用温水清洗臀部，并扑上爽身粉。防止发生红臀。密切观察病情变化，防止发生泄泻变证。

第四十九章 水 痘

水痘是由外感时行邪毒引起的急性发疹性时行疾病。以发热，皮肤分批出现丘疹、疱疹、结痂为特征。因其疱疹内含水液，形态椭圆，状如豆粒，故称水痘。也称水花、水疮、水疱。西医亦称水痘。

一、病因病机

水痘病因为外感时行邪毒，上犯于肺，下郁于脾而发病，其病在肺脾两经。时行邪毒由口鼻而入，蕴郁于肺，故见发热、流涕、咳嗽等肺卫症状。病邪郁于肺脾，肺主皮毛，脾主肌肉，时邪与内湿相搏，外透于肌表，则发为水痘。若毒邪尚轻，病在卫表者，则疱疹稀疏，点粒分明，全身症状轻浅；少数患儿素体虚弱，感邪较重，邪毒炽盛，内犯气营，可见疱疹稠密，色呈紫红，多伴有壮热口渴。甚者毒热化火，内陷心肝，出现神昏、抽搐。也有邪毒内犯，闭阻于肺，宜肃失司，可见咳嗽、气喘、鼻煽等重症。

二、诊断

1. 起病 2～3 周前有水痘接触史。

2. 临床表现初起有发热、流涕、咳嗽、不思饮食等症，发热大多不高，发热 1～2 天内，头面、发际及全身其他部位出现红色斑丘疹，以躯干部位较多，四肢部位较少。疹点出现后，很快变为疱疹，呈椭圆形，大小不一，内含水液，周围红晕，疱壁薄易破，常伴瘙痒，继则结成痂盖脱落，不留瘢痕。

3. 皮疹分批出现，此起彼落，在同一时期，丘疹、疱疹、干痂并见。

4. 实验室检查周围血白细胞总数正常或偏低。刮取新鲜疱疹基底物，用瑞氏或姬姆萨染色检查多核巨细胞，用酸性染色检查核内包涵体。

三、鉴别诊断

1. 麻疹、风疹、奶麻、丹痧　均为斑丘疹，皮疹分布全身，形态细小如针尖或粟粒状，无疱疹、结痂现象。

2. 脓疱疮　多发于夏天炎热季节，疱疹较大，壁较薄，内含脓液，不透亮，容易破溃，破溃后随脓液流溢蔓延附近皮肤而发，多发于头面部及四肢暴露部位。

四、辨证施治

1. 治疗原则　本病治疗，以清热解毒利湿为总的原则。轻证以肺卫受邪为主，治以疏风清热解毒，佐以利湿；重证邪炽气营，治以清热凉营，解毒渗湿。对邪毒闭肺，邪陷心肝之变证，当治以开肺化痰，镇痉开窍，清热解毒等法。

2. 分证论治

(1) 毒炽气营　症见高热烦躁，面红目赤，口渴喜饮，疹色紫暗，疱浆混浊，水痘分布较密，根盘红晕较著，小便短黄，大便干结，舌质红或红绛，舌苔黄糙而干，脉洪数。治以清气凉营，解毒化湿。方用清胃解毒汤。

唇燥口干，津液耗伤者，加麦冬、芦根养阴生津；口舌生疮，大便干结者，加生大黄、全瓜蒌泻火通腑。水痘发病过程中，如出现高热、咳嗽、气喘、鼻煽、发绀等症，此为邪毒闭肺之变证，治当清热解毒、开肺化痰，可予麻杏石甘汤加减；若见壮热不退，神志模糊，口渴烦躁，甚则昏迷、抽搐等症，此为邪毒内陷心肝之变证，治当凉血泻火，息风开窍，予清瘟败毒饮加减，并吞服紫雪丹或安宫牛黄丸。

(2) 邪郁肺卫　症见发热恶寒，鼻塞流涕，轻咳咽痛，疹色红润，疱浆清亮，点粒稀疏，根盘红晕不明显，舌质红，苔薄白，脉浮数。治以疏风清热，利湿解毒。方用银翘散。

疹密色红者加当归、赤芍、紫草活血凉血；咳嗽有痰者，加杏仁、浙贝母宣肺化痰；咽喉疼痛者，加板蓝根、僵蚕清热解毒利咽；头痛者，加菊花、蔓荆子疏风清热止痛；皮疹瘙痒者，加蝉蜕、地肤子祛风止痒。

五、预防调护

1. 对水痘患儿应立即隔离，直至全部疱疹结痂。被患儿呼吸道及皮疹分泌物污染的被服及用具，应采用曝晒、煮沸、紫外线照射等消毒措施。本病流行期间，勿带易感儿童去公共场所。

2. 接触水痘患儿后，应留检 3 周。对免疫缺陷、激素或免疫抑制剂治疗期间的儿童，接触水痘后可选用人体丙种球蛋白、胎盘球蛋白、带状疱疹球蛋白等肌内注射，预防感染本病。

3. 室内空气要流通，注意避风寒，防止复感外邪。

4. 饮食宜清淡宜消化，多饮开水，可用萝卜、荸荠、绿豆等煎水代茶。

5. 保持皮肤清洁，勿使搔抓，不宜洗浴，防止皮肤破损，继发感染。如有皮肤抓破，可外涂青黛散或黄芩油膏。

6. 正在使用肾上腺皮质激素治疗期间的患儿发生水痘，应立即减量或停用激素。

第五十章 痄腮（流行性腮腺炎）

痄腮是因感受风温邪毒，壅阻少阳经脉引起的时行疾病。以发热、耳下腮部漫肿疼痛为临床主要特征。

一、病因病机

痄腮病因为感受风温邪毒，主要病机为邪毒壅阻少阳经脉，与气血相搏，凝滞耳下腮部。风温邪毒从口鼻肌表而入，侵犯足少阳胆经。胆经起于眼外眦，经耳前耳后下行于身之两侧，终止于两足第四趾端。少阳受邪，毒热循经上攻腮颊，与气血相搏，气滞血郁，运行不畅，凝滞腮颊，故局部漫肿、疼痛。热甚化火，出现高热不退，烦躁头痛，经脉失和，机关不利，故张口咀嚼困难。

足少阳胆经与足厥阴肝经互为表里，热毒炽盛，正气不支，邪陷厥阴，扰动肝风，蒙蔽心包，可出现高热不退、抽风、昏迷等症。

足厥阴肝经循少腹络阴器，邪毒内传，引睾窜腹，则可伴有睾丸肿胀、疼痛或少腹疼痛。肝气乘脾，还可出现上腹疼痛、恶心、呕吐等症。

二、诊断

1. 当地有腮腺炎流行，发病前 2~3 周有流行性腮腺炎接触史。

2. 临床表现初病时可有发热，1~2 天后，以耳垂为中心腮部漫肿，边缘不清，皮色不红，压之疼痛或有弹性，通常先发于一侧，继发于另一侧。口腔内颊黏膜腮腺管口可见红肿。

3. 腮腺肿胀约经 4~5 天开始消退，整个病程约 1~2 周。

4. 常见并发症有睾丸炎、卵巢炎、胰腺炎等，也有并发脑膜炎者。

5. 实验室检查周围血常规白细胞总数正常或降低，淋巴细胞相对增多。尿、血淀粉酶增多。

三、鉴别诊断

发颐与痄腮均有两颊肿胀疼痛，表皮泛红，腮腺化脓，按摩腮部可见口腔内腮腺管口有脓液溢出。多为一侧腮部肿痛，无传染性，常继发于热病之后，又称化脓性腮腺炎。

四、辨证施治

1. *辨证要点* 痄腮的辨证要点主要是辨别轻证重证。轻证不发热或发热不甚，腮肿不坚硬，属温毒在表；重证发热高，腮肿坚硬，胀痛拒按，属热毒在里。若出现高热不退，神识昏迷，反复抽风，或睾丸胀痛，少腹疼痛等并发症者，为变证。

2. *治疗原则* 本病治疗，着重于清热解毒，佐以软坚散结。初起温毒在表者，以疏风清热为主，若病情较重，热毒壅盛者，治宜清热解毒为主。腮肿硬结不散，治宜软坚散结，清热化痰。软坚散结只可用宣通之剂，以去其壅滞，不要过于攻伐，壅滞既去，则风散毒解，自然会达到消肿止痛的目的。对于病情严重出现变证，如邪陷心肝，或毒窜睾腹，则按息风开窍或清肝泻火等法治之。

本病治疗应内服药与外治疗法配合应用，有助于局部消肿。

3. *分证论治*

(1) 常证 分为邪犯少阳证和热毒壅盛证。

①邪犯少阳证：症见轻微发热恶寒，一侧或两侧耳下腮部漫肿疼痛，咀嚼不便，或伴头痛，咽痛，纳少，舌红，苔薄白或淡黄，脉浮数。治以疏风清热，散结消肿。方用柴胡葛根汤。

若咽喉肿痛，加马勃、玄参清热利咽；纳少、呕吐，加竹茹、陈皮清热和胃。

②热毒壅盛证：症见高热不退，腮部肿胀疼痛，坚硬拒按，张口、咀嚼困难，烦躁不安，口渴引饮，或伴头痛、呕吐，咽部红肿，食欲不振，尿少黄赤，舌红苔黄，脉滑数治以清热解毒，软坚散结。方用普济消毒饮。

腮部肿胀疼痛甚者，加夏枯草、海藻软坚散结；热甚者，加生石膏、知母清热泻火；大便秘结者，加大黄、芒硝通腑泄热。

（2）变证 分为邪陷心肝证和毒窜睾腹证。

①邪陷心肝证：症见高热不退，神昏，嗜睡，项强，反复抽风，腮部肿胀疼痛，坚硬拒按，头痛，呕吐，舌红，苔黄，脉洪数。治以清热解毒，息风开窍。方用清瘟败毒饮。

神志昏迷者，加紫雪丹、至宝丹清热镇惊，息风开窍；热甚者，加清开灵注射液或双黄连注射液静脉滴注，以清热解毒；抽风频繁者，加钩藤、僵蚕平肝息风。

②毒窜睾腹证：症见病至后期，腮部肿胀渐消，一侧或两侧睾丸肿胀疼痛，或伴少腹疼痛，痛甚者拒按，舌红，苔黄，脉数。治以清肝泻火，活血止痛。方用龙胆泻肝汤。

睾丸肿大明显者，加青皮、乌药、莪术理气消肿；少腹痛甚，伴腹胀、便秘者，加大黄、枳壳、木香理气通腑。

（3）药物外治

①青黛散、紫金锭、如意金黄散，任选一种。以醋或水调匀后外敷患处，1日2次。适用于腮部肿痛。

②鲜蒲公英、鲜马齿苋、鲜仙人掌（去刺），任选一种。捣烂外敷患处，1日2次。适用于腮部肿痛。

（4）针灸疗法 分为针刺法和火灸法。

①针刺法：取翳风、颊车、合谷，泻法，强刺激。发热者，加曲池、大椎；睾丸胀痛者，加血海、三阴交。每日1次。

②火灸法：取角孙穴，剪去头发，用一支火柴棒点燃，迅速按于角孙穴上（火即自灭）。火灸后局部皮肤发红，或呈白色，别无不适。1日1次。

五、预防调护

1. 发现痄腮患儿应及时隔离治疗，至腮腺肿胀完全消退为止。流行期间幼儿园及小学校要经常检查，有接触史及腮部肿痛的可疑患儿，要进行隔离密切观察，并给板蓝根15~30g煎服，或用板蓝根冲剂冲服，连服3~5天。

2. 患儿发热期间应卧床休息，居室空气流通，避免受凉，复感它邪。

3. 饮食以流质、半流质为主，忌肥腻、辛辣、坚硬及酸性的食品。

4. 注意口腔卫生，做好口腔护理。如出现神昏、抽搐、头痛及少腹剧痛等症，应予特别护理，配合抢救措施。

第五十一章 桡骨下端骨折（助理不要求掌握）

桡骨下端骨折极为常见，约占平时骨折的1/10，多见于老年妇女、儿童及青年。骨折发生在桡骨远端2~3cm范围内。常伴桡腕关节及下尺桡关节的损坏。

一、临床表现

1. 分型

（1）无移位型 骨折无移位，或轻度嵌插骨折，腕关节轻度肿胀，无明显畸形，折端有环形压痛，纵轴挤压痛，前臂旋转功能障碍。

（2）伸直型 远端向桡背侧移位，前臂下端呈"餐叉样"畸形，腕背侧可扪及骨折远端骨突。

（3）屈曲型 远折端向掌侧移位，可伴下尺桡关节脱位，腕关节掌侧可扪及骨折远端骨突，畸形与伸直型相反。

（4）半脱位型 桡骨远端背侧或掌侧缘骨折，可合并腕关节半脱位，腕关节肿胀，畸形呈半脱位，腕横径增宽。

2. 分期 根据病程，可分为早期、中期、晚期三期。

（1）早期 伤后2周内，可进行手法整复治疗，但初期常肿胀严重，可伴有张力性水疱。

（2）中期 伤后2~4周，肿胀逐渐消退，有明显骨痂生长，骨折断端相对稳定，此时手法复位困难，如需要再次复位，应在麻醉下行折骨复位。

（3）晚期　伤后4周以上。骨折断端成熟骨痂形成，逐步塑性改造，已相当稳定。此时无法手法复位、调整。如有影响功能的严重畸形，需手术治疗。

二、诊断

多为间接暴力所致，跌倒时，躯干向下的重力与地面向上的反作用力交集于桡骨下端而发生骨折。直接暴力造成的骨折为粉碎型。在20岁以前，桡骨下端骨骺尚未融合，可发生骺离骨折。伤后局部肿胀、疼痛、手腕功能部分或完全丧失。

1. 有外伤史，多为间接暴力所致。

2. 伤后腕关节周围肿胀，疼痛，前臂下端畸形，压痛明显，腕关节活动功能障碍。

3. X线片检查可明确诊断。

三、治疗

1. 整复与固定

（1）无移位的骨折　用石膏四头带或小夹板固定腕关节于功能位3~4周。

（2）有移位的伸直型骨折或屈曲型骨折　多可手法复位成功。伸直型骨折，非粉碎性未累及关节面者，常采用牵抖复位法；老年患者、粉碎骨折、累及关节面者，常采用提按复位法。复位后，保持腕关节掌屈及尺偏位，石膏或外固定架固定4周。屈曲型骨折纵向牵引后复位方向相反，复位后，腕关节背屈和旋前位固定4周。固定后即拍X线片检查对位情况外，1周左右消肿后需拍片复查，如发生再移位应及时处理。

（3）粉碎性骨折　复位困难或复位后不易维持者（如巴尔通骨折），常需手术复位，克氏针、螺丝钉或T形钢板内固定。

（4）合并症处理　骨折畸形连接导致功能障碍者，应手术纠正畸形及内固定。下尺桡关节脱位影响前臂旋转者，可切除尺骨小头。合并正中神经损伤，观察3个月不恢复者，应探查松解神经，并修平突出的骨端。迟发性伸拇肌腱断裂者，应去除骨赘、修复肌腱。骨质疏松者应给予相应治疗，以防止其他严重骨折（如股骨颈骨折）合并症的发生。

（5）功能锻炼　骨折固定期间要注意肩、肘及手指的活动锻炼。尤其老年人，要防止肩关节僵硬。

2. 药物治疗

（1）内治法　分期：①初期，由于筋骨脉络的损伤、血离经脉瘀积不散，气机凝滞，经络受阻。治宜活血化瘀，消肿止痛，方用活血止痛汤加减；②中期，此期肿胀消退，疼痛明显减轻，但瘀肿虽消未尽，骨尚未连接，治宜接骨续筋，方用新伤续断汤加减；③晚期，一般已有骨痂生长。治宜壮筋骨、养气血、补肝肾，方用八珍汤加减。

（2）外治法　分期：①初期，中药外敷消肿散；②中期，中药外敷接骨散；③晚期，中药熏洗化瘀通络洗剂。

第五十二章　颈椎病

颈椎病是指颈椎骨质增生、颈项韧带钙化、颈椎间盘萎缩退化等改变，刺激或压迫颈部神经、脊髓、血管而产生的一系列症状和体征的综合征。中医学中虽然没有颈椎病的提法，但其相关症状散见于痹证、痿证、项强、眩晕等方面的论述。

一、病因病机

中医认为颈椎病的发病原因，不外乎内因和外因两个方面，但以内因为主。人到中年，肝肾不足，筋骨懈惰，引起颈部韧带肥厚钙化、椎间盘发生退化、骨质增生等病变，导致椎间孔变窄、神经根受压时，即逐渐出现颈椎病的各种症状。除内因外，颈部的冷刺激、外邪的侵袭、毒邪的感染，均可诱发或加重颈椎病的症状。

二、诊断

1. 有慢性劳损或外伤史或有颈椎先天性畸形、颈椎退行性病变。多发于 40 岁以上的中年人、长期低头工作者，往往呈慢性发病。颈、肩背疼痛，头痛头晕，颈部板硬，四肢麻木。

2. 检查颈部活动受限，病变颈椎棘突、患侧肩胛骨内上角常有压痛，可摸到条索状硬块，可有上肢肌力减弱和肌肉萎缩，臂丛牵拉试验阳性，压头试验阳性。

3. 影像学检查 X 线正位摄片显示，钩椎关节增生，张口位可有齿状突偏歪，侧位片显示颈椎曲度变直，椎间隙变窄，有骨质增生或钙化，斜位片可见椎间孔变小。CT 及 MRI 检查对定性定位诊断有意义。

三、鉴别诊断

1. 脊髓肿瘤　与颈椎病之脊髓型有类似之处，但肿瘤多逐渐加重，而颈椎病症状多有间歇性。X 线片、脊髓造影、MRI 可鉴别。

2. 肩周炎　病变在肩肱关节周围的软组织，主要症状和体征是肩关节的疼痛及功能受限，有自愈倾向。

3. 颈椎骨关节炎　可有颈背痛或一侧上肢麻木，但无放射痛及感觉障碍或腱反射异常。

4. 冠状动脉供血不全　有心前区疼痛、胸闷、气短等症，无上肢颈脊神经根刺激的其他体征。心电图可有异常改变，服用硝酸甘油类药物可缓解。

5. 胸廓出口综合征　有上肢麻木不适并向手部放射，但检查锁骨上窝有压痛，Adson 试验阳性。

四、辨证论治

1. 内治法

(1) 风寒湿阻证　症见颈、肩上肢窜痛麻木，以痛为主，头有沉重感，颈部僵硬，活动不利，恶寒畏风；舌淡红，苔薄白，脉弦紧。治以祛风除湿，温经通络。方用羌活胜湿汤加减。

(2) 气滞血瘀证　症见颈肩部、上肢刺痛，痛处固定，伴有肢体麻木；舌质暗，脉弦。治以行气活血、化瘀通络。方用活血舒筋汤加减。

(3) 痰湿阻络证　症见头晕目眩、头重如裹、四肢麻木不仁、纳呆；舌暗红，苔厚腻，脉弦滑。治以除湿化痰、蠲痹通络。方用天麻钩藤饮加减。

(4) 肝肾不足证　症见眩晕头痛、耳鸣耳聋、失眠多梦、肢体麻木、面红目赤；舌红少津；脉弦。治以补益肝肾、活血通络。方用六味地黄丸加减。

(5) 气血亏虚证　症见头晕目眩、面色苍白、心悸气短、四肢麻木、倦怠乏力；舌淡苔少，脉细弱。治以益气养血、活血通络。方用黄芪桂枝五物汤加减。

2. 针灸疗法　主穴为夹脊、后溪。痹痛证加肩髃、外关、合谷，加温灸；眩晕加印堂、百会、太阳、风池、太冲；气虚加神门、内关、足三里、三阴交；瘫痪加上下肢三阳经穴位及太冲、行间。

3. 其他疗法

(1) 牵引治疗　牵引在过去是治疗颈椎病的首选方法之一，但近年来发现，许多颈椎病患者在使用牵引之后，特别是那种长时间使用牵引的患者，颈椎病不但没有减轻，反而加重。

牵引不但不能促进颈椎生理曲度的恢复，相反牵引拉直了颈椎，反而弱化颈椎生理曲度，故颈椎病应慎用牵引疗法。

(2) 手法按摩　推拿疗法是颈椎病较为有效的治疗措施。它的治疗作用是能缓解颈肩肌群的紧张及痉挛，恢复颈椎活动，松解神经根及软组织粘连来缓解症状，脊髓型颈椎病一般禁止重力按摩和复位，否则极易加重症状，甚至可导致截瘫，即使早期症状不明显，一般也推荐手术治疗。

(3) 温热敷　此种治疗可改善血循环，缓解肌肉痉挛，消除肿胀以减轻症状，有助于手法治疗后使患椎稳定。本法可用热毛巾和热水袋局部外敷，急性期患者疼痛症状较重时不宜作温热敷治疗。

五、预防调护

1. 树立正确的心态，保持乐观精神，树立与疾病艰苦抗衡的思想，掌握用科学的手段防治疾病，配合医生治疗，减少复发。

2. 加强颈肩部肌肉的锻炼，在工间或工余时，做头及双上肢的前屈、后伸及旋转运动，既可缓解疲劳，又能使肌肉发达，韧度增强，从而有利于颈段脊柱的稳定性，增强颈肩顺应颈部突然变化的能力。

3. 纠正不良姿势和习惯，避免高枕睡眠，不要偏头耸肩、谈话、看书时要正面注视。要保持脊柱的正直。

4. 注意颈肩部保暖，避免头颈负重物，避免过度疲劳，坐车时不要打瞌睡。

5. 及早彻底治疗颈、肩背软组织劳损，防止其发展为颈椎病。

6. 劳动或走路时要避免挫伤，避免急刹车时头颈受伤，避免跌倒。

7. 避免高枕睡眠的不良习惯，高枕使头部前屈，增大下位颈椎的应力，有加速颈椎退变的可能。

8. 长期伏案工作者，应定时改变头部体位，按时做颈肩部肌肉的锻炼。

9. 中医认为胡桃、山萸肉、生地、黑芝麻等具有补肾髓之功，合理地少量服用可起到强壮筋骨，推迟肾与关节退变的作用。

第五十三章　腰椎间盘突出症

腰椎间盘突出症又称腰椎间盘纤维环破裂症。成年人椎间盘发生退行性改变，使椎间盘失去原有的弹性，不能担负原来承担的压力。在过度劳损，体位骤变，猛力动作或暴力撞击下，纤维环即可向外膨出，从而髓核也可经过破裂的纤维环和裂隙向外突出，这就是所谓的"椎间盘突出"。本病多见于腰4~5、腰5骶1，好发于20~50岁的青壮年，男多于女。腰椎间盘突出症属于中医"腰腿痛"的范畴。

一、病因病机

中医学将腰椎间盘突出症归属于腰痛或痹证的范畴。病证具有本虚标实的临床特点。引起腰痛的原因有风、寒、湿、热、闪挫、瘀血、气滞、痰饮等，而其根本在于肾虚。痹是气血闭塞不通所致的肢体痛，骨节错落、风寒湿气外袭、气血虚弱、运化乏力是其原因。因此，本病的病因病机在于肝肾不足、筋骨不健，复受扭挫，或感风寒湿邪，经络痹阻，气滞血瘀。不通则痛。病延日久，则气血益虚，瘀滞凝结而缠绵难已。

二、诊断

大多数患者在一般情况下有腰痛加腿痛、压痛放射痛等症状，结合病史、临床表现与体征，可以初步考虑腰椎间盘突出症的可能，再配合X线片、CT或MRI、肌电图、脊髓造影所见做出诊断，突出的间隙也易于定位。

腰椎间盘突出症临床表现的主要依据有：

1. 腿痛重于腰痛，并呈典型坐骨神经分布区疼痛，或伴有麻木。

2. 直腿抬高试验阳性及屈踝加强试验阳性，屈颈试验阳性。

3. 具有肌肉萎缩、运动无力、反射减弱、感觉减退四种神经体征中的两种。

①部分患者腰椎X线片：可显示椎间盘突出的一些间接征象，如生理前凸平浅或消失，甚至后凸，椎间隙变窄，骨质增生等。还可据此排除或与腰椎疾患相关的疾病进行鉴别诊断。②造影检查：对腰椎间盘突出症的诊断符合率较高，但有一定的副作用。③CT扫描：可直接显示椎间盘突出物的位置、大小、形状及其与周围结构的关系；可显示硬膜囊和（或）神经根受压变形、移位、消失的压迫征象；还可显示黄韧带肥厚、椎体后缘骨赘、小关节突增生、中央椎管及侧隐窝狭窄等伴发征象。④MRI检查：对软组织的分辨率较CT高，能清楚地显示椎间盘退变、突出状态和椎管内硬膜囊神经根受压状态，对腰椎间盘突出症的诊断价值较大。

三、鉴别诊断

1. 腰椎结核　腰痛可伴有坐骨神经痛，常有全身症状，午后低热，乏力盗汗，腰部强直，血沉增快，下腹部可触及冷脓肿。X线片显示椎间隙模糊、变窄，椎体相对边缘有骨质破坏。

2. 马尾神经瘤　以神经纤维瘤为多见，初期一般腰痛及局部压痛不明显，也无脊柱侧凸、下腰椎活动受限等症状。发病较为缓慢但持续加重，无间隙性缓解，卧床时感到疼痛加重，夜不能眠。严重者可由肿瘤压迫马尾神经，发生下肢感觉和运动障碍，以及括约肌功能紊乱。脑脊液总蛋白量增高，脊髓造影显示有占位性改变。

3. 椎弓峡部裂和脊柱滑脱　腰痛常伴有坐骨神经痛，多数发生在 $L_4 \sim L_5$，椎弓峡部裂在斜位 X 线片上显示椎弓峡部有裂隙和骨缺损。脊柱滑脱时腰椎前凸增加，椎体或棘突有台阶样表现。X线片显示椎弓峡部有裂隙，腰椎体前移。

4. 强直性脊柱炎　中年男性多见，身体瘦弱，腰背及骶髂关节疼痛，脊柱强直，各方向活动均受限。症状多与气候变化有关，血沉较快，病变呈进行性发展。X线片早期可见骶髂关节及腰椎小关节模糊，后期脊柱呈竹节样改变。

5. 梨状肌综合征　患者的主要症状是臀部痛或臀腿痛，患髋关节内收内旋活动时疼痛加重，严重者可有跛行。梨状肌肌腹体表投影处可有明显的压痛，并可向下肢放射，部分患者可触及深部的条索状结节或痉挛的肌块。梨状肌紧张试验阳性，即患髋关节内收内旋活动时疼痛加重，直腿抬高试验在小于60°时疼痛加重，而大于60°时疼痛反而减轻，梨状肌局部封闭后疼痛会消失。

四、治疗

1. 内治法

（1）寒湿证　症见腰腿冷痛重着，遇寒重得温轻，虽静卧亦不稍轻或反加重，舌淡，苔白腻，脉沉而迟缓。治以祛风利湿，壮腰通络。方用荆地细辛汤加减。

（2）湿热证　症见腰腿沉重困痛，痛有热感，遇热或汗腺湿加重，而活动后或或减轻，舌红，苔黄腻，脉脉濡数。治以清热利湿。方用龙胆泻肝汤加减。

（3）血瘀证　症见腰腿痛如锥刺，痛处拒按，固定不移，验证以转侧，多有外伤史，舌淡紫或有瘀斑，脉沉涩。治以行气止痛，活血化瘀。方用身痛逐瘀汤加减。

（4）肾虚证　症见腰腿酸痛，喜揉喜按，遇劳加重，卧侧减轻，偏阳虚者则少腹拘急，面色苍白，手足温舌淡，脉沉细。偏阴虚者，则口燥咽干，面色汗腺红，手足心热，舌红，脉弦细数。治以补益肝肾。方用六味地黄丸加减。

2. 其他治疗

（1）针灸治疗　腰椎间盘突出症的针灸治疗：取穴肾俞、环跳、委中、殷门、阳陵泉、承山、悬钟、阿是穴。用泻法，每日1次，10次为一个疗程。

（2）外用热敷药疗法　热敷疗法具有扩张血管、改善局部血液循环、促进局部代谢的作用，有益于疾病的恢复。热敷本身也可缓解肌肉痉挛，促进炎症及瘀血的吸收，药物热敷还可使药物通过局部吸收，达到直达病所的目的，使治疗更直接、更有效。

五、预防调护

1. 对疾病要有正确的认识，树立战胜疾病的信心。颈椎病病程比较长，椎间盘的退变、骨刺的生长、韧带钙化等与年龄增长、机体老化有关。病情常有反复，发作时症状可能比较重，影响日常生活和休息。因此，一方面要消除恐惧悲观心理，另一方面要防止得过且过的心态，放弃积极治疗。

2. 颈腰椎病急性发作期或初次发作的患者，要适当注意休息，病情严重者更要卧床休息2~3周。卧床休息在颈部肌肉放松、减轻肌肉痉挛和头部重量对椎间盘的压力，组织受压水肿的消退方面具有重要的作用。但卧床时间不宜过长，以免发生肌肉萎缩、组织粘连、关节粘连等变化，阻碍颈腰椎病的恢复。所以颈椎病的间歇期和慢性期，应适当参加工作，不需长期休息。

3. 颈椎病，本身就是一种退行性病变，更要对颈部加以保护，尽量避免不必要的损伤。无论是睡眠、休息、还是学习工作，甚至日常一些动作，都要保持良好的习惯，时刻不忘颈椎的保护。同时加强颈肌的锻炼。

下 篇

~~~~~~

西医学

第一部分　体格检查

第一章　基本方法

第一节　视　诊

视诊是医师用眼睛观察患者全身或局部表现的诊断方法。视诊可用于全身一般状态和许多体征的检查，如年龄、发育、营养、意识状态、面容、表情、体位、姿势、步态等。

一、视诊方法

1. 局部视诊　可了解患者身体各部分的改变，如皮肤、黏膜、眼、耳、鼻、口、舌、头颈、胸廓、腹形、肌肉、骨骼、关节外形等。

2. 特殊部位的视诊　需借助于某些仪器，如耳镜、鼻镜、检眼镜及内镜等进行检查。

二、注意事项

1. 视诊最好在间接日光下进行，亦可借助灯光，但在观察黄疸和发绀时最好在自然光线下进行。

2. 环境应当温暖，体位和裸露部分应当根据视诊的部位决定，病根据需要做一些动作以配合检查。

3. 视诊应当全面系统，以免遗漏体征，并做两侧对比。视诊应当根据主诉和鉴别诊断的需要，有的放矢、有重点地进行。

4. 视诊必须要有丰富的医学知识和临床经验作为基础，否则会出现视而不见的情况。疾病的临床征象繁多，只有进行深入细致和敏锐的观察，才能发现对决定诊断有意义的临床征象。

5. 进行全面系统体格检查时，身体各部分视、触、叩、听一般应结合进行。

第二节　触　诊

触诊是医师通过手接触被检查部位时的感觉来进行判断的一种方法。它可以进一步检查视诊发现的异常征象，也可以明确视诊所不能明确的体征，如体温、湿度、震颤、波动、压痛、摩擦感以及包块的位置、大小、轮廓、表面性质、硬度、移动度等。触诊的适用范围很广，尤以腹部检查更为重要。由于手指指腹对触觉较为敏感，掌指关节部掌面皮肤对震动较为敏感，手背皮肤对温度较为敏感，因此触诊时多用这些部位。

一、触诊方法

触诊时，由于目的不同而施加的压力有轻有重，因而可分为浅部触诊法和深部触诊法。

1. 感觉触诊法　检查者将一手货双手手掌置于被检查者某部位，依靠手掌的感觉来判断局部的震动，如检查心脏搏动、心脏震颤、肺部语音震颤和胸膜摩擦感等。

2. 浅部触诊法　适用于体表浅在病变（关节、软组织、浅部动脉、静脉、神经、阴囊、精索等）的检查和评估。腹部浅部触诊可触及的深度约为1cm。

触诊时，将一手放在被检查部位，用掌指关节和腕关节的协同动作以旋转或滑动方式轻压触摸。浅部触诊一般不引起患者痛苦或痛苦较轻，也多不引起肌肉紧张，因此有利于检查腹部有无压痛、抵抗感、搏动、包块和某些肿大脏器等。浅部触诊也常在深部触诊前进行，有利于患者做好接受深部触诊检查的心理准备。

3. 深部触诊法　检查时可用单手或两手重叠由浅入深，逐渐加压以达到深部触诊的目的。腹部深部触诊法触及的深度常常在 2cm 以上，有时可达 4~5cm，主要用于检查和评估腹腔病变和脏器情况。

（1）深部滑行触诊法　检查时嘱患者张口平静呼吸，或与患者谈话以转移其注意力，尽量使腹肌松弛，医师用右手并拢的二、三、四指平放在腹壁上，以手指末端逐渐触向腹腔的脏器或包块，在被触及的包块上做上下左右滑动触摸。如为肠管或索条状包块，应向与包块长轴相垂直的方向进行滑动触诊，常用于腹腔深部包块和胃肠病变的检查。

（2）双手触诊法　将左手掌置于被检查脏器或包块的背后部，右手中间三指并拢平置于腹壁被检查部位，左手掌向右手方向托起，使被检查的脏器或包块位于双手之间，并更接近体表，有利于右手触诊检查，用于肝、脾、肾和腹腔肿物的检查。

（3）深压触诊法　用一个或两个并拢的手指逐渐深压腹壁被检查部位，用于探测腹腔深在病变的部位或确定腹腔压痛点，如阑尾压痛点、胆囊压痛点、输尿管压痛点等。检查反跳痛时，在手指深压的基础上迅速将手抬起，并询问患者是否感觉疼痛加重或查看面部是否出现痛苦表情。

（4）冲击触诊法　又称为浮沉触诊法。检查时，右手并拢的示、中、环三个手指取 70°~90° 角，放置于腹壁拟检查的相应部位，做数次急速而较有力的冲击动作。在冲击腹壁时指端会有腹腔脏器或包块浮沉的感觉，一般只用于大量腹水时肝、脾及腹腔包块难以触及者。

二、注意事项

1. 检查前医师要向患者讲清触诊的目的，消除患者的紧张情绪，取得患者的密切配合。

2. 医师手应温暖，手法应轻柔，以免引起肌肉紧张，影响检查效果。在检查过程中，应随时观察患者表情。

3. 患者应采取适当体位，才能获得满意检查效果。通常取仰卧位，双手置于体侧，双腿稍曲，腹肌尽可能放松。检查肝、脾、肾时也可嘱患者取侧卧位。

4. 触诊下腹部时，应嘱患者排尿，以免将充盈的膀胱误认为腹腔包块，有时也须排便后检查。

5. 触诊时医师应手脑并用，边检查边思索。应注意病变的部位、特点、毗邻关系，以明确病变的性质和来源。

第三节　叩　诊

叩诊是用手指叩击身体表面某一部位，使之震动而产生音响，根据震动和声响的特点来判断被检查部位的脏器状态有无异常的一种方法。叩诊多用于确定肺尖宽度、肺下缘位置、胸膜病变、胸膜腔中液体多少或气体有无、肺部病变大小与性质、纵隔宽度、心界大小与形状、肝脾的边界、腹水有无与多少，以及子宫、卵巢、膀胱有无胀大等情况。另外用手或叩诊锤直接叩击被检查部位，诊察反射情况和有无疼痛反应也属叩诊。

一、叩诊方法

根据叩诊的目的和叩诊的手法不同又分为直接叩诊法和间接叩诊法两种。

1. 直接叩诊法　医师右手中间三手指并拢，用其掌面直接拍击被检查部位，借助于拍击的反响和指下的震动感来判断病变情况的方法称为直接叩诊法。适用于胸部和腹部范围较广泛的病变，如胸膜粘连或增厚、大量胸水或腹水及气胸等。

2. 间接叩诊法　为应用最多的叩诊方法。医师将左手中指第二指节紧贴于叩诊部位，其他手指稍微抬起，勿与体表接触；右手指自然弯曲，用中指指端叩击左手中指末端指关节处或第二节指骨的远端，因为该处易与被检查部位紧密接触，而且对于被检查部位的震动较敏感。叩击方向应与叩诊部位的体表垂直。叩诊时应以腕关节与掌指关节的活动为主，避免肘关节和肩关节参与运动。叩击动作要灵活、短促、富有弹性。叩击后右手中指应立即抬起，以免影响对叩诊音的判断。在同一部位叩诊可连续叩击 2～3 下，若未获得明确印象，可再连续叩击 2～3 下。应避免不间断地连续地快速叩击，因为这不利于叩诊音的分辨。

二、叩诊音

叩诊时被叩击部位产生的反响称为叩诊音。叩诊音的不同取决于被叩击部位组织或器官的致密度、弹性、含气量及与体表的间距。叩诊音根据音响的频率（高音者调高，低音者调低）、振幅（大者音响强，小者音响弱）和乐音（音律和谐）是否不同，在临床上分为清音、浊音、鼓音、实音、过清音五种。

1. 清音　是正常肺部的叩诊音。它是一种频率为 100～128 次/秒，振动持续时间较长，音响不甚一致的非乐性音。提示肺组织的弹性、含气量、致密度正常。

2. 浊音　是一种音调较高，音响较弱，振动持续时间较短的非乐性叩诊音。除音响外，板指所感到的振动也较弱。当叩击被少量含气组织覆盖的实质脏器时产生，如叩击心或肝被肺段边缘所覆盖的部分；或在病理状态下，如肺炎（肺组织含气量减少）的叩诊音。

3. 鼓音　如同击鼓声，是一种和谐的乐音，音响比清音更强，振动持续时间也较长，在叩击含有大量气体的空腔脏器时出现。正常情况下可见于胃泡区和腹部，病理情况下可见于肺内空洞、气胸、气腹等。

4. 实音　是一种音调较浊音更高，音响更弱，振动持续时间更短的一种非乐性音，如叩击心和肝等实质脏器所产生的音响。在病理状态下可见于大量胸腔积液或肺实变等。

5. 过清音　介于鼓音与清音之间，是属于鼓音范畴的一种变音，音调较清音低，音响较清音强，为一种类乐性音，正常成人是不会出现的一种病态叩击音。临床上常见于肺组织含气量增多、弹性减弱时，如肺气肿。正常儿童可叩出相对过清音。

三、叩诊注意事项

1. 环境应安静，以免影响叩诊音的判断。

2. 根据叩诊部位不同，患者应采取适当体位，如叩诊胸部时，可取坐位或卧位；叩诊腹部时常取仰卧位；确定有无少量腹水时，可嘱患者取肘膝位。

3. 叩诊时应注意对称部位的比较与鉴别。

4. 叩诊时不仅要注意叩诊音响的变化，还要注意不同病灶的震动感差异，两者应相互配合。

5. 叩诊操作应规范，用力要均匀适当，一般叩诊可达到的深度为 5～7cm。叩诊力量应视不同的检查部位、病变组织性质、范围大小或位置深浅等情况而定。病灶或检查部位范围小或位置浅，宜采取轻（弱）叩诊，如确定心、肝相对浊音界及叩诊脾界时；当被检查部位范围比较大或位置比较深时，则需要用中度力量叩诊，如确定心、肝绝对浊音界；若病灶位置距体表达 7cm 左右时则需用重（强）叩诊。

第四节　听　诊

听诊是医师根据患者身体各部分活动时发出的声音判断正常与否的一种诊断方法。

广义的听诊包括听身体各部分所发出的任何声音，如语声、呼吸声、咳嗽声和呃逆、嗳气、呻吟、啼哭、呼叫发出的声音以及肠鸣音、关节活动音及骨擦音，这些声音有时可对临床诊断提供有用的线索。

一、听诊方法

听诊可分为直接听诊和间接听诊两种方法。

1. 直接听诊法　医师将耳直接贴附于被检查者的体壁上进行听诊，这种方法所能听到的体内声音很弱。这是听诊器出现之前所采用的听诊方法，目前也只有在某些特殊和紧急情况下才会采用。

2. 间接听诊法　这是用听诊器进行听诊的一种检查方法。此法方便，可以在任何体位听诊时应用，听诊效果好，因听诊器对器官活动的声音有一定的放大作用，且能阻断环境中的噪音。应用范围广，除用于心、肺、腹的听诊外，还可以听取身体其他部位发出的声音，如血管音、皮下气肿音、肌束颤动音、关节活动音、骨折面摩擦音等。

二、听诊注意事项

1. 听诊环境要安静，避免干扰；要温暖、避风以免患者由于肌束颤动而出现的附加音。

2. 切忌隔着衣服听诊，听诊器体件直接接触皮肤以获取确切的听诊结果。

3. 应根据病情和听诊的需要，嘱患者采取适当的体位。

4. 要正确使用听诊器。听诊器通常由耳件、体件和软管三部分组成，其长度应与医师手臂长度相适应。听诊前应注意检查耳件方向是否正确，硬管和软管管腔是否通畅。体件有钟形和膜形两种类型，钟形体件适用于听取低调声音，如二尖瓣狭窄的隆隆样舒张期杂音，使用时应轻触体表被检查部位，但应注意避免体件与皮肤摩擦而产生的附加音；膜形体件适用于听取高调声音，如主动脉瓣关闭不全的杂音及呼吸音、肠鸣音等，使用时应紧触体表被检查部位。

5. 听诊时注意力要集中，听肺部时要摒除心音的干扰，听心音时要摒除呼吸音的干扰，必要时嘱患者控制呼吸配合听诊。

用听诊器进行听诊是临床医师的一项基本功，是许多疾病，尤其是心肺疾病诊断的重要手段。听诊是体格检查基本方法中的重点和难点，尤其对肺部和心脏的听诊，必须要勤学苦练、仔细体会、反复实践、善于比较，才能达到切实掌握和熟练应用的目的。

第五节　嗅　诊

嗅诊是通过嗅觉来判断发自患者的异常气味与疾病之间关系的一种方法。来自患者皮肤、黏膜、呼吸道、胃肠道、呕吐物、排泄物、分泌物、脓液和血液等的气味，根据疾病的不同，其特点和性质也不一样。正常汗液无特殊强烈刺激气味。酸性汗液见于风湿热和长期服用水杨酸、阿司匹林等解热镇痛药物的患者；特殊的狐臭味见于腋臭等患者。正常痰液无特殊气味，若呈恶臭味，提示厌氧菌感染，见于支气管扩张症或肺脓肿；恶臭的脓液可见于气性坏疽；呕吐物出现粪便味可见于长期剧烈呕吐或肠梗阻患者；呕吐物杂有脓液并有令人恶心的烂苹果味，可见于胃坏疽；粪便具有腐败性臭味见于消化不良或胰腺功能不良者；腥臭味粪便见于细菌性痢疾；肝腥味粪便见于阿米巴性痢疾；尿呈浓烈氨味见于膀胱炎，由于尿液在膀胱内被细菌发酵所致。呼吸呈刺激性蒜味见于有机磷杀虫药中毒；烂苹果味见于糖尿病酮症酸中毒者；氨味见于尿毒症；肝腥味见于肝性脑病者。临床工作中，嗅诊可迅速提供具有重要意义的诊断线索，但必须要结合其他检查才能做出正确的诊断。

第二章　一般检查

第一节　全身状态

一、性别

性别不难判断，因为正常人的性征很明显。性征的正常发育，在女性与雌激素和雄激素有关，在男性仅与雄激素有关。女性受雄激素的影响出现大阴唇与阴蒂的发育，腋毛、阴毛生长，可出现痤疮；受雌激素的影响出现乳房、女阴、子宫及卵巢的发育。男性受雄激素的影响出现睾丸、阴茎的发育，腋毛多，阴毛呈菱形分布，声音低而洪亮，皮脂腺分泌多，可出现痤疮。疾病的发生与性别有一定的关系，某些疾病可引起性征发生改变。

二、年龄

随着年龄的增长，机体出现生长发育、成熟、衰老等一系列改变。年龄与疾病的发生及预后有密切的关系，如佝偻病、麻疹、白喉等多发生于幼儿及儿童；结核病、风湿热多发生于少年与青年；动脉硬化性疾病和某些癌肿多发生于老年。年龄大小一般通过问诊即可得知，但在某些情况下，如昏迷、死亡或隐瞒年龄时则需通过观察进行判断，其方法是通过观察皮肤的弹性与光泽、肌肉的状态、毛发的颜色和分布、面与颈部皮肤的皱纹、牙齿的状态等进行大体上的判断。

三、生命征

生命征是评价生命活动存在与否及其质量的指标，包括体温、脉搏、呼吸和血压，为体格检查时必须检查的项目之一。

1. **体温**　体温测量及正常范围　每次体格检查均应记录体温，国内一般按摄氏法进行记录。测量体温的方法通常有：①口测法。将消毒后的体温计置于患者舌下，让其紧闭口唇，5 分钟后读数，正常值为 36.0℃ ~ 37.2℃，该法结果较为准确，但不能用于婴幼儿及神志不清者。②肛测法。让患者取侧卧位，将肛门体温计头端涂以润滑剂后，徐徐插入肛门内达体温计长度的一半为止，5 分钟后读数，正常值为 36.5℃ ~ 37.7℃（一般较口测法读数高 0.3℃ ~ 0.5℃）。该法测值稳定，多用于婴幼儿及神志不清者。③腋测法。将体温计头端置于患者腋窝深处，嘱患者用上臂将体温计夹紧，10 分钟后读数。正常值 36.0℃ ~ 37.0℃，该法简便、安全，且可避免交叉感染，为最常用的体温测定方法。

生理情况下，体温有一定的波动。早晨体温略低，下午略高，在 24 小时内波动幅度一般不超过 1℃；运动或进食后体温略高；老年人体温略低，月经期前或妊娠期妇女体温略高。

2. **呼吸**　观察呼吸的频率、节律及呼吸运动类型。体温、呼吸、脉搏三者之间有一定的关系。正常成人在安静状态下呼吸为 16 ~ 20 次/分，脉搏为 60 ~ 100 次/分，呼吸与脉搏之比约 1:4。新生儿呼吸约 44 次/分，随着年龄的增长而逐渐减慢。体温每升高 1℃，脉搏增高 10 ~ 20 次/分，如体温升高，而脉搏不能随之增快，称为相对缓脉，诊断疾病时有重要意义。

3. **脉搏**　通常以触诊法检查桡动脉搏动情况，应注意其频率、节律、强弱以及呼吸对它的影响等。也可以检查颞动脉、颈动脉、肱动脉、股动脉和足背动脉等。检查方法：检查者将一手示、中、环指并拢，并将其指腹平放于桡动脉近手腕处，以适当压力触摸桡动脉搏动，至少 30 秒，并计算出每分钟搏动次数。脉率可因年龄、性别、活动、情绪状态等不同而有所波动，正常成人脉率为 60 ~ 100 次/分，平均 72 次/分；儿童较快，约 90 次/分，婴幼儿可达 130 次/分；老年人较慢，55 ~ 60 次/分；女性较快，夜间睡眠时较慢；餐后活动和情绪激动等情况下脉率较快。若脉搏不规则应延长触诊时间。在某些情况下应注意两侧桡动脉搏动情况的对照检查，必要时也可用脉搏计或监护仪来显示脉搏波形、频率和节律等的变化。

4. **血压**

（1）测量方法　包括：①直接测量法。一般用于重症患者，在动脉穿刺后直接测定动脉内压力。②间接测量法。使用血压计进行测量。

（2）操作步骤　被检查者在安静环境休息 5 ~ 10 分钟，采取仰卧或坐位，被测上肢裸露，伸直并轻度外展，肘部与心脏相平（坐位平第 4 肋间、卧位平腋中线）。袖带气囊部分对准肱动脉，紧贴皮肤缚于上臂，袖带下缘在肘弯横纹上 2 ~ 3cm. 检查者在肘窝处触到肱动脉搏动，将听诊器体件置于肘窝处肱动脉上，轻压体件与皮肤紧密接触，但不可压得过重，不得与袖带接触。然后向袖带内充气，待听诊肱动脉搏动消失，再将汞柱升高 20 ~ 30mmHg 后，缓慢放气，听到第一次声响的数值为收缩压，声音消失时数值为舒张压。若测量时声响突然变弱的压力和声音消失时测定的压力相差超过 10mmHg，则记录三个压力数值，收缩压/变调时压力/舒张压。遇有高血压或两侧桡动脉搏动不一致者，应测量四肢血压。下肢血压测量多选用腘动脉，测量时患者取俯卧位，采用宽袖带血压计测量。

（3）血压范围　正常成人收缩压为 12 ~ 18.7kPa（1mmHg = 1.33kPa），张压在 8.0 ~ 12kPa，脉压为 4.0 ~ 5.3kPa。小儿舒张压相当于收缩压的 2/3，1 岁以内小儿收缩压（单位：mmHg）= 月龄 × 2 + 68，1 岁以上小儿收缩压（单位：mmHg）= 80 + 年龄（岁）× 2。正常情况下，两上肢血压相差可达 1.3 ~ 2.7kPa，下肢血压比上肢高 2.7 ~ 5.3kPa，坐位收缩压较卧位低 1.3kPa，舒张压反高 0.8kPa（或 6mmHg）。

（4）血压的意义　包括：①高血压，收缩压大于 140mmHg 和（或）舒张压大于 90mmHg 为高血压，主要见于原发性高血压和继发性高血压，部分患者有"白大衣"高血压；②低血压，主要原因为心肌收缩功能下降、有效循环血量不足等，主要见于各种原因所致休克、血管迷走性晕厥发作等，往往伴有脉压缩小；③两上肢血压不对称，两上肢血压相差大于 10mmHg，原因和脉搏不对称相似；④下肢血压异常（降低），提示相应部位动脉狭窄或闭塞，见于主动脉缩窄、胸腹主动脉型大动脉炎、闭塞性动脉硬化、髂动脉或股动脉栓塞等；⑤脉压增大和减小，脉压 > 40mmHg 为脉压增大，主要见于主动脉瓣关闭不全、动脉导管未闭、动静脉瘘、甲状腺功能亢进和严重贫血、老年动脉硬化等，脉压 < 30mmHg 为脉压减小，主要见于休克、主动脉瓣狭窄、心力衰竭、心包积液、缩窄性心包炎等。

四、发育与体型

1. 发育 发育应通过患者年龄、智力和体格成长状态（包括身高、体重及第二性征）之间的关系进行综合评价。发育正常者，其年龄、智力与体格的成长状态处于均衡一致。成年以前，随年龄的增长，体格不断成长，在青春期，尚可出现一段生长速度加快的青春期急速成长期，属于正常发育状态。

成人发育正常的指标包括：①头部的长度为身高的 1/8 ~ 1/7；②胸围为身高的 1/2；③双上肢展开后，左右指端的距离与身高基本一致；④坐高等于下肢的长度。正常人各年龄组的身高与体重之间存在一定的对应关系。

机体的发育受种族遗传、内分泌、营养代谢、生活条件及体育锻炼等多种因素的影响。

临床上的病态发育与内分泌的改变密切相关。在发育成熟前，如出现垂体前叶功能亢进，可致体格异常高大称为巨人症；如发生垂体功能减退，可致体格异常矮小称为垂体性侏儒症。甲状腺对体格发育具有促进作用。发育成熟前，如患甲状腺功能亢进时，可因代谢增强、食欲亢进，导致体格发育有所改变；如发生甲状腺功能减退，可导致体格矮小和智力低下，称为呆小病。

性激素决定第二性征的发育，当性激素分泌受损，可导致第二性征的改变。男性患者出现"阉人"征，表现为上、下肢过长，骨盆宽大，无胡须、毛发稀少，皮下脂肪丰满，外生殖器发育不良，发音女声；女性患者出现乳房发育不良、闭经、体格男性化、多毛、皮下脂肪减少、发音男声。性激素对体格亦具有一定的影响，性早熟儿童，患病初期可较同龄儿童体格发育快，但常因骨骺过早闭合限制其后期的体格发育。婴幼儿时期营养不良亦可影响发育，如维生素 D 缺乏时可致佝偻病。

2. 体型 体型是身体各部发育的外观表现，包括骨骼、肌肉的生长与脂肪分布的状态等。成年人的体型可分为：①无力型，亦称瘦长型，表现为体高肌瘦、颈细长、肩窄下垂、胸廓扁平、腹上角小于 90°；②正力型，亦称匀称型，表现为身体各个部分结构匀称适中，腹上角 90° 左右，见于多数正常成人；③超力型，亦称矮胖型，表现为体格粗壮、颈粗短、面红、肩宽平、胸围大、腹上角大于 90°。

五、营养状态

营养状态与食物的摄入、消化、吸收和代谢等因素密切相关，其好坏可作为鉴定健康和疾病程度的标准之一。尽管营养状态与多种因素有关，但对营养状态异常通常采用肥胖和消瘦进行描述。

营养状态一般较易评价，通常根据皮肤、毛发、皮下脂肪、肌肉的发育情况进行综合判断。最简便而迅速的方法是观察皮下脂肪充实的程度，尽管脂肪的分布存在个体差异，男女亦各有不同，但前臂曲侧或上臂背侧下 1/3 处脂肪分布的个体差异最小，为判断脂肪充实程度最方便和最适宜的部位。此外，在一定时间内监测体重的变化亦可反映机体的营养状态。临床上通常用良好、中等、不良三个等级对营养状态进行描述。

临床上常见的营养状态异常包括营养不良和营养过度两个方面。

1. 营养不良 由于摄食不足或（和）消耗增多引起。一般轻微或短期的疾病不易导致营养状态的异常，故营养不良多见于长期或严重的疾病。当体重减轻低于正常（标准体重）的 10% 时称为消瘦，极度消瘦者称为恶病质。引起营养不良的常见原因有：①摄食障碍，多见于食管、胃肠道疾病，神经系统及肝、肾等内脏疾病引起的严重恶心、呕吐等；②消化障碍，见于胃、肠、胰腺、肝脏及胆道疾病引起消化液或酶的合成和分泌减少，影响消化和吸收；③消耗增多，慢性消耗性疾病和严重神经精神因素的影响，如长期活动性肺结核、恶性肿瘤、代谢性疾病、内分泌疾病，出现糖、脂肪和蛋白质的消耗过多。

2. 营养过度 体内中性脂肪积聚过多，主要表现为体重增加，当超过标准体重的 20% 以上者称为肥胖，亦可计算体重质量指数，即 BMI = 体重（kg）÷ 身高（m）的平方，按 WHO 的标准，男性大于 27（女性大于 25）即为肥胖症。肥胖的最常见原因为热量摄入过多，超过消耗量，常与内分泌、遗传、生活方式、运动和精神因素有关。按其病因可将肥胖分为：①外源性肥胖，为摄入热量过多所致，表现为全身脂肪分布均匀，身体各个部位无异常改变，常有一定的遗传倾向，儿童期患者表现为生长较快，青少年患者可有外生殖器发育迟缓；②内源性肥胖，主要为某些内分泌疾病所致，如肥胖性生殖无能综合征（Frohlich 综合征）、肾上腺皮质功能亢进（Cushing 综合征）、甲状腺功能低下等可引起具有一定特征的肥胖和性功能障碍。

六、意识状态

意识是大脑功能活动的综合表现，即对环境的知觉状态。正常人意识清晰，定向力正常，反应敏锐精确，思维和情感活动正常，语言流畅、准确、表达能力良好，凡能影响大脑功能活动的疾病均可引起程度不等的意识改变，称为意识障碍。患者可出现兴奋不安、思维紊乱、语言表达能力减退或失常、情感活动异常、无意识动作增加等。根据意识障碍的程度可将其分为嗜睡、意识模糊、谵妄、昏睡以及昏迷，详见第一篇第四章第二十六节。

判断患者意识状态多采用问诊，通过交谈了解患者的思维、反应、情感、计算及定向力等方面的情况。对较为严重者，尚应进行痛觉试验、瞳孔反射等检查，以确定患者意识障碍的程度。

七、语调与语态

语调指言语过程中的音调。神经和发音器官的病变可使音调发生改变，如喉部炎症、结核和肿瘤可引起声音嘶哑，脑血管意外可引起音调变浊和发音困难，喉返神经麻痹可引起音调降低和语言共鸣消失。语音障碍可分为失音（不能发音）、失语（不能言语，包括运动性失语和感觉性失语）和口吃。

语态指言语过程中的节奏。语态异常指语言节奏紊乱，出现语言不畅，快慢不均，音节不清，见于震颤麻痹、舞蹈症、手足徐动症等。

八、面容与表情

面容是指面部呈现的状态；表情是在面部或姿态上思想感情的表现。健康人表情自然，神态安怡。患病后因病痛困扰，常出现痛苦、忧虑或疲惫的面容与表情。某些疾病发展到一定程度时，尚可出现特征性的面容与表情，对疾病的诊断具有重要价值。

1. 急性病容　面色潮红、兴奋不安，口唇干燥，呼吸急促，表情痛苦，有时鼻翼翕动、口唇疱疹，常见于急性感染性疾病，如肺炎链球菌性肺炎、疟疾、流行性脑脊髓膜炎等。

2. 慢性病容　面容憔悴，面色晦暗或苍白无华，目光暗淡，见于慢性消耗性疾病，如恶性肿瘤、肝硬化、严重结核病等。

3. 贫血面容　面色苍白，唇舌色淡，表情疲惫，见于各种原因所致的贫血。

4. 肝病面容　面色晦暗，额部、鼻背、双颊有褐色色素沉着，见于慢性肝脏疾病。

5. 肾病面容　面色苍白，眼睑、颜面水肿，舌色淡、舌缘有齿痕，见于慢性肾脏疾病。

6. 甲状腺功能亢进面容　面容惊愕，眼裂增宽，眼球突出，目光闪烁，呈惊恐貌，兴奋不安，烦躁易怒，见于甲状腺功能亢进症。

7. 黏液性水肿面容　面色苍黄，颜面水肿，睑厚面宽，目光呆滞，反应迟钝，眉毛、头发稀疏，舌色淡、肥大，见于甲状腺功能减退症。

8. 二尖瓣面容　面色晦暗、双颊紫红、口唇轻度发绀，见于风湿性心瓣膜病二尖瓣狭窄。

9. 肢端肥大症面容　头颅增大，面部变长，下颌增大、向前突出，眉弓及两颧隆起，唇舌肥厚，耳鼻增大，见于肢端肥大症。

10. 伤寒面容　表情淡漠，反应迟钝呈无欲状态，见于肠伤寒、脑脊髓膜炎、脑炎等高热衰竭患者。

11. 苦笑面容　牙关紧闭，面肌痉挛，呈苦笑状，见于破伤风。

12. 满月面容　面圆如满月，皮肤发红，常伴痤疮和胡须生长，见于 Cushing 综合征及长期应用糖皮质激素者。

13. 面具面容　面部呆板、无表情，似面具样，见于震颤麻痹、脑炎等。

14. 病危面容　面肌瘦削，面色灰白或铅灰，表情淡漠，目光晦暗，眼眶凹陷，鼻骨峭耸，见于大出血、严重休克、脱水、急性腹膜炎等。

九、体位

体位是指患者身体所处的状态。体位的改变对某些疾病的诊断具有一定的意义。常见的体位有以下几种。

1. 自主体位　身体活动自如，不受限制。见于正常人、轻症和疾病早期患者。

2. 被动体位　患者不能自己调整或变换身体的位置。见于极度衰竭或意识丧失者。

3. 强迫体位　患者为减轻痛苦，被迫采取某种特殊的体位。

（1）强迫仰卧位　患者仰卧，双腿蜷曲，借以减轻腹部肌肉的紧张程度，见于急性腹膜炎等。

（2）强迫俯卧位　俯卧位可减轻脊背肌肉的紧张程度，见于脊柱疾病。

（3）强迫侧卧位　有胸膜疾病的患者多采取患侧卧位，可限制患侧胸廓活动而减轻疼痛和有利于健侧代偿呼吸，见于一侧胸膜炎和大量胸腔积液的患者。

（4）强迫坐位　亦称端坐呼吸，患者坐于床沿上，以两手置于膝盖或扶持床边，该体位便于辅助呼吸肌参与呼吸运动，加大膈肌活动度，增加肺通气量，并减少回心血量和减轻心脏负担，见于心、肺功能不全者。

（5）强迫蹲位　患者在活动过程中，因呼吸困难和心悸而停止活动并采用蹲踞位或膝胸位以缓解症状，见于先天性发绀型心脏病。

（6）强迫停立位　在步行时心前区疼痛突然发作，患者常被迫立刻站住，并以右手按抚心前部位，待症状稍缓解后才继续行走，见于心绞痛。

（7）辗转体位　患者辗转反侧，坐卧不安，见于胆石症、胆道蛔虫病、肾绞痛等。

（8）角弓反张位　患者颈及脊背肌肉强直，出现头向后仰，胸腹前凸，背过伸，躯干呈弓形，见于破伤风及小儿脑膜炎。

十、姿势

姿势是指举止的状态。健康成人躯干端正，肢体活动灵活适度。正常的姿势主要依靠骨骼结构和各部分肌肉的紧张度来保持，但亦受机体健康状况及精神状态的影响，如疲劳和情绪低沉时可出现肩垂、弯背、拖拉蹒跚的步态。患者因疾病的影响，可出现姿势的改变。颈部活动受限提示颈椎疾病；充血性心力衰竭患者多愿采取坐位、当其后仰时可出现呼吸困难；腹部疼痛时可有躯干制动或弯曲，胃、十二指肠溃疡或胃肠痉挛性疼痛发作时，患者常捧腹而行。

十一、步态

步态指走动时所表现的姿态。健康人的步态因年龄、机体状态和所受训练的影响而有不同表现，如小儿喜急行或小跑，青壮年矫健快速，老年人则常为小步慢行。当患某些疾病时可导致步态发生显著改变，并具有一定的特征性，有助于疾病的诊断。

1. 蹒跚步态　走路时身体左右摇摆似鸭行，见于佝偻病、大骨节病、进行性肌营养不良或先天性双侧髋关节脱位等。

2. 醉酒步态　行走时躯干重心不稳，步态紊乱不准确如醉酒状，见于小脑疾病、酒精及巴比妥中毒。

3. 共济失调步态　起步时一脚高抬，骤然垂落，且双目向下注视，两脚间距很宽，以防身体倾斜，闭目时则不能保持平衡，见于脊髓痨患者。

4. 慌张步态　起步后小步急速趋行，身体前倾，有难以止步之势，见于震颤麻痹患者。

5. 跨阈步态　由于踝部肌腱、肌肉弛缓，患足下垂，行走时必须抬高下肢才能起步，见于腓总神经麻痹。

6. 剪刀步态　由于双下肢肌张力增高，尤以伸肌和内收肌张力增高明显，移步时下肢内收过度，两腿交叉呈剪刀状，见于脑性瘫痪与截瘫患者。

7. 间歇性跛行　步行中，因下肢突发性酸痛乏力，患者被迫停止行进，需稍休息后方能继续行进，见于高血压、动脉硬化患者。

第二节　皮　肤

皮肤本身的疾病很多，许多疾病在病程中可伴随着多种皮肤病变和反应。皮肤的病变和反应有的是局部的，有的是全身的。皮肤病变除颜色改变外，亦可为湿度、弹性的改变，以及出现皮疹、出血点、紫癜、水肿及瘢痕等。皮肤病变的检查一般通过视诊观察，有时尚需配合触诊。

一、颜色

皮肤的颜色与毛细血管的分布、血液的充盈度、色素量的多少、皮下脂肪的厚薄有关。皮肤颜色的改变包括苍白、发红、发绀、黄染、色素沉着等。

1. 苍白　见于贫血。也可由寒冷、惊吓等引起毛细血管痉挛、皮肤血管充盈不足引起。

2. 发红　由皮肤血管扩张、血流加速引起，例如饮酒、发热。真性红细胞增多症可引起皮肤持续发红。

3. 发绀　皮肤呈青紫色。主要是由于血液中还原型血红蛋白增多，见于右向左分流性先天性心脏病、呼吸衰竭等。

4. 黄染　主要见于黄疸。早期或轻微者仅见于巩膜和软腭黏膜，明显时见于皮肤。过多食用胡萝卜等可引起皮肤黄染，一般为手掌、足底、前额和鼻部，不发生于巩膜和口腔黏膜。黄疸的巩膜黄染为离心性。

5. 色素沉着　见于慢性肝肾疾病、Addison 病等。

二、湿度

皮肤湿度与汗腺分泌功能有关，出汗多者皮肤比较湿润，出汗少者比较干燥。在气温高、湿度大的环境中出汗增多是生理的调节功能。在病理情况下，可发生出汗增多或无汗，具有一定的诊断价值。如风湿病、结核病和布氏杆菌病出汗较多；甲状腺功能亢进、佝偻病、脑炎后遗症亦经常伴有多汗。夜间睡后出汗称为盗汗，多见于结核病。手足皮肤发凉而大汗淋漓称为冷汗，见于休克和虚脱患者。

三、弹性

皮肤弹性与年龄、营养状态、皮下脂肪及组织间隙所含液体量有关。儿童及青年皮肤紧张富有弹性；中年以后皮肤组织逐渐松弛，弹性减弱；老年皮肤组织萎缩，皮下脂肪减少，弹性减退。检查皮肤弹性时，常选择手背或上臂内侧部位，以拇指和示指将皮肤提起，松手后如皮肤皱褶迅速平复为弹性正常，如皱褶平复缓慢为弹性减弱，后者见于长期消耗性疾病或严重脱水者。发热时血液循环加速，周围血管充盈，可使皮肤弹性增加。

四、皮疹

皮疹多为全身性疾病的表现之一，是临床上诊断某些疾病的重要依据。皮疹的种类很多，常见于传染病、皮肤病、药物及其他物质所致的过敏反应等。其出现的规律和形态有一定的特异性，发现皮疹时应仔细观察和记录其出现与消失的时间、发展顺序、分布部位、形态大小、颜色及压之是否褪色、平坦或隆起、有无瘙痒及脱屑等。

五、脱屑

皮肤脱屑常见于正常皮肤表层不断角化和更新，但由于数量很少，一般不易察觉。病理状态下可见大量皮肤脱屑。米糠样脱屑常见于麻疹；片状脱屑常见于猩红热；银白色鳞状脱屑见于银屑病。

六、皮下出血

根据其直径大小及伴随情况分为以下几种，小于 2mm 称为瘀点，3～5mm 称为紫癜，大于 5mm 称为瘀斑（图 61～63）；片状出血并伴有皮肤显著隆起称为血肿。检查时，较大面积的皮下出血易于诊断，对于较小的瘀点应注意与红色的皮疹或小红痣进行鉴别。皮疹受压时，一般可褪色或消失，瘀点和小红痣受压后不褪色，但小红痣于触诊时可感到稍高于皮肤表面，且表面光亮。皮下出血常见于造血系统疾病、重症感染、某些血管损害性疾病以及毒物或药物中毒等。

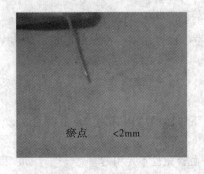 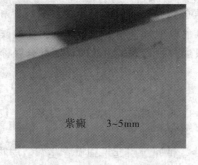 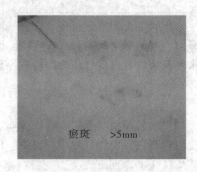

　　　图 61　瘀点　　　　　　　　　　图 62　紫癜　　　　　　　　　　图 63　瘀斑

　　7. 蜘蛛痣与肝掌　皮肤小动脉末端分支性扩张所形成的血管痣，形似蜘蛛，称为蜘蛛痣（图 64）。多出现于上腔静脉分布的区域内，如面、颈、手背、上臂、前胸和肩部等处，其大小不等。检查时用棉签或火柴杆压迫蜘蛛痣的中心，其辐射状小血管网立即消失，去除压力后又复出现。一般认为蜘蛛痣的出现与肝脏对雌激素的灭活作用减弱有关，常见于急、慢性肝炎或肝硬化。慢性肝病患者手掌大、小鱼际处常发红，加压后褪色，称为肝掌，发生机制与蜘蛛痣相同（图 65）。

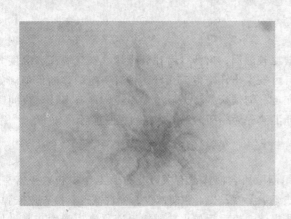 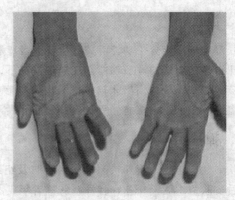

　　　　　图 64　蜘蛛痣　　　　　　　　　　　　　　　图 65　肝掌

七、水肿

　　皮下组织的细胞内及组织间隙内液体积聚过多称为水肿。水肿的检查应以视诊和触诊相结合，仅凭视诊虽可诊断明显水肿，但不易发现轻度水肿。凹陷性水肿局部受压后可出现凹陷，而黏液性水肿及象皮肿（丝虫病）尽管组织肿胀明显，但受压后并无组织凹陷。根据水肿的轻重，可分为：①轻度。仅见于眼睑、眶下软组织、胫骨前、踝部皮下组织，指压后可见组织轻度下陷，平复较快。②中度。全身组织均见明显水肿，指压后可出现明显的或较深的组织下陷，平复缓慢。③重度。全身组织严重水肿，身体低位皮肤紧张发亮，甚至有液体渗出。此外，胸腔、腹腔等浆膜腔内可见积液，外阴部亦可见严重水肿。

八、皮下结节

　　较大的通过视诊即可发现，对较小的结节则必须触诊方能查及。无论大小结节均应触诊检查，注意其大小、硬度、部位、活动度及有无压痛等。位于关节附近，长骨骺端，无压痛，圆形硬质小结节多为风湿小结；位于皮下肌肉表面，豆状硬韧可推动小结，无压痛，多为猪绦虫囊蚴结节；如结节沿末梢动脉分布，可为结节性多动脉炎；如指尖、足趾、大小鱼际肌腱部位存在粉红色有压痛的小结节，称为 Osler 小结，见于感染性心内膜炎；游走性皮下结节，见于一些寄生虫疾病，如肺吸虫病；无明显局部炎症，生长迅速的皮下结节，见于肿瘤所致皮下转移。

九、瘢痕

指皮肤外伤或病变愈合后结缔组织增生形成的斑块。外伤、感染及手术等均可在皮肤上遗留瘢痕，为曾患某些疾病的证据。如癫痫患者摔伤后常出现额部与面部瘢痕；患过皮肤疮疖者在相应部位可遗留瘢痕；患过天花者，在其面部或其他部位有多数大小类似的瘢痕；颈淋巴结结核破溃愈合后的患者常遗留颈部皮肤瘢痕。

十、毛发

毛发的颜色、曲直与种族有关，其分布、多少和颜色可因性别与年龄而有不同，亦受遗传、营养和精神状态的影响。正常人毛发的多少存在一定差异，一般男性体毛较多，阴毛呈菱形分布，以耻骨部最宽，上方尖端可达脐部，下方尖端可延至肛门前方；女性体毛较少，阴毛多呈倒三角形分布。中年以后因毛发根部的血运和细胞代谢减退，头发可逐渐减少或色素脱失，形成秃顶或白发。

1. 体毛脱落　见于甲状腺功能低下、抗癌药物化疗、放射治疗、脂溢性皮炎等。
2. 体毛异常增多　见于肾上腺皮质功能亢进症、长期肾上腺皮质激素治疗等。

第三节　淋巴结

淋巴结分布于全身，一般体格检查仅能检查身体各部表浅的淋巴结。正常情况下，淋巴结较小，直径多在 0.2～0.5cm，质地柔软，表面光滑，与毗邻组织无粘连，不易触及，亦无压痛。

表浅淋巴结呈组群分布，一个组群的淋巴结收集一定区域的淋巴液，头颈部淋巴结主要分布于耳前、耳后、乳突区、枕骨下区、颈后三角、颈前三角、颌下，躯体的淋巴结主要分布于锁骨上、锁骨下及颈窝、滑车上、腹股沟和腘窝。

一、检查方法

检查淋巴结的方法是视诊和触诊。视诊时不仅要注意局部征象（包括皮肤是否隆起，颜色有无变化，有无皮疹、瘢痕、瘘管等）也要注意全身状态。

触诊是检查淋巴结的主要方法。检查者将示、中、环三指并拢，其指腹平放于被检查部位的皮肤上进行滑动触诊，这里所说的滑动是指腹按压的皮肤与皮下组织之间的滑动；滑动的方式应取相互垂直的多个方向或转动式滑动，这有助于淋巴结与肌肉和血管结节的区别。

检查颈部淋巴结时可站在被检查者前面或背后，手指紧贴检查部位，由浅及深进行滑动触诊，嘱被检查者头稍低，或偏向检查侧，以使皮肤或肌肉松弛，有利于触诊。被检查者卧位时，检查颈部淋巴结。检查锁骨上淋巴结时，让被检查者取坐位或卧位，头部稍向前屈，用双手进行触诊，左手触诊右侧，右手触诊左侧，由浅部逐渐触摸至锁骨后深部。检查腋窝淋巴结时，被检查者前臂稍外展，检查者以右手检查左侧，以左手检查右侧，触诊时由浅及深至腋窝各部。检查滑车上淋巴结时，以左（右）手扶托被检查者左（右）前臂，以右（左）手向滑车上由浅及深进行触摸。

发现淋巴结肿大时，应注意其部位、大小、数目、硬度、压痛、活动度、有无粘连，局部皮肤有无红肿、瘢痕、瘘管等。同时注意寻找引起淋巴结肿大的原发病灶。

二、检查顺序

全身体格检查时，淋巴结的检查应在相应身体部位检查过程中进行。为了避免遗漏应特别注意淋巴结的检查顺序，①头颈部淋巴结：耳前→耳后→枕部→颌下→颏下→颈前→颈后→锁骨上淋巴结；②上肢淋巴结：腋窝淋巴结→滑车上淋巴结；③腋窝淋巴结：应按尖群→中央群→胸肌群→肩胛下群→外侧群的顺序进行；④下肢淋巴结：腹股沟部（先查上群、后查下群）→腘窝部。

1. 检查颈部淋巴结　站在被检查者背后，手指紧贴检查部位，由浅及深进行滑动触诊，嘱被检查者头稍低，或偏向检查侧，以使皮肤或肌肉松弛，有利于触诊。

2. 检查锁骨上淋巴结　被检查者取坐位或卧位，头部稍向前屈，检查者以左手触诊右侧，右手触诊左侧，由浅部逐渐触摸至锁骨后深部。

3. 检查腋窝　以手扶被检查者前臂稍外展，检查者以右手检查左侧，以左手检查右侧，由浅及深触诊至腋窝顶部。

4. 检查滑车上淋巴结　以左（右）手扶托被检查者左（右）前臂，以右（左）手向滑车上由浅及深进行触摸。

5. 检查腹股沟淋巴结　被检查者仰卧位两下肢稍屈曲，检查者站在右侧，先触摸腹股沟韧带下方水平组淋巴结，再触摸股上部大隐静脉起始处的垂直组淋巴结。

三、淋巴结肿大病因及表现

淋巴结肿大按其分布可分为局限性和全身性淋巴结肿大。

1. 局限性淋巴结肿大

（1）非特异性淋巴结炎　由引流区域的急、慢性炎症所引起，如急性化脓性扁桃体炎、齿龈炎可引起颈部淋巴结肿大，急性炎症初始，肿大的淋巴结柔软、有压痛，表面光滑、无粘连，肿大至一定程度即停止，慢性炎症时，淋巴结较硬，最终淋巴结可缩小或消退。

（2）淋巴结结核　肿大的淋巴结常发生于颈部血管周围，多发性，质地稍硬，大小不等，可相互粘连，或与周围组织粘连，如发生干酪性坏死，则可触及波动感，晚期破溃后形成瘘管，愈合后可形成瘢痕。

（3）恶性肿瘤淋巴结转移　恶性肿瘤转移所致肿大的淋巴结，质地坚硬，或有橡皮样感，表面可光滑或突起，与周围组织粘连，不易推动，一般无压痛，胸部肿瘤如肺癌可向右侧锁骨上窝或腋窝淋巴结群转移，胃癌多向左侧锁骨上窝淋巴结群转移，因此处系胸导管进颈静脉的入口，这种肿大的淋巴结称为Virchow淋巴结，常为胃癌、食管癌转移的标志。

2. 全身性淋巴结肿大

（1）感染性疾病　病毒感染见于传染性单核细胞增多症、艾滋病等，细菌感染见于布氏杆菌病、血行弥散型肺结核、麻风等，螺旋体感染见于梅毒、鼠咬热、钩端螺旋体病等，原虫与寄生虫感染见于黑热病、丝虫病等。

（2）非感染性疾病　结缔组织疾病（如系统性红斑狼疮、干燥综合征、结节病等）、血液系统疾病（如急慢性白血病、淋巴瘤、恶性组织细胞病等）。

第三章　头　部

头部及其器官是人体最重要的外形特征之一，是检查者最先和最容易见到的部分，仔细检查常常能提供很多有价值的诊断资料，应进行全面的视诊、触诊。头部检查包括头颅和器官检查。

第一节　头　颅

检查时注意头颅大小、外形、有无畸形与异常运动。头颅大小用头围表示，测量时以软尺自眉间绕到颅后，通过枕骨粗隆。常见的头颅畸形如表1。

表 1　常见头颅畸形形态及临床意义

异常头颅	形态	临床意义
小颅	因颅骨骨化过早影响颅内组织发育	骨骼发育受损
尖颅（塔颅）	因矢状缝及冠状缝过早闭合所致头顶部呈尖塔状使头面部呈三角形	Apert综合征（先天性尖颅及并指畸形）
方颅	头颅成角畸形头顶部平坦似方形	佝偻病先天性梅毒
巨颅	头颅各部分均膨出与颜面不成比例呈倒锥型囟门隆起有波动感颈静脉充盈落日眼（颅内压力过高眼球受压下视巩膜突显外露）	见于脑积水

第二节　眼　睛

一、眼眉

眉毛稀疏或脱落，多见于垂体前叶功能减低、黏液性水肿。

二、眼睑

检查时注意观察有无红肿、水肿，睑缘有无内翻或外翻，睫毛排列是否整齐及生长方向，两侧眼睑是否对称，上睑提起及闭合功能是否正常。

1. 上睑下垂　双上眼睑下垂见于重症肌无力、先天性上眼睑下垂；单侧上眼睑下垂常见于能引起动眼神经麻痹的各种疾病，如脑炎、脑脓肿、蛛网膜下腔出血、白喉、外伤等。

2. 眼睑水肿　多见于肾炎、肝炎、贫血、营养不良、神经血管性水肿等。

3. 眼睑闭合不全　双侧眼睑闭合不全常见于甲状腺功能亢进症；单侧眼睑闭合不全常见于面神经麻痹。

三、结膜

分为睑结膜、穹隆结膜和球结膜三部分。检查时应注意有无充血、水肿、乳头增生、结膜下出血、滤泡和异物等。

1. 球结膜　以拇指和食指将上、下眼睑分开，嘱患者向上、下、左、右各方向转动眼球。检查下眼睑结膜时，嘱被检查者向上看，拇指置于下眼睑的中部边缘，向下轻按压，暴露下眼睑及穹隆结膜。

2. 上眼睑结膜　需翻转眼睑。翻转要领为：检查左眼时，嘱被检查者向下看，用右手食指（在上方）和拇指（在下方）捏住上睑的中部边缘并轻轻向前下方牵拉，食指轻压睑板上缘的同时，拇指向上捻转翻开上眼睑，暴露上睑结膜，然后用拇指固定上睑缘。检查右眼时用左手，方法同前。

3. 结膜　发红、水肿、血管充盈为充血，见于结膜炎、角膜炎、沙眼早期；结膜苍白见于贫血；结膜发黄见于黄疸；睑结膜有滤泡或乳头见于沙眼；结膜有散在出血点，见于亚急性感染性心内膜炎；结膜下片状出血，见于外伤及出血性疾病，亦可见于高血压、动脉硬化；球结膜透明而隆起为球结膜下水肿，见于脑水肿或输液过多。

四、巩膜

患者有显性黄疸时，多先在巩膜出现均匀的黄染。应在自然光线下观察巩膜有无黄染。老年人内眦部的结膜下可有淡黄色脂肪积聚，但分布不均匀，常呈块状，可与之鉴别。仅在角膜周围出现黄染，见于血液中其他黄色色素增加，如胡萝卜素和阿的平等。

五、角膜

检查角膜时用斜照光更易观察其透明度。检查时应注意角膜的透明度，有无白斑、云翳、溃疡、角膜软化和血管增生等。角膜边缘出现黄色或棕褐色环，环外缘清晰，内缘模糊，是铜代谢障碍的体征，称为凯－费环（角膜色素环），见于肝豆状核变性（Wilson 病）。

六、瞳孔

1. 形状　椭圆形多见于青光眼；形状不规则见于虹膜粘连。

2. 大小　瞳孔缩小见于虹膜炎、有机磷中毒及毛果芸香碱、氯丙嗪、吗啡等药物作用。瞳孔扩大见于颈交感神经刺激、青光眼、阿托品作用。双侧瞳孔散大伴对光反射消失，常见于小脑扁桃体疝，患者常处于濒死状态。双侧瞳孔不等大常见于海马沟回疝。

3. 瞳孔对光反射　是检查瞳孔功能活动的测验。直接对光反射，通常用手电筒直接照射瞳孔并观察其动态反应。正常人，当眼受到光线刺激后瞳孔立即缩小，移开光源后瞳孔迅速复原。间接对光反射是指光线照射一眼时，另一眼瞳孔立即缩小，移开光线，瞳孔扩大。检查间接对光反射时，应以一手挡住光线以免对检查眼受照射而形成直接对光反射。瞳孔对光反射迟钝或消失，见于昏迷患者。

4. 辐辏反射　嘱被检者注视 1m 远以外检查者食指，然后将食指迅速移近距眼球 10cm 左右处，正常反应是两侧瞳孔缩小，称为调节反射，重复上述检查，但食指缓慢移近被检者眼球，此时两侧眼球同时向内聚合，称为汇聚反射。

七、眼球

1. 眼球外形　双侧眼球突出常见于甲状腺功能亢进，单侧眼球突出多为局部炎症或眶内占位病变。双侧眼球下陷见于高度脱水。单侧眼球下陷见于 Honer 综合征。

2. 运动　医师左手置于被检查者头顶并固定头部，使头部不能随眼转动，右手指尖（或棉签）放在被检查者眼前 30～40cm 处，嘱被检查者两眼随医师右手指尖移动方向运动。一般按被检查者的左侧、左上、左下、右侧、右上、右下共 6 个方向进行，注意眼球运动幅度、灵活性、持久性，两眼是否同步，并询问患者有无复视出现。眼球运动受动眼神经（Ⅲ）、滑车神经（Ⅳ）和展神经（Ⅵ）支配，这些神经麻痹时，会引起眼球运动障碍，并伴有复视。

3. 震颤　双眼发生一系列有规律的快速水平或垂直不自主往返运动为眼球震颤。常见于先天性、前庭性或神经性疾病，如耳源性眩晕、小脑病变等。

八、眼的功能检查

1. 视力检查　检查远视力用远距离视力表。在距视力表 5m 处能看清"1.0"行视标者为正常视力。

2. 视野检查　是检查黄斑中心凹以外的视网膜功能。测定视野常用方法有面对面比对法及利用视野计法，做精确视野测定。

3. 色觉检查　色觉检查要在适宜的光线下进行，让受检者在 50cm 距离处读出色盲表上的数字或图像，如 5～10 秒内不能读出表上的彩色数字或图像，则可按色盲表的说明判断为某种色盲或色弱。

第三节　耳

一、外耳检查

有无耳郭畸形、痛风结节、耳郭红肿等。检查外耳道有无红肿、溢液，有无牵拉痛。外耳道脓臭分泌物常见于中耳炎；有血液或脑脊液流出时应考虑颅底骨折。

二、乳突

乳突压痛常见于化脓性中耳炎或乳突炎。

三、听力

在静室内嘱被检查者闭目坐于椅子上，并用手指堵塞一侧耳道，医师持手表或以拇指与示指互相摩擦，自 1m 以外逐渐移近被检查者耳部，直到被检查者听到声音为止，测量距离，同样方法检查另一耳。比较两耳的测试结果并与检查者（正常人）的听力进行对照。正常人一般在 1m 处可闻机械表声或捻指声。精测方法是使用规定频率的音叉或电测听设备所进行的一系列较精确的测试方法，对明确诊断更有价值。

第四节　鼻

一、鼻外形

蝶形红斑，见于系统性红斑狼疮；鼻部皮肤发红并有小脓疱或小丘疹，见于痤疮；鼻尖及鼻翼皮肤发红，并有毛细血管扩张、组织肥厚，见于酒糟鼻。鼻梁塌陷而致鼻外形似马鞍状，称为鞍鼻，见于鼻骨骨折、鼻骨发育不全和先天性梅毒。鼻腔完全阻塞，鼻梁宽平如蛙状，为蛙状鼻，见于肥大鼻息肉患者。

二、鼻中隔

鼻中隔有无偏曲、穿孔，穿孔常见于感染、肿瘤。

三、鼻出血和鼻腔分泌物

单侧鼻出血常见于外伤、鼻中隔偏曲、感染、血管损伤；双侧出血多由全身性疾病，如血液病、高血压等引起，也见于子宫内膜异位症。在各种刺激下，鼻黏膜会产生过多分泌物。清稀无色的分泌物为卡他性炎症，黄或绿色的黏稠分泌物为化脓性炎症。

四、鼻窦

鼻窦包括额窦、筛窦、上颌窦和蝶窦，检查顺序为额窦、筛窦和上颌窦和蝶窦。鼻窦区压痛多为鼻窦炎。蝶窦因解剖位置较深，不能在体表检查到压痛。鼻窦压痛区压痛多为鼻窦炎。

检查额窦压痛时，一手扶住被检查者枕后，另一手拇指或食指置于眼眶上缘内侧，用力向后上方按压。检查上颌窦压痛时，双手拇指置于被检查者颧部，其余手指分别置于被检查者的两侧耳后，固定其头部，双拇指向后方按压。检查筛窦压痛时，双手扶住被检查者两侧耳后，双拇指分别置于鼻根部与眼内眦之间，向后方按压。蝶窦因解剖位置较深，不能在体表检查到压痛。

第五节　口

一、口唇

检查有无苍白、发绀、水肿、疱疹。

二、黏膜

正常人的口腔黏膜光洁呈粉红色。出现蓝黑色的色素沉着多见于肾上腺皮质功能减退。在相当于第二磨牙处的颊黏膜出现直径约1cm的灰白色小点，外有红色晕圈，为麻疹黏膜斑，是麻疹的早期（发疹前24~48小时）特征。在黏膜下出现大小不等的出血点或瘀斑，见于各种出血性疾病或维生素C缺乏。口腔黏膜溃疡见于慢性复发性口疮，无痛性黏膜溃疡可见于系统性红斑狼疮。乳白色薄膜覆盖于口腔黏膜、口角等处，为鹅口疮（白色念珠菌感染），多见于体弱重症的患儿或老年患者，或长期使用广谱抗生素的患者。

三、牙齿

检查有无龋齿、缺齿、义齿、残根，牙齿的颜色、形状。牙齿呈黄褐色，为斑釉牙，见于长期饮用含氟量高的水或服用四环素等药物后。切牙切缘凹陷呈月牙形伴牙间隙过宽，见于先天性梅毒。单纯性牙间隙过宽，见于肢端肥大症。

四、牙龈

正常人的牙龈呈粉红色并与牙颈部紧密贴合。齿龈水肿及流脓（挤压牙龈容易查见），见于慢性牙周炎。牙龈萎缩，见于牙周病。牙龈出血可见于牙石、牙周炎、血液系统疾病及坏血病等。齿龈的游离缘出现灰黑色点线为铅线，见于慢性铅中毒。在铋、汞、砷中毒时，也可出现类似黑褐色点线状的色素沉着。

五、舌

伸舌偏斜见于舌下神经麻痹。伸舌出现震颤见于甲状腺功能亢进。地图舌见于核黄素缺乏；草莓舌见于长期发热和猩红热；牛肉舌主要见于烟酸缺乏；镜面舌见于恶性贫血、缺铁性贫血和慢性萎缩性胃炎；

舌色淡红见于营养不良或贫血；舌色深红见于急性感染性疾病；舌色紫红见于心、肺功能不全。

六、咽及扁桃体

嘱被检查者头稍向后仰，口张大并拉长发"a"声，医师用压舌板在舌的前 2/3 与后 1/3 交界处迅速下压舌体，此时软腭上抬，在照明下可见口咽组织。

咽部充血红肿，分泌物增多，多见于急性咽炎。咽部充血，表面粗糙，并有淋巴滤泡呈簇状增生，见于慢性咽炎。扁桃体红肿增大，可伴有黄白色分泌物或苔片状易剥离假膜，是扁桃体炎。扁桃体肿大分为三度：Ⅰ度肿大时扁桃体不超过咽腭弓；Ⅱ度肿大时扁桃体超过咽腭弓，介于Ⅰ度与Ⅲ度之间；Ⅲ度肿大时扁桃体达到或超过咽后壁中线。扁桃体充血红肿，并有不易剥离的假膜（强行剥离时出血），见于白喉。

第四章　颈　部

颈部的检查包括颈部外形、姿势、运动、血管、淋巴结、甲状腺及气管。检查方法主要为视诊与触诊，有时需听诊。应在平静、自然的状态下进行，被检查者最好取舒适坐位，解开内衣，暴露颈部和肩部。如患者卧位，也应充分暴露。检查时手法应轻柔，当怀疑颈椎有疾患时更应注意。

第一节　颈部血管

平卧时颈静脉充盈水平不超过锁骨上缘至下颌角之间的上 2/3。45°坐位时若颈静脉明显充盈、怒张，则提示静脉压增高。常见于右心功能不全、心包积液、上腔静脉阻塞综合征等。颈动脉搏动增强常见于主动脉瓣关闭不全、甲状腺功能亢进及严重贫血等。

第二节　甲状腺

甲状腺位于甲状软骨下方和两侧，正常 15.0~25.0g，表面光滑，柔软不易触及。

一、视诊

观察甲状腺的大小和对称性。正常人甲状腺外观不突出，女性在青春发育期可略增大。检查时嘱被检查者做吞咽动作，可见甲状腺随吞咽动作而向上移动，如不易辨认时，再嘱被检查者两手放于枕后，头向后仰，再进行观察即较明显。

二、触诊

触诊比视诊更能明确甲状腺的轮廓及病变的性质。触诊包括甲状腺峡部和甲状腺侧叶的检查。

1. 甲状腺峡部　　甲状腺峡部位于环状软骨下方第二至第四气管环前面。站于受检者前面用拇指或站于受检者后面用示指从胸骨上切迹向上触摸，可感到气管前软组织，判断有无增厚，请受检者吞咽，可感到此软组织在手指下滑动，判断有无长大和肿块。

2. 甲状腺侧叶

（1）前面触诊　　一手拇指施压于一侧甲状软骨，将气管推向对侧，另一手示、中指在对侧胸锁乳突肌后缘向前推挤甲状腺侧叶，拇指在胸锁乳突肌前缘触诊，配合吞咽动作，重复检查，可触及被推挤的甲状腺，用同样方法检查另一侧甲状腺。

（2）后面触诊　　类似前面触诊，一手示、中指施压于一侧甲状软骨，将气管推向对侧，另一手拇指在对侧胸锁乳突肌后缘向前推挤甲状腺，示、中指在其前缘触诊甲状腺，配合吞咽动作，重复检查，用同样方法检查另一侧甲状腺。

三、听诊

当触到甲状腺肿大时，用钟形听诊器直接放在肿大的甲状腺上，如听到低调的连续性静脉"嗡鸣"音，对诊断甲状腺功能亢进症很有帮助。另外，在弥漫性甲状腺肿伴功能亢进者还可听到收缩期动脉杂音。

甲状腺肿大可分三度。①Ⅰ度：不能看出肿大但能触及者；②Ⅱ度：能看到肿大又能触及，但在胸锁乳突肌以内者；③Ⅲ度：超过胸锁乳突肌外缘者。引起甲状腺肿大的常见疾病如下，①甲状腺功能亢进：肿大的甲状腺质地柔软，触诊时可有震颤，可能听到"嗡鸣"样血管杂音，是血管增多、增粗、血流增速的结果；②单纯性甲状腺肿：腺体肿大很突出，可为弥漫性，也可为结节性，不伴有甲状腺功能亢进体征；③甲状腺癌：触诊时包块可有结节感，不规则、质硬。因发展较慢，体积有时不大，易与甲状腺腺瘤、颈前淋巴结肿大相混淆；④慢性淋巴性甲状腺炎（桥本甲状腺炎）：呈弥漫性或结节性肿大，易与甲状腺癌相混淆；⑤甲状旁腺腺瘤：甲状旁腺位于甲状腺之后，发生腺瘤时可使甲状腺突出，检查时也随吞咽移动，需结合甲状旁腺功能亢进的临床表现加以鉴别。

第三节 气 管

正常人气管位于颈前正中部。检查时让患者取舒适坐位或仰卧位，使颈部处于自然直立状态，医师将示指与环指分别置于两侧胸锁关节上，然后将中指置于气管之上，观察中指是否在示指与环指中间，或以中指置于气管与两侧胸锁乳突肌之间的间隙，据两侧间隙是否等宽来判断气管有无偏移。根据气管的偏移方向可以判断病变的性质。如大量胸腔积液、积气、纵隔肿瘤以及单侧甲状腺肿大可将气管推向健侧，而肺不张、肺硬化、胸膜粘连可将气管拉向患侧。

此外，主动脉弓动脉瘤时，由于心脏收缩时瘤体膨大将气管压向后下，因而每随心脏搏动可以触到气管的向下牵动，称为 Oliver 征。

第五章 胸 部

胸部指颈部以下和腹部以上的区域。胸廓由 12 个胸椎和 12 对肋骨、锁骨及胸骨组成。其前部较短，背部稍长。胸部检查的内容很多，包括胸廓外形、胸壁、乳房、胸壁血管、纵隔、支气管、肺、胸膜、心脏和淋巴结等。

第一节 体表标志

一、骨骼

1. 胸骨上切迹 位于胸骨柄的上方。正常情况下气管位于切迹正中。

2. 胸骨柄 为胸骨上端略呈六角形的骨块。其上部两侧与左右锁骨的胸骨端相连接，下方则与胸骨体相连。

3. 胸骨角 又称 Louis 角。位于胸骨上切迹下约 5cm，由胸骨柄与胸骨体的连接处向前突起而成。其两侧分别与左右第 2 肋软骨连接，为计数肋骨和肋间隙顺序的主要标志。胸骨角还标志支气管分叉、心房上缘和上下纵隔交界及相当于第 5 胸椎的水平。

4. 腹上角 为左右肋弓（由两侧的第 7 ~ 10 肋软骨相互连接而成）在胸骨下端会合处所形成的夹角，又称胸骨下角，相当于横膈的穹隆部。正常 70° ~ 110°，体型瘦长者角度较小，矮胖者较大，深吸气时可稍增宽。其后为肝脏左叶、胃及胰腺的所在区域。

5. 剑突 为胸骨体下端的突出部分，呈三角形，其底部与胸骨体相连。正常人剑突的长短存在很大的差异。

6. 肋骨 共 12 对。于背部与相应的胸椎相连，由后上方向前下方倾斜，其倾斜度上方略小，下方稍大。第1~7肋骨在前胸部与各自的肋软骨连接，第8~10肋骨与3个联合一起的肋软骨连接后，再与胸骨相连，构成胸廓的骨性支架。第11~12肋骨不与胸骨相连，其前端为游离缘，称为浮肋。

7. 肋间隙　为两个肋骨之间的空隙，用以标记病变的水平位置。第1肋骨下面的间隙为第1肋间隙，第2肋骨下面的间隙为第2肋间隙，其余以此类推。大多数肋骨可在胸壁上触及，唯第1对肋骨前部因与锁骨相重叠，常未能触到。

8. 肩胛骨　位于后胸壁第2~8肋骨之间。肩胛冈及其肩峰端均易触及。肩胛骨的最下端称肩胛下角。被检查者取直立位两上肢自然下垂时，肩胛下角可作为第7或第8肋骨水平的标志，或相当于第8胸椎的水平。此可作为后胸部计数肋骨的标志。

9. 脊柱棘突　是后正中线的标志。位于颈根部的第7颈椎棘突最为突出，其下即为胸椎的起点，常以此处作为计数胸椎的标志。

10. 肋脊角　为第12肋骨与脊柱构成的夹角。其前为肾脏和输尿管上端所在的区域。

二、人工垂直线和分区

1. 前正中线　即胸骨中线。为通过胸骨正中的垂直线。即其上端位于胸骨柄上缘的中点，向下通过剑突中央的垂直线。

2. 锁骨中线（左、右）　为通过锁骨的肩峰端与胸骨端两者中点的垂直线。即通过锁骨中点向下的垂直线。

3. 胸骨线（左、右）　为沿胸骨边缘与前正中线平行的垂直线。

4. 胸骨旁线（左、右）　为通过胸骨线和锁骨中线中间的垂直线。

5. 腋前线（左、右）　为通过腋窝前皱襞沿前侧胸壁向下的垂直线。

6. 腋后线（左、右）　为通过腋窝后皱襞沿后侧胸壁向下的垂直线。

7. 腋中线（左、右）　为自腋窝顶端于腋前线和腋后线之间向下的垂直线。

8. 肩胛线（左、右）　为双臂下垂时通过肩胛下角与后正中线平行的垂直线。

9. 后正中线　即脊柱中线。为通过椎骨棘突，或沿脊柱正中下行的垂直线。

三、自然陷窝和解剖区域

1. 腋窝（左、右）　为上肢内侧与胸壁相连的凹陷部。

2. 胸骨上窝　为胸骨柄上方的凹陷部，正常气管位于其后。

3. 锁骨上窝（左、右）　为锁骨上方的凹陷部，相当于两肺上叶肺尖的上部。

4. 锁骨下窝（左、右）　为锁骨下方的凹陷部，下界为第3肋骨下缘。相当于两肺上叶肺尖的下部。

5. 肩胛上区（左、右）　为肩胛冈以上的区域，其外上界为斜方肌的上缘。相当于上叶肺尖的下部。

6. 肩胛下区（左、右）　为两肩胛下角的连线与第12胸椎水平线之间的区域。后正中线将此区分为左右两部。

7. 肩胛间区（左、右）　为两肩胛骨内缘之间的区域。后正中线将此区分为左右两部。

第二节　胸壁检查

胸壁检查主要通过视诊和触诊进行。应注意胸廓形状有无异常或畸形，以及皮肤、血管、肌肉和骨骼的情况。

一、视诊

1. 胸廓形态　正常胸廓的大小和外形个体间具有一些差异。一般来说两侧大致对称，呈椭圆形。双肩对称。锁骨稍突出，锁骨上、下稍下陷。但惯用右手的人右侧胸大肌常较左侧发达，惯用左手者则相反。成年人胸廓的前后径较左右径为短，两者的比例约为1:1.5。小儿和老年人胸廓的前后径略小于左右径或几乎相等，故呈圆柱形。

2. 异常胸廓

（1）扁平胸 扁平胸为胸廓呈扁平状，其前后径不及左右径的一半，见于瘦长体型者，亦可见于慢性消耗性疾病，如肺结核等。

（2）桶状胸 桶状胸为胸廓前后径增加，（有时与左右径几乎相等，甚或超过左右径，故呈圆桶状），肋骨的斜度变小（其与脊柱的夹角常大于45°），肋间隙增宽且饱满，腹上角增大（且呼吸时改变不明显），见于严重肺气肿的患者，亦可发生于老年或矮胖体型者。

（3）佝偻病胸 佝偻病胸为佝偻病所致的胸廓改变，多见于儿童，沿胸骨两侧各肋软骨与肋骨交界处常隆起，形成串珠状。

（4）胸廓一侧变形 胸廓一侧膨隆多见于大量胸腔积液、气胸、或一侧严重代偿性肺气肿，胸廓一侧平坦或下陷常见于肺不张、肺纤维化、广泛性胸膜增厚和粘连等。

（5）脊柱畸形引起的胸廓改变 严重者因脊柱前凸、后凸或侧凸，导致胸廓两侧不对称，肋间隙增宽或变窄。

3. 胸壁皮肤 注意胸壁皮肤是否苍白，有无出血点和黄染。正常胸壁静脉不易看见，看到胸壁静脉必须检查血流方向。找一根上下走行无侧支的静脉，用食指和中指压迫血管并分别向两侧推移，使两手指之间一段缺血塌陷，然后放松压迫上端血管的手指，如血管迅速被血流充盈，说明血流由下而上，提示下腔静脉阻塞。

二、触诊

1. 水肿 仰卧位时，水肿往往在背部。用手指轻压皮肤，可见到凹陷性水肿。

2. 皮下气肿 气体积存于皮下组织称为皮下气肿，以手按压皮肤，能感到气体在皮下组织中移动，有类似握雪的感觉。

3. 压痛 正常情况下胸廓无压痛。如有压痛，注意有无肋骨骨折、胸壁软组织炎等疾病。

第三节 乳房检查

正常儿童及男子乳房一般不明显，乳头位置大约位于锁骨中线第4肋间隙。正常女性乳房在青春期逐渐增大，呈半球形，乳头也逐渐长大呈圆柱形。

乳房的检查应依据正确的程序，不能仅检查患者叙述不适的部位，以免发生漏诊，除检查乳房外，还应包括引流乳房部位的淋巴结。检查时患者的衣服应脱至腰部以充分暴露胸部，并有良好的照明。患者采取坐位或仰卧位。一般先做视诊，然后再做触诊。

一、视诊

1. 对称性 正常女性坐位时一般情况下两侧乳房基本对称，但亦有轻度不对称者，此系由于两侧乳房发育程度不完全相同的结果。一侧乳房明显增大见于先天畸形、囊肿形成、炎症或肿瘤等。一侧乳房明显缩小则多因发育不全之故。

2. 表观情况 乳房皮肤发红提示局部炎症或乳癌累及浅表淋巴管引起的癌性淋巴管炎。前者常伴局部肿、热、痛，后者局部皮肤每呈深红色，不伴热痛，可予鉴别。乳房肿瘤时常因血供增加，皮肤浅表血管可见。此外，还应注意乳房皮肤有无溃疡、色素沉着和瘢痕等。

乳房水肿使毛囊和毛囊开口变得明显可见，见于乳腺癌和炎症。癌肿引起的水肿为癌细胞浸润阻塞皮肤淋巴管所致，称之为淋巴水肿。此时，因毛囊及毛囊孔明显下陷，故局部皮肤外观呈"橘皮"或"猪皮"样。炎症水肿由于炎症刺激使毛细血管通透性增加，血浆渗出至血管外，并进入细胞间隙之故，常伴有皮肤发红。乳房皮肤水肿应注意其确切部位和范围。

孕妇及哺乳期妇女乳房明显增大，向前突出或下垂，乳晕扩大，色素加深，腋下丰满，乳房皮肤可见浅表静脉扩张。有时乳房组织可扩展至腋窝顶部，此系乳房组织肥大，以供哺乳之故。

3. 乳头 必须注意乳头的位置、大小，两侧是否对称，有无倒置或内翻。乳头回缩，如系自幼发生，为发育异常；如为近期发生则可能为乳癌。乳头出现分泌物提示乳腺导管有病变，分泌物可呈浆液性、黄色、绿色或血性。出血最常见于导管内良性乳突状瘤所引起，但亦见于乳癌的患者。乳头分泌物由清亮变为绿色或黄色，常见于慢性囊性乳腺炎。妊娠时乳头及其活动度均增大，肾上腺皮质功能减退时乳晕可出现明显色素沉着。

4. 皮肤回缩　　乳房皮肤回缩可由于外伤或炎症，使局部脂肪坏死，成纤维细胞增生，造成受累区域乳房表层和深层之间悬韧带纤维缩短之故。然而，必须注意，如无确切的乳房急性炎症的病史，皮肤回缩常提示恶性肿瘤的存在，特别当尚无局部肿块、皮肤固定和溃疡等晚期乳癌表现的患者，轻度的皮肤回缩，常为早期乳癌的征象。

5. 腋窝和锁骨上窝　　完整的乳房视诊还应包括乳房淋巴引流最重要的区域。必须详细观察腋窝和锁骨上窝有无红肿、包块、溃疡、瘘管和瘢痕等。

二、触诊

乳房的上界是第 2 或第 3 肋骨，下界是第 6 或第 7 肋骨，内界起自胸骨缘，外界止于腋前线。

触诊乳房时，被检查者采取坐位，先两臂下垂，然后双臂高举超过头部或双手叉腰再行检查。当仰卧位检查时，可垫以小枕头抬高肩部使乳房能较对称地位于胸壁上，以便进行详细地检查。以乳头为中心做一垂直线和水平线，可将乳房分为 4 个象限，便于记录病变部位。

触诊先由健侧乳房开始，后检查患侧。检查者的手指和手掌应平置在乳房上，应用指腹，轻施压力，以旋转或来回滑动进行触诊。检查左侧乳房时由外上象限开始，然后顺时针方向进行由浅入深触诊直至 4 个象限检查完毕为止，最后触诊乳头。以同样方式检查右侧乳房，但沿逆时钟方向进行，触诊乳房时应着重注意有无红肿、热痛和包块。乳头有无硬结、弹性消失和分泌物。

正常乳房呈模糊的颗粒感和柔韧感，皮下脂肪组织的多寡，可影响乳房触诊的感觉，青年人乳房柔软，质地均匀一致，而老年人则多呈纤维和结节感。乳房是由腺体组织的小叶所组成，当触及小叶时，切勿误认为肿块。月经期乳房小叶充血，乳房有紧张感，月经后充血迅即消退。妊娠期乳房增大并有柔韧感，而哺乳期则呈结节感。触诊乳房时还应注意其硬度和弹性，有无压痛和包块。

第四节　肺和胸膜检查

检查胸部时患者一般采取坐位或仰卧位，脱去上衣，使腰部以上的胸部能得到充分暴露。室内环境要舒适温暖，因寒冷每诱发肌颤，往往造成视诊不满意或听诊音被干扰。良好的光线十分重要。当卧位检查前胸壁时，光线应从上方直接照射在患者前面，而检查后胸壁时，光线可自上方投射在患者的背面，检查两侧胸壁时，可用同样的光线，于检查者将患者由前面转向后面时进行检查。肺和胸膜的检查一般应包括视、触、叩、听四个部分。

一、视诊

呼吸运动是通过膈肌和肋间肌的活动完成。正常男性和儿童的呼吸以膈肌运动为主，胸廓下部及上腹部的动度较大，而形成腹式呼吸；女性的呼吸则以肋间肌的运动为主，故形成胸式呼吸。

检查时注意呼吸频率、呼吸深度、呼吸节律，并注意胸两侧呼吸运动是否对称。

二、触诊

1. 胸廓扩张度　　胸廓扩张度即呼吸时的胸廓动度，于胸廓前下部检查较易获得，因该处胸廓呼吸时动度较大。前胸廓扩张度的测定，检查者两手置于胸廓下面的前侧部，左右拇指分别沿两侧肋缘指向剑突，拇指尖在前正中线两侧对称部位，而手掌和伸展的手指置于前侧胸壁；后胸廓扩张度的测定，则将两手平置于患者背部，约于第 10 肋骨水平，拇指与中线平行，并将两侧皮肤向中线轻推。嘱患者做深呼吸运动，观察比较两手的动度是否一致。

2. 语音震颤　　语音震颤为被检查者发出语音时，声波起源于喉部，沿气管、支气管及肺泡，传到胸壁所引起共鸣的振动，可由检查者的手触及，故又称触觉震颤。

检查者将左右手掌的尺侧缘或掌面轻放于两侧胸壁的对称部位，然后嘱被检查者用同等的强度重复发

"yi"长音,自上至下,从内到外比较两侧相应部位语音震颤的异同,注意有无增强或减弱。正常成人,男性和消瘦者较儿童、女性和肥胖者为强;前胸上部和右胸上部较前胸下部和左胸上部为强。

3. **胸膜摩擦感**　胸膜摩擦感指当急性胸膜炎时,因纤维蛋白沉着于两层胸膜,使其表面变为粗糙,呼吸时脏层和壁层胸膜相互摩擦,可由检查者的手感觉到,故称为胸膜摩擦感。通常于呼、吸两相均可触及,但有时只能在吸气相末触到,有如皮革相互摩擦的感觉。该征象常于胸廓的下前侧部触及,因该处为呼吸时胸廓动度最大的区域。

必须注意,当空气通过呼吸道内的黏稠渗出物或狭窄的气管、支气管时,亦可产生一种震颤传至胸壁,应与胸膜摩擦感予以鉴别,一般前者可由患者咳嗽后而消失,而后者则否。

三、叩诊

1. **叩诊的方法**　用于胸廓或肺部的叩诊方法有两种。①间接叩诊:检查者一手的中指第1和第2指节作为叩诊板,置于欲叩诊的部位上,另一手的中指指端作为叩诊锤,以垂直的方向叩击于板指上,判断由胸壁及其下面的结构发出的声音,目前应用最为普遍;②直接叩诊:检查者将手指稍并拢以其指尖对胸壁进行叩击,从而显示不同部位叩诊音的改变。

2. **正常胸部叩诊音**　正常胸部叩诊为清音,其音响强弱和高低与肺脏的含气量的多寡、胸壁的厚薄以及邻近器官的影响有关。由于肺上叶的体积较下叶小,含气量较少,且上胸部的肌肉较厚,故前胸上部较下部叩诊音相对稍浊;因右肺上叶较左肺上叶为小,且惯用右手者右侧胸大肌较左侧为厚,故右肺上部叩诊音亦相对稍浊;由于背部的肌肉、骨骼层次较多,故背部的叩诊音较前胸部稍浊;右侧腋下部因受肝脏的影响叩诊音稍浊,而左侧腋前线下方有胃泡的存在,故叩诊呈鼓音,又称 Traube's 鼓音区。

3. **肺界的叩诊**　包括肺上界、肺前界、肺下界、肺下界的移动范围。

(1)**肺上界**　即肺尖的上界,其内侧为颈肌,外侧为肩胛带。叩诊时自斜方肌前缘中央部开始叩诊为清音,逐渐叩向外侧,当由清音变为浊音时,即为肺上界的外侧终点。然后再由上述中央部叩向内侧,直至清音变为浊音时,即为肺上界的内侧终点。该清音带的宽度即为肺尖的宽度,正常为5cm,又称 Kronig 峡。因右肺尖位置较低,且右侧肩胛带的肌肉较发达,故右侧较左侧稍窄。肺上界变狭或叩诊浊音,常见于肺结核所致的肺尖浸润,纤维性变及萎缩。肺上界变宽,叩诊稍呈过清音,则常见于肺气肿的患者。

(2)**肺前界**　正常的肺前界相当于心脏的绝对浊音界。右肺前界相当于胸骨线的位置。左肺前界则相当于胸骨旁线自第4~6肋间隙的位置。当心脏扩大,心肌肥厚,心包积液,主动脉瘤,肺门淋巴结明显肿大时,可使左、右两肺前界间的浊音区扩大,反之,肺气肿时则可使其缩小。

(3)**肺下界**　两侧肺下界大致相同,平静呼吸时位于锁骨中线第6肋间隙上,腋中线第8肋间隙上,肩胛线第10肋间隙上。正常肺下界的位置可因体型、发育情况的不同而有所差异,如矮胖者的肺下界可上升1肋间隙,瘦长者可下降1肋间隙。病理情况下,肺下界降低见于肺气肿、腹腔内脏下垂,肺下界上升见于肺不张、腹内压升高使膈上升,如鼓肠、腹水、气腹、肝脾大、腹腔内巨大肿瘤及膈肌麻痹等。

(4)**肺下界的移动范围**　相当于呼吸时膈肌的移动范围。叩诊方法是:首先在平静呼吸时,于肩胛线上叩出肺下界的位置,嘱受检者做深吸气后在屏住呼吸的同时,沿该线继续向下叩诊,当由清音变为浊音时,即为肩胛线上肺下界的最低点。当受检者恢复平静呼吸后,同样先于肩胛线上叩出平静呼吸时的肺下界,再嘱做深呼气并屏住呼吸,然后再由下向上叩诊,直至浊音变为清音时,即为肩胛线上肺下界的最高点。最高至最低两点间的距离即为肺下界的移动范围。双侧锁骨中线和腋中线的肺下界可由同样的方法叩得。正常人肺下界的移动范围为6~8cm。移动范围的多寡与肋膈窦的大小有关,故不同部位肺下界移动范围亦稍有差异,一般腋中线及腋后线上的移动度最大。肺下界移动度减弱见于肺组织弹性消失,如肺气肿等;肺组织萎缩,如肺不张和肺纤维化等;及肺组织炎症和水肿。当胸腔大量积液、积气及广泛胸膜增厚粘连时肺下界及其移动度不能叩得。膈神经麻痹患者,肺下界移动度亦消失。

四、听诊

肺部听诊时,被检查者取坐位或卧位。听诊的顺序一般由肺尖开始,自上而下分别检查前胸部、侧胸部和背部,与叩诊相同,听诊前胸部应沿锁骨中线和腋前线;听诊侧胸部应沿腋中线和腋后线;听诊背部应沿肩胛线,自上至下逐一肋间进行,而且要在上下、左右对称的部位进行对比。发现异常时可嘱受检者深呼吸再听诊，注意有无变化。

1. 正常呼吸音

（1）支气管呼吸音　为吸入的空气在声门、气管或主支气管形成湍流所产生的声音，颇似抬舌后经口腔呼气时所发出"ha"的音响，该呼吸音强而高调。吸气相较呼气相短，因吸气为主动运动，吸气时声门增宽，进气较快；而呼气为被动运动，声门较窄，出气较慢之故。且呼气音较吸气音强而高调，吸气末与呼气始之间有极短暂的间隙。正常人于喉部、胸骨上窝、背部第6、7颈椎及第1、2胸椎附近均可听到支气管呼吸音，且越靠近气管区，其音响越强，音调亦渐降低。

（2）支气管肺泡呼吸音　为兼有支气管呼吸音和肺泡呼吸音特点的混合性呼吸音。其吸气音的性质与正常肺泡呼吸音相似，但音调较高且较响亮。其呼气音的性质则与支气管呼吸音相似，但强度稍弱，音调稍低，管样性质少些和呼气相短些，在吸气和呼气之间有极短暂的间隙。支气管肺泡呼吸音的吸气相与呼气相大致相同。正常人于胸骨两侧第1、2肋间隙，肩胛间区第3、4胸椎水平以及肺尖前后部可听及支气管肺泡呼吸音。当其他部位听及支气管肺泡呼吸音时，均属异常情况，提示有病变存在。

（3）肺泡呼吸音　是由于空气在细支气管和肺泡内进出移动的结果。吸气时气流经支气管进入肺泡，冲击肺泡壁，使肺泡由松弛变为紧张，呼气时肺泡由紧张变为松弛，这种肺泡弹性的变化和气流的振动是肺泡呼吸音形成的主要因素。正常人肺泡呼吸音的强弱与性别、年龄、呼吸的深浅、肺组织弹性的大小及胸壁的厚薄等有关。男性肺泡呼吸音较女性为强，因男性呼吸运动的力量较强，且胸壁皮下脂肪较少之故。儿童的肺泡呼吸音较老年人强，因儿童的胸壁较薄且肺泡富有弹性，而老年人的肺泡弹性则较差。肺泡组织较多，胸壁肌肉较薄的部位，如乳房下部及肩胛下部肺泡呼吸音最强，其次为腋窝下部，而肺尖及肺下缘区域则较弱。此外，矮胖体型者肺泡呼吸音亦较瘦长者为弱。

2. 语音共振　语音共振与语音震颤产生机制与检查方法相似，但前者凭听觉感受，后者凭触诊感受的振动，故前者更为灵敏。语音共振检查时嘱受检查者发出"yi"长音或发出"1、2、3"，同时用听诊器听语音，听诊时应上下左右比较。正常人听到的语音共振音节含糊难辨，语音共振增强时强度和清晰度均增强。若受检者用耳语发音，用听诊器可以在胸壁上听到极微弱的音响，称为耳语音。

五、异常呼吸音

1. 异常肺泡呼吸音

（1）肺泡呼吸音减弱或消失　发生的原因有：①胸廓活动受限，如胸痛、肋软骨骨化和肋骨切除等；②呼吸肌疾病，如重症肌无力、膈肌瘫痪和膈肌升高等；③支气管阻塞，如阻塞性肺气肿、支气管狭窄等；④压迫性肺膨胀不全，如胸腔积液或气胸等；⑤腹部疾病，如大量腹水、腹部巨大肿瘤等。

（2）肺泡呼吸音增强　发生的原因有：①机体需氧量增加，引起呼吸深长和增快，如运动、发热或代谢亢进等；②缺氧兴奋呼吸中枢，导致呼吸运动增强，如贫血等；③血液酸度增高，刺激呼吸中枢，使呼吸深长，如酸中毒等。一侧肺泡呼吸音增强，见于一侧肺胸病变引起肺泡呼吸音减弱，此时健侧肺可发生代偿性肺泡呼吸音增强。

（3）呼气音延长　因下呼吸道部分阻塞、痉挛或狭窄，如支气管炎、支气管哮喘等，导致呼气的阻力增加，或由于肺组织弹性减退，使呼气的驱动力减弱，如慢性阻塞性肺气肿等，均可引起呼气音延长。

（4）断续性呼吸音　肺内局部性炎症或支气管狭窄，使空气不能均匀地进入肺泡，可引起断续性呼吸音，因伴短促的不规则间歇，故又称齿轮呼吸音（cogwheel breath sound），常见于肺结核和肺炎等。必须注意，当寒冷、疼痛和精神紧张时，亦可听及断续性肌肉收缩的附加音，但与呼吸运动无关，应予鉴别。

（5）粗糙性呼吸音　为支气管黏膜轻度水肿或炎症浸润造成不光滑或狭窄，使气流进出不畅所形成的粗糙呼吸音，见于支气管或肺部炎症的早期。

2. 异常支气管呼吸音　如在正常肺泡呼吸音部位听到支气管呼吸音，则为异常的支气管呼吸音，或称管样呼吸音。常见于肺组织实变、肺内大空腔、压迫性肺不张。

3. 异常支气管肺泡呼吸音　为在正常肺泡呼吸音的区域内听到的支气管肺泡呼吸音。其产生机制为肺部实变区域较小且与正常含气肺组织混合存在，或肺实变部位较深并被正常肺组织所覆盖之故。常见于支气管肺炎、肺结核、大叶性肺炎初期或在胸腔积液上方肺膨胀不全的区域听及。

六、啰音

啰音是呼吸音以外的附加音，该音正常情况下并不存在，故非呼吸音的改变，按性质的不同可分为下列几种。

1. 湿啰音　由于吸气时气体通过呼吸道内的分泌物如渗出液、痰液、血液、黏液和脓液等，形成的水泡破裂所产生的声音，故又称水泡音。或认为由于小支气管壁因分泌物粘着而陷闭，当吸气时突然张开重新充气所产生的爆裂音。

湿啰音为呼吸音外的附加音，断续而短暂，一次常连续多个出现，于吸气时或吸气终末较为明显，有时也出现于呼气早期，部位较恒定，性质不易变，中、小湿啰音可同时存在，咳嗽后可减轻或消失。

湿啰音可分大、中、小水泡音。大水泡音发生于气管、主支气管或空洞部位，多出现在吸气早期。中水泡音发生于中等大小的支气管，多出现于吸气的中期。见于支气管炎，支气管肺炎等。小水泡音发生于小支气管，多在吸气后期出现。常见于细支气管炎、支气管肺炎、肺瘀血和肺梗死等。捻发音是一种极细而均匀一致的湿啰音。多在吸气的终末听及，颇似在耳边用手指捻搓一束头发时所发出的声音。此系由于细支气管和肺泡壁因分泌物存在而互相粘着陷闭，当吸气时被气流冲开重新充气，所发出的高音调、高频率的细小爆裂音。常见于细支气管和肺泡炎症或充血，如肺瘀血、肺炎早期和肺泡炎等。但正常老年人或长期卧床的患者，于肺底亦可听及捻发音，在数次深呼吸或咳嗽后可消失，一般无临床意义。

2. 干啰音　由于气管、支气管或细支气管狭窄或部分阻塞，空气吸入或呼出时发生湍流所产生的声音。呼吸道狭窄或不完全阻塞的病理基础有炎症引起的黏膜充血水肿和分泌物增加；支气管平滑肌痉挛；管腔内肿瘤或异物阻塞；以及管壁被管外肿大的淋巴结或纵隔肿瘤压迫引起的管腔狭窄等。

七、异常语音共振

语音共振减弱见于支气管阻塞，胸腔积液，胸膜增厚，胸壁水肿，肥胖及肺气肿等疾病。在病理情况下，语音共振的性质发生变化，根据听诊音的差异可分为以下几种。嘱被检查者用一般的声音强度重复发"yi"长音，喉部发音产生的振动经气管、支气管、肺泡传至胸壁，由听诊器听及。

在病理情况下根据听诊音的差异可分为支气管语音、胸语音、羊鸣音、耳语音。

八、胸膜摩擦音

正常胸膜表面光滑，胸膜腔内并有微量液体存在，因此，呼吸时胸膜脏层和壁层之间相互滑动并无音响发生。然而，当胸膜面由于炎症、纤维素渗出而变得粗糙时，则随着呼吸便可出现胸膜摩擦音。其特征颇似用一手掩耳，以另一手指在其手背上摩擦时所听到的声音。胸膜摩擦音通常于呼吸两相均可听到，而且十分近似，一般于吸气末或呼气初较为明显，屏气时即消失。深呼吸或在听诊器体件上加压时，摩擦音的强度可增加。

胸膜摩擦音最常听到的部位是前下侧胸壁，因呼吸时该区域的呼吸动度最大。反之，肺尖部的呼吸动度较胸廓下部为小，故胸膜摩擦音很少在肺尖听及。胸膜摩擦音可随体位的变动而消失或复现。当胸腔积液较多时，因两层胸膜被分开，摩擦音可消失，在积液吸收过程中当两层胸膜又接触时，可再出现。当纵隔胸膜发炎时，于呼吸及心脏搏动时均可听到胸膜摩擦音。胸膜摩擦音常发生于纤维素性胸膜炎、肺梗死、胸膜肿瘤及尿毒症等患者。

第五节　心脏检查

在进行心脏检查时，需有一个安静、光线充足的环境，患者多取卧位，医生多位于患者右侧，门诊条件下也有取坐位，但必要时仍需取多个体位进行反复检查。心脏检查时，一方面注意采取视诊、触诊、叩诊、听诊依次进行，以全面地了解心脏情况；另一方面在确定某一异常体征时，也可同时交替应用两种以上的检查方法加以判断。

一、视诊

患者尽可能取卧位，除一般观察胸廓轮廓外，必要时医生也可将视线与胸廓同高，以便更好地了解心前区有无隆起和异常搏动等。

1. 胸廓　在某些先天性心脏病患者，由于儿童期即已患心脏病，心脏明显增大可致心前区胸廓隆起。成人有大量心包积液时可见心前区饱满。严重的胸廓畸形，如鸡胸、脊柱严重变形等可影响心脏功能。

2. 心尖搏动　主要由于心室收缩时心脏摆动，心尖向前冲击前胸壁相应部位而形成。正常成人心尖搏动位于第 5 肋间，左锁骨中线内侧 0.5～1.0cm，搏动范围以直径计算为 2.0～2.5cm。病理情况下心肌收缩力增加也可使心尖搏动增强，如高热、严重贫血、甲状腺功能亢进或左心室肥厚心功能代偿期。然而，心尖搏动减弱除考虑心肌收缩力下降外，尚应考虑其他因素影响。心肌收缩力下降可见于扩张型心肌病和急性心肌梗死等。其他造成心尖搏动减弱的心脏因素有：心包积液、缩窄性心包炎，由于心脏与前胸壁距离增加使心尖搏动减弱；心脏以外的病理性影响因素有：肺气肿、左侧大量胸水或气胸等。

3. 大血管搏动　升主动脉扩张、主动脉瘤、肺动脉扩张时可在胸骨两侧第二肋间处（心底部）或其他相应的部位见到搏动。

二、触诊

心脏触诊除可进一步确定视诊检查发现的心尖搏动位置和心前区异常搏动的结果外，尚可发现心脏病特有的震颤及心包摩擦感。与视诊同时进行，能起互补效果。触诊方法是检查者先用右手全手掌开始检查，置于心前区，然后逐渐缩小到用手掌尺侧（小鱼际）或示指和中指指腹并拢同时触诊，必要时也可单指指腹触诊。

1. 心尖搏动　触诊除可进一步确定心尖搏动的位置外，尚可判断心尖或心前区的抬举性搏动。心尖区抬举性搏动是指心尖区徐缓、有力的搏动，可使手指尖端抬起且持续至第二心音开始，与此同时心尖搏动范围也增大，为左室肥厚的体征。而胸骨左下缘收缩期抬举性搏动是右心室肥厚的可靠指征。对视诊所发现的心前区其他异常搏动也可运用触诊进一步确定或鉴别。另外，心尖搏动的触诊对于复杂的心律失常患者结合听诊以确定第一、第二心音或收缩期、舒张期也有重要价值。

2. 震颤　震颤为触诊时手掌感到的一种细小震动感，与在猫喉部摸到的呼吸震颤类似，又称猫喘。

3. 心包摩擦感　可在心前区或胸骨左缘第 3、4 肋间触及，多呈收缩期和舒张期双相的粗糙摩擦感，以收缩期、前倾体位和呼气末（使心脏靠近胸壁）更为明显。心包摩擦感是由于急性心包炎时心包膜纤维素渗出致表面粗糙，心脏收缩时脏层与壁层心包摩擦产生的振动传至胸壁所致。随渗液的增多，使心包脏层与壁层分离，摩擦感则消失。

三、叩诊

用于确定心界大小及其形状。心浊音界包括相对及绝对浊音界两部分，心脏左右缘被肺遮盖的部分，叩诊呈相对浊音，而不被肺遮盖的部分则叩诊呈绝对浊音。通常心脏相对浊音界反映心脏的实际大小。但是，在早期右心室肥大时，相对浊音界可能改变不多，而绝对浊音界则增大；心包积液量较多时，绝对与相对浊音界较为接近。因此，注意分辨这两种心浊音界有一定的临床意义。

1. 叩诊方法　叩诊采用间接叩诊法，受检者一般取平卧位，以左手中指作为叩诊板指，板指与肋间平行放置，如果某种原因受检者取坐位时，板指可与肋间垂直，必要时分别进行坐、卧位叩诊，并注意两种体位时心浊音界的不同改变。叩诊时，板指平置于心前区拟叩诊的部位，以右手中指借右腕关节活动均匀叩击板指，并且由外向内逐渐移动板指，以听到声音由清变浊来确定心浊音界。通常测定左侧的心浊音界用轻叩诊法较为准确，而右侧叩诊宜使用较重的叩诊法，叩诊时也要注意根据患者胖瘦程度等调整力度。另外，必须注意叩诊时板指每次移动距离不宜过大，并在发现声音由清变浊时，需进一步往返叩诊几次，以免得出的心界范围小于实际大小。

2. 叩诊顺序　通常的顺序是先叩左界，后叩右界。左侧在心尖搏动外 2～3cm 处开始，由外向内，逐个肋间向上，直至第 2 肋间。右界叩诊先叩出肝上界，然后于其上一肋间由外向内，逐一肋间向上叩诊，直至第 2 肋间。对各肋间叩得的浊音界逐一做出标记，并测量其与胸骨中线间的垂直距离。

3. **正常心浊音界**　心脏叩诊呈实音（绝对浊音），而心脏被肺脏遮盖的部分叩诊呈相对浊音（图66）。叩诊心脏的右侧心界，从肝浊音界的上一肋间开始，叩诊心脏的左侧心界时，则从心尖搏动所在的肋间开始，自下而上、由外向内。在沿肋间隙由外向内叩诊时，清音逐渐变成浊音，此为心脏的相对浊音界，表示已到达心脏的边界，反映心脏的实际大小；继续向内叩诊，浊音逐渐变为实音，此为心脏的绝对浊音界，表示已到达心脏不被肺脏遮盖的部分。正常成人心脏相对浊音界为：①左界。第2肋间处大约与胸骨左缘同，第3肋间处距胸骨正中线约4cm，第4肋间处距胸骨正中线约4～6cm，第5肋间处距胸骨中线7～9cm且不超出锁骨中线。②右界。一般与胸骨右缘平齐，但第3、4肋间可在胸骨右缘稍外方1～2cm处。正常人心脏左右相对浊音界与前正中线的平均距离如表2。

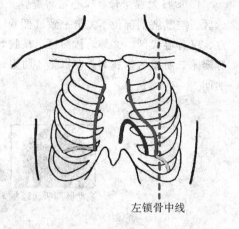

左锁骨中线

图66　心脏相对浊音界和绝对浊音界

表2　正常人的心脏相对浊音界范围

右（cm）	肋间	左（cm）
2～3	Ⅱ	2～3
2～3	Ⅲ	3.5～4.5
3～4	Ⅳ	5～6
	Ⅴ	7～9

4. **心浊音界改变**

（1）心脏以外因素　可以造成心脏移位或心浊音界改变，如一侧大量胸腔积液或气胸可使心界移向健侧，一侧胸膜粘连、增厚与肺不张则使心界移向病侧，大量腹水或腹腔巨大肿瘤可使横膈抬高、心脏横位，以致心界向左增大等，肺气肿时心浊音界变小。

（2）心脏本身病变　高血压主动脉病变引起的左心室增大时心浊音界向左下扩大（主动脉型心或靴型心）（图67），肺心病引起右心室显著增大时心浊音界向左扩大，扩张型心肌病引起左右心室增大时心浊音界向两侧扩大（左界向左下扩大），二尖瓣狭窄引起左房增大合并右心室增大时胸骨左缘第3肋间增大、心腰消失（二尖瓣型心或梨型心）（图68），心包积液时心界向两侧改变（随体位改变）。

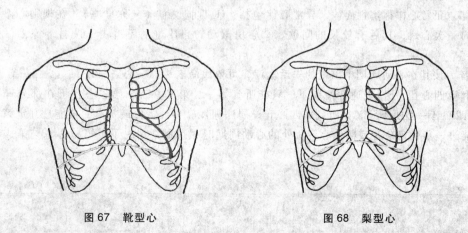

图67　靴型心　　　　　　　　　　图68　梨型心

四、听诊

听诊时，患者多取卧位或坐位。对疑有二尖瓣狭窄者，宜嘱患者取左侧卧位；对疑有主动脉瓣关闭不全者宜取坐位且上半身前倾。注意不能隔着衣服进行心脏听诊。

1. **心脏瓣膜听诊区**　心脏各瓣膜开放与关闭时所产生的声音传导至体表最易听清的部位称心脏瓣膜听诊区，与其解剖部位不完全一致（图69）。通常有5个听诊区，分别为：①二尖瓣区。位于心尖搏动最强点，又称心尖区。②肺动脉瓣区。在胸骨左缘第2肋间。③主动脉瓣区。位于胸骨右缘第2肋间。④主动脉瓣第二听诊区。在胸骨左缘第3肋间，又称Erb区。⑤三尖瓣区。在胸骨下端左缘，即胸骨左缘第4、5肋间。

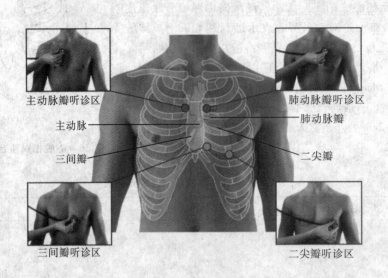

图69　心脏瓣膜听诊区

2. **听诊顺序**　心尖区→肺动脉瓣区→主动脉瓣区→主动脉瓣第二听诊区→三尖瓣区。

3. **听诊器的选择与使用**　听诊器包括胸件、连接管和耳件。耳件应适合检查者的外耳孔大小及外耳道的方向。连接管在保证检查者方便并与患者有适当距离的前提下应以短为宜。胸件应包括钟形和膜形两种，钟形者易听清低调的心音和杂音，如第三、四心音及二尖瓣狭窄时的杂音，膜形者则易听清高调的杂音和肺部音。为避免遗漏低调的心音、杂音，听诊时最好先用钟形头听诊，再用胸件轻压胸壁听诊。

4. **被检查者体位**　为防止漏听杂音应常规在患者坐位、平卧位时听诊。疑有二尖瓣狭窄者，嘱其取左侧卧位进行听诊，疑有主动脉瓣关闭不全，宜取坐位且上身前倾。

5. **听诊内容**

（1）**心率**　正常成人心率60~100次/分，>100次/分为心动过速，<60次/分为心动过缓。

（2）**心律**　正常心律称窦性心律，异常心律包括：①期前收缩（又称早博）。在规则心律基础上，突然提前出现的一次心跳，其后有较长的间歇。②心房颤动。心律绝对不齐、S_1强弱不等、心率快于脉率（脉短绌）。

（3）**心音**　按其在心动周期中出现的先后次序，可依次命名为第一心音（S_1）、第二心音（S_2）、第三心音（S_3）和第四心音（S_4）。通常情况下，只能听到第一、第二心音，第三心音可在部分青少年中闻及（图70）。第四心音一般听不到，如听到第四心音，属病理性。心脏听诊最基本的技能是判定第一和第二心音，由此才能进一步确定杂音或额外心音所处的心动周期时相。通常情况下，第一心音与第二心音的判断如表3。

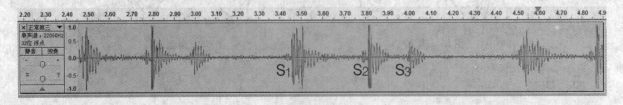

图70　正常心音

表 3 第一、第二心音的区别

区别点	第一心音	第二心音
声音特点	音强，调低，时限较长	音弱，调高，时限较短
最强部位	心尖部	心底部
与心尖搏动及颈动脉搏动的关系	与心尖搏动和颈动脉的向外搏动几乎同时出现	心尖搏动之后出现
与心动周期的关系	S_1 和 S_2 之间的间隔（收缩期）较短	S_2 到下一心动周期 S_1 的间隔（舒张期）较长

心音的改变包括：①心音强度改变，影响心音强度的主要因素是心肌收缩力与心室充盈程度（影响心室内压增加的速率），瓣膜位置的高低，瓣膜的结构、活动性等；②心音性质改变，心肌严重病变时，第一心音失去原有性质且明显减弱，第二心音也弱，S_1、S_2 极相似，可形成"单音律"。大面积急性心肌梗死和重症心肌炎等引起心率增快，收缩期与舒张期时限几乎相等时，听诊类似钟摆声，又称"钟摆律"或"胎心律"；③心音分裂，当 S_1 或 S_2 的两个主要成分之间的间距延长，导致听诊闻及心音分裂为两个声音即称心音分裂。

（4）额外心音 指在正常 S_1、动脉瓣部分 S_2 之外听到的病理性附加心音，与心脏杂音不同。多数为病理性，大部分出现在 S_2 之后即舒张期，与原有的心音 S_1、S_2 构成三音律，如奔马律、开瓣音和心包叩击音等；也可出现在 S_1 之后即收缩期，如收缩期喷射音。少数可出现两个附加心音，则构成四音律。

（5）心脏杂音 是一种具有不同频率、不同强度、持续时间较长的心音以外的混杂音。杂音的特性：①部位，最响部位常常提示为病变部位传导（常见杂音的传导）、时相（收缩期、舒张期、连续性）；②性质，功能性杂音柔、器质性杂音粗糙；③二尖瓣狭窄，舒张期隆隆样（雷鸣样）杂音；④二尖瓣关闭不全，粗糙的全收缩期吹风样杂音；⑤主动脉瓣关闭不全，舒张期叹气样杂音。

二尖瓣区收缩期杂音：①功能性，常见于运动、发热、贫血、妊娠与甲状腺功能亢进等，杂音性质柔和、吹风样、强度 2/6 级，时限短，较局限，具有心脏病理意义的功能性杂音有左心增大引起的二尖瓣相对性关闭不全（如高血压性心脏病、冠心病、贫血性心脏病和扩张型心肌病等），杂音性质较粗糙、吹风样、强度 2/6 ~ 3/6 级，时限较长，可有一定的传导；②器质性，主要见于风湿性心瓣膜病二尖瓣关闭不全等，杂音性质粗糙、吹风样、高调，强度 ≥3/6 级，持续时间长，可占全收缩期，甚至遮盖 S_1，并向左腋下传导（图 71）。

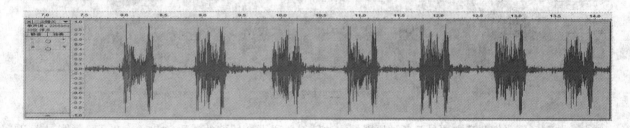

图 71 二尖瓣关闭不全心音

主动脉瓣区收缩期杂音：①功能性。见于升主动脉扩张，如高血压和主动脉粥样硬化，杂音柔和，常有 A_2 亢进。②器质性。多见于各种病因的主动脉瓣狭窄，杂音为典型的喷射性收缩中期杂音，响亮而粗糙，递增递减型，向颈部传导，常伴有震颤，且 A_2 减弱。

肺动脉瓣区收缩期杂音：①功能性。其中生理性杂音在青少年及儿童中多见，呈柔和、吹风样，强度在 2 级以下，时限较短，心脏病理情况下的功能性杂音，为肺瘀血及肺动脉高压导致肺动脉扩张产生的肺动脉瓣相对性狭窄的杂音，听诊特点与生理性类似，杂音强度较响，P_2 亢进，见于二尖瓣狭窄、先天性心脏病的房间隔缺损等（图 72）。②器质性。见于肺动脉瓣狭窄，杂音呈典型的收缩中期杂音，喷射性、粗糙、强度 ≥3 级，常伴有震颤且 P_2 减弱。

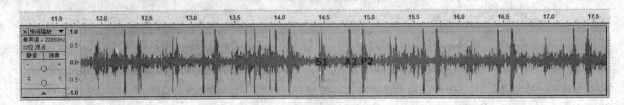

图 72 房间隔缺损心音

三尖瓣区收缩期杂音：①功能性。多见于右心室扩大的患者，如二尖瓣狭窄、肺心病，因右心室扩大导致三尖瓣相对性关闭不全。杂音为吹风样、柔和，吸气时增强，一般在 3/6 级以下，可随病情好转、心腔缩小而减弱或消失。②器质性。极少见，听诊特点与器质性二尖瓣关闭不全类似，但不传至腋下，可伴颈静脉和肝脏收缩期搏动。

其他部位收缩期杂音：①功能性。在胸骨左缘第 2~4 肋间，部分青少年中可闻及生理性杂音，可能系左或右心室将血液排入主或肺动脉时产生的紊乱血流所致，杂音 1~2 级、柔和、无传导，平卧位吸气时杂音易闻及，坐位时杂音减轻或消失。②器质性。常见的有胸骨左缘第 3、4 肋间响亮而粗糙的收缩期杂音伴震颤，有时呈喷射性，提示室间隔缺损等（图 73）。

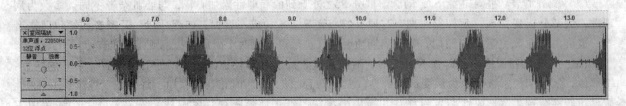

图 73 室间隔缺损心音

二尖瓣区舒张期杂音：①功能性。主要见于中、重度主动脉瓣关闭不全，导致左室舒张期容量负荷过高，使二尖瓣基本处于半关闭状态，呈现相对狭窄而产生杂音，称 Austin Flint 杂音。②器质性。主要见于风湿性心瓣膜病的二尖瓣狭窄，听诊特点为心尖 S_1 亢进，局限于心尖区的舒张中、晚期低调、隆隆样、递增型杂音，平卧或左侧卧位易闻及，常伴震颤（图 74）。

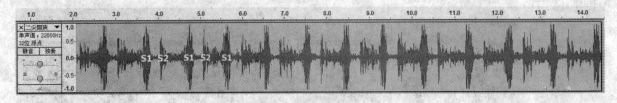

图 74 二尖瓣狭窄心音

主动脉瓣区舒张期杂音主要见于各种原因的主动脉瓣关闭不全所致的器质性杂音。杂音呈舒张早期开始的递减型柔和叹气样的特点，常向胸骨左缘及心尖传导，于主动脉瓣第二听诊区、前倾坐位、深呼气后暂停呼吸最清楚（图 75）。常见原因为风湿性心瓣膜病或先天性心脏病的主动脉瓣关闭不全、特发性主动脉瓣脱垂、梅毒性升主动脉炎和马方综合征所致主动脉瓣关闭不全。

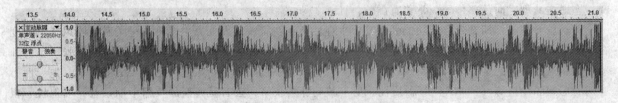

图 75 主动脉瓣关闭不全心音

　　肺动脉瓣区舒张期杂音器质性病变引起者极少，多由于肺动脉扩张导致相对性关闭不全所致的功能性杂音。杂音柔和、较局限、呈舒张期递减型、吹风样，于吸气末增强，常合并 P₂亢进，称 Graham steell 杂音，常见于二尖瓣狭窄伴明显肺动脉高压。

　　三尖瓣区舒张期杂音局限于胸骨左缘第 4、5 肋间，低调隆隆样，深吸气末杂音增强，见于三尖瓣狭窄，极为少见。

　　连续性舒张期杂音常见于先天性心脏病动脉导管未闭（图76）。杂音粗糙、响亮似机器转动样，持续于整个收缩与舒张期，其间不中断，掩盖 S₂。在胸骨左缘第 2 肋间稍外侧闻及，常伴有震颤。此外，先天性心脏病主肺动脉间隔缺损也可有类似杂音，但位置偏内而低，约在胸骨左缘第 3 肋间。冠状动静脉瘘、冠状动脉窦瘤破裂也可出现连续性杂音，但前者杂音柔和；后者有冠状动脉窦瘤破裂的急性病史。

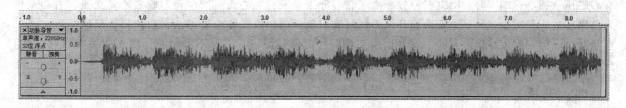

图76　动脉导管未闭心音

　　（6）心包摩擦音　指脏层与壁层心包由于生物性或理化因素致纤维蛋白沉积而粗糙，以致在心脏搏动时产生摩擦而出现的声音。音质粗糙、高音调、搔抓样、比较表浅，类似纸张摩擦的声音。在心前区或胸骨左缘第3、4肋间最响亮，坐位前倾及呼气末更明显。典型者摩擦音的声音呈三相：心房收缩－心室收缩－心室舒张期，但多为心室收缩－心室舒张的双期摩擦音，有时也可仅出现在收缩期。心包摩擦音与心搏一致，屏气时摩擦音仍存在，可据此与胸膜摩擦音相鉴别。见于各种感染性心包炎，也可见于急性心肌梗死、尿毒症、心脏损伤后综合征和系统性红斑狼疮等非感染性情况。当心包腔有一定积液量后，摩擦音可消失。

第六章　血　管

　　血管检查是心血管检查的重要组成部分。重点阐述周围血管检查，包括脉搏、血压、血管杂音和周围血管征。

第一节　脉　搏

　　检查脉搏主要用触诊，也可用脉搏计描记波形。检查时可选择桡动脉、肱动脉、股动脉、颈动脉及足背动脉等。检查时需两侧脉搏情况对比，正常人两侧脉搏差异很小，不易察觉。某些疾病时，两侧脉搏明显不同，如缩窄性大动脉炎或无脉症。在检查脉搏时应注意脉搏脉率、节律、紧张度和动脉壁弹性、强弱和波形变化。

第二节　异常脉搏

一、水冲脉

　　脉搏骤起骤落，犹如潮水涨落，故名水冲脉。是由于周围血管扩张或存在分流、反流所致。前者常见于甲状腺功能亢进、严重贫血、脚气病等，后者常见于主动脉瓣关闭不全、先天性心脏病动脉导管未闭、动静脉瘘等。检查者握紧患者手腕掌面，将其前臂高举过头部，可明显感知桡动脉犹如水冲的急促而有力的脉搏冲击。

二、交替脉

系节律规则而强弱交替的脉搏，必要时嘱患者在呼气中期屏住呼吸，以排除呼吸变化所影响的可能性。如测量血压可发现强弱脉搏间有 10～30mmHg 的压力差，当气袖慢慢放气至脉搏声刚出现时，即代表强搏的声音，此时的频率是心率的一半。一般认为系左室收缩力强弱交替所致，为左室心力衰竭的重要体征之一。常见于高血压性心脏病、急性心肌梗死和主动脉瓣关闭不全等。

三、奇脉

是指吸气时脉搏明显减弱或消失，系左心室搏血量减少所致。正常人脉搏强弱不受呼吸周期影响。当有心脏压塞或心包缩窄时，吸气时一方面由于右心舒张受限，回心血量减少而影响右心排血量，右心室排入肺循环的血量减少，另一方面肺循环受吸气时胸腔负压的影响，肺血管扩张，致使肺静脉回流入左心房血量减少，因而左室排血也减少。这些因素形成吸气时脉搏减弱，甚至不能触及，故又称"吸停脉"。明显的奇脉触诊时即可按知，不明显的可用血压计检测，吸气时收缩压较呼气时低 10mmHg 以上。

四、无脉

即脉搏消失，可见于严重休克及多发性大动脉炎，后者系由于某一部位动脉闭塞而致相应部位脉搏消失。

第三节　血管杂音

血管杂音有动脉性和静脉性杂音。动脉性杂音常在腹中部或腹部一侧。腹中部的收缩期血管杂音（喷射性杂音）常提示腹主动脉瘤或腹主动脉狭窄。前者可于该部触到搏动的包块；后者则搏动减弱，下肢血压低于上肢，严重者触不到足背动脉搏动。如收缩期血管杂音在左右上腹，常提示肾动脉狭窄，可见于年轻的高血压患者。如该杂音在下腹两侧，应考虑髂动脉狭窄。当左叶肝癌压迫肝动脉或腹主动脉时，亦可在包块部位听到吹风样杂音或在肿瘤部位听到轻微的连续性杂音。静脉性杂音为连续的嗡鸣声，无收缩期与舒张期性质。常出现于脐周或上腹部，尤其是腹壁静脉曲张严重时，常提示门静脉高压伴侧支循环形成。

第七章　腹　部

腹部主要由腹壁、腹腔和腹腔内脏器组成；腹部范围上起横膈，下至骨盆。腹部体表上以两侧肋弓下缘和胸骨剑突与胸部为界，下至两侧腹股沟韧带和耻骨联合，前面和侧面由腹壁组成，后面为脊柱和腰肌。

腹腔内有很多重要脏器，主要有消化、泌尿、生殖、内分泌、血液、及血管系统，故腹部检查是体格检查的重要组成部分，是诊断疾病十分重要的方法。腹部检查应用视诊、触诊、叩诊、听诊四种方法，尤以触诊最为重要。触诊中又以脏器触诊较难掌握，需要勤学苦练，多实践体会，才能不断提高触诊水平。为了避免触诊引起胃肠蠕动增加，使肠鸣音发生变化，腹部检查的顺序为视、听、触、叩，但记录时为了统一格式仍按视、触、叩、听的顺序。

第一节　腹部体表标志及分区

一、体表标志

1. 肋弓下缘　由第 8～10 肋软骨连接形成的肋缘和第 11、12 浮肋构成。肋弓下缘是腹部体表的上界，常用于腹部分区、肝、脾的测量和胆囊的定位。
2. 剑突　是胸骨下端的软骨。是腹部体表的上界，常作为肝脏测量的标志。
3. 腹上角　是两侧肋弓至剑突根部的交角，常用于判断体型及肝的测量。

4. 脐 位于腹部中心，向后投影相当于第3~4腰椎之间，是腹部四区分法的标志。此处易有脐疝。

5. 髂前上棘 是髂嵴前方突出点，是腹部九区分法的标志和骨髓穿刺的部位。

6. 腹直肌外缘 相当于锁骨中线的延续，常为手术切口和胆囊点的定位。

7. 腹中线 是胸骨中线的延续，是腹部四区分法的垂直线，此处易有白线疝。

8. 腹股沟韧带 是腹部体表的下界，是寻找股动、静脉的标志，常是腹股沟疝的通过部位和所在。

9. 耻骨联合 是两耻骨间的纤维软骨连接，共同组成腹部体表下界。

10. 肋脊角 是两侧背部第12肋骨与脊柱的交角，为检查肾叩痛的位置。

二、腹部分区

1. 四区法 通过脐划一水平线与一垂直线，两线相交将腹部分为四区，即左、右上腹部和左、右下腹部（图77）。各区所包含的主要脏器为：①右上腹包括肝、胆囊、幽门、十二指肠、小肠、胰头、右肾上腺、右肾、结肠肝曲、部分横结肠、腹主动脉；②右下腹包括盲肠、阑尾、部分升结肠、小肠、膨胀的膀胱、增大的子宫、女性的右侧输卵管、男性的右侧精索、右输尿管；③左上腹包括肝左叶、脾、胃、小肠、胰体、胰尾、左肾上腺、左肾、结肠脾曲、部分横结肠、腹主动脉；④左下腹包括乙状结肠、部分降结肠、小肠、膨胀的膀胱、增大的子宫、女性的左侧卵巢和输卵管、男性的左侧精索、左输尿管。

2. 九区法 由两侧肋弓下缘连线和两侧髂前上棘连线为两条水平线，左、右髂前上棘至腹中线连线的中点为两条垂直线，四线相交将腹部划分为井字形九区（图78）。即左、右上腹部（季肋部）、左、右侧腹部（腰部）、左、右下腹部（髂窝部）及上腹部、中腹部（脐部）和下腹部（耻骨上部）。

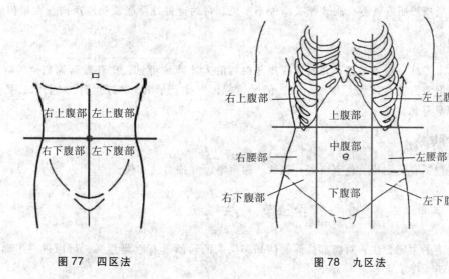

图77 四区法　　　　　　　　　图78 九区法

第二节 视 诊

进行腹部视诊前，嘱患者排空膀胱，取低枕仰卧位，两手自然置于身体两侧，充分暴露全腹，上自剑突，下至耻骨联合，躯体其他部分应遮盖，暴露时间不宜过长，以免腹部受凉引起不适。光线宜充足而柔和，从前侧方射入视野，有利于观察腹部表面的器官轮廓、肿块、肠型和蠕动波等，医生应站立于患者右侧，按一定顺序自上而下地观察腹部，有时为了查出细小隆起或蠕动波，诊视者应将视线降低至腹平面，从侧面呈切线方向进行观察。

腹部视诊的主要内容有腹部外形、呼吸运动，腹壁皮肤，腹壁静脉，胃肠型和蠕动波以及疝等。

一、腹部外形

应注意腹部外形是否对称，有无全腹或局部的膨隆或凹陷，有腹水或腹部肿块时，还应测量腹围的大小。

1. 正常腹部外形　健康正常成年人平卧时，前腹壁大致处于肋缘至耻骨联合同一平面或略为低凹，称为腹部平坦，坐起时脐以下部分稍前凸。

2. 全腹膨隆　弥漫性膨隆之腹部呈球形或椭圆形，除因肥胖、腹壁皮下脂肪明显增多，脐凹陷外，因腹腔内容物增多所致者腹壁无增厚，腹压影响使脐突出。

平卧时前腹壁明显隆凸于肋缘与耻骨联合的平面，称为全腹膨隆。

3. 局部膨隆　腹部的局限性膨隆常因为脏器肿大，腹内肿瘤或炎性肿块、胃或肠胀气，以及腹壁上的肿物和疝等。视诊时应注意膨隆的部位、外形、是否随呼吸而移位或随体位而改变，有无搏动等。脏器肿大一般都在该脏器所在部位，并保持该脏器的外形特征。

4. 全腹凹陷　患者仰卧时前腹壁明显凹陷，见于消瘦和脱水者。严重时前腹壁凹陷几乎贴近脊柱，肋弓、髂嵴和耻骨联合显露，使腹外形如舟状，称舟状腹，见于恶病质，如结核病、恶性肿瘤等慢性消耗性疾病，吸气时出现腹凹陷见于膈肌麻痹和上呼吸道梗阻。早期急性弥漫性腹膜炎引起腹肌痉挛性收缩，膈疝时腹内脏器进入胸腔，都可导致全腹凹陷。

5. 局部凹陷　较少见，多由于手术后腹壁瘢痕收缩所致，患者立位或加大腹压时，凹陷可更明显。白线疝（腹直肌分裂）、切口疝于卧位时可见凹陷，但立位或加大腹压时，局部反而膨出。

二、呼吸运动

正常人可以见到呼吸时腹壁上下起伏，吸气时上抬，呼气时下陷，即为腹式呼吸运动，男性及小儿以腹式呼吸为主，而成年女性则以胸式呼吸为主，腹壁起伏不明显。

腹式呼吸减弱常因腹膜炎症、腹水、急性腹痛、腹腔内巨大肿物或妊娠等。腹式呼吸消失常见于胃肠穿孔所致急性腹膜炎或膈肌麻痹等。腹式呼吸增强不多见，常为癔症性呼吸或胸腔疾病（大量积液等）。

三、腹壁静脉

正常人腹壁皮下静脉一般不显露，在较瘦或皮肤白皙的人才隐约可见，皮肤较薄而松弛的老年人可见静脉显露于皮肤，但常为较直条纹，并不迂曲，仍属正常。其他使腹压增加的情况（腹水、腹腔巨大肿物、妊娠等）也可见静脉显露。

四、腹壁皮肤

腹壁皮肤检查包括有无皮疹、色素沉着、腹纹、瘢痕等，并描写其部位。

第三节　触　诊

触诊是腹部检查的主要方法，对腹部体征的认知和疾病的诊断具有重要意义，可以进一步确定视诊所见，又可为叩诊、听诊提示重点。

为使腹部触诊达到满意的效果，被检查者应排尿后取低枕仰卧位，两手自然置于身体两侧，两腿屈起并稍分开，以使腹肌尽量松弛，做张口缓慢腹式呼吸，吸气时横膈向下而腹部上抬隆起，呼气时腹部自然下陷，可使膈下脏器随呼吸上下移动。检查肝脏、脾脏时，还可分别取左、右侧卧位。检查肾脏时可用坐位或立位。检查腹部肿瘤时还可用肘膝位。

医生应站立于被检查者右侧，面对被检查者，前臂应与腹部表面在同一水平，检查时手要温暖，指甲剪短，先以全手掌放于腹壁上部，使患者适应片刻，并感受腹肌紧张度。然后以轻柔动作按顺序触诊，一般自左下腹开始逆时针方向至右下腹，再至脐部，依次检查腹部各区。原则是先触诊健康部位，逐渐移向病变区域，以免造成患者感受的错觉。边触诊边观察被检查者的反应与表情，对精神紧张或有痛苦者给以安慰和解释。亦可边触诊边与患者交谈，转移其注意力而减少腹肌紧张，以保证顺利完成检查。

一、触诊方法

1. 浅部触诊　检查者将右手轻轻地放在被检查者的腹部，利用掌指关节和腕关节的协调作用，轻柔地进行滑动触摸。使腹壁压陷约1cm，用于发现腹壁的紧张度、表浅的压痛、肿块、搏动和腹壁上的肿物等

（如皮下脂肪瘤、结节等）。

2. 深部触诊　可用手指掌面由浅入深，逐渐加压以达到深部。深部触诊应使腹壁压陷至少达2cm。当被检查者腹壁较厚或检查者力气较小时，可用左手置于右手背部，两手重叠同时用力加压触诊。

（1）深部滑行触诊　检查者以并拢的右手食、中、无名指末端逐渐触向腹腔内脏器或包块，在被触及脏器或包块上作上下、左右的滑动触摸，以探知脏器或包块的形态和大小。

（2）双手触诊　检查者将左手置于被检查脏器或包块的后腰部，并将检查部位推向右手方向，这样除可起固定作用外，同时又使被检查脏器或包块更接近体表，以利于右手触诊。

（3）深压触诊　用右手的示、中指逐渐深压，以探测腹腔深在病变的部位，或确定腹腔压痛点。

（4）冲击触诊　又称浮沉触诊法，检查时右手第2～4指并拢，并弯曲成70°～90°角，置放于腹壁上相应的部位，作数次急速而较有力冲击动作，使腹水在脏器表面暂时移去，脏器随之浮起，在冲击时即会出现腹腔内脏器在指端浮沉的感觉，这种方法一般只用于大量腹水时肝、脾、腹腔包块的触诊。

二、触诊内容

1. 腹壁触诊

（1）腹壁紧张度　正常人腹壁有一定张力，但触之柔软，较易压陷，称腹壁柔软，某些病理情况可使全腹或局部腹肌紧张度增加或减弱。

（2）压痛及反跳痛　腹部触诊出现压痛时，手指于原处稍停片刻，使压痛感趋于稳定，然后迅速将手抬起，检查者感觉腹痛骤然加重并伴有痛苦表情，称为反跳痛，是腹膜壁层受到炎症累及的征象，腹膜炎时患者可同时出现压痛、反跳痛和肌紧张，称为"腹膜炎三联征"。

腹部特定部位的压痛点对病变部位具有提示作用：①Mc-Burney（麦氏点）压痛：位于脐与右髂前上棘连线中外1/3处压痛，见于阑尾炎；②Murphy（墨菲征）：检查者左手掌平放于右肋下部，拇指放在腹直肌外缘和肋弓交界处，余四指与肋骨垂直交叉，拇指指腹勾压于右肋弓下，让被检查者缓慢深吸气，发炎的胆囊碰到拇指，出现剧烈疼痛，被检查者突然终止呼吸，表情痛苦，称为Murphy征阳性，见于胆囊炎。

2. 脏器触诊

（1）肝脏触诊　①单手触诊法：较为常用，检查者将右手四指并拢，掌指关节伸直，与肋缘大致平行地放在右上腹部（或脐右侧）估计肝下缘的下方，随患者呼气时，手指压向腹壁深部，吸气时，手指缓慢抬起朝肋缘向上迎着下移的肝缘，如此反复进行，手指逐渐向肋缘移动，直到触到肝缘或肋缘为止；②双手触诊法：检查者右手位置同单手法，而用左手托住被检查者右腰部，拇指张开置于肋部，触诊时左手向上推，使肝下缘紧贴前腹壁下移，并限制右下胸扩张，以增加膈下移的幅度，这样吸气时下移的肝脏就更易碰到右手指，可提高触诊的效果；③钩指触诊法：适用于儿童和腹壁薄软者，触诊时，检查者位于被检查者右肩旁，面向其足部，将右手掌搭在其右前胸下部，右手第2～5指并拢弯曲成钩状，嘱被检查者做深腹式呼吸动作，检查者随深吸气而更进一步屈曲指关节，这样指腹容易触到下移的肝下缘。此手法亦可用双手第2～5指并拢弯曲成钩状进行触诊。

肝脏触诊的内容有肝脏的大小、质地、表面和边缘状况、压痛、搏动、摩擦感、震颤。正常成人的肝脏，质地柔软、触之如撅起之口唇，表面光滑，边缘整齐、且厚薄一致，无压痛、搏动、摩擦感、震颤。

（2）脾脏触诊　正常情况下脾脏不能触及。内脏下垂或左侧胸腔积液、积气时膈下降，可使脾脏向下移位。除此以外，能触到脾脏则提示脾脏肿大至正常2倍以上。脾脏明显肿大而位置又较表浅时，用右手单手稍用力触诊即可查到。如果肿大的脾脏位置较深，应用双手触诊法进行检查，患者仰卧，两腿稍屈曲，医生左手绕过患者腹前方，手掌置于其左胸下部第9～11肋处，试将其脾脏从后向前托起，并限制了胸廓运动，右手掌平放于脐部，与左肋弓大致成垂直方向，自脐平面开始配合呼吸，如同触诊肝脏一样，迎触脾尖，直至触到脾缘或左肋缘为止。在脾脏轻度肿大而仰卧位不易触到时，可嘱患者取右侧卧位，双下肢屈曲，此时用双手触诊则容易触到。

触到脾脏后除注意大小外，还要注意它的质地、边缘和表面情况，有无压痛及摩擦感等。这些常可提示引起脾脏肿大的某些病因。脾脏切迹为其形态特征，有助于鉴别诊断。

临床实际中，常将脾大分为轻、中、重三度。深吸气时，脾缘不超过肋下2cm为轻度肿大；超过2cm，在脐水平线以上为中度肿大；超过脐水平线或前正中线则为高度肿大，即巨脾。

（3）胆囊触诊　可用单手滑行触诊法或钩指触诊法进行。检查时医师以左手掌平放于患者右胸下部，以拇指指腹勾压于右肋下胆囊点处然后嘱患者缓慢深吸气，在吸气过程中发炎的胆囊下移时碰到用力按压的拇指，即可引起疼痛，此为胆囊触痛，如因剧烈疼痛而致吸气中止称 Murphy 征阳性。在胆总管结石胆道阻塞时，可发生明显黄疸，但胆囊常不肿大，乃因胆囊多有慢性炎症，囊壁因纤维化而皱缩，且与周围组织粘连而失去移动性所致。由于胰头癌压迫胆总管导致胆道阻塞、黄疸进行性加深，胆囊也显著肿大，但无压痛，称为 Courvoisier 征阳性。

（4）肾脏触诊　一般用双手触诊法。可采取平卧位或立位。卧位触诊右肾时，嘱患者两腿屈曲并做较深腹式呼吸。医师立于患者右侧，以左手掌托起其右腰部，右手掌平放在右上腹部，手指方向大致平行于右肋缘进行深部触诊右肾，于患者吸气时双手夹触肾脏。如触到光滑钝圆的脏器，可能为肾下极，如能在双手间握住更大部分，则略能感知其蚕豆状外形，握住时患者常有酸痛或类似恶心的不适感。触诊左肾时，左手越过患者腹前方从后面托起左腰部，右手掌横置于患者左上腹部，依前法双手触诊左肾。如患者腹壁较厚或配合动作不协调，以致右手难以压向后腹壁时，可采用下法触诊：患者吸气时，用左手向前冲击后腰部，如肾下移至两手之间时，则右手有被顶推的感觉；与此相反，也可用右手指向左手方向腰部做冲击动作，左手也可有同样的感觉而触及肾脏。如卧位未触及肾脏，还可让患者站立床旁，医生于患者侧面用两手前后联合触诊肾脏。当肾下垂或游走肾时，立位较易触到。

（5）膀胱触诊　正常膀胱空虚时隐存于盆腔内，不易触到。只有当膀胱积尿，充盈胀大时，才越出耻骨上缘而在下腹中部触到。膀胱触诊一般采用单手滑行法。在仰卧屈膝情况下医师以右手自脐开始向耻骨方向触摸，触及肿块后应详察其性质，以便鉴别其为膀胱、子宫或其他肿物。膀胱增大多由积尿所致，呈扁圆形或圆形，触之囊性感，不能用手推移。按压时憋胀有尿意，排尿或导尿后缩小或消失。借此可与妊娠子宫、卵巢囊肿及直肠肿物等鉴别。

（6）包块触诊　除以上脏器外，腹部还可能触及一些肿块，包括肿大或移位的脏器、炎症包块、囊肿、肿大淋巴结以及肿瘤肿块、肠内粪块等。应注意鉴别，鉴别时注意其位置、大小、形态、质地、移动度和有无搏动。

第四节　叩　诊

一、腹部叩诊音

一般采用间接叩诊法较为可靠。正常情况下，腹部叩诊大部分区域均为鼓音，只有肝、脾所在部位，增大的膀胱和子宫占据的部位，以及两侧腹部近腰肌处叩诊为浊音。

二、肝及胆囊叩诊

用叩诊法确定肝上界时，一般都是沿右锁骨中线、右腋中线和右肩胛线，由肺区向下叩向腹部。叩指用力要适当，勿过轻或过重。当由清音转为浊音时，即为肝上界。此处相当于被肺遮盖的肝顶部，故又称肝相对浊音界。再向下叩 1～2 肋间，则浊音变为实音，此处的肝脏不再被肺所遮盖而直接贴近胸壁，称肝绝对浊音界（亦称肺下界）。确定肝下界时，最好由腹部鼓音区沿右锁骨中线或正中线向上叩，由鼓音转为浊音处即是。因肝下界与胃、结肠等重叠，很难叩准，故多用触诊或叩听法确定。一般叩得的肝下界比触得的肝下缘高 1～2cm，但若肝缘明显增厚，则两项结果较为接近。在确定肝的上下界时要注意体型，匀称体型者的正常肝脏在右锁骨中线上，其上界在第 5 肋间，下界位于右季肋下缘。二者之间的距离为肝上下径，约为 9～11cm；在右腋中线上，其上界为第 7 肋间，下界相当于第 10 肋骨水平；在右肩胛线上，其上界为第 10 肋间。

肝区叩击痛的检查方法：检查者将左手掌平置于右胸下部，右手握拳，叩击在左手手背上。正常人肝脏无叩击痛，而在肝炎、肝脓肿者肝区可有叩击痛。

胆囊位于深部，且被肝脏遮盖，临床上不能用叩诊检查其大小，仅能检查胆囊区有无叩击痛，胆囊区叩击痛为胆囊炎的重要体征。

三、脾脏叩诊

如同肝叩诊一样采用间接叩诊法。在左腋中线上，上肺区向下叩诊，由清音转为实音，即为脾所在。

四、胃泡鼓音区及脾叩诊

1. 胃泡鼓音区　位于左前胸下部肋缘以上，约呈半圆形，为胃底穹隆含气而形成。其上界为横膈及肺下缘，下界为肋弓，左界为脾脏，右界为肝左缘。正常情况下胃泡鼓音区应该存在（除非在饱餐后），大小则受胃内含气量的多少和周围器官组织病变的影响，有调查正常成人 Traube 区长径中位数为 9.5cm（5.0～13.0cm），宽径为 6.0cm（2.7～10.0cm），可作参考。此区明显缩小或消失可见于中、重度脾大、左侧胸腔积液、心包积液、肝左叶大（不会使鼓音区完全消失），也见于急性胃扩张或溺水患者。当脾脏触诊不满意或在左肋下触到很小的脾缘时，宜用脾脏叩诊进一步检查脾脏大小。

2. 脾浊音区　叩诊宜采用轻叩法，在左腋中线上进行。正常时在左腋中线第 9～11 肋之间叩到脾浊音，其长度为 4～7cm，前方不超过腋前线。脾浊音区扩大见于各种原因所致之脾大。脾浊音区缩小见于左侧气胸、胃扩张、肠胀气等。

五、移动性浊音

腹腔内有较多的液体存留时，因重力作用，液体多潴积于腹腔的低处，故在此处叩诊呈浊音。检查时先让患者仰卧，腹中部由于含气的肠管在液面浮起，叩诊呈鼓音，两侧腹部因腹水积聚叩诊呈浊音。检查者自腹中部脐水平面开始向患者左侧叩诊，发现浊音时，板指固定不动，嘱患者右侧卧，再度叩诊，如呈鼓音，表明浊音移动。同样方法向右侧叩诊，叩得浊音后嘱患者左侧卧，以核实浊音是否移动。这种因体位不同而出现浊音区变动的现象，称移动性浊音。这是发现有无腹腔积液的重要检查方法。当腹腔内游离腹水在 1000ml 以上时，即可查出移动性浊音。

六、肋脊角叩击痛

主要用于检查肾脏病变。检查时，患者采取坐位或侧卧位，医师用左手掌平放在其肋脊角处（肾区），右手握拳用由轻到中等的力量叩击左手背。正常时肋脊角处无叩击痛，当有肾炎、肾盂肾炎、肾结石、肾结核及肾周围炎时，肾区有不同程度的叩击痛。

七、膀胱叩诊

当膀胱触诊结果不满意时，可用叩诊来判断膀胱膨胀的程度。叩诊在耻骨联合上方进行，通常从上往下，由鼓音转成浊音。膀胱空虚时，因耻骨上方有肠管存在，叩诊呈鼓音，叩不出膀胱的轮廓。当膀胱内有尿液充盈时，耻骨上方叩诊呈圆形浊音区。女性在妊娠时子宫增大，子宫肌瘤或卵巢囊肿时，在该区叩诊也呈浊音，应予鉴别。排尿或导尿后复查，如浊音区转为鼓音，即为尿潴留所致膀胱增大。腹水时，耻骨上方叩诊也可有浊音区，但此区的弧形上缘凹向脐部，而膀胱肿大时浊音区的弧形上缘凸向脐部。

第五节　听　诊

腹部听诊，将听诊器膜形体件置于腹壁上，全面听诊各区，尤其注意上腹部、中腹部、腹部两侧及肝、脾各区。听诊内容主要有：肠鸣音、血管杂音、摩擦音和搔弹音等。妊娠 5 个月以上的妇女还可在脐下方听到胎儿心音。

一、肠鸣音

肠蠕动时，肠管内气体和液体随之而流动，产生一种断断续续的咕噜声（或气过水声）称为肠鸣音。

通常可用右下腹部作为肠鸣音听诊点，在正常情况下，肠鸣音为每分钟 4～5 次，其频率声响和音调变异较大，餐后频繁而明显，休息时稀疏而微弱，只有靠检查者的经验来判断是否正常。肠蠕动增强时，肠鸣音达每分钟 10 次以上，但音调不特别高亢，称肠鸣音活跃，见于急性胃肠炎、服泻药后或胃肠道大出血时。如次数多且肠鸣音响亮、高亢，甚至呈叮当声或金属音，称肠鸣音亢进，见于机械性肠梗阻。此类患者肠腔扩大，积气增多，肠壁胀大变薄，且极度紧张，与亢进的肠鸣音可产生共鸣，因而在腹部可听到高亢的金属性音调。如肠梗阻持续存在，肠壁肌肉劳损，肠壁蠕动减弱时，肠鸣音亦减弱，或数分钟才听到一次，称为肠鸣音减弱，见于老年性便秘、腹膜炎、电解质紊乱（低血钾）及胃肠动力低下等。如持续听诊3～5分钟未听到肠鸣音，用手指轻叩或搔弹腹部仍未听到肠鸣音，称为肠鸣音消失，见于急性腹膜炎或麻痹性肠梗阻。

二、振水音

胃内有多量液体及气体存留时可出现振水音。被检查者取仰卧位，检查者用一耳凑近上腹部，或用听诊器胸件置于上腹部，然后用稍弯曲的右手指连续而迅速地冲击其上腹部，如能听到气、液撞击的声音，即为振水音。

三、血管杂音

腹部血管杂音对诊断某些疾病有一定作用，因此听诊中不应忽视。血管杂音有动脉性和静脉性杂音。动脉性杂音常在腹中部或腹部两侧。腹中部的收缩期血管杂音（喷射性杂音）常提示腹主动脉瘤或腹主动脉狭窄。前者可触到该部搏动的肿块，后者则搏动减弱，下肢血压低于上肢，严重者触不到足背动脉搏动。如收缩期血管杂音在左、右上腹，常提示肾动脉的狭窄，可见于年轻的高血压患者。如该杂音在下腹两侧，应考虑髂动脉狭窄。当左叶肝癌压迫肝动脉或腹主动脉时，也可在肿块部位听到吹风样杂音或在肿瘤部位（较表浅时）听到轻微的连续性杂音。

四、摩擦音

在脾梗死、脾周围炎、肝周围炎或胆囊炎累及局部腹膜等情况下，可在深呼吸时，于各相应部位听到摩擦音，严重时可触及摩擦感。腹膜纤维渗出性炎症时，亦可在腹壁听到摩擦音。

第八章　肛门、直肠、外生殖器

生殖器、肛门和直肠的检查是全身体格检查的一部分，全面正确地检查对临床诊断和治疗具有重要意义。但在临床实践中，非专科医师对该项检查的意义认识不足，且因有的患者不愿接受检查，故常被忽视，以致发生误诊或漏诊，延误治疗，造成严重后果。因此，对有检查指征的患者应对其说明检查的目的、方法和重要性，使之接受并配合检查。男医师检查女患者时，须有女医务人员在场。

第一节　男性生殖器

男性生殖器包括阴茎、阴囊、前列腺和精囊等。阴囊内有睾丸、附睾及精索等。检查时应让患者充分暴露下身，双下肢取外展位，视诊与触诊相结合。先检查外生殖器阴茎及阴囊，后检查内生殖器前列腺及精囊。

一、视诊

注意阴茎头、尿道口大小、包皮、冠状沟、阴囊等。

二、触诊

1. 阴茎　注意阴茎海绵体有无压痛、硬结。
2. 阴囊　阴囊为腹壁的延续部分，囊壁由多层组织构成。阴囊内中间有一隔膜将其分为左右两个囊腔，每囊内含有精索、睾丸及附睾。检查时患者取站立位或仰卧位，两腿稍分开。先观察阴囊皮肤及外形，后进行阴囊触诊，方法是医师将双手的拇指置于患者阴囊前面，其余手指放在阴囊后面，起托护作用，拇指作来回滑动触诊，可双手同时进行。也可用单手触诊。主要检查精索、睾丸、附睾。

3. 前列腺　前列腺位于膀胱下方、耻骨联合后约 2cm 处，形状像前后稍扁的栗子，长约 25cm，其上端宽大，下端窄小，后面较平坦。正中有纵行浅沟。

第二节　女性生殖器

女性生殖器包括内外两部分，一般情况下女性患者的生殖器不做常规检查，如全身性疾病疑有局部表现时可做外生殖器检查，疑有妇产科疾病时应由妇产科医师进行检查。检查时患者应排空膀胱，暴露下身，仰卧于检查台上，两腿外展、屈膝，医师戴无菌手套进行检查。

一、视诊

主要观察阴阜、大阴唇、阴蒂、阴道前庭及阴道壁。

二、触诊

主要检查阴道、子宫、输卵管、卵巢。

第三节　肛门、直肠

直肠全长 12~15cm，下连肛管。肛管下端在体表的开口为肛门，位于会阴中心体与尾骨尖之间。肛门与直肠的检查方法简便，常能发现许多有重要临床价值的体征。

一、体位

检查肛门与直肠时可根据病情需要，让患者采取不同的体位，以便达到所需的检查目的，如肘膝位、左侧卧位、截石位。

二、视诊

正常肛门颜色较深，皱褶自肛门向外周呈放射状。让患者提肛收缩肛门时括约肌皱褶更明显，作排便动作时皱褶变浅。还应观察肛门周围有无脓血、黏液、肛裂、外痔、瘘管口或脓肿等。

三、触诊

肛门和直肠触诊通常称为肛诊或直肠指诊。患者可采取肘膝位、左侧卧位或仰卧位等。触诊时医师右手示指戴指套或手套，并涂以润滑剂后，将示指置于肛门外口轻轻按摩，等患者肛门括约肌适应放松后，再徐徐插入肛门、直肠内。先检查肛门及括约肌的紧张度，再查肛管及直肠的内壁。注意有无压痛及黏膜是否光滑，有无肿块及搏动感。男性还可触诊前列腺与精囊，女性则可检查子宫颈、子宫、输卵管等。必要时配用双合诊。对以上器官的疾病诊断有重要价值，此外对盆腔的其他疾病如阑尾炎，髂窝脓肿也有诊断意义。

第九章　脊柱、四肢及关节

第一节　脊柱检查

脊柱是支撑体重，维持躯体各种姿势的重要支柱，并作为躯体活动的枢纽。由 7 个颈椎、12 个胸椎、5 个腰椎、5 个骶椎、4 个尾椎组成。脊柱有病变时表现为局部疼痛、姿势或形态异常以及活动度受限等。脊柱检查时患者可处站立位和坐位，按视、触、叩的顺序进行。

一、生理性弯曲

正常人直立时，脊柱从侧面观察有四个生理弯曲，即颈段稍向前凸，胸段稍向后凸，腰椎明显向前凸，骶椎明显向后凸。

检查时，被检查者取站立位或坐位，充分暴露躯体，从侧位和后位观察脊柱的4个生理弯曲是否存在；是否有脊柱侧弯、前凸或后凸畸形。常见病因有佝偻病、脊柱结核、损伤、慢性胸膜增厚、胸膜粘连及肩部或胸廓的畸形等。

二、脊柱活动度

正常人脊柱有一定活动度，但各部位活动范围明显不同。颈椎段和腰椎段的活动范围最大；胸椎段活动范围最小；骶椎和尾椎已融合成骨块状，几乎无活动性。

检查脊柱的活动度时，应让患者做前屈、后伸、侧弯、旋转等动作，以观察脊柱的活动情况及有无变形。已有脊柱外伤可疑骨折或关节脱位时，应避免脊柱活动，以防止损伤脊髓。

三、脊柱压痛与叩击痛

脊柱压痛的检查方法是嘱患者取端坐位，身体稍向前倾。检查者以右手拇指从枕骨粗隆开始自上而下逐个按压脊椎棘突及椎旁肌肉，正常时每个棘突及椎肌肉均无压痛。如有压痛，提示压痛部位可能有病变，并以第七颈椎棘突为标志计数病变椎体的位置。

脊柱叩击痛的检查方法有：①直接叩击法，即用中指或叩诊锤垂直叩击各椎体的棘突，多用于检查胸椎与腰椎，颈椎疾病（特别是颈椎骨关节损伤）时，因颈椎位置深，一般不用此法检查；②间接叩击法，嘱患者取坐位，医师将左手掌置于其头部，右手半握拳以小鱼际肌部位叩击左手背，了解患者脊柱各部位有无疼痛，如疼痛阳性见于脊柱结核、脊椎骨折及椎间盘突出等。叩击痛的部位多为病变部位。如有颈椎病或颈椎间盘脱出症，间接叩诊时可出现上肢的放射性疼痛。

第二节　四肢与关节

四肢和关节的检查包括形态与运动功能两个方面。正常人左右两侧形态对称，无畸形，关节活动不受限且无反常活动，检查时肢体处于功能位或手的休息位。

一、形态检查

1. 视诊　观察肢体有无成角、短缩或旋转畸形，关节有无红肿，关节附近肌肉有无萎缩等。

（1）杵状指　手指或足趾末端增生、肥厚，呈杵状膨大。可见于：①呼吸系统疾病，如支气管肺癌、支气管扩张、肺脓肿、脓胸等；②心血管疾病　发绀型先天性心脏病、亚急性感染性心内膜炎等；③营养障碍性疾病，如吸收不良综合征、克罗恩病、溃疡性结肠炎、肝硬化等。

（2）反甲　又称匙状甲。常见于缺铁性贫血、高原疾病。

（3）水肿　全身水肿见皮肤部分。单侧肢体水肿见于：①静脉血回流受阻。静脉回流受阻多见于深静脉血栓形成（伴随表面浅静脉充盈或曲张、皮温升高和压痛等，部分患者可触及血栓）、肢体瘫痪或神经营养不良。②淋巴液回流受阻。常见于丝虫病或其他原因所致淋巴管阻塞，指压无凹陷，称淋巴性水肿或象皮肿。

（4）下肢静脉曲张　多见于小腿，下肢浅静脉回流受阻所致。静脉如蚯蚓状怒张、弯曲，久立位者更明显。常见于从事站立性工作者或阻塞性静脉炎患者。

（5）指关节　梭形关节（见于类风湿关节炎和骨关节病累及远端指间关节不同，常累及近端指间关节）、爪形手（见于尺神经损伤、进行性肌萎缩、脊髓空洞症及麻风）。

（6）膝关节　两侧不对称红、肿、热、痛或影响活动见于关节炎；受轻伤后关节肌肉或皮下出血见于血友病；关节腔积液时可有浮髌征。

2. 触诊　触诊内容包括皮温、压痛点、肿块、骨与关节正常解剖标志是否改变、肌腱与滑囊和周围神经干是否增粗、有无肿块；浮髌试验检查方法：被检查者平卧位，下肢伸直肌肉放松，检查者一手向远端按压髌上囊部，将可能存在的积液挤向髌骨下方，另一手示指轻压髌骨，髌骨有被积液浮起感觉称为浮髌试验阳性。

3. 肢体长度和周径的测量　在骨突处做好标志，两侧同时测量判断肢体是否存在短缩畸形；选定两下肢相同水平肌肉丰满之处做周径测量后进行比较。

二、运动与功能检查

四肢关节的运动与功能检查主要观察活动的姿势、范围以及活动时是否引起疼痛，四肢和关节通常做被动活动检查，怀疑神经肌肉疾患则主动活动和被动活动均须检查。

1. 瘫痪　指随意运动功能的丧失。

（1）偏瘫　一侧肢体随意运动丧失，并伴有同侧中枢性面瘫及舌瘫。见于脑出血、脑动脉血栓形成、脑栓塞、蛛网膜下腔出血、脑肿瘤等。

（2）单瘫　单一肢体随意运动丧失。见于脊髓灰质炎。

（3）截瘫　多为双侧下肢随意运动丧失，是脊髓横贯性损伤的结果。见于脊髓外伤、脊髓炎、脊髓结核。

（4）交叉瘫　为一侧脑神经损害所致的同侧周围性脑神经麻痹及对侧肢体的中枢性偏瘫。

2. 不随意运动

（1）震颤　两组拮抗肌交替收缩引起的一种肢体摆动运动。分为静止性震颤（见于震颤麻痹）和意向性震颤（越接近目标震颤越明显，多见于老年动脉硬化患者）。

（2）手足搐搦　发作时手足肌肉呈紧张性痉挛，上肢表现为腕部屈曲、手指伸展、指掌关节屈曲、拇指内收靠近掌心并与小指相对，形成"助产士手"，下肢表现为踝关节与趾关节皆呈屈曲状。发生机制为血中游离钙水平降低，见于低钙血症和碱中毒。

第十章　神经系统

神经系统功能与结构复杂，从端脑到末梢神经包括许多子系统。每个系统都有一定的分部部分，主导着一定的生理功能，具有很强的规律性。神经系统某个部位病变即引起相关的功能障碍，产生相应的症状及体征，可以通过这些症状、体征推断出病变部位所在。

在神经系统检查中，常根据反射形式的不同，分为浅反射、深反射、病理反射检查。

第一节　生理放射

一、浅反射

刺激皮肤或黏膜引起的反射称之为浅反射，例如咽反射、角膜反射、手掌反射、腹壁反射、提睾反射、肛门反射和足跖反射等。

1. 角膜反射　以细棉条束轻触眼外侧角膜，正常可见双眼睑敏捷闭合，刺激时同侧闭眼为直接角膜反射，刺激时对侧闭眼为间接角膜反射。如同侧直接角膜反射消失，对侧间接角膜反射存在，提示同侧面神经病变；一如双侧直接与间接角膜反射均消失，则提示三叉神经病变；深昏迷角膜反射消失。

2. 腹壁反射　患者仰卧屈曲双膝，以竹签或叩诊锤柄由外侧向内侧在腹壁上轻轻划过时，正常可见该处腹壁肌收缩。按左右两侧和上、中、下三部分别检查。一侧腹壁反射消失见于同侧锥体束病变；某一部分腹壁反射消失反映相应脊髓节段的病变，昏迷、急腹症腹壁反射全部消失。正常人亦可反应微弱，特别是腹肌松弛的经产妇。

3. 提睾反射　以竹签或叩诊锤柄自下向上轻划大腿内侧上段的皮肤时，同侧提睾肌收缩，睾丸上提。双侧反射消失提示腰椎1~2节段病变，一侧消失或减弱提示锥体束损害。

二、深反射

刺激骨膜、肌腱引起的反应。包括肱二头肌反射、肱三头肌反射、桡骨骨膜反射、膝反射、跟腱反射等。深反射减弱或消失多系器质性病变，如末梢神经炎、神经根炎、脊髓前角灰质炎等；脑或脊髓的急性损伤；骨关节病和肌营养不良。

1. 肱二头肌反射　患者上臂外展，前臂半屈，检查者左手托住患者肘关节，然后叩诊锤直接叩击鹰嘴上方的肱三头肌肌腱，反应为肱三头肌收缩，前臂稍伸展。反射中枢在颈髓 6～7 节。

2. 肱三头肌反射　医师以左手托扶患者的肘部，嘱患者肘部屈曲，然后以叩诊锤直接叩击鹰嘴直上方的肱三头肌肌腱，反应为肱三头肌收缩，前臂稍伸展。

3. 桡反射　医师以左手轻托患者的前臂于半旋前位，并使腕关节自然下垂，然后以叩诊锤轻叩桡骨茎突，便发生前臂屈曲和旋后的运动。有时检查者可以左手握住患者两手各指，两前臂屈曲 120°，然后叩击两侧的桡骨茎突。反射中枢在颈髓 5～6 节。

4. 跟腱反射　患者取仰卧位时，髋及膝关节稍屈曲，下肢取外旋外展位，检查者用左手轻托患者足底，使足呈过伸位，右手持叩诊锤叩击跟腱。正常反应为腓肠肌收缩，足向跖面屈曲。如卧位不能测出时，可嘱患者跪于椅面上，双足空悬椅边，然后轻叩跟腱，反应同前。反射中枢在骶髓 1～2 节。

5. 膝反射　患者取坐位时，小腿完全松弛下垂与大腿成直角。仰卧位时检查用左手托起两侧膝关节使小腿屈成 120°，然后用右手持叩诊锤叩击股四头肌肌腱。正常反应为小腿伸展。若患者精神过于紧张，反射不出时，可嘱患者两手扣起，用力拉紧再试即可引出。反射中枢在第 2～4 节腰髓。

第二节　病理反射

病理反射是指上运动神经元尤其是锥体束受损时，高级中枢对脑干和延髓的抑制功能减弱，低级中枢功能过度释放而出现的异常反射。

一、上肢病理反射

1. 霍夫曼征　检查者用左手托住患者腕部上方，以右手中指和示指夹持患者中指，稍向上提，使腕部处于轻度过伸位，然后用拇指迅速弹刮患者中指的指甲，此征为上肢锥体束征，但一般较多见于颈髓病变。

2. 握持反射　用手指轻抚被检查者手掌或指掌面，阳性反应为不自主地握住检查者的手指。多见于对侧运动前区病变。

二、下肢病理反射

1. 巴宾斯基征　患者仰卧，髋及膝关节伸直，医师以手持患者踝部，用钝头竹签由后向前划足底外侧至小趾掌关节处再转向趾侧，阳性表现为拇趾背屈，其余四趾呈扇形散开。

2. 奥本汉姆征　检查者用拇、示两指沿患者胫骨前缘由上向下加压推移，阳性表现同巴宾斯基征。

3. 戈登征　用拇指和其他四指分置于腓肠肌部位，然后以适度的力量捏压，阳性表现同巴宾斯基征。

4. 查多克征　用钝头竹签在外踝下方向后向前划至趾跖关节处炎上。阳性表现同巴宾斯基征。

5. Gonda 征　将手置于被检查者足外侧两趾背面，向跖面按压后突然放松，阳性表现同巴宾斯基征。

以上 5 种体征临床意义相同，以巴宾斯基征价值最大。

三、脑膜刺激征

脑膜刺激征为脑膜受激惹的体征，见于脑膜炎、蛛网膜下腔出血和颅压增高等。

1. 颈强直　患者仰卧，检查者以一手托患者枕部，另一只手置于胸前做屈颈动作。如这一被动屈颈检查时感觉到抵抗力增强，即为颈部阻力增高或颈强直。在除外颈椎或颈部肌肉局部病变后，即可认为有脑膜刺激征。

2. Kernig 征　被检者仰卧，一侧髋关节屈成直角后，膝关节也在近乎直角状态时，检查者将被检者小腿抬高伸膝。正常人膝关节可伸达 135°以上。如伸膝受阻且伴疼痛与屈肌痉挛，则为阳性。

3. Brudzinski 征　患者仰卧，下肢伸直，检查者一手托起患者枕部，另一手按于其胸前。当头部前屈时，双髋与膝关节同时屈曲则为阳性。

第二部分　基本操作

第一章　外科洗手

一、目的

最大限度清除皮肤表面的细菌，虽不能完全消灭藏在皮肤深处的细菌，但配合消毒橡胶手套和无菌手术衣，可防止细菌移位到皮肤表面而污染手术切口。

二、准备工作

1. 个人准备　着洗手衣裤，戴帽子及外科口罩，检查双手臂（无破损，无饰物）并修剪指甲。
2. 用物准备　无菌擦手巾、抗菌洗手液、外科手消毒液。

三、操作方法

1. 肥皂刷手法　先用肥皂及清水将手臂按普通洗手方法清洗一遍，再用消毒过的毛刷蘸肥皂水（或肥皂），顺序交替刷洗双手及手臂，范围从手指尖至肘上 10cm 处，特别注意甲缘、甲沟、指蹼、手掌侧等部位。每次洗刷 3 分钟后，手指向上，肘部屈曲朝下，使清水从上而下冲净手臂上的肥皂水。如此反复刷洗 3 遍，共约 10 分钟。用无菌毛巾从手向肘部顺序拭干，然后将双手、前臂至肘上 6cm 处浸泡于 70% 酒精或 0.1% 新洁尔灭溶液中 5 分钟，浸泡时用泡手桶内的小毛巾反复轻轻擦拭手及前臂，最后屈肘将手举于胸前（以双手勿低于肘、勿高于肩为度），晾干。洗手消毒后，若手臂不慎碰触未经消毒的物品时，应重新洗手。

2. 紧急手术简易洗手法　当情况紧急，手术人员来不及做常规洗手消毒时，宜先用普通肥皂洗去手和前臂的污垢，继用 2.5% ~ 3% 碘酊涂擦双手及前臂，再用 70% 酒精拭净脱碘。戴无菌手套、穿手术衣后，再戴第二副无菌手套。

3. 聚烯吡酮碘手臂消毒法　聚烯吡酮碘是聚烯吡酮与碘的复合物（PVP – I）。碘伏为一种碘和表面活性剂的复合体，聚烯吡酮表面活性剂作为碘的载体和助溶剂，使碘易溶于水，逐渐释放出游离碘，能较长时间保持有效杀菌作用。先用含碘肥皂液擦洗手及前臂 15 ~ 30 秒钟，清水冲洗后拭干，再用 10% PVP – I（有效碘 1%）溶液擦双手及前臂 1 ~ 2 分钟，戴无菌手套。

4. 洗必泰手臂消毒法　先用普通肥皂洗手臂，清水冲净一遍。取无菌毛刷蘸 4% 洗必泰溶液，从指甲到肘部顺序刷洗 3 分钟，温水冲洗，用无菌小毛巾拭干。用手取 0.5% 洗必泰乙醇（90%）溶液 10ml，从手指涂到腕部，直至搓干为止，约需 2 分钟，然后再取 5ml 擦手指、揉进甲沟使其自然干燥，即可穿无菌手术衣、戴手套。手臂皮肤消毒时，先用清水洗手及前臂，取 3 ~ 5ml 灭菌王搓揉 3 分钟，无菌毛刷刷洗指甲，清水冲洗污沫，无菌巾拭干后再用少许灭菌王在手及前臂涂抹薄层，可持续灭菌 4 ~ 6 小时。

四、注意事项

1. 不论采用何种方法，均应按从指间到上臂下 1/3 的顺序，交替刷洗两手及手臂，特别注意指甲缘、甲沟和指蹼等皱折处。

2. 冲洗时，保持肘关节于最低位，擦手毛巾应从指间向上擦，决不能来回擦手。使用后的海绵、刷子等，应当放在指定的容器中，一用一消毒。

3. 洗手消毒完毕后，均应保持拱手姿势，手臂不能下垂，也不可接触未经消毒的物品。

4. 手部皮肤无破损。

5. 手部不佩带戒指、手镯等饰物。

第二章　戴无菌手套

一、目的

执行无菌操作或者接触无菌物品是戴无菌手套，以保护患者，预防感染。

二、用物准备

一次性无菌手套、指甲剪、弯盘、洗手设备、清洁抹布。

三、操作步骤

穿好无菌手术衣后，选取与自己手尺码相一致的手套。用手自手套袋内捏住手套套口翻折部，将手套取出。先用右手插入右手手套内，再用已戴好的右手指插入左手手套翻折部的内侧面，帮助左手插入手套内。已戴手套的右手不可触碰左手皮肤。将手套翻折部翻回手术衣袖口。必要时可用无菌盐水冲净手套外面的滑石粉。在手术开始前，双手应放于胸前。

四、注意事项

应严格区分无菌面和非无菌面，未戴手套的手不可触及手套外面，已戴手套的手不可触及手套内面或未戴手套的手，发现手套破裂应立即更换，脱手套时不可用力强拉手套边缘或手指部分。

第三章　手术区消毒

一、目的

消灭拟作切口处及其周围皮肤的微生物，使其达到无菌的要求。

二、消毒方法

1. 涂擦消毒液时应由手术中心向四周涂擦（如为感染创面或肛门区手术，则自手术区外周涂向感染创面或会阴、肛门处），已经接触污染部位的药液纱布不应再返擦清洁处皮肤。

2. 手术区皮肤消毒范围要包括手术切口周围15cm的区域，如有手术延长切口的可能，则应事先相应扩大皮肤消毒范围。

3. 消毒时常用2.5%~3%碘酊涂擦皮肤，待碘酊干后，再以75%酒精涂擦两遍，将碘酊擦净。也可用0.5%碘尔康溶液或1:1000苯扎溴铵溶液涂擦两遍消毒。

三、不同手术消毒范围

1. 甲状腺手术　上至下颌、下口唇线，两侧至颈、颈项交界及锁骨上窝，下至两乳头连线。

2. 胃切除术　上界为两侧腋窝皱褶处连线，也有为两乳头连线；下界至下肢股骨上1/3处（相当于会阴部水平线）；两侧界为腋前线。

3. 肛门（痔疮）手术　自外侧向手术中心区依次向肛门消毒，外侧外界、臀部及大腿内后侧上2/3、会阴部至耻骨联合。

4. 阑尾炎手术　以右侧髂前上棘至脐连线外1/3与2/3交叉点为消毒中心点，消毒范围：右腹部至右大腿 1/3、会阴部、向左至脐部，向上至右季肋缘。

四、注意事项

1. 消毒皮肤应由手术区中心向四周涂擦。如为感染创面、或为肛门区手术，则应从手术区的外周涂向中央处。已经接触污染部位的药液纱布不应再返回涂擦清洁处。

2. 手术区皮肤消毒范围要包括手术切口周围 15cm 的区域。如手术有延长切口的可能，则应事先相应扩大皮肤消毒范围。

五、铺巾

手术区消毒后，铺无菌巾。铺巾时每块手术巾的反折部靠近切口。铺巾的顺序是：先铺铺巾者对面一侧，再铺会阴侧，再铺头侧，最后铺靠近铺巾者一侧，然后用巾钳夹住无菌巾之交叉处固定。若铺巾完毕后要修正某一铺巾只能由手术区向外移。然后再根据需要铺中单、大单，大单的头端应盖过手术架，两侧和足端部应垂下超过手术台边缘 30cm。

第四章　穿脱隔离衣

一、目的

保护工作人员和患者，防止病原微生物播散，避免交叉感染。

二、穿隔离衣法

1. 先戴好口罩，取下手表，卷袖过肘（冬季卷过前臂中部即可）。

2. 手持衣领从衣钩上取下隔离衣，清洁面向自己，将衣领的两端向外，向领中央折齐，右手食、中和无名指分别插入领的各折叠处，拇指、小指在外持住衣领对齐户缝，露出袖笼。

3. 左手伸入袖内，右手持衣领向上拉，使左手露出来。

4. 换左手持衣领，右手伸入袖内，举手将袖抖上。注意勿触及面部。

5. 两手持衣领，由领子中央顺着边缘向后将领扣扣好；再扣好袖扣（此时手已被污染）。

6. 将隔离衣一边（约在腰下 5 厘米处）腋中线拉住，然后渐向前拉，直到看到边缘，同法捏住另一侧边缘（注意手勿触及衣的内面），双手在后面将边缘对齐，向一侧折叠，以一手按住，另一手将腰带拉至背后压住折叠处，将腰带地背后交叉，回到前面打一活结，注意勿使折处松散。

7. 如隔离衣衣袖过长，可将肩部纽扣扣上，穿好隔离衣，即可进行工作。

三、脱隔离衣法

1. 解开腰带，在前面打一活结。

2. 解开两袖口及肩扣子，在肘部将部分袖子塞入工作服下，使两手露出来，便于刷洗消毒。

3. 刷手，按前臂、腕部、手掌、手背、指甲、指缝等顺序蘸肥皂水或消毒液刷洗，每只手刷半分钟后用流水冲净，再重复刷洗一次（共 2 分钟）。若为消毒液则每手各刷一分钟后清水冲净，擦干。

4. 解开领扣，右手伸入左侧衣袖里拉下衣袖过手，用遮盖的左手握住右手隔离衣袖外面将袖拉下，两手在袖内解开腰带，比手轮换握住袖子，渐渐自袖管中退出，再用右手撑住工作衣肩缝撒出左手，随即用左手握住领子的外面再脱出右手。

5. 两手握住领子，将隔离衣两边对齐（如挂在半污染区的隔离衣，清洁面向外，挂在污染区的隔离衣，污染面在外），挂在衣钩上。脱不再穿的隔离衣方法同前，脱下后将隔离衣的清洁面向外翻，卷好投入污衣袋中。

四、注意事项

1. 隔离衣长短要合适，如有破洞应补好。穿隔离衣前，准备好工作中一切需用物品，避免穿了隔离衣到清洁区取物。

2. 穿隔离衣时，避免接触清洁物，系领子时，勿使衣袖触及面部、衣领及工作帽。穿着隔离衣，须将内面工作服完全遮盖。隔离衣内面及衣领为清洁区，穿脱时，要注意避免污染。

3. 穿隔离衣后，只限在规定区域内进行活动，不得进入清洁区。

4. 挂隔离衣时，不使衣袖露出或衣边污染面盖过清洁面。

5. 隔离衣应每天更换，如有潮湿或被污染时，应立即更换。

第五章　开放性创口的常用止血法

一、目的

防止或减少创伤和手术、组织的切开和解剖、器官的切除过程中的出血。

二、适应证

适用于各种出血情况下的急救止血与包扎，尤其是大出血的急救处理，以压迫止血、保护创面、固定敷料、减少污染、固定骨折与关节、减少疼痛。

三、准备工作

1. 了解、熟悉患者病情。与患者或家属交代病情，做好解释工作，争取清醒患者配合。

2. 消毒用品、无菌纱布、棉垫、绷带、三角巾、止血带等，亦可用清洁毛巾、手绢、布单、衣物等替代。

四、操作步骤

1. 止血方法

（1）加压包扎法　为最常用急救止血方法。用敷料盖住创面，再用绷带加压包扎。

（2）堵塞止血法　用消毒的纱布、棉垫等敷料堵塞在创面内，再用绷带、三角巾或四头带加压包扎，松紧度以达到止血为宜。常用于颈部、臀部等较深创面。

（3）指压止血法　用手指压迫出血的血管上端，即近心端，使血管闭合阻断血流达到止血目的。适用于头、面、颈部及四肢的动脉出血急救。

（4）屈曲加垫止血法　当前臂或小腿出血时，可在肘窝或腘窝内放置棉纱垫、毛巾或衣服等物品。屈曲关节，用三角巾或布带做8字形固定。注意有骨折或关节脱位者不能使用，同时因此方法令伤员痛苦较大，不宜首选。

（5）血带止血法　适用于四肢大血管破裂或经其他急救止血无效者。包括：①橡皮止血带止血法。常用气囊止血带或长1m左右的橡皮管，先在止血带部位垫一层布或单衣，再以左手指、示指、中指持止血带头端，另一手拉紧止血带绕肢体缠2~3圈，并将橡皮管末端压在紧缠的橡皮管下固定。②绞紧止血法。急救时可用布带、绳索、三角巾或者毛巾替代橡皮管，先垫衬垫，再将带子在垫上绕肢体一圈打结，在结下穿一短棒，旋转此短棒使带子绞紧，至不流血为止，最后将短棒固定在肢体上。

2. 包扎方法

（1）绷带包扎法　主要用于四肢及手、足部创面的包扎及敷料、夹板的固定等。包括：①环形包扎法，主要用于腕部和颈部；②"8"字形包扎法，用于关节附近的包扎；③螺旋形包扎法，主要用于上肢、大腿；④人字形包扎法，多用于前臂和小腿等。

（2）三角巾包扎法　依据创面不同部位，采用不同的三角巾包扎方法，常见的有：①头顶部创面，采用帽式包扎法。将三角巾底边折叠约3cm宽，底边正中放在眉间上部，顶尖拉向枕部，底边经耳上向后在枕部交叉并压住顶角，再经耳上绕到额部拉紧打结，顶角向二反折至底边内或用别针固定。②头顶、面部或枕部创面，采用风帽式包扎法。将三角巾顶角打结放在额前，底边中点打结放在枕部，底边两角拉紧包住下颌，再绕至枕骨结节下方打结。③颜面部较大范围的创面，采用面具式包扎法。将三角巾顶角打结，放在下颌处，上提底边罩住头面，拉紧两底角至后枕部交叉，再绕至前额部打结，包扎好后根据伤情在眼、鼻、口处剪洞。④头、眼、耳处外伤，采用头眼包扎法。三角巾底边打结放在鼻梁上，两底角拉向耳后下，枕后交叉后绕至前额打结，反折顶角向上固定。⑤一侧眼球受伤，采用单眼包扎法。将三角巾折叠成4指宽的带形，将带子的上1/3盖住伤眼，下2/3从耳下至枕部，再经健侧耳上至前额，压住另一端，最后绕经伤耳上，枕部至健侧耳上打结。⑥双眼损伤，采用双眼包扎法。先将带子中部压住一眼，下端从耳后到枕部，经对侧耳上至前额，压住上端，反折上端斜向下压住另一眼，再绕至耳后、枕部，至对侧耳上打结。⑦下颌、耳部、前额或颞部创面，采用下颌带式包扎法。将带巾经双耳或颞部向上，长端绕顶后在颞部与短端交叉，将二端环绕头部，在对侧颞部打结。⑧肩部创面，可用肩部三角巾包扎法。燕尾式包扎法或衣袖肩部包扎法包扎。其中燕尾式包扎法是将三角巾折成燕尾式放在伤侧，向后的角稍大于向前的角，两底角在伤侧腋下打结，两燕尾角于颈部交叉，至健侧腋下打结。⑨前臂悬吊带。前臂大悬吊带适用于前臂外伤或骨折（将三角巾平展于胸前，顶角与伤肢肘关节平行，屈曲伤肢，提起三角巾下端，两端在颈后打结，顶尖向胸前外折，用别针固定），前臂小悬吊带适用于锁骨、肱骨骨折、肩关节损伤和上臂伤（将三角巾叠成带状，中央放在伤侧前臂的下1/3，两端在颈后打结，将前臂悬吊于胸前）。⑩胸背部创面，包括单胸包扎法、胸背部燕尾式包扎法、胸背部双燕尾式包扎法。⑪腹部创面，包括腹部兜式包扎法、腹部燕尾式包扎法。⑫臀部创面，单臀包扎法需两条三角巾，将一条三角巾盖住伤臀，顶角朝上，底边折成两指宽在大腿根部绕成一周作结，另一三角巾折成带状压住三角巾顶角，围绕腰部一周做结，最后将三角巾顶角折回，用别针固定。⑬四肢肢体包扎法。将三角巾折叠成适当宽度的带状，在创面部环绕肢体包扎。⑭手（足）部三角巾包扎法。将手或足放在三角巾上，与底边垂直，反折三焦巾顶角至手或足背，底边缠绕打结。

（3）四头带包扎法　主要用于鼻部、下颌、前额及后头部的创伤。

（4）毛巾、被单、衣服包扎　操作方法同前。

（5）特殊损伤的包扎　包括：①开放性颅脑损伤。用干净的碗扣在创面上，或者用敷料或其他的干净布类做成大于创面的圆环，放在创面周围，然后包扎，以免包扎时骨折片陷入颅内，同时保护膨出的脑组织。②开放性气胸。如胸部外伤伴有气胸，对较小的创面采用紧密包扎，阻断气体从创面进出，可先用厚敷料或塑料布覆盖，再用纱布垫或毛巾垫加压包扎，对创面较大或胸壁缺损较多，可用葫芦形纱布填塞压迫，先用一块双侧凡士林纱布经创面填塞胸腔内，再在其中心部位填塞干纱布，外加敷料，用胶布粘贴加压固定。③肋骨骨折。胸部外伤伴有多发肋骨骨折，可用衣物、枕头等加压包扎伤侧，以遏制胸壁浮动，必要时可将伤员侧卧在伤侧，单根肋骨骨折可用宽胶布固定（用胶布3~4条，每条宽7~8cm，长度为胸廓周径的2/3，在患者最大呼气末时固定，从健侧肩胛下向前至健侧锁骨中线，上下胶布重叠2~3cm）。④开放性骨折并骨端外露。包扎时外露的骨折端不要还纳，如自行还纳还需特别注明。⑤腹部外伤并内脏脱出。脱出的内脏不能还纳，包扎时屈曲双腿，放松腹肌，将脱出的内脏用大块无菌纱布盖好，再用干净饭碗、木勺等凹形物扣上，或用纱布、布卷、毛巾等做成圆圈状，以保护内脏，再包扎固定。

五、注意事项

1. 迅速暴露创面并检查，采取急救措施。

2. 有条件者应对创面妥善处理，如清除创面周围油污，局部消毒等。

3. 使用止血带必须包在创面的近心端；局部给予包布或单衣保护皮肤；在上止血带前应抬高患肢2~3分钟，以增加静脉血向心回流；必须注明每一次上止血带的时间，并每隔45~60分钟放松止血带一次，每次放松止血带的时间为3~5分钟，松开止血带之前应用手压迫动脉干近端；绑止血带松紧要适宜，以出血停止、远端摸不到脉搏搏动为好。

4. 包扎材料尤其是直接覆盖创面的纱布应严格无菌，没有无菌敷料则尽量应用相对清洁的材料，如干净的毛巾，布类等。

5. 包扎不能过紧或过松，打结或固定的部位应在肢体的外侧面或前面。

第六章　创面换药

延期处理的开放性创伤、软组织感染切开引流、手术切口感染等，由于局部组织 病理反应，使创面出现渗液、化脓、坏死或组织缺损等，应予适当处理。这种处理包括检查创面，清除脓液及坏死组织，放置或去除引流物更换敷料和包扎等，这一过程称为换药，也称为更换敷料或上药。

一、目的

观察创面，去除坏死组织，清洁创面，引流通畅，促进创面愈合或手术后拆除缝线。

二、准备工作

1. 换药室应提早做好室内各种清洁工作换药前半小时室内不作打扫。

2. 换药前必须初步了解创口部位、类型、大小、深度、创面情况，是否无菌或化脓创口，有无引流物，以便准备适当敷料和用具，避免造成浪费或临时忙乱。无菌创口换药到无菌室进行，感染创口在普通换药室内进行。

3. 严格执行无菌操作。换药者应戴好口罩、帽子，操作前清洁洗手，对化脓创口换药后须重新洗手，再继续换药。

4. 病员应选择适当体位，避免患者直接观察创面的操作，必要时给平卧位，创面要充分暴露，换药时，应有足够的照明光线，注意保暖，避免受凉。会表部及大面积创口宜用屏风隔开或单独在室内换药。

5. 用物准备，换药碗2只，1只盛无菌敷料，1只盛酒精棉球、盐水棉球、引流物。镊子2把，1把做清洁创口周围皮肤用，另一把作为创口内换药用。按创口需要加用油纱布、纱布条、引流药、外用药和纱布等。

三、操作方法

1. 换药步骤

(1) 外层绷带和敷料用手取下，紧贴创口的一层敷料用镊子揭去，揭除敷料的方向与创面纵向方向平行，以减少疼痛。接角敷料的镊子与接角创面的镊子要分开。

(2) 左手持另一把无菌镊子将药碗内的酒精棉球传递给右手的一把镊子操作，用以创口周围皮肤擦洗。清洁创面先由创缘向外擦洗，勿使酒精流入创口引起疼痛和损伤组织。化脓创口，由外向创缘擦拭。

(3) 交换左右手镊子，右手持的无菌镊子，处理创面内。直接用右手的无菌镊子取药碗内的盐水棉球，轻轻清洗创口，禁用干棉球擦洗创口，以防损伤肉芽组织。

(4) 去除过度生长的肉芽组织、腐败组织或异物等，观察创面的深度及有无引流不畅等情况，再用酒精棉球清除沾染皮肤上的分泌物。最后用消毒敷料覆盖创面。

2. 创口内用药

(1) 清洁创口或肉芽组织生长健康的创口用无刺激的油膏或凡士林纱布覆盖。

(2) 创面分泌物多，肉芽水肿的感染创面用2%~3%盐水湿敷；有脓液的用0.1%利凡诺尔溶液湿敷。

(3) 轻度感染的创口，用生理盐水湿敷。

(4) 肉芽组织不健康者用刮匙清除后湿敷。肉芽组织过高时用剪刀修平。

(5) 绿脓杆菌感染用1:1000苯氧乙醇湿敷，或可试用暴露疗法，必需时用橡皮管或导尿管插入创口内，以大量生理盐水冲洗，或1%青霉素溶液创口内冲洗（但大量冲洗可有全身吸收作用，故浓度不宜超过1%）。

3. 创口引流　外科引流有预防与治疗作用。预防性引流是为了预防血液、脓液的蓄积而安置的。治疗性引流是为引流脓性分泌物、坏死组织，防止创面早期闭合而安置的。

(1) 常用引流物有　橡皮条、纱布条、卷烟引流条和橡皮管等。引流物都需用安全别针固定以免滑脱浅在创面的预防性引流一般不作固定。

（2）引流物的拔除，要根据手术情况和创口分泌物多少来决定。预防积血、积液引流，橡皮条一般在术后24~48小时拔除。纱布条和分泌物引流条在术后2~3日拔除，橡皮管在术后4~7日拔除，分泌物显著减少后，逐步剪短、拔除。

4. 换药间隔日期　原则上应尽量少换药，使创口自行愈合，减少肉芽损伤或再感染机会，因此对外科手术切口即一期缝合的无菌创面，若患者无应，也可直到拆线时再换药。但如患者有发热、创口疼痛、肿胀或有渗了时，应检查创口并换药。对普通感染创面，分泌物不多，肉芽上皮生长较好者，间隔1~2日更换敷料一次。分泌物多的创面，应每天或隔天换药。脓液或渗液基金的创面，应每天换药1~2次。较大较深的创口，填塞的湿纱布条必须每天换1~2次。必要时更换湿透的外层敷料，不必每次做创口内换药。

5. 特殊创面换药

（1）绿脓杆菌感染　除全身选用有效抗生素治疗外，局部治疗也相当重要。除清除创面坏死组织外，创面可用边连续湿敷的方法，常用1：1000苯氧乙醇，0.1%多黏菌至少湿敷或可试用虹露疗法。换药后应重新洗手，并用0.25%消毒灵浸泡双手2分钟，以免交叉感染；污染敷料要另行放开，焚烧处理。

（2）下肢静脉曲张并发下肢慢性溃疡　大都伴有慢性感染，首先应控制感染，用等渗盐水或3%硼酸溶液湿敷，并应积极治疗原发病。

（3）疖与痈的处理　疖子早期的炎症结节可用热敷，亦可外敷鱼石脂软膏可使感染局限限化；已有脓头时，可在其顶部点涂苯酚；有波动时，应及早切开引流。对未成熟的疖，不应任意掠夺，尤其头面部疖肿，挤压后感染容易沿眼内紫静脉和眼静脉进入颅内的海绵状静脉窦，引起化脓性海绵状静脉窦炎。疖周围毛发应剃除，并用70%酒精涂擦，以免感染扩散到附近毛囊。痈是多个相邻毛囊和皮脂腺的化脓性炎症。病员全身症状明显有高热、畏寒、头痛、食欲不佳，应全身治疗和休息，用大剂量抗生素并加强营养。早期局部治疗与疖相同。已有溃破者，可用八二丹掺入创面中，外敷太乙膏。如病变范围广，有大块坏死组织，感染不易控制，应做扩创引流手术，一般用"＋""╫"或"╫"形切口，切口长度要超出炎症范围少许，深度应达筋膜，剪去坏死组织，用碘仿纱条填塞止血。创面内用生肌散，可促进肉芽组织生长。以后每日换药。如创面大，难以愈合的创口，可等肉芽组织生长后植皮。

（4）结核性溃疡及窦道　除全身用抗结核药物外，还要注意：①局部已形成寒性脓肿而尚未穿破者，可行潜行性穿刺抽脓，穿刺进针应选在脓肿周围的正常皮肤，并尽量抽尽脓液，然后向脓腔内注入5%异烟肼溶液或10%链霉素溶液做冲洗，脓腔内保持适量冲洗液，每周2次；②寒性脓肿破溃形成溃疡或窦道者，如继发感染不明显，一般采用刮除术，应该把结核病变组织全部刮除，创面不缝合，用链霉素溶液换药；③寒性肿有继发感染，必须切开引流，待感染控制后，必要时再行刮除术。结核性窦道，常不能自愈，必要时可考虑手术。

（5）瘘管　急症常见的瘘管主要指外瘘（如肛瘘），瘘管主要依赖手术切除，术后一般不缝合，引流换药及坐浴直至愈合。

四、注意事项

1. 严格执行无菌操作技术　凡接触创面的物品，均须无菌。防止污染及交叉感染，各种无菌敷料从容器内取出后，不得放回，污染的敷料须放入弯盘或污物桶内，不得随便乱丢。

2. 换药次序　先无菌创面，后感染创面，对特异性感染创面，如气性坏疽、破伤风等，应在最后换药或指定专人负责。

3. 特殊感染创面的换药　如气性坏疽、破伤风、绿脓杆菌等感染创面，换药时必须严格执行隔离技术，除必要物品外，不带其他物品，用过的器械要专门处理，敷料要焚毁或深埋。

第七章　脊椎骨折搬运

一、目的

保护受伤脊椎，避免进一步损伤，为后续治疗创造条件。

二、适应证

钝性创伤者出现下列情况应行脊柱固定：①脊柱疼痛或触痛；②出现神经性缺损主诉或体征；③脊柱结构变形。

三、用物准备

脊柱固定担架、短脊板、固定带、颈托、头部固定器，必要时可就地取材木板、门板等。

四、搬运方法（图 79）

1. 如果伴有颈椎损伤，病员的搬运应注意先用颈托固定颈部，搬运时，要有专人扶住伤者的头部，沿身体纵轴略加用力向外牵引，使其与躯干轴线一致，防止摆动和扭转，其余人协调一致用力将伤病员平直地抬到担架上或木板上，然后头部的左右两侧用软枕或衣服等物固定，搬运中严禁随意强行搬动头部。

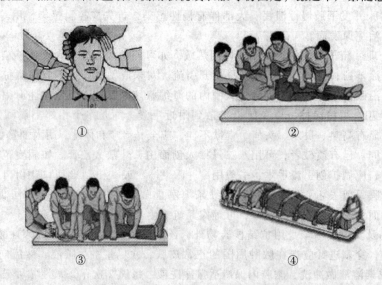

图 79　脊椎骨折搬运

2. 将伤者的双下肢伸直，双上肢也伸直放在身旁，木板放在伤者的一侧（搬运脊柱损伤的伤者必须用硬木板，且不能覆盖棉被、海绵等柔软物品）。

3. 搬运时，三人至患者同侧跪下插手，同时抬高、换单腿、起立、搬运、换单腿、下跪、换双腿同时施以平托法将患者放于硬质担架上。禁用搂抱或一人抬头、一人抬足的搬运方法，保证伤者躯体平起平落，防止躯干扭转。

4. 在伤处垫一薄枕，使此处脊柱稍向上突，然后用 4 条带子把伤员固定在木板或硬质担架上（一般用带子固定胸与肱骨水平、前臂与腰水平、大腿水平、小腿水平，将伤员绑在硬质担架上），使伤员不能左右转动。

5. 对于高位截瘫者，必要时应及早进行气管切开。长途搬运应取出伤者衣袋中的硬物，以防压迫。冬季要注意保暖，夏季注意降温。

五、注意事项

1. 脊柱损伤搬运始终保持脊柱伸直位，严禁弯曲或扭转。

2. 各项抢救措施的重要性排序为环境安全→生命体征平稳（CPR）→开放性创伤及严重骨折（创口止血、骨折固定）→搬运。

3. 转运过程中需注意观察生命体征和病情变化。

第八章 长骨骨折简易固定

一、目的

急救时的固定主要是对骨折临时固定，防止骨折断端活动刺伤血管、神经等周围组织造成继发性损伤，并减少疼痛，便于抢救运输和搬运。

二、物品准备

1. 木质、铁质、塑料制作的夹板或固定架。
2. 就地取材，选用适合的木板、竹竿、树枝、纸板等简便材料。

三、操作步骤

1. 上臂骨折固定 将夹板放在骨折上臂的外侧，用绷带固定；再固定肩肘关节，用一条三角巾折叠成燕尾式悬吊前臂于胸前，另一条三角巾围绕患肢于健侧腋下打结。若无夹板固定，可用三角巾先将伤肢固定于胸廓，然后用三角巾将伤肢悬吊于胸前（图80）。

2. 前臂骨折固定 将夹板置于前臂四侧，然后固定腕、肘关节，用三角巾将前臂屈曲悬吊于胸前，用另一条三角巾将伤肢固定于胸廓。若无夹板固定，则先用三角巾将伤肢悬吊于胸前，然后用三角巾将伤肢固定于胸廓（图81）。

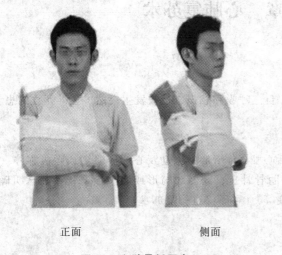

正面　　　　　　　侧面

图80 上臂骨折固定

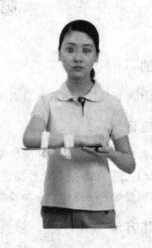

图81 前臂骨折固定

3. 股骨骨折固定

（1）健肢固定法 用绷带或三角巾将双下肢绑在一起，在膝关节、踝关节及两腿之间的空隙处加棉垫（图82）。

（2）躯干固定法 用长夹板从脚跟至腋下，短夹板从脚跟至大腿根部，分别置于患腿的外、内侧，用绷带或三角巾捆绑固定（图83）。

4. 小腿骨折固定 用长度由脚跟至大腿中部的两块夹板，分别置于小腿内外侧，再用三角巾或绷带固定。亦可用三角巾将患肢固定于健肢。

5. 脊柱骨折固定 将伤员仰卧于木板上，用绷带将脖、胸、腹、髂及脚踝部等固定于木板上。

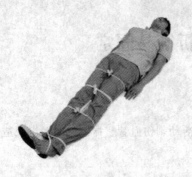 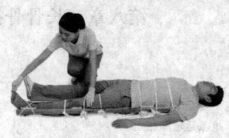

图 82　股骨骨折健肢固定法　　　　图 83　股骨骨折躯干固定法

四、注意事项

1. 有创口者应先止血、消毒、包扎，再固定。
2. 固定前应先用布料、棉花、毛巾等软物，铺垫在夹板上，以免损伤皮肤。
3. 用绷带固定夹板时，应先从骨折的下部缠起，以减少患肢充血水肿。
4. 夹板应放在骨折部位的下方或两侧，应固定上下各一个关节。
5. 大腿、小腿及脊柱骨折者，不宜随意搬动，应临时就地固定。
6. 固定应松紧适宜。

第九章　心肺复苏术

一、目的

以徒手操作来恢复猝死患者的自主循环、自主呼吸和意识，抢救发生突然、意外死亡的患者。

二、适应证

适用于各种原因所造成的循环骤停（包括心脏骤停、心室颤动及心搏极弱）或呼吸骤停（脑疝、脑干损伤引起）。禁忌证：①胸壁开放性损伤；②肋骨骨折；③胸廓畸形或心包填塞；④凡已明确心、肺、脑等重要器官功能衰竭无法逆转者（如晚期癌症等），可不必进行复苏术。

三、操作方法

心肺复苏是一个连贯、系统的急救术，各个环节应紧密结合不间断进行。现场心肺复苏术的步骤如图 84。

1. 证实　迅速用各种方法刺激患者，确定是否意识丧失，心跳、呼吸停止。主要采取：①"一看"，即看形态、面色、瞳孔；②"二摸"，即摸股动脉、颈动脉搏动；③"三听"，即听心音，证实患者心跳停止后应立即进行抢救。

2. 体位　一般要去枕平卧，将患者安置在平硬的地面上或在患者的背后垫上一块硬板，尽量减少搬动患者。

3. 胸外心脏按压

（1）按压部位　胸骨中、下 1/3 交界处的正中线上或剑突上 2.5 ~ 5cm 处。

（2）按压方法　抢救者一手掌根部紧放在按压部位，另一手掌放在此手背上，两手平行重叠且手指交叉互握抬起，使手指脱离胸壁；抢救者双臂应绷直，双肩中点垂直于按压部位，利用上半身体重和肩、臂部肌肉力量垂直向下按压，使胸骨下陷 4 ~ 5cm（5 ~ 13 岁 3cm，婴、幼儿 2cm）；按压应平稳、有规律地进行，不能间断，下压与向上放松时间相等；按压至最低点处，应有一明显的停顿，不能冲击式的猛压或跳

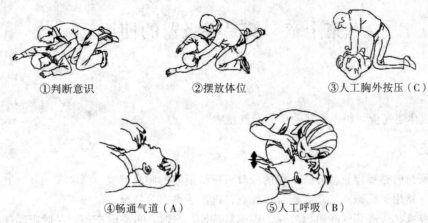

①判断意识　　②摆放体位　　③人工胸外按压（C）

④畅通气道（A）　　⑤人工呼吸（B）

图84　现场心肺复苏术

跃式按压，放松时定位的手掌根部不要离开胸骨定位点，但应尽量放松，务使胸骨不受任何压力；按压频率传统用 80～100 次/分。小儿 90～100 次/分，按压与放松时间比例以 0.6:0.4 为恰当。

（3）效果评判　按压有效的主要指标：①按压时能扪及大动脉搏动，收缩压 >8.0kPa；②患者面色、口唇、指甲及皮肤等色泽再度转红；③扩大的瞳孔再度缩小；④出现自主呼吸；⑤神志逐渐恢复，可有眼球活动，睫毛反射与对光反射出现，甚至手脚抽动，肌张力增加。

（4）按压停歇时间　在胸外按压的同时要进行人工呼吸，更不要为了观察脉搏和心率而频频中断心肺复苏，按压停歇时间一般不要超过 10 秒，以免干扰复苏成功。

4. 人工呼吸　在人工心脏按压同时，进行人工呼吸的。

（1）畅通呼吸道　通常采用仰额举颌法，即一手置于前额使头部后仰，另一手的食指与中指置于下颌骨近下或下颌角处，抬起下颌。有义齿托者应取出。

（2）操作方法　一般可采用口对口呼吸、口对鼻呼吸、口对口鼻呼吸（婴幼儿）。患者仰卧，术者位于患者一侧，低头观察患者胸廓无呼吸起伏动作，口鼻亦无气息吐出，颈动脉搏动消失，判断其呼吸心跳停止，呼叫同事抢救的同时，迅速松开其领口和裤带、并抽去枕头，用纱布或手帕清除患者口鼻分泌物及异物，保持呼吸道通畅。一手抬起患者颈部，使其头部后仰，另一手压迫患者前额保持其头部后仰位置，使患者下颌和耳垂连线与床面垂直；一手将患者的下颌向上提起，另一手以拇指和示指捏紧病的鼻孔。术者深吸气后，将口唇紧贴患者口唇，把患者嘴完全包住，深而快地向患者口内吹气，时间应持续 1 秒以上，直至患者胸廓向上抬起。此时，立刻脱离接触，面向患者胸部再吸空气，以便再行下次人工呼吸。与此同时，使患者的口张开，并松开捏鼻的手，观察胸部恢复状况，并有气体从患者口中排出。然后再进行第二次人工呼吸。开始时先迅速连续吹入 3～4 次。然后吹气频率维持在每分钟 12～20 次，吹气量每次 500～600ml。

四、注意事项

1. 按压必须要与人工呼吸同步进行。人工呼吸时送气量不宜过大，以免引起患者胃部胀气。

2. 胸外按压时要确保足够的频率及深度，尽可能不中断胸外按压，每次胸外按压后要让胸廓充分的回弹，以保证心脏得到充分的血液回流。

3. 按压放松时手掌不要离开原部位。胸外按压时肩、肘、腕在一条直线上，并与患者身体长轴垂直。

4. 因抢救需要（如心内注射，做心电图），停止按压不要超过 15 秒。

5. 婴幼儿心脏位置较高，应按压胸骨中部，频率 100 次/分。

第十章　简易呼吸器的使用

一、目的

维持和增加机体通气量。纠正威胁生命的低氧血症。

二、适应证

1. 各种原因所致的呼吸停止或呼吸衰竭的抢救及麻醉期间的呼吸管理。
2. 运送病员　适用于机械通气患者作特殊检查，进出手术室等情况。
3. 临时替代呼吸机　遇到呼吸机因故障、停电等特殊情况时，可临时应用简易呼吸器替代。

三、操作步骤

1. 护士准备　仪表端庄，着装整洁，态度严肃，洗手，戴口罩。
2. 操作前评估　了解患者的病情，注意患者有无自主呼吸及呼吸形态，呼吸道是否通畅，有无义齿，患者的意识、脉搏、血压、血气分析等。
3. 用物准备　简易呼吸器，氧气装置1套，无菌手套1副，纱布2块，弯盘。
4. 操作过程

（1）备齐用物至患者床旁，核对患者身份，清醒患者向其解释清楚以取得合作，正确连接各用物。

（2）检查简易呼吸器与氧气装置是否通畅，呼吸气囊有无漏气，调节氧气流量 8～10L/min，使储氧袋充盈（若无供氧不要接储氧袋），协助患者取适宜体位（一般取去枕仰卧位）。

（3）解开患者衣领、腰带，操作者站于患者的头侧，开放气道（仰头抬颏法、双下颌上提法），使患者头后仰，下颌与耳垂连线与地面垂直。（必要时用口咽通气管，防止舌咬伤和舌后坠）。

（4）戴手套，取一块纱布清除口腔分泌物，如有义齿取下。清除口腔与喉中、义齿等任何可见的异物。

（5）将面罩紧扣患者的口鼻部，操作者一手以 EC 手法（左手拇指和食指将面罩紧扣于患者口鼻部，中指、无名指和小指放在患者耳垂下方下颌角处，将下颌向前上托起），或放置面罩固定带固定面罩，使面罩与口鼻紧贴不漏气，保持气道打开及固定面罩，另一手挤压气囊。如果患者插有气管插管或做气管切开者，应摘除面罩，单向阀接头直接连接气管内管接头进行操作。如果有2人配合，则可由一人扣紧面罩，另一人帮助挤压气囊。

（6）以每分钟成人 10～12 次的频率（儿童 14～20 次/分钟），单手或双手规律、均匀地挤压呼吸囊，挤压球囊时间应长于1s，待呼吸囊重新膨起后开始下一次挤压，应尽量在患者吸气时挤压呼吸囊，将气体送入肺中，同时观察胸廓起伏情况。挤压呼吸气囊时，压力不可过大，无氧源时挤压气囊的2/3，有氧源时挤压气囊的1/2。一般潮气量为 500～600ml，儿童 250～300ml，按压与放松比为 1：1.5。

（7）观察患者胸廓是否随着挤压气囊而起伏，面色、口唇是否红润，SpO_2 是否改善，呼吸活瓣工作情况，呼气时透明面罩内有无雾气，判断通气量是否合适，发现患者有自主呼吸时，应按患者的呼吸动作加以辅助，以免影响患者的自主呼吸。

（8）停止使用后再用另一块纱布清洁患者口鼻及面部，协助患者取适宜体位，根据患者病情或遵医嘱给予适宜流量的氧气吸入，整理床单位，安慰患者。

（9）整理用物，脱手套，洗手，记录。

四、注意事项

1. 选择合适的面罩，以便得到最佳使用效果。
2. 如果外接氧气，应调节氧流量至氧气储气袋充满氧气鼓起（氧流量 8～10 升/分）。
3. 有无发绀的情况。

4. 适当的呼吸频率。

5. 阀门是否正常工作。

6. 接氧气时，注意氧气管是否接实。

7. 如果操作中单向阀收到呕吐物、血液等污染时，应自患者处移开并取下单向阀加以清洗。用力挤压球体数次，将积物清除干净。

8. 将单向阀卸下用水清洗干净。

9. 用完毕应清洁、消毒及测试简易呼吸器，以保持最佳的备用状态。

10. 当婴儿及小孩使用简易呼吸器时，应具备安全阀装置，自动提供调整压力，以保障患者安全。如果需要较高的压力，请将压力阀向下压，使安全阀暂时失效。

第三部分　常用辅助检查

第一章　心电图

第一节　正常心电图

一、心电图记录纸

心电图记录的是电压随时间变化的曲线。心电图记录在坐标纸上，坐标纸为由 1mm 宽和 1mm 高的小格组成。表示时间，纵坐标表示电压。当走纸速度为 25mm/s 时，横坐标 1 小格（1mm）代表时间为 0.04s（40ms）；当标准电压为 1mV 时，纵坐标 1 小格（1mm）代表电压为 0.1mv。

二、心电图波形

1. 基本波形　测量电极安放位置和连线方式（称导联方式）不同所记录到的心电图，在波形上有所不同（图 85）。

（1）P 波　反映在左右两心房的去极化过程。P 波波形小而圆钝，历时 0.08 ~ 0.11s，波幅不超过 0.25mV。

（2）QRS 波群　代表左右两心室去极化过程的电位变化。典型的 QRS 波群，第一个向下波为 Q 波，以后是高而尖峭的向上的 R 波，最后是一个向下的 S 波。正常 QRS 波群历时约 0.06 ~ 0.10s，各波波幅在不同导联中变化较大。

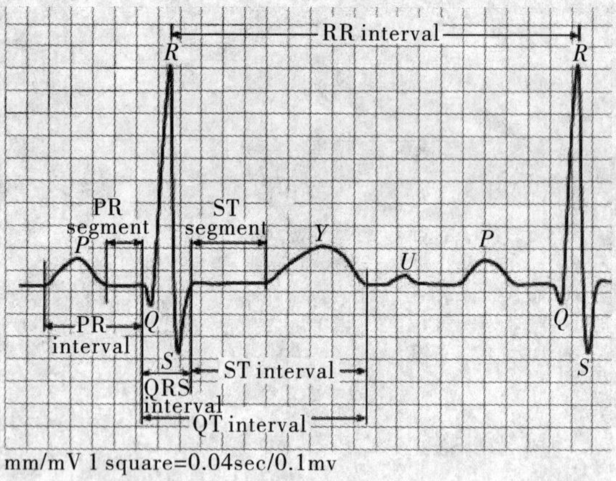

（3）T 波　反映心室复极（心室肌细胞 3 期复极）过程中的电位变化，波幅一般为 0.1 ~ 0.8mV，在 R 波较高的导联中 T 波不应低于 R 波的 1/10。T 波历时 0.05 ~ 0.25s。T 波的方向与 QRS 波群的主波方向相同。

图 85　正常心电图

（4）U 波　是 T 波后 0.02 ~ 0.04s 可能出现的一个低而宽的波；方向一般与 T 波一致，波宽 0.1 ~ 0.3s，波幅大多在 0.05mV 以下。

2. 各波形间的时程　在心电图中，除了上述各波形外，各波之间形成了特定的时程。

（1）P - R 间期（或 P - Q 间期）　是指从 P 波起点到 QRS 波起点之间的时程，为 0.12 ~ 0.20s。P - R 间期代表由窦房结产生的兴奋经由心房、房室交界和房室束到达心室，并引起心室开始兴奋所需要的时间，故也称为房室传导时间；在房室传导阻滞时，P - R 间期延长。

（2）PR 段　从 P 波终点到 QRS 波起点之间的曲线，通常与基线同一水平。PR 段形成的原因是由于兴奋冲动通过心房之后在向心室传导过程中，要通过房室交界区；兴奋通过此区传导非常缓慢，形成的电位变化也很微弱，一般记录不出来，故在 P 波之后，曲线又回到基线水平，成为 PR 段。

（3）Q - T 间期　从 QRS 波起点到 T 波终点的时程；代表心室开始兴奋去极到完全复极到静息状态的时间。

（4）ST 段　指从 QRS 波群终了到 T 波起点之间的与基线平齐的线段，它代表心室各部分心肌细胞均处于动作电位的平台期（2 期），各部分之间没有电位差存在，曲线又恢复到基线水平。

第二节　急性心肌梗死

急性心肌梗死指冠状动脉突然完全性闭塞，心肌发生缺血、损伤和坏死，出现以剧烈胸痛、心电图和心肌酶学的动态变化为临床特征的一种急性缺血性心脏病。心电图检查是本病最重要、最有价值的早期诊断手段，在鉴别诊断方面也有重要意义.

一、心电图的特征性改变

1. 宽而深的 Q 波（病理性 Q 波），在面向心肌坏死区的导联上出现。

2. ST 段抬高弓背向上型，在面向坏死区周围心肌损伤区的导联上出现。

3. T 波倒置，在面向损伤区周围缺血区的导联上出现。

另外，在背向心肌梗死区者无病理性 Q 波，有普遍性 ST 段压低，但 aVR 导联（有时还有 V，导联）ST 段抬高。

二、急性心肌梗死发生后各时期的心电图改变（图 85）

1. 超急性期　自心肌梗死后数分钟开始持续数小时，先产生高大的 T 波，以后迅速出现 ST 段斜型抬高，与高耸直立的 T 波相连（图 86）。

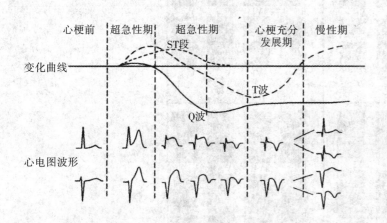

图 85　心肌梗死心电图改变与动态演变

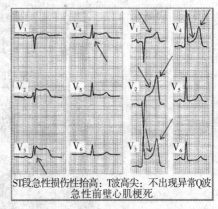

ST段急性损伤性抬高；T波高尖；不出现异常Q波
急性前壁心肌梗死

图 86　急性前壁心肌梗死超急性期

2. 心梗充分发展期　梗死后数周至数月，以坏死和缺血图形为主要特征即：抬高的 ST 段基本恢复至基线；坏死型 Q 波持续存在；缺血型 T 波由倒置较深逐渐变浅（图 87）。

3. 慢性期　出现在急性心肌梗死后 3～6 个月之后或更久。ST 段和 T 波恢复正常或 T 波持续倒置、低平，趋于恒定不变，残留下坏死的 Q 波（图 88）。

三、急性心肌梗死的定位判断

心电图对心肌梗死部位的诊断一般是以坏死型 Q 波出现于以下导联为依据（图 89）：①下壁心肌梗死，坏死型 Q 波出现在 Ⅱ、Ⅲ、aVF 导联；②前间壁心肌梗死，坏死型 Q 波出现在 V_1、V_2（V_3）导联；③前壁心肌梗死，坏死型 Q 波出现在（V_2）V_3、V_4 导联；④广泛前壁心肌梗死，坏死型 Q 波出现在 V_{1-5}（V_6、Ⅰ、aVL）导联；⑤前侧壁心肌梗死，坏死型 Q 波出现在 $V_{4\sim6}$（V_7）导联；⑥高侧壁心肌梗死，坏死型 Q 波出现在 Ⅰ、aVL 导联；⑦后壁心肌梗死，坏死型 Q 波出现在 $V_{7\sim9}$ 导联；⑧右室心肌梗死，坏死型 Q 波出现在（V_1）$V_3R\sim V_6R$ 导联。

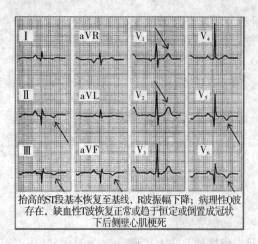

抬高的ST段基本恢复至基线，R波振幅下降；病理性Q波存在，缺血性T波恢复正常或趋于恒定或倒置成冠状下后侧壁心肌梗死

图87　急性心肌梗死充分发展期

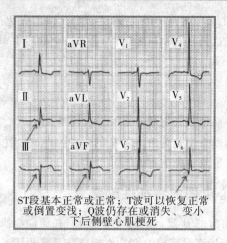

ST段基本正常或正常；T波可以恢复正常或倒置变浅；Q波仍存在或消失、变小下后侧壁心肌梗死

图88　急性心肌梗死慢性期

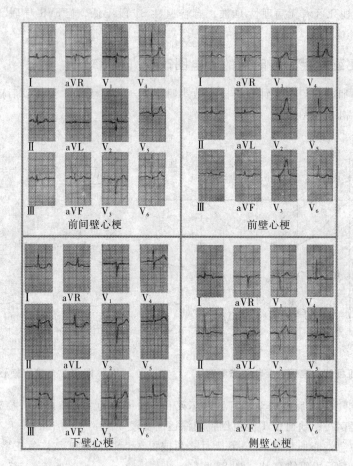

图89　急性心肌梗死的定位

以上不同部位的心梗中，前间壁和下壁心肌梗死最常见。

第三节　心肌缺血

心肌缺血通常发生在冠状动脉粥样硬化基础上。当心肌某一部分缺血时，将影响到心室复极的正常进行，并可使缺血区相关导联发生 ST-T 异常改变。心肌缺血的心电图改变类型取决于缺血的严重程度、持续时间和缺血发生部位。

一、缺血型心电图改变

发生心肌缺血时，复极过程发生改变，心电图上出现T波变化（图90）。

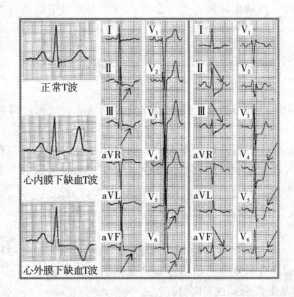

图90　心肌缺血心电图

1. **心内膜下心肌层缺血**　若心内膜下心肌层缺血，这部分心肌复极时间较正常时更加延迟，使原来存在的与心外膜复极向量相抗衡的心内膜复极向量减小或消失，致使T波向量增加，出现高大的T波。例如下壁心内膜下缺血，下壁导联Ⅱ、Ⅲ、aVF可出现高大直立的T波；前壁心内膜下缺血，胸导联可出现高耸直立的T波。

2. **心外膜下心肌层缺血**　若心外膜下心肌层缺血（包括透壁性心肌缺血），心外膜动作电位时程比正常时明显延长，从而引起心肌复极顺序的逆转，即心内膜开始先复极，膜外电位为正，而缺血的心外膜心肌尚未复极，膜外电位仍呈相对的负性，于是出现与正常方向相反的T波向量。此时面向缺血区的导联记录出倒置的T波。例如下壁心外膜下缺血，下壁导联Ⅱ、Ⅲ、aVF可出现倒置的T波；前壁心外膜下缺血，胸导联可出现T波倒置。

二、损伤型心电图改变

心肌缺血除了可出现T波改变外，还可出现损伤型ST改变。损伤型ST段偏移可表现为ST段压低及ST段抬高两种类型（图91）。

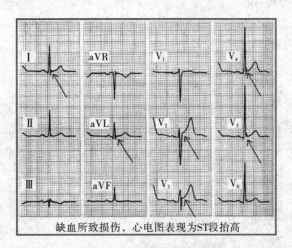

缺血所致损伤，心电图表现为ST段抬高

图91　心肌损伤心电图

心肌损伤时，ST 向量从正常心肌指向损伤心肌。心内膜下心肌损伤时，ST 向量背离心外膜面指向心内膜，使位于心外膜面的导联出现 ST 段压低；心外膜下心肌损伤时（包括透壁性心肌缺血），ST 向量指向心外膜面导联，引起 ST 段抬高。发生损伤型 ST 改变时，对侧部位的导联常可记录到相反的 ST 改变。

另外，临床上发生透壁性心肌缺血时，心电图往往表现为心外膜下缺血（T 波深倒置）或心外膜下损伤（ST 段抬高）类型。

第四节　过早搏动

期前收缩是指起源于窦房结以外的异位起搏点提前发出的激动，又称过早搏动，是临床上最常见的心律失常。

期前收缩的产生机制包括：①折返激动；②触发活动；③异位起搏点的兴奋性增高。根据异位搏动发生的部位，可分为房性、交界性和室性期前收缩，其中以室性期前收缩最为常见，房性次之，交界性比较少见。

一、描述期前收缩心电图特征时常用术语

1. 联律间期　指异位搏动与其前窦性搏动之间的时距，折返途径与激动的传导速度等可影响联律间期长短。房性期前收缩的联律间期应从异位 P 波起点测量至其前窦性 P 波起点，而室性期前收缩的联律间期应从异位搏动的 QRS 起点测量至其前窦性 QRS 起点。

2. 代偿间歇　指期前出现的异位搏动代替了一个正常窦性搏动，其后出现一个较正常心动周期为长的间歇。由于房性异位激动，常易逆转侵入窦房结，使其提前释放激动，引起窦房结节律重整，因此房性期前收缩大多为不完全性代偿间歇。而交界性和室性期前收缩，距窦房结较远，不易侵入窦房结，故往往表现为完全性代偿间歇。

3. 间位性期前收缩　又称插入性期前收缩，指夹在两个相邻正常窦性搏动之间的期前收缩，其后无代偿间歇。

4. 单源性期前收缩　指期前收缩来自同一异位起搏点或有固定的折返径路，其形态、联律间期相同。

5. 多源性期前收缩　指在同一导联中出现 2 种或 2 种以上形态及联律间期互不相同的异位搏动。如联律间期固定，而形态各异，则称为多形性期前收缩，其临床意义与多源性期前收缩相似。

6. 频发性期前收缩　依据出现的频度可人为地分为偶发和频发性期前收缩。常见的二联律与三联律就是一种有规律的频发性期前收缩。前者指期前收缩与窦性心搏交替出现；后者指每 2 个窦性心搏后出现 1 次期前收缩。

二、室性期前收缩

心电图表现：①期前出现的 QRS – T 波前无 P 波或无相关的 P 波；②期前出现的 QRS 形态宽大畸形，时限通常 >0.12s，T 波方向多与 QRS 的主波方向相反；③往往为完全性代偿间歇，即期前收缩前后的两个窦性 P 波间距等于正常 PP 间距的 2 倍（图 92）。

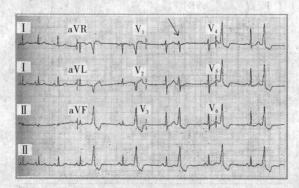

图 92　室性期前收缩

三、房性期前收缩

心电图表现：①期前出现的异位 P′波，其形态与窦性 P 波不同；②P′-R 间期 >0.12s；③大多为不完全性代偿间歇，即期前收缩前后两个窦性 P 波的间距小于正常 P-P 间距的 2 倍（图 93）。某些房性期前收缩的 P′-R 间期可以延长；如异位 P′后无 QRS-T 波，则称为未下传的房性期前收缩；有时 P′下传心室引起 QRS 波群增宽变形，多呈右束支阻滞图形，称房性期前收缩伴室内差异性传导。

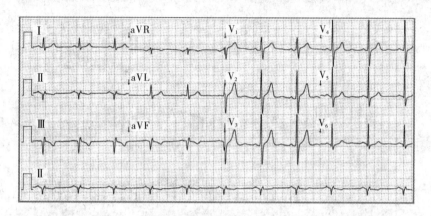

图 93　房性期前收缩心电图

四、交界性期前收缩

心电图表现：①期前出现的 QRS-T 波，其前无窦性 P 波，QRS-T 形态与窦性下传者基本相同；②出现逆行 P′波（P 波在 Ⅱ、Ⅲ、aVF 导联倒置，aVR 导联直立），可发生于 QRS 波群之前（P′-R 间期 <0.12s）或 QRS 波群之后（R-P′间期 <0.20s），或者与 QRS 相重叠；③大多为完全性代偿间歇（图 94）。

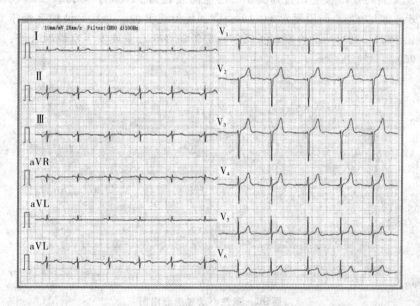

图 94　交界性期前收缩心电图

第五节　阵发性室上性心动过速

阵发性室上性心动过速（简称阵发性室上速）可分为房室结折返、房室折返（有隐匿旁路）、窦房折返、心房内折返及心房内自律性增高。各种类型阵发性室上速有不同的表现，但心电图具有以下共同特征：

①相当于一系列连续很快的房性或交界性期前收缩（连续3次以上），其频率为150~250次/分，节律一般绝对规则；②QRS波群形态基本正常，QRS时间≤0.01s，但常因伴室内差异性传导而使QRS波群增宽、畸形；③ST-T可无变化，但发作时ST段下移和T波倒置者亦不少见；④如能确定房性P'波存在，且P'-R间期≥0.12s，则称为房性心动过速，如能确定逆行性P'波存在，P'-R间期<0.12s，或R-P'间期<0.20s，则称为交界性心动过速，如因心动过速异位P'波埋伏于前一心搏的QRS-T中，不以判定异位起搏点的确切部位，此时可统称为室上性心动过速（图95）。

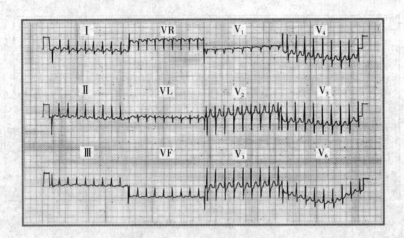

图95　室上性心动过速心电图

第六节　室性心动过速（助理不要求掌握）

室性心动过速属于宽QRS波心动过速类型，心电图表现为：①频率为140~200次/分，节律可稍不齐；②QRS波群形态宽大畸形，时限通常>0.12s；③如能发现P波，并且P波频率慢于QRS波频率，PR无固定关系（房室分离），则可明确诊断；④偶尔心房激动夺获心室或发生室性融合波，也支持室性心动过速的诊断（图96）。

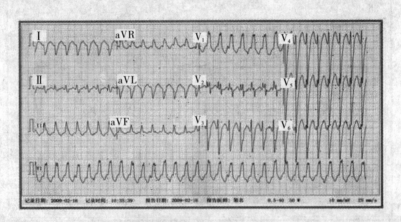

图96　室性心动过速心电图

第七节　心房颤动

心房颤动简称房颤，是十分常见的心律失常。60岁以上人群发生率为1%，并随年龄增加而增加，80岁以上人群发生率可高达8%~10%。按发作的持续时间长短，可将其分为初发房颤（初次发作持续不到7天者）和慢性房颤（初次发作持续7天以上或以前有房颤发作者）。临床常见心悸、眩晕、气短等症状。

典型体征有：①第一心音强弱不等；②心率绝对不齐；③脉搏短绌。

心电图特征为：①各导联 P 波消失，而代之以 f 波；②f 波大小不一，形态不同、间隔不整，f 波的频率 350～600 次/分；③RR 间期绝对不齐；④心室率一般增快，但通常 <160 次/分；⑤长期的房颤，因心房肌肌肉纤维数量减少，f 波可变得纤细而不易辨认；⑥心房纤颤的 QRS 波群时间、形态一般正常（图 97）。

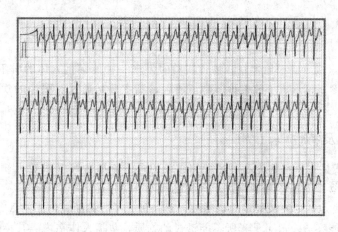

图 97　新房颤动心电图

第八节　房室传导阻滞（助理不要求掌握）

房室传导阻滞是指房室传导过程中受到阻滞，分为不完全性和完全性两类。前者包括一度和二度房室传导阻滞，后者又称二度房室传导阻滞，阻滞部位可在心房、房室结、希氏束和双束支（图 98）。

房室传导阻滞心电图特征：①第一度房室传导阻滞，每个 P 波后均有 QRS 波群，但 P－R 间期 >0.20s；②第二度房室传导阻滞，包括莫氏 I 型（文氏现象，即 P－R 间期逐渐延长，同时 R－R 间期逐渐缩短，乃至 P 波不能传入心室时脱落一次 QRS 波群，心室脱漏后的 P－R 间期又恢复以前时限，如此周而复始）、莫氏 II 型（P－R 间期固定，伴不规则的心室漏搏，可呈 4：3、3：1 或 2：1、3：1 等房室传导阻滞，此型传导阻滞部位在房室交界以下）；③第 III 度房室传导阻滞，P 波与 QRS 波完全脱离关系，F－P 距离和 R－R 距离相等，心室串慢于心房串，QRS 波群形态可正常或增宽畸形（心室起搏点在房室束分支以下）（图 99）。

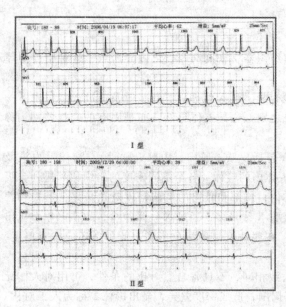

图 98　二度房室传导阻滞

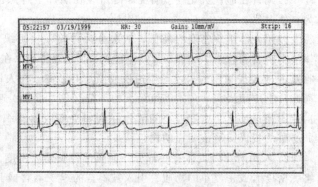

图 99　三度房室传导阻滞

第二章　X 线片

第一节　概　述

1895 年德国物理学家威·康·伦琴在做物理实验时发现一种能穿透入体的看不见的射线，称为 X 线，不久就应用于人体疾病诊断，形成了放射诊断学。放射诊断主要是通过对图像的观察、分析、归纳与综合而做出的。

一、X 线的产生及特性

1. X 线的产生　X 线是在真空管内高速运行的成束的电子流撞击钨（或鉬）靶而产生。因此，X 线发生装置，主要包括 X 线管、变压器和操作台，三者之间以电缆相连。

2. X 线的特性　X 线是一种波长很短的电磁波，是一种光子，诊断上使用的 X 线波长为0.08～0.31nm。

（1）穿透性　X 线能穿透一般可见光所不能透过的物质，包括人体在内。其穿透能力的强 X 线的波长以及被穿透物质的密度与厚度有关。X 线波长愈短，穿透力就愈大；特质密度愈低，厚度愈薄，则 X 线愈易穿透。在实际工作中，常以通过球管的电压伏值的大小代表 X 线的穿透性（即 X 线的质），而以单位时间内通过 X 线的电流与时间的乘积代表 X 线的量。

（2）荧光作用　X 线波长很短，肉眼看不见，但照射在某些化合物（如钨酸钙，硫氧化钆等）被其吸收后，就可发生波长较长且肉眼可见的荧光，荧光的强弱和所接受的 X 线量多少成正比，与被穿透物体的密度及厚度成反比。根据 X 线的荧光作用，利用以上化合物制成透视荧光屏或照相暗匣里的增感纸，供透视或照片用。

（3）感光作用　X 线和日光一样，对摄影胶片有感光作用。感光强弱和光片接受的 X 线量成正比。胶片涂有溴化银乳剂，感光后放出银离子（Ag^+），经暗室显影定影处理后，胶片感光部分因银离子沉着而显黑色，其余未感光部分的溴化银被清除而显出胶出本色，亦即白色。由于身体各部位组织密度不同，胶片出现黑—灰—白不同层次的图像，这就是 X 线照相的原理。

（4）电离作用及生物效应　X 线通过任何物质都可以产生电离作用，X 线进入人体，也产生电离作用，使人体产生生物学方面的改变，即生物效应。另外，在实施 X 线检查时，对检查者与被检查者进行防护措施亦基于此理。

二、X 线成像的基本原理

X 线影像形成的基本原理，是由于 X 线的特性和人体组织器官密度与厚度之差异所致，这种密度与厚度之差异称为密度对比，可分为自然对比和人工对比。

1. 自然对比　人体各种组织、器官和密度不同；厚度也异，经 X 线照射，其吸收及透过 X 线量也不一样。因此，在透视荧光屏上有亮暗之分，在照片上有黑白之别。这是人体自然，亦是固有的密度差别，称为自然对比。

按照人体组织密度的高低，依次分为骨骼、软组织（包括皮肤、肌肉、内脏、软骨）、液体（血液及体液，密度和软组织相似，X 线不能区别），脂肪和存在人体内的气体。各个不同密度的组织相邻排列，吸收及透过 X 线量不同，才产生透视或照片上影像。在人体内，胸部和骨骼的自然密度对比最好，透视和普通照片上应用最多。凡是密度最大的部分（例如骨骼）吸收 X 线最多，通过 X 线量很少，故在照片上显出白色影像；反之，密度较小的部分（例如空气或软组织）在照片上出现黑色影像，此外，还应注意厚度，如心脏的投影，形成明显的白色。

2. 人工对比　人体有些部分，如腹部各脏器，密度大致相同，不具备自然对比的条件，可用对人体无害、密度大或密度小的物质，引入被检查的组织器官或其周围，造成密度差异，显出影像，称为人工对比。形成人工对比的方法称为造影检查，引用的物质叫做造影剂。

三、X 线的检查方法

1. 普通检查

（1）透视 使 X 线透过人体被检查部位并在荧光屏上形成影像，称为透视。透视一般在暗室内进行，检查前必须做好暗适应，带深色眼镜并有暗室内适应一段时间。透视的优点是经济，操作简便，能看到心脏、横膈及胃肠等活动情况，同时还可转动患者体位，做多方面观察，以显示病变及其特征，便于分析病变的性质，多用于胸部及胃肠检查。缺点是荧光影像较暗。细微病变（如粟粒型肺结核等）和密度、厚度较大的部位（如头颅、脊椎等）看不太清楚，而且，透视仅有书写记录，患者下次复查时不易做精确的比较。

（2）X 片摄影 X 线透过人体被检查的部位并在胶片上形成影像，称为 X 线照相，胶片曝光后须经显影、定影、水洗及晾干（或烤干）等步骤，操作复杂，费用较贵。照片所见影像比透视清楚，适用于头颅、脊椎及腹部等部位检查。照片还可留作永久记录，便于分析对比、集体讨论和复查比较。但照片不能显示脏器活动状态。一张照片只反映一个体位（体位即照相位置）的 X 线征象，根据病情和部位，有时需要选定多个投照体位。

2. 特殊检查

（1）体层摄影 是应用一种特殊装置专照某一体层的影像，使该层影像显示清楚，而不在此层的影像模糊不清，这就可以避免普通照片上各层影像彼此重叠混淆的缺点。断层照相常用于检查肺内包块、空洞及大支气管情况；此外，还可用于其他部位的检查。根据照相时 X 线球管转动的形式（即轨迹），断层照相分为几种。最常用的是直线式断层照相，设备简单，装置容易。另一种是多轨迹断层照相，除直线外，还有大圆、小圆、椭圆和梅花及螺旋形等轨迹，其优点是避免直线断层照片上纵行线条状影，且显示细微结构较好，既能取得薄层又能取得厚层影像，其中薄层照相对复杂微细结构（如中耳、内耳），能获得清晰的影像。

（2）放大摄影 摄影时增加照相部位与胶片间的距离，使投照的影像放大，称为放大照相。为着使放大后的影像不致模糊失真，必须使用 0.3mm 以下的微焦点球管，使 X 线束窄小，从而获得病变放大后的清晰影像。此法可用于显示矽肺结节，对早期诊断有帮助，亦可用于显示骨骼的细微结构及早期破坏灶。

（3）荧光摄影 是在暗箱装置内，用快速照相机把荧光屏上的影像摄成 70mm 或 100mm 的缩小照片。这种照片的工作效率比透视高、费用低，还可减少接受放射线的剂量。主要用于集体检查。

3. 造影检查 人体内有些器官与组织缺乏自然对比，须引入造影剂形成密度差异以显示其形态与功能的办法。

（1）造影剂 分为：①高密度造影剂，常用的为钡剂（为医用硫酸钡混悬液，主要用于食管和胃肠造影）与碘剂（分离子型和非离子型，非离子型造影剂性能稳定、毒性低，适用于血管造影、CT 增强，离子型用于肾盂及尿路造影）；②低密度造影剂，如空气、氧等，常用于关节囊，腹腔应用较少。

（2）造影检查方法 包括：①直接引入法，又分为经自然通道口引入造影剂至相应的某器官（如从口腔或肛门引入钡剂行胃道钡餐或钡灌肠检查），经鼻腔［或口腔插管至气管注射碘油行支气管造影，经尿道逆行插管注射碘水至尿道和（或）膀胱是为尿道和（或）膀胱造影，经阴道插管至子宫腔内注射碘剂称为子宫输卵管造影，经病变或手术形成瘘道引入造影剂为瘘道造影或术后胆管造影等］与经皮肤穿刺自针管或联结导管注射造影剂引入与外界隔离的腔道或器官内（如各种血管造影、心脏造影、气脑造影及脑室造影等）；②间接引入法，经口服或静脉注射造影剂，利用该造影剂具有选择性经某脏器生理聚积或排泄，暂时停留于管道或内腔使之显影，例如口服胆囊造影，静脉肾盂造影等。

（3）造影前准备和造影反应的处理 为使造影检查顺利进行并获得预期效果，造影前对患者的预先准备工作显得重要。碘制剂造影前应注射事项：①查询患者有无造影的禁忌证如碘过敏、心肾严重疾病；②向患者解释造影的程度以求得合作；③做碘过敏试验，将拟用的造影剂 1.0ml 经静脉注入，观察 15 分钟内有无不良反应（轻者表现为周身灼热感、恶心、呕吐、荨麻疹等，重者反应为心血管、中枢神经系统及呼吸功能障碍，如休克史、惊厥、喉头水肿及呼吸循环衰竭等，严重反应致死者极其少见），无上述反应，才能做造影。

第二节　正常胸部正位片

正位也称为后前位，摄片时前胸壁贴片，双手半握拳，手背分别置于腰部两侧，X线自背后摄入（图100）。

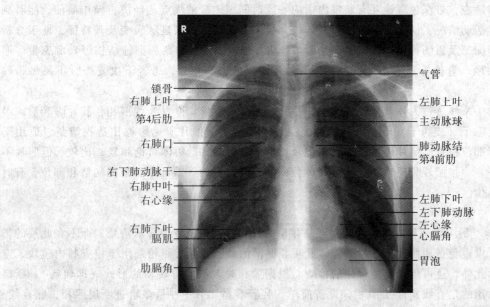

锁骨
右肺上叶
第4后肋
右肺门
右下肺动脉干
右肺中叶
右心缘
右肺下叶
膈肌
肋膈角

气管
左肺上叶
主动脉球
肺动脉结
第4前肋
左肺下叶
左下肺动脉
左心缘
心膈角
胃泡

图100　正常胸部 X 线片

一、肺野

肺野是含有空气的肺在胸片上所显示的透光影。为便于标明病变位置，人为地将一侧肺野纵行分为三等分，称为内、中、外带。又分别在第2、4肋骨前端下缘各画一水平线，将肺野分为上、中、下三野（图101）。

二、肺叶、肺段、肺小叶

右肺有三叶，左肺有二叶，肺叶之间可有重叠。肺叶由 2～5 肺段构成，肺段由许多肺小叶组成（图102）。正常时不能显示肺叶、肺段、肺小叶的界限。

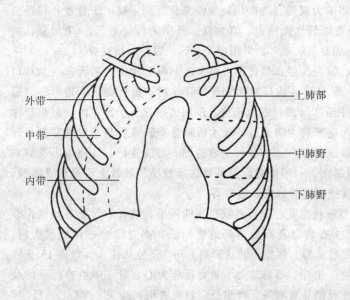

外带
中带
内带

上肺部
中肺野
下肺野

图101　肺野

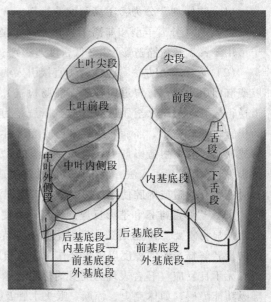

上叶尖段
尖段
上叶前段
前段
中叶内侧段
上舌段
中叶外侧段
内基底段
下舌段
后基底段
后基底段
内基底段
前基底段
前基底段
外基底段
外基底段

图102　肺段

三、肺门

肺门影是肺动脉、静脉、支气管及淋巴组织等所显示的纵横交错，互相重叠的影像。肺动脉和肺静脉的大分支为其主要组成部分。后前位上，肺门位于两肺中野内带 2～4 前肋间处，左侧比右侧高 1～2cm。右肺门分上下两部：上部由上肺静脉、上肺动脉及下肺动脉干后回归支组成，其外缘由上肺静脉的下后干形成；下部由右下肺动脉构成，其内侧有含气的中间段支气管衬托，轮廓清晰，正常成人宽度不超过15mm。上下部相交形成一较钝的夹角，称肺门角。左肺门主要由左肺动脉及上肺静脉的分支构成。上部为左肺动脉的浓密影，边缘光滑，呈半圆形，易被误认为肿块；下部由左下肺动脉及其分支构成。因左肺门血管解剖变异较大，且与心脏影相重叠，未能完全显示，所以不利于观察与测量。

四、其他结构

1. 肺纹理　由肺动脉、静动脉、支气管、淋巴管及其周围的结缔组织、神经组织等组成，以肺血管为主。由两肺门向肺野呈放射状伸出的树枝状影。正常肺纹轮廓清楚，不断分支、由粗逐渐变细，达外带更细而终不可见，肺上野肺纹较下野显得略少。

2. 肺实质与肺间质组成肺组织　前者包括肺泡和肺泡壁，有气体交换功能；后者为支气管、血管周围、肺泡间隔和脏层胸膜下由结缔组织构成的支架和间隙。

3. 纵隔　位于胸骨与胸椎及两肺之间，主要由心脏、大血管、气管、大支气管、食管、胸腺等构成。仅能显示气管、大支气管及与肺邻接的纵隔轮廓。

4. 胸膜　正常不显影。

5. 膈肌　位于第 9～10 后肋水平，右侧略高，呈圆顶状。与胸壁和心脏分别构成肋膈角和心膈角。

6. 胸廓　能显示胸锁乳突肌、锁骨上皮肤皱褶、胸大肌、女性乳房及乳头等软组织阴影；显示肋骨、肩胛骨、锁骨，显示部分胸骨及胸椎。

第三节　肺气肿

肺气肿系肺组织过度充气而膨胀的一种状态。支气管的部分性阻塞产生活塞作用，就是空气能被吸入，而不能完全呼出，致使由该支气管所分布的肺泡过度充气而逐渐膨胀，形成肺气肿。过度膨胀和随之产生的肺泡壁血供障碍或并发感染，可导致肺泡破裂弹性丧失。

末梢细支气管远侧肺组织的肺气肿，为小叶性肺气肿或泡性肺气肿。肺泡壁破裂气体进入肺间质，为间质性肺气肿。多个肺泡壁破裂，可合并形成较大的含气空腔，为肺大疱。

阻塞性肺气肿可分为慢性弥漫性及局限性两种。弥漫性者可继发于多种慢性肺疾病，以慢性支气管炎、支气管哮喘和尘肺时多见。其阻塞部位多在细支气管。局限性者可为叶段肺气肿，阻塞发生在较大支气管，见于支气管异物、肿瘤及慢性炎性狭窄等。

轻度阻塞性肺气肿 X 线诊断有一定限度。较严重的慢性弥漫性阻塞性肺气肿 X 线表现比较明显，有以下特点：两侧肺野透明度增加，呼气与吸气时肺野透明度改变不大，肺内可见肺大疱；肺纹理稀疏、变细、变直；胸廓呈桶状，前后径增加，肋间隙变宽；膈位置低，动度明显减弱，侧位片见胸骨后间隙增宽；心表现为狭长的垂位心形 （图 103）。

局限性阻塞性肺气肿的 X 线表现为肺局部透明度增加，范围取决于支气管阻塞的部位。范围较小时，可无胸廓及膈的改变。支气管异物引起者常伴有纵隔摆动。局限性肺气肿可为早期支气管肿瘤的表现，发现后应做体层摄影或支气管造影以确定病因 （图 104）。

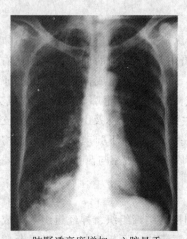

肺野透亮度增加、心脏悬垂

图 103　慢性弥漫性阻塞性肺气肿 X 线

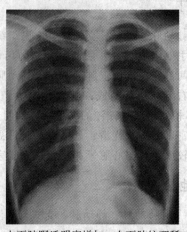

左下肺野透明度增加，左下肺纹理稀

图 104　局限性阻塞性肺气肿的 X 线

第四节　胸腔积液

多种疾患可累及胸膜产生胸腔积液，病因不同，液体的性质也不同。产生胸腔积液最常见的原因为结核、炎症、外伤、恶性肿瘤、心肾疾病等。无论是渗出液、漏出液、脓液和血液积聚在胸腔中，X 线均难以区别液体的性质，但能明确积液的诊断。胸腔积液因液量的多少和所在部位的不同，而有不同的 X 线表现。积液可以在胸腔中自由流动称为游离性胸腔积液。积液如因胸膜粘连包裹在肋胸膜腔的任何处或叶间胸膜腔者，称为包裹性或叶间胸腔积液。如为脓液聚积称为脓胸。现按积液的不同类型，分述 X 线表现如下：

一、游离性胸腔积液

1. 少量积液　积液首先聚积于后肋膈角，立位 X 线检查难以发现，用向一侧倾斜 60°或侧卧位或加用头高脚低水平 X 线投照，方能表现 100ml 左右的积液。X 线表现为液体沿胸壁内缘形成窄带状均匀致密影。积液量在 300～400ml 以上的积液，立位观显示，外侧肋膈角变钝、填平。或许见到肋膈角沿侧胸壁有向上延伸的带状影。

2. 中等量积液　液体量较多时，由于液体的重力作用而积聚于胸腔下部肺的四周，表现为胸下部密度均匀增高致膈影消失。

3. 大量积液　液体上缘可达第二肋间。一侧胸部显示为均匀浓密影，有时仅肺尖部透明。并有同侧肋间隙增宽，及膈下降、纵隔向对侧移位。

二、局限性（包裹性）胸腔积液

1. 肋胸腔包裹性积液　胸膜炎时，脏层、壁层胸膜发生粘连使积液局限于胸腔的某一部位，为包裹性积液。积液多包裹在腋缘或靠后侧胸壁。当转动患者到切线位置时，可显示从胸壁向胸内凸出的半圆形或纺锤形均匀的浓密影，边缘锐利。

2. 叶间积液　叶间积液可局限于叶间裂，但多与游离性胸腔积液并存，或系游离性积液进入叶间裂。包裹在叶间胸膜腔者则显长圆形或梭形均匀浓密影，其长轴沿叶间延伸。液体量多时，可呈球形。

3. 肺下积液　聚积在肺底与膈之间的积液为肺下积液。多为单侧，以右侧多见。因液体将肺下缘向上推移，故 X 线表现为肺下野密度增高，与膈影相续，而上缘呈上突的圆顶状，易误为膈升高。但肺下积液有以下特点：①"膈圆顶"最高点偏外侧 1/3，肋膈角变深、变锐；②透视下见肝脏下界位置正常；③仰卧位透视，由于液体流至背部胸腔，表现为患侧肺野密度均匀增高，同时可见患侧膈顶位置正常，并无真正升高。④向患侧倾斜 60°时，可见游离积液的征象，少数肺底胸膜粘连，而液体不能流动，X 线见之如球形影，此时可做超声检查或人工气腹以确定诊断。

第五节　气　胸

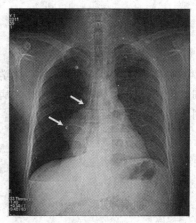

图105　气胸

空气进入胸腔则形成气胸、可为自发性，外伤性和人工气胸。进入胸腔的气体改变了胸腔的负压状态，肺可部分或完全被压缩。

X线可见少量气胸在肺尖部显示无肺纹的透光区。被压缩的胸膜脏层如与肋骨重叠，则难以发现。大量气胸可将肺向肺门方向压缩。呈密度均匀的软组织影，由于它含气量减少致透光度减低，肺纹聚拢，其边缘有脏层胸膜形成的纤细的致密影，呼气时清楚，同时可见纵隔向健侧移位，患侧横膈下降，肋间隙增宽。张力性气胸时，可发生纵隔疝。如有胸膜粘连，可见该处肺不被压缩，呈条状阴影与胸壁相连。健侧肺可有代偿性肺气肿（图105）。

第六节　风心病二尖瓣狭窄

风心病二尖瓣狭窄主要病理改变为瓣环瘢痕收缩，瓣叶增厚融合，瓣膜表面粗糙硬化，有小赘生物以及腱索缩短和粘连。二尖瓣狭窄时，左心房的血液进入左心室发生障碍，左心房内压力升高，左心房扩张和肥厚，并出现肺瘀血现象。长期的二尖瓣狭窄，使左心室内血流量减少，左心室及主动脉均可萎缩。

临床上轻度二尖瓣狭窄，症状不明显或主要为劳累后心悸。重度狭窄则可出现咯血、端坐呼吸、肝大、下肢水肿等。主要体征为心尖区舒张期隆隆样杂音，肺动脉瓣区第二音亢进。心电图有二尖瓣P波，常有心房颤动。超声心动图可显示二尖瓣前叶曲线在舒张期喷射下降速度减慢，二尖瓣前后叶的同向运动，左心房和右心室扩张，左心室不扩张但后壁运动幅度减低等表现，对诊断二尖瓣狭窄有重要的参考价值。

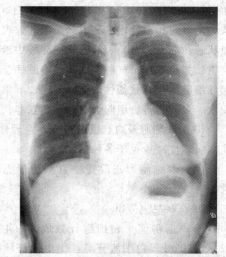

X线后前位片示心影呈梨形，右心缘呈双边阴影，肺动脉段及左心耳段较凸，主动脉结尚正常

图106　风心病二尖瓣狭窄

二尖瓣狭窄时，心影呈三尖瓣形，肺动脉段突出，左房及右室增大，伴有三尖瓣关闭不全时左房亦有增大（图106）。肺瘀血时表现间质性肺水肿，肺静脉升高，同时有肺动脉压升高表现。有时二尖瓣区及左房壁出现钙化，肺野出现1～2mm大小颗粒状密度增高影，为含铁血黄素沉着的表现。二尖瓣关闭不全所致的反流，左房可轻度增大，肺静脉高压表现；中度以上返流时。左房、室明而增大。出现肺瘀血、肺静脉高压表现，左房、室搏动增强。

第七节　长骨骨折

由于暴力冲击使骨骼结构中断者，称为外伤性骨折；另一种是骨骼本身的疾病引起的，称为病理性骨折。以长骨骨折较为常见。

骨折是骨骼发生断裂，骨的连续性中断。骨骺分离也属骨折。骨折断裂多为不整齐的断面，X线片上呈不规则的透明线，称为骨折线，于骨皮质显示清楚整齐，在骨松质则表现为骨小梁中断、扭曲、错位。骨干骨折线应同骨滋养动脉管影区别，干骺端的骨折则需同骺线区别。当中心X线通过骨折断面时，则骨折线显示清楚，否则可显示不清，甚至难于发现。严重骨折骨骼常弯曲、变形。嵌入性或压缩性骨折骨小梁紊乱，甚至骨密度增高，而看不到骨折线。

第三章　实验室检查

实验室检查就是运用物理、化学和生物学等实验技术，对患者的血液、体液、分泌物、排泄物及组织细胞等进行检验，以获得病原体、病理变化及脏器功能状态等资料，从而协助临床进行诊断、病情观察、制定治疗措施和判断预后。

第一节　血、尿、粪常规

一、血常规

血液常规检测的项目增多包括血红蛋白测定、红细胞计数、红细胞平均值测定和红细胞形态检测；白细胞计数及分类计数；血小板计数、血小板平均值测定和血小板形态检测。

1. 红细胞和血红蛋白

（1）正常值　红细胞（RBC）成年男性 $(4.0 \sim 5.5) \times 10^{12}/L$，成年女性 $(3.5 \sim 5.0) \times 10^{12}/L$，新生儿 $(6.0 \sim 7.0) \times 10^{12}/L$。血红蛋白（Hb）成年男性 $120 \sim 160 g/L$，成年女性 $110 \sim 150 g/L$，新生儿 $170 \sim 200 g/L$。

（2）红细胞及血红蛋白增多　指单位容积血液中红细胞数及血红蛋白量高于参考值高限。多次检查成年男性红细胞 $>6.0 \times 10^{12}/L$，血红蛋白 $>170 g/L$；成年女性红细胞 $>5.5 \times 10^{12}/L$，血红蛋白 $>160 g/L$ 时即认为增多。相对性增多见于严重呕吐、腹泻、大量出汗、大面积烧伤、慢性肾上腺皮质功能减退、尿崩症、甲状腺功能亢进危象、糖尿病酮症酸中毒。绝对性增多分为继发性红细胞增多症（见于严重的慢性心、肺疾患，如阻塞性肺气肿、肺源性心脏病、发绀型先天性心脏病，以及携氧能力低的异常血红蛋白病等，引起红细胞生成素代偿性增加；肾癌、肝细胞癌、卵巢癌、肾胚胎瘤、肾上腺皮质腺瘤、子宫肌瘤以及肾盂积水、多囊肾等，引起红细胞生成素非代偿性增加）和真性红细胞增多症。

（3）红细胞及血红蛋白减少　生理性减少见于婴幼儿及15岁以下的儿童，以及部分老年人、妊娠中晚期。理性减少见于各种贫血。

（4）红细胞形态改变　红细胞形态异常主要包括大小异常、大小不均、形态改变、细胞内结构异常等。

2. 白细胞（WBC）

（1）正常值　白细胞计数成人 $(4 \sim 10) \times 10^9/L$，新生儿 $(15 \sim 20) \times 10^9/L$，0.5～2 岁 $(11 \sim 12) \times 10^9/L$。白细胞分类：①中性杆状核粒细胞为 1.0% ~ 5.0%；②中性分叶核粒细胞为 50% ~ 70%；③嗜酸性粒细胞为 0.5% ~ 5.0%；④嗜碱性粒细胞为 0 ~ 1.0%；⑤淋巴细胞为 20% ~ 40%；⑥单核细胞为 3.0% ~ 8.0%。

（2）中性粒细胞　增多见于急性感染、急性大出血、急性中毒、白血病、骨髓增殖性疾病及恶性肿瘤、严重的组织损伤及大量血细胞破坏。减少见于感染、血液系统疾病、物理、化学因素损伤、单核—吞噬细胞系统功能亢进、自身免疫性疾病。

（3）嗜酸性粒细胞　增多见于过敏性疾病、寄生虫病、皮肤病、血液病、某些恶性肿瘤、某些传染病。减少见于伤寒、副伤寒初期，大手术、烧伤等应激状态，或长期应用肾上腺皮质激素后，其临床意义甚小。

（4）嗜碱性粒细胞　增多见于过敏性疾病、血液病、恶性肿瘤。

（5）淋巴细胞　增多见于感染性疾病、肿瘤性疾病、急性传染病的恢复期、移植排斥反应。减少见于应用肾上腺皮质激素、烷化剂、抗淋巴细胞球蛋白等的治疗以及放射线损伤、免疫缺陷性疾病、丙种球蛋白缺乏症等。

（6）单核细胞　增多见于感染（如感染性心内膜炎、疟疾、黑热病、急性感染的恢复期、活动性肺结核等）、血液病（如单核细胞白血病、粒细胞缺乏症恢复期、多发性骨髓瘤、恶性组织细胞病、淋巴瘤、骨髓增生异常综合征等）。

3. 血小板（PLT）

（1）正常值　（100～300）×10^9/L。

（2）减少　低于100×10^9/L称为血小板减少。可见于：①血小板的生成障碍。再生障碍性贫血、放射性损伤、急性白血病、巨幼细胞贫血、骨髓纤维化晚期等。②血小板破坏或消耗增多。原发性血小板减少性紫癜（ITP）、SLE、恶性淋巴瘤、上呼吸道感染、风疹、新生儿血小板减少症、输血后血小板减少症、DIC、TTP、先天性血小板减少症。③血小板分布异常。脾大（肝硬化、Banti综合征）、血液被稀释（输入大量库存血或大量血浆）等。

（3）增多　血小板数超过400×10^9/L为血小板增多。原发性增多见于真性红细胞增多症和原发性血小板增多症、骨髓纤维化早期及慢性粒细胞白血病等骨髓增殖性疾病。反应性增多见于急性感染、急性溶血、某些癌症患者。

4. 血细胞比容（HCT）

（1）正常值　男性0.467±0.039L/L，女性0.421±0.054L/L（微量法）。男性平均0.45（0.40～0.50）L/L（40～50vol%），女性平均0.40（0.37～0.48）L/L（37～48vol%）。

（2）血细胞比容增高　见于严重脱水（大量呕吐、腹泻、失水等）、大面积烧伤、真性红细胞增多症以及继发性红细胞增多症（新生儿、高原病、重症肺源性心脏病等）。

（3）血细胞比容减低　见于贫血或妊娠、继发性纤维蛋白溶解症、流行性出血热并发高血容量综合征。

5. 平均红细胞容积（MCV）

（1）正常值　82～92fl（82～92μm^3）（手工法），80～100fl（血细胞分析仪法）。

（2）增加　见于大细胞性贫血患者。

（3）减少　见于单纯小细胞性贫血及小细胞低色素性贫血患者。

6. 平均红细胞血红蛋白量（MCH）

（1）正常值　27～31pg（手工法），27～34pg（血细胞分析仪法）。

（2）增加　见于大细胞性贫血患者。

（3）减少　见于单纯小细胞性贫血及小细胞低色素性贫血患者。

二、尿常规

泌尿系统是人体的重要排泄系统。机体的代谢废物、剩余的水和电解质以及某些有毒物质大部分通过尿液排出体外。尿液检查主要用于：①泌尿系统疾病的诊断和疗效观察，如炎症、结石、肿瘤等；②其他系统疾病的诊断，如糖尿病、急性黄疸型肝炎等；③安全用药监护，如氨基糖苷类、万古霉素、喹诺酮类磺胺类等药物引起的对肾脏的损害。

1. 酸碱度

（1）正常值　pH约6.5，波动在4.5～8.0。

（2）尿pH降低　见于酸中毒、高热、痛风、糖尿病及口服氯化铵、维生素C等酸性药物。低钾性代谢性碱中毒排酸性尿为其特征之一。

（3）尿pH增高　见于碱中毒、尿潴留、膀胱炎、应用利尿剂、肾小管性酸中毒等。

2. 比重（SG）

（1）正常值　1.105～1.025，晨尿最高，一般大于1.020，婴幼儿尿比重偏低。

（2）增高　血容量不足导致的肾前性少尿、糖尿病、急性肾小球肾炎、肾病综合征等。

（3）降低　大量饮水、慢性肾小球肾炎、慢性肾衰竭、肾小管间质疾病、尿崩症等。

3. 尿蛋白

（1）正常值　阴性（定性），<0.1g/L或≤0.15g/24h（定量）。

（2）功能性蛋白尿　如剧烈运动、精神紧张等。

（3）体位性（直立性的）蛋白尿　以青少年多见。

（4）病理性蛋白尿　分为：①溢出性，如本－周蛋白尿、血红蛋白尿、肌红蛋白尿；②肾性，如肾小球和肾小管疾病（炎症、血管病变、中毒等）；③肾后性，如肾盂、输尿管、膀胱和尿道的炎症、肿瘤、结石等。

4. 尿糖

（1）正常值　阴性（定性），＜2.8mmol/24h 或 0.5g/24h（定量）。

（2）血糖增高性尿糖　饮食性尿糖（一次大量摄取糖类食物）、持续性尿糖（如糖尿病）、其他原因，包括甲亢、肢端肥大症、嗜铬细胞瘤。

（3）血糖正常性尿糖　如家族性尿糖。

5. 酮体（Ket）

（1）正常值　阴性。

（2）酮体阳性　见于糖尿病酮症酸中毒、非糖尿病性酮症（如感染、饥饿、禁食过久）、中毒、服用某些降糖药物（如苯乙双胍）。

6. 胆红素（Bil）和尿胆原（Ubg）

（1）正常值　胆红素阴性（定性）。尿胆原阴性或弱阳性（1:20 稀释后阴性）（定性）；男性 0.30 ～ 3.55μmol/L、女性 0.00 ～ 2.64μmol/L、儿童 0.13 ～ 2.30μmol/L（定量）。

（2）尿胆红素试验阴性　可见于各种溶血性疾病、大面积烧伤等引起的溶血性黄疸。

（3）尿胆红素试验阳性　见于急性病毒性肝炎以及药物、毒物引起的中毒性肝炎引起的肝细胞性黄疸。

（4）尿胆红素试验阳性尿胆原试验阴性　可见于各种原因引起的肝内、外完全或不完全梗阻，如胆石症、胆管癌、胰头癌、原发性胆汁性肝硬化等阻塞性黄疸。

7. 亚硝酸盐（Nit）

（1）正常值　阴性。

（2）尿亚硝酸盐阳性　常见于由大肠杆菌（大肠埃希菌）引起泌尿系统感染。

8. 红细胞或血红蛋白

（1）正常值　平均每高倍视野 0 ～ 3 个（玻片法），0 ～ 5μl^{-1}（定量）。

（2）镜下血尿　尿沉渣镜检红细胞每高倍视野 ＞3 个，称为镜下血尿。多形性红细胞 ＞80% 时，称肾小球源性血尿，常见于急性肾小球肾炎、急进性肾炎、慢性肾炎、紫癜性肾炎、狼疮性肾炎等。多形性红细胞 ＜50% 时，称非肾小球源性血尿，见于肾结石、泌尿系统肿瘤、肾盂肾炎、多囊肾、急性膀胱炎、肾结核等。

三、粪常规

正常人的粪便主要由已消化和未消化的食物残渣、胃肠道分泌物、大量的细菌、无机盐和水等组成。粪便检查的主要目的是：①了解消化道有无炎症、出血、寄生虫感染、恶性肿瘤等；②根据分辨的形状、组成，间接判断胃肠、肝胆系统的功能状况；③检查粪便中菌群分布以及有无致病菌，以协助诊断肠道传染病。

1. 一般性状

（1）鲜血便　见于直肠息肉、直肠癌、肛裂及痔疮等。

（2）柏油样便　见于消化道出血。

（3）白陶土样便　见于各种原因引起的胆管阻塞患者。

（4）脓性及脓血便　见于痢疾、溃疡性结肠炎、局限性肠炎、结肠或直肠癌常表现为脓性及脓血便。阿米巴痢疾以血为主，血中带脓，呈暗红色稀果酱样，细菌性痢疾则以黏液及脓为主，脓中带血。

（5）米泔样便　见于重症霍乱、副霍乱患者。

（6）稀糊状或水样便　大量黄绿色稀汁样便（3000ml 或更多），并含有膜状物时见于假膜性肠炎。

（7）细条样便　多见于直肠癌。

（8）气味　患慢性肠炎、胰腺疾病、结肠或直肠癌溃烂时有恶臭。阿米巴肠炎粪便呈血腥臭味。脂肪及糖类消化或吸收不良时粪便呈酸臭味。

2. 显微镜检查

（1）白细胞 小肠炎症时白细胞数量一般每高倍视野 <15 个，细菌性痢疾时可见大量白细胞、脓细胞或小吞噬细胞。过敏性肠炎、肠道寄生虫病时可见较多嗜酸性粒细胞。

（2）红细胞 当下消化道出血、痢疾、溃疡性结肠炎、结肠和直肠癌时，粪便中可见到红细胞。

3. 化学检查

（1）正常值 阴性。

（2）隐血阳性 见于消化道溃疡（多呈间歇性）、消化道肿瘤（呈持续性或间歇性）及其他任何导致消化道出血的原因或疾病（如药物、肠结核、克罗恩病等）。

第二节 红细胞沉降率

红细胞沉降率（ESR）是指红细胞在一定条件下沉降的速率，它受多种因素影响。①血浆中各种蛋白的比例改变，如血浆中纤维蛋白原或球蛋白增加或清蛋白减少；②红细胞数量和形状：红细胞减少时血沉加快，球形红细胞增多血沉减慢。

正常值男性 0～15mm/h，女性 0～20mm/h。

生理性增快常见于 12 岁以下的儿童、60 岁以上的高龄者、妇女月经期、妊娠 3 个月以上孕妇，其增快可能与生理性贫血或纤维蛋白原含量增加有关。

病理性增快见于急性感染、局部炎症、结核（活动性肺结核、腹膜结核、肾结核等）、结缔组织病（风湿热、类风湿关节炎、系统性红斑狼疮、皮肌炎、白塞病等）、心肌梗死、慢性肾炎、严重贫血、恶性肿瘤。

血沉减慢见于低纤维蛋白原血症、球形红细胞增增多增多症、过敏性疾病、室温过低或抽血液后放置过久。

第三节 血氨（助理不要求掌握）

正常值全血 33～83μmol/L 或 60～150μg/L（直接显色法），血清 22～45μmol/L 或 40～80μg/dl（酶法）。

引起血氨的来源增多或去路减少的疾病均可引起血氨升高。血氨增高多见于肝性脑病、肝硬化末期肝性脑病、肝衰竭、急性重型肝炎时等，尤其对肝性脑病的诊断和鉴别诊断有极其重要的意义。另外，Reye 综合征也可有血氨增高。

第四节 肝功能（ALT、AST、γ-GT、胆红素）

肝脏是人体最大的腺体，也是重要的代谢器官和防御器官。其主要生理功能有：①代谢功能。参与糖、脂类、蛋白质、维生素、核酸、激素、胆红素、胆酸的代谢。②排泄功能。参与对胆红素、胆酸、药物、某些阴离子染料的转运和排泄。③解毒功能。参与对药物、毒物等化合物的氧化、还原、水解、结合。④其他。凝血、纤溶系统因子的合成及清除。

肝脏功能状态的实验室检查通称肝功能试验，进行肝功能检查的目的有：①了解肝脏有无损伤及损伤程度；②黄疸的诊断及鉴别诊断；③对肝功能状态进行动态比较，观察疗效及估计预后；④术前准备和用药监护，指导安全用药；健康普查，以检出亚临床肝病。

一、血清氨基转移酶

氨基转移酶是一类催化氨基酸与 α-酮酸之间氨基转移反应的酶类。用于肝功能检查的氨基转移酶主要是丙氨酸氨基转移酶（ALT）和天门冬氨酸氨基转移酶（AST）。在肝细胞中，ALT 主要存在于胞质中，AST 存在于线粒体（80%）和胞质中。ALT、AST 均为非特异性细胞内功能酶，正常时血清含量很低，当肝细胞受损时，肝细胞膜通透性增加，胞质内 ALT、AST 释放入血，使血清 ALT、AST 活性增加。

1. 正常值　ALT 0~40U/L（连续监测法）。AST 0~40U/L（连续监测法）。ALT/AST≤1。

2. 丙氨酸转氨酶（ALT）增高　见于急性肝炎、慢性肝炎、肝硬化、胆石症、肝坏死、肝癌、胆管炎、胆囊炎、心肌梗死、心力衰竭、心肌炎、多发性肌炎、酒精、化学毒物、药物等因素致肝损害。

3. 天门冬氨酸转氨酶（AST）增高　见于急、慢性重症肝炎、肝硬化、心肌炎、心肌梗死、肾炎、胆管炎、皮肌炎等病证。

二、γ-谷氨酰转移酶（γ-GT）

γ-谷氨酰转移酶是催化谷胱甘肽上 γ-谷氨酰基转移到另一个肽或另一个氨基酸上的酶。γ-GT 主要存在于细胞膜和微粒体上，参与谷胱甘肽的代谢。肾脏、肝脏和胰腺含量丰富，但血清中 γ-GT 主要来自肝胆系统。γ-GT 在肝脏中广泛分布于肝细胞的毛细胆管一侧和整个胆管系统，因此当肝内合成亢进或胆汁排出受阻时，血清中 γ-GT 增高。

1. 正常值　男性 11~50U/L，女性 7~30U/L。

2. γ-GT 增高　见于胆道阻塞性疾病（原发性胆汁性肝硬化、硬化性胆管炎、肝癌等）、急性和慢性病毒性肝炎、肝硬化、急性和慢性酒精性肝炎、药物性肝炎、脂肪肝和胰腺炎、胰腺肿瘤、前列腺肿瘤等。

三、胆红素（助理不要求掌握）

胆红素是血液循环中衰老红细胞在肝、脾及骨髓的单核-吞噬细胞系统中分解和破坏的产物。红细胞破坏释放出血红蛋白，然后代谢生成游离珠蛋白和血红素，血红素（亚铁原卟啉）经微粒体血红素氧化酶的作用，生成胆绿素，进一步被催化还原为胆红素。

1. 血清总胆红素　血清中胆红素与偶氮染料发生重氮化反应有快与慢相两期，前者为可溶性结合胆红素，后者为不溶解的非结合胆红素。应用 Jendrassik-Grof 方法，使用茶碱和甲醇作为溶剂，以保证血清中结合与非结合胆红素完全被溶解，并与重氮盐试剂起快速反应，即为血清中的总胆红素（serun total bilirubin，STB）。

（1）正常值　3.4~17.1μmol/L。

（2）增高　见于溶血性、肝细胞性、阻塞性黄疸等病。

2. 血清结合胆红素与非结合胆红素　血清中不加溶解剂，当血清与重氮盐试剂混合后快速发生颜色改变，在 1min 时测得的胆红素即为结合胆红素（CB）。总胆红素减去结合胆红素即为非结合胆红素（UCB）。

（1）正常值　结合胆红素 0~6.8μmol/L；非结合胆红素 1.7~10.2μmol/L。

（2）增高　结合胆红素（CB）增高见于胆石症、胆管癌、阻塞性黄疸、肝细胞性黄疸。非结合胆红素（UCB）增高见于肝细胞性黄疸等疾病。

3. 尿内胆红素　非结合胆红素不能透过肾小球屏障，因此不能在尿中出现；而结合胆红素为水溶性，能够透过肾小球基底膜而在尿中出现。正常成年人尿中含有微量胆红素，大约为 3.4μmol/L，通常的检验方法不能被发现。当血中结合胆红素浓度超过肾阈（34mmol/L）时，结合胆红素可自尿中排出。采用加氧法检查，胆红素被氧化为胆绿素而使尿呈绿色；若用重氮反应法检查，胆红素成为重氮胆红素，尿呈紫色。

（1）正常值　阴性。

（2）尿胆红素试验阳性　见于肝外胆管阻塞性疾病（胆石症、胆管肿瘤、胰头癌等）、肝内小胆管压力升高（门脉周围炎症、纤维化，或因肝细胞肿胀等）、肝细胞损害病毒性肝炎，药物或中毒性肝炎，急性酒精性肝炎。

4. 尿中尿胆原　在胆红素肠肝循环过程中，仅有极少量尿胆原逸入血液循环从肾脏排出。尿中尿胆原为无色不稳定物质，可与苯甲醛（Ehrlich 试剂）发生醛化反应，生成紫红色化合物，从而可进行定性和定量的检查。

（1）正常值　0.84~4.2μmol/（L·24h）（定量）；阴性或弱阳性（定性）。

（2）尿胆原增多　常见于病毒性肝炎、溶血性黄疸、心力衰竭、肠梗阻、内出血、便秘等病证。

（3）尿胆原减少　多见于长期应用抗生素、阻塞性黄疸等。

第五节　乙型肝炎病毒标志物

乙型肝炎病毒（HBV）是一种嗜肝脱氧核糖核酸病毒，属于包膜病毒。现用于临床的病毒标志物有乙型肝炎病毒表面抗原（HBsAg）、乙型肝炎病毒表面抗体（抗-HBs）、乙型肝炎病毒e抗原（HBeAg）、乙型肝炎病毒e抗体（抗-HBe）、乙型肝炎病毒核心抗原（HBcAg）、乙型肝炎病毒核心抗体（抗-HBc）、乙型肝炎病毒表面抗原蛋白前S2和前S2抗体、乙型肝炎病毒DNA。

一、正常值

乙肝各项指标ELISA法为阴性，RIA法为阴性。

二、抗原

1. HBsAg　阳性见于急性乙肝的潜伏期，发病时达高峰；如果发病后3个月不转阴，则易发展成慢性乙型肝炎或肝硬化。携带者HBsAg也呈阳性。

2. HBeAg　阳性表明乙型肝炎处于活动期，并有较强的传染性。HBeAg持续阳性，表明肝细胞损害较重，且可转为慢性乙型肝炎或肝硬化。

3. HBeAg　阳性提示患者血清中有感染性的HBV存在，其含量较多，表示复制活跃，传染性强，预后较差。但不易检测，所以通常不包含在乙肝五项的检查中。

三、抗体

1. 抗-HBs　是一种保护性抗体。抗-HBs阳性提示机体对乙肝病毒有一定程度的免疫力。抗-HBs一般在发病后3~6个月才出现，可持续多年。注射过乙型肝炎疫苗或抗-HBs免疫球蛋白者，抗-HBs可呈现阳性反应。

2. 抗-HBe　乙肝急性期即出现抗-HBe阳性者，易进展为慢性乙型肝炎；慢性活动性肝炎出现抗-HBe阳性者可进展为肝硬化；HBeAg与抗-HBe均阳性，且ALT升高时可进展为原发性肝癌。抗-HBe阳性表示大部分乙肝病毒被消除，复制减少，传染性减低，但并非无传染性。

3. 抗-HBc　作为HBsAg阴性的HBV感染的敏感指标。在HBsAg携带者中多为阳性。抗-HBc检测也可用作乙型肝炎疫苗和血液制品的安全性鉴定和献血员的筛选。抗-HBc IgG对机体无保护作用，其阳性可持续数十年甚至终身。

第六节　肾功能（尿素氮、肌酐、尿酸、β_2微球蛋白）

肾脏是排泄水分、代谢产物、毒物、药物，保留人体所需物质，维持体内水、电解质和酸碱平衡的重要器官。此外，肾脏还有内分泌功能，如合成分泌肾素、促红细胞生成素。肾功能检查主要目的是了解肾脏功能有无损害及其程度、损害部位、动态观察病情、治疗方案制定及判断预后。

一、血清肌酐（Cr）测定

血中的肌酐，由外源性和内生性两类组成。机体每20g肌肉每天代谢产生1mg Cr，产生速率为1mg/min，每天Cr的生成量相当恒定。血中Cr主要由肾小球滤过排出体外，肾小管基本不重吸收且排泌量也较少，在外源性肌酐摄入量稳定的情况下，血中的浓度取决于肾小球滤过能力，当肾实质损害，GFR降低到临界点后（GFR下降至正常人的1/3时），血Cr浓度就会明显上升，故测定血肌酐浓度可作为GFR受损的指标。敏感性较血尿素氮（BUN）好，但并非早期诊断指标。

1. 正常值　全血Cr为88.4~176.8μmol/L。血清或血浆Cr，男性53~106μmol/L，女性44~97μmol/L。

2. 增高　见于严重肾功能不全，各种肾障碍，肢端肥大症等。

3. 降低　见于肌肉量减少（如营养不良，高龄者），多尿。

二、血清尿素氮（BUN）测定

血尿素氮是蛋白质代谢的终末产物，体内氨基酸脱氨基分解成 α-酮基和 NH_3，NH_3 在肝脏内和 CO_2 生成尿素，因此尿素的生成量取决于饮食中蛋白质摄入量、组织蛋白质分解代谢及肝功能状况。尿素主要经肾小球滤过随尿排出，正常情况下 30%~40% 被肾小管重吸收，肾小管有少量排泌，当肾实质受损害时，GFR 降低，致使血浓度增加，因此目前临床上多测定尿素氮，粗略观察肾小球的滤过功能。

1. 正常值　成人 3.2~7.1mmol/L；婴儿、儿童 1.8~6.5mmol/L。
2. 增高　常见于高蛋白饮食，糖尿病，重症肝病，高热，轻度肾功能低下，高血压，痛风，多发性骨髓瘤尿路闭塞，术后无尿，尿毒症前期，肝硬化，严重肾衰竭，尿毒症。

三、血 β₂ 微球蛋白（$β_2$MG）

β₂ 微球蛋白是体内有核细胞包括淋巴细胞、血小板、多形核白细胞产生的一种小分子球蛋白；与同种白细胞抗原（HLA）亚单位是同一物质；与免疫球蛋白稳定区的结构相似。其分子量为 11 800u，由 99 个氨基酸组成的单链多肽。$β_2$MG；广泛存在于血浆、尿、脑脊液、唾液及初乳中。正常人血中 $β_2$MG；浓度很低，可自由通过肾小球，然后在近端小管内几乎全部被重吸收。

1. 正常值　成人血清 1~2mg/L。
2. 增高　见于肾小球滤过功能受损、IgG 肾病、恶性肿瘤，以及多种炎性疾病（肝炎、类风湿关节炎等）。

四、血清尿酸（UA）

尿酸为核蛋白和核酸中嘌呤的代谢产物，既可来自体内，亦可来自食物中嘌呤的分解代谢。肝是尿酸的主要生成场所，除小部分尿酸可在肝脏进一步分解或随胆汁排泄外，剩余的均从肾排泄。尿酸可自由透过肾小球，亦可经肾小管排泌，但进入原尿的尿酸 90% 左右在肾小管重吸收回到血液中。因此，血尿酸浓度受肾小球滤过功能和。肾小管重吸收功能的影响。血清（浆）尿酸常用磷钨酸还原比色法或酶法测定。

1. 正常值　成人酶法血清（浆）尿酸浓度男性 150~416μmol/L，女性 89~357μmol/L。
2. 增高　见于痛风，子痫，白血病，红细胞增多症，多发性骨髓瘤，急慢性肾小球肾炎。
3. 降低　见于恶性贫血及肾上腺皮质激素等药物治疗后。

第七节　血　糖

血糖主要作用有：氧化供能；构成人体结构和维持生理活性。血糖主要来源：饮食在肠道吸收；肝糖原分解；肝内糖异生。血糖的去路：肝脏形成糖原；各组织消耗供能；参与组织结构形成或形成生理活性物质。血糖的代谢调节：胰岛素促进肝糖原形成，使血糖降低；胰高血糖素、甲状腺素、生长激素等促进糖原分解和糖异生，使血糖升高。

一、空腹血糖

血糖测定受饮食、取血部位和测定方法的影响。因进食可是血糖升高，如果不是特殊试验或特殊情况，血糖测定必须于清晨抽取空腹 12 小时的静脉血。室温条件下放置全血标本，血糖浓度每小时下降 5%~7%，所以如果不能立即检测，应立即分离出血清（浆），放置冰箱保存。

1. 正常值　3.9~6.1mmol/L（70~110mg/dl）。
2. 增高　见于糖尿病、其他内分泌疾病（生长激素异常增高、库欣综合征、甲状腺功能亢进、嗜铬细胞瘤等）、应激性高血糖（颅内压升高、心肌梗死等）以及药物性（噻嗪类利尿药）。
3. 降低　见于胰岛素分泌过多（胰岛细胞瘤）、对抗胰岛素的激素分泌不足（生长激素和肾上腺皮质激素不足）、严重的肝脏疾病以及生理性血糖降低（饥饿和剧烈运动后）。

二、口服葡萄糖耐量试验（OGTT）

正常人口服或注射一定量葡萄糖后血糖暂时升高，刺激胰岛素分泌增多，促进葡萄糖合成糖原贮存，在短时间内使血糖降至空腹水平，此现象称为耐糖现象。糖代谢紊乱时，口服一定量葡萄糖是血糖急剧升高，但短时间内不能降至空腹水平，称为耐糖异常或耐糖量降低。OGTT 常用于了解和观察糖代谢功能是否健全，对隐匿糖尿病的诊断有重要意义。

1. 正常值　正常人口服葡萄糖后 0.5 ~ 1 小时血糖水平达到峰值，位于 7.8 ~ 8.9mmol/L（140 ~ 160mg/dl）。2 小时不超过 7.8 mmol/L（140mg/dl），3 小时恢复至空腹血糖值。每次尿糖均为阴性。

2. 耐糖异常　临床主要用于隐性糖尿病的诊断。也可见于内肾上腺皮质功能亢进疾病（如库欣综合征）、慢性胰腺炎、肝脏疾病、心肌梗死的急性期、肥胖症、肾性糖尿。

三、血清糖化血红蛋白（助理不要求掌握）

糖化血红蛋白（GHb）是在红细胞生存期（120 天）内，HbA1 与血中己糖（主要为葡萄糖）缓慢、连续的非酶促反应产物，为 HbA，合成后化学修饰的产物（HbA3），在血红蛋白电泳中为快动组分。GHb 的合成速率与红细胞所处环境中糖的浓度成正比。因此 GHb 所占比例能反映测定前 1 ~ 2 个月平均血糖水平，可作为糖尿病长期控制的良好指标。

1. 正常值　占总血红蛋白的（7.0 ± 0.9）%。

2. 升高　见于糖尿病、高血糖（持续 1 周以上）、红细胞寿命延长（脾切除）、原发性高血红蛋白 F 综合征、胰岛素依赖型糖尿病 GHb 值高于非依赖型糖尿病的 GHb。

3. 降低　见于出血、红细胞破坏亢进（溶血性贫血）、红细胞生成亢进（妊娠）、输血。

第八节　血清总胆固醇、甘油三酯、高密度脂蛋白胆固醇、低密度脂蛋白胆固醇

血脂是血浆中脂质的总称，主要包括胆固醇、甘油三酯、磷脂、游离脂肪酸等。脂质不溶于水，血浆脂质主要以脂蛋白的形式存在并转运。主要作为营养水平及心血管事件危险度评估。

一、血清总胆固醇（TC）

总胆固醇包括游离胆固醇和胆固醇酯两部分。胆固醇脂有胆固醇与脂肪酸在肝脏合成。血液中胆固醇 10% ~ 20% 从食物中摄取，其余主要由肝（70% ~ 80%）和肾上腺等组织合成。胆固醇作为细胞膜成分维持细胞的形态和功能。是类固醇激素和维生素 D 的前体。胆固醇在肝脏中转化为胆汁酸。

1. 正常值　< 5.17mmol/L 为适合水平，5.17 ~ 6.47mmol/L 为轻度升高（边缘水平），≥ 6.47mmol/L 为高胆固醇血症，7.76mmol/L 为严重高胆固醇血症。

2. 增高　见于肾病综合征、动脉粥样硬化、胆总管阻塞、胆石症、胆道肿瘤、糖尿病、黏液性水肿等。

3. 减低　见于甲状腺功能亢进、恶性贫血、急性重症肝炎、肝硬化胆固醇合成减少等。

二、血清甘油三酯（TG）

甘油三酯是人体所储存大量甘油的主要形式，在血液中主要存在于乳糜微粒中，直接参与胆固醇、胆固醇脂的合成，为细胞提供和储存能量。血清甘油三酯是动脉粥样硬化的重要因素之一。因受饮食影响较大，故应空腹采血。

1. 正常值　0.56 ~ 1.7mmol/L。

2. 增高　可由遗传，饮食因素或继发于某些疾病，如糖尿病，肾病等。

3. 降低　见于甲亢，肾上腺皮质功能低下，肝实质性病变，原发性 β 脂蛋白缺乏及吸收不良。

三、高密度脂蛋白胆固醇（HDL - C）

高密度脂蛋白胆固醇是含蛋白质最多、体积最小、比重最大的脂蛋白。高密度脂蛋白将周围组织中的胆固醇逆向转移至肝脏并转化为胆汁酸而被清除，因此，高密度脂蛋白有抗动脉粥样硬化的作用。常规检查中，通过检测高密度脂蛋白中胆固醇含量的方法间接反映高密度脂蛋白水平。

1. 正常参考值　0.94~2.0mmol/L。

2. 降低　见于脑血管病，冠心病，高TG血症，严重疾病或手术后，吸烟，缺少运动等。

四、低密度脂蛋白胆固醇（LDL-C）

低密度脂蛋白是胆固醇的主要携带者，低密度脂蛋白向组织及细胞运送胆固醇，直接促进动脉粥样硬化症的形成。常规检查中，通过检测低密度脂蛋白中胆固醇含量的方法间接反映低密度脂蛋白水平。

1. 正常值　2.07~3.12mmol/L（沉淀法），3.15~3.61mmol/L为边缘升高，≥3.64mmol/L为升高。

2. 升高　LDL-C与冠心病发病呈正相关关系。

第九节　血清钾、钠、氯

一、血清钾测定

钾是细胞内主要阳离子，参与细胞新陈代谢，保持细胞静息电位、调节细胞内外的渗透压和酸碱平衡。测定血清钾实际是测定细胞外液钾离子，间接反映细胞内钾离子的水平。

【临床意义】

1. 正常参考值　3.5~5.5mmol/L。

2. 增高　见于肾衰竭、肾上腺皮质功能减退症、休克、组织挤压伤、低醛固酮血症、重度溶血、口服或注射含钾液过多等。

3. 减低　见于肾上腺皮质功能亢进、严重呕吐、腹泻、服用利尿剂和胰岛素、钡盐中毒、代谢性碱中毒、低钾饮食等。

二、血清钠测定

钠离子是细胞外液（如血液）中最多的阳离子，对保持细胞外液容量、调节酸碱平衡、维持正常渗透压和细胞生理功能有重要意义，并参与维持神经-肌肉的正常应激性。细胞外液钠浓度的改变可由水、钠任一含量的变化而引起，所以钠平衡紊乱常伴有水平衡紊乱。水与钠的正常代谢及平衡是维持人体内环境稳定的重要因素。

1. 正常值　目前广泛采用离子选择电极法（ISE），参考值为135~145mmol/L。

2. 增高　见于严重脱水、大量出汗、高热、烧伤、糖尿病性多尿，以及肾上腺皮质功能亢进、原发及继发性醛固酮增多病。

3. 降低　见于肾皮质功能不全、重症肾盂肾炎、糖尿病，以及胃肠道引流、呕吐及腹泻、抗利尿激素过多。

4. 减低　见于糖尿病、肾上腺皮质功能不全、消化液丢失过多（如呕吐、腹泻）、严重肾盂肾炎、肾小管严重损害、应用利尿剂大量出汗、大面积烧伤、尿毒症的多尿期等。

三、血清氯测定

氯是细胞外液主要阴离子，血浆中氯化物主要是氯化钠，机体通过食盐形式摄取氯化钠，氯主要经肾随尿液排出体外。氯化物主要功能包括：①调节机体酸碱平衡、渗透压及水电解质平衡；②参与胃液中胃酸的形成。

1. 正常参考值

2. 增高　见于高钠血症，呼吸碱中毒，高渗性脱水，肾炎少尿及尿道梗死。

3. 降低　见于低钠血症，严重呕吐，腹泻，胃液胰液胆汁液大量丢失，肾功能减退及阿狄森氏病等。

第十节　淀粉酶

AMY测定是胰腺疾病最常用的实验室诊断方法，胰腺疾病尤其是急性胰腺炎或胰腺外分泌功能障碍时，可引起血、尿淀粉酶活性升高或降低。

正常值血清淀粉酶 <800~1800U/L；尿淀粉酶（随意尿）<1000~12 000U/L。

淀粉酶活性升高见于急性胰腺炎、胰腺癌、急腹症、慢性胰腺炎，以及腮腺炎、唾液腺炎等。

淀粉酶活性降低见于肝脏疾病，如肝癌，肝硬化。

第十一节　心肌酶（CK、LDH）

急性心肌梗死后梗死部位心肌细胞内的化学物质可释放到外周血液循环中，通过对这些化学物质的测定可对急性心肌梗死的诊断、治疗、预后判断提供帮助。尤其对于急性心肌梗死早期、或临床症状不典型、心电图未出现明显改变的心梗患者做出及时诊断，同时可指导、监测溶栓治疗，降低急性心肌梗死的死亡率有重要意义。目前，实验室诊断、监测心肌梗死的指标主要有肌酸激酶及其同工酶、肌红蛋白、心肌肌钙蛋白等。

一、血清乳酸脱氢酶（LDH）

乳酸脱氢酶是体内能量代谢过程中的一个重要的酶。此酶几乎存在于所有组织中，以肝、肾、心肌、骨骼肌、胰腺和肺中为最多。这些组织中的 LDH 的活力比血清中高得多。所以当少量组织坏死时，该酶即释放血而使其他血液中的活力升高。测定此酶常用于对心梗、肝病和某些恶性肿瘤的辅助诊断。

1. 正常值　100~240U/L（LDH－L法），190~310U/L（比色法）。

2. 增高　常见于心肌梗死、肝脏疾病（急性肝炎、慢性活动性肝炎、肝癌、肝硬化、阻塞性黄疸等，肿瘤转移所致的胸腹水中 LDH 往往也升高）、血液病（白血病、贫血、恶性淋巴瘤等）、骨骼肌损伤、进行性肌萎缩、肺梗死。

二、血清肌酸激酶（CK）

肌酸激酶广泛存在于各种组织中，与三磷酸腺苷（ATP）的再生有关，此酶的功能是在生理水平上维持细胞内的三磷酸腺苷浓度。它的催化作用是可逆的，即将高能磷酸键从磷酸肌酸转移至二磷酸腺苷（ADP）上或从三磷酸腺苷上将高能磷酸键转移至肌酸，形成磷酸肌酸。

1. 正常值　男性 38~174U/L；女性 26~140U/L。

2. 增高　常见于心肌梗死、化脓性脑膜炎、结核性脑膜炎、进行性脑积水、继发性癫痫、多发性硬化症、蛛网膜下腔出血、慢性硬膜下水肿、脑供血不足及脑肿瘤等。

第十二节　抗链球菌溶血素"O"

抗链球菌溶血素"O"是 A 组链球菌的代谢产物之一，可以溶解人红细胞，具有很强的抗原性。机体咽炎、扁桃体炎、猩红热、丹毒、脓皮病、风湿热等感染 A 组链球菌后，可产生链球菌溶血素 O 抗体，即"Anti－Streptolysin O（ASO）"。

正常值成人 0~200U/ml，儿童 <250U/ml。

增高常见于风湿热病、溶血性链球菌感染、急性肾小球肾炎等疾病。

第十三节　甲胎蛋白

甲胎蛋白是一种糖蛋白，正常情况下，这种蛋白主要来自胚胎的肝细胞，胎儿出生后约两周甲胎蛋白从血液中消失，因此正常人血清中甲胎蛋白的含量尚不到 20μg/L 升。但当肝细胞发生癌变时，却又恢复了产生这种蛋白质的功能，而且随着病情恶化它在血清中的含量会急剧增加，甲胎蛋白就成了诊断原发性肝癌的一个特异性临床指标。

AFP 正常值：≤5μg/L（酶联免疫法），阴性（反间接血凝法），阴性（对流免疫电泳法），≤25μg/L（自显影法），≤20μg/L（放射免疫分法）。

高度升高见于原发性肝癌（进行性升高）、卵黄囊细胞恶性肿瘤、胃癌肝转移、孕妇、先天性胆道闭锁症。

中度升高见于阿米巴性肝脓肿、心源性肝瘀血、特发性血友病、阻塞性黄疸、氟烷中毒性肝炎、脂肪肝、酒精中毒性肝炎、传染性单核细胞增多症、慢性肝炎。

轻度升高见于非特异性溃疡性结肠炎、局限性肠炎（与非特异性反应性肝炎有关）。

第十四节　类风湿因子

类风湿因子（RF）是在类风湿关节炎（RA）患者血清中发现，是一种以变性 IgG 为靶抗原的自身抗体，主要存在于类风湿关节炎患者的血清和关节液中，它是一种抗变性 IgG 的抗体，属 IgM 型，可与 IgGFc 段结合。RA 患者和约 50% 的健康人体内都存在有产生 RF 的 B 细胞克隆，在变性 IgG（或与抗原结合的 IgG）或 EB 病毒直接作用下，可大量合成 RF。

正常人 1∶20 稀释血清为阴性。

阳性见于自身免疫性疾病（系统性红斑狼疮、干燥综合征、混合性结缔组织病、系统性硬化、多发性肌炎/皮肌炎、IgA 肾病等）、感染性疾病（肝炎、结核、细菌性心内膜炎、血吸虫病）和非感染性疾病（弥漫性肺间质纤维化、结节病、巨球蛋白血症等）。

第十五节　漏出液、渗出液

一、漏出液

外观呈草黄色、淡黄色、清晰。比重 < 1.018。蛋白定性（ - ），细胞总数 < 100ml^{-1}。蛋白总量 < 30.0g/L，胸水蛋白量/血浆蛋白量 < 0.5，不能自凝。葡萄糖定量与血糖类似。LDH < 200U/L，ADA（ - ），pH > 7.3，细菌（ - ），CEA（ - ），特殊蛋白（ - ）。

常见于各种肾病、充血性心力衰竭、严重的营养不良、晚期肝硬化、肿瘤及静脉栓塞等疾病。

二、渗出液

外观呈草黄色或脓性或血色，清晰或混浊。比重 > 1.018。蛋白定性（ + ），细胞总数 > 500/ml（RBL > 10 × 10³/ml 提示癌性或结核，RBL > 100 × 10³/ml 提示创伤、癌、肺梗死，WBL > 10 × 10³ml/考虑脓胸）。蛋白总量 > 30.0g/L， > 0.5 可自凝。葡萄糖定量低于血糖（类风湿 < 30mg%，化脓性 < 20mg%，TB 30 ~ 60mg%，肿瘤 > 60mg%）。LDH > 200U/L（胸水 LDH/血浆 LDH > 0.6，如 > 500U/L 提示癌性）。ADA > 45U/L 为感染、结核， < 40U/L 为肿瘤。淀粉酶 > 500U/L 并且胸水中淀粉酶/血浆中淀粉酶 > 2，约 10% 为癌。pH 6.8 ~ 7.3。可培养出相应致病菌。SLE，类风湿等 C3、C4 水平降低。

如发现乳酪样混浊，并含有大量的脓细胞的变性破坏，常为化脓性渗出液。常见有葡萄球菌、脑炎双球菌、链球菌、放线菌等感染所致的各种浆膜腔积液。由金黄色葡萄球菌引起者，积液为稠厚黄色；由肺炎双球菌引起者，积液常浓稠而色深；由链球菌引起者，积液多稀淡呈淡黄色；由放线菌引起者，积液浓稠、黄或黄绿色，且有恶臭味。

在结核性胸（腹）膜炎，化脓性胸（腹）炎和癌转移的早期，及结缔组织病，可见半透明的带黏稠性黄色的浆液性渗出液。

第四部分 常见西医病证

第一章 发 热

正常人的体温受体温调节中枢所调控，并通过神经、体液因素使产热和散热过程呈动态平衡，保持体温在相对恒定的范围内。当机体在致热源作用下或各种原因引起体温调节中枢的功能障碍时，体温升高超出正常范围，称为发热。

一、正常体温与生理变异

正常人体温一般为36℃~37℃，正常体温在不同个体之间略有差异，且常受机体内、外因素的影响稍有波动。在24小时内下午体温较早晨稍高，剧烈运动、劳动或进餐后体温也可略升高，但一般波动范围不超过1℃。妇女月经前及妊娠期体温略高于正常。老年人因代谢率偏低，体温相对低于青壮年。另外，在高温环境下体温也可稍升高。

二、发生机制

在正常情况下，人体的产热和散热保持动态平衡。由于各种原因导致产热增加或散热减少，则出现发热。

1. 致热源性发热 致热源包括外源性和内源性两大类。

（1）外源性致热源 外源性致热源的种类甚多，包括：①各种微生物病原体及其产物，如细菌、病毒、真菌及支原体等；②炎性渗出物及无菌性坏死组织；③抗原抗体复合物；④某些类固醇物质，特别是肾上腺皮质激素的代谢产物原胆烷醇酮；⑤多糖体成分及多核苷酸、淋巴细胞激活因子等。外源性致热源多为大分子物质，特别是细菌内毒素分子量非常大，不能通过血脑屏障直接作用于体温调节中枢，而是通过激活血液中的中性粒细胞、嗜酸性粒细胞和单核－吞噬细胞系统，使其产生并释放内源性致热源，通过下述机制引起发热。

（2）内源性致热源 又称白细胞致热源，如白介素（IL-1）、肿瘤坏死因子（TNF）和干扰素等。通过血－脑脊液屏障直接作用于体温调节中枢的体温调定点，使调定点（温阈）上升，体温调节中枢必须对体温加以重新调节发出冲动，并通过垂体内分泌因素使代谢增加或通过运动神经使骨骼肌阵缩（临床表现为寒战），使产热增多；另一方面可通过交感神经使皮肤血管及竖毛肌收缩，停止排汗，散热减少。这一综合调节作用使产热大于散热，体温升高引起发热。

2. 非致热源性发热 常见于以下几种情况：①体温调节中枢直接受损，如颅脑外伤、出血、炎症等；②引起产热过多的疾病，如癫痫持续状态、甲状腺功能亢进症等；③引起散热减少的疾病，如广泛性皮肤病、心力衰竭等。

（1）病因与分类 发热的病因很多，临床上可分为：①感染性发热，各种病原体如病毒、细菌、支原体、立克次体、螺旋体、真菌、寄生虫等引起的感染，不论是急性、亚急性或慢性，局部性或全身性，均可出现发热；②非感染性发热，无菌性坏死物质的吸收、抗原－抗体反应、内分泌与代谢疾病、皮肤散热减少、体温调节中枢功能失常、自主神经功能紊乱。

（2）临床表现 按发热的高低可分为：①低热，37.3℃~38℃；②中等度热，38.1℃~39℃；③高热，39.1℃~41℃；④超高热，41℃以上。发热的临床经过一般分为体温上升期、高热期、体温下降期三个阶段。

体温上升期常有疲乏无力、肌肉酸痛、皮肤苍白、畏寒或寒战等现象。皮肤苍白是因体温调节中枢发出的冲动经交感神经而引起皮肤血管收缩，浅层血流减少所致，甚至伴有皮肤温度下降。由于皮肤散热减少刺激皮肤的冷觉感受器并传至中枢引起畏寒。中枢发出的冲动再经运动神经传至运动终板，引起骨骼肌不随意的周期性收缩，发生寒战及竖毛肌收缩，使产热增加。该期产热大于散热使体温上升。体温上升有两种方式：①骤升型。体温在几小时内达39℃或以上，常伴有寒战，小儿易发生惊厥，多见于疟疾、大叶性肺炎、败血症、流行性感冒、急性肾盂肾炎、输液或某些药物反应等。②缓升型。体温逐渐上升在数日内达高峰，多不伴寒战，如伤寒、结核病、布氏杆菌病等所致的发热。

高热期是指体温上升达高峰之后保持一定时间，持续时间的长短可因病因不同而有差异。如疟疾可持续数小时，大叶性肺炎、流行性感冒可持续数天，伤寒则可为数周。在此期中体温已达到或略高于上移的体温调定点水平，体温调节中枢不再发出寒战冲动，故寒战消失；皮肤血管由收缩转为舒张，使皮肤发红并有灼热感；呼吸加快变深；开始出汗并逐渐增多。使产热与散热过程在较高水平保持相对平衡。

体温下降期是由于病因的消除，致热源的作用逐渐减弱或消失，体温中枢的体温调定点逐渐降至正常水平，产热相对减少，散热大于产热，使体温降至正常水平。此期表现为出汗多，皮肤潮湿。体温下降有两种方式：①骤降指体温于数小时内迅速下降至正常，有时可略低于正常，常伴有大汗淋漓，常见于疟疾、急性肾盂肾炎、大叶性肺炎及输液反应等；②渐降指体温在数天内逐渐降至正常，如伤寒、风湿热等。

发热患者在不同时间测得的体温数值分别记录在体温单上，将各体温数值点连接起来成体温曲线，该曲线的不同形态（形状）称为热型。不同的病因所致发热的热型也常不同。临床上常见的热型有：①稽留热，是指体温恒定地维持在39℃以上的高水平，达数天或数周，24小时内体温波动范围不超过1℃，常见于大叶性肺炎、斑疹伤寒及伤寒高热期；②弛张热，又称败血症热型，体温常在39℃以上，波动幅度大，24小时内波动范围超过2℃，但都在正常水平以下，常见于败血症、风湿热、肺结核及化脓性炎症等；③间歇热，体温骤升达高峰后持续数小时，又迅速降至正常水平，无热期（间歇期）可持续1天至数天，如此高热期与无热期反复交替出现，常见于疟疾、急性肾盂肾炎等；④波状热，体温逐渐上升达39℃或以上，数天后又逐渐下降至正常水平，持续数天后又逐渐升高，如此反复多次，常见于布氏杆菌病；⑤回归热，体温急剧上升至39℃或以上，持续数天后又骤然下降至正常水平，高热期与无热期各持续若干天后规律性交替一次，可见于回归热、霍奇金病等；⑥不规则热，发热的体温曲线无一定规律，可见于结核病、风湿热、支气管肺炎、渗出性胸膜炎等。

不同的发热性疾病各具有相应的热型，根据热型的不同有助于发热病因的诊断和鉴别诊断。但必须注意：①由于抗生素的广泛应用，及时控制了感染，或因解热药或糖皮质激素的应用，可使某些疾病的特征性热型变得不典型或呈不规则热型；②热型也与个体反应的强弱有关，如老年人休克型肺炎时可仅有低热或无发热，而不具备肺炎的典型热型。

（3）伴随症状　①寒战：常见于大叶性肺炎、败血症、急性胆囊炎、急性肾盂肾炎、流行性脑脊髓膜炎、疟疾、钩端螺旋体病、药物热、急性溶血或输血反应等；②结膜充血：常见于麻疹、流行性出血热、斑疹伤寒、钩端螺旋体病等；③单纯疱疹：口唇单纯疱疹多出现于急性发热性疾病，常见于大叶性肺炎、流行性脑脊髓膜炎、间日疟、流行性感冒等；④淋巴结肿大：常见于传染性单核细胞增多症、风疹、淋巴结结核、局灶性化脓性感染、丝虫病、白血病、淋巴瘤、转移癌等；⑤肝脾大：常见于传染性单核细胞增多症、病毒性肝炎、肝及胆道感染、布氏杆菌病、疟疾、结缔组织病、白血病、淋巴瘤及黑热病、急性血吸虫病等；⑥出血发热伴皮肤黏膜出血：可见于重症感染及某些急性传染病，如流行性出血热、病毒性肝炎、斑疹伤寒、败血症等，也可见于某些血液病，如急性白血病、重症再生障碍性贫血、恶性组织细胞病等；⑦关节肿痛：常见于败血症、猩红热、布氏杆菌病、风湿热、结缔组织病、痛风等；⑧皮疹：常见于麻疹、猩红热、风疹、水痘、斑疹伤寒、风湿热、结缔组织病、药物热等；⑨意识障碍：先发热后昏迷者常见于流行性乙型脑炎、斑疹伤寒、流行性脑脊髓膜炎、中毒性菌痢、中暑等，先昏迷后发热者见于脑出血、巴比妥类药物中毒等。

第二章　皮肤黏膜出血

皮肤黏膜出血是因机体止血或凝血功能障碍所引起，通常以全身性或局限性皮肤黏膜自发性出血或损伤后难以止血为临床特征。

一、病因与发生机制

皮肤黏膜出血的基本病因有三个因素，即血管壁功能异常、血小板数量或功能异常及凝血功能障碍。

1. 血管壁功能异常　正常在血管破损时，局部小血管即发生反射性收缩，使血流变慢，以利于初期止血，继之，在血小板释放的血管收缩素等血清素作用下，使毛细血管较持久收缩，发挥止血作用。当毛细血管壁存在先天性缺陷或受损伤时则不能正常地收缩发挥止血作用，而致皮肤黏膜出血。常见于：①遗传性出血性毛细血管扩张症、血管性假性血友病；②过敏性紫癜、单纯性紫癜、老年性紫癜及机械性紫癜等；③严重感染、化学物质或药物中毒及代谢障碍，维生素C或维生素PP缺乏、尿毒症、动脉硬化等。

2. 血小板异常　血小板在止血过程中起重要作用，在血管损伤处血小板相互黏附、聚集成白色血栓阻塞创面。血小板膜磷脂在磷脂酶作用下释放花生四烯酸，随后转化为血栓烷，进一步促进血小板聚集，并有强烈的血管收缩作用，促进局部止血。当血小板数量或功能异常时，均可引起皮肤黏膜出血，常见于以下几种情况。

（1）血小板减少　包括：①血小板生成减少，再生障碍性贫血、白血病、感染、药物性抑制等；②血小板破坏过多，特发性血小板减少性紫癜、药物免疫性血小板减少性紫癜；③血小板消耗过多，血栓性血小板减少性紫癜、弥散性血管内凝血。

（2）血小板增多　包括：①原发性，原发性血小板增多症；②继发性，继发于慢性粒细胞白血病、脾切除后、感染、创伤等，此类疾病血小板数虽然增多，仍可引起出血现象，是由于活动性凝血活酶生成迟缓或伴有血小板功能异常所致。

（3）血小板功能异常　包括：①遗传性，血小板板无力症（主要为聚集功能异常）、血小板病（主要为血小板第3因子异常）等；②继发性，继发于药物、尿毒症、肝病、异常球蛋白血症等。

3. 凝血功能障碍　凝血过程较复杂，有许多凝血因子参与，任何一个凝血因子缺乏或功能不足均可引起凝血障碍，导致皮肤黏膜出血。

（1）遗传性　血友病、低纤维蛋白原血症、凝血酶原缺乏症、低凝血酶原血症、凝血因子缺乏症等。

（2）继发性　严重肝病、尿毒症、维生素K缺乏。

（3）循环血液中抗凝物质增多或纤溶亢进　异常蛋白血症类肝素抗凝物质增多、抗凝药物治疗过量、原发性纤溶或弥散性血管内凝血所致的继发性纤溶。

二、临床表现

皮肤黏膜出血表现为血液淤积于皮肤或黏膜下，形成红色或暗红色斑。压之不褪色，视出血面积大小可分为瘀点、紫癜和瘀斑。血小板减少出血的特点为同时有出血点、紫癜和瘀斑、鼻出血、牙龈出血、月经过多、血尿及黑便等，严重者可导致脑出血。血小板病患者血小板计数正常，出血轻微，以皮下、鼻出血及月经过多为主，但手术时可出现出血不止。

因血管壁功能异常引起的出血特点为皮肤黏膜的瘀点、瘀斑，如过敏性紫癜表现为四肢或臀部有对称性、高出皮肤（荨麻疹或丘疹样）紫癜，可伴有痒感、关节痛及腹痛，累及肾脏时可有血尿。老年性紫癜常为手、足的伸侧瘀斑；单纯性紫癜为慢性四肢偶发瘀斑，常见于女性患者月经期等。因凝血功能障碍引起的出血常表现有内脏、肌肉出血或软组织血肿，亦常有关节腔出血，且常有家族史或肝脏病史。

三、伴随症状

四肢对称性紫癜伴有关节痛及腹痛、血尿者，见于过敏性紫癜。紫癜伴有广泛性出血，如鼻出血、牙龈出血、血尿、黑便等，见于血小板减少性紫癜、弥散性血管内凝血。紫癜伴有黄疸，见于肝脏疾病。自幼有轻伤后出血不止，且有关节肿痛或畸形者，见于血友病。

第三章　水　肿

水肿是指人体组织间隙有过多的液体积聚使组织肿胀。水肿可分为全身性与局部性。当液体在体内组织间隙呈弥漫性分布时呈全身性水肿（常为凹陷性）；液体积聚在局部组织间隙时呈局部水肿；发生于体腔内称积液，如胸腔积液、腹腔积液、心包积液。一般情况下，水肿这一术语，不包括内脏器官局部的水肿，如脑水肿、肺水肿等。

一、发生机制

在正常人体中，血管内液体不断地从毛细血管小动脉端滤出至组织间隙成为组织液，另一方面组织液又不断从毛细血管小静脉端回吸收入血管中，两者经常保持动态平衡，因而组织间隙无过多液体积聚。保持这种平衡的主要因素有：①毛细血管内静水压；②血浆胶体渗透压；③组织间隙机械压力（组织压）；④组织液的胶体渗透压。

当维持体液平衡的因素发生障碍出现组织间液的生成大于回吸收时，则可产生水肿。产生水肿的几项主要因素为：①钠与水的潴留，如继发性醛固酮增多症等；②毛细血管滤过压升高，如右心衰竭等；③毛细血管通透性增高，如急性肾炎等；④血浆胶体渗透压降低，如血清蛋白减少；⑤淋巴回流受阻，如丝虫病等。

二、病因与临床表现

1. 全身性水肿

（1）心源性水肿　主要是右心衰竭的表现。发生机制主要是有效循环血量减少，肾血流量减少，继发性醛固酮增多引起钠水潴留以及静脉瘀血，毛细血管滤过压增高，组织液回吸收减少所致。前者决定水肿程度，后者决定水肿部位。水肿程度可由于心力衰竭程度而有所不同，可自轻度的踝部水肿以至严重的全身性水肿。水肿特点是首先出现于身体下垂部位（下垂部流体静水压较高）。能起床活动者，最早出现于踝内侧，行走活动后明显，休息后减轻或消失；经常卧床者以腰骶部为明显。颜面部一般不肿。水肿为对称性、凹陷性。此外通常有颈静脉怒张、肝大、静脉压升高，严重时还出现胸水、腹水等右心衰竭的其他表现。

（2）肾源性水肿　可见于各型肾炎和肾病，发生机制主要是由多种因素引起肾排泄水、钠减少，导致钠、水潴留，细胞外液增多，毛细血管静水压升高，引起水肿，钠、水潴留是肾性水肿的基本机制。导致钠、水潴留可能与下列因素相关：①肾小球超滤系数及滤过率下降，而肾小管重吸收钠增加（球－管失衡）导致钠水潴留；②大量蛋白尿导致低蛋白血症，血浆胶体渗透压下降致使水分外渗；③肾实质缺血，刺激肾素－血管紧张素－醛固酮活性增加，醛固酮活性增加导致钠、水潴留；④肾内前列腺素产生减少，致使肾排钠减少。水肿特点是疾病早期晨间起床时有眼睑与颜面水肿，以后发展为全身水肿（肾病综合征时为重度水肿）。常有尿常规改变、高血压、肾功能损害的表现。肾源性水肿需与心源性水肿相鉴别。

（3）肝源性水肿　失代偿期肝硬化主要表现为腹水，也可首先出现踝部水肿，逐渐向上蔓延，而头、面部及上肢常无水肿。门脉高压症、低蛋白血症、肝淋巴液回流障碍、继发醛固酮增多等因素是水肿与腹水形成的主要机制。肝硬化在临床上主要有肝功能减退和门脉高压两方面表现。

（4）营养不良性水肿　由于慢性消耗性疾病长期营养缺乏、蛋白丢失性胃肠病、重度烧伤等所致低蛋白血症或维生素 B_1 缺乏，可产生水肿。其特点是水肿发生前常有消瘦、体重减轻等表现。皮下脂肪减少所致组织松弛，组织压降低，加重了水肿液的潴留。水肿常从足部开始逐渐蔓延至全身。

（5）其他原因的全身性水肿　包括：①黏液性水肿，为非凹陷性水肿（是由于组织液含蛋白量较高之故），颜面及下肢较明显；②经前期紧张综合征，特点为月经前 7～14 天出现眼睑、踝部及手部轻度水肿，可伴乳房胀痛及盆腔沉重感，月经后水肿逐渐消退；③药物性水肿，可见于糖皮质激素、雄激素、雌激素、胰岛素、萝芙木制剂、甘草制剂等疗程中；④特发性水肿，多见于妇女，主要表现在身体下垂部分，原因未明，被认为是内分泌功能失调与直立体位的反应异常所致，立卧位水试验有助于诊断；⑤其他，可见于妊娠中毒症、硬皮病、血清病、间脑综合征、血管神经性水肿及老年性水肿等。

2. 局部性水肿　常由于局部静脉、淋巴回流受阻或毛细血管通透性增加所致，如肢体血栓形成致血栓性静脉炎、丝虫病致象皮腿、局部炎症、创伤或过敏等。

三、伴随症状

水肿伴肝大者可为心源性、肝源性与营养不良性，而同时有颈静脉怒张者则为心源性。水肿伴重度蛋白尿，则常为肾源性，而轻度蛋白尿也可见于心源性。水肿伴呼吸困难与发绀者常提示由于心脏病、上腔静脉阻塞综合征等所致。水肿与月经周期有明显关系者可见于经前期紧张综合征。水肿伴消瘦、体重减轻者，可见于营养不良。

第四章　咳嗽与咳痰

咳嗽、咳痰是临床最常见的症状之一。咳嗽是一种反射性防御动作，通过咳嗽可以清除呼吸道分泌物及气道内异物。但是咳嗽也有不利的一面，例如咳嗽可使呼吸道内感染扩散，剧烈的咳嗽可导致呼吸道出血，甚至诱发自发性气胸等。因此如果频繁的咳嗽影响工作与休息，则为病理状态。痰是气管、支气管的分泌物或肺泡内的渗出液，借助咳嗽将其排出称为咳痰。

一、发生机制

1. 咳嗽　是由于延髓咳嗽中枢受刺激引起。来自耳、鼻、咽、喉、支气管、胸膜等感受区的刺激传入延髓咳嗽中枢，该中枢再将冲动传向运动神经，即喉下神经、膈神经和脊髓神经，分别引起咽肌、膈肌和其他呼吸肌的运动来完成咳嗽动作，表现为深吸气后，声门关闭，继以突然剧烈的呼气，冲出狭窄的声门裂隙产生咳嗽动作和发出声音。

2. 咳痰　是一种病态现象。正常支气管黏膜腺体和杯状细胞只分泌少量黏液，以保持呼吸道黏膜的湿润。当呼吸道发生炎症时，黏膜充血、水肿，黏液分泌增多，毛细血管壁通透性增加，浆液渗出。此时含红细胞、白细胞、巨噬细胞、纤维蛋白等的渗出物与黏液、吸入的尘埃和某些组织破坏物等混合而成痰，随咳嗽动作排出。在呼吸道感染和肺寄生虫病时，痰中可查到病原体。另外，在肺瘀血和肺水肿时，肺泡和小支气管内有不同程度的浆液漏出，也可引起咳痰。

二、病因

1. 呼吸道疾病　当鼻咽部至小支气管整个呼吸道黏膜受到刺激时，均可引起咳嗽。刺激效应以喉部杓状间隙和气管分叉部黏膜最敏感。当肺泡内有分泌物、渗出物、漏出物进入小支气管即可引起咳嗽，或某些化学刺激物刺激分布于肺的神经纤维末梢亦可引起咳嗽。如咽喉炎、喉结核、喉癌等可引起干咳，气管 - 支气管炎、支气管扩张、支气管哮喘、支气管内膜结核及各种物理（包括异物）、化学、过敏因素对气管、支气管的刺激以及肺部细菌、结核菌、真菌、病毒、支原体或寄生虫感染以及肺部肿瘤均可引起咳嗽和（或）咳痰。而呼吸道感染是引起咳嗽、咳痰最常见的原因。

2. 胸膜疾病　如各种原因所致的胸膜炎、胸膜间皮瘤、自发性气胸或胸腔穿刺等均可引起咳嗽。

3. 心血管疾病　二尖瓣狭窄或其他原因所致左心衰竭引起肺瘀血或肺水肿时，因肺泡及支气管内有浆液性或血性渗出物，可引起咳嗽。另外，右心或体循环静脉栓子脱落造成肺栓塞时也可引起咳嗽。

4. 中枢神经因素　从大脑皮质发出冲动传至延髓咳嗽中枢，人可随意引起咳嗽反射或抑制咳嗽反射。如皮肤受冷刺激或三叉神经分布的鼻黏膜及舌咽神经支配的咽喉部黏膜受刺激时，可反射性引起咳嗽。脑炎、脑膜炎时也可出现咳嗽。

5. 其他因素　如服用血管紧张素转化酶抑制剂后咳嗽、胃食管反流病所致咳嗽和习惯性及心理性咳嗽等。

三、临床表现

1. 咳嗽的性质 咳嗽无痰或痰量极少，称为干性咳嗽。干咳或刺激性咳嗽常见于急性或慢性咽喉炎、喉癌、急性支气管炎初期、气管受压、支气管异物、支气管肿瘤、胸膜疾病、原发性肺动脉高压以及二尖瓣狭窄等。咳嗽伴有咳痰称为湿性咳嗽，常见于慢性支气管炎、支气管扩张、肺炎、肺脓肿和空洞型肺结核等。

2. 咳嗽的时间与规律 突发性咳嗽常由于吸入刺激性气体或异物、淋巴结或肿瘤压迫气管或支气管分叉处所引起。发作性咳嗽可见于百日咳、支气管内膜结核以及以咳嗽为主要症状的支气管哮喘（变异性哮喘）等。长期慢性咳嗽，多见于慢性支气管炎、支气管扩张、肺脓肿及肺结核。夜间咳嗽常见于左心衰竭和肺结核患者，引起夜间咳嗽的原因，可能与夜间肺瘀血加重及迷走神经兴奋性增高有关。

3. 咳嗽的音色 指咳嗽声音的特点，如：①咳嗽声音嘶哑，多为声带的炎症或肿瘤压迫喉返神经所致；②鸡鸣样咳嗽，表现为连续阵发性剧咳伴有高调吸气回声，多见于百日咳、会厌、喉部疾患或气管受压；③金属音咳嗽，常见于因纵隔肿瘤、主动脉瘤或支气管癌直接压迫气管所致的咳嗽；④咳嗽声音低微或无力，见于严重肺气肿、声带麻痹及极度衰弱者。

4. 痰的性质和痰量 痰的性质可分为黏液性、浆液性、脓性和血性等。黏液性痰多见于急性支气管炎、支气管哮喘及大叶性肺炎的初期，也可见于慢性支气管炎、肺结核等。浆液性痰见于肺水肿。脓性痰见于化脓性细菌性下呼吸道感染。血性痰是由于呼吸道黏膜受侵害、损害毛细血管或血液渗入肺泡所致。上述各种痰液均可带血。健康人很少有痰，急性呼吸道炎症时痰量较少，痰量增多常见于支气管扩张、肺脓肿和支气管胸膜瘘，且排痰与体位有关，痰量多时静置后可出现分层现象（上层为泡沫，中层为浆液或浆液脓性，下层为坏死物质）。恶臭痰提示有厌氧菌感染。铁锈色痰为典型肺炎球菌肺炎的特征；黄绿色或翠绿色痰，提示铜绿假单胞菌感染；痰白黏稠且牵拉成丝难以咳出，提示有真菌感染；大量稀薄浆液性痰中含粉皮样物，提示棘球蚴病（包虫病）；粉红色泡沫痰是肺水肿的特征。日咳数百至上千毫升浆液泡沫痰还需考虑肺泡癌的可能。

四、伴随症状

1. 咳嗽伴发热 多见于急性上、下呼吸道感染、肺结核、胸膜炎等。
2. 咳嗽伴胸痛 常见于肺炎、胸膜炎、支气管肺癌、肺栓塞和自发性气胸等。
3. 咳嗽伴呼吸困难 见于喉水肿、喉肿瘤、支气管哮喘、慢性阻塞性肺病、重症肺炎、肺结核、大量胸腔积液、气胸、肺瘀血、肺水肿及气管或支气管异物。
4. 咳嗽伴咯血 常见于支气管扩张、肺结核、肺脓肿、支气管肺癌、二尖瓣狭窄、支气管结石、肺含铁血黄素沉着症等。
5. 咳嗽伴大量脓痰 常见于支气管扩张、肺脓肿、肺囊肿合并感染和支气管胸膜瘘。
6. 咳嗽伴有哮鸣音 多见于支气管哮喘、慢性喘息性支气管炎、心源性哮喘、弥漫性泛细支气管炎、气管与支气管异物等。当支气管肺癌引起气管与支气管不完全阻塞时可出现呈局限性分布的吸气性哮鸣音。
7. 咳嗽伴有杵状指（趾） 常见于支气管扩张、慢性肺脓肿、支气管肺癌和脓胸等。

第五章 咯 血

喉及喉部以下的呼吸道任何部位的出血，经口腔咯出称为咯血，少量咯血有时仅表现为痰中带血，大咯血时血液从口鼻涌出，常可阻塞呼吸道，造成窒息死亡。一旦出现经口腔排血究竟是口腔、鼻腔、上消化道的出血还是咯血是需要医生仔细鉴别的。鉴别时须先检查口腔与鼻咽部，观察局部有无出血灶，鼻出血多自前鼻孔流出，常在鼻中隔前下方发现出血灶；鼻腔后部出血，尤其是出血量较多，易与咯血混淆。此时由于血液经后鼻孔沿软腭与咽后壁下流，使患者在咽部有异物感，用鼻咽镜检查即可确诊。其次，还需要与呕血进行鉴别。呕血是指上消化道出血经口腔呕出，出血部位多见于食管、胃及十二指肠。对于咯血与呕血可根据病史、体征及其他检查方法进行鉴别。

一、病因与发生机制

咯血原因很多，主要见于呼吸系统和心血管疾病。

1. 支气管疾病　常见有支气管扩张、支气管肺癌、支气管结核和慢性支气管炎等；少见的有支气管结石、支气管腺瘤、支气管黏膜非特异性溃疡等。其发生机制主要是炎症、肿瘤、结石致支气管黏膜或毛细血管通透性增加，或黏膜下血管破裂所致。

2. 肺部疾病　常见有肺结核、肺炎、肺脓肿等；较少见于肺瘀血、肺栓塞、肺寄生虫病、肺真菌病、肺泡炎、肺含铁血黄素沉着症和肺出血－肾炎综合征等。肺炎出现的咯血，常见于肺炎球菌肺炎、金黄色葡萄球菌肺炎、肺炎杆菌肺炎和军团菌肺炎，支原体肺炎有时也可出现痰中带血。在我国，引起咯血的首要原因仍为肺结核。发生咯血的肺结核多为浸润型、空洞型肺结核和干酪样肺炎，急性血行播散型肺结核较少出现咯血。肺结核咯血的机制为结核病变使毛细血管通透性增高，血液渗出，导致痰中带血或小血块；如病变累及小血管使管壁破溃，则造成中等量咯血；如空洞壁肺动脉分支形成的小动脉瘤破裂，或继发的结核性支气管扩张形成的动静脉瘘破裂，则造成大量咯血，甚至危及生命。

3. 心血管疾病　较常见于二尖瓣狭窄，其次为先天性心脏病所致肺动脉高压或原发性肺动脉高压，另有肺栓塞、肺血管炎、高血压病等。心血管疾病引起咯血可表现为小量咯血或痰中带血、大量咯血、粉红色泡沫样血痰和黏稠暗红色血痰。其发生机制多因肺瘀血造成肺泡壁或支气管内膜毛细血管破裂和支气管黏膜下层支气管静脉曲张破裂所致。

4. 其他　血液病（如白血病、血小板减少性紫癜、血友病、再生障碍性贫血等）、某些急性传染病（如流行性出血热、肺出血型钩端螺旋体病等）、风湿性疾病（如结节性多动脉炎、系统性红斑狼疮、Wegener肉芽肿、白塞病等）或气管、支气管子宫内膜异位症等均可引起咯血。

二、临床表现

1. 年龄　青壮年咯血常见于肺结核、支气管扩张、二尖瓣狭窄等。40岁以上有长期吸烟史（香烟每天20支，烟龄20年）者，应高度注意支气管肺癌的可能性。儿童慢性咳嗽伴少量咯血与低色素性贫血，须注意特发性含铁血黄素沉着症的可能。

2. 咯血量　咯血量大小的标准尚无明确的界定，但一般认为每日咯血量在100ml以内为小量，100～500ml为中等量，500ml以上或一次咯血100～500ml为大量。大量咯血主要见于空洞性肺结核、支气管扩张和慢性肺脓肿。支气管肺癌少有大咯血，主要表现为痰中带血，呈持续或间断性。慢性支气管炎和支原体肺炎也可出现痰中带血或血性痰，但常伴有剧烈咳嗽。

3. 颜色和性状　因肺结核、支气管扩张、肺脓肿和出血性疾病所致咯血，其颜色为鲜红色；铁锈色血痰可见于典型的肺炎球菌肺炎，也可见于肺吸虫病和肺泡出血；砖红色胶冻样痰见于典型的肺炎克雷白杆菌肺炎。二尖瓣狭窄所致咯血多为暗红色；左心衰竭所致咯血为浆液性粉红色泡沫痰；肺栓塞引起咯血为黏稠暗红色血痰。

三、伴随症状

1. 咯血伴发热多见于肺结核，肺炎、肺脓肿、流行性出血热、肺出血型钩端螺旋体病、支气管肺癌等。

2. 咯血伴胸痛多见于肺炎球菌肺炎、肺结核、肺栓塞（梗死）、支气管肺癌等。

3. 咯血伴呛咳多见于支气管肺癌、支原体肺炎等。

4. 咯血伴脓痰多见于支气管扩张、肺脓肿、空洞性肺结核继发细菌感染等。其中干性支气管扩张则仅表现为反复咯血而无脓痰。

5. 咯血伴皮肤黏膜出血。可见于血液病、风湿性疾病及肺出血型钩端螺旋体病和流行性出血热等。

6. 咯血伴杵状指。多见于支气管扩张、肺脓肿、支气管肺癌等。

7. 咯血伴黄疸。须注意钩端螺旋体病、肺炎球菌肺炎、肺栓塞等。

第六章　胸　痛

胸痛是临床上常见的症状，主要由胸部疾病所致，少数由其他疾病引起。胸痛的程度因个体痛阈的差异而不同，与疾病病情轻重程度不完全一致。

一、病因与发生机制

1. 病因　引起胸痛的原因主要为胸部疾病。

（1）胸壁疾病　急性皮炎、皮下蜂窝织炎、带状疱疹、肋间神经炎、肋软骨炎、流行性肌炎、肋骨骨折、多发性骨髓瘤、急性白血病等。

（2）心血管疾病　冠状动脉硬化性心脏病（心绞痛、心肌梗死）、心肌病、二尖瓣或主动脉瓣病变、急性心包炎、胸主动脉瘤（夹层动脉瘤）、肺栓塞（梗死）、肺动脉高压以及神经症等。

（3）呼吸系统疾病　胸膜炎、胸膜肿瘤、自发性气胸、血胸、支气管炎、支气管肺癌等。

（4）纵隔疾病　纵隔炎、纵隔气肿、纵隔肿瘤等。

（5）其他　过度通气综合征、痛风、食管炎、食管癌、食管裂孔疝、膈下脓肿、肝脓肿、脾梗死等。

2. 发生机制　各种化学、物理因素及刺激因子均可刺激胸部的感觉神经纤维产生痛觉冲动，并传至大脑皮质的痛觉中枢引起胸痛。胸部感觉神经纤维有：①肋间神经感觉纤维；②支配主动脉的交感神经纤维；③支配气管与支气管的迷走神经纤维；④膈神经的感觉纤维。另外，除患病器官的局部疼痛外，还可见远离该器官某部体表或深部组织疼痛，称放射痛或牵涉痛。其原因是内脏病变与相应区域体表的传入神经进入脊髓同一节段并在后角发生联系，故来自内脏的感觉冲动可直接激发脊髓体表感觉神经元，引起相应体表区域的痛感。如心绞痛时除出现心前区、胸骨后疼痛外也可放射至左肩、左臂内侧或左颈、左侧面颊部。

二、临床表现

1. 发病年龄　青壮年胸痛多考虑结核性胸膜炎、自发性气胸、心肌炎、心肌病、风湿性心瓣膜病，40岁以上则须注意心绞痛、心肌梗死和支气管肺癌。

2. 胸痛部位　大部分疾病引起的胸痛常有一定部位。例如胸壁疾病所致的胸痛常固定在病变部位，且局部有压痛，若为胸壁皮肤的炎症性病变，局部可有红、肿、热、痛表现；带状疱疹所致胸痛，可见成簇的水疱沿一侧肋间神经分布伴剧痛，且疱疹不超过体表中线；肋软骨炎引起胸痛，常在第一、二肋软骨处见单个或多个隆起，局部有压痛、但无红肿表现；心绞痛及心肌梗死的疼痛多在胸骨后方和心前区或剑突下，可向左肩和左臂内侧放射，甚至达环指与小指，也可放射于左颈或面颊部，误认为牙痛；夹层动脉瘤引起疼痛多位于胸背部，向下放射至下腹、腰部与两侧腹股沟和下肢；胸膜炎引起的疼痛多在胸侧部；食管及纵隔病变引起的胸痛多在胸骨后；肝胆疾病及膈下脓肿引起的胸痛多在右下胸，侵犯膈肌中心部时疼痛放射至右肩部；肺尖部肺癌引起疼痛多以肩部、腋下为主，向上肢内侧放射。

3. 胸痛性质　胸痛的程度可呈剧烈、轻微和隐痛。胸痛的性质可有多种多样。例如带状疱疹呈刀割样或灼热样剧痛；食管炎多呈烧灼痛；肋间神经痛为阵发性灼痛或刺痛；心绞痛呈绞榨样痛并有重压窒息感，心肌梗死则疼痛更为剧烈并有恐惧、濒死感；气胸在发病初期有撕裂样疼痛；胸膜炎常呈隐痛、钝痛和刺痛；夹层动脉瘤常呈突然发生胸背部撕裂样剧痛或锥痛；肺梗死亦可突然发生胸部剧痛或绞痛，常伴呼吸困难与发绀。

4. 疼痛持续时间　平滑肌痉挛或血管狭窄缺血所致的疼痛为阵发性，炎症、肿瘤、栓塞或梗死所致疼痛呈持续性。如心绞痛发作时间短暂（持续1~5分钟），而心肌梗死疼痛持续时间很长（数小时或更长）且不易缓解。

5. 影响疼痛因素　主要为疼痛发生的诱因、加重与缓解的因素。例如心绞痛发作可在劳力或精神紧张时诱发，休息后或含服硝酸甘油或硝酸异山梨酯后于1~2分钟内缓解，而对心肌梗死所致疼痛则服上药无效。食管疾病多在进食时发作或加剧，服用抗酸剂和促动力药物可减轻或消失。胸膜炎及心包炎的胸痛可因咳嗽或用力呼吸而加剧。

三、伴随症状

1. 胸痛伴有咳嗽、咳痰和（或）发热常见于气管、支气管和肺部疾病。

2. 胸痛伴呼吸困难常提示病变累及范围较大，如大叶性肺炎、自发性气胸、渗出性胸膜炎和肺栓塞等。

3. 胸痛伴咯血主要见于肺栓塞、支气管肺癌。

4. 胸痛伴苍白、大汗、血压下降或休克多见于心肌梗死、夹层动脉瘤、主动脉窦瘤破裂和大块肺栓塞。

5. 胸痛伴吞咽困难多提示食管疾病，如反流性食管炎等。

第七章　发　绀

发绀是指血液中还原血红蛋白增多使皮肤和黏膜呈青紫色改变的一种表现，也可称发绀。这种改变常发生在皮肤较薄、色素较少和毛细血管较丰富的部位，如口唇、指（趾）、甲床等。

一、发生机制

发绀是由于血液中还原血红蛋白的绝对量增加所致。还原血红蛋白浓度可用血氧的未饱和度来表示。正常血液中含血红蛋白为 15g/dl，能携带 20vol/dl 的氧，此种情况称为 100% 氧饱和度。正常从肺毛细血管流经左心至体动脉的血液，其氧饱和度为 96%（19vol/dl），而静脉血液的氧饱和度为 72% ~ 75%（14 ~ 15vol/dl），氧未饱和度为 5 ~ 6vol/dl，在周围循环毛细血管血液中，氧的未饱和度平均约为 3.5vol/dl。当毛细血管内的还原血红蛋白超过 50g/L（5g/dl）时（即血氧未饱和度超过 6.5vol/dl）皮肤黏膜可出现发绀。但在临床上所见发绀，并不能全部确切反映动脉血氧下降的情况。

二、病因与分类

根据引起发绀的原因可将其做如下分类。

1. 血液中还原血红蛋白增加（真性发绀）

（1）中心性发绀　此类发绀的特点表现为全身性、除四肢及颜面外，也累及躯干和黏膜的皮肤，但受累部位的皮肤是温暖的。发绀的原因多由心、肺疾病引起呼吸功能衰竭、通气与换气功能障碍、肺氧合作用不足导致 SaO_2 降低所致。一般可分为：①肺性发绀，即由于呼吸功能不全、肺氧合作用不足所致，常见于各种严重的呼吸系统疾病，如喉、气管、支气管的阻塞、肺炎、阻塞性肺气肿、弥漫性肺间质纤维化、肺瘀血、肺水肿、急性呼吸窘迫综合征、肺栓塞、原发性肺动脉高压等；②心性混合性发绀，由于异常通道分流，使部分静脉血未通过肺进行氧合作用而入体循环动脉，如分流量超过心排血量的 1/3，即可出现发绀，常见于发绀型先天性心脏病，如法洛四联症、艾森曼格综合征等。

（2）周围性发绀　此类发绀常由于周围循环血流障碍所致。其特点表现在发绀常出现于肢体的末端与下垂部位。这些部位的皮肤是冷的，但若给予按摩或加温，使皮肤转暖，发绀可消退。此特点亦可作为与中心性发绀的鉴别点。此型发绀可分为：①瘀血性周围性发绀，常见于引起体循环瘀血、周围血流缓慢的疾病，如右心衰竭、渗出性心包炎心包压塞、缩窄性心包炎、血栓性静脉炎、上腔静脉阻塞综合征、下肢静脉曲张等；②缺血性周围性发绀，常见于引起心排血量减少的疾病和局部血流障碍性疾病，如严重休克、暴露于寒冷中和血栓闭塞性脉管炎、雷诺病、肢端发绀症、冷球蛋白血症等。

（3）混合性发绀　中心性发绀与周围性发绀同时存在。可见于心力衰竭等。

2. 血液中存在异常血红蛋白衍生物

（1）高铁血红蛋白血症　由于各种化学物质或药物中毒引起血红蛋白分子中二价铁被三价铁所取代，致使失去与氧结合的能力。当血中高铁血红蛋白量达到 30.0g/L（3g/dl）时可出现发绀。常见于苯胺、硝基苯、伯氨喹、亚硝酸盐、磺胺类等中毒所致发绀，其特点是发绀出现急剧，抽出的静脉血呈深棕色，虽给予氧疗但发绀不能改善，只有给予静脉注射亚甲蓝或大量维生素 C，发绀方可消退，用分光镜检查可证实血中高铁血蛋白存在。由于大量进食含亚硝酸盐的变质蔬菜面引起的中毒性高铁血红蛋白血症，也可出现发绀，称"肠源性青紫症"。

（2）先天性高铁血红蛋白血症　自幼即有发绀，而无心、肺疾病及引起异常血红蛋白的其他原因，有家族史，身体一般状况较好。

（3）硫化血红蛋白血症　为后天获得性。服用某些含硫药物或化学品后，使血液中硫化血红蛋白达到 $5g/L$（$0.5g/dl$）即可发生发绀。但一般认为本病患者须同时有便秘或服用含硫药物在肠内形成大量硫化氢为先决条件。发绀的特点是持续时间长，可达数月以上，血液呈蓝褐色，分光镜检查可证明有硫化血红蛋白的存在。

三、伴随症状

1. 发绀伴呼吸困难常见于重症心、肺疾病及急性呼吸道梗阻、大量气胸等，而高铁血红蛋白血症虽有明显发绀，但一般无呼吸困难。

2. 发绀伴杵状指（趾）提示病程较长。主要见于发绀型先天性心脏病及某些慢性肺部疾病。

3. 发绀伴意识障碍及衰竭主要见于某些药物或化学物质中毒、休克、急性肺部感染或急性心功能衰竭等。

第八章　呼吸困难

呼吸困难是指患者主观感到空气不足、呼吸费力，客观上表现呼吸运动用力，严重时可出现张口呼吸、鼻翼扇动、端坐呼吸、甚至发绀、呼吸辅助肌参与呼吸运动，并且可有呼吸频率、深度、节律的改变。

一、病因

引起呼吸困难的原因繁多，主要为呼吸系统和心血管系统疾病。

1. 呼吸系统疾病　常见于：①气道阻塞，如喉、气管、支气管的炎症、水肿、肿瘤或异物所致的狭窄或阻塞及支气管哮喘、慢性阻塞性肺疾病等；②肺部疾病，如肺炎、肺脓肿、肺结核、肺不张、肺瘀血、肺水肿、弥漫性肺间质疾病、细支气管肺泡癌等；③胸壁、胸廓、胸膜腔疾病，如胸壁炎症、严重胸廓畸形、胸腔积液、自发性气胸、广泛胸膜粘连、结核、外伤等；④神经肌肉疾病，如脊髓灰质炎病变累及颈髓、急性多发性神经根神经炎和重症肌无力累及呼吸肌，药物导致呼吸肌麻痹等；⑤膈运动障碍，如膈麻痹、大量腹腔积液、腹腔巨大肿瘤、胃扩张和妊娠末期。

2. 循环系统疾病　常见于各种原因所致的左心和（或）右心衰竭、心包压塞、肺栓塞和原发性肺动脉高压等。

3. 中毒　系各种中毒所致，如糖尿病酮症酸中毒、吗啡类药物中毒、有机磷杀虫药中毒、氢化物中毒、亚硝酸盐中毒和急性一氧化碳中毒等。

4. 神经精神性疾病　如脑出血、脑外伤、脑肿瘤、脑炎、脑膜炎、脑脓肿等颅脑疾病引起呼吸中枢功能障碍和精神因素所致的呼吸困难，如癔症等。

5. 血液病　常见于重度贫血、高铁血红蛋白血症、硫化血红蛋白血症等。

二、发生机制及临床表现

根据发生机制及临床表现特点，将呼吸困难归纳分为以下五种类型。

1. 肺源性呼吸困难　肺源性呼吸困难主要是呼吸系统疾病引起的通气、换气功能障碍导致缺氧和（或）二氧化碳潴留引起。临床上常分为三种类型。

（1）吸气性呼吸困难　主要特点表现为吸气显著费力，严重者吸气时可见"三凹征"，表现为胸骨上窝、锁骨上窝和肋间隙明显凹陷，此时亦可伴有干咳及高调吸气性喉鸣。三凹征的出现主要是由于呼吸肌极度用力，胸腔负压增加所致。常见于喉部、气管、大支气管的狭窄与阻塞。

（2）呼气性呼吸困难　主要特点表现为呼气费力、呼气缓慢、呼吸时间明显延长，常伴有呼气期哮鸣音。主要是由于肺泡弹性减弱和（或）小支气管的痉挛或炎症所致。常见于慢性支气管炎（喘息型）、慢性阻塞性肺气肿、支气管哮喘、弥漫性泛细支气管炎等。

（3）混合性呼吸困难　主要特点表现为吸气期及呼气期均感呼吸费力、呼吸频率增快、深度变浅，可伴有呼吸音异常或病理性呼吸音。主要是由于肺或胸膜腔病变使肺呼吸面积减少导致换气功能障碍所致。常见于重症肺炎、重症肺结核、大面积肺栓塞（梗死）、弥漫性肺间质疾病、大量胸腔积液、气胸、广泛性胸膜增厚等。

2. 心源性呼吸困难　主要是由于左心和（或）右心衰竭引起，尤其是左心衰竭时呼吸困难更为严重。

左心衰竭发生的主要原因是肺瘀血和肺泡弹性降低。其机制为：①肺瘀血，使气体弥散功能降低；②肺泡张力增高，刺激牵张感受器，通过迷走神经反射兴奋呼吸中枢；③肺泡弹性减退，使肺活量减少；④肺循环压力升高对呼吸中枢的反射性刺激。

左心衰竭引起的呼吸困难特点为：①有引起左心衰竭的基础病因，如风湿性心脏病、高血压心脏病、冠状动脉硬化性心脏病等；②呈混合性呼吸困难，活动时呼吸困难出现或加重，休息时减轻或消失，卧位明显，坐位或立位时减轻，故而当患者病情较重时，往往被迫采取半坐位或端坐体位呼吸；③两肺底部或全肺出现湿啰音；④应用强心剂、利尿剂和血管扩张剂改善左心功能后呼吸困难症状随之好转。

急性左心衰竭时，常可出现夜间阵发性呼吸困难，表现为夜间睡眠中突感胸闷气急，被迫坐起，惊恐不安。轻者数分钟至数十分钟后症状逐渐减轻、消失；重者可见端坐呼吸、面色发绀、大汗、有哮鸣音，咳浆液性粉红色泡沫痰，两肺底有较多湿性啰音，心率加快，可有奔马律。此种呼吸困难称"心源性哮喘"。左心衰竭发生机制为：①睡眠时迷走神经兴奋性增高，冠状动脉收缩、心肌供血减少、心功能降低；②小支气管收缩，肺泡通气量减少；③仰卧位时肺活量减少，下半身静脉回心血量增多，致肺瘀血加重；④呼吸中枢敏感性降低，对肺瘀血引起的轻度缺氧反应迟钝，当瘀血加重，缺氧明显时，才刺激呼吸中枢做出应答反应。

右心衰竭严重时也可引起呼吸困难，但程度较左心衰竭轻，其主要原因为体循环瘀血所致。其发生机制为：①右心房和上腔静脉压升高，刺激压力感受器反射性地兴奋呼吸中枢；②血氧含量减少，乳酸、丙酮酸等代谢产物增加，刺激呼吸中枢；③瘀血性肝大、腹腔积液和胸腔积液，使呼吸运动受限，肺交换面积减少。临床上主要见于慢性肺源性心脏病、某些先天性心脏病或由左心衰竭发展而来。另外，也可见于各种原因所致的急性或慢性心包积液。其发生呼吸困难的主要机制是大量心包渗液致心包压塞或心包纤维性增厚、钙化、缩窄，使心脏舒张受限，引起体循环静脉瘀血所致。

3. 中毒性呼吸困难　代谢性酸中毒可导致血中代谢产物增多，刺激颈动脉窦、主动脉体化学感受体或直接兴奋刺激呼吸中枢引起呼吸困难。其主要表现为：①有引起代谢性酸中毒的基础病因，如尿毒症、糖尿病酮症等；②出现深长而规则的呼吸，可伴有鼾音，称为酸中毒大呼吸。

某些药物如吗啡类、巴比妥类等中枢抑制药物和有机磷杀虫药中毒时，可抑制呼吸中枢引起呼吸困难。其主要特点为：①有药物或化学物质中毒史；②呼吸缓慢、变浅伴有呼吸节律异常的改变，如潮式呼吸、间停呼吸。

化学毒物中毒可导致机体缺氧引起呼吸困难，常见于一氧化碳中毒、亚硝酸盐和苯胺类中毒、氢化物中毒。其发生机制分别为：①一氧化碳中毒时，吸入的 CO 与血红蛋白结合形成碳氧血红蛋白，失去携带氧的能力导致缺氧而产生呼吸困难；②亚硝酸盐和苯胺类中毒时，使血红蛋白变为高铁血红蛋白失去携带氧的能力导致缺氧；③氢化物中毒时，氢离子抑制细胞色素氧化酶的活性，影响细胞呼吸作用，导致组织缺氧引起呼吸困难，严重时引起脑水肿抑制呼吸中枢。

4. 神经精神性呼吸困难　神经性呼吸困难主要是由于呼吸中枢受增高的颅内压和供血减少的刺激，使呼吸变为慢而深，并常伴有呼吸节律的改变，如双吸气（抽泣样呼吸）、呼吸遏制（吸气突然停止）等。临床上常见于重症颅脑疾患，如脑出血、脑炎、脑膜炎、脑脓肿、脑外伤及脑肿瘤等。

精神性呼吸困难主要表现为呼吸频率快而浅，伴有叹息样呼吸或出现手足搐搦。临床上常见于癔症患者，患者可突然发生呼吸困难。其发生机制多为过度通气而发生呼吸性碱中毒所致，严重时也可出现意识障碍。

5. 血源性呼吸困难　多由红细胞携氧量减少，血氧含量降低所致。表现为呼吸浅，心率快。临床常见于重度贫血、高铁血红蛋白血症、硫化血红蛋白血症。除此以外，大出血或休克时，因缺氧和血压下降，刺激呼吸中枢，也可使呼吸加快。

三、伴随症状

1. 发作性呼吸困难伴哮鸣音多见于支气管哮喘、心源性哮喘；突发性重度呼吸困难见于急性喉水肿、气管异物、大面积肺栓塞、自发性气胸等。

2. 呼吸困难伴发热多见于肺炎、肺脓肿、肺结核、胸膜炎、急性心包炎等。

3. 呼吸困难伴一侧胸痛见于大叶性肺炎、急性渗出性胸膜炎、肺栓塞、自发性气胸、急性心肌梗死、支气管肺癌等。

4. 呼吸困难伴咳嗽、咳痰见于慢性支气管炎、阻塞性肺气肿继发肺部感染、支气管扩张、肺脓肿等；伴大量泡沫痰可见于有机磷中毒；伴粉红色泡沫痰见于急性左心衰竭。

5. 呼吸困难伴意识障碍见于脑出血、脑膜炎、糖尿病酮症酸中毒、尿毒症、肺性脑病、急性中毒、休克型肺炎等。

第九章　心　悸

心悸是一种自觉心脏跳动的不适感或心慌感。当心率加快时感到心脏跳动不适，心率缓慢时则感到搏动有力。心悸时，心率可快、可慢，也可有心律失常，心率和心律正常者亦可有心悸。

一、病因

1. 心脏搏动增强　心脏收缩力增强引起的心悸，可为生理性或病理性，生理性者见于：①健康人在剧烈运动或精神过度紧张时；②饮酒、喝浓茶或咖啡后；③应用某些药物，如肾上腺素、麻黄碱、咖啡因、阿托品、甲状腺片等。病理性者见于下列情况。

（1）心室肥大　高血压性心脏病、主动脉瓣关闭不全、二尖瓣关闭不全等引起的左心室肥大，心脏收缩力增强。动脉导管未闭、室间隔缺损回流量增多，增加心脏的负荷量，导致心室肥大，也可引起心悸。此外脚气性心脏病，因维生素缺乏，周围小动脉扩张，阻力降低，回心血流增多，心脏工作量增加，也可出现心悸。

（2）其他引起心脏搏动增强的疾病　包括：①甲状腺功能亢进。系由于基础代谢与交感神经兴奋性增高，导致心率加快。②贫血。以急性失血时心悸为明显，贫血时血液携氧量减少，器官及组织缺氧，机体为保证氧的供应，通过增加心率，提高排出量来代偿，心率加快导致心悸。③发热。此时基础代谢率增高，心率加快、心排血量增加，也可引起心悸。④低血糖症。嗜铬细胞瘤等引起的肾上腺素释放增多，心率加快，也可发生心悸。

2. 心律失常　心动过速、过缓或其他心律失常时，均可出现心悸。

（1）心动过速　各种原因引起的窦性心动过速、阵发性室上性或室性心动过速等，均可发生心悸。

（2）心动过缓　高度房室传导阻滞（二、三度房室传导阻滞）、窦性心动过缓或病态窦房结综合征，由于心率缓慢，舒张期延长，心室充盈度增加，心搏强而有力，引起心悸。

（3）其他心律失常　期前收缩、心房扑动或颤动等，由于心脏跳动不规则或有一段间歇，使患者感到心悸，甚至有停跳感觉。

3. 心脏神经症　由自主神经功能紊乱所引起，心脏本身并无器质性病变。多见于青年女性。临床表现除心悸外尚常有心率加快、心前区或心尖部隐痛，以及疲乏、失眠、头晕、头痛、耳鸣、记忆力减退等神经衰弱表现，且在焦虑、情绪激动等情况下更易发生。β肾上腺素能受体反应亢进综合征也与自主神经功能紊乱有关，易在紧张时发生，其表现除心悸、心动过速、胸闷、头晕外尚可有心电图的一些改变，出现窦性心动过速，轻度ST段下移及T波平坦或倒置，易与心脏器质性病变相混淆。本病进行普萘洛尔试验可以鉴别，β肾上腺素能受体反应亢进综合征，在应用普萘洛尔后心电图改变可恢复正常，显示其改变为功能性。

二、发生机制

心悸发生机制尚未完全清楚，一般认为心脏活动过度是心悸发生的基础，常与心率及心搏出量改变有关。在心动过速时，舒张期缩短、心室充盈不足，当心室收缩时心室肌与心瓣膜的紧张度突然增加，可引起心搏增强而感心悸；心律失常如过早搏动，在一个较长的代偿期之后的心室收缩，往往强而有力，会出现心悸。心悸出现与心律失常出现及存在时间长短有关，如突然发生的阵发性心动过速，心悸往往较明显，而在慢性心律失常，如心房颤动可因逐渐适应而无明显心悸。心悸的发生常与精神因素及注意力有关，焦虑、紧张及注意力集中时易于出现。心悸可见于心脏病者，但与心脏病不能完全等同，心悸不一定有心脏病，反之心脏病患者也可不发生心悸，如无症状的冠状动脉粥样硬化性心脏病，就无心悸发生。

三、伴随症状

1. 伴心前区痛见于冠状动脉粥样硬化性心脏病（如心绞痛、心肌梗死）、心肌炎、心包炎、亦可见于心脏神经症等。

2. 伴发热见于急性传染病、风湿热、心肌炎、心包炎、感染性心内膜炎等。

3. 伴晕厥或抽搐见于高度房室传导阻滞、心室颤动或阵发性室性心动过速、病态窦房结综合征等。

4. 伴贫血见于各种原因引起的急性失血，此时常有虚汗、脉搏微弱、血压下降或休克。慢性贫血，心悸多在劳累后较明显。

5. 伴呼吸困难见于急性心肌梗死、心肌炎、心包炎、心力衰竭、重症贫血等。

6. 伴消瘦及出汗见于甲状腺功能亢进。

第十章　恶心与呕吐

恶心、呕吐是临床常见症状。恶心为上腹部不适和紧迫欲吐的感觉。可伴有迷走神经兴奋的症状，如皮肤苍白、出汗、流涎、血压降低及心动过缓等，常为呕吐的前奏。一般恶心后随之呕吐，但也可仅有恶心而无呕吐，或仅有呕吐而无恶心。呕吐是通过胃的强烈收缩迫使胃或部分小肠的内容物经食管、口腔而排出体外的现象。二者均为复杂的反射动作，可由多种原因引起。

一、病因

引起恶心与呕吐的病因很多，按发病机制可归纳为下列几类。

1. 反射性呕吐

（1）咽部受到刺激　如吸烟、剧咳、鼻咽部炎症或溢脓等。

（2）胃、十二指肠疾病　急、慢性胃肠炎、消化性溃疡、功能性消化不良、急性胃扩张或幽门梗阻、十二指肠壅滞等。

（3）肠道疾病　急性阑尾炎、各型肠梗阻、急性出血坏死性肠炎、腹型过敏性紫癜等。

（4）肝胆胰疾病　急性肝炎、肝硬化、肝瘀血、急慢性胆囊炎或胰腺炎等。

（5）腹膜及肠系膜疾病　如急性腹膜炎。

（6）其他疾病　如肾输尿管结石、急性肾盂肾炎、急性盆腔炎、异位妊娠破裂等。急性心肌梗死早期、心力衰竭、青光眼、屈光不正等亦可出现恶心、呕吐。

2. 中枢性呕吐

（1）神经系统疾病　包括：①颅内感染，如各种脑炎、脑膜炎、脑脓肿；②脑血管疾病，如脑出血、脑栓塞、脑血栓形成、高血压脑病及偏头痛等；③颅脑损伤，如脑挫裂伤或颅内血肿；④癫痫，特别是持续状态。

（2）全身性疾病　尿毒症、肝性脑病、糖尿病酮症酸中毒、甲亢危象、甲状旁腺危象、肾上腺皮质功能不全、低血糖、低钠血症及早孕均可引起呕吐。

（3）药物　如某些抗生素、抗癌药、洋地黄、吗啡等可因兴奋呕吐中枢而致呕吐。

（4）中毒　乙醇、重金属、一氧化碳、有机磷农药、鼠药等中毒均可引起呕吐。

（5）精神因素　胃神经症、癔症、神经性厌食等。

3. 前庭障碍性呕吐　凡呕吐伴有听力障碍、眩晕等耳科症状者，需考虑前庭障碍性呕吐。常见疾病有：①迷路炎，是化脓性中耳炎的常见并发症；②梅尼埃病，为突发性的旋转性眩晕伴恶心呕吐；③晕动病，一般在航空、乘船和乘车时发生。

二、发生机制

呕吐是一个复杂的反射动作，其过程可分三个阶段，即恶心、干呕与呕吐。恶心时胃张力和蠕动减弱，十二指肠张力增强，可伴或不伴有十二指肠液反流；干呕时胃上部放松而胃窦部短暂收缩；呕吐时胃窦部持续收缩，贲门开放，腹肌收缩，腹压增加，迫使胃内容物急速而猛烈地从胃反流，经食管、口腔而排出体外。呕吐与反食不同，后者系指无恶心与呕吐的协调动作而胃内容物经食管、口腔溢出体外。

呕吐中枢位于延髓，它有两个功能不同的机构，一是神经反射中枢，即呕吐中枢，位于延髓外侧网状结构的背部，接受来自消化道、大脑皮质、内耳前庭、冠状动脉以及化学感受器触发带的传入冲动，直接支配呕吐的动作；二是化学感受器触发带，位于延髓第四脑室的底面，接受各种外来的化学物质或药物（如阿扑吗啡、洋地黄、依米丁等）及内生代谢产物（如感染、酮中毒、尿毒症等）的刺激，并由此引发出神经冲动，传至呕吐中枢再引起呕吐。

三、临床表现

1. 呕吐的时间　育龄妇女晨起呕吐见于早期妊娠，亦可见于尿毒症、慢性酒精中毒或功能性消化不良；鼻窦炎患者因起床后脓液经鼻后孔流出刺激咽部，亦可致晨起恶心、干呕。晚上或夜间呕吐见于幽门梗阻。

2. 呕吐与进食的关系　进食过程中或餐后即刻呕吐，可能为幽门管溃疡或精神性呕吐；餐后 1 小时以上呕吐称延迟性呕吐，提示胃张力下降或胃排空延迟；餐后较久或数餐后呕吐，见于幽门梗阻，呕吐物可有隔夜宿食；餐后近期呕吐，特别是集体发病者，多由食物中毒所致。

3. 呕吐的特点　进食后立刻呕吐，恶心很轻或阙如，吐后又可进食，长期反复发作而营养状态不受影响，多为神经官能性呕吐。喷射状呕吐多为颅内高压性疾病。

4. 呕吐物的性质　带发酵、腐败气味提示胃潴留；带粪臭味提示低位小肠梗阻；不含胆汁说明梗阻平面多在十二指肠乳头以上，含多量胆汁则提示在此平面以下；含有大量酸性液体者多有胃泌素瘤或十二指肠溃疡，无酸味者可能为贲门狭窄或贲门失弛缓症所致。上消化道出血常呈咖啡色样呕吐物。

四、伴随症状

1. 伴腹痛、腹泻者多见于急性胃肠炎或细菌性食物中毒、霍乱、副霍乱及各种原因的急性中毒。

2. 伴右上腹痛及发热、寒战或有黄疸者应考虑胆囊炎或胆石症。

3. 伴头痛及喷射性呕吐者常见于颅内高压症或青光眼。

4. 伴眩晕、眼球震颤者，见于前庭器官疾病。

5. 应用某些药物如抗生素与抗癌药物等，则呕吐可能与药物副作用有关。

6. 已婚育龄妇女早晨呕吐者应注意早孕。

第十一章　呕　血

呕血是上消化道疾病（指屈氏韧带以上的消化道，包括食管、胃、十二指肠、肝、胆、胰疾病）或全身性疾病所致的上消化道出血，血液经口腔呕出。常伴有黑便，严重时可有急性周围循环衰竭的表现。

一、病因

1. 消化系统疾病

（1）食管疾病　反流性食管炎、食管憩室炎、食管癌、食管异物、食管贲门黏膜撕裂、食管损伤等。

大量呕血常由门脉高压所致的食管静脉曲张破裂所致，食管异物戳穿主动脉可造成大量呕血，并危及生命。

（2）胃及十二指肠疾病　最常见为消化性溃疡，其次有急性糜烂出血性胃炎、胃癌、胃泌素瘤、胃血管异常如恒径动脉综合征等亦可引起呕血。其他少见疾病有平滑肌瘤、平滑肌肉瘤、淋巴瘤、息肉、胃黏膜脱垂、急性胃扩张、胃扭转、憩室炎、结核、克罗恩病等。

（3）其他　门静脉高压引起的食管胃底静脉曲张破裂或门静脉高压性胃病。

2. 上消化道邻近器官或组织的疾病　如胆道结石、胆道蛔虫、胆囊癌、胆管癌及壶腹癌出血均可引起大量血液流入十二指肠导致呕血。此外还有急慢性胰腺炎、胰腺癌合并脓肿破溃、主动脉瘤破入食管、胃或十二指肠、纵隔肿瘤破入食管等。

3. 全身性疾病

（1）血液疾病　血小板减少性紫癜、过敏性紫癜、白血病、血友病、霍奇金病、遗传性毛细血管扩张症、弥散性血管内凝血及其他凝血机制障碍（如应用抗凝药过量）等。

（2）感染性疾病　流行性出血热、钩端螺旋体病、登革热、暴发型肝炎、败血症等。

（3）结缔组织病　系统性红斑狼疮、皮肌炎、结节性多动脉炎累及上消化道。

（4）其他　尿毒症、肺源性心脏病、呼吸功能衰竭等。

如上所述，呕血的原因甚多，但以消化性溃疡引起最为常见，其次为食管或胃底静脉曲张破裂，再次为急性糜烂性出血性胃炎和胃癌，因此考虑呕血的病因时，应首先考虑上述四种疾病。当病因未明时，也应考虑一些少见疾病，如平滑肌瘤、血管畸形、血友病、原发性血小板减少性紫癜等。

二、临床表现

1. 呕血与黑便　呕血前常有上腹不适和恶心，随后呕吐血性胃内容物。其颜色视出血量的多少及在胃内停留时间的久暂以及出血的部位而不同。出血量多、在胃内停留时间短、出血位于食管则血色鲜红或混有凝血块，或为暗红色；当出血量较少或在胃内停留时间长，则因血红蛋白与胃酸作用形成酸化正铁血红蛋白，呕吐物可呈咖啡渣样，为棕褐色。呕血的同时因部分血液经肠道排出体外，可形成黑便。

2. 失血性周围循环衰竭　出血量占循环血容量10%以下时，患者一般无明显临床表现；出血量占循环血容量10%~20%时，可有头晕、无力等症状，多无血压、脉搏等变化；出血量达循环血容量的20%以上时，则有冷汗、四肢厥冷、心慌、脉搏增快等急性失血症状；若出血量在循环血容量的30%以上，则有神志不清、面色苍白、心率加快、脉搏细弱、血压下降、呼吸急促等急性周围循环衰竭的表现。

3. 血液学改变　出血早期可无明显血液学改变，出血3小时以后由于组织液的渗出及输液等情况，血液被稀释，血红蛋白及血细胞比容逐渐降低。

4. 其他　大量呕血可出现氮质血症、发热等表现。

三、伴随症状

1. 上腹痛　中青年人，慢性反复发作的上腹痛，具有一定周期性与节律性，多为消化性溃疡；中老年人，慢性上腹痛，疼痛无明显规律性并伴有厌食、消瘦或贫血者，应警惕胃癌。

2. 肝脾大　脾大，皮肤有蜘蛛痣、肝掌、腹壁静脉曲张或有腹水，化验有肝功能障碍，提示肝硬化门脉高压；肝区疼痛、肝大、质地坚硬、表面凹凸不平或有结节，血清甲胎蛋白（AFP）阳性者多为肝癌。

3. 黄疸　黄疸、寒战、发热伴右上腹绞痛而呕血者，可能由胆道疾病所引起；黄疸、发热及全身皮肤黏膜有出血倾向者，见于某些感染性疾病，如败血症及钩端螺旋体病等。

4. 皮肤黏膜出血　常与血液疾病及凝血功能障碍性疾病有关。

5. 其他　近期有服用非甾体类抗炎药物史、酗酒史、大面积烧伤、颅脑手术、脑血管疾病和严重外伤伴呕血者，应考虑急性胃黏膜病变。在剧烈呕吐后继而呕血，应注意食管贲门黏膜撕裂。头晕、黑矇、口渴、冷汗提示血容量不足。伴有肠鸣、黑便者，提示有活动性出血。

第十二章　便　血

便血是指消化道出血，血液由肛门排出。便血颜色可呈鲜红、暗红或黑色。少量出血不造成粪便颜色改变，须经隐血试验才能确定者，称为隐血。

一、病因

引起便血的原因很多，常见的有下列疾病。

1. 下消化道疾病

（1）小肠疾病　肠结核、肠伤寒、急性出血性坏死性肠炎、钩虫病、Crohn 病、小肠肿瘤、小肠血管瘤、空肠憩室炎或溃疡、Meckel 憩室炎或溃疡、肠套叠等。

（2）结肠疾病　急性细菌性痢疾、阿米巴痢疾、血吸虫病、溃疡性结肠炎、结肠憩室炎、结肠癌、结肠息肉、缺血性结肠炎等。

（3）直肠肛管疾病　直肠肛管损伤、非特异性直肠炎、放射性直肠炎、直肠息肉、直肠癌、痔、肛裂、肛瘘等。

（4）血管病变　如血管瘤、毛细血管扩张症、血管畸形、血管退行性变、缺血性肠炎、静脉曲张等。

2. 上消化道疾病　见本单元第十一节，视出血的量与速度的不同，可表现为便血或黑便。

3. 全身性疾病　白血病、血小板减少性紫癜、血友病、遗传性毛细血管扩张症、维生素 C 及维生素 K 缺乏症、肝脏疾病、尿毒症：流行性出血热、败血症等。

二、临床表现

便血多为下消化道出血，可表现为急性大出血、慢性少量出血及间歇性出血。便血颜色可因出血部位不同、出血量的多少以及血液在肠腔内停留时间的长短而异。如出血量多、速度快则呈鲜红色；若出血量小、速度慢，血液在肠道内停留时间较长，则可为暗红色。粪便可全为血液或混合有粪便，也可仅黏附于粪便表面或于排便后肛门滴血。消化道出血每日在 5ml 以下者，无肉眼可见的粪便颜色改变，称为隐血便；隐血便须用隐血试验才能确定。一般的隐血试验虽敏感性高，但有一定的假阳性，使用抗人血红蛋白单克隆抗体的免疫学检测，可以避免其假阳性。

三、伴随症状

1. 腹痛　慢性反复上腹痛，且呈周期性与节律性，出血后疼痛减轻，见于消化性溃疡；上腹绞痛或有黄疸伴便血者，应考虑胆道出血；腹痛时排血便或脓血便，便后腹痛减轻，见于细菌性痢疾、阿米巴痢疾或溃疡性结肠炎；腹痛伴便血还见于急性出血性坏死性肠炎、肠套叠、肠系膜血栓形成或栓塞、膈疝等。

2. 里急后重　即肛门坠胀感。感觉排便未净，排便频繁，但每次排便量甚少，且排便后未感轻松，提示为肛门、直肠疾病，见于痢疾、直肠炎及直肠癌。

3. 发热　便血伴发热常见于传染性疾病，如败血症、流行性出血热、钩端螺旋体病或部分恶性肿瘤，如肠道淋巴瘤、白血病等。

4. 全身出血倾向　便血伴皮肤黏膜出血者，可见于急性传染性疾病及血液疾病，如重症肝炎、流行性出血热、白血病、过敏性紫癜、血友病等。

5. 皮肤改变　皮肤有蜘蛛痣及肝掌者，便血可能与肝硬化门脉高压有关。皮肤黏膜有毛细血管扩张，提示便血可能由遗传性毛细血管扩张症所致。

6. 腹部肿块　便血伴腹部肿块者，应考虑肠道恶性淋巴瘤、结肠癌、肠结核、肠套叠及 Crohn 病等。

第十三章　腹　痛

腹痛是临床极其常见的症状。多数由腹部脏器疾病引起，但腹腔外疾病及全身性疾病也可引起。腹痛的性质和程度，既受病变性质和刺激程度的影响，也受神经和心理因素的影响。由于原因较多，病机复杂，因此，必须认真了解病史，进行全面体格检查和必要的辅助检查，并联系病理生理改变，进行综合分析，才能做出正确诊断。临床上一般将腹痛按起病缓急、病程长短分为急性腹痛和慢性腹痛。

一、病因

1. 急性腹痛

（1）腹腔器官急性炎症　如急性胃炎、急性肠炎、急性胰腺炎、急性出血坏死性肠炎、急性胆囊炎、急性阑尾炎等。

（2）空腔脏器阻塞或扩张　如肠梗阻、肠套叠、胆道结石、胆道蛔虫病、泌尿系统结石梗阻等。

（3）脏器扭转或破裂　如肠扭转、肠绞窄、胃肠穿孔、肠系膜或大网膜扭转、卵巢扭转、肝破裂、脾破裂，异位妊娠破裂等。

（4）腹膜炎症　多由胃肠穿孔引起，少部分为自发性腹膜炎。

（5）腹腔内血管阻塞　如缺血性肠病、夹层腹主动脉瘤和门静脉血栓形成。

（6）腹壁疾病　如腹壁挫伤、脓肿及腹壁皮肤带状疱疹。

（7）胸腔疾病所致的腹部牵涉性痛　如肺炎、肺梗死、心绞痛、心肌梗死、急性心包炎、胸膜炎、食管裂孔疝、胸椎结核。

（8）全身性疾病所致的腹痛　如腹型过敏性紫癜、糖尿病酸中毒、尿毒症、铅中毒、血卟啉病等。

2. 慢性腹痛

（1）腹腔脏器慢性炎症　如慢性胃炎、十二指肠炎、慢性胆囊炎及胆道感染、慢性胰腺炎、结核性腹膜炎、溃疡性结肠炎、Crohn病等。

（2）消化道运动障碍　如功能性消化不良、肠易激综合征及胆道运动功能障碍等。

（3）溃疡　胃、十二指肠溃疡。

（4）腹腔脏器扭转或梗阻　如慢性胃、肠扭转，十二指肠壅滞，慢性肠梗阻。

（5）脏器包膜的牵张　实质性器官因病变肿胀，导致包膜张力增加而发生的腹痛，如肝瘀血、肝炎、肝脓肿、肝癌等。

（6）中毒与代谢障碍　如铅中毒、尿毒症等。

（7）肿瘤压迫及浸润　以恶性肿瘤居多，与肿瘤不断生长、压迫和侵犯感觉神经有关。

二、发生机制

腹痛的机制可分为三种，即内脏性腹痛、躯体性腹痛和牵涉痛。

1. 内脏性腹痛　是腹内某一器官的痛觉信号由交感神经传入脊髓引起，其疼痛特点为：①疼痛部位不确切，接近腹中线；②疼痛感觉模糊，多为痉挛、不适、钝痛、灼痛；③常伴恶心、呕吐、出汗等其他自主神经兴奋症状。

2. 躯体性腹痛　是由来自腹膜壁层及腹壁的痛觉信号，经体神经传至脊神经根，反映到相应脊髓节段所支配的皮肤所引起。其特点是：①定位准确，可在腹部一侧；②程度剧烈而持续；③可有局部腹肌强直；④腹痛可因咳嗽、体位变化而加重。

3. 牵涉痛　指内脏性疼痛牵涉到身体体表部位，即内脏痛觉信号传至相应脊髓节段，引起该节段支配的体表部位疼痛。特点是定位明确，疼痛剧烈，有压痛、肌紧张及感觉过敏等。

临床上不少疾病的腹痛涉及多种发生机制，如阑尾炎早期疼痛在脐周或上腹部，常有恶心、呕吐，为内脏性疼痛。随着疾病的发展，持续而强烈的炎症刺激影响相应脊髓节段的躯体传入纤维，出现牵涉痛，疼痛转移至右下腹麦氏点；当炎症进一步发展波及腹膜壁层，则出现躯体性疼痛，程度剧烈，伴以压痛、肌紧张及反跳痛。

三、临床表现

1. 腹痛部位　一般腹痛部位多为病变所在部位。如胃、十二指肠和胰腺疾病，疼痛多在中上腹部；胆囊炎、胆石症、肝脓肿等疼痛多在右上腹部；急性阑尾炎疼痛在右下腹麦氏点；小肠疾病疼痛多在脐部或脐周；结肠疾病疼痛多在下腹或左下腹部；膀胱炎、盆腔炎及异位妊娠破裂，疼痛亦在下腹部。弥漫性或部位不定的疼痛见于急性弥漫性腹膜炎、机械性肠梗阻、急性出血坏死性肠炎、血卟啉病、铅中毒、腹型过敏性紫癜等。

2. 腹痛性质和程度　突发的中上腹剧烈刀割样痛、烧灼样痛，多为胃、十二指肠溃疡穿孔；中上腹持续性隐痛多考虑慢性胃炎及胃、十二指肠溃疡；上腹部持续性钝痛或刀割样疼痛呈阵发性加剧多为急性胰腺炎；胆石症或泌尿系统结石常为阵发性绞痛，相当剧烈，致使患者辗转不安；阵发性剑突下钻顶样疼痛是胆道蛔虫病的典型表现；持续性、广泛性剧烈腹痛伴腹壁肌紧张或板样强直，提示为急性弥漫性腹膜炎。其中隐痛或钝痛多为内脏性疼痛，多由胃肠张力变化或轻度炎症引起，胀痛可能为实质脏器包膜牵张所致。

3. 诱发因素　胆囊炎或胆石症发作前常有进油腻食物史，急性胰腺炎发作前则常有酗酒、暴饮暴食史，部分机械性肠梗阻多与腹部手术有关，腹部受暴力作用引起的剧痛并有休克者，可能是肝、脾破裂所致。

4. 发作时间　餐后痛可能由于胆胰疾病、胃部肿瘤或消化不良所致，周期性、节律性上腹痛见于胃、十二指肠溃疡，子宫内膜异位者痛与月经来潮相关，卵泡破裂者发作在月经间期。

5. 与体位的关系　某些体位可使腹痛加剧或减轻，有可能成为诊断的线索。如胃黏膜脱垂患者左侧卧位可使疼痛减轻，十二指肠壅滞症患者膝胸或俯卧位可使腹痛及呕吐等症状缓解，胰体癌患者仰卧位时疼痛明显，而前倾位或俯卧位时减轻，反流性食管炎患者烧灼痛在躯体前屈时明显，直立位时减轻。

四、伴随症状

1. 腹痛伴发热、寒战　提示有炎症存在，见于急性胆道感染、胆囊炎、肝脓肿、腹腔脓肿，也可见于腹腔外感染性疾病。

2. 腹痛伴黄疸　可能与肝胆胰疾病有关。急性溶血性贫血也可出现腹痛与黄疸。

3. 腹痛伴休克　同时有贫血者可能是腹腔脏器破裂（如肝、脾或异位妊娠破裂）；无贫血者则见于胃肠穿孔、绞窄性肠梗阻、肠扭转、急性出血坏死性胰腺炎等。腹腔外疾病如心肌梗死、肺炎也可有腹痛与休克，应特别警惕。

4. 腹痛伴呕吐、反酸、腹泻　提示食管、胃肠病变，呕吐量大提示胃肠道梗阻；伴反酸、嗳气者提示胃十二指肠溃疡或胃炎；伴腹泻者提示消化吸收障碍或肠道炎症、溃疡或肿瘤。

5. 腹痛伴血尿　可能为泌尿系疾病（如泌尿系结石）所致。

第十四章　腹　泻

腹泻指排便次数增多，粪质稀薄，或带有黏液、脓血或未消化的食物。如解液状便，每日3次以上，或每天粪便总量大于200g，其中粪便含水量大于80%，则可认为是腹泻。腹泻可分为急性与慢性两种，超过两个月者属慢性腹泻。

一、病因

1. 急性腹泻

（1）肠道疾病　常见的是由病毒、细菌、真菌、原虫、蠕虫等感染所引起的肠炎及急性出血性坏死性肠炎，此外，还有 Crohn 病或溃疡性结肠炎急性发作、急性缺血性肠病等。亦可因抗生素使用而发生的抗生素相关性小肠、结肠炎。

（2）急性中毒　食用毒蕈、桐油、河豚、鱼胆及化学药物如砷、磷、铅、汞等引起的腹泻。

（3）全身性感染 如败血症、伤寒或副伤寒、钩端螺旋体病等。

（4）其他 如变态反应性肠炎、过敏性紫癜；服用某些药物如氟尿嘧啶、利血平及新斯的明等；某些内分泌疾病，如肾上腺皮质功能减退危象、甲亢危象。

2. 慢性腹泻

（1）消化系统疾病 包括：①胃部疾病，如慢性萎缩性胃炎、胃大部切除后胃酸缺乏等；②肠道感染，如肠结核、慢性细菌性痢疾、慢性阿米巴痢疾、血吸虫病、肠鞭毛原虫病、钩虫病、绦虫病等；③肠道非感染性病变，如 Crohn 病、溃疡性结肠炎、结肠多发性息肉、吸收不良综合征等；④肠道肿瘤，结肠绒毛状腺瘤、肠道恶性肿瘤；⑤胰腺疾病，慢性胰腺炎、胰腺癌、胰腺切除术后等；⑥肝胆疾病，肝硬化、胆汁淤积性黄疸、慢性胆囊炎与胆石症。

（2）全身性疾病 包括：①内分泌及代谢障碍疾病，如甲状腺功能亢进、肾上腺皮质功能减退、胃泌素瘤、血管活性肠肽瘤、类癌综合征及糖尿病性肠病；②其他系统疾病，系统性红斑狼疮、硬皮病、尿毒症、放射性肠炎等；③药物副作用，如利血平、甲状腺素、洋地黄类药物、消胆胺等。某些抗肿瘤药物和抗生素使用亦可导致腹泻；④神经功能紊乱，如肠易激综合征。

二、发生机制

腹泻的发病机制相当复杂，有些因素又互为因果，从病理生理角度可归纳为下列几个方面。

1. 分泌性腹泻 系肠道分泌大量液体超过肠黏膜吸收能力所致。霍乱弧菌外毒素引起的大量水样腹泻即属于典型的分泌性腹泻。肠道非感染或感染性炎症，如阿米巴肠炎、细菌性痢疾、溃疡性结肠炎、Crohn 病、肠结核以及放射性肠炎、肿瘤溃烂等均可使炎症性渗出物增多而致腹泻。某些胃肠道内分泌肿瘤如胃泌素瘤、VIP 瘤所致的腹泻也属于分泌性腹泻。

2. 消化功能障碍性腹泻 由消化液分泌减少所引起，如慢性胰腺炎、慢性萎缩性胃炎、胃大部切除术后。胰、胆管阻塞可因胆汁和胰酶排泌受阻引起消化功能障碍性腹泻。

3. 渗透性腹泻 是由肠内容物渗透压增高，阻碍肠内水分与电解质的吸收而引起，如乳糖酶缺乏，乳糖不能水解即形成肠内高渗，服用盐类泻剂或甘露醇等引起的腹泻亦属此型。

4. 动力性腹泻 由肠蠕动亢进致肠内食糜停留时间缩短，未被充分吸收所致的腹泻，如肠炎、甲状腺功能亢进、糖尿病、胃肠功能紊乱等。

5. 吸收不良性腹泻 由肠黏膜的吸收面积减少或吸收障碍所引起，如小肠大部分切除、吸收不良综合征、小儿乳糜泻、成人热带及非热带脂肪泻等。

三、临床表现

1. 起病及病程 急性腹泻起病骤然，病程较短，多为感染或食物中毒所致。慢性腹泻起病缓慢，病程较长，多见于慢性感染、非特异性炎症、吸收不良、消化功能障碍、肠道肿瘤或神经功能紊乱等。

2. 腹泻次数及粪便性质 急性感染性腹泻常有不洁饮食史，于进食后24小时内发病，每天排便数次甚至数十次。多呈糊状或水样便，少数为脓血便。慢性腹泻表现为每天排便次数增多，可为稀便，亦可带黏液、脓血，见于慢性痢疾、炎症性肠病及结肠、直肠癌等。阿米巴痢疾的粪便呈暗红色或果酱样。粪便中带黏液而无病理成分者常见于肠易激综合征。

3. 腹泻与腹痛的关系 急性腹泻常有腹痛，尤以感染性腹泻较为明显。小肠疾病的腹泻疼痛常在脐周，便后腹痛缓解不明显。结肠病变疼痛多在下腹，便后疼痛常可缓解。分泌性腹泻往往无明显腹痛。

三、伴随症状和体征

1. 伴发热者可见于急性细菌性痢疾、伤寒或副伤寒、肠结核、肠道恶性淋巴瘤、Crohn 病、溃疡性结肠炎急性发作期、败血症等。

2. 伴里急后重提示病变以结肠直肠为主，如痢疾、直肠炎、直肠肿瘤等。

3. 伴明显消瘦多提示病变位于小肠，如胃肠道恶性肿瘤、肠结核及吸收不良综合征。

4. 伴皮疹或皮下出血者见于败血症、伤寒或副伤寒、麻疹、过敏性紫癜、糙皮病等。

5. 伴腹部包块者见于胃肠恶性肿瘤、肠结核、Crohn 病及血吸虫性肉芽肿。

6. 伴重度失水者常见于分泌性腹泻，如霍乱、细菌性食物中毒或尿毒症等。

7. 伴关节痛或关节肿胀者见于 Crohn 病、溃疡性结肠炎、系统性红斑狼疮、肠结核、Whipple 病等。

第十五章　便　秘

便秘是指大便次数减少，一般每周少于 3 次，伴排便困难、粪便干结。便秘是临床上常见的症状，多长期持续存在，症状扰人，影响生活质量，病因多样，以肠道疾病最为常见，但诊断时应慎重排除其他病因。

一、病因

1. 功能性便秘

（1）进食量少或食物缺乏纤维素或水分不足，对结肠运动的刺激减少。

（2）因工作紧张、生活节奏过快、工作性质和时间变化、精神因素等打乱了正常的排便习惯。

（3）结肠运动功能紊乱，常见于肠易激综合征，系由结肠及乙状结肠痉挛引起，部分患者可表现为便秘与腹泻交替。

（4）腹肌及盆腔肌张力不足，排便推动力不足，难于将粪便排出体外。

（5）滥用泻药，形成药物依赖，造成便秘；老年体弱，活动过少，肠痉挛致排便困难；结肠冗长。

2. 器质性便秘

（1）直肠与肛门病变引起肛门括约肌痉挛、排便疼痛造成惧怕排便，如痔疮、肛裂、肛周脓肿和溃疡、直肠炎等。

（2）局部病变导致排便无力，如大量腹水、膈肌麻痹、系统性硬化症、肌营养不良等。

（3）结肠完全或不完全性梗阻，如结肠良、恶性肿瘤、Crohn 病、先天性巨结肠症等原因引起的肠粘连、肠扭转、肠套叠等。

（4）腹腔或盆腔内肿瘤的压迫（如子宫肌瘤）。

（5）全身性疾病使肠肌松弛、排便无力，如尿毒症、糖尿病、甲状腺功能低下、脑血管意外、截瘫、多发性硬化、皮肌炎等。此外，血卟啉病及铅中毒引起肠肌痉挛，亦可导致便秘。

（6）应用吗啡类药、抗胆碱能药、钙通道阻滞剂、神经阻滞药、镇静剂、抗抑郁药以及含钙、铝的制酸剂等使肠肌松弛引起便秘。

二、发生机制

食物在消化道经消化吸收后，剩余的食糜残渣从小肠输送至结肠，在结肠内再将大部分的水分和电解质吸收形成粪团，最后输送至乙状结肠及直肠，通过一系列的排便活动将粪便排出体外。从形成粪团到产生便意和排便动作的各个环节，均可因神经系统活动异常、肠平滑肌病变及肛门括约肌功能异常或病变而发生便秘。就排便过程而言，其生理活动包括：①粪团在直肠内膨胀所致的机械性刺激，引起便意及排便反射和随后一系列肌肉活动；②直肠平滑肌的推动性收缩；③肛门内、外括约肌的松弛；④腹肌与膈肌收缩使腹压增高，最后将粪便排出体外。若上述的任何一环节存在缺陷即可导致便秘。便秘发生机制中，常见的因素有：①摄入食物过少特别是纤维素和水分摄入不足，致肠内的食糜和粪团的量不足以刺激肠道的正常蠕动；②各种原因引起的肠道内肌肉张力减低和蠕动减弱；③肠蠕动受阻碍致肠内容物滞留而不能下排，如肠梗阻；④排便过程的神经及肌肉活动障碍，如排便反射减弱或消失、肛门括约肌痉挛、腹肌及膈肌收缩力减弱等。

三、临床表现

急性便秘患者多有腹痛、腹胀，甚至恶心、呕吐，多见于各种原因的肠梗阻；慢性便秘多无特殊表现，部分患者诉口苦、食欲减退、腹胀、下腹不适或有头晕、头痛、疲乏等神经功能症状，但一般不重。排出粪便坚硬如羊粪，排便时可有左腹部或下腹痉挛性疼痛与下坠感，常可在左下腹触及痉挛之乙状结肠。排便困难严重者可因痔加重及肛裂而有大便带血或便血，患者亦可因此而紧张、焦虑。慢性习惯性便秘多发生于中老年人，尤其是经产妇女，可能与肠肌、腹肌与盆底肌的张力降低有关。

四、伴随症状

1. 伴呕吐、腹胀、肠绞痛等，可能为各种原因引起的肠梗阻。
2. 伴腹部包块者应注意结肠肿瘤、肠结核及 Crohn 病。
3. 便秘与腹泻交替者应注意肠结核、溃疡性结肠炎、肠易激综合征。
4. 伴生活环境改变、精神紧张出现便秘，多为功能性便秘。

第十六章 黄 疸

黄疸是由于血清中胆红素升高致使皮肤、黏膜和巩膜发黄的症状和体征。正常血清总胆红素为 $1.7 \sim 17.1\mu mol/L$（$0.1 \sim 1mg/dl$）。胆红素在 $17.1 \sim 34.2\mu mol/L$（$1 \sim 2mg/dl$），临床不易察觉，称为隐性黄疸，超过 $34.2\mu mol/L$（$2mg/dl$）时出现临床可见黄疸。引起黄疸的疾病很多，发生机制各异，全面理解胆红素代谢过程对黄疸的鉴别诊断有重要意义。

一、胆红素的正常代谢

正常红细胞的平均寿命约为 120 天，血循环中衰老的红细胞经单核－巨噬细胞破坏，降解为血红蛋白，血红蛋白在组织蛋白酶的作用下形成血红素和珠蛋白，血红素在催化酶的作用下转变为胆绿素，后者再经还原酶还原为胆红素。正常人每日由红细胞破坏生成的血红蛋白约 7.5g，生成胆红素 $4275\mu mol$（250mg），占总胆红素的 $80\% \sim 85\%$。另外 $171 \sim 513\mu mol$（$10 \sim 30mg$）的胆红素来源于骨髓幼稚红细胞的血红蛋白和肝内含有亚铁血红素的蛋白质（如过氧化氢酶、过氧化物酶及细胞色素氧化酶与肌红蛋白等），这些胆红素称为旁路胆红素，约占总胆红素的 $15\% \sim 20\%$。

上述形成的胆红素称为游离胆红素或非结合胆红素，与血清蛋白结合而输送，不溶于水，不能从肾小球滤出，故尿液中不出现非结合胆红素。非结合胆红素通过血循环运输至肝后，与清蛋白分离并在肝脏的窦状隙被肝细胞所摄取，在肝细胞内和 Y、Z 两种载体蛋白结合，并被运输至肝细胞光面内质网的微粒体部分，经葡萄糖醛酸转移酶的催化作用与葡萄糖醛酸结合，形成胆红素葡萄糖醛酸酯或称结合胆红素。结合胆红素为水溶性，可通过肾小球滤过从尿中排出。

结合胆红素从肝细胞经胆管排入肠道后，在回肠末端及结肠经细菌酶的分解与还原作用，形成尿胆原（总量为 $68 \sim 473\mu mol$）。尿胆原大部分从粪便排出，称为粪胆原。小部分（$10\% \sim 20\%$）经肠道吸收，通过门静脉血回到肝内，其中大部分再转变为结合胆红素，又随胆汁排入肠内，形成所谓"胆红素的肠肝循环"。被吸收回肝的小部分尿胆原经体循环由肾排出体外，每日不超过 $6.8\mu mol$（4mg）。

正常情况下，胆红素进入与离开血循环保持动态的平衡，故血中胆红素的浓度保持相对恒定，总胆红素（TB）$1.7 \sim 17.1\mu mol/L$（$0.1 \sim 1mg/dl$），其中结合胆红素（CB）$0 \sim 3.42\mu mol/L$（$0 \sim 0.2mg/dl$），非结合胆红素（UCB）$1.7 \sim 13.68\mu mol/L$（$0.1 \sim 0.8mg/dl$）。

二、分类

1. **按病因学分类** 分为溶血性黄疸、肝细胞性黄疸、胆汁淤积性黄疸（旧称阻塞性黄疸或梗阻性黄疸）、先天性非溶血性黄疸。前三类最为多见，第四类较罕见。
2. **按胆红素性质分类** 分为以 UCB 增高为主的黄疸和以 CB 增高为主的黄疸。

三、病因、发生机制和临床表现

（一）溶血性黄疸

1. **病因和发病机制** 凡能引起溶血的疾病都可产生溶血性黄疸，包括：①先天性溶血性贫血，如海洋性贫血、遗传性球形红细胞增多症；②后天性获得性溶血性贫血，如自身免疫性溶血性贫血、新生儿溶血、不同血型输血后的溶血以及蚕豆病、伯氨喹、蛇毒、毒蕈、阵发性睡眠性血红蛋白尿等引起的溶血。

由于大量红细胞的破坏，形成大量的非结合胆红素，超过肝细胞的摄取、结合与排泌能力。另一方面，由于溶血造成的贫血、缺氧和红细胞破坏产物的毒性作用，削弱了肝细胞对胆红素的代谢功能，使非结合胆红素在血中潴留，超过正常水平而出现黄疸。

2. 临床表现　一般黄疸为轻度，呈浅柠檬色，不伴皮肤瘙痒，其他症状主要为原发病的表现。急性溶血时可有发热、寒战、头痛、呕吐、腰痛，并有不同程度的贫血和血红蛋白尿（尿呈酱油或茶色），严重者可有急性肾衰竭；慢性溶血多为先天性，除伴贫血外尚有脾大。

3. 实验室检查　血清 TB 增加，以 UCB 为主，CB 基本正常。由于血中 UCB 增加，故 CB 形成也代偿性增加，从胆道排至肠道也增加，致尿胆原增加，粪胆原随之增加，粪色加深。肠内的尿胆原增加，重吸收至肝内者也增加。由于缺氧及毒素作用，肝脏处理增多尿胆原的能力降低，致血中尿胆原增加，并从肾排出，故尿中尿胆原增加，但无胆红素。急性溶血性黄疸尿中有血红蛋白排出，隐血试验阳性。血液检查除贫血外尚有网织红细胞增加、骨髓红细胞系列增生旺盛等。

（二）肝细胞性黄疸

1. 病因和发病机制　各种使肝细胞严重损害的疾病均可导致黄疸发生，如病毒性肝炎、肝硬化、中毒性肝炎、钩端螺旋体病、败血症等。

由于肝细胞的损伤致肝细胞对胆红素的摄取、结合功能降低，因而血中的 UCB 增加。而未受损的肝细胞仍能将部分 UCB 转变为 CB。CB 部分仍经毛细胆管从胆道排泄，另一部分则由于毛细胆管和胆小管因肝细胞肿胀压迫，炎性细胞浸润或胆栓的阻塞使胆汁排泄受阻而反流入血循环中，致血中 CB 亦增加而出现黄疸。

2. 临床表现　皮肤、黏膜浅黄至深黄色，可伴有轻度皮肤瘙痒，其他为肝脏原发病的表现，如疲乏、食欲减退，严重者可有出血倾向、腹水、昏迷等。

3. 实验室检查　血中 CB 与 UCB 均增加，黄疸型肝炎时，CB 增加幅度多高于 UCB。尿中 CB 定性试验阳性，而尿胆原可因肝功能障碍而增高。此外，血液生化检查有不同程度的肝功能损害。

（三）胆汁淤积性黄疸

1. 病因和发病机制　胆汁淤积可分为肝内性或肝外性。肝内性又可分为肝内阻塞性胆汁淤积和肝内胆汁淤积，前者见于肝内泥沙样结石、癌栓、寄生虫病（如华支睾吸虫病）。后者见于病毒性肝炎、药物性胆汁淤积（如氯丙嗪、甲基睾丸酮和口服避孕药等）、原发性胆汁性肝硬化、妊娠期复发性黄疸等。肝外性胆汁淤积可由胆总管结石、狭窄、炎性水肿、肿瘤及蛔虫等阻塞所引起。

由于胆道阻塞，阻塞上方的压力升高，胆管扩张，最后导致小胆管与毛细胆管破裂，胆汁中的胆红素反流入血。此外肝内胆汁淤积有些并非由机械因素引起，而是由于胆汁分泌功能障碍、毛细胆管的通透性增加，胆汁浓缩而流量减少，导致胆道内胆盐沉淀与胆栓形成。

2. 临床表现　皮肤呈暗黄色，完全阻塞者颜色更深，甚至呈黄绿色，并有皮肤瘙痒及心动过速，尿色深，粪便颜色变浅或呈白陶土色。

3. 实验室检查　血清 CB 增加，尿胆红素试验阳性，因肠肝循环途径被阻断，故尿胆原及粪胆素减少或阙如，血清碱性磷酸酶及总胆固醇增高。

（四）先天性非溶血性黄疸

系由肝细胞对胆红素的摄取、结合和排泄有缺陷所致的黄疸，本组疾病临床上少见。

1. Gilbert 综合征　系由肝细胞摄取 UCB 功能障碍及微粒体内葡萄糖醛酸转移酶不足，致血中 UCB 增高而出现黄疸。这类患者除黄疸外症状不多，肝功能也正常。

2. Dubin - Johnson 综合征　系由肝细胞对 CB 及某些阴离子（如靛青绿、X 线造影剂）向毛细胆管排泄发生障碍，致血清 CB 增加而发生的黄疸。

3. Crigler - Najjar 综合征　系由肝细胞缺乏葡萄糖醛酸转移酶，致 UCB 不能形成 CB，导致血中 UCB 增多而出现黄疸，本病由于血中 UCB 甚高，故可产生核黄疸，见于新生儿，预后极差。

4. Rotor 综合征　系由肝细胞对摄取 UCB 和排泄 CB 存在先天性缺陷致血中胆红素增高而出现黄疸。

综上所述，黄疸可根据血生化及尿常规检查做出初步分类，再根据临床表现及辅助检查确定病因和性质。溶血性黄疸一般黄疸程度较轻，慢性溶血者黄疸呈波动性，临床症状较轻，诊断无大困难。肝细胞性与胆汁淤积性黄疸鉴别常有一定困难，胆红素升高的类型与血清酶学改变的分析最为关键。应特别注意直接胆红素与总胆红素的比值，胆汁淤积性黄疸比值多在 60% 以上，甚至高达 80% 以上，肝细胞黄疸则偏低，但二者多有重叠。血清酶学检查项目繁多，前者反映肝细胞损害的严重程度（ALT、AST 等），而后者反映胆管阻塞（ALP、5'－NT 和 GT），但二者亦有重叠或缺乏明确界线。因此，需要在此基础上选择适当的影像学检查、其他血清学试验甚至活体组织学检查等检查措施。

四、辅助检查

1. B 型超声波检查　对肝脏的大小、形态、肝内有无占位性病变、胆囊大小及胆道系统有无结石及扩张、脾脏有无肿大、胰腺有无病变等有较大的帮助。

2. X 线检查　腹部平片可发现胆道结石、胰腺钙化。胆道造影可发现胆管结石，并可判断胆囊收缩功能及胆管有无扩张。

3. 经十二指肠镜逆行胰胆管造影（EROP）　可通过内镜直接观察壶腹区与乳头部有无病变，可经造影区别肝外或肝内胆管阻塞的部位。也可了解胰腺有无病变。

4. 经皮肝穿刺胆管造影（PTC）　能清楚地显示整个胆道系统，可区分肝外胆管阻塞与肝内胆汁淤积性黄疸，并对胆管阻塞的部位、程度及范围有所了解。

5. 上腹部 CT 扫描　对显示肝、胆、胰等病变及鉴别引起黄疸的疾病较有帮助。

6. 磁共振成像（MRI）　对肝脏的良恶性肿瘤的鉴别优于 CT，诊断胆管扩张不比 CT 优越，但诊断胆石相当敏感。

7. 放射性核素检查　应用金－198 或锝－99 肝扫描可了解肝有无占位性病变，用碘－131 玫瑰红扫描对鉴别肝外阻塞性黄疸与肝细胞性黄疸有一定的帮助。

8. 磁共振胰胆管造影（MRCP）　是利用水成像原理进行的一种非介入性胰胆管成像技术。因胆管系统内的胆汁属于相对静止的液体，因此 MRCP 可清晰显示胆管系统的形态结构。是一种无创性胆管显像技术，对各种原因引起的梗阻性黄疸胆道扩张情况可以做出比较客观的诊断。它操作简单、安全、无创、不必使用造影剂、不需要进行术前准备，特别适用于 B 超或 CT 有阳性发现，但又不能明确诊断的一般情况较差的患者。

9. 肝穿刺活检及腹腔镜检查　对疑难黄疸病例的诊断有重要的帮助，但肝穿刺活检用于胆汁淤积性黄疸时可发生胆汁外溢造成腹膜炎，伴肝功能不良者亦可因凝血机制障碍而致内出血，故应慎重考虑指征。

五、伴随症状

1. 黄疸伴发热见于急性胆管炎、肝脓肿、钩端螺旋体病、败血症、大叶性肺炎。病毒性肝炎或急性溶血可先有发热而后出现黄疸。

2. 黄疸伴上腹剧烈疼痛者可见于胆道结石、肝脓肿或胆道蛔虫病；右上腹剧痛、寒战高热和黄疸为夏科（Charcot）三联征，提示急性化脓性胆管炎。持续性右上腹钝痛或胀痛可见于病毒性肝炎、肝脓肿或原发性肝癌。

3. 黄疸伴肝大，若轻度至中度肿大，质地软或中等硬度且表面光滑，见于病毒性肝炎、急性胆道感染或胆道阻塞。明显肿大，质地坚硬，表面凹凸不平有结节者见于原发或继发性肝癌。肝大不明显，而质地较硬边缘不整，表面有小结节者见于肝硬化。

4. 伴胆囊肿大者，提示胆总管有梗阻，常见于胰头癌、壶腹癌、胆总管癌、胆总管结石等。

5. 伴脾大者，见于病毒性肝炎、钩端螺旋体病、败血症、疟疾、肝硬化、各种原因引起的溶血性贫血及淋巴瘤等。

6. 伴腹水者见于重症肝炎、肝硬化失代偿期、肝癌等。

第十七章　腰背痛

腰背痛是常见的临床症状之一。许多疾病可以引起腰背痛，其中局部病变占多数，可能与腰背部长期负重，其结构易于损伤有关。邻近器官病变波及或放射性腰背痛也极为常见。

一、病因病理及分类

（一）按病因分类

1. 外伤性

（1）急性损伤　因各种直接或间接暴力，肌肉拉力所致的腰椎骨折，脱位或腰肌软组织损伤。

（2）慢性损伤　工作时的不良体位，劳动姿势，搬运重物等引起的慢性累积性损伤。在遇到潮湿寒冷等物理性刺激后极易发生腰背痛。

2. 炎症性

（1）感染性　可见于结核菌，化脓菌或伤寒菌对腰部及软组织的侵犯形成感染性炎症。

（2）无菌性炎症　寒冷、潮湿、变态反应和重手法推拿可引起骨及软组织炎症。导致骨膜、韧带、筋膜和肌纤维的渗出，肿胀变性。

3. 退行性变　近年来因胸腰椎的退行性改变引起的腰背痛呈上升趋势。人体发育一旦停止，其退行性改变则随之而来，一般认为人从 20～25 岁则开始退变。包括纤维环及髓核组织退变。如过度活动，经常处于负重状态则髓核易于脱出，前后纵韧带，小关节随椎体松动移位，引起韧带骨膜下出血，微血肿机化，骨化形成骨刺。髓核突出和骨刺可压迫或刺激神经引起疼痛。

4. 先天性疾患　最常见于腰骶部，是引起下腰痛的常见病因。常见的有隐性脊柱裂、腰椎骶化或骶椎腰化、漂浮棘突、发育性椎管狭窄和椎体畸形等。此类疾病在年轻时常无症状。但以上骨性结构所形成的薄弱环节，为累积性损伤时出现腰背痛提供了基础。

5. 肿瘤性疾患　原发性或转移性肿瘤对胸腰椎及软组织的侵犯。

（二）按解剖部位分类

腰背部的组织，自外向内包括皮肤、皮下组织、肌肉、韧带、脊椎、肋骨和脊髓。上述任何组织的病变均可引起腰背痛。此外腰背部的邻近器官病变也可引起腰背痛。

1. 脊椎疾病　如脊椎骨折，椎间盘突出，增生性脊柱炎，感染性脊柱炎，脊椎肿瘤，先天性畸形等。

2. 脊柱旁软组织疾病　如腰肌劳损，腰肌纤维组织炎，风湿性多肌炎。

3. 脊神经根病变　如脊髓压迫症，急性脊髓炎，腰骶神经炎，颈椎炎。

4. 内脏疾病　呼吸系统疾病，如肺胸膜病变引起上背部疼痛；泌尿系统疾病如肾及输尿管结石、炎症；盆腔、盲肠、前列腺以及子宫附件瘙痒均可引起放射性腰背部疼痛。

二、临床表现及特点

1. 脊椎病变

（1）脊椎骨折　有明显的外伤史，且多因由高空坠下，足或臀部先着地，骨折部有压痛和叩痛，脊椎可能有后突或侧突畸形，并有活动障碍。

（2）椎间盘突出　青壮年多见，以 $L_4 \sim L_5$、L_5 及 $L_5 \sim S_1$ 易发。常有搬重物或扭伤史，可突发和缓慢发病。主要表现为腰痛和坐骨神经痛，二者可同时或单独存在。有时候疼痛剧烈，咳嗽，喷嚏时疼痛加重，卧床休息时缓解。可有下肢麻木，冷感或间歇跛行。

（3）增生性脊柱炎　又称退行性脊柱炎，多见于 50 岁以上患者，晨起时感腰痛、酸胀、僵直而活动不便，活动腰部后疼痛好转，但过多活动后腰痛又加重。疼痛以傍晚时明显。平卧可缓解，疼痛不剧烈，敲打腰部有舒适感，腰椎无明显压痛。

（4）结核性脊椎炎　是感染性脊椎炎中最常见的疾病，腰椎最易受累，其次为胸椎。背部疼痛常为结核性脊椎炎的首发症状。疼痛局限于病变部位。呈隐痛、钝痛或酸痛，夜间明显，活动后加剧，伴有低热、盗汗、乏力、纳差。晚期可有脊柱畸形，冷脓肿及脊髓压迫症状。

（5）化脓性脊柱炎　本病不多见，常因败血症、外伤、腰椎手术、腰穿和椎间盘造影感染所致。患者感剧烈腰背痛，有明显压痛叩痛，伴畏寒高热等全身中毒症状。

（6）脊椎肿瘤　以转移性恶性肿瘤多见，如前列腺癌、甲状腺癌和乳腺癌等转移或多发性骨髓瘤累及脊椎。其表现为顽固性腰背痛，剧烈而持续，休息和药物均难缓解，并有放射性神经根痛。

2. 脊柱旁组织病变

（1）腰肌劳损　常因腰扭伤治疗不彻底或累积性损伤，患者自觉腰骶酸痛、钝痛，休息时缓解，劳累后加重。特别是弯腰工作时疼痛明显，而伸腰或叩击腰部时可缓解疼痛。

（2）腰肌纤维组织炎　常因寒冷，潮湿，慢性劳损所致腰背部筋膜及肌肉组织水肿，纤维变性。患者大多感腰背部弥漫性疼痛，以腰椎两旁肌肉及髂嵴上方为主，晨起时加重，活动数分钟后好转，但活动过多疼痛又加重。轻叩腰部则疼痛缓解。

3. 脊神经根病变

（1）脊髓压迫症　见于椎管内原发性或转移性肿瘤、硬膜外脓肿或椎间盘突出等。主要表现为神经根激惹征，患者常感觉颈背痛或腰痛，并沿一根或多根脊神经后根分布区放射，疼痛剧烈，呈烧灼样或绞榨样痛，脊柱活动、咳嗽、喷嚏时加重。有一定定位性疼痛，并可有感觉障碍。

（2）蛛网膜下腔出血　蛛网膜下腔所出的血液刺激脊膜和脊神经后根时可引起剧烈的腰背痛。

（3）腰骶神经根炎　主要为下背部和腰骶部疼痛，并有僵直感，疼痛向臀部及下肢放射，腰骶部有明显压痛，严重时有节段性感觉障碍，下肢无力，肌萎缩，腱反射减退。

4. 内脏疾病引起的腰背痛

（1）泌尿系统疾病　肾炎、肾盂肾炎、泌尿道结石、结核、肿瘤、肾下垂和肾积水等多种疾病可引起腰背痛。不同疾病有其不同特点，肾炎呈深部胀痛，位于腰肋三角区，并有轻微叩痛；肾盂肾炎腰痛较鲜明，叩痛较明显；肾脓肿多为单侧腰痛，常伴有局部肌紧张和压痛；肾结石多为绞痛，叩痛剧烈；肾肿瘤引起的腰痛多为钝痛或胀痛，有时呈绞痛。

（2）盆腔器官疾病　男性前列腺炎和前列腺癌常引起下腰骶部疼痛，伴有尿频、尿急，排尿困难；女性慢性附件炎、宫颈炎、子宫脱垂和盆腔炎可引起腰骶部疼痛，且伴有下腹坠胀感和盆腔压痛。

5. 消化系统疾病　消化道及脏器的传入纤维与一定皮肤区的传入纤维进入相同的脊髓段，故内脏传入疼痛感觉刺激兴奋了皮肤区的传入纤维，引起感应性疼痛。胃、十二指肠溃疡，后壁慢性穿孔时直接累及脊柱周围组织，引起腰背肌肉痉挛出现疼痛。于上腹部疼痛的同时，可出现下胸上腰椎区域疼痛。急性胰腺炎，常有左侧腰背部放射痛；四分之一的胰腺癌可出现腰背痛，取前倾坐位时疼痛缓解，仰卧位时加重。溃疡性结肠炎和克罗恩病于消化道功能紊乱的同时，常伴有下腰痛。

6. 呼吸系统疾病　胸膜炎、肺结核和肺癌等可引起后胸部和侧胸肩胛部疼痛。背痛的同时常伴有呼吸系统症状及体征，胸膜病变时常在深呼吸时加重，而脊柱本身无病变、无压痛、运动不受限。

三、伴随症状

1. 腰背痛伴脊柱畸形　外伤后畸形则多因脊柱骨折，错位所致；自幼则有畸形多为先天性脊柱疾病所致；缓慢起病者见于脊柱结核和强直性脊柱炎。

2. 腰背痛伴有活动受限　见于脊柱外伤，强直性脊柱炎，腰背部软组织急性扭挫伤。

3. 腰背痛伴长期低热　见于脊柱结核，类风湿关节炎；伴高热者见于化脓性脊柱炎和椎旁脓肿。

4. 腰背痛伴尿频、尿急排尿不尽　见于尿路感染、前列腺炎或前列腺增生；腰背剧痛伴血尿，见于肾或输尿管结石。

5. 腰痛伴嗳气、反酸上腹胀痛　见于胃、十二指肠溃疡或胰腺病变；腰痛伴腹泻或便秘见于溃疡性结肠炎或克罗恩病。

6. 腰痛伴月经异常、痛经、白带过多　见于宫颈炎、盆腔炎、卵巢及附件炎症或肿瘤。

第十八章　关节痛

关节痛是关节疾病最常见的症状。根据不同病因及病程，关节痛可分急性和慢性。急性关节痛以关节及其周围组织的炎性反应为主，慢性关节痛则以关节囊肥厚及骨质增生为主。

一、病因及发病机制

引起关节疼痛的疾病种类繁多，病因复杂。关节痛可以是单纯的关节病变，也可能是全身疾病的局部表现。常见病因有如下几类。

1. 外伤

（1）急性损伤　因外力碰撞关节或使关节过度伸展扭曲，关节骨质、肌肉、韧带等结构损伤，造成关节脱位或骨折，血管破裂出血，组织液渗出，关节肿胀疼痛。

（2）慢性损伤　持续的慢性机械损伤，或急性外伤后关节面破损留下粗糙瘢痕，使关节润滑作用消失，长期摩擦关节面，产生慢性损伤。关节长期负重，使关节软骨及关节面破坏。关节活动过度，可造成关节软骨的累积性损伤。关节扭伤处理不当或骨折愈合不良，畸形愈合所致负重不平衡，造成关节慢性损伤。

2. 感染　细菌直接侵入关节内 如外伤后细菌侵入关节；败血症时细菌经血液到达关节内；关节邻近骨髓炎、软组织炎症、脓肿蔓延至关节内；关节穿刺时消毒不严或将关节外细菌带入关节内。常见的病原菌有葡萄球菌、肺炎链球菌、脑膜炎球菌、结核杆菌和梅毒螺旋体等。

3. 变态反应和自身免疫　因病原微生物及其产物、药物、异种血清与血液中的抗体形成免疫复合物，流经关节沉积在关节腔引起组织损伤和关节病变。如类风湿关节炎，细菌性痢疾，过敏性紫癜和结核菌感染后反应性关节炎。如外来抗原或理化因素使宿主组织成分改变，形成自身抗原刺激机体产生自身抗体，引起器官和非器官特异性自身免疫病。关节病变是全身性损害之一，表现为滑膜充血水肿，软骨进行性破坏，形成畸形如类风湿关节炎，系统性红斑狼疮引起的关节病变。

4. 退行性关节病　又称增生性关节炎或肥大性关节炎。分原发和继发两种，原发性无明显局部病因。多见于肥胖老人，女性多见，有家族史，常有多关节受累。继发性骨关节病变多有创伤，感染或先天性畸形等基础病变，并与吸烟、肥胖和重体力劳动有关。病理变化为关节软骨退化变薄，软骨细胞萎缩，碎裂坏死，软骨下组织硬化，骨小梁稀疏囊性变，骨关节边缘有骨赘形成，滑膜充血水肿。

5. 代谢性骨病　维生素 D 代谢障碍所致的骨质软化性骨关节病，如阳光照射不足、消化不良、维生素 D 缺乏和磷摄入不足等。各种病因所致的骨质疏松性关节病，如老年性、失用性骨质疏松；脂质代谢障碍所致的高脂血症性关节病，骨膜和关节腔组织脂蛋白转运代谢障碍性关节炎；嘌呤代谢障碍所致的痛风以及某些代谢内分泌疾病，如糖尿病性骨病、皮质醇增多症性骨病、甲状腺或甲状旁腺疾病引起的骨关节病均可出现关节疼痛。

6. 骨关节肿瘤　良性肿瘤如骨样骨瘤，骨软骨瘤，骨巨细胞瘤和骨纤维异常增殖症。恶性骨肿瘤如骨肉瘤，软骨肉瘤，骨纤维肉瘤，滑膜肉瘤和转移性骨肿瘤。

二、临床表现

1. 外伤性关节痛　急性外伤性关节痛常在外伤后即出现受损关节疼痛，肿胀和功能障碍。慢性外伤性关节炎有明确的外伤史，反复出现关节痛，常于过度活动和负重及气候寒冷等刺激时诱发，药物及物理治疗后缓解。

2. 化脓性关节炎　起病急，全身中毒症状明显，早期则有畏寒、寒战和高热，体温高达 39℃ 以上。病变关节红肿热痛。位置较深的肩关节和髋关节则红肿不明显。患者常感病变关节持续疼痛，功能严重障碍，各个方向的被动活动均引起剧烈疼痛，患者常不愿活动患肢。

3. 结核性关节炎　儿童和青壮年多见。负重大活动多肌肉不发达的关节易于患结核。其中脊柱最常见，其次为髋关节和膝关节。早期症状和体征不明显。活动期常有疲劳低热，盗汗及食欲下降。病变关节肿胀疼痛，但疼痛程度较化脓性关节炎轻。活动后疼痛加重。晚期有关节畸形和功能障碍。如关节旁有窦道形成，常可见有干酪样物质流出。

4. 风湿性关节炎　起病急剧，常为链球菌感染后出现，以膝、踝、肩和髋关节多见。病变关节出现红肿热痛，呈游走性，肿胀时间短消失快，常在 1~6 周自然消肿，不留下关节僵直和畸形改变。

5. 类风湿关节炎　多由一个关节起病，以手中指指间关节首发疼痛。继则出现其他指间关节和腕关节的肿胀疼痛。也可累及踝、膝和髋关节，常为对称性。病变关节活动受到限制，有僵硬感，以早晨为重故称晨僵。可伴有全身发热。晚期病变关节附近肌肉萎缩，关节软骨增生而出现畸形。

6. 退行性关节炎　早期表现为步行、久站和天气变化时病变关节疼痛，休息后缓解。如受累关节为掌指及指间关节，除关节疼痛外，患者常感觉手指僵硬肿胀，活动不便。如病变在膝关节则常伴有关节腔积液，皮温升高，关节边缘有压痛。晚期病变关节疼痛加重，持续并向他处放射，关节有摩擦感，活动时有响声。关节周围肌肉挛缩常呈屈曲畸形，患者常有跛行。

7. 痛风　常在饮酒、劳累或高嘌呤饮食后急起关节剧痛，局部皮肤红肿灼热。患者常于夜间痛醒。以第 1 跖趾关节，踇趾关节多见。踝、手、膝、腕和肘关节也可受累。病变呈自限性，有时在 1~2 周自行消退，但经常复发。晚期可出现关节畸形，皮肤破溃，经久不愈，常有白色乳酪状分泌物流出。

三、伴随症状

1. 关节痛伴高热畏寒，局部红肿灼热见于化脓性关节炎。
2. 关节痛伴低热，乏力盗汗，消瘦、纳差，见于结核性关节炎。
3. 全身小关节对称性疼痛，伴有晨僵和关节畸形，见于类风湿关节炎。
4. 关节疼痛呈游走性，伴有心肌炎、舞蹈病见于风湿热。
5. 关节痛伴有血尿酸升高，同时有局部红肿灼热见于痛风。
6. 关节痛伴有皮肤红斑，光过敏，低热和多器官损害见于系统性红斑狼疮。
7. 关节痛伴有皮肤紫癜，腹痛腹泻见于关节受累型过敏性紫癜。

第十九章　血　尿

血尿包括镜下血尿和肉眼血尿，前者是指尿色正常，须经显微镜检查方能确定，通常离心沉淀后的尿液镜检每高倍视野有红细胞 3 个以上。后者是指尿呈洗肉水色或血色，肉眼即可见的血尿。

一、病因

血尿是泌尿系统疾病最常见的症状之一。故 98% 的血尿是由泌尿系统疾病引起，2% 的血尿由全身性疾病或泌尿系统邻近器官病变所致。

1. 泌尿系统疾病　肾小球疾病如急、慢性肾小球肾炎、IgA 肾病、遗传性肾炎和薄基底膜肾病；各种间质性肾炎、尿路感染、泌尿系统结石、结核、肿瘤、多囊。肾、血管异常，尿路憩室、息肉和先天性畸形等。

2. 全身性疾病

（1）感染性疾病　败血症、流行性出血热、猩红热、钩端螺旋体病和丝虫病等。

（2）血液病　白血病、再生障碍性贫血、血小板减少性紫癜、过敏性紫癜和血友病。

（3）免疫和自身免疫性疾病　系统性红斑狼疮、结节性多动脉炎、皮肌炎、类风湿关节炎、系统性硬化症等引起肾损害时。

（4）心血管疾病　亚急性感染性心内膜炎、急进性高血压、慢性心力衰竭、肾动脉栓塞和肾静脉血栓形成等。

3. 尿路邻近器官疾病　急慢性前列腺炎、精囊炎、急性盆腔炎或脓肿、宫颈癌、输卵管炎、阴道炎、急性阑尾炎、直肠和结肠癌等。

4. 化学物品或药品对尿路的损害　如磺胺药、吲哚美辛、甘露醇、汞、铅、镉等重金属对肾小管的损害；环磷酰胺引起的出血性膀胱炎；抗凝剂如肝素过量也可出现血尿。

5. 功能性血尿　平时运动量小的健康人，突然加大运动量可出现运动性血尿。

二、临床表现

1. 尿颜色的改变　血尿的主要表现是尿颜色的改变，除镜下血尿其颜色正常外，肉眼血尿根据出血量多少而尿呈不同颜色。尿呈淡红色像洗肉水样，提示每升尿含血量超过1ml。出血严重时尿可呈血液状。肾脏出血时，尿与血混合均匀，尿呈暗红色；膀胱或前列腺出血尿色鲜红，有时有血凝块。但红色尿不一定是血尿，需仔细辨别。如尿呈暗红色或酱油色，不混浊无沉淀，镜检无或仅有少量红细胞，见于血红蛋白尿；棕红色或葡萄酒色，不混浊，镜检无红细胞见于卟啉尿；服用某些药物如大黄、利福平，或进食某些红色蔬菜也可排红色尿，但镜检无红细胞。

2. 分段尿异常　将全程尿分段观察颜色如尿三杯试验，用三个清洁玻璃杯分别留起始段，中段和终末段尿观察，如起始段血尿提示病变在尿道；终末段血尿提示出血部位在膀胱颈部，三角区或后尿道的前列腺和精囊腺；三段尿均呈红色即全程血尿，提示血尿来自肾脏或输尿管。

3. 镜下血尿　尿颜色正常，但显微镜检查可确定血尿，并可判断是肾性或肾后性血尿。镜下红细胞大小不一形态多样为肾小球性血尿，见于肾小球肾炎。因红细胞从肾小球基底膜漏出，通过具有不同渗透梯度的肾小管时，化学和物理作用使红细胞膜受损，血红蛋白溢出而变形。如镜下红细胞形态单一，与外周血近似，为均一型血尿。提示血尿来源于肾后，见于肾盂肾盏，输尿管，膀胱和前列腺病变。

4. 症状性血尿　血尿的同时患者伴有全身或局部症状。而以泌尿系统症状为主。如伴有肾区钝痛或绞痛提示病变在肾脏。膀胱和尿道病变则常有尿频尿急和排尿困难。

5. 无症状性血尿　部分患者血尿既无泌尿道症状也无全身症状，见于某些疾病的早期，如肾结核，肾癌或膀胱癌早期。

三、伴随症状

1. 血尿伴肾绞痛是肾或输尿管结石的特征。
2. 血尿伴尿流中断见于膀胱和尿道结石。
3. 血尿伴尿流细和排尿困难见于前列腺炎、前列腺癌。
4. 血尿伴尿频尿急尿痛见于膀胱炎和尿道炎，同时伴有腰痛，高热畏寒常为肾盂肾炎。
5. 血尿伴有水肿，高血压，蛋白尿见于肾小球肾炎。
6. 血尿伴肾肿块，单侧可见于肿瘤、肾积水和肾囊肿；双侧肿大见于先天性多囊肾，触及移动性肾脏见于肾下垂或游走肾。
7. 血尿伴有皮肤黏膜及其他部位出血，见于血液病和某些感染性疾病。
8. 血尿合并乳糜尿见于丝虫病，慢性肾盂肾炎。

第二十章　尿频、尿急与尿痛

尿频是指单位时间内排尿次数增多。正常成人白天排尿4~6次，夜间0~2次。尿急是指患者一有尿意即迫不及待需要排尿，难以控制。尿痛是指患者排尿时感觉耻骨上区，会阴部和尿道内疼痛或烧灼感。尿频、尿急和尿痛合称为膀胱刺激征。

一、病因与临床表现

1. 尿频

（1）生理性尿频　因饮水过多，精神紧张或气候寒冷时排尿次数增多属正常现象。特点是每次尿量不少，也不伴随尿频尿急等其他症状。

（2）病理性尿频　①多尿性尿频：排尿次数增多而每次尿量不少，全日总尿量增多，见于糖尿病，尿崩症，精神性多饮和急性肾衰竭的多尿期；②炎症性尿频：尿频而每次尿量少，多伴有尿急和尿痛，尿液镜检可见炎性细胞，见于膀胱炎、尿道炎、前列腺炎和尿道旁腺炎等；③神经性尿频：尿频而每次尿量少，不伴尿急尿痛，尿液镜检无炎性细胞，见于中枢及周围神经病变，如癔症、神经源性膀胱；④膀胱容量减少性尿频：表现为持续性尿频，药物治疗难以缓解，每次尿量少，见于膀胱占位性病变、妊娠子宫增大或卵巢囊肿等压迫膀胱、膀胱结核引起膀胱纤维性缩窄；⑤尿道口周围病变：尿道口息肉、处女膜伞和尿道旁腺囊肿等刺激尿道口引起尿频。

2. 尿急

（1）炎症　急性膀胱炎，尿道炎，特别是膀胱三角区和后尿道炎症，尿急症状特别明显；急性前列腺炎常有尿急，慢性前列腺炎因伴有腺体增生肥大，故有排尿困难，尿线细和尿流中断。

（2）结石和异物　膀胱和尿道结石或异物刺激黏膜产生尿频。

（3）肿瘤　膀胱癌和前列腺癌。

（4）神经源性　精神因素和神经源性膀胱。

（5）其他　高温环境下尿液高度浓缩，酸性高的尿可刺激膀胱或尿道黏膜产生尿急。

3. 尿痛　引起尿急的病因几乎都可以引起尿痛 疼痛部位多在耻骨上区，会阴部和尿道内，尿痛性质可为灼痛或刺痛。尿道炎多在排尿开始时出现疼痛；后尿道炎，膀胱炎和前列腺炎常出现终末性尿痛。

二、伴随症状

1. 尿频伴有尿急和尿痛见于膀胱炎和尿道炎，膀胱刺激征存在但不剧烈而伴有双侧腰痛见于肾盂、肾炎；伴有会阴部，腹股沟和睾丸胀痛见于急性前列腺炎。

2. 尿频尿急伴有血尿，午后低热，乏力盗汗见于膀胱结核。

3. 尿频不伴尿急和尿痛，但伴有多饮多尿和口渴见于精神性多饮，糖尿病和尿崩症。

4. 尿频尿急伴无痛性血尿见于膀胱癌。

5. 老年男性尿频伴有尿线细，进行性排尿困难见于前列腺增生。

6. 尿频尿急尿痛伴有尿流突然中断，见于膀胱结石堵住出口或后尿道结石嵌顿。

第二十一章　少尿、无尿与多尿

正常成人24小时尿量为1000～2000ml。如24小时尿量少于400ml，或每小时尿量少于17ml称为少尿；如24小时尿量少于100ml，12小时完全无尿称为无尿；如24小时尿量超过2500ml称为多尿。

一、病因与发生机制

1. 少尿无尿

（1）肾前性　包括：①有效血容量减少。多种原因引起的休克、重度失水、大出血、肾病综合征和肝肾综合征，大量水分渗入组织间隙和浆膜腔，血容量减少，肾血流减少。②心脏排血功能下降。各种原因所致的心功能不全，严重的心律失常，心肺复苏后体循环功能不稳定，血压下降所致肾血流减少。③肾血管病变。肾血管狭窄或炎症、肾病综合征、狼疮性肾炎、长期卧床不起所致的肾动脉栓塞或血栓形成，高血压危象、妊娠期高血压疾病等引起肾动脉持续痉挛、肾缺血导致急性肾衰。

（2）肾性　包括：①肾小球病变。重症急性肾炎，急进性肾炎和慢性肾炎因严重感染，血压持续增高或肾毒性药物作用引起肾功能急剧恶化。②肾小管病变。急性间质性肾炎（包括药物性和感染性间质性肾炎）、生物毒或重金属及化学毒所致的急性肾小管坏死、严重的肾盂肾炎并发肾乳头坏死。

（3）肾后性　包括：①各种原因引起的机械性尿路梗阻，如结石、血凝块、坏死组织阻塞输尿管、膀胱进出口或后尿道；②尿路的外压，如肿瘤、腹膜后淋巴瘤、特发性腹膜后纤维化、前列腺增生；③其他，输尿管手术后，结核或溃疡愈合后瘢痕挛缩，肾严重下垂或游走肾所致的肾扭转，神经源性膀胱等。

2. 多尿

（1）暂时性多尿　短时内摄入过多水，饮料和含水分过多的食物；使用利尿剂后，可出现短时间多尿。

（2）持续性多尿　包括：①内分泌代谢障碍。垂体性尿崩症（因下丘脑－垂体病变使抗利尿激素分泌减少或缺乏，肾远曲小管重吸收水分下降，排出低比重尿，量可达到5000ml/d以上）、糖尿病（尿内含糖多引起溶质性利尿，尿量增多）、原发性甲状旁腺功能亢进（血液中过多的钙和尿中高浓度磷需要大量水分将其排出而形成多尿）、原发性醛固酮增多症（引起血中高浓度钠，刺激渗透压感受器，摄入水分增多，排尿增多）。②肾脏疾病。肾性尿崩症（肾远曲小管和集合管存在先天或获得性缺陷，对抗利尿激素反应性降低，水分重吸收减少而出现多尿）、肾小管浓缩功能不全（见于慢性肾炎，慢性肾盂肾炎，肾小球硬化，肾小管酸中毒，药物、化学物品或重金属对肾小管的损害，也可见于急性肾衰多尿期等）；③精神因素，精神性多饮患者常自觉烦渴而大量饮水引起多尿。

二、伴随症状

1. 少尿

（1）少尿伴肾绞痛见于肾动脉血栓形成或栓塞，肾结石。

（2）少尿伴心悸气促，胸闷不能平卧见于心功能不全。

（3）少尿伴大量蛋白尿，水肿，高脂血症和低蛋白血症见于肾病综合征。

（4）少尿伴有乏力、纳差、腹水和皮肤黄染见于肝肾综合征。

（5）少尿伴血尿，蛋白尿，高血压和水肿见于急性肾炎，急进性肾炎。

（6）少尿伴有发热腰痛，尿频尿急尿痛见于急性肾盂肾炎。

（7）少尿伴有排尿困难见于前列腺增生。

2. 多尿

（1）多尿伴有烦渴多饮，排低比重尿见于尿崩症。

（2）多尿伴有多饮多食和消瘦见于糖尿病。

（3）多尿伴有高血压，低血钾和周期性瘫痪见于原发性醛固酮增多症。

（4）多尿伴有酸中毒，骨痛和肌麻痹见于。肾小管性酸中毒。

（5）少尿数天后出现多尿可见于急性肾小管坏死恢复期。

（6）多尿伴神经症症状可能为精神性多饮。

第二十二章　头　痛

头痛是指额、顶、颞及枕部的疼痛。可见于多种疾病，大多无特异性，例如全身感染发热性疾病往往伴有头痛，精神紧张、过度疲劳也可有头痛。但反复发作或持续的头痛，可能是某些器质性疾病的信号，应认真检查，明确诊断，及时治疗。

一、病因

1. 颅脑病变

（1）感染　如脑膜炎、脑膜脑炎、脑炎、脑脓肿等。

（2）血管病变　如蛛网膜下腔出血、脑出血、脑血栓形成、脑栓塞、高血压脑病、脑供血不足，脑血管畸形、风湿性脑脉管炎和血栓闭塞性脑脉管炎等。

（3）占位性病变　如脑肿瘤、颅内转移瘤、颅内囊虫病或包虫病等。

（4）颅脑外伤　如脑震荡、脑挫伤、硬膜下血肿、颅内血肿、脑外伤后遗症。

（5）其他　如偏头痛、丛集性头痛、头痛型癫痫、腰椎穿刺后及腰椎麻醉后头痛。

2. 颅外病变

（1）颅骨疾病　如颅底凹入症、颅骨肿瘤。

（2）颈部疾病　颈椎病及其他颈部疾病。

（3）神经痛　如三叉神经、舌咽神经及枕神经痛。

（4）其他　如眼、耳、鼻和齿疾病所致的头痛。

3. 全身性疾病

(1) 急性感染 如流感、伤寒、肺炎等发热性疾病。

(2) 心血管疾病 如高血压病、心力衰竭。

(3) 中毒 如铅、酒精、一氧化碳、有机磷、药物（如颠茄、水杨酸类）等中毒。

(4) 其他 尿毒症、低血糖、贫血、肺性脑病、系统性红斑狼疮、月经及绝经期头痛、中暑等。

4. 神经症 如神经衰弱及癔症性头痛。

二、发生机制

头痛的发病机制复杂，主要是由于颅内、外痛敏结构内的痛觉感受器受到刺激，经感觉传导通路传导到达大脑皮质而引起。包括：①各种原因引起的颅内外血管收缩、扩张或血管受牵引、伸展；②脑膜受刺激或牵拉；③具有痛觉的脑神经和颈神经受刺激、挤压或牵拉；④头颈部肌肉的收缩；⑤五官和颈椎病变的疼痛扩散或反射到头部；⑥生化因素及内分泌紊乱；⑦神经功能紊乱。

三、临床表现

1. 发病情况 急性起病并有发热者常为感染性疾病所致。急剧的头痛，持续不减，并有不同程度的意识障碍而无发热者，提示颅内血管性疾病（如蛛网膜下腔出血）。长期的反复发作头痛或搏动性头痛，多为血管性头痛（如偏头痛）或神经官能症。慢性进行性头痛并有颅内压增高的症状（如呕吐、缓脉、视神经乳头水肿）应注意颅内占位性病变。青壮年慢性头痛，但无颅内压增高，常因焦急、情绪紧张而发生，多为肌收缩性头痛（或称肌紧张性头痛）。

2. 头痛部位 偏头痛及丛集性头痛多在一侧。颅内病变的头痛常为深在性且较弥散，颅内深部病变的头痛部位不一定与病变部位相一致，但疼痛多向病灶同侧放射。高血压引起的头痛多在额部或整个头部。全身性或颅内感染性疾病的头痛，多为全头部痛。蛛网膜下腔出血或脑脊髓膜炎除头痛外尚有颈痛。眼源性头痛为浅在性且局限于眼眶、前额或颞部。鼻源性或牙源性也多为浅表性疼痛。

3. 头痛的程度与性质 头痛的程度一般分轻、中、重三种，但与病情的轻重并无平行关系。三叉神经痛、偏头痛及脑膜刺激的疼痛最为剧烈。脑肿瘤的痛多为中度或轻度。有时神经功能性头痛也颇剧烈。高血压性、血管性及发热性疾病的头痛，往往带搏动性。神经痛多呈电击样痛或刺痛，肌肉收缩性头痛多为重压感、紧箍感或钳夹样痛。

4. 头痛出现的时间与持续时间 某些头痛可发生在特定时间，如颅内占位性病变往往清晨加剧，鼻窦炎的头痛也常发生于清晨或上午，丛集性头痛常在晚间发生，女性偏头痛常与月经期有关。脑肿瘤的头痛多为持续性可有长短不等的缓解期。

5. 加重、减轻头痛的因素 咳嗽、打喷嚏、摇头、俯身可使颅内高压性头痛、血管性头痛、颅内感染性头痛及脑肿瘤性头痛加剧。丛集性头痛在直立时可缓解。颈肌急性炎症所致的头痛可因颈部运动而加剧；慢性或职业性的颈肌痉挛所致的头痛，可因活动按摩颈肌而逐渐缓解。偏头痛在应用麦角胺后可获缓解。

四、伴随症状

1. 头痛伴剧烈呕吐者为颅内压增高，头痛在呕吐后减轻者见于偏头痛。

2. 头痛伴眩晕者见于小脑肿瘤、椎–基底动脉供血不足。

3. 头痛伴发热者常见于感染性疾病，包括颅内或全身性感染。

4. 慢性进行性头痛出现精神症状者应注意颅内肿瘤。

5. 慢性头痛突然加剧并有意识障碍者提示可能发生脑疝。

6. 头痛伴视力障碍者可见于青光眼或脑肿瘤。

7. 头痛伴脑膜刺激征者提示有脑膜炎或蛛网膜下腔出血。

8. 头痛伴癫痫发作者可见于脑血管畸形、脑内寄生虫病或脑肿瘤。

9. 头痛伴神经功能紊乱症状者可能是神经功能性头痛。

第二十三章　眩　晕

眩晕是患者感到自身或周围环境物体旋转或摇动的一种主观感觉障碍，常伴有客观的平衡障碍，一般无意识障碍。主要由迷路、前庭神经、脑干及小脑病变引起，亦可由其他系统或全身性疾病而引起。

一、发生机制

1. 梅尼埃（Meniere）病　可能是由于内耳的淋巴代谢失调、淋巴分泌过多或吸收障碍，引起内耳膜迷路积水所致，亦有人认为是变态反应，维生素 B 族缺乏等因素所致。

2. 迷路炎　常由于中耳病变（胆脂瘤、炎症性肉芽组织等）直接破坏迷路的骨壁引起，少数是炎症经血行或淋巴扩散所致。

3. 药物中毒性　由于对药物敏感、内耳前庭或耳蜗受损所致。

4. 晕动病　是由于乘坐车、船或飞机时，内耳迷路受到机械性刺激，引起前庭功能紊乱所致。

5. 椎-基底动脉供血不足　可由动脉管腔变窄、内膜炎症、椎动脉受压或动脉舒缩功能障碍等因素所致。

二、病因与临床表现

1. 周围性眩晕　是指内耳前庭至前庭神经颅外段之间的病变所引起的眩晕。

（1）梅尼埃病　以发作性眩晕伴耳鸣、听力减退及眼球震颤为主要特点，严重时可伴有恶心、呕吐、面色苍白和出汗，发作多短暂，很少超过 2 周。具有复发性特点。

（2）迷路炎　多由于中耳炎并发，症状同上，检查发现鼓膜穿孔，有助于诊断。

（3）内耳药物中毒　常由链霉素、庆大霉素及其同类药物中毒性损害所致。多为渐进性眩晕伴耳鸣、听力减退，常先有口周及四肢发麻等。水杨酸制剂、奎宁、某些镇静安眠药（氯丙嗪、哌替啶等）亦可引起眩晕。

（4）前庭神经元炎　多在发热或上呼吸道感染后突然出现眩晕，伴恶心、呕吐，一般无耳鸣及听力减退。持续时间较长，可达 6 周，痊愈后很少复发。

（5）位置性眩晕　患者头部处在一定位置时出现眩晕和眼球震颤，多数不伴耳鸣及听力减退。可见于迷路和中枢病变。

（6）晕动病　见于晕船、晕车等，常伴恶心、呕吐、面色苍白、出冷汗等。

2. 中枢性眩晕（脑性眩晕）　指前庭神经颅内段、前庭神经核及其纤维联系、小脑、大脑等的病变所引起的眩晕。

（1）颅内血管性疾病　椎-基底动脉供血不足、锁骨下动脉盗血综合征、延髓外侧综合征、脑动脉粥样硬化、高血压脑病和小脑出血等。

（2）颅内占位性病变　听神经瘤、小脑肿瘤、第四脑室肿瘤和其他部位肿瘤等。

（3）颅内感染性疾病　颅后凹蛛网膜炎、小脑脓肿。

（4）颅内脱髓鞘疾病及变性疾病　多发性硬化、延髓空洞症。

（5）其他病变　癫痫。

以上疾病可有不同程度眩晕和原发病的其他表现。

3. 其他原因的眩晕

（1）心血管疾病　低血压、高血压、阵发性心动过速、房室传导阻滞等。

（2）血液病　各种原因所致贫血、出血等。

（3）中毒性　急性发热性疾病、尿毒症、严重肝病、糖尿病等。

（4）眼源性　眼肌麻痹，屈光不正。

（5）其他　头部或颈椎损伤后、神经症。

以上病证可有不同程度眩晕，但常无真正旋转感，一般不伴听力减退、眼球震颤，少有耳鸣，有原发病的其他表现。

三、伴随症状

1. 伴耳鸣、听力下降可见于前庭器官疾病、第八脑神经病及肿瘤。
2. 伴恶心、呕吐可见于梅尼埃病、晕动病。
3. 伴共济失调可见于小脑、颅后凹或脑干病变。
4. 伴眼球震颤可见于脑干病变、梅尼埃病。

第二十四章　晕　厥

晕厥亦称昏厥，是由于一时性广泛性脑供血不足所致的短暂意识丧失状态，发作时患者因肌张力消失不能保持正常姿势而倒地。一般为突然发作，迅速恢复，很少有后遗症。

一、病因

1. 血管舒缩障碍　见于单纯性晕厥、直立性低血压、颈动脉窦综合征、排尿性晕厥、咳嗽性晕厥及疼痛性晕厥等。

2. 心源性晕厥　见于严重心律失常、心脏排血受阻及心肌缺血性疾病等，如阵发性心动过速、阵发性心房颤动、病态窦房结综合征、高度房室传导阻滞、主动脉瓣狭窄、先天性心脏病某些类型、心绞痛与急性心肌梗死、原发性肥厚型心肌病等，最严重的为阿-斯综合征。

3. 脑源性晕厥　见于脑动脉粥样硬化、短暂性脑缺血发作、偏头痛、无脉症、慢性铅中毒性脑病等。

4. 血液成分异常　见于低血糖、通气过度综合征、重症贫血及高原晕厥等。

二、发生机制与临床表现

1. 血管舒缩障碍

（1）单纯性晕厥（血管抑制性晕厥）　多见于年轻体弱女性，发作常有明显诱因（如疼痛、情绪紧张、恐惧、轻微出血、各种穿刺及小手术等），在天气闷热、空气污浊、疲劳、空腹、失眠及妊娠等情况下更易发生。晕厥前期有头晕、眩晕、恶心、上腹不适、面色苍白、肢体发软、坐立不安和焦虑等，持续数分钟继而突然意识丧失，常伴有血压下降、脉搏微弱，持续数秒或数分钟后可自然苏醒，无后遗症。发生机制是由于各种刺激通过迷走神经反射，引起短暂的血管床扩张，回心血量减少、心输出血量减少、血压下降导致脑供血不足所致。

（2）直立性低血压（体位性低血压）　表现为在体位骤变，主要由卧位或蹲位突然站起时发生晕厥。可见于：①某些长期站立于固定位置及长期卧床者；②服用某些药物，如氯丙嗪、胍乙啶、亚硝酸盐类等或交感神经切除术后患者；③某些全身性疾病，如脊髓空洞症、多发性神经根炎、脑动脉粥样硬化、急性传染病恢复期、慢性营养不良等。发生机制可能是由于下肢静脉张力低，血液蓄积于下肢（体位性）、周围血管扩张瘀血（服用亚硝酸盐药物）或血循环反射调节障碍等因素，使回心血量减少、心排血量减少、血压下降导致脑供血不足所致。

（3）颈动脉窦综合征　由于颈动脉窦附近病变，如局部动脉硬化、动脉炎、颈动脉窦周围淋巴结炎或淋巴结肿大、肿瘤以及瘢痕压迫或颈动脉窦受刺激，致迷走神经兴奋、心率减慢、心排血量减少、血压下降致脑供血不足。可表现为发作性晕厥或伴有抽搐。常见的诱因有用手压迫颈动脉窦、突然转头、衣领过紧等。

（4）排尿性晕厥　多见于青年男性，在排尿中或排尿结束时发作，持续1~2分钟，自行苏醒，无后遗症。机制可能为综合性的，包括自身自主神经不稳定，体位骤变（夜间起床），排尿时屏气动作或通过迷走神经反射致心排血量减少、血压下降、脑缺血。

（5）咳嗽性晕厥　见于患慢性肺部疾病者，剧烈咳嗽后发生。机制可能是剧咳时胸腔内压力增加，静脉血回流受阻、心排血量降低、血压下降、脑缺血所致，亦有认为剧烈咳嗽时脑脊液压力迅速升高，对大脑产生震荡作用所致。

（6）其他因素　如剧烈疼痛、下腔静脉综合征（晚期妊娠和腹腔巨大肿物压迫）、食管、纵隔疾病、胸腔疾病、胆绞痛、支气管镜检时由于血管舒缩功能障碍或迷走神经兴奋，引致发作晕厥。

2. 心源性晕厥　由于心脏病心排血量突然减少或心脏停搏，导致脑组织缺氧而发生。最严重的为 Adams – Stokes 综合征，主要表现是在心搏停止 5～10s 出现晕厥，停搏 15s 以上可出现抽搐，偶有大小便失禁。

3. 脑源性晕厥　由于脑部血管或主要供应脑部血液的血管发生循环障碍，导致一时性广泛性脑供血不足所致。如脑动脉硬化引起血管腔变窄，高血压病引起脑动脉痉挛，偏头痛及颈椎病时基底动脉舒缩障碍，各种原因所致的脑动脉微栓塞、动脉炎等病变均可出现晕厥。其中短暂性脑缺血发作可表现为多种神经功能障碍症状。由于损害的血管不同而表现多样化，如偏瘫、肢体麻木、语言障碍等。

4. 血液成分异常

（1）低血糖综合征　是由于血糖低而影响大脑的能量供应所致，表现为头晕、乏力、饥饿感、恶心、出汗、震颤、神志恍惚、晕厥甚至昏迷。

（2）通气过度综合征　是由于情绪紧张或癔症发作时，呼吸急促、通气过度，二氧化碳排出增加，导致呼吸性碱中毒、脑部毛细血管收缩、脑缺氧，表现为头晕、乏力、颜面四肢针刺感，并因可伴有血钙降低而发生手足搐搦。

（3）重症贫血　是由于血氧低下而在用力时发生晕厥。

（4）高原晕厥　是由于短暂缺氧所引起。

三、伴随症状

1. 伴有明显的自主神经功能障碍（如面色苍白、出冷汗、恶心、乏力等）者，多见于血管抑制性晕厥或低血糖性晕厥。

2. 伴有面色苍白、发绀、呼吸困难，见于急性左心衰竭。

3. 伴有心率和心律明显改变，见于心源性晕厥。

4. 伴有抽搐者，见于中枢神经系统疾病、心源性晕厥。

5. 伴有头痛、呕吐、视听障碍者提示中枢神经系统疾病。

6. 伴有发热、水肿、杵状指者提示心肺疾病。

7. 伴有呼吸深而快、手足发麻、抽搐者见于通气过度综合征、癔症等。

第二十五章　抽搐与惊厥

抽搐与惊厥均属于不随意运动。抽搐是指全身或局部成群骨骼肌非自主的抽动或强烈收缩，常可引起关节运动和强直。当肌群收缩表现为强直性和阵挛性时，称为惊厥。惊厥表现的抽搐一般为全身性、对称性、伴有或不伴有意识丧失。

惊厥的概念与癫痫有相同点也有不相同点。癫痫大发作与惊厥的概念相同，而癫痫小发作则不应称为惊厥。

一、病因

抽搐与惊厥的病因可分为特发性与症状性。特发性常由于先天性脑部不稳定状态所致。

1. 脑部疾病

（1）感染　如脑炎、脑膜炎、脑脓肿、脑结核瘤、脑灰质炎等。

（2）外伤　如产伤、颅脑外伤等。

（3）肿瘤　包括原发性肿瘤、脑转移瘤。

（4）血管疾病　如脑出血、蛛网膜下腔出血、高血压脑病、脑栓塞、脑血栓形成、脑缺氧等。

（5）寄生虫病　如脑型疟疾、脑血吸虫病、脑包虫病、脑囊虫病等。

（6）其他　先天性脑发育障碍、原因未明的大脑变性（如结节性硬化、播散性硬化、核黄疸等）。

2. 全身性疾病

（1）感染　如急性胃肠炎、中毒型菌痢、链球菌败血症、中耳炎、百日咳、狂犬病、破伤风等。小儿高热惊厥主要由急性感染所致。

（2）中毒　（内源性，如尿毒症、肝性脑病）、外源性（如酒精、苯、铅、砷、汞、氯喹、阿托品、樟脑、白果、有机磷等中毒）。

（3）心血管疾病　高血压脑病或 Adams – Stokes 综合征等。

（4）代谢障碍　如低血糖、低钙及低镁血症、急性间歇性血卟啉病、子痫、维生素 B_6 缺乏等。其中低血钙可表现为典型的手足搐搦症。

（5）风湿病　如系统性红斑狼疮、脑血管炎等。

（6）其他　如突然撤停安眠药、抗癫痫药，还可见于热射病、溺水、窒息、触电等。

3. 神经症　如癔症性抽搐和惊厥。

二、发生机制

抽搐与惊厥发生机制尚未完全明了，认为可能是由于运动神经元的异常放电所致。这种病理性放电主要是神经元膜电位的不稳定引起，并与多种因素相关，可由代谢、营养、脑皮质肿物或瘢痕等激发，与遗传、免疫、内分泌、微量元素、精神因素等有关。

根据引起肌肉异常收缩的兴奋信号的来源不同，基本上可分为两种情况：①大脑功能障碍，如癫痫大发作等；②非大脑功能障碍，如破伤风、士的宁中毒、低钙血症性抽搐等。

三、临床表现

由于病因不同，抽搐和惊厥的临床表现形式也不一样，通常可分为全身性和局限性两种。

1. 全身性抽搐　以全身骨骼肌痉挛为主要表现，典型者为癫痫大发作（惊厥），表现为患者突然意识模糊或丧失，全身强直、呼吸暂停，继而四肢发生阵挛性抽搐，呼吸不规则，尿便失控、发绀，发作约半分钟自行停止，也可反复发作或呈持续状态。发作时可有瞳孔散大，对光反射消失或迟钝、病理反射阳性等。发作停止后不久意识恢复。如为肌阵挛性，一般只是意识障碍。由破伤风引起者为持续性强直性痉挛，伴肌肉剧烈的疼痛。

2. 局限性抽搐　以身体某一局部连续性肌肉收缩为主要表现，大多见于口角、眼睑、手足等。而手足搐搦症则表现间歇性双侧强直性肌痉挛，以上肢手部最典型，呈"助产士手"表现。

四、伴随症状

1. 伴发热，多见于小儿的急性感染，也可见于胃肠功能紊乱、生牙、重度失水等。但须注意，惊厥也可引起发热。

2. 伴血压增高，可见于高血压病、肾炎、子痫、铅中毒等。

3. 伴脑膜刺激征，可见于脑膜炎、脑膜脑炎、假性脑膜炎、蛛网膜下腔出血等。

4. 伴瞳孔扩大与舌咬伤，可见于癫痫大发作。

5. 惊厥发作前有剧烈头痛，可见于高血压、急性感染、蛛网膜下腔出血、颅脑外伤、颅内占位性病变等。

6. 伴意识丧失，见于癫痫大发作、重症颅脑疾病等。

第二十六章　意识障碍

意识障碍是指人对周围环境及自身状态的识别和觉察能力出现障碍。多由于高级神经中枢功能活动（意识、感觉和运动）受损所引起，可表现为嗜睡、意识模糊和昏睡，严重的意识障碍为昏迷。

一、病因

1. 重症急性感染　如败血症、肺炎、中毒型菌痢、伤寒、斑疹伤寒、恙虫病和颅脑感染（脑炎、脑膜脑炎、脑型疟疾）等。

2. 颅脑非感染性疾病　包括：①脑血管疾病，如脑缺血、脑出血、蛛网膜下腔出血、脑栓塞、脑血栓形成、高血压脑病等；②脑占位性疾病，如脑肿瘤、脑脓肿；③颅脑损伤，如脑震荡、脑挫裂伤、外伤性颅内血肿、颅骨骨折等；④癫痫。

3. 内分泌与代谢障碍　如尿毒症、肝性脑病、肺性脑病、甲状腺危象、甲状腺功能减退、糖尿病性昏迷、低血糖、妊娠中毒症等。

4. 水、电解质平衡紊乱　如低钠血症、低氯性碱中毒、高氯性酸中毒等。

5. 外源性中毒　如安眠药、有机磷杀虫药、氰化物、一氧化碳、酒精和吗啡等中毒。

6. 物理性及缺氧性损害　如高温中暑、日射病、触电、高山病等。

二、发生机制

由于脑缺血、缺氧、葡萄糖供给不足、酶代谢异常等因素可引起脑细胞代谢紊乱，从而导致网状结构功能损害和脑活动功能减退，均可产生意识障碍。意识有两个组成部分，即意识内容及其"开关"系统。意识内容即大脑皮质功能活动，包括记忆、思维、定向力和情感，还有通过视、听、语言和复杂运动等与外界保持紧密联系的能力。意识状态的正常取决于大脑半球功能的完整性，急性广泛性大脑半球损害或半球向下移位压迫丘脑或中脑时，则可引起不同程度的意识障碍。意识的"开关"系统包括经典的感觉传导径路（特异性上行投射系统）及脑干网状结构（非特异性上行投射系统）。意识"开关"系统可激活大脑皮质并使之维持一定水平的兴奋性，使机体处于觉醒状态，从而在此基础上产生意识内容。"开关"系统不同部位与不同程度的损害，可发生不同程度的意识障碍。

三、临床表现

1. 嗜睡　是最轻的意识障碍，是一种病理性嗜睡，患者陷入持续的睡眠状态，可被唤醒，并能正确回答和做出各种反应，但当刺激去除后很快又再入睡。

2. 意识模糊　是意识水平轻度下降，较嗜睡为深的一种意识障碍。患者能保持简单的精神活动，但对时间、地点、人物的定向能力发生障碍。

3. 昏睡　是接近于人事不省的意识状态。患者处于熟睡状态，不易唤醒。虽在强烈刺激下（如压迫眶上神经，摇动患者身体等）可被唤醒，但很快又再入睡。醒时答话含糊或答非所问。

4. 昏迷　是严重的意识障碍，表现为意识持续的中断或完全丧失。按其程度可分为三阶段。

（1）轻度昏迷　意识大部分丧失，无自主运动，对声、光刺激无反应，对疼痛刺激尚可出现痛苦的表情或肢体退缩等防御反应。角膜反射、瞳孔对光反射、眼球运动、吞咽反射等可存在。

（2）中度昏迷　对周围事物及各种刺激均无反应，对于剧烈刺激可出现防御反射。角膜反射减弱，瞳孔对光反射迟钝，眼球无转动。

（3）深度昏迷　全身肌肉松弛，对各种刺激全无反应，深、浅反射均消失。

此外，还有一种以兴奋性增高为主的高级神经中枢急性活动失调状态，称为谵妄。临床上表现为意识模糊、定向力丧失、感觉错乱（幻觉、错觉）、躁动不安、言语杂乱。谵妄可发生于急性感染的发热期间，也可见于某些药物中毒（如颠茄类药物中毒、急性酒精中毒）、代谢障碍（如肝性脑病）、循环障碍或中枢神经疾患等。由于病因不同，有些患者可以康复，有些患者可发展为昏迷状态。

四、伴随症状

1. 伴发热　先发热然后有意识障碍可见于重症感染性疾病；先有意识障碍然后有发热，见于脑出血、蛛网膜下腔出血、巴比妥类药物中毒等。

2. 伴呼吸缓慢　是呼吸中枢受抑制的表现，可见于吗啡、巴比妥类、有机磷杀虫药等中毒、银环蛇咬伤等。

3. 伴瞳孔散大　可见于颠茄类、酒精、氰化物等中毒以及癫痫、低血糖状态等。

4. 伴瞳孔缩小　可见于吗啡类、巴比妥类、有机磷杀虫药等中毒。

5. 伴心动过缓　可见于颅内高压症、房室传导阻滞以及吗啡类、毒蕈等中毒。

6. 伴高血压　可见于高血压脑病、脑血管意外、肾炎尿毒症等。

7. 伴低血压　可见于各种原因的休克。

8. 伴皮肤黏膜改变　出血点、瘀斑和紫癜等可见于严重感染和出血性疾病；口唇呈樱红色提示一氧化碳中毒。

9. 伴脑膜刺激征见于脑膜炎、蛛网膜下腔出血等。

第五部分　急诊急救知识

第一章　心搏骤停

【病史采集】

心搏骤停是一种临终前状态，必须强调争分夺秒简要询问有无双眼上翻突然意识丧失、抽搐等心搏骤停的先兆症状；有无急性心肌梗死、严重心律失常、触电、溺水、麻醉及手术等病史。

【检查】

必须尽快在询问病史的同时完成必要的体格检查，包括意识状态、大动脉搏动、呼吸、瞳孔、心音、血压等情况；心电图检查及进行心电监护。

【治疗原则】

1. 院前急救（第一期复苏）

（1）畅通气道　输氧。

（2）人工呼吸　如无自主呼吸，应立即进行口对口人工呼吸，如牙关紧闭时可改为口对鼻呼吸，立即准备好气管插管，安上人工呼吸机。

（3）胸外心脏按压　患者平卧硬板床，拳击胸骨中点一次，如未复跳应立即进行胸外心脏按压，80 ~ 100 次/分。每次按压和放松时间相等。

2. 院内急救措施（第二期复苏）

（1）进一步维持有效循环　若胸外心脏按压效果不好，必要时可考虑开胸按压。

（2）建立静脉滴注通道　滴注增加心排血量药物及碱性药物：如肾上腺素 1mg 静注，必要时每隔 5 ~ 10 分钟重复一次；多巴胺每分钟 2 ~ 10μg/kg 静滴；阿拉明每分钟静滴 0.4mg；5% 碳酸氢钠 100ml 静滴。

（3）心电图监测和心律失常的治疗　心律失常的治疗包括药物和电技术两方面：①电击除颤，心室纤颤可用非同步电击除颤，所需能量为 200 ~ 360J；②药物治疗，治疗快速性心律失常可选用利多卡因、普鲁卡因硫胺、溴苄胺等；若由于洋地黄中中毒引起的室性心律失常可选用苯妥英钠静注；③窦性心动过缓，房室传导阻滞，可用阿托品静注治疗。

3. 重症监护室处理（第三期复苏）　心搏恢复后可进入 ICU 病房进行如下处理。

（1）维持有效的循环　纠正低血压，补充血容量，纠正酸中毒、处理心律失常；防治急性左心衰竭等等。

（2）维持有效呼吸　关键问题是要防治脑缺氧及脑水肿，也可用呼吸兴奋剂，自主呼吸恢复前，要连续使用人工呼吸机。若气管插管已用 2 ~ 3 天仍不能拔除，应考虑气管切开。

（3）防治脑缺氧及脑水肿　措施：①低温疗法，头部冰敷，冰帽，体表大血管处放置冰袋或使用冰毯降温；②脱水疗法，可用甘露醇、呋塞米、地塞米松及白蛋白等药物；③应用镇静剂，要注意观察有无呼吸抑制的副作用；④促进脑细胞代谢药物，应用 ATP、辅酶 A、细胞色素 C、谷氨酸钾等。

（4）防治急性肾衰　尿量每小时少于 30ml，应严格控制入水量，防治高血钾，必要时考虑血透治疗。

（5）防治继发感染　最常见的是肺炎、败血症、气管切开创面感染及尿路感染等，抗生素一般选用对肾脏毒性小的药物，不宜大量使用广谱抗生素，以防继发真菌感染。

【疗效标准】

1. 第一期复苏胸外按压有效时，可扪到颈动脉或股动脉搏动、瞳孔缩小，对光有反射。皮肤转色，收缩≥8kPa；达不到以上标准为无效。

2. 第二期复苏有效时，患者自动心搏恢复，皮肤色泽改善，瞳孔小，出现自主呼吸及意识的恢复，达不到以上标准为无效。

3. 第三期处理是心搏恢复后继续治疗及并发症的处理，如患者生命体征平稳，神志清楚，肾功能正常，又无继发感染等表现即为痊愈，未全部达到以上标准即为好转。

第二章　心律失常

第一节　阵发性室上性心动过速

【病史采集】

常有既往多次发作病史；突然发作，突然终止。

【检查】

1. 神志、血压、脉搏、心率、心律、心音。
2. 心电图检查及心电监护。

【诊断】

1. 心悸突然发作及突然终止病史。
2. 根据心率、持续时间及伴发病不同，可出现心悸、晕厥、心衰、心绞痛、急性肺水肿及低血压。
3. 心律快而绝对规则。
4. 心电图示
(1) 心率 150～240 次/分，节律绝对规则。
(2) QRS 波形态基本同窦性。
(3) 逆行 P 波。

【治疗原则】

1. 院前急救措施　采用刺激迷走神经的方法。
(1) 用压舌板刺激悬雍垂，诱发恶心呕吐。
(2) 深吸气后屏气，用力做呼气动作；深呼气后屏气，再用力做吸气动作。
(3) 颈动脉窦按摩，先按摩右侧 5～10 秒，再按左侧，不可同时两侧按摩。
(4) 压迫眼球，视网膜脱离、青光眼、高度近视禁用此法。
2. 院内急救治疗原则
(1) 抗心律失常药物　维拉帕米（异搏定）2.5～10mg+50%葡萄糖 40ml，静脉缓慢注射；普罗帕酮（心律平）1～2mg/kg 静注；普萘洛尔（心得安）0.05～0.2mg/kg 静注；胺碘酮 5～10mg/kg，缓慢静注（>20分钟）。
(2) 升压药　肾上腺素 0.5～1mg 稀释后静注；甲氧胺 10～20mg 稀释后静注。高血压患者不宜使用。
(3) 新斯的明　兴奋迷走神经，心脏病及哮喘忌用。
(4) 电复律　食管调搏复律；经静脉临时起搏复律。若快速心律失常伴有严重血流动力学障碍需禁忌电复律。
(5) 射频消融术　病情稳定后尽早选择射频消融手术治疗，以免长期服用抗心律失常药物所带来的副作用，和反复发作所造成的心动过速性心肌病。

第二节　阵发性室性心动过速

【病史采集】

1. 有无器质性心脏病史。
2. 有无代谢紊乱、药物中毒、Q－T间期延长综合征。

【检查】

1. 检查神志、呼吸、血压、心率、心音、心律。
2. 心电图检查及心电监护。

【诊断】

1. 心悸、晕厥症状与原发病有关。
2. 心脏听诊可见心音分裂，心律基本规则，颈静脉巨大的a波（炮音）。
3. 心电图可见连续三个或以上的室性异位激动；心室率超过100/分，节律整齐或轻度不整齐；QRS波群增宽（＞0.12s），有继发ST－T改变；房室分离；心室夺获，室性融和波。

【治疗原则】

1. 院前急救措施　吸氧；平卧。
2. 院内治疗原则
（1）直流电复律　伴有血流动力学障碍、心肌缺血、心衰，应迅速同步直流 电复律，能量100～200J。
（2）药物　若生命体征尚稳定者可选择药物：①利多卡因1～4mg/kg静注；②普鲁卡因胺100mg每5分钟一次，总剂量1000mg；③胺碘酮5～10mg/kg于15～30分钟静注完。
（3）经静脉临时起搏器起搏心室　对药物治疗无效而又不宜电复律的持续性室性心动过速患者可采用此法终止室速。
（4）射频消融术　目前已广泛开展，疗效达71%～90%。
（5）预防再发　可服用Ia类，Ic类，Ib类抗心律失常药。
3. 特殊类型室性心动过速治疗　主要是尖端扭转型（Q－T间期延长），措施：①对因治疗；②补充镁盐；③除去引起Q－T间期延长的药物、诱因；④试用异丙肾上腺素；⑤临时心室起搏抑制室速。
4. 由窦缓、房室传导阻滞的心率缓慢所致室性快速心律失常　给予阿托品、异丙肾上腺素；心室起搏纠正。

第三节　心房纤颤

【病史采集】

1. 询问有无风湿性心脏病、冠心病、高血压心脏病及甲亢病史。
2. 询问有无饮酒、晕厥、偏瘫史及心绞痛。

【检查】

1. 呼吸、血压、心界大小、心律、心音、心率、心脏杂音、脉搏。
2. 心电图检查。

【诊断】

1. 心悸、乏力、焦虑。
2. 或有心绞痛、晕厥、体循环障碍。

3. 第一心音强弱不等，心律绝对不规则，脉搏短绌，低血压。

4. 心电图可见 P 波消失；出现大小不等、形态各异、间隔不均的 f 波，频率 350～600 次/分；R－R 间期绝对不等。

【治疗】

1. 院前急救措施　吸氧。

2. 院内治疗原则

（1）寻找病因，对因治疗。

（2）减慢心室率，给予洋地黄，钙离子拮抗剂，Ic 类（普罗帕酮），β－受体阻滞剂。

（3）临床症状严重者电复律，能量为 200J；预激合并房颤、心室率快者首选电复律；药物复率可给予奎尼丁、胺碘酮；也可选用射频消融术。

第四节　二、三度房室传导阻滞

【病史采集】

1. 有无头晕、疲乏、晕厥、抽搐、心功能不全。

2. 有无 Adams－Stokes 综合征病史。

【检查】

1. 神志、血压、脉搏、心率、心律。

2. 心电图检查及心电监护。

【诊断】

1. 头晕、晕厥、抽搐、黑矇病史。

2. Adams－Stokes 综合片病史。

3. 心室率缓慢。

4. 心电图示

（1）二度Ⅰ型房室传导阻滞　P－R 间期逐渐延长，直至 P 波受阻，QRS 波脱漏；R－R 间期逐渐缩短，直至 P 波受阻；包含受阻 P 波的 R－R 间期小于两个 P－P 间期之和。

（2）二度Ⅱ型房室传导阻滞　有间歇受阻的 P 波和心室脱漏；P－R 间期恒定，可正常、可延长；可伴有 QRS 波间期延长。

（3）三度房室传导阻滞　P 波与 QRS 波群无关；心房速率较心室速率快；QRS 时限可正常或延长；心室速率常小于 40～60 次/分。

【治疗原则】

1. 院前急救措施　吸氧；平卧。

2. 院内急救治疗原则

（1）对因　抗感染，停用洋地黄、奎尼丁、β－受体阻滞剂等有关药物；纠正高血钾。

（2）药物　异丙肾上腺素 1mg 加入 5% 葡萄糖 500ml 中静滴，控制心室率在 60～70 次/分，但过量会导致室速、室颤；阿托品 0.3mg 口服，每 4 小时一次或 1mg 肌内注射，每 4 小时一次；急性心肌炎、急性心梗等可给予糖皮质激素；高血钾或酸中毒者可给予低分子乳酸钠静滴或静推。

（3）非药物治疗　二度Ⅱ型及三度房室传导阻滞，心室率缓慢伴有心、脑供血不足症状者，或曾有 Adams－Stokes 综合征发作者，均需安装临时或永久心脏起搏器。

第五节　控制心律失常药物治疗的注意事项

一、警惕抗心律失常药物的副作用

1. 对心功能影响　几乎所有抗心律失常药物都不同程度抑制心功能。

2. 致心律失常作用　由于其能改变心脏电生理性质所致。

3. 与其他药物的相互作用

（1）奎尼丁、胺碘酮提高地戈辛血清浓度。

（2）胺碘酮增加华法林抗凝作用。

（3）维拉帕米与 β - 阻滞剂合用产生严重心动过缓等。

4. 其他各系统副作用　消化系统最多见，呼吸、血液、神经、内分泌各个系统均有。

二、并非对所有的室性心律失常均需给予抗心律失常药物治疗

1. 良性室性心律失常　预后较好，原则上不使用药物治疗，即使用也是症状性治疗。

2. 恶性室性心律失常　必须给予抗心律失常药物治疗预防其发作，必要时使用非药物治疗。

三、抗心律失常药物致心律失常作用的防治

1. 严格掌握用药指征。

2. 对于无器质性心脏病患者的各种前期收缩及非持续性室速，无明显症状一般无需要采用药物治疗。对于去除诱因可消除的心律失常，也无需治疗。

3. 对于必须用药物消除症状为目标或对恶性室性心律失常必须长期用药防止猝死者应严密监测；对于有心功能不全，电解质紊乱，Q－T 间期延长，室内传导阻滞者，更要警惕。

4. 一旦发生致心律失常作用，即刻停药。

5. 抗心律失常药引起的快速性心律失常，如洋地黄中毒引起的，可补钾，静注苯妥英钠。室速可用利多卡因，尖端扭转型室速可用硫酸镁 2.0g 静注，或（和）人工起搏。

6. 抗心律失常药物引起的缓慢性心律失常，可采用阿托品和（或）异丙肾上腺素如无效，可用人工心脏起搏。

第三章　急性心肌梗死

【病史采集】

1. 最常见的典型症状为突然出现的胸骨后持续性压榨性疼痛，程度重于心绞痛。可向左上肢或颈部放射，伴有乏力、恶心、呕吐、大汗及濒死的恐惧感。

2. 病史应注意是否为胸骨后或心前区突然出现的疼痛或压榨感，与呼吸无关。应与心绞痛、肺梗死、主动脉夹层瘤、自发性气胸、胃及胆囊穿孔等相鉴别。

3. 老年人的心肌梗死可表现为"无痛性"或"上腹痛"。

【体格检查】

1. 体检须注意患者有无颜面苍白、皮肤湿冷、休克。

2. 听诊应注意有无奔马律、心包摩擦音、心律失常、急性左心衰竭等体征。

【实验室检查】

1. 迅速进行常规心电图检查，必要时加做 V_7、V_8、V_9 及 RV_2、V_3、V_4 导联。要注意超急性期的 T 波改变（高耸 T 波）以及 ST 段、T 波的演变过程。

2. 检验包括白细胞计数、出凝血时间、血沉、血清酶（GOT、CPK、LSH、XPK - MV、LDH）学检查。

3. 放射性核素心肌显像。

4. 彩色超声多普勒检查。

5. 24 小时动态心电图检查。

【诊断】

典型的胸骨后压榨性疼痛；心电图动态演变符合急性心肌梗死改变；心肌酶学增高。三项中具备二项即可确诊为急性心肌梗死。

【治疗原则】

1. 心肌梗死 1 周内应绝对卧床休息，住入 ICU 病房，连续监测心率、节律、血压、呼吸、血氧饱和度。

2. 低脂流质饮食，保持大便通畅。

3. 迅速有效止痛，视情给予度冷丁、吗啡及其他镇痛药。

4. 持续低流量吸氧。

5. 扩张冠状血管药物：①硝酸甘油 10～20mg 加入葡萄糖溶液中静滴 10～20μg/min，低血压者慎用；②异山梨酯 10mg，每日 3 次，口服；③硝本地平 10mg，每日 3 次，口服。

6. 静脉内溶栓治疗，可选用：①尿激酶 150 万 U 加入 5% 葡萄糖溶液 100ml，30 分钟滴完；②链激酶 150 万 U 加入 5% 葡萄糖溶液 150ml，60 分钟滴完；③重组组织型纤溶酶原激活剂首剂 10mg，3～5 分钟内注入，第一小时静滴 50mg，第三小时内静滴 40mg，总量为此 100mg。溶栓后应予以静脉滴注肝素，通常 500～1000U/h，连用 5 天。

7. 有条件可行经皮腔内冠状动脉成形术。

8. 积极治疗心源性休克。密切观察血压、尿量、中心静脉压、肺毛细血管压和心排量的变化。根据血流动力学监测结果来决定补液量。应用血管活性药物，如多巴胺或多巴酚丁胺。纠正酸中毒，可用碳酸氢钠静脉滴注。纠正电解质平衡失调，特别应注意低血钾、低血镁和低血氯。有室上性心动过速者，可适当使用洋地黄制剂。

第四章　急性左心衰竭

【病史采集】

1. 发病急骤，感严重呼吸困难，端坐呼吸，频繁咳嗽，咯白色或粉红色泡沫痰，烦躁不安，面色灰白，大汗淋漓，心悸乏力。

2. 有如下心脏损害病史：①急性弥漫性心肌损害；②急性机械性梗死；③急性容量负荷过重；④急性心室舒张受限；⑤严重的心律失常。

【体格检查】

患者口唇青紫，末梢发绀，双肺布满湿啰音及哮鸣音，心率增快，心尖部可听到奔马律及不同心脏病的相应体征，严重者可致心源性休克。

【实验室检查】

1. X 线可见肺门有蝴蝶状阴影并向周围扩大，心尖搏动减弱。

2. 心电图示各种心律失常。

【诊断】

1. 有心衰肺水肿的临床表现及心脏病史。

2. 双肺布满湿啰音，哮鸣音，心尖可听到奔马律。

3. X 线检查示肺门增大，心界增大。

【鉴别诊断】

应与支气管哮喘、肺源性肺水肿鉴别。

【治疗原则】

1. 患者取坐位或半卧位，两腿下垂，必要时可轮流结扎四肢。

2. 高流量（6～8L/min）给氧，湿化瓶中加入 70% 酒精。

3. 镇静：皮下或肌注吗啡 5～10mg 或度冷丁 50～100mg。

4. 如近 2 周内未用过洋地黄制剂，可给予速效洋地黄制剂。西地兰首剂为 0.4mg 加入 50% 葡萄糖 20ml 中缓慢静注，必要时 2～4 小时再给 0.2～0.4mg。

5. 可用呋塞米 20～40mg 静脉推注。

6. 舌下含服硝酸甘油 0.3mg，亦可静滴硝酸甘油，滴注时注意观察血压变化。

7. 氨茶碱 0.25g 加在 50% 葡萄糖 40ml 中缓慢静注。

8. 静脉注射地塞米松 10～20mg。

第五章　高血压急症

【病史采集】

1. 原有高血压病或继发性高血压病史。

2. 交感神经兴奋及颅内压增高表现，如剧烈头痛、呕吐、心悸、视物不清、意识障碍、少尿。

3. 有焦虑、过度疲劳、内分泌失调、突然停用可乐宁等诱因。

【物理检查】

1. 全身检查　体温、脉搏、呼吸、血压、神志、肢体运动。

2. 专科检查

（1）血压　在原有血压的基础上，血压突然急剧升高，舒张压可达 17.3kPa（130mmHg）以上。

（2）眼底　视网膜出血，渗出，视乳头水肿。

（3）神经系统检查　神志，感觉，运动功能障碍，出现病理反射。

（4）心脏体征　心界，心率，心律，心音，杂音。

【辅助检查】

1. 实验室检查　血、小便、大便常规、肝肾功能、电解质、血糖、血气分析。

2. 器械检查

（1）头颅 CT　视病情而定。

（2）胸部 X 线摄片　病情稳定后下位 + 侧位吞钡。

（3）心电图　用以评价左室功能、急性缺血、梗死以及心律失常。

【诊断】

1. 高血压危象

（1）以收缩压升高为主，>26.7kPa（200mmHg），甚至可高达 33.3kPa（250mmHg）。

（2）出现头痛、烦躁、心悸、多汗、手足发抖、恶心、面色苍白或潮红、视物模糊、黑蒙、短暂失明、一过性偏瘫、失语、感觉障碍等。

（3）生化检测示血中游离肾上腺素和（或）去甲肾上腺素增高，血糖升高。

2. 高血压脑病

（1）血压以舒张压升高为主，>16.0kPa（120mmHg）。

（2）出现脑水肿，颅内压增高的表现，临床表现有严重头痛，频繁呕吐和神志改变，轻者仅有烦躁，意识模糊，严重者可发生抽搐、癫痫样发作、昏迷、暂时性偏瘫、失语等。

（3）脑脊液压力增高，蛋白含量增高，头部 CT 显示脑水肿改变。

3. 恶性高血压

（1）起病较缓慢，病情进展急，舒张压持续显著增高，> 17.3kPa（130mmHg）。

（2）常见严重心脑肾损害和眼底出血渗出和乳头水肿。

（3）持续性蛋白尿，血尿，低血钾，血肾素活性增加。

【治疗原则】

1. 迅速降压

（1）药物　硝普钠 20 ~ 200μg/min 静脉滴注，逐渐加量，根据血压调整。还可以用硝酸甘油、酚妥拉明（由嗜铬细胞瘤所致者首选）、佩尔地平。

（2）降压要求指标　收缩压降至 21.3 ~ 22.6kPa（160 ~ 170mmHg），舒张压降至 13.3 ~ 14.7kPa（100 ~ 110mmHg）或稍低即可。

2. 控制抽搐　选用苯巴比妥、地西泮等。

3. 降低颅内压　伴脑水肿者，可用 20% 甘露醇静脉滴注，或呋塞米、地塞米松静注，以上药物可配合使用。

4. 治疗心脑肾并发症。

第六章　休　克

第一节　感染性休克

【病史采集】

有无感染性疾病病史，如胆道感染、绞窄性肠梗阻、大面积烧伤、弥漫性腹膜炎、败血症等。

【检查】

1. 一般检查

（1）生命体征　T、P、R、Bp。

（2）神志改变　烦躁、淡漠或昏迷。

（3）皮肤变化　苍白或湿冷。

（4）尿量　单位时间尿量多少。

2. 辅助检查

（1）血常规检查白细胞计数大于 $20 \times 10^9/L$，中性粒细胞显著增加，有中毒性颗粒；感染严重时白细胞反而降低。

（2）血气分析　休克早期主要表现为动脉血 pH 偏高，氧分压降低（PaO_2），剩余碱（BE）不变。休克发展至晚期则转为 pH 偏低，$PaCO_2$ 降低，BE 负值增大。

（3）血生化检查　血钠多偏低，血钾高低不一。休克晚期尿素氮、ALT 均升高，甚至出现高胆红素血症，提示肝肾功能受损。

【诊断】

1. 休克代偿期　常有寒战、高热，患者烦躁，皮肤苍白，湿热，血压正常或稍低，收缩压在 10.66 ~ 13.33kPa（80 ~ 100mmHg），脉压低于 2.66kPa（20mmHg），脉搏快而弱（100 ~ 120 次/分），白细胞增多，核左移，尿量正常。

2. 休克期　可分"暖休克"和"冷休克"二种。暖休克表现为血压下降，面色潮红，皮肤干燥，四肢温暖，脉搏有力，尿量正常。冷休克表现为血压低，皮肤苍白，末梢发绀，脉细速，四肢厥冷，尿量减少，并有电解质失调及代谢性酸中毒。白细胞升高或低于正常，但有极明显核左移、血小板减少等。

3. 休克晚期　患者出现神志淡漠，谵妄或昏迷，血压下降明显，脉细速摸不清，体温持续上升，全身湿冷，皮肤发绀，出现瘀点或瘀斑，或出现皮肤黏膜出血倾向。

【治疗原则】

应迅速建立两条以上静脉输液通道，补充血容量，疏通微循环，迅速控制感染，增强心肌收缩力，纠正酸中毒，力争在1～3小时内将血压升至接近正常，6～12小时稳定于正常，体征改善，尿量大于20～30ml/h，尽量在24小时内纠正休克。

1. 控制感染

（1）处理原发病灶　原发病灶的存在是发生感染性休克的主要原因，应尽早处理，才能纠正休克和巩固疗效。因此，对必须用手术去除的原发病灶，经过短期的积极抗休克治疗后，即使休克未见好转，也应及时进行手术。

（2）应用抗菌药物　应大剂量联合使用广谱抗生素。

（3）其他治疗　改善患者一般情况，增强患者抵抗力。

2. 补充血容量　先以平衡盐溶液或等渗盐水快速补液，改善组织细胞的灌注量。再用低分子右旋糖酐或血浆，贫血者可输血；低蛋白血症者输白蛋白。

3. 纠正酸中毒　先用5%碳酸氢钠200ml，再根据二氧化碳结合力和血气分析结果予以补充。

4. 血管活性药物的应用　毒血症时心功能受到损害，必要时可慎用西地兰强心治疗；血容量补足和酸中毒纠正后，休克仍不好转，应采用血管活性药物：多巴胺、阿拉明等，剂量视血压而定。以改善微循环。

5. 皮质激素的应用　感染性休克时，应早用大剂量短疗程皮质激素。氢化考的松每天可用20～50mg/kg，甚至可达50～150mg/kg；地塞米松0.5～1.5mg/kg，也可达3～6mg/kg。

【疗效标准】

休克经处理后，血压恢复正常并稳定，神志清楚，体征明显改善，尿量大于20～30ml/h，各重要脏器功能基本恢复正常，为休克治愈；未全部达到以上标准者为好转；临床症状继续恶化，进入休克晚期者为无效。

第二节　失血性休克

【病史采集】

有无外伤和各种疾病引起的大出血，如门静脉高压症食管静脉曲张破裂出血、胃十二指肠溃疡大出血、支气管扩张大咯血、肝癌自发性溃破等。

【检查】

1. 一般检查

（1）生命体征　T、P、R、Bp。

（2）神志改变　烦躁、淡漠或昏迷。

（3）皮肤变化　苍白、湿冷或厥冷。

（4）尿量减少　中期尿量＜25ml/h或无尿，后期无尿。

2. 辅助检查

（1）血常规　红细胞、血红蛋白、红细胞压积均下降。

（2）尿常规　尿比重增高。

【诊断】

1. 轻度休克　失血量达总血量20%左右，患者神志清楚，诉口渴，皮肤苍白，出现体位性低血压，收缩压可正常或稍高，但脉压变小，脉搏快而有力。

2. 中度休克　失血量达总血量30％左右，患者神志淡漠或烦躁不安，口渴明显，皮肤苍白，皮肤温度降低，体表静脉萎陷，毛细血管充盈时间延长，脉细速（大于120次/分），血压下降，脉压变小，低于2.66kPa（20mmHg），尿量减少。

3. 重度休克　失血量达总血量40％以上，患者反应迟钝，甚至昏迷。皮肤呈青灰色，出现瘀血，皮肤冰冷，呼吸急促，心音低钝，脉细速或摸不清，血压可测不到，毛细血管充盈时间异常迟缓，少尿或无尿。后期可并发 MSOF。

【治疗原则】

1. 补充血容量　这是治疗的关键。如在休克发生后4小时内处理，抢救的成功率大大增加。中度以上休克的患者应马上输血，如未能输血时，可先用林格氏液或平衡液和低分子右旋糖酐；输血输液速度应根据失血情况、中心静脉压、血液浓缩情况以及心肺功能等来决定。

2. 止血　在补充血容量的同时，尽快施行止血措施，如一般浅表创面出血可局部加压包扎；四肢动脉出血可上止血带临时止血；门静脉高压症食管曲张静脉破裂大出血可先用三腔二囊管压迫止血等。待休克初步纠正后，再进行根本的止血措施；但在难以用暂时止血措施控制出血时（如肝脾破裂），应在快速输血输液的同时，尽早施行手术止血，决不能因患者血压过低，情况不好而犹豫不决，以致失去抢救时机。

3. 一般治疗　镇静、止痛、保暖，骨折固定，全身应用止痛药物。

【疗效标准】

同感染性休克。

第三节　过敏性休克

【病史采集】

1. 有注射易过敏药物（如青霉素、链霉素、TAT 等）病史。
2. 有喉头阻塞感、胸闷、气喘、头晕、心悸等过敏现象。

【检查】

1. 患者面色苍白，出冷汗，四肢冰冷。
2. 血压急剧下降，甚至不能测出；脉细弱甚至不能触及。
3. 常伴有全身荨麻疹。

【诊断】

根据使用了易过敏药物后立即出现的休克表现，诊断一般不难。

【治疗原则】

1. 立即皮下或肌内注射肾上腺素1mg，严重者可用肌内注射量的2/3稀释于50％葡萄糖溶液40ml 静脉注射；首剂不见效果时可隔10～15分钟重复注射。

2. 抗过敏药物使用：氢化可的松200～300mg 静脉滴注；或地塞米松10～20mg 静滴；异丙嗪25～50mg 肌注；10％葡萄糖酸钙10～20ml 静脉缓慢注射。

3. 呼吸困难或喉头水肿时，可给氧或做气管切开。

4. 维持血压。血压下降明显时，应给予升压药，如阿拉明或多巴胺；若回心血量不足，即要补充血容量；必要时可用洋地黄类药物加强心肌收缩力。

【疗效标准】

同感染性休克。

第七章　呼吸衰竭

【病史采集】

1. 病因包括任何能损害呼吸功能的疾病，慢性呼吸衰竭主要病因为 COPD 等。
2. 呼吸困难、发绀、伴肺性脑病时出现神经精神症状；原发病的改变。
3. $PaO_2 < 8.0kPa$ 伴或不伴 $PaCO_2 > 6.6kPa$。

【体格检查】

1. 全身检查　体温、脉搏、呼吸、血压、神志、面容、发绀、杵状指（趾）。
2. 专科检查　呼吸频率、胸廓运动、触觉语颤、啰音。

【实验室检查】

1. 血、小便、大便常规，电解质、肝肾功能、血气分析。
2. 胸部 X 线正、侧位片，必要时断层、CT、心电图、超声波。

【诊断和鉴别诊断】

根据患者有基础病史，有缺氧和（或）CO_2 蓄积的临床表现，结合有关体征、血气分析即可确诊。

1. 患有损害呼吸功能的疾病。
2. 呼吸困难　可出现潮式、间歇或抽泣样呼吸；呼吸浅快或不规则；点头或提肩呼吸。
3. 口唇、指甲出现发绀，贫血者可不明显或不出现。
4. 精神神经症状　急性严重缺氧可立即出现精神错乱、狂躁、昏迷、抽搐等，慢性缺氧多有智力或定向功能障碍。二氧化碳潴留在抑制之前出现失眠、烦躁、躁动等兴奋症状，进一步加重出现"肺性脑病"，表现为神志淡漠、肌肉震颤、间歇抽搐、昏睡甚至昏迷等。严重者可出现腱反射减弱或消失、锥体束征阳性等。
5. 血液循环系统　因长期缺氧、肺动脉高压，发生右心衰竭、出现颈静脉充盈，肝、脾大及下肢水肿等。二氧化碳潴留使外周浅表静脉充盈、皮肤红润、多汗、血压升高、洪脉，还可出现眼结合膜充血、搏动性头痛等。
6. 严重呼衰影响肝、肾功能，能引起消化道溃疡、糜烂及出血。
7. $PaO_2 < 8.0kPa$ 伴或不伴 $PaCO_2 > 6.6kPa$。

【治疗原则】

1. 院前
（1）畅通气道　痰或异物阻塞者，患者取卧位，开口暴露咽部迅速取出或掏出声门前痰或异物。急性喉水肿者紧急环甲膜穿刺、地塞米松局部喷雾或静脉注射。张力性气胸者立即取粗针头于气管偏移对侧鼓音明显处穿刺排气减压。出现哮喘窒息这立即沙丁胺醇（舒喘宁）雾化吸入、氨茶碱 0.125 ~ 0.25mg 及地塞米松 5 ~ 10mg 稀释后缓慢静注。
（2）氧疗及维持通气　鼻管高浓度输氧，呼吸浅慢者静脉注射呼吸兴奋剂。
（3）其他措施　建立静脉通道维持循环及应用应急药物；迅速安全转运患者回医院。
2. 院内
（1）建立通畅的气道　用多孔导管通过口腔、鼻腔、咽喉部将分泌物和胃内反流物吸出。痰黏稠者予雾化吸入，必要时用纤维支气管镜将分泌物吸出。扩张支气管，0.5% 沙丁胺醇溶液 0.5ml 加生理盐水 2ml，以氧气驱动雾化吸入；静脉滴注氨茶碱，每日限量 1.25g，必要时给予糖皮质激素。处理无效者作气管插管或气管切开，以建立人工气道。
（2）氧疗　单纯缺氧可吸入较高浓度氧（35% ~ 50%）或高浓度氧（> 50%），吸氧浓度 60% ~

100%。仍不能纠正缺氧时，予机械通气氧疗，使 $PaO_2 > 8.0kPa$，并结合病情调低吸氧浓度，以防止氧中毒。缺氧伴二氧化碳潴留的氧疗原则（指慢性阻塞性肺病）为低浓度（<35%）持续吸氧。严重的呼衰需较高浓度氧疗时，可加用呼吸兴奋剂，或建立人工气道机械通气。

（3）增加通气量改善 CO_2 蓄积 对低通气以中枢抑制为主者，呼吸兴奋剂疗效较好，其他情况应慎重。用法为尼可刹米 $0.375 \sim 0.75g$ 静推，随即以 $3 \sim 3.75g$ 加入 500ml 液体中静滴，$4 \sim 12$ 小时无效或有严重副反应时停用。经处理一般情况及呼吸功能无改善或进一步恶化者，予机械通气。主要判断指标包括：①有肺性脑病的表现；②无自主排痰能力；③呼吸频率 >40 次/分或 <6 次/分；④潮气量 <250ml；⑤PaO_2 次 <6kPa（45mmHg）、$PaCO_2 > 9.3kPa$（70mmHg）（需参考缓解期的水平），若呈进行性升高更有意义；⑥严重失代偿性呼吸性酸中毒，pH <7.20。建立人工气道可采用面罩、气管内插管和气管切开三种方法。通气方式可选择连续强制通气方式（CMV）、间歇强制通气方式（IMV）或压力支持通气（PSV）。

（4）纠正酸碱平衡失调和电解质紊乱 严重酸中毒（pH <7.25）者在设法改善通气的同时，给以碱性药物，碳酸氢钠一般先给予计算量的 $1/3 \sim 1/2$，然后再根据血液气体分析结果调整用量；也可用三羟基氨基甲烷静滴。呼吸性酸中毒合并代谢性碱中毒，应避免 CO_2 排出过快和补充碱性药物过量，并给予氯化钾。

（5）呼吸道感染常诱发急性呼吸衰竭，应根据痰液或呼吸道分泌物培养及药敏结果，选用有效抗生素治疗。

（6）治疗肺动脉高压和心功能不全，利尿剂可用双氢克尿塞等口服，同时注意纠正电解质紊乱。在控制感染及利尿治疗后，仍有心衰表现者，可用毒毛花苷 K 0.125mg 稀释后静脉注射。

（7）防治消化道出血，口服硫糖铝。

（8）出现休克时应针对病因采取相应的措施。

（9）加强营养支持治疗，抢救时，常规给患者鼻饲高蛋白、高脂肪和低碳水化合物，以及多种维生素和微量元素的饮食，必要时静脉滴注脂肪乳剂。

第八章 急性呼吸窘迫综合征

【病史采集】

1. ARDS 发病大多隐匿，容易被误认为是原发病的加重。有的可急性起病。

2. 典型症状为呼吸频数，呼吸窘迫。可有咳嗽和咳痰，晚期可咳血水样痰。神志表现为烦躁、恍惚或淡漠。

【体格检查】

呼吸频数、呼吸窘迫，常 >28 次/分，发绀显著，早期肺部无特殊，随着病情的发展可出现"三凹征"、肺部干、湿啰音。

【实验室检查】

需做外周白细胞计数与分类、血气分析、X 线检查和呼吸系统总顺应性测定。

【诊断】

1. 具有可引起 ARDS 的原发疾病。

2. 呼吸频数或窘迫 >28 次/分。

3. $PaO_2 < 8kPa$（60mmHg），或氧合指数（PaO_2/FIO_2）<300（PaO_2 单位为 mmHg）。

4. X 线胸片示肺纹理增多、模糊，或呈斑片状、大片状阴影。

5. 除外慢性肺部疾病和左心功能衰竭。

典型的 ARDS 临床过程可分为四期。① I 期：以原发病为主，可无呼吸窘迫征象；② II 期：潜伏期（外观稳定期），多发生于原发病后 $6 \sim 48$ 小时内，呼吸频率增加，PaO_2 轻度降低，$PaCO_2$ 降低，肺部体征及胸部 X 线无异常；③ III 期：急性呼吸衰竭期，呼吸极度窘迫，肺部有干、湿啰音，胸部 X 线有小片状浸润影，以后可融合成实变影，PaO_2明显下降；④Ⅳ期：终末期，进行性昏迷，PaO_2急剧下降，$PaCO_2$增高，继之心衰，周围循环衰竭，以至死亡。

须与心源性肺水肿、非心源性肺水肿、急性肺梗死及特发性肺间质纤维化相鉴别。

【治疗原则】

1. 控制感染　严重感染是 ARDS 的首位高危因素，也是其高病死率的主要因素。一旦发现临床感染征象，及时选用有效抗生素。

2. 通气治疗

（1）鼻导管和面罩吸氧多难奏效，当 $FiO_2 > 0.5$、$PaO_2 < 8.0kPa$、动脉血氧饱和度 $< 90\%$ 时，应予机械通气。

（2）呼气末正压通气（PEEP）是常用模式，所用压力从 $0.3 \sim 0.5kPa$ 开始，最高不超过 $2.0kPa$，PaO_2 达到 $10.7kPa$（80mmHg）、$SaO_2 \geqslant 90\%$、$FIO_2 \leqslant 0.4$ 且稳定 12 小时以上者，可逐步降低 PEEP 至停用。推荐使用的方法有辅助控制通气或间歇指令通气加适度 PEEP；低潮气量通气加适度 PEEP；改良体外膜氧合器（ECMO）等。

3. 对于急性期患者应控制液体量，保持较低的血管内容量，予以液体负平衡，在血流动力学稳定的情况下，可酌用利尿剂以减轻肺水肿。补液量应使 PCWP 维持在 $1.87 \sim 2.13kPa$（$14 \sim 16cmH_2O$）。

4. 药物治疗，调控全身炎症反应。如布洛芬及其他新型非类固醇类抗炎药；应用山莨菪碱治疗 ARDS 患者，$10 \sim 20mg$，每 6 小时静脉滴注一次，收到较好疗效；不主张常规应用皮质激素以防治 ARDS，但对多发性长骨骨折和骨盆骨折患者，早期应用甲基强的松龙可减少脂肪栓塞综合征的发生。

第九章　重症支气管哮喘

【病史采集】

1. 详细了解症状的发生发展过程及严重程度、有鉴别意义的有关症状及治疗经过。

2. 重点了解急性重症哮喘形成的诱因，包括有无哮喘触发因素持续存在、激素使用不当、呼吸道感染、精神因素以及并发症等。

【体格检查】

1. 发绀、呼吸频率 > 30 次/分。

2. 辅助呼吸肌收缩，表现为矛盾呼吸运动。

3. 广泛的吸气和呼气哮鸣音，危重时呼吸音或哮鸣音明显降低甚至消失，表现为"沉默胸"。

4. 多有心动过速，心率 > 120 次/分，可出现奇脉。

5. 常有大汗，不能斜躺，喜坐位或前弓位，不能入睡，不能表达一句完整的句子甚至单词。

6. 发作时间持续 24 小时或以上，经一般治疗不缓解者称哮喘持续状态。

【实验室检查】

1. 肺功能　$FEV_1 < 25\%$ 预计值、呼吸峰流速（PEFR）$< 60L/min$、$VC < 1.0L$ 应视为严重哮喘发作。血气分析 $PaO_2 < 8.0kPa$（60mmHg），$PaCO_2 > 6kPa$（45mmHg）；单纯性呼吸性碱中毒最常见，进一步加重可见呼吸性酸中毒。

2. 胸部 X 线检查　表现过度充气，监测有无气胸、纵隔气肿发生。

3. 其他检查　检测血清电解质、尿素氮和肌酐。

【诊断和鉴别诊断】

根据病史，典型的症状、发作时的体征，肺功能检查和用药效果，不难确定诊断。诊断哮喘发作分为轻、中、重和危重四度。应该牢记的是，哮喘急性发作最重要的危害不是它的时间，而是它的严重性。严重的哮喘发作可能是致命的，必须认真确定发作的严重程度，避免低估。急性重症哮喘需与急性左心衰、上呼吸道阻塞及肺曲菌病相鉴别。

【治疗原则】

1. 院前

（1）鼻导管给氧。

（2）尽快使用沙丁胺醇（舒喘宁）吸入。

（3）强的松 30～60mg 口服或（和）氢化可的松 200mg 静脉滴注。

2. 院内

（1）继续吸氧，可用鼻导管或面罩给予充分饱和湿化的氧疗，使 $PaO_2 > 8.0kPa$，氧饱和度在 90%以上。

（2）定量气雾剂（MDI）和雾化吸入沙丁胺醇或叔丁喘宁，无高血压、心脏病的患者可皮下注射沙丁胺醇 0.25～0.5mg，必要时可静脉给药。

（3）对未用过茶碱的患者可于 20 分钟内静脉输入 5mg/kg 氨茶碱，对已用过茶碱者或病史不清者应直接给予维持量 0.8～1.0mg/（kg·h），严密观察其毒副作用。

（4）用 MDI 吸入异丙溴化托品 60～80μg，每日 4 次。

（5）静脉给予氢化可的松 200mg，以后每 6 小时一次，每日用量 400～600mg，必要时可达 1000mg 以上；酒精过敏者可用甲基强的松龙 40～80mg，每 4～6 小时重复一次；缓解后可改为口服。吸入性皮质激素不适用于重症患者。

（6）补液及纠正酸碱失衡。不能经口摄入时，静脉补液 2500～3000ml/24h，足够纠正脱水，无脱水者一般情况下 1500ml 生理盐水可维持水化，过多液体反会增加肺水肿的危险性。pH < 7.2 时需要补碱，可补小剂量 5% 碳酸氢钠 40～60ml，切忌矫枉过正。

（7）伴感染者使用抗生素。

（8）严重呼吸衰竭时需机械通气治疗。

第十章　弥散性血管内凝血

【病史采集】

1. 有无易引起弥散性血管内凝血（DIC）的基础疾病，尤其是感染、组织创伤、手术、产科意外和肿瘤。

2. 有无外伤或手术后出血情况。

3. 有无使用抗凝药物，入院前肝素使用情况，血液制品使用情况。

【体格检查】

1. 全身检查　体温、脉搏、呼吸、血压、神志以及与心、肺、肝、肾、脑相关体征。

2. 专科检查

（1）多发性出血倾向，尤其注意有无注射部位和切口的渗血及皮肤大片瘀斑。

（2）多发性微血管栓塞的体征（皮肤、皮下、黏膜栓塞坏死和早期出现的肾、肺、脑等脏器功能不全）。

【实验室检查】

1. 血、尿、粪常规，肝肾功能，血电解质。

2. 诊断 DIC 应送检的项目包括血小板计数、血浆纤维蛋白原、凝血酶原时间（PT）、凝血酶时间（TT）、活化的部分凝血活酶时间（APTT）、3P 试验、溶栓二聚体Ⅱ（D - Dimer）。并根据病情变化，动态观察上述结果。

3. 有条件时，可查纤溶酶原、血、尿 FDP，血浆 β - TG 或 PF$_4$ 及 TXB$_2$ 以及 AT - Ⅲ 含量及活性，血浆因子Ⅷ：C 活性等。

【诊断标准】

1. 临床存在易引起 DIC 的基础疾病，并有下列一项以上临床表现：①多发性出血倾向；②不易用原发病解释的微循环衰竭或休克；③多发性微血管栓塞的症状和体征，如皮肤、皮下、黏膜栓塞坏死及早期出现的肾、肺、脑等脏器功能不全。

2. 实验室检查同时有下列三项以上异常：①血小板计数 $< 100 \times 10^9$/L 或呈进行性下降；②血浆纤维蛋白原含量 < 1.5g/L 或呈进行性下降；③3P 试验阳性或血浆 FDP > 20mg/L（肝病 FDP > 60mg/L），或 D - 二聚体水平升高（阳性）；④凝血酶原时间缩短或延长 3 秒以上（肝病者凝血酶原时间延长 5 秒以上）④周围血破碎红细胞 $> 2\%$；⑤纤溶酶原含量及活性降低；⑥抗凝血酶 Ⅲ（AT - Ⅲ）含量及活性降低；⑦血浆因子Ⅷ：C 活性低于 50%；⑧血浆凝血酶 - 抗凝血酶试验（TAT）浓度升高；⑨血浆纤溶酶和纤维酶抑制物复合物浓度升高；⑩血（尿）纤维蛋白肽 A（FPA）水平增高。

【治疗原则】

1. 对病因及原发病的治疗是终止 DIC 的根本措施。

2. 肝素治疗急性 DIC，成人首次可用 5000U 静脉推注，以后每 6 小时静滴 500 ~ 1000U。也可用肝素每次 5000U 皮下注射，每 8 小时一次。一般将 APTT 维持在正常值的 1.5 ~ 2 倍，TT（凝血酶时间）维持在正常值的两倍或试管法凝血时间控制在 20 ~ 30 分钟较为适宜。近年来肝素用量已趋小剂量化。

3. 抗血小板药物潘生丁每日 400 ~ 600mg，低分子右旋糖酐每次 500ml 静脉滴注。

4. 补充血小板、凝血因子及抗凝血因子，如血小板明显减少可输浓缩血小板，如凝血因子过低可输新鲜冰冻血浆、凝血酶原复合物、冷沉淀物及纤维蛋白原制剂。

5. 抗纤溶药物在 DIC 早期忌用，只有当继发性纤溶亢进成为出血主要原因时才可与肝素同时应用。常用药有 6 - 氨基己酸（EACA），止血芳酸（PAMBA）等。

第十一章　上消化道出血

【病史采集】

1. 有无慢性上腹痛、肝炎、血吸虫病、慢性酒精中毒、胆道炎病史。
2. 有无使用损害胃黏膜（阿斯匹林和非甾体类消炎药）史。
3. 呕血或黑便次数、颜色、稀薄程度及伴随症状。
4. 有无周围循环衰竭表现。

【检查】

1. 全身检查　体温、呼吸、脉搏、血压、神志、体位、面色及全身系统检查。
2. 实验室检查及器械检查　包括血、尿常规，大便常规及潜血试验，肝、肾功能 B 超检查及内窥镜检查等。

【诊断】

1. 过去史　如有慢性上腹痛史，提示溃疡病、胃炎、胃癌及胃黏膜脱垂等；有肝炎、黄疸、血吸虫病或慢性酒精中毒史，应考虑食管胃底静脉曲强破裂出血；有胆系疾病史，应怀疑胆道出血；有剧烈呕吐者，应想到食管贲门黏膜撕裂综合征；长期大量使用损伤胃黏膜药物史，则有助于药物所致出血的诊断。

2. 临床表现　上消化道出血主要表现为呕血和（或）黑便。一般出血量 > 50ml 即可出现柏油样便，胃内储血量 > 250ml 即可出现呕血。

（1）呕血与假性呕血的鉴别　口、鼻、咽喉部出血及略血后咽下再呕，出称假性呕血，其特点是多为陈旧性碎血快，且有咽血史。

（2）呕血与黑便的特点　食管胃底静脉破裂多为大量呕血或呈喷涌状呕血；胃疾病出血时，呕吐暗红色或咖啡色样物；胃黏膜脱垂、胃癌、胆道出血多为黑便。

（3）出血后表现　出血后上腹痛缓解者多系溃疡病，不缓解者多见于胃炎；右上腹绞痛后呕血与黑便应考虑胆道出血；出血后腹水增多、昏迷者，提示肝硬化。

3. 体检

（1）出血伴黄疸、蜘蛛痣、脾大、腹水者，应考虑肝硬化并食管胃底静脉曲张破裂出血。

（2）出血伴消瘦、左锁骨上淋巴结肿大，多系胃癌并出血。

（3）出血伴黄疸、胆囊肿大，提示胆道出血或壶腹周围癌并出血。

（4）皮肤、口腔黏膜毛细血管扩张，应想到遗传性毛细管扩张症。

（5）伴全身其他部位出血，应考虑全身疾病所致。

4. 辅助检查

（1）实验室检查　大便潜血试验可确定是否为消化道出血及动态观察治疗效果。红细胞、血红蛋白及红细胞压积在急性出血后 3~4 小时开始减少，白细胞常升高；门脉高压症并脾功能亢进者，则贫血加重，白细胞及血小板进一步减少；上消化道大量出血时，可引起肠源性或肾性氮质血症。

（2）急诊内镜检查　急诊内镜检查已列为急性上消化道出血的首选检查方法，如果病情许可，镜检时间越早越好，可提高诊断的正确率。

（3）小肠镜检查　对虽经全面检查仍找不到出血灶者，可考虑小肠镜检查。

（4）双重对比胃肠钡餐造影　一般需出血停止、大便潜血阴性后检查。近年来也有用于急性上消化道出血的诊断。

（5）ECT检查　应用放射性核素^{99}m 锝标记细胞扫描，以确定活动性出血部位。本法无损伤性，适用于危重患者，间歇性出血患者也可采用。

（6）选择性动脉造影　必须在持续出血，且出血 >0.5ml/min 才可被此法发现。此法是发现血管病变的唯一方法。由于其是一种创伤性检查方法，故一般不作为上消化道出血首选的检查方法。

（7）吞线试验　一般用普通棉线，吞下端，次日取出观察血染点，根据血染距门齿部位来判断血染所在。

（8）活动性出血的判断　反复呕血或黑便稀薄且次数增加；呕血转为鲜红色，黑便呈暗红色，伴肠鸣音亢进者。外周循环衰竭者经补足血容量后无明显改善或改善后又恶化；经快速补充血容量后，中心静脉压仍波动或稍稳定后又下降者。血红蛋白、红细胞、红细胞压积继续下降，网织红细胞持续升高者。补液及尿量足够而血尿素氮持续或再升高者。内镜下表现为喷血或渗血不止者。选择性动脉造影阳性者。

【治疗原则】

1. 院前急救

（1）现场及运送途中，密切观察血压、脉搏、呼吸及神志。

（2）采取平卧位并将下肢抬高，呕血患者注意保持呼吸道通畅。

（3）吸氧，保持安静。烦躁不安者可给予镇静剂。

（4）建立静脉通道，静脉输注生理盐水、葡萄糖盐水等。

（5）反复呕血者，应置入鼻胃管或三腔二囊管。

2. 院内处理

（1）一般处理　卧床休息，大出血者应吸氧及酌情给予镇静剂（肝病时慎用）；食管胃底静脉曲张破裂出血者，应禁食 2~3 天。其他呕血者禁食 4 小时，如无呕血或单纯黑便者，可进温凉流质，逐步过渡到半流质饮食。

（2）输血、补液　可用全血、血浆或生理盐水等以迅速补充容量。输液速度和种类最好根据中心静脉压和每小时尿量来调节。一般认为输血的指征有：①烦渴、冷汗、休克者；②收缩压低于 12kPa（90mmHg），脉率在 120 次/分以上者；③血红蛋白在 70g/L 以下且继续出血者。应该注意，肝硬化食管胃底静脉曲张破裂出血不宜用右旋糖酐类及不宜过多使用库血，亦不宜输液输血过多过快以免诱发肝性脑病和再出血。

（3）止血措施　包括：①药物止血。去甲肾上腺素 8mg 加入 1000ml 水中分次口服，或经过鼻胃管注入，根据出血性质选用云南白药、维生素 K、安络血、凝血酶、6－氨基己酸、抗血纤溶芳酸、止血敏等，垂体后叶素 20～40U 加入 10% 葡萄糖液 500ml 内静脉滴注（高血压、动脉硬化、心力衰竭、肺心病、妊娠期禁用），抑酸剂可选用 H_2 受体拮抗剂或质子泵抑制剂奥美拉唑，对控制消化性溃疡出血有效。②三腔二囊管压迫止血。适用于食管胃底静脉曲张出血。③内镜下止血。内镜下药物注射止血，内镜下激光、微波、电凝止血，内镜下食管静脉曲张注射硬化剂及曲张静脉套扎治疗。

（4）手术治疗　对消化道出血急诊手术治疗要慎重，因术后并发症及病死率比择期手术高。故仅在内科保守治疗无效，但出血部位明确时，才考虑手术治疗止血。

第十二章　急性肾衰竭

【病史采集】

1. 了解尿量及尿量改变时间，24 小时尿量少于 400ml 为少尿，少于 100ml 为无尿。

2. 了解尿量变化前的病因和诱因以及治疗经过。

3. 了解尿量变化后，水电解质酸碱平衡紊乱所致的各系统的表现。

4. 细心比较各实验室资料，特别是尿常规、比重、血尿素氮、血肌酐。

【检查】

1. 全身系统检查　同时应特别重视呼吸、血压、神志、肺部啰音、心率、心律、心包摩擦音等急性肾衰的严重并发症的体征。

2. 迅速做相应的实验检查　血常规、尿常规及比重、尿肌酐、尿素氮、尿钠、尿渗透压、血肌酐、血尿素氮、血渗透压、血电解质、二氧化碳结合力、血糖。

3. B 超、腹部平片检查　了解泌尿系有无结石、肾积水、尿道梗阻等情况、常规心电图检查。

【诊断】

1. 有引起急性肾衰竭原发病因和诱因。

2. 突然发生少尿或无尿，尿量 <17ml/h 或 400ml/d。部分患者可无尿量减少，但尿素氮持续上升。

3. 血尿素氮、血肌酐进行性升高；血尿素氮/血肌酐 <10；尿肌酐/血肌酐 <10；尿尿素/血尿素 <10；尿蛋白（＋～卅），尿沉渣异常，尿比重固定在 1.010 左右；尿钠 >40mmol/L；尿渗透压 <350mOsm/L，尿渗透压/血渗透压 <1.1；肾衰指数＝尿钠/（尿肌酐/血肌酐）>2。

4. 对一些难以确诊病例，可进行下列试验：①补液试验：快速补液 250～500ml（30 分钟内滴完）观察 2 小时尿量，输液后尿量 >30ml/h 为血容量不足，尿量 <17ml/h 则为急性肾衰；②甘露醇试验：20% 甘露醇 125ml 快速静滴，观察 2～3 小时尿量，如尿量 <30ml/则为急性肾衰；③速尿冲击试验：速尿 240mg（4mg/kg）静注，观察 2 小时尿量不增加，加倍剂量再用一次，如尿量仍 <30ml/h 为急性肾衰。

【治疗原则】

1. 记录 24 小时出入量，特别是尿量，最好留置尿管动态观察每小时尿量；开始至少每天一次血生化，尿检查的监测，特别注意血钾、血素氮、肌酐、二氧化面碳结合力的动态变化；心电监护、观察血压、脉搏，注意有无心律失常。

2. 积极控制原发病是治疗关键。

3. 保持体液平衡。少尿期限制入水量，成人每日补液量应为显性失水量 400～500ml。多尿期应根据尿量、血电解质浓度，调整每日补液量及电解质。

4. 纠正电解质与酸碱平衡紊乱。10% 葡萄糖酸钙 10～20ml，静脉缓慢注射；按每 2～4g 葡萄糖加 IU 胰岛素静滴。纠正钠平衡紊乱，体液过多，严格控制入液量；有失钠，可适当补充钠盐。纠正酸中毒，若

$CO_2CP <$ 在 10mmol/L 需静脉补碱。重症者或上述治疗无效者应尽早做血液透析治疗。

5. 防治感染。感染可能是致急性肾衰的原发病，也可能是急性肾衰的并发症，是致死的重要因素，应选择强、有效、对肾无毒性或毒性小的抗生素。

6. 营养支持。低蛋白 0.3~0.5g/（kg·d），透析后可增加 1g/（kg·d）、高热量 50kcal/（kg·d）、高维生素，辅以必需氨基酸。热量最好由消化道摄入，否则采用静脉全营养疗法。

7. 早期透析疗法可预防和减少各种并发症，降低死亡率，提高治愈率，透析疗法的指征为：①血 $K^+ >6.5$mmol/L；②血尿素氮 >2.6mmol/L 或血肌酐 >530.4μmol/L；③二氧化碳结合力 <15mmol/L；④少尿期 >3 天；⑤明显水钠潴留表现；⑥明显尿毒症表现。

第十三章 糖尿病昏迷

第一节 糖尿病酮症酸中毒

【病史采集】

1. 糖尿病史及类似发病史。

2. 具有明显诱因，如急性感染、严重创伤、外科手术、妊娠、分娩、治疗不当、饮食失调和胃肠道疾病以及其他应激。

3. 症状包括：①原有糖尿病的症状加重或首次出现多饮、多尿、烦渴、体重下降等；②纳差、恶心呕吐、头晕、头痛、乏力、腹痛；③酸中毒症状，如呼吸改变、呼气中的酮味；④意识障碍；⑤诱发病的表现。

【体格检查】

1. 生命体征。

2. 脱水与休克体征。

3. 酸中毒体征（呼吸深大，有酮味）。

【实验室检查】

1. 急查血糖、血电解质、尿素氮、二氧化碳结合力、血气分析，尿糖、尿酮、血常规、血酮。

2. 必要时心电图、胸部 X 线片检查。

【诊断】

对可疑患者查尿糖、尿酮体、血糖、血气分析或二氧化碳结合率，若前三者均升高，且血 pH 下降，无论有无糖尿病史均可诊断。

【鉴别诊断】

应与高渗性非酮症糖尿病昏迷、低血糖昏迷或酸中毒和其他神经系统疾病鉴别。

【治疗原则】

1. 一般治疗

（1）吸氧。

（2）昏迷者置尿管，记出入量。

（3）生命体征的监测。

（4）监测血糖、血钾、尿糖、尿酮体、二氧化碳结合力或 pH。

2. 补液

（1）急诊送实验室查前述指标后，立即开放静脉通道，用生理盐水。

（2）视脱水和心功能情况决定补液速度和补液量，补液量可依体重的 10% 计算。若无心衰，最初 2 小时可输入 1000～2000ml，第 3～6 小时输入 1000～2000ml，第一个 24 小时输液总量可达 4000～6000ml。患者清醒，则鼓励饮水。

3. 胰岛素治疗

（1）目前推荐小剂量胰岛素持续静滴法，即 0.1U/（kg·h），若血糖极高如大于 33.3mmol/L，可考虑给负荷剂量胰岛素。

（2）2 小时后血糖无明显下降，胰岛素加量并寻找其他原因。

（3）血糖降至 13.9mmol/L 左右，改用 5% 含糖液，并按糖与胰岛素比例 4:1 或 3:1 加入胰岛素，维持血糖在 11.1mmol/L 左右。

（4）监测尿酮转阴，患者可规律进食，则转入平时治疗。

4. 补钾　除高血钾，无尿者暂缓补钾外，治疗开始可静滴补钾。

5. 补碱　pH＜7.1 或 CO_2CP＜10mmol/L，经输液及胰岛素治疗后无改善者，考虑小剂量补碱。

6. 消除诱因，防治并发症

（1）抗生素防治感染。

（2）防治脑水肿、心衰、肾衰。

第二节　高渗性非酮症糖尿病昏迷

【病史采集】

1. 诱因包括　①各种感染和应激因素：如手术、脑血管意外等；②各种药物引起血糖增高：如糖皮质激素、各种利尿剂（如双氢克尿噻、速尿等）；③糖或钠摄入过多：如大量静脉输入葡萄糖、静脉高营养等。

2. 多发生在 50 岁以上老年人。半数以上发病前无糖尿病史。

3. 有口渴、多尿、倦怠、乏力、精神神经症状。

【体格检查】

1. 全身检查。

2. 脱水征。

3. 精神神经体征。

【实验室检查】

1. 血、尿、大便常规，血糖、血电解质、血渗透压（可计算或直接测）、肾功、尿糖、尿酮体。

2. 心电图、胸部 X 线，必要时头颅 CT。

【诊断】

对中老年患者，有前述病史诱因及以下实验室指标，无论有无糖尿病史，都应考虑本病之可能。

1. 血糖＞33.3mmol/L。

2. 血钠＞150mmol/L。

3. 血渗透压＞330mOsm/L。

4. 尿糖强阳性，尿酮体阴性或弱阳性。

【鉴别诊断】

1. 糖尿病酮症酸中毒。

2. 乳酸性酸中毒。

3. 低血糖性昏迷。

4. 其他原因引起的昏迷。

【治疗原则】

1. 一般治疗

（1）吸氧。

（2）监测生命体征与液体出入量。

（3）监测血糖和血浆渗透压。

（4）消除诱因，积极抗感染。

2. 补液

（1）胃肠道补液　鼓励患者饮水或插管分次注入水

（2）静脉补液　一般先输 0.9% 氯化钠液，以等渗盐水为主，有休克者间断输胶体液；血压正常而血浆渗透压明显升高者（>350mosm/L）可输 0.45%~0.6% 氯化钠液。

（3）小剂量胰岛素治疗　参考 DKN 节处理。

（4）补钾　同糖尿病酮症酸中毒。

（5）防治脑水肿、心功能不全、肾衰竭等并发症。

第三节　低血糖危象

【病史采集】

1. 过去病史、进食情况、运动。

2. 糖尿病治疗情况。

3. 症状　①交感神经过度兴奋的症状：饥饿感、恶心、呕吐、软弱、无力、紧张、焦虑、心悸、出冷汗、面色苍白、血压低或高、反射亢进、手足颤动；②脑功能障碍表现：头痛、头晕、视物不清、眼肌瘫痪、反应迟钝、昏睡、大小便失禁、昏迷。

【体格检查】

1. 生命体征、瞳孔、神经系统检查。

2. 其他。

【实验室检查】

1. 血糖 <2.8mmol/L、尿糖、尿酮、血常规、肝肾功能、电解质、垂体激素检查。

2. B超、CT（必要时）、心电图。

【诊断】

1. 低血糖症状、体征。

2. 血糖 <2.8mmol/L。

3. 立即给予葡萄糖治疗后可缓解症状，神志好转。

【鉴别诊断】

与反应性低血糖、早期糖尿病、降糖药物过量、肝脏疾病或长期嗜酒者、肾上腺皮质危象等鉴别。

【治疗原则】

1. 急诊处理

（1）立即取血送检血糖、血胰岛素（有条件者）。

（2）开放静脉首剂静注 50% 葡萄糖 40~60ml，然后继用 5%~10% 葡萄糖静点，直到患者清醒、血糖正常。

（3）定时监测血糖。

2. 严重、顽固的低血糖者考虑使用下列药物

（1）皮下或肌注肾上腺素。

（2）静点氢化可的松。

（3）肌注胰高血糖素。

3. 低血糖的病因治疗　患者恢复后尽快查明低血糖的病因和诱因，治疗原发病和消除诱因。

四、乳酸性酸中毒

【病史采集】

1. 糖尿病患者服用双胍尖九糖药特别是降糖灵史。

2. 肾功不全的表现。

3. 呼吸的改变。

4. 酸中毒、缺氧的表现等。

【辅助检查】

1. 尿糖及尿酮体（ – ~ + ）。

2. 血渗透压正常。

3. 血 pH 值明显降低；CO_2CP 下降，可低至 10mmol/L 以下；阴离子间隙扩大，可达 20～40mmol/L。

4. 血乳酸水平显著升高，超过 5mmol/L（正常 0.6～1.8mmol/L）。

5. 血常规、肾功、肝功。

【诊断】

2 个月内没有特殊临床表现。凡可疑患者，特别有慢性缺氧疾病，肝、肾功能障碍和 DBI 应用史者应进一步做实验室检查，血乳酸 > 5mmol/L，血碳酸氢钠 < 20mmol/L，阴离子间隙 > 18mmol/L，血 pH < 7.35，即可诊断。

【鉴别诊断】

1. 糖尿症酮症酸中毒与高渗性非酮症糖尿病昏迷

2. 尿毒症酸中毒（慢性肾病史，Bun、Cr 升高）。

3. 其他原因酸中毒（原发病病证）。

【治疗原则】

1. 立即给碱性药，纠正酸中毒，一般用等渗碳酸氢钠，总量 500～1500ml/4h，监测血钠、血钾、血 pH。

2. 在中心静脉压（CVP）监护下大量补生理盐水，必要时输适量的新鲜血或血浆。

3. 吸氧。

4. 可同时用二氯乙酸。

5. 腹膜透析。

6. 对糖尿病乳酸酸中毒患者可用葡萄糖加胰岛素和碳酸氢钠同时静脉滴注。

第十四章　甲亢危象

【病史采集】

1. 具有甲亢的明确诊断依据。

2. 症状发生的诱因、时间、发展过程及程度，包括：①发热，体温在 37.2℃～42℃；②心率快，多大于 140 次/分；③中枢神经系统，如焦虑不安，感觉迟钝，谵妄，昏迷或淡漠；④消化系统，如腹痛、腹泻、恶心呕吐、黄疸；⑤充血性心衰，下肢水肿，两肺底湿鸣，黄疸；⑥房颤，心室率在 100 次/分以上，甚至达 140 次/分以上。

【体格检查】

具有甲亢的体征，并出现以下体征者。

1. 体温 37.7℃~42℃，极少数可小于37℃。

2. 心脏 ①心室率常大于140次/分；②心律：窦性心率（心率大于100次/分）或室上速（房颤，心室率大于100次/分，甚至140次/分以上）；③心衰体征：下肢水肿，肝大，肝颈反流征（+），两肺底湿鸣音。

3. 中枢神经系统可见焦虑不安或淡漠，重者昏迷。

4. 消化系统表现有恶心、呕吐、黄疸等。

【实验室检查】

具有甲亢诊断的实验室依据，如患者临床表现符合甲亢危象，应立即进行治疗，不应等待化验结果。目前尚无针对危象的特异的实验室检查。

【诊断】

除具备诊断甲亢的依据外，应有以下表现。

1. 典型甲亢危象诊断标准 体温40℃以上，心室率在140次/分以上，焦虑，昏睡，腹泻，呕吐。

2. Burch诊断标准 按患者发热、心血管表现、胃肠道症状、中枢神经系统症状及有无诱因5个方面进行定量评估分为：①>45：甲亢危象；②25~44：甲亢前期；③<25：无危象。

【鉴别诊断】

1. 脑血管意外。

2. 急性胃肠炎。

3. 冠心病、心律失常。

【治疗原则】

1. 甲亢的处理

（1）阻断T_3、T_4的合成 硫氧嘧啶为首选，首剂600mg，以后每4小时200mg，直至症状消除。也可用他巴唑，首剂60mg，以后每4小时20mg，至症状消除。甲状腺手术后发生的危象不需使用，抗甲状腺药过敏者酌情。

（2）抑制T_3、T_4的释放 服硫氧嘧啶1~2小时后再加用复方碘溶液，首剂30~60滴，以后每6~8小时5~10滴。碘化钠0.5~1.0g加入10%葡萄糖盐水中静滴12~24小时，视病情好转渐减量，一般碘剂使用3~7天停药。碘禁忌时可用碳酸锂，口服或静滴，首剂300mg，以后每6小时300mg使其血浓度稳定于1mEq/L。

（3）降低周围组织对T_3、T_4的反应 心得安20~50mg，每6~8小时口服一次，β受体阻滞剂可用于伴心衰及哮喘者。心衰伴高血压者，可选用利血平1mg肌注，6~8小时一次，严密监测血压和心率。

（4）拮抗应激 氢化可的松100mg加入葡萄糖500ml中静滴，每6~8小时一次，也可用地塞米松。

（5）降温 物理降温可选用冰袋、冰毯；药物可选用对乙酰氨基酚，应避免使用阿司匹林。

第十五章 脑血管意外

【病史采集】

1. 突发头痛，意识障碍，精神异常，抽搐、偏瘫患者，排除能引起此类症状或体征的其他疾病，可考虑为急性脑血管病。

2. 有无高血压、糖尿病、心脏病史。

3. 是活动中起病还是安静状态下起病，是否进行性加重，有无头痛、抽搐等先兆症状。

【诊断】

1. 脑出血

（1）病史　中老年多发，多有高血压史，活动中或情绪激动时起病，部分患者有头痛、呕吐等前驱症状，起病较急。

（2）症状与体征　常以头痛为首发症状，继而呕吐、瘫痪、意识障碍，或出现抽搐、二便失禁，脑膜刺激征阳性，合并上消化道出血提示愈后差。基底节出血表现为偏身运动障碍、感觉障碍和同向偏盲的三偏症状。小脑出血常见枕部痛、眩晕、呕吐，查体见眼震和共济失调，但偏瘫不明显。桥脑出血起病急，多半深昏迷，瞳孔针尖样大小，四肢瘫痪，早期出现顽固高热，呼吸不规则。脑室出血表现为深昏迷，瞳孔小，四肢软瘫，高热，呼吸不规则，去大脑强直。脑叶出血意识障碍轻，可有癫痫发作。

（3）辅助检查　头颅 CT 扫描，显示出血灶的高密度信号。

2. 蛛网膜下腔出血

（1）病史　多在活动中起病，有情绪激动、过分用力等诱因。

（2）症状和体征　剧烈头痛、呕吐，多无意识障碍，查体脑膜刺激征明显，多无肢体运动障碍和感觉障碍。

（3）辅助检查　头颅 CT 显示蛛网膜下腔、脑室含血。脑血管造影、DSA 可证实有无动脉瘤、脑血管畸形存在。

3. 脑血栓形成

（1）病史　多发于老年人，有高血压、动脉硬化、糖尿病史，安静或睡眠中起病，起病较慢，起病后有症状逐渐加重过程。

（2）症状和体征　意识多清醒，血压正常或偏高。颈动脉系梗死常有偏瘫、偏身感觉障碍、对侧同向偏盲、失语（优势半球病变）。椎基底动脉系梗死可见吞咽障碍、构音障碍，眼肌麻痹，眼震，眩晕，共济失调，交叉性瘫痪或四肢瘫，交叉性感觉障碍。

（3）辅助检查　头 CT 扫描，24~48 小时后可见低密度梗死区。

4. 脑栓塞

（1）病史　起病突然，数秒内症状达到高峰。无先兆，多有心脏病史，特别是风心房颤、心肌病、亚急性细菌性心内膜炎、冠心病等。

（2）症状与体征　可有短暂意识障碍，常见癫痫发作、偏瘫、失语、感觉障碍，有时可伴发身体其他部位血管栓塞现象。

（3）辅助检查　头 CT 扫描可见梗死部位呈低密度信号，有时脑水肿明显，若为出血性梗死，在低密度区可见高密度影。ECG 可发现心律失常等。

5. 短暂性脑缺血发作（TIA）

（1）病史　发作突然，持续时间短，症状和体征 24 小时内完全恢复。可反复发作，发作频率和间期不等。

（2）症状与体征　颈内动脉系统 TIA 表现为一过性偏瘫、感觉异常、失语及同侧单眼黑蒙。椎基底动脉系统 TIA 表现为晕、共济失调、吞咽困难、构音障碍、复视等。

（3）辅助检查　可参照脑血栓。头 CT、脑电图、诱发电位等协助诊断。

【治疗】

1. 院前急救处理

（1）急救人员赴现场后，即做初期处理，如生命体征、神经系统、心脏情况快速检查，保持呼吸道通畅及正确头位（+30°），吸氧、开通静脉等。在有效的医疗保护下，迅速安全的转送到就近具有救治条件的医院急诊。

（2）在一时无法肯定是出血性还是缺血性时，对重症、昏迷患者建议给予中性治疗。20% 甘露醇 250ml 快速静点（合并心脏病患者可给半量）。血压高、有心衰的患者予速尿 20mg 静注，25% 硫酸镁 10ml 深部肌内注射。抽搐、烦躁患者予安定 10mg 肌注。

2. 院内处理 在生命体征稳定、患者情况允许情况下，应立即送检头颅 CT 或 MRI，以明确出血性还是缺血性中风。

（1）急性缺血性中风 保持呼吸道通畅，维持或改善呼吸循环功能；血压过高（30～60 分钟反复测量血压≥29/16kPa）应适当降压，可给予利血平 1mg 肌注、速尿 20mg 静注或 25% 硫酸镁 10ml 深部肌内注射；急性期伴脑水肿者，给脱水药，可用 20% 甘露醇 125～250ml 每日 1～2 次；复方丹参（或维脑路通）加入低分子右旋糖酐 500ml 中静点，每日一次（颅内压明显增高者禁用）；钙通道阻滞剂具有解除脑血管痉挛、改善脑缺血作用，可选用尼莫地平口服或静点；有抽搐发作可给予安定 10mg 静点或肌注；发病 6 小时内，有条件医院可考虑静脉或动脉溶栓治疗；脑栓塞治疗基本同脑血栓形成，有条件医院可采用抗凝治疗，如低分子肝素（速避凝）、潘生丁等；快速房颤患者应使用强心剂纠正心衰、心律失常，改善心功能；细菌性心内膜炎应给大量抗生素；动脉炎患者可用激素冲击治疗；使用脑细胞活化剂胞二磷胆碱、ATP、CoA、脑复康等保护脑神经。

（2）急性出血性中风 绝对卧床，尽量少搬动，避免激动、过分用力咳嗽和排便等，SAH 患者卧床至少一个月以防再出血；头部物理降温，吸氧，有尿潴留者可给予留置导尿，如呼吸道分泌物较多，应争取早作气管切开，每 2 小时翻身、拍背防褥疮和肺部感染；适当降低血压防止进一步出血；积极控制脑水肿，可给予 20% 甘露醇 250ml 静滴，每 6～8 小时 1 次，也可用速尿 20mg，每日 2 次静注，或速尿与甘露醇交替使用；预防上消化道出血，用甲氰米呱 400mg，每日 1 次，如已发生，可给予奥美拉唑、凝血酶、云南白药鼻饲；半球较大血肿，经 CT 定位明确者，可经颅骨钻孔行脑室穿刺血肿引流术；蛛网膜下腔出血患者可使用大剂量止血剂，如 6－氨基己酸 8～16g 静点，每日 1 次，为防止继发性脑血管痉挛应使用尼莫通 10mg 缓慢静滴，每日 1 次；年轻人蛛网膜下腔出血，应考虑动脉瘤破裂或动静脉畸形破裂出血可能，发病 24 小时内行 DSA 检查，请神经外科会诊，有阳性发现且条件许可，宜及早考虑外科手术治疗。

第十六章 癫痫持续状态

【病史采集】

1. 有无上呼吸道感染、高热、先天性脑发育障碍、产伤、颅脑外伤、各类脑炎、脑膜炎、脑及全身寄生虫病、脑瘤、开颅手术等病史。

2. 既往有无抽搐发作史。

3. 抽搐时有无视力障碍、头痛、尖叫等先兆。

4. 抽搐时有无意识障碍、尿失禁、舌咬伤史等。

【诊断】

典型的癫痫发作连续发作不断，发作间期意识无恢复或一次癫痫发作持续 30 分钟以上称为癫痫持续状态。

【治疗】

1. 院前急救处理

（1）患者置卧位，头偏向一侧，保持呼吸道通畅。并用开口器将上下齿分开，避免舌咬伤。

（2）吸氧。

（3）立即给予安定 10mg 肌注，并给予安定 50～100mg 稀疏于生理盐水 500ml 中缓慢滴注（成人 24 小时安定总量≥100mg 为宜）。同时护送到有条件医院进一步检查治疗。

2. 院内处理

（1）情况允许下，立即行头颅 CT 检查或腰穿，寻找病因进行病因治疗。

（2）安定静点维持治疗。

（3）为弥补安定失效较快的缺点，根据病情，应补以长效药物，如鲁米那 0.2mg 肌注，每 8 小时 1 次，或氯硝安定 1～4mg 静注，每日 1 次，也可用苯妥英钠 500～1000mg 静滴，每日 1 次。

（4）10%水合氯醛20ml保留灌肠。

（5）采用以上治疗1小时后癫痫持续状态仍不能控制应考虑全身麻醉（乙醚、硫喷妥钠等），也可用利多卡因50mg静脉推注。

（6）如抽搐过久，应静注甘露醇及地塞米松防治脑水肿。

（7）防止缺氧，吸氧、吸痰保持呼吸道通畅，必要时行气管切开。

（8）注意水、电解质紊乱，及时纠正酸中毒。

第十七章　急性中毒及其他理化因素所致急症

第一节　急性中毒

【病史采集】

1. 详细询问中毒的毒物种类、进入途径、中毒时间、毒物剂量、中毒后的症状、治疗经过及既往健康状况。

2. 疑食物中毒者，应询问进食种类、来源及同餐人发病情况，疑服毒者，应询问发病前的精神状况及现场遗留物品。

3. 对原因不明的发绀、呕吐、惊厥、昏迷、休克、呼吸困难要考虑急性中毒的可能。

4. 职业史。

【体格检查】

1. 神志状态（清醒、朦胧、谵妄、昏迷）。

2. 瞳孔大小及对光反射，结膜有无充血。

3. 体温、血压、脉搏、呼吸。

4. 衣服、口周有无药渍或腐蚀痕迹，呕吐物、排泄物及呼气时的特殊气味，唾液分泌情况。

5. 皮肤、口唇的颜色、皮肤的温度、湿度和弹性。

6. 肺部啰音、心率、心律、心音。

7. 腹部体征。

8. 肌肉颤动或痉挛、肌张力、腱反射、病理反射。

【辅助检查】

1. 留取呕吐物、胃抽取物、排泄物、血、尿及遗留的毒物作毒物鉴定。

2. 根据需要查血、尿粪常规；肝肾功能、二氧化碳结合力。

3. 特殊检查，怀疑有机磷中毒时查胆碱酯酶活力，怀疑一氧化碳中毒时查碳氧血红蛋白等。

【治疗原则】

1. 清除毒物，脱离中毒环境　根据中毒的不同途径采取不同的措施清除毒物：①吸入中毒者，立即脱离中毒环境，移至空气清新处；②皮肤、黏膜接触中毒者，立即用清水或生理盐水进行冲洗；③对于口服中毒者，非腐蚀剂可用洗胃机进行洗胃，如为腐蚀剂，时间短、腐蚀不重者可插胃管进行少量手工洗胃，然后注入黏膜保护剂。

2. 清除消化道尚未被吸收的毒物

（1）强酸强碱类毒物　不宜催吐、洗胃，强酸中毒可用弱碱（如镁乳、肥皂水、氢氧化铝凝胶等）中和，强碱中毒可用弱酸（如1%醋酸、稀食醋、果汁等）中和，强酸强碱均可服稀牛奶、鸡蛋清。

（2）非腐蚀性毒物　催吐用于神志清醒合作者，禁用于昏迷、惊厥、休克、心脏病、妊娠、门脉高压及吗啡等麻醉剂、汽油煤油等中毒；洗胃应尽早进行，可选用温开水、生理盐水、1∶5000高锰酸钾溶液，

2%碳酸氢钠溶液等，禁用于抽搐、惊厥、有食管胃底静脉曲张和溃疡病近期出血、穿孔者；中毒时间较长者，可一次口服硫酸钠15.0～30.0g导泻，但抑制中枢神经系统的药物中毒时不宜用硫酸镁。

（3）促进已吸收毒物的排出　输液、利尿；血液净化治疗。

（4）特别解毒剂的使用　有机磷中毒给予抗胆碱能药物、胆碱酯酶复能剂；砷、汞、锑、铋、铅、镉等中毒给予络合解毒剂；高铁血红蛋白血症可用美蓝、甲苯胺蓝；氰化物中毒给予亚硝酸钠、硫代硫酸钠或美蓝；急性吗啡中毒给予纳络酮；苯二氮䓬类中毒可用氟马西尼。

（5）对症支持治疗　对重症患者严密观察，治疗并发症；纠正水、电解质及酸碱失衡；吸氧，必要时使用呼吸兴奋剂、气管插管或切开、人工呼吸；预防感染、防治褥疮。

第二节　安眠药中毒

【病史采集】

1. 有过量服用安眠药史。
2. 药物种类、服药剂量、中毒时间、中毒后症状。

【体格检查】

1. 神经系统　嗜睡、意识模糊、烦躁、共济失调、昏迷，早期瞳孔缩小、晚期瞳孔散大，早期肌张力高、晚期肌张力低、腱反射消失。
2. 循环系统　脉搏细速，血压下降、休克。
3. 呼吸系统　呼吸浅、慢或不规则，甚至呼吸衰竭。
4. 消化系统　肝大、黄疸。

【辅助检查】

1. 血、尿常规、肝肾功能。
2. 必要时可做尿液、胃抽取物的药物定性试验或血药浓度的测定。

【治疗原则】

1. 1∶5000高锰酸钾或温水洗胃。
2. 导泻选用硫酸钠或液状石蜡，不宜用硫酸镁。
3. 保持气道通畅，吸氧；必要时行人工呼吸，气管插管或气管切开。
4. 静脉输液、利尿、纠正水、电解质和酸碱失衡。
5. 深度昏迷、呼吸明显受抑制时，适当选用美解眠、可拉明等中枢兴奋剂。
6. 纠正低血压、保暖、护肝药、防治感染。
7. 重症者可考虑血液（或腹膜）透析或血液灌流疗法。

第三节　有机磷农药中毒

【病史采集】

1. 有机磷农药接触史，包括接触时间、侵入人体途径。
2. 出现临床症状，如头晕头痛、恶心呕吐、腹痛腹泻，胸部压迫感、紧束感。
3. 有无采取治疗措施。

【体格检查】

1. 生命体征检查　包括意识状态、大动脉搏动、瞳孔、血压、呼吸、脉搏等。
2. 特异性体格检查　患者烦躁不安、共济失调、多汗流涎、瞳孔缩小、心率减慢、肌颤、痉挛甚至抽搐、昏迷。

【实验室检查】

1. 常规检查　血、尿常规、心电图。

2. 特异性检查

（1）全血胆碱酯酶活力测定。

（2）呕吐物或胃内容物中有机磷浓度测定。

（3）尿中有机磷分解产物测定。

【诊断】

1. 症状

（1）毒蕈碱样症状　恶心呕吐、腹痛腹泻、多汗、流涎、瞳孔缩小、心率减慢、呼吸道分泌物增多等，重者出现肺水肿。

（2）烟碱样症状　胸部压迫感、紧束感、肌颤甚至痉挛，重者呼吸肌麻痹可引起呼吸衰竭。

（3）中枢神经系统症状　头晕头痛、烦躁不安、共济失调甚至抽搐、昏迷。

2. 分度

（1）轻度　有机磷农药接触史，呼出气有特殊蒜味，临床表现以毒蕈碱样症状为主，胆碱酯酶活力 50%～70%。

（2）中度　上述症状外，还出现胸部压迫感、肌颤、胆碱酯酶活力 30%～50%。

（3）重度　出现以上症状并有极度呼吸困难、发绀、昏迷、血胆碱酯酶活力 <30%。

【治疗原则】

1. 迅速清除毒物。经呼吸道及皮肤吸收者，立即脱离污染现场，换去污染衣物，清洗皮肤、毛发、指甲、眼睛等；以口服吸收者，立即予催吐、洗胃。

2. 及早应用有效解毒剂。抗胆碱药首选阿托品，应用至阿托品化为止；胆碱酯酶复能剂首选氯磷定，次选解磷定。

3. 在上述治疗同时应畅通呼吸道，防治肺水肿，并预防感染。

4. 对症支持治疗。

5. 患者病情稳定后应转入病房观察治疗，防止迟发性神经损害的发生。

第四节　急性酒精中毒

【病史采集】

1. 一次饮入大量酒或酒类饮料。

2. 呼出气有酒味。

3. 出现头晕、头痛、腹痛、恶心呕吐等临床症状。

【体格检查】

1. 生命体征检查　包括意识状态、大动脉搏动、瞳孔、血压、呼吸、脉搏等。

2. 酒精中毒的临床表现　患者面色苍白或潮红、欣快多语；步履蹒跚、语无伦次、动作不协调；皮肤苍白、湿冷、呼吸浅表，严重者可致昏迷。

【实验室检查】

1. 血、尿常规、心电图、血糖。

2. 血、尿中乙醇含量测定。

【诊断】

1. 一次大量饮酒史。

2. 呼出气或呕吐物中有酒味。

3. 出现酒精中毒的临床表现。临床表现分期：①兴奋期。患者面色苍白或潮红、烦躁、欣快多语。②共济失调期。患者步履蹒跚、语无伦次、动作不协调。③昏睡期。患者昏睡或昏迷、皮肤苍白、湿冷、呼吸浅表，重者可因呼吸衰竭死亡。

【治疗原则】

1. 轻症者可卧床休息、保温后患者可自行康复；中毒症状较重者予催吐、洗胃，昏迷者应畅通呼吸道，并予纳络酮催醒，重者予10%葡萄糖加胰岛素静滴。

2. 补液、利尿等对症支持治疗。通常补液总量为1500～2500ml/d，呕吐剧烈者可适量增加。同时注意纠正电解质紊乱及保持酸碱平衡。补液后可给呋塞米20mg静注，昏迷者可给予留置导尿。剧烈呕吐者可给予胃复安10mg肌内注射、抽搐或兴奋躁动者安定10mg肌内注射或静脉注射（呼吸抑制者禁用）。

3. 防治呼吸衰竭、脑水肿。合并脑出血或颅内高压时给予20%甘露醇注射液250ml静滴。

4. 采用纳洛酮静脉注射促醒，轻者可给予纳洛酮0.4～0.8mg静脉注射1次，严重者0.4mg每30分钟静脉注1次射，用量可达2.0～4.0mg，直至患者清醒为止。因纳洛酮对心律的不良影响，建议谨慎使用，并在使用时严密监视患者生命体征。也可静脉滴注醒脑静注射液，其有醒目开窍作用。危重患者可进行透析治疗。

第十八章　急性动物性中毒

第一节　急性鱼胆中毒

【病史采集】

1. 有食用鱼胆史。
2. 恶心、呕吐、腹痛、少尿等中毒症状。

【体格检查】

1. 患者有神志模糊、嗜睡、谵语，甚至昏迷。
2. 肾区叩击痛、肝大、黄疸。

【实验室检查】

血尿常规、肝肾功能、钾、钠、氯等。

【诊断】

1. 有食用鱼胆史。
2. 恶心、呕吐、腹痛、嗜睡、神志模糊、昏迷等中毒表现。
3. 少尿、黄疸、肝肾功能损害表现。

【治疗原则】

1. 补液以促进解毒和增加机体营养。常给予10%葡萄糖或糖盐水。
2. 利尿可用速尿40～120mg静注，或100～200mg加入葡萄糖液中静滴。
3. 宜尽早做血液透析或腹膜透析。

第二节　河豚中毒

【病史采集】

1. 有食用河豚史。
2. 诉恶心、呕吐、腹痛、腹泻，口舌、肢端及全身麻木等不适。

【体格检查】

1. 四肢无力、语言困难、肌肉软瘫、眼睑下垂等神经系统表现。
2. 脉搏缓慢、传导阻滞、呼吸困难、血压下降、昏迷等。

【实验室检查】

1. 血尿常规、肝、肾功能检查。
2. 心电图检查。

【诊断】

1. 有食用河豚史。
2. 有口舌、全身麻木、眼睑下垂等神经系统表现。
3. 心电图表现心率缓慢或传导阻滞。

【治疗原则】

1. 5%碳酸氢钠洗胃。
2. 肌肉麻痹者予1%盐酸士的宁2ml，肌注，每日3次。
3. 严重病例给予肾上腺皮质激素。
4. 心率缓慢或传导阻滞者予阿托品。

第三节　蟾蜍中毒

【病史采集】

1. 有误食或接触蟾蜍（癞蛤蟆）毒素史。
3. 注意有无恶心、呕吐、胸闷、心悸症状。

【体格检查】

1. 注意有无发绀、脉缓、肢冷、血压下降情况。
2. 心电图检查有无心动过缓、房室传导阻滞、束支传导阻滞及 ST – T 改变。

【实验室检查】

将蟾蜍或患者呕吐物涂以唾液，出现白色泡沫反应，说明有毒。

【治疗原则】

1. 早期可采取排毒措施，如催吐、洗胃及导泻。
2. 严重心动过缓或房室传导阻滞者，予阿托品 1～2mg 肌注或静注。
3. 心源性脑缺血综合征者，可予以异丙肾上腺素 0.5～1mg 加入等渗葡萄糖溶液 250ml 中缓慢滴注。
4. 静脉补液，纠正水、电解质失衡。

第十九章　急性植物性中毒

第一节　急性毒蕈中毒

【病史采集】

1. 有食用野生有毒的毒菇史。
2. 有流涎、恶心、呕吐、腹痛、腹泻、多汗等表现。

【体格检查】

1. 有烦躁不安、呼吸急促、心率慢及瞳孔缩小等毒蕈碱样表现。
2. 注意患者有无黄疸、肝大、皮下出血、血红蛋白尿。
3. 重症者可有肝坏死、肾衰竭、脑水肿等。

【实验室检查】

血尿常规、肝肾功能检查。

【诊断】

1. 具有明确食用有毒的毒菇史。
2. 有流涎、腹泻、谵妄、瞳孔缩小表现。
3. 有黄疸、血红蛋白尿。

【治疗原则】

1. 用 1∶5000 高锰酸钾溶液，或 3%～5% 鞣酸溶液，或 0.5% 活性碳混悬液，或浓茶等反复洗胃。
2. 毒蕈碱样症状可用阿托品 0.5～1.0mg 肌注；或二巯基丙磺酸钠 5ml 肌注，或加入葡萄糖溶液 20ml 稀释后静注，每日 2 次。
3. 重症或有溶血者可用肾上腺皮质激素治疗。
4. 纠正水、电解质及酸碱平衡。

第二节　乌头碱中毒

【病史采集】

1. 有服用川乌、草乌、附子等中药史。
2. 有恶心、呕吐、流涎表现，口唇、咽喉部有烧灼感。
3. 指尖、口唇及全身有蚁走感，视物模糊。

【体格检查】

1. 面色苍白、出冷汗、血压下降。
2. 注意有无呼吸困难、呼吸肌痉挛、窒息等。
3. 注意有无心动过缓、传导阻滞及心功能不全。

【实验室检查】

1. 乌头碱定性分析。
2. 肝肾功能检查。

3. 心电图检查。

【诊断】

1. 有服用附子等中药史。
2. 有流涎、蚁走感、视物模糊、心动过缓等心律失常。
3. 乌头碱定性分析阳性。

【治疗原则】

1. 早期应催吐，1:5000 高锰酸钾及鞣酸溶液洗胃，或从胃管中注入硫酸钠或硫酸镁导泻。
2. 大量补液，以促进毒物的排泄。
3. 缓慢性心律失常者可肌注阿托品 1~2mg，或加入液体中静滴。
4. 其他对症治疗。

第三节　急性木薯中毒

【病史采集】

1. 有食用去毒不彻底的熟木薯史。
2. 有腹痛、恶心、呕吐，呕吐物为白色黏液。

【体格检查】

1. 轻者有乏力、精神不振、嗜睡表现。
2. 重者出现呼吸急促、发绀、四肢厥冷、血压下降、昏迷等。

【实验室检查】

血尿常规及肝肾功能检查。

【诊断】

1. 有明确食用木薯史。
2. 呕吐物为白色黏液。
3. 具有中枢神经系统表现。

【治疗原则】

1. 洗胃，立即用 1% 过氧化氢，或 1:5000 高锰酸钾，或 5% 硫代硫酸钠溶液洗胃。
2. 解毒处理　①亚硝酸异戊酯 1 支，折断后吸入；②继用 2%~3% 亚硝酸钠水溶液 10~15ml 加入葡萄糖溶液 40ml 中缓慢静注，或用 1% 美蓝溶液 25~50ml 加入葡萄糖中静注；③25%~50% 硫代硫酸钠溶液 20~50ml，10 分钟内注完。
3. 重症者给予细胞活性药物，可用细胞色素 C、ATP、辅酶 A。
4. 视情使用抗生素预防感染。

第二十章　化学性中毒

第一节　一氧化碳中毒

【病史采集】

1. 注意了解中毒时环境及其停留时间。

2. 患者有头昏、恶心、嗜睡症状。

【体格检查】

注意两颊、前胸皮肤及口唇是否呈樱桃红色。

【实验室检查】

碳氧血红蛋白呈阳性反应。

【治疗原则】

1. 开窗通风，将患者移至空气新鲜地方。
2. 呼吸停止者，应立即行口对口人工呼吸。
3. 予以吸氧或高压氧舱治疗。
4. 促进脑细胞功能的恢复，可用维生素 C 辅酶 A。
5. 有脑水肿者应予以皮质激素及其他脱水药物。

第二节　急性亚硝酸盐中毒

【病史采集】

1. 有进食不新鲜的蔬菜或含亚硝酸盐类食物史。
2. 有头痛、腹痛、恶心、呕吐、心悸、呼吸急促及发绀表现。

【体格检查】

1. 心动过速、烦躁不安、嗜睡、口唇甲床发绀体征。
2. 严重者有惊厥、昏迷。

【实验室检查】

高铁血红蛋白还原反应阳性。

【诊断】

1. 有明确的食用不新鲜蔬菜或含亚硝酸盐类食物史。
2. 有末梢发绀体征。
3. 高铁血红蛋白反应阳性。

【治疗原则】

1. 中毒在 2～4 小时者，应立即洗胃及导泻。
2. 尽早给予高铁血红蛋白还原剂。首选 1% 美蓝溶液，按 1～2mg/kg 加入 25%～50% 葡萄糖溶液 20～40ml 中缓慢静注；也可给予维生素 C 0.5～1.0g 稀释于 25% 葡萄糖 20～40ml 中静注。
3. 呼吸困难者须吸氧，呼吸浅表或不规则者可用呼吸中枢兴奋剂。

第二十一章　电击伤

【病史采集】

1. 雷击或触电史。
2. 皮肤电灼伤或触电后跌伤。
3. 意识丧失、抽搐。
4. 呼吸极微弱呈"假死状态"、呼吸停止。

5. 心律失常、心脏骤停。电击伤二周后大血管继发性大出血。

【体格检查】

1. 神志、呼吸、大血管搏动、心率、心律、血压。
2. 局部皮肤烧灼伤及深部组织损伤。
3. 胸腹有无内脏损伤。
4. 头颅、肢体骨折及神经系统损伤。

【实验室检查】

1. 血尿常规、尿血红蛋白、血清电解质、肝肾功能、血气分析。
2. 心电图，异常者应持续心电监护。
3. 必要时行骨骼及胸部 X 线检查。

【治疗原则】

1. 立即使患者脱离电源。
2. 对呼吸微弱、不规整或停止者，立即进行人工呼吸，现场抢救最好用口对口方法，急诊室应立即气管插管。
3. 心跳停止者按心搏骤停处理。
4. 心脏搏动微弱而非室颤者忌用肾上腺素。
5. 心搏停止可静脉注射肾上腺素，同时胸外心脏按压。
6. 心电图证实心室纤颤可用肾上腺素后行非同步直流电除颤。
7. 预防并处理休克、脑水肿、肾功能不全及水电解质失衡。
8. 预防感染。
9. 处理电击烧灼创面或骨折。

第二十二章　溺　水

【病史采集】

1. 明确的溺水史。
2. 溺水持续的时间、淡水还是海水。
3. 溺水前有无中毒、损伤及其他疾病。
4. 溺水后有无外伤。

【体格检查】

1. 神志、血压、呼吸、脉搏、瞳孔、皮肤、黏膜。
2. 呼吸道有大量水和异物、肺部啰音及其范围。
3. 心跳微弱或停止，心律失常、心力衰竭等体征。
4. 腹部饱胀。
5. 头颅、脊柱、四肢情况。

【实验室检查】

1. 血尿常规、血电解质、动脉血气分析。
2. 胸部 X 线检查、心电图。

【诊断】

1. 轻度　神志清楚、血压增高、心率增快。

2. 中度　呼吸道有大量水和呕吐物而窒息、反射性喉痉挛、神志模糊、呼吸不整或表浅、血压下降、心率减慢、反射减弱。

3. 重度　昏迷、发绀、呼吸道充满血性泡沫、淤泥或呕吐物、四肢冷、血压低、心律不齐、心室纤颤、呼吸不整。

【治疗原则】

1. 及时清理呼吸道。心跳未停止者迅速给予倒水，采取伏膝倒水、抱腹倒水；呼吸停止者取俯卧压背法，垫高腹部，急救者间歇挤压患者背部。

2. 清理呼吸道后进行人工呼吸，现场抢救应采取口对口呼吸，吹气量要大，吹气后双手压迫胸部加大呼出量；医院内抢救应尽快气管插管，人工呼吸机间歇正压给氧或呼气末正压给氧。

3. 心跳停止者立即按心脏骤停处理。

4. 淡水溺水者给予2%~3%盐水，血压稳定者及早脱水，血压不能维持而又须脱水者给予输全血、红细胞悬液；海水淹溺者给予5%葡萄糖液，纠正血液浓缩及血容量不足。

5. 维持水、电解质、酸碱平衡。

6. 防治肺水肿、脑水肿、肾衰竭及继发感染。

第二十三章　创伤急诊

第一节　创伤急救基本技术

【止血】

1. 加压包扎法　用敷料盖住创面，再用绷带加压包扎。这种方法急救中最常用。

2. 填塞止血法　用消毒的纱布，棉垫等敷料填塞在创面内，再用绷带，三角巾成四头带加压包，松紧度以达到止血为宜，常用于颈部、臂部等较深创面。

3. 指压止血法　用手指压迫出血的血管上端，即近心端，使血管闭合阻断血流达到止血目的。适用于头面颈部及四肢的动脉出血急救。

4. 屈曲加垫止血法　当前臂或小腿出血时，可在肘窝、窝内放置棉纱垫、毛巾或衣服等物品，屈曲关节，用三角巾或布带做"8"字固定。注意有骨折或关节脱位时不能使用，因此法伤员痛苦较大，不宜首选。

【止血带止血】

适用于四肢大血管破裂出血多或经其他急救止血无效者。常用气囊止血带或三尺左右长的橡皮管；急救时可用布带、绳索、三角巾或毛巾替代，称绞紧止血法。使用时应注意：①止血带必须上在创面的近心端，肘关节以下的创面，应将止血带扎在上臂，膝关节以下创面应将止血带扎在大腿；②在上止血带前先包一层布或单衣；③上止血带之前应抬高患肢2~3分钟，以增加静脉回心血流量；④应标记、注明上止血带的时间，并每隔45~60分钟放松止血带一次，每次放松时间为3~5分钟，松开止血带之前用手压迫动脉于近端；⑤扎止血带松紧要适宜，以出血停止、远端摸不到动脉搏动为好；⑥不可用电线、铁丝等做止血带用。

具体操作方法：①橡皮带止血法：先在止血带部位垫一层布或单衣，再左手拇食中指持止血带头端，另一手拉紧止血绕肢体缠2~3圈，并将橡皮带未端压在紧缠的橡皮管下固定；②绞紧止血法：先垫衬垫，再将带系在垫上绕肢体一圈打结，在结下穿一棒，旋转此棒使带绞紧，至不流血为止，最后将棒固定在肢体上。

【包扎】

包扎在急救中应用广泛，其主要目的是压迫止血，保护创面，固定敷料减少污染，固定骨折与关节，减少疼痛。常用的材料有三角巾、多头带、绷带，亦可用毛巾、手绢、布单、衣物等替代。

1. 一般创面包扎时要注意　迅速暴露创面并检查，采用急救措施；有条件者应对创面妥善处理，如清除创面周围油污，碘酒、酒精消毒皮肤等；包扎材料，尤其是直接覆盖创面的纱布应严格无菌，没有时亦应尽量用相对干净的材料覆盖，如清洁毛巾、衣服、布类等；包扎不能过紧过松；包扎打结或用别针固定的位置，应在肢体外侧面或前面。

2. 特殊损伤的包扎　包括：①开放性颅脑损伤的包扎：用干净的碗扣在创面上，或者用敷料或其他布类做成大于创面的圆环放在创面周围，然后包扎，以免包扎时骨折片陷入颅内，同时保护膨出的脑组织；②开放性气胸的包扎：如果胸部外伤且伴有气胸（创面有气体进出），要紧密包扎，阻断气体从创面进出，创面先用厚敷料或塑料布覆盖，再用纱布垫或毛巾垫加压包扎；③多根肋骨骨折：胸部外伤伴有多根肋骨骨折，则胸壁失去支持而出现反常呼吸运动，可用衣物、枕头等加压包扎伤侧以遏制胸壁浮动，必要时（无适当物品可用）将伤员侧卧在伤侧；④开放性骨折并骨端外露：包扎时外露的骨折端不要还纳者若自行还纳者应该注明；⑤腹部外伤并内脏脱出：脱出的内脏不要还纳，包扎时屈曲双腿，放松腹肌，将脱出的内脏用大块无菌纱布盖好，再用干净饭碗、木勺、钢盔等凹形物扣上，或用纱布、布卷、毛巾等做成圆状，以保护内脏，再包扎固定；⑥有异物插入身体内和创面包扎：不要移动异物，周围用物体如保护环等支持，再包扎固定。

第二节　骨折的固定

【诊断】

骨折后常有下列专科体征：①畸形，由于骨折移位，使得受伤肢体的形状发生改变；②反常活动，在肢体没有关节的部位出现不正常的活动；③骨擦音或骨擦感，由骨折两断端的相互摩擦引起。只要伤员有上述三体征之一，即可诊断骨折，除此以外，骨折还有一般表现，即骨折部位出现疼痛和压痛，局部有肿胀、瘀斑，骨折部位出现功能障碍。故有上述表现者，应诊断骨折或怀疑有骨折存在，均应固定。

【骨折固定的目的】

急救时的固定主要是对骨折的临时固定，其主要目的不是整复，而是为了防止骨折端活动刺伤血管、神经等周围组织造成继发性损伤，减少疼痛，便于搬动。

【固定材料及注意事项】

1. 固定的材料　常用的有木质、铁质、塑料制作的夹板或固定架。急救时常就地取材，选用长短宽窄合适木板、竹竿、树枝、纸板等简便材料，有时亦可利用伤员的身体，健肢将伤肢固定，如将受伤的上肢固定于胸前，用健肢来固定受伤下肢等。

2. 注意事项　有创口者应先止血、消毒、包扎，再固定，伤员出现休克时应同时抢救；对大腿、小腿及脊柱骨折者，不宜随意搬动，应就地临时固定；固定前应先用布料、棉花、毛巾等铺垫在夹板上，以免损伤皮肤；夹板应放在骨折部位的下方或两侧，最好固定上下各一个关节；用绷带固定夹板时，应先从骨折下部缠起，以减少伤肢充血水肿；固定松紧应适宜。

【常见骨折的临时固定方法】

1. 颈椎骨折

（1）颈托固定　在颈部前、后方分别放一块固定材料或颈托半托围绕颈部。

（2）头颈临时固定　急救时可在颈部两侧用枕头或沙袋暂时固定，颈后垫软枕，将头部用绷带固定。

2. 上肢骨折

（1）上臂骨折固定　将夹板放在骨折上臂的外侧，用绷带固定；再固定肩肘关节，用一条三角巾折叠成燕尾式悬吊前臂于胸前，另一条三角巾围绕患肢于健侧腋下打结。

（2）前臂骨折固定　将夹板置于前臂外侧，然后固定腕、肘关节，用三角巾将前臂屈曲悬吊胸前，用另一三角巾将伤肢固定于胸廓。

3. 股骨骨折

（1）健肢固定法　用绷带或三角巾将双下肢（患肢和健肢）绑在一起，在膝、踝关节及两腿内的空隙处加棉垫。

（2）股骨骨折躯干固定法　用长夹板从足跟至腋下，短夹板从足跟至大腿根部，分别置于患腿的外、内侧，用绷带或三角巾捆绑固定。

4. 小腿骨折　用长度由足跟至大腿中部的两块夹板，分别置于小腿内外侧，再用三角巾或绷带固定，亦可采用健肢固定法。

5. 脊椎骨折固定法　将伤员仰卧于木板床上，用绷带将胸、腹、髂、脖、踝等固定于木板上。

第三节　伤员的搬运

【常用的搬运法】

1. 单人搬运法

（1）抱持法　伤者一手搭在急救者肩上，急救者一手抱住伤员腰背部，另一手肘部托住大腿。

（2）背法　将伤者双上肢拉向急救者胸部，前胸紧贴后背，伤者屈髋屈脖，急救者双手得前臂托住伤者大腿中部。

（3）驮法　将伤员掮在肩上，其躯干绕颈部，同时牵住其下垂之上肢。

2. 双人搬运法

（1）椅托式　急救者二人手臂交叉，呈坐椅状。

（2）轿杠式　急救者二人四手臂交叉。

（3）拉车式　一急救者抱住伤员双脚，另一则双手从腋下抱住伤员。

（4）椅式搬运法　将伤员放在坐椅以搬运。

（5）平抬法　两位急救者双手平抱伤员胸背部及臀部、下肢。

3. 担架搬运法　将伤员足前头后放在担架上。

【特殊损伤的搬运】

1. 颅脑损伤患者的搬运　患者应取侧卧或半俯卧位，以保持呼吸道通畅，固定头部以防震动。

2. 脊柱损伤患者的搬运

（1）颈椎骨折　应先行颈椎固定后再搬运。

（2）胸腰椎搬运　应有 3～4 人在场时同时搬运，搬运时动作要一致，伤员的胸腰部要垫一薄枕，以保持胸腰椎部过伸位，搬运时整个身体要维持在一条线上。常用的搬运方法有滚动法和平托法两种。

第二十四章　脑损伤

第一节　脑震荡

【病史采集】

1. 受伤时间、原因、外力的大小、着力部位、伤后表现及其变化（负伤当时能否讲话、能否坐起或行走，伤后有无昏迷、时间有多久，有无"中间清醒期"等）。

2. 伤后曾做过何种处理，如脱水药物、镇静剂等，应问明药名、剂量和给予时间，借以帮助判断意识的变化或体征变化与药物作用的关系。

3. 伤前健康情况，有无高血压病、蛛网膜下腔出血、排尿性晕厥、心脏病、精神病、癫痫等病史。

【检查】

1. 呼吸、血压、脉搏。
2. 头皮伤部位，有无眼、耳、口、鼻出血，有无胸腹腔脏器损伤以及肢体、骨盆和脊柱骨折。
3. 意识障碍程度，瞳孔大小和对光反应，有无面瘫及肢体瘫，有无病理反射。
4. 腰椎穿刺可除外脑挫裂伤，但非十分必要，对有脑疝或疑有颅内血肿时均禁忌。
5. 头颅 X 线摄片以了解有无颅骨骨折。
6. 头颅 CT 扫描以除外颅内有无出血。

【诊断】

1. 头部外伤后立即发生意识障碍，一般不超过半小时。
2. 清醒后常有逆行性健忘（近事遗忘）。
3. 可有头痛、头昏、恶心、呕吐、耳鸣、失眠等症状。
4. 神经系统无阳性体征。
5. 腰椎穿刺显示颅内压力及脑脊液常规正常。
6. 头颅 X 线摄片及头颅 CT 扫描颅骨及颅内无外伤性病理改变。

【治疗原则】

1. 院前急救措施
(1) 让患者平卧，头偏向一侧，保持呼吸通畅。
(2) 观察患者意识、瞳孔及生命体征。
(3) 有头部创面者给予包扎。
2. 院内治疗原则
(1) 可留观，观察意识及生命体征，直至病情稳定。
(2) 对症治疗，如止痛剂、镇静剂、理疗、中药等。
(3) 卧床休息一周，加强心理治疗，使伤员建立康复信心，注意体育锻炼及生活规律化。
(4) 如病情变化及时复诊。

第二节 脑挫裂伤

【病史采集】

同脑震荡病史采集部分。

【检查】

同脑震荡检查部分。

【诊断】

1. 有头部外伤史，多发生在直接打击及对冲部位。
2. 意识障碍多在半小时以上，其程度及时间与伤情有关。
3. 可有呕吐、癫痫症状，清醒者可出现头痛、头昏、恶心等症状。
4. 可有血压、脉搏、呼吸、体温等生命体征变化。
5. 可出现相应的神经系统体征，如瞳孔改变、失语、瘫痪、一侧或两侧锥体束征、脑膜刺激征等。
6. 腰椎穿刺颅内压多增高，脑脊液常呈血性。疑有颅内血肿时禁做此检查。
7. 头颅 X 线片有或无颅骨骨折，CT 扫描显示脑挫裂伤的范围及程度，表现为不规则低密区，混有点片状高密度区，周围有水肿，脑室多变小或有移位，脑池可变窄或有蛛网膜下腔出血征象。必要时可重复检查，以排除外继发性颅内血肿的发生。

【治疗原则】

1. 院前急救措施

（1）简明扼要询问病史，观察意识、瞳孔及生命体征变化。

（2）保持呼吸道通畅，吸氧。昏迷患者，先托起下颌，吸出口、鼻、气管内的分泌物及呕吐物，使头侧位；呼吸功能障碍者，可行气管插管。

（3）如有失血性休克，应先抗休克，不可将头位过低，可将双下肢抬高。

（4）有头部创面者给予包扎；有胸、腹、脊柱，骨盆和肢体复合伤者，按有关部位伤处理。

（5）原发性脑损伤伴有颅内高压或有脑疝者，立即给甘露醇脱水及激素治疗，并尽快转送至有神经外科医院处理。

2. 院内急诊治疗原则

（1）继续保持呼吸道通畅，给予氧气吸入，有呼吸功能障碍者可行气管插管，人工或呼吸机辅助呼吸。

（2）了解外伤原因，受伤时间，伤后昏迷时间及变化。

（3）检查神志、瞳孔；测量血压、脉搏、呼吸；有胸、腹、骨盆、脊柱以及肢体合并伤者或休克者；按有关章节处理。

（4）躁动不安者应查明原因，必要时给予镇静剂，有癫痫发作者，抗痫治疗。

（5）有颅内压增高者或脑疝形成者，应给予脱水、激素治疗。

（6）病情许可，尽快头颅 CT 扫描，明确诊断后收入院。

第三节　原发脑干损伤

【病史采集】

同脑挫裂伤部分。

【检查】

同脑挫裂伤部分。

【诊断】

1. 头部外伤后立即出现严重意识障碍，且持续时间长。

2. 常有去大脑强直，阵发性或持续性四肢过度伸直，头部后仰，甚至呈角弓反张状。

3. 瞳孔不等大，多变，双侧瞳孔可极度缩小或扩大，并可出现两眼球位置不一。

4. 可出现呼吸节律紊乱，抽泣样呼吸，心率加快，心律不齐，脉搏细弱，甚至呼吸停止。

5. 一侧或两侧锥体束征阳性，可出现颅神经损害表现，典型者出现交叉性麻痹。

6. CT、MRI 显示脑干水肿或可有小出血灶征象。继发性脑干伤多发生于脑疝后，有上述临床体征外，而且有颅内压显著增高，CT、MRI 显示脑干水肿，颅内有出血或血肿或脑水肿征象。

【治疗原则】

1. 院前急救措施　同脑挫裂伤；特别注意患者呼吸，保持呼吸通畅，吸氧；必要时应行气管插管，人工辅助呼吸。

2. 院内急诊治疗原则　同脑挫裂伤；原发性脑干伤采用非手术治疗，继发性脑干伤，着重于及时解除颅内血肿、脑水肿等引起的急性脑干受压的因素，包括手术与脱水降压综合治疗；尽早行气管切开，保持呼吸道通畅；重症者早期进行人工冬眠疗法；短期大剂量使用激素和脱水药物；昏迷时间久者要鼻饲；积极防治各种并发症，如肺炎，消化道出血，泌尿系受感染等。

第四节　外伤性颅内血肿

外伤性颅内血肿按血肿出现时间分为特急性（伤后 3 小时内）、急性（3 天内）、亚急性（3 周内）、慢性（超过 3 周）。按解剖层次分为硬脑膜外血肿、硬脑膜下血肿、脑内、脑室内和多发性血肿。颅腔容积与内容物体积有一定比例关系，以保持正常颅内压，如颅内容物体积急性增加超过颅腔容积的 3.5%，如幕上血肿量超过 30ml，幕下血肿量超过 10ml，即出现脑受压表现。

【病史采集】

1. 同脑挫裂伤部分。
2. 特别注意伤后意识改变，如意识障碍加深或有"中间清醒期"等。

【检查】

同脑挫裂伤部分。

【诊断】

1. 头部有外伤史，多有头皮损伤或伴有不同类型颅骨骨折。
2. 伤后可有原发昏迷，然后意识逐渐好转（即"中间清醒期"），继则再昏迷；也可能无原发昏迷而表现为伤后意识障碍进行性加重；也可为持续昏迷。
3. 出现颅内压增高和脑受压症状，早期有剧烈头痛、呕吐、烦躁不安、昏迷加深，呼吸、脉搏减慢、血压升高。幕上血肿可出现颞叶钩回疝综合征；幕下血肿可突然昏迷，呼吸停止。
4. 颅骨 X 线片常有骨折线跨过脑膜血管沟，特别是硬脑中动脉搏或静脉窦沟，正位片有时可见到松果体钙化向血肿对侧移位。
5. CT 或 MRI 可显示血肿部位、血肿的类型及大小。
6. 必要时颅骨钻孔探查可直接发现血肿。

【治疗原则】

1. 院前急救措施　按脑挫裂伤部分处理；如有脑疝出现，应给予脱水治疗，并尽快送至有手术条件医院。
2. 院内急救原则　按脑挫裂伤部分处理；明确诊断后，应急诊开颅清除血肿（CT 扫描常可发现小的硬外血肿，如患者神志清楚，无颅内压增高症状，无定位体征，或有轻微体征但无恶化，CT 扫描中线轻度移位，且无脑室受压者，可在严密观察下进行非手术治疗，如病情恶化，应尽快复查 CT 扫描，确定下一步治疗）；如血肿较大，或有脑疝征象，应尽快手术。

第五节　开放性颅脑损伤

【病史采集】

同脑挫裂伤，但头局部损伤严重。

【检查】

1. 同脑挫裂伤。
2. 头颅 X 线正、侧位片，必要时摄切线位片，了解颅骨骨折及伤道内异物情况。
3. 头颅 CT 扫描，必要时脑血管造影。

【诊断】

1. 头皮、颅骨和脑膜均破损，脑组织与外界相通。
2. 常有昏迷，少数可无昏迷。

3. 有相应脑挫裂伤征象，如偏瘫、偏侧感觉障碍、失语等症状。部分患者可出现进行颅内压增高。

4. 创面可有血性脑脊液或破碎的脑组织溢出，或有活动血。

【治疗原则】

1. 院前急救措施　创口止血、用无菌敷料包扎，保护脑组织不再受污染；对于插入颅内的致伤物，不可拔除或撼动，以免引起突然颅内出血；脑膨出时，应用消毒棉圈或碗状物保护；有癫痫发作者，抗痫治疗；按脑挫裂伤部分处理。

2. 院内急诊治疗原则　按脑损伤部分处理；明确诊断后，尽快早期清创术。

第六节　火器致颅脑损伤

【病史采集】

1. 头颅有火器伤史，注意询问火器性质及威力。

2. 同脑挫裂伤部分。

【检查】

1. 同开放性颅脑伤部分。

2. 注意有无全身合并伤，并做相应检查。

【诊断】

1. 头颅有火器外伤史，可为非穿透和穿透性脑损伤。

2. 头皮、颅骨、脑组织有不同程度的损伤。

3. 穿透性脑损伤常会并有颅内血肿，尤其是伤道内血肿机会较多。

4. 有相应的脑挫裂伤征象，早期可出现颅内感染。

5. 入口和出口内常有碎骨片或破碎脑组织及活动性出血。如有全身合并伤，并判断其严重程度，是否需紧急处理。

【治疗原则】

1. 院前急救措施　同开放性颅脑损伤；有合并伤，或伴有休克者，应给予相应处理。

2. 院内急诊治疗原则　同开放性颅脑损伤；根据伤情的轻、重、缓、急，分别处理全身的合并伤；原发性脑干伤采用非手术治疗，继发性脑干伤，着重于及时解除颅内血肿、脑水肿等。

第二十五章　胸部损伤

第一节　胸壁挫伤

【病史采集】

胸壁挫伤为外力直接撞击胸部所致。重点了解受伤时的情况，包括何物所伤及撞击力度等。

【检查】

胸片或胸透未见异常。

【诊断】

1. 胸部受伤处疼痛，尤其在深呼吸、咳嗽或活动时加重。

2. 伤处软组织肿胀，可有皮下瘀血或血肿。

3. 伤处软组织明显压痛，但无胸廓挤压痛。

4. 胸透未见异常。

【治疗】

1. 给予止痛，止咳对症治疗。

2. 外敷，可用伤湿止痛膏，活络油等。

3. 局部理疗，热敷。

【治愈标准】

1. 胸痛明显减轻或消失，皮下瘀血吸收。

3. 局部无压痛。

第二节　肋骨骨折

【病史采集】

询问受伤部位，撞击力量，了解有无呼吸困难及咯血等。

【检查】

正斜位胸片，可了解肋骨骨折数量及部位。

【治疗】

1. 胸廓固定，可用胶布或胸带外固定，严重者用牵引固定法或肋骨内固定。

2. 止痛治疗，包括口服或注射止痛药，外用止痛膏、活络油等，也可做肋间神经封闭。

3. 防治肺部感染、吸氧、使用抗生素、雾化吸入、鼓励排痰等。

4. 开放性肋骨骨折应尽早行清创术，取出碎骨片，缝合创面。

5. 后期可做理疗。

【院前急救】

对于多发肋骨骨折有反常呼吸者，应做胸部加压包括，危重者做气管插管辅助呼吸。

【诊断】

1. 有胸部创伤史。

2. 骨折处肋骨明显压痛，有时可触及骨擦感或听到骨擦音。

3. 骨折部位明显疼痛，在深呼吸、咳嗽或翻身时加剧，严重者可出现呼吸困难，发绀等。

4. 胸廓挤压试验阳性。

5. 有反常呼吸时表明有多根多处肋骨骨折。

6. 胸部正斜位 X 线片可确定肋骨骨折数量及部位。

【疗效标准】

伤后 2 个月，骨折处骨痂生长愈合，包括轻度的畸形愈合为治愈。

第三节　外伤性气胸

【病史采集】

询问受伤时情况，了解呼吸困难的发生、发展过程。

【检查】

1. 查体。

2. 胸透或胸片。

3. 试验性胸穿。

【诊断】

1. 轻者可无症状或仅有胸闷气促。

2. 查体伤侧胸廓饱满，叩诊鼓音，呼吸音消失。

3. 呼吸时创面处有气泡排出或有气体进出的响声，应考虑有开放性气胸存在。

4. 如有进行性呼吸困难、发绀，脉细弱甚至休克应考虑张力性气胸的可能，此时可并有广泛皮下气肿及颈静脉怒张，气管偏向健侧等。

5. 拍胸片可确诊气胸，及了解气胸的严重程度。

6. 胸穿时胸膜腔内抽出气体。

【治疗】

1. 院前急救 对于开放性气胸立即用多层无菌纱布覆盖创面，并用胶布或绷带扎紧。有张力性气胸者，应立即于第二肋间刺入粗针头排出气体。

2. 院内治疗 肺压缩30%以下，症状轻者可卧床休息，1~2周后气体可自行吸收；有呼吸困难者应做胸穿抽气，如胸穿后气胸仍存在应放胸腔闭式引流；开放性气胸应及早行清创术，缝合创面，同时做胸腔闭式引流；诊断张力性气胸者应立即做胸腔闭式引流；吸氧，使用抗生素，止咳、止痛等治疗。

【疗效标准】

气胸吸收，拔管后复查胸片未见复发为治愈。

第四节 外伤性血胸

【病史采集】

询问受伤时情况。

【检查】

胸片、B超。

【诊断】

1. 少量出血（<500ml），可无明显症状。

2. 中量（500~1000ml）或大量出血（1000ml以上），可出现面色苍白，脉快而弱，血压下降，气急等休克征。症状的轻重还与出血速度有关。

3. 气管偏向健侧，患侧肋间隙饱满，叩诊浊音，呼吸音减弱或消失。如果合并气胸时，上胸部叩诊鼓音，下胸部叩诊浊音。

4. 胸片见伤侧积液阴影，纵隔移向健侧。

5. 胸穿可抽出不凝血。

【治疗】

1. 较少量的出血可自行吸收。

2. 有休克者应积极抗休克，主要是快速输液，估计出血量并输血。

3. 估计出血量少，并已停止出血者可做胸穿，每次抽吸不宜超过100ml。

4. 出血量多或合并气胸者多选择胸腔闭式引流术。如果每小时出血量>150ml，连续2~3小时引流液

Hgb > 7g% 时，已抗休克、输血同时行剖胸探查。

【疗效标准】

经引流或手术后 1 周，拔除胸引管，创面拆线复查胸内无积血为治愈。

第五节　创伤性窒息

【病史采集】

了解挤压情况，有无昏迷，合并伤。

【检查】

胸片。

【诊断】

1. 有胸部挤压伤病史。
2. 上胸部，颈面部皮肤青紫，皮下出血点。
3. 眼结膜明显充血及出血。
4. 严重者可因脑缺氧而发生昏迷。

【治疗】

1. 半卧位休息，吸氧，呼吸困难者可用机械辅助呼吸。
2. 昏迷者应给予脱水剂，可用 20% 甘露醇或白蛋白，以防止缺氧引起的脑水肿；要控制输液量及输液速度，以防止急性肺水肿及左心衰；液体内可加入维生素 C 及地塞米松，以改变血管通透性，减轻组织间隙水肿。
3. 同时处理合并伤。

【疗效标准】

清醒，呼吸正常，皮下出血吸收，眼结膜出血吸收为治愈。

第六节　肺爆震伤

【诊断】

1. 有被气浪波或水浪冲击病史。
2. 有胸痛、咳嗽、咳血性泡沫痰及呼吸困难。
3. 有烦躁不安、发绀及休克征象，肺部听诊遍布湿啰音。
4. 胸片见肺内斑片状阴影。

【治疗】

1. 输液、输血速度宜慢，避免输入晶体溶液，首日总输液量避免超过 1000ml，以防加重肺水肿。
2. 安静休息、吸氧，使用抗生素。鼓励患者咳嗽、咳痰，必要时应吸氧痰气管切开。
3. 如合并伤需手术时，应避免吸入性麻醉，以保护肺功能。

第七节　气管支气管破裂

【病史采集】

胸部创伤情况，了解呼吸困难及咯血情况。

【检查】

胸片及纤支镜。

【诊断】

1. 有严重的颈胸部创伤史，多合并第一、二肋骨骨折。
2. 有呼吸困难、发绀、胸痛、咯血等。
3. 有气胸体征及皮下气肿。
4. 胸腔闭式引流持续有大量气体排出。
5. 胸片示肺萎陷，纵隔及皮下气肿，血气胸，特别是心膈角处阴影有诊断意义。
6. 纤维支气管镜检查若发现气管软骨环中断式间隙明显增大可确诊。

【治疗】

确诊者均应早期手术，术后注意排除呼吸道分泌物及抗感染。

【疗效标准】

术后创面拆线，胸片无肺不张为治愈。

第八节　食管破裂

【病史采集】

了解受伤时情况，伤后有否进食。

【检查】

胸片或食管碘油造影。

【诊断】

1. 颈部有唾液及食物从创面流出。
2. 食管破裂口与纵隔相通，可继发急性纵隔炎，纵隔气肿或脓肿，出现高热，肩背或胸骨后剧热疼痛，易发生中毒性休克。
3. 食管裂口与胸腔相通，可引起液气胸、脓胸。口服美兰液可从引流管中引出蓝色液体。
4. 胸片可见纵隔增宽，有气带影或液平面，口服碘油可看到食管破裂部位。

【治疗】

1. 经确诊者应立即禁食，争取早期（24~48小时）手术修补食管裂口。
2. 如食管破裂发现较晚，已有感染者，则不能做修补术，应积极做引流，同时给予胃肠减压，胃或空肠造瘘，加强营支持，使用大剂量抗生素，待病情好转再考虑行食裂口根治手术。

【疗效标准】

术后创面拆线患者能正常进食为治愈。

第九节　心脏损伤

【检查】

胸片及B超。

【诊断】

1. 任何胸壁"心脏危险区"（上界为锁骨，下界至肋缘，两侧外界为乳头线）的损伤均可伤及心脏。

2. 心脏损伤后，出血易积聚在心包腔内，产生急性心包填塞，而出现周身出冷汗，面唇发绀，呼吸困难。

3. 检查可见颈静脉怒张，脉搏细弱，血压下降，脉压缩小，中心静脉压升高大于 1.47kPa（15cmH$_2$O），心脏浊音界扩大，心音减弱及出现奇脉。典型者出现 Beck 三联征，即心音遥远，动脉压降低和静脉压升高。

4. 胸片显示心影扩大或心包内有液平，有助于诊断。同时可了解有无血气胸。但不能过分依赖 X 线检查。

5. B 超检查有助于诊断。

6. 心包穿刺对诊断和治疗有意义，但要注意误穿其他部位。

【治疗】

1. 静脉快速输血、输液、补充血容量。

2. 昏迷或呼吸道不通者，应迅速气管插管行人工呼吸。

3. 合并血气胸时宜放胸腔闭式引流。

4. 心包穿刺术可解除急性心包填塞，也可心包内置管引流。

5. 经处理后病情逐渐稳定（收缩压上升，中心静脉压下降）者，可进一步严重观察。

6. 心包填塞症状体征明显者或并有明显内出血症状者，应立即手术进行心包减压及出血口修补。即使濒死状态也应手术。

【疗效标准】

术后心律正常，对活动及生活无影响为治愈。

第二十六章 腹腔脏器损伤

第一节 腹部创伤的诊断和治疗原则

【病史采集】

1. 询问受伤原因及伤时姿势。

2. 腹痛。受伤部位和疼痛最重部位，往往是内脏受伤的相应器官。但昏迷、截瘫、合并全身多发伤时，伤员不能主诉腹痛，易漏诊。

【体格检查】

1. 腹部压痛、肌紧张和反跳痛（腹膜刺激征），是腹内脏器损伤的重要体征。压痛最明显的部位常是受伤所在的部位。

2. 肠鸣音减弱或消失。

3. 空腔脏器破裂，叩诊呈鼓音。实质性脏器破裂，可有移动性浊音。

4. 腹膜外直肠伤，直肠指检可触及直肠破孔或指套上有血液。

【辅助检查】

1. 腹部平片 可观察腹内有无游离气体，有无脊柱、骨盆骨折。

2. 胸片 可观察有无血、气胸。

3. 动脉造影 少数患者肝、脾、胰腺损伤不能确诊，而患者全身情况较好，条件允许时可作选择性腹腔动脉造影，以协助诊断。

4. 诊断性腹腔穿刺术和灌洗术 是一种比较简便、可靠、安全，能迅速确定有无内脏伤的方法。但阴性结果不能除外内脏伤。如果多象损伤，多次穿刺均为阴性，可行腹腔灌洗术。

5. 超声检查　可明确肝实质内血肿；脾包膜下破裂；内脏穿孔腹膜炎；腹内脓肿等。

6. CT 扫描　可确诊有无实质性脏器损伤和出血。

【治疗原则】

1. 迅速全身检查，判断有无腹部内脏伤和全身其他部位多发伤，并紧急处理呼吸循环紊乱，给氧或气管内插管。

2. 补充血容量。如疑有内脏伤者，应迅速抽血做血型交叉试验配血，并用粗针头维持 2 条静脉通道输入平衡溶液。

3. 休克患者应迅速输入全血，收缩压到 12kPa 以上并可移动者收入普外科；如血压不升或升而复降，伤情危重不能移动者，应边抗休克，边行剖腹探查手术，病情稳定后收入病室住院治疗。

4. 放置导尿管，记录尿量。

5. 放置胃管，持续胃肠减压。

6. 开放性创伤或大肠伤，应注射破伤风抗毒素。

第二节　肝脏损伤

【病史采集】

1. 询问受伤的时间，受伤时的情况。

2. 腹痛表现为右上腹持续性剧痛，向右肩部放射，后全腹痛。

【检查】

1. 胆汁刺激腹膜，有明显的腹部压痛、肌紧张和反跳痛（腹膜刺激征）。

2. 腹腔穿刺或灌洗可抽出不凝血液。

【治疗原则】

1. 迅速、及时止血。大出血可先用指压法或橡皮管止血带做肝门阻断，以间歇阻断入肝血液，每次不超过 15 分钟。迅速结扎肝脏创伤处肝动脉、门静脉分支和胆管。

2. 对无生机的肝组织应先清创，不留坏死组织与无效腔，以免术后感染，发生胆道出血或肝脓肿，然后缝合。

3. 用圆针穿肠线或 7 号丝线创面做间断缝合，缝合完毕后分别打结，不宜结扎过紧。

4. 广泛的肝实质损伤，可做肝叶切除性清创或不规则肝叶切除术。

5. 肝静脉或肝后下腔静脉伤，肝门阻断不能止住出血者，可做下腔静脉内导管法止血并切除粉碎部分肝裂伤，缝合肝静脉和下腔静脉。

第三节　脾脏损伤

【病史采集】

腹痛表现为伤后开始左上腹疼痛逐渐延及下腹以至全腹部钝痛，有左肩部疼痛。包膜下破裂可发生于伤后数天到数十天。

【检查】

1. 左上腹、下腹甚至全腹均有压痛，轻度肌紧张和反跳痛。常伴有左侧低位肋骨骨折。

2. 腹穿可抽出不凝血。对难以肯定的小数病例，全身情况好者，可做 B 超、CT 检查帮助诊断。

【治疗原则】

1. 脾切除术　适用于脾脏粉碎性破裂、脾破裂合并全身多发伤等客观条件和技术不允许做细致的脾脏修补术时。

2. 脾脏修补术　适用于脾破裂伤，创面较整齐者。手术要求细致，止血彻底，术后严密观察，防止内出血。

3. 部分脾切除术　适用于脾的一端破裂者。

4. 脾脏移植术　脾脏粉碎性破裂行脾切除后，把切除的脾脏切成薄片，移植于大网膜内或腹膜后肌肉内。

第四节　胰腺损伤

【病史采集】

腹痛表现为伤后开始脐部疼痛或上腹痛，并向腰背部放射，后为全腹疼痛。

【检查】

1. 上腹部或全腹均有压痛，并有全腹部肌紧张和反跳痛。

2. 血清淀粉酶和尿淀粉升高，有助于诊断。

3. B 超和 CT 有助于诊断。

【治疗原则】

1. 胰腺撕裂伤　可做胰腺裂伤处缝合及引流术。

2. 胰腺体尾部断裂　可采用下列治疗措施：①远断端胰腺切除加脾切除术；②近断端胰腺－空肠 Y 型吻合术加胰尾、脾切除术；③远断端胰腺－空肠 Y 型吻合术及近端吻合术；④奥狄括约肌切开、胰管引流及胰管一期修复术。

3. 胰十二指肠损伤　严重者，可做胰头十二指肠切除术；损伤较轻者做胰十二指肠缝合及造瘘术，胃部分切除、胃空肠吻合术。并置 T 管做胆管减压和胰头部双套管引流。

第五节　胃损伤

【病史采集】

有外伤史和腹痛，不能弯腰。

【检查】

1. 具有腹内脏器损伤的内出血及腹膜炎的临床表现。

2. 可有呕血。

3. 休克发生率较高。

【治疗原则】

1. 胃破裂　行修补术，除幽门环部外，不做胃切除。修补时应注意保持术后管腔的畅通，因幽门部纵形裂伤，应做横向缝合，可防止幽门管的狭窄。在处理前壁创伤时，必须探查胃后壁有无破裂。

2. 胃幽门部横断伤　行胃部分切除术。

第六节　十二指肠损伤

【病史采集】

下胸部、上腹部或腰背受伤史；驾驶员急刹车方向盘挫伤易于发生。

【检查】

1. 腹痛或腰背部剧痛，伴有呕吐，呕出物内有血液、胃液和胆汁。

2. 检查时，上腹部有压痛，但反跳痛或肌紧张在腹膜后十二指肠损伤时不明显，有合并伤时明显。

3. 腹膜后十二指肠损伤时腹腔穿刺或灌洗为阴性。

4. 手术中探查后腹膜，如见：①十二指肠周围腹膜隆起并有水肿、血肿；②腹膜后蜂窝织炎；③腹膜后脂肪坏死；④腹膜后组织变黄绿色；⑤腹膜后组织间气肿，有时右肾周围有空气、肿胀等。均提示有十二指肠损伤，应把后腹膜切开探查。

【治疗原则】

1. 单纯十二指肠浆膜裂伤和肠壁血肿　丝线缝合浆膜，防止全层破裂，术后持续胃肠减压。肠壁较大血肿，压迫肠腔，发生十二指肠梗阻时，可先保守治疗。若病情发展为完全梗阻时，可行剖腹探查。

2. 十二指肠穿孔和肠壁断裂　大多数位于第二、三段。用丝线双层缝合，防止狭窄。如肠壁水肿严重或狭窄，缝合修补后可能发生肠内容物通过困难，易并发十二指肠瘘，可做十二指肠空肠 Y 型吻合术。

3. 十二指肠破裂合并胰腺损伤　此类损伤最为严重，既要处理十二指肠，又要按不同伤情处理胰腺损伤。合并胰腺挫裂伤和包膜下血肿：对挫裂伤应放置橡皮管或软胶管引流，防止胰液溢出引起腹膜炎。在处理胰腺十二指肠伤后，为防止胰液外溢，可采用双套管引流，即便形成胰瘘，也易治愈。对包膜下血肿，应切开包膜引流，以防胰腺假性肿。合并胰头部断裂伤者：可做胰头十二指肠一期切除或改道手术。一期切除手术较大，如伤员情况差，以做改道手术为宜，手术本身形成了有利于十二指肠引流的 Y 型胃肠结构，即便术后十二指肠外伤缝合失败，形成肠瘘也易治疗。十二指肠如合并胃或肝等内脏伤，应按胃及肝脏损伤进行处理。

第七节　小肠损伤

【病史采集】

根据穿孔大小、多少、肠内容物流入腹腔多少，腹痛表现为先于受伤部位疼痛，后为全腹痛。

【检查】

1. 腹部压痛、肌紧张和反跳痛（腹膜刺激征）是腹内脏器伤的重要体征。压痛最明显的部位常是受伤所在部位。

2. 肠鸣音减弱或消失。

3. 腹穿可抽出血性混浊腹内渗液。

【治疗原则】

1. 小肠穿孔或断裂；需清创后缝合。

2. 如短距离多个穿孔或肠壁广泛挫伤，肠系膜血肿致小肠血运障碍者，可做该小肠切除吻合术。

第八节　大肠（结、直肠）损伤

【病史采集】

外伤史和腹痛：大肠损伤后，肠内容物流入腹腔，引起腹膜炎。出现腹痛及腹膜刺激征，严重者发生中毒性休克。

【体格检查】

1. 便血或肛门指检有血迹。

2. 腹膜外结肠损伤，如肠内容物流入后腹膜，可发生严重的腹膜后蜂窝织炎，而腹膜炎并不严重；腹膜反折以下直肠损伤，则坐骨直肠窝或骨盆直肠窝严重感染。

3. 腹穿有粪臭味混浊渗液。

【辅助检查】

X 线检查膈下有游离气体，而腹膜外结肠损伤或直肠中下段损伤则膈下无游离气体，腹膜后有气肿。

【治疗原则】

平时结肠损伤，如伤员全身情况尚好，多主张一期缝合；战伤可分二期处理，一期缝合（穿孔缝合术或离断肠管清创后吻合术），二期处理（伤后早期做损伤肠袢外置或暂时造口术，待一定时间后再二期手术，把外置、造口结肠放回腹腔。其术式有：①损伤肠袢外置术，适合横结肠、乙状结肠损伤；②结肠或直肠创面缝合修补加近端造口术，适用于结肠固定部段，如升、降结肠伤或直肠伤）。

第九节　泌尿系损伤（肾脏损伤）

【病史采集】

1. 有上腹部或腰部火器伤、戳刺伤、直接暴力或由高处跌落间接暴力外伤史。
2. 伤侧腰部或上腹部疼痛。
3. 有肉眼或镜下血尿，重者可伴有出血性休克。
4. 复合伤症状。

【体格检查】

1. 伤侧肾区肿胀，皮下出血，有压痛和叩击痛，腹部压痛，反跳痛及腹肌紧张。上腹部深部可触肿块，应注意此肿块有否继续增大。
2. 严重肾损伤或合并其他脏器损伤，可有休克发生。
3. 检查时注意有无合并腹腔内脏损伤，必要时行腹腔穿刺。

【辅助检查】

1. 血、尿常规　血红蛋白与红细胞下降，尿中有数量不等的红细胞。
2. B 超检查　肾破裂的超声图因伤情不同而有变化，如表现包膜下低回声区，肾包膜断裂，肾实质有裂口，血肿、形态模糊或失常等。肾周血肿表现为肾旁有低回声区或无回声区。肾盂积血时呈肾盂分离，出现低回声区。除有肾脏的超声图改变外，同时有合并伤器官的异常图像。
3. 腹部平片、静脉尿路造影　平片上见膈肌抬高，肾轮廓增大或肾区出现肿块影。采用大剂量，造影片上见有造影剂向肾实质内或肾周渗出，或患肾不显影。
4. CT 检查　对估计肾损伤的程度、范围、尿外渗情况很有帮助。

【诊断】

1. 根据受伤病史，全身及局部检查，血、尿检查，大部分都可确定有无肾脏损伤，但肯定诊断或进一步确定损伤程度，决定处理方案，需进行 X 线，B 超或 CT 检查。放射性核素主要提供功能情况，参考意义有限。
2. 腹腔脏器损伤，可与肾损伤并发，表现出血、休克等危急症状，且有明显的腹膜刺激症状，腹腔穿刺抽出血性液体，而尿液中无红细胞，肾脏影像学检查正常，可与肾脏损伤鉴别。

【治疗原则】

1. 非手术治疗　大多数肾脏损伤的患者可用非手术治疗治愈，非手术治疗过程中，要严密观察病情变化；卧床休息 2 周，肉眼血尿消失后，亦要限制活动；镇静、止痛及对症处理；输液、输血、抗休克治疗；应用止血药物如止血芳酸、止血敏等；应用广谱抗生素预防感染；密切注意病情变化，监测血压、脉搏、体温、呼吸，注意腰部肿块范围、硬度，随时复查血常规，记录尿量、颜色。

2. 手术治疗

（1）手术指征：①肾碎裂伤，肾蒂伤，静脉尿路造影伤肾不显影，肾盂破裂大量尿外渗，开放性肾损伤，合并腹腔脏器损伤，中度肾损伤保守治疗过程中出现下列情况者；②休克纠正后再度出现；③肉眼血尿持续存在；④血红蛋白及红细胞进行性下降；⑤肾区肿块不断扩大；⑥腰痛加重，体温升高，疑有感染者。

（2）必要时使用升压药。

（3）重度低钠者可慎用3%氯化钠溶液100～200ml。必要时2小时可重复一次。

第六部分　　西医常见病种

第一章　急性上呼吸道感染

一、概述

急性上呼吸道感染简称上感，为外鼻孔至环状软骨下缘包括鼻腔、咽或喉部急性炎症的概称。主要病原体是病毒，少数是细菌。发病不分年龄、性别、职业和地区，免疫功能低下者易感。通常病情较轻、病程短、可自愈，预后良好。但由于发病率高，不仅影响工作和生活，有时还可伴有严重并发症，并具有一定的传染性，应积极防治。

二、病因病理

1. 病因　急性上感有70%～80%由病毒引起，包括鼻病毒、冠状病毒、腺病毒、流感和副流感病毒以及呼吸道合胞病毒、埃可病毒和柯萨奇病毒等。另有20%～30%的上感为细菌引起，可单纯发生或继发于病毒感染之后发生，以口腔定植菌溶血性链球菌为多见，其次为流感嗜血杆菌、肺炎链球菌和葡萄球菌等，偶见革兰阴性杆菌。但接触病原体后是否发病，还取决于传播途径和人群易感性。淋雨、受凉、气候突变、过度劳累等可降低呼吸道局部防御功能，致使原存的病毒或细菌迅速繁殖，或者直接接触含有病原体的患者喷嚏、空气以及污染的手和用具诱发本病。老幼体弱，免疫功能低下或有慢性呼吸道疾病，如鼻窦炎、扁桃体炎者更易发病。

2. 病理　组织学上可无明显病理改变，亦可出现上皮细胞的破坏。可有炎症因子参与发病，使上呼吸道黏膜血管充血和分泌物增多，伴单核细胞浸润，浆液性及黏液性炎性渗出。继发细菌感染者可有中性粒细胞浸润及脓性分泌物。

三、临床表现

1. 普通感冒　为病毒感染引起，俗称"伤风"，又称急性鼻炎或上呼吸道卡他。起病较急，主要表现为鼻部症状，如喷嚏、鼻塞、流清水样鼻涕，也可表现为咳嗽、咽干、咽痒或烧灼感甚至鼻后滴漏感。咽干、咳嗽和鼻后滴漏与病毒诱发的炎症介质导致的上呼吸道传入神经高敏状态有关。2～3天后鼻涕变稠，可伴咽痛、头痛、流泪、味觉迟钝、呼吸不畅、声嘶等，有时由于咽鼓管炎致听力减退。严重者有发热、轻度畏寒和头痛等。体检可见鼻腔黏膜充血、水肿、有分泌物，咽部可为轻度充血。一般经5～7天痊愈，伴并发症者可致病程迁延。

2. 急性病毒性咽炎和喉炎　由鼻病毒、腺病毒、流感病毒、副流感病毒以及肠病毒、呼吸道合胞病毒等引起。临床表现为咽痒和灼热感，咽痛不明显。咳嗽少见。急性喉炎多为流感病毒、副流感病毒及腺病毒等引起，临床表现为明显声嘶、讲话困难、可有发热、咽痛或咳嗽，咳嗽时咽喉疼痛加重。体检可见喉部充血、水肿，局部淋巴结轻度肿大和触痛，有时可闻及喉部的喘息声。

3. 急性疱疹性咽峡炎　多由柯萨奇病毒A引起，表现为明显咽痛、发热，病程约为一周。查体可见咽部充血，软腭、腭垂、咽及扁桃体表面有灰白色疱疹及浅表溃疡，周围伴红晕。多发于夏季，多见于儿童，偶见于成人。

4. 急性咽结膜炎　主要由腺病毒、柯萨奇病毒等引起。表现为发热、咽痛、畏光、流泪、咽及结膜明显充血。病程4～6天，多发于夏季，由游泳传播，儿童多见。

5. 急性咽扁桃体炎　病原体多为溶血性链球菌，其次为流感嗜血杆菌、肺炎链球菌、葡萄球菌等。起病急，咽痛明显，伴发热、畏寒，体温可达 39℃ 以上。查体可发现咽部明显充血，扁桃体肿大、充血，表面有黄色脓性分泌物。有时伴有颌下淋巴结肿大、压痛，而肺部查体无异常体征。

四、辅助检查

1. 血液检查　因多为病毒性感染，白细胞计数常正常或偏低，伴淋巴细胞比例升高。细菌感染者可有白细胞计数与中性粒细胞增多和核左移现象。

2. 病原学检查　因病毒类型繁多，且明确类型对治疗无明显帮助，一般无需明确病原学检查。需要时可用免疫荧光法、酶联免疫吸附法、血清学诊断或病毒分离鉴定等方法确定病毒的类型。细菌培养可判断细菌类型并做药物敏感试验以指导临床用药。

五、诊断与鉴别诊断

1. 诊断　根据鼻咽部的症状和体征，结合周围血常规和阴性胸部 X 线检查可做出临床诊断。一般无需病因诊断，特殊情况下可进行细菌培养和病毒分离，或病毒血清学检查等确定病原体。但须与初期表现为感冒样症状的其他疾病鉴别。

2. 鉴别诊断

（1）过敏性鼻炎　起病急骤，常表现为鼻黏膜充血和分泌物增多，伴有突发的连续喷嚏、鼻痒、鼻塞、大量清涕，无发热，咳嗽较少。多由过敏因素如螨虫、灰尘、动物毛皮、低温等刺激引起。如脱离过敏原，数分钟至 2 小时内症状即消失。检查可见鼻黏膜苍白、水肿，鼻分泌物涂片可见嗜酸性粒细胞增多，皮肤针刺过敏试验可明确过敏原。

（2）急性气管－支气管炎　表现为咳嗽咳痰，鼻部症状较轻，血白细胞可升高，X 线胸片常可见肺纹理增强。

（3）流行性感冒　为流感病毒引起，可为散发，时有小规模流行，病毒发生变异时可大规模暴发。起病急，鼻咽部症状较轻，但全身症状较重，伴高热、全身酸痛和眼结膜炎症状。取患者鼻洗液中黏膜上皮细胞涂片，免疫荧光标记的流感病毒免疫血清染色，置荧光显微镜下检查，有助于诊断。近来已有快速血清 PCR 方法检查病毒，可供鉴别。

（4）急性传染病前驱症状　很多病毒感染性疾病前期表现类似，如麻疹、脊髓灰质炎、脑炎、肝炎、心肌炎等病。患病初期可有鼻塞，头痛等类似症状，应予重视。如果在上呼吸道症状一周内，呼吸道症状减轻但出现新的症状，需进行必要的实验室检查，以免误诊。

六、治疗

由于目前尚无特效抗病毒药物，以对症处理为主，同时戒烟、注意休息、多饮水、保持室内空气流通和防治继发细菌感染。

1. 对症治疗　对有急性咳嗽、鼻后滴漏和咽干的患者应给予伪麻黄碱治疗以减轻鼻部充血，亦可局部滴鼻应用。必要时适当加用解热镇痛类药物。

2. 抗菌药物治疗　目前已明确普通感冒无需使用抗菌药物。除非有白细胞升高、咽部脓痰、咳黄痰和流鼻涕等细菌感染证据，可根据当地流行病学史和经验用药，可选口服青霉素、第一代头孢菌素、大环内酯类或喹诺酮类。极少需要根据病原菌选用敏感的抗菌药物。

3. 抗病毒药物治疗　由于目前有滥用造成流感病毒耐药现象，所以如无发热，免疫功能正常，发病超过 2 天一般无需应用。对于免疫缺陷患者，可早期常规使用。利巴韦林和奥司他韦有较广的抗病毒谱，对流感病毒、副流感病毒和呼吸道合胞病毒等有较强的抑制作用，可缩短病程。

4. 中药治疗　具有清热解毒和抗病毒作用的中药亦可选用，有助于改善症状，缩短病程。

七、预防

重在预防，隔离传染源有助于避免传染。加强锻炼、增强体质、生活饮食规律、改善营养。避免受凉和过度劳累，有助于降低易感性，是预防上呼吸道感染最好的方法。年老体弱易感者应注意防护，上呼吸道感染流行时应戴口罩，避免在人多的公共场合出入。

第二章　急性气管－支气管炎

一、概述

急性气管－支气管炎是由生物、物理、化学刺激或过敏等因素引起的急性气管－支气管黏膜炎症。多为散发，无流行倾向，年老体弱者易感。临床症状主要为咳嗽和咳痰。常发生于寒冷季节或气候突变时，也可由急性上呼吸道感染迁延不愈所致。

二、病因病理

1. 病因及发病机制

（1）微生物　病原体与上呼吸道感染类似。常见病毒为腺病毒、流感病毒（甲、乙）、冠状病毒、鼻病毒、单纯疱疹病毒、呼吸道合胞病毒和副流感病毒。常见细菌为流感嗜血杆菌、肺炎链球菌、卡他莫拉菌等。近年来衣原体和支原体感染明显增加，在病毒感染的基础上继发细菌感染亦较多见。

（2）物理、化学因素　冷空气、粉尘、刺激性气体或烟雾（如二氧化硫、二氧化氮、氨气、氯气等）的吸入，均可刺激气管－支气管黏膜引起急性损伤和炎症反应。

（3）过敏反应　常见的吸入致敏原包括花粉、有机粉尘、真菌孢子、动物毛皮排泄物；或对细菌蛋白质的过敏，钩虫、蛔虫的幼虫在肺内的移行均可引起气管－支气管急性炎症反应。

2. 病理　气管、支气管黏膜充血水肿，淋巴细胞和中性粒细胞浸润；同时可伴纤毛上皮细胞损伤，脱落；黏液腺体肥大增生。合并细菌感染时，分泌物呈脓性。

三、临床表现

1. 症状　起病较急，通常全身症状较轻，可有发热。初为干咳或少量黏液痰，随后痰量增多，咳嗽加剧，偶伴血痰。咳嗽、咳痰可延续 2～3 周，如迁延不愈，可演变成慢性支气管炎。伴支气管痉挛时，可出现程度不等的胸闷气促。

2. 体征　查体可无明显阳性表现。也可以在两肺听到散在干、湿啰音，部位不固定，咳嗽后可减少或消失。

四、辅助检查

周围血白细胞计数可正常。由细菌感染引起者，可伴白细胞总数和中性粒细胞百分比升高，血沉加快。痰培养可发现致病菌。X 线胸片检查大多为肺纹理增强。少数无异常发现。

五、诊断与鉴别诊断

1. 诊断　主要根据病史及临床症状。急性起病，咳嗽、咳痰，两肺散在干、湿啰音，白细胞计数正常或稍高，X 线检查肺纹理增粗或无异常发现，可做出临床诊断；对病毒和细菌的检查，可确定病因诊断。

2. 鉴别诊断

（1）流行性感冒　起病急骤，发热较高，全身中毒症状（如全身酸痛、头痛、乏力等）明显，呼吸道局部症状较轻。流行病史、分泌物病毒分离和血清学检查，有助于鉴别。

（2）急性上呼吸道感染　鼻咽部症状较明显，一般无咳嗽、咳痰，胸部无异常体征。

（3）其他疾病　支气管肺炎、肺结核、肺癌、肺脓肿、麻疹、百日咳等多种疾病可伴有急性支气管的症状，应详细检查，以资鉴别。

六、治疗

1. 一般治疗和对症治疗　休息、保暖、多饮水、进易消化富有营养的饮食。

2. 抗菌药物　合并细菌感染时，可根据感染程度，选用适当抗菌药物口服或注射治疗。如磺胺类、红霉素、青霉素及头孢菌素类等。

3. 对症治疗　咳嗽无痰或少痰，可用右美沙芬、喷托维林（咳必清）镇咳。咳嗽有痰而不易咳出，可选用盐酸氨溴索、溴己新（必嗽平），桃金娘油提取物化痰，也可雾化帮助祛痰。较为常用的为兼顾止咳和化痰的棕色合剂，也可选用中成药止咳祛痰。发生支气管痉挛时，可用平喘药，如茶碱类、β_2受体激动剂等。发热可用解热镇痛药对症处理。

七、预防

增强体质，避免劳累，防止感冒。改善生活卫生环境，防止空气污染。清除鼻、咽、喉等部位的病灶。

第三章　慢性支气管炎

一、概述

慢性支气管炎简称慢支，是指气管、支气管黏膜及其周围组织的慢性非特异性炎症。临床上以长期反复发作的咳嗽、咳痰或伴有喘息为特征。严重时可并发阻塞性肺气肿和肺源性心脏病。本病为多发病、常见病，多见于中、老年人，寒冷地区患病率较高。

二、病因病理

1. 病因及发病机制

（1）有害气体和有害颗粒　如香烟、烟雾、粉尘、刺激性气体（二氧化硫、二氧化氮、氯气、臭氧等）。这些理化因素可损伤气道上皮细胞，使纤毛运动减退，巨噬细胞吞噬能力降低，导致气道净化功能下降。同时刺激黏膜下感受器，使副交感神经功能亢进，使支气管平滑肌收缩，腺体分泌亢进，杯状细胞增生，黏液分泌增加，气道阻力增加。

香烟烟雾还可使氧自由基产生增多，诱导中性粒细胞释放蛋白酶，抑制抗胰蛋白酶系统，破坏肺弹力纤维，引发肺气肿的形成。

（2）感染因素　病毒、支原体、细菌等感染是慢性支气管炎发生发展的重要原因之一。病毒感染以流感病毒、鼻病毒、腺病毒和呼吸道合胞病毒为常见。细菌感染常继发于病毒感染，常见病原体为肺炎链球菌、流感嗜血杆菌、卡他莫拉菌和葡萄球菌等。这些感染因素同样造成气管、支气管黏膜的损伤和慢性炎症。

（3）其他因素　免疫、年龄和气候等因素均与慢性支气管炎有关。寒冷空气可以刺激腺体增加黏液分泌，纤毛运动减弱，黏膜血管收缩，局部血循环障碍，有利于继发感染。老年人肾上腺皮质功能减退，细胞免疫功能下降，溶菌酶活性降低，从而容易造成呼吸道的反复感染。

2. 病理

支气管上皮细胞变性、坏死、脱落，后期出现鳞状上皮化生，纤毛变短、粘连、倒伏、脱失。黏膜和黏膜下充血水肿，杯状细胞和黏液腺肥大和增生、分泌旺盛，大量黏液潴留。浆细胞、淋巴细胞浸润及轻度纤维增生。病情继续发展，炎症由支气管壁向其周围组织扩散，黏膜下层平滑肌束可断裂萎缩，黏膜下和支气管周围纤维组织增生，肺泡弹性纤维断裂，进一步发展成阻塞性肺疾病。

三、临床表现

1. 症状　本病发病多缓慢，病程较长。主要表现可概括为"咳""痰""喘"，但以长期反复咳嗽为最突出，并逐渐加重。冬季或气候骤变时加剧，气温转暖和夏季时缓解。

（1）咳嗽　一般晨间咳嗽为主，睡眠时有阵咳或排痰。

（2）咳痰　痰量以清晨为多，这是由于夜间睡眠后管腔内蓄积痰液，加之副交感神经相对兴奋，支气管分泌物增多，因而起床后或体位变动时引起刺激性排痰所致。痰液一般为白色黏液或泡沫性，偶有带血。

急性发作伴有细菌感染时，则变为黏液脓性痰，咳嗽加剧，痰量增多。

（3）喘息或气短　喘息明显者常称为喘息性支气管炎，部分可能合伴支气管哮喘。若伴肺气肿时可表现为劳动或活动后气急。

（4）反复感染　寒冷季节或气温骤变时，容易发生反复的呼吸道感染。此时患者气喘加重，痰量明显增多且呈脓性，伴有全身乏力，畏寒、发热等。肺部出现湿性音，查血白细胞计数增加等。反复的呼吸道感染尤其易使老年患者的病情恶化，必须予以充分重视。

2. 体征　早期可无异常体征，有时在肺底部可听到散在干、湿啰音，常于咳嗽后减少或消失，当有继发感染时，啰音明显增加。喘息型慢性支气管炎发作时，可听到哮鸣音及呼气延长，并发肺气肿时则有肺气肿体征。

四、辅助检查

1. X线检查早期可无异常。反复发作引起支气管壁增厚，细支气管或肺泡间质炎症细胞浸润或纤维化，表现为肺纹理增粗、紊乱，呈网状或条索状、斑点状阴影，以双下肺野明显。

2. 呼吸功能检查早期无异常。如有小气道阻塞时，最大呼气流速–容量曲线在75%和50%肺容量时，流量明显降低。

3. 血液检查细菌感染时偶可出现白细胞总数和（或）中性粒细胞增高。

4. 痰液检查可培养出致病菌。涂片可发现革兰阳性菌或革兰阴性菌，或大量破坏的白细胞和已破坏的杯状细胞。

五、诊断与鉴别诊断

1. 诊断　主要根据病史和症状。凡有咳嗽、咳痰或伴喘息，每年发病持续3个月，连续2年或以上，并排除其他心、肺疾病（如肺结核、尘肺、支气管哮喘、支气管扩张、肺癌、心脏病、心功能不全等）时，可做出诊断。如每年发病持续不足3个月，而有明确的客观检查依据（如X线、呼吸功能等），亦可诊断。

2. 鉴别诊断

（1）肺结核　多见于青壮年；常有长期午后低热、疲乏、消瘦、盗汗等症状及不同程度的咯血；咳嗽、咳痰无明显季节性；痰内可查到结核菌；X线肺部可见结核病灶。

（2）支气管哮喘　常于幼年或青年时发病；一般无慢性咳嗽、咳痰史，有发作性的带有哮鸣音的急性呼气性呼吸困难；发作时两肺满布哮鸣音，缓解后可无症状和体征；常有个人或家族过敏性疾病史；血液可有IgE增高；支气管解痉剂有效。

（3）支气管扩张　具有咳嗽、咳痰反复发作的特点，并发感染时有大量脓痰或有反复多少不等量的咯血史；肺部湿啰音多为单侧性，常见于下部且较固定；可有杵状指（趾）。X线检查常见下肺纹理粗乱或呈卷发状，支气管造影可以明确诊断。

（4）肺癌　患者年龄常在40岁以上，特别是有多年吸烟史；发生刺激性咳嗽，常伴痰中带血，或慢性咳嗽有性质改变；X线检查可发现有块状阴影或结节状影或阻塞性肺炎，经抗生素治疗未能完全消散，应考虑肺癌的可能；行脱落细胞及纤维支气管镜等检查，以明确诊断。

六、治疗

1. 急性加重期的治疗

（1）控制感染　抗菌药物治疗可选用喹诺酮类、大环类酯类、β–内酰胺类或磺胺类口服，病情严重时静脉给药。如左氧氟沙星0.4g，每日1次；罗红霉素0.3g，每日2次；阿莫西林2～4g/d，分2～4次口服；头孢呋辛1.0g/d，分2次口服；复方磺胺甲基异噁唑，每次2片，每日2次。如果能培养出致病菌，可按药敏试验选用抗菌药。

（2）镇咳祛痰　可试用复方甘草合剂10ml，每日3次；或复方氯化合剂10ml，每日3次；也可加用祛痰药溴已新8～16mg，每日3次；盐酸氨溴索30mg，每日3次；桃金娘油0.3g，每天3次。干咳为主者可用镇咳药物，如右美沙芬、那可丁或其合剂等。

（3）平喘　有气喘者可加用解痉平喘药，如氨茶碱0.1g，每日3次，或用茶碱控释剂，或长效β_2激动剂加糖皮质激素吸入。

2. 缓解期治疗　戒烟，避免有害气体和其他有害颗粒的吸入；增强体质，预防感冒，也是防治慢性支气管炎的主要内容之一；反复呼吸道感染者，可试用免疫调节剂或中医中药，如细菌溶解产物、卡介菌多糖核酸、胸腺素等，部分患者可见效。

七、预防与调护

1. 加强身体耐寒锻炼，增强抗病能力，预防感冒和流感。
2. 戒除吸烟嗜好，减少室内空气中的灰尘和有害气体。
3. 饮食宜清淡，忌辛辣荤腥。
4. 腹式呼吸锻炼，有利于改善通气功能和增强体质。
5. 做好患者精神护理，使患者心情舒畅，愉快乐观。

第四章　慢性肺源性心脏病

一、概述

简称慢性肺心病，是由肺组织、肺血管或胸廓的慢性病变引起的肺组织结构和（或）功能异常，产生肺血管阻力增加，肺动脉压力增高，使右心室扩张或（和）肥厚，伴或不伴右心功能衰竭的心脏病，并排除先天性心脏病和左心病变引起者。

二、病因及发病机制

1. 病因
（1）支气管、肺疾病　以慢支并发阻塞性肺气肿引起的慢性阻塞性肺疾病最为常见，占80% ~ 90%，其次为支气管哮喘、支气管扩张、重症肺结核、尘肺、弥漫性肺间质纤维化、结节病等。
（2）胸部运动障碍性疾病　较少见。如严重的脊椎后、侧凸，脊椎结核，类风湿关节炎，胸膜广泛粘连及胸部成形术后造成严重胸廓畸形以及神经肌肉疾患，如脊髓灰质炎等可引起胸廓活动、呼吸受限，肺部受压，支气管扭曲、变形，导致肺通气功能受限，气道引流不畅，肺部易发生反复感染。并发肺气肿或肺纤维化、缺氧、肺血管收缩时，肺动脉血管受压可导致右心衰竭。
（3）肺血管疾病　如反复、广泛发生的肺小动脉栓塞及肺小动脉炎、肺吸虫病、转移瘤细胞栓塞、不明原因的肺动脉高压等均可发展成肺心病。

2. 发病机制
（1）肺动脉高压的形成　①慢性肺、胸疾患引起通气和换气功能障碍，导致机体缺氧、高碳酸血症以及呼吸性酸中毒，肺小动脉痉挛、收缩，导致肺动脉高压形成；②肺血管床减少，阻力增加；③血液黏稠度增加和血容量增多。
（2）右心室肥大和右心功能不全　由于长期肺循环阻力增加，右心负担加重，可发生右心室代偿性肥厚。随着病情发展，心脏储备能力逐渐减退，缺氧又使心肌损害，当发生呼吸道感染，使缺氧加重或由于其他原因使肺动脉压进一步增高，超过右心室的负荷时，右心室即行扩张，最后导致右心衰竭。

三、临床表现

本病发展缓慢，临床上除原有肺、胸疾病的各种症状和体征外，主要是逐步出现肺、心功能衰竭以及其他器官损害的征象。按其功能的代偿期与失代偿期进行分述。
肺、心功能代偿期
1. 症状　咳嗽、咳痰、气促，活动后可有心悸、呼吸困难、乏力和劳动耐力下降。急性感染可使上述症状加重，少有胸痛或咯血。

2. 体征　可有不同程度的发绀和肺气肿体征。偶有干、湿啰音，心音遥远，$P_2 > A_2$，三尖瓣区可出现收缩期杂音或剑突下心脏搏动增强，提示有右心室肥厚。部分患者因肺气肿使胸膜腔内压升高，阻碍腔静脉回流，可有颈静脉充盈。此期肝界下移是膈下降所至。

肺、心功能失代偿期

3. 呼吸衰竭　症见呼吸困难加重，夜间为甚，常有头痛、失眠、食欲下降，但白天嗜睡，甚至出现表情淡漠、神志恍惚、谵妄等肺性脑病的表现。可见明显发绀，球结膜充血、水肿，严重时可有视网膜血管扩张、视乳头水肿等颅内压升高的表现，腱反射减弱或消失，出现病理反射，因高碳酸血症可出现周围血管扩张的表现，如皮肤潮红、多汗。

4. 右心衰竭　气促更明显，心悸、食欲不振、腹胀、恶心等。可见发绀更明显，颈静脉怒张，心率增快，可出现心律失常。剑突下可闻及收缩期杂音，甚至出现舒张期杂音。肝大且有压痛，肝颈静脉回流征阳性，下肢水肿，重者可有腹水，少数患者可出现肺水肿及全心衰竭的体征。

四、辅助检查

1. X线检查　除肺、胸基础疾病及急性肺部感染的特征外，尚有肺动脉高压征，如右下肺动脉干扩张，其横径≥15mm；其横径与气管横径比值≥1.07；肺动脉段明显突出或其高度≥3mm；中央动脉扩张，外周血管纤细，形成"残根"征；右心室增大征，皆为诊断慢性肺心病的主要依据。个别患者心力衰竭控制后可见心影有所缩小。

2. 心电图检查　主要表现有右心室肥大改变，如电轴右偏、额面平均电轴≥+90°，重度顺钟向转位、$RV_1 + SV_5 \geq 1.05mV$ 及肺型 P 波。也可见右束支传导阻滞及低电压图形，可作为诊断慢性肺心病的参考条件。在 V_1、V_2 甚至延至 V_3，可出现酷似陈旧性心肌梗死图形的 QS 波，应注意鉴别。典型慢性肺心病的心电图表现。

3. 超声心动图检查　通过测定右心室流出道内径（≥30mm）、右心室内径（≥20mm）、右心室前壁的厚度、右心室内径比值（<2）、右肺动脉内径或肺动脉干及右心房增大等指标，可诊断慢性肺心病。

4. 血气分析　慢性肺心病肺功能失代偿期可出现低氧血症或合并高碳酸血症。当 $PaO_2 < 60mmHg$、$PaCO_2 > 50mmHg$ 时，表示有呼吸衰竭。

5. 血液检查　红细胞及血红蛋白可升高。全血黏度及血浆黏度可增加，红细胞电泳时间常延长；合并感染时白细胞总数增高，中性粒细胞增加。部分患者血清学检查可有肾功能或肝功能改变；血清钾、钠、氯、钙、镁均可有变化。

6. 其他　肺功能检查对早期或缓解期慢性肺心病患者有意义。痰细菌学检查对急性加重期慢性肺心病可以指导抗生素的选用。

五、诊断与鉴别诊断

1. 诊断　根据患者有慢性支气管炎、肺气肿、其他胸肺疾病或肺血管病变，并已引起肺动脉高压、右心室增大或右心功能不全，如 $P_2 > A_2$、颈静脉怒张、肝大压痛、肝颈静脉反流征阳性、下肢水肿及体静脉压升高等，心电图、X线胸片、超声心动图有右心增大肥厚的征象，可以做出诊断。

2. 鉴别诊断

（1）冠状动脉粥样硬化性心脏病（冠心病）　慢性肺心病与冠心病均多见于老年人，有许多相似之处，而且常有两病共存。冠心病有典型的心绞痛、心肌梗死病史或心电图表现，若有左心衰竭的发作史、原发性高血压、高脂血症、糖尿病病史，则更有助鉴别。体检、X线、心电图、超声心动图检查呈左心室肥厚为主的征象，可资鉴别。慢性肺心病合并冠心病时鉴别有较多困难，应详细询问病史，并结合体格检查和有关心、肺功能检查加以鉴别。

（2）风湿性心脏病　风湿性心脏病的三尖瓣疾患，应与慢性肺心病的相对三尖瓣关闭不全相鉴别。前者往往有风湿性关节炎和心肌炎病史，其他瓣膜，如二尖瓣、主动脉瓣常有病变，X线、心电图、超声心动图有特殊表现。

（3）原发性心肌病　本病多为全心增大，无慢性呼吸道疾病史，无肺动脉高压的 X 线表现等。

六、治疗

1. 急性加重期

（1）积极控制感染　参考病菌培养及药敏试验选择抗生素，社区获得性感染以革兰阳性菌占多数，医院感染则以革兰阴性菌为主。

（2）氧疗通畅呼吸道，纠正缺氧和 CO_2 蓄积可用鼻导管或面罩给氧.

（3）控制心力衰竭，慢性肺心病心衰的治疗与其他心脏病心力衰竭的治疗有其不同之处。因为慢性肺心病一般在积极控制感染，改善呼吸功能后心力衰竭便能得到改善，患者尿量增多，水肿消退，不需加用利尿剂，但治疗无效的重症患者，可适当选用利尿药，正性肌力药或扩血管药物。

（4）控制心律失常，一般治疗慢性肺心病的感染，缺氧后，心律失常可自行消失。

（5）抗凝治疗　应用普通肝素或低分子肝素防止微小动脉原位血栓形成。

（6）加强护理工作，因病情复杂多变，必须严密观察病情变化，宜加强心肺功能的监护，翻身拍背排出呼吸道分泌物，是改善通气功能一项有效措施。

2. 缓解期治疗　是防止肺心病发展的关键。

（1）冷水擦身和膈式呼吸及缩唇呼气以改善肺脏通气等耐寒及康复锻炼。

（2）镇咳、祛痰、平喘和抗感染等对症治疗。

（3）提高机体免疫力药物，如核酸酪素注射液（或过期麻疹减毒疫苗）皮下或肌内注射和（或）雾化吸入，每次 2~4ml，每周 2 次，或核酸酪素口服液 10 毫升/支，每天 3 次，3~6 个月为一疗程。气管炎菌苗皮下注射、免疫核糖核酸、胎盘脂多糖肌内注射、人参、转移因子、左旋咪唑口服等。

（4）中医中药治疗，中医认为本病主要证候为肺气虚，其主要表现为肺功能不全。治疗上宜扶正固本、活血化瘀，以提高机体抵抗力，改善肺循环情况。可选用党参、黄芪、沙参、麦冬、丹参、红花等。对缓解期中患者进行康复治疗及开展家庭病床工作能明显降低急性期的发作。

第五章　支气管哮喘

一、概述

支气管哮喘是由多种细胞（如嗜酸性粒细胞、肥大细胞、T淋巴细胞、中性粒细胞、气道上皮细胞等）和细胞组分参与的气道慢性炎症性疾病。这种慢性炎症与气道高反应性相关，通常出现广泛多变的可逆性气流受限，并引起反复发作性的喘息、气急、胸闷或咳嗽等症状，常在夜间和（或）清晨发作、加剧，多数患者可自行缓解或经治疗缓解。支气管哮喘如诊治不及时，随病程的延长可产生气道不可逆性缩窄和气道重塑。而当哮喘得到控制后，多数患者很少出现哮喘发作，严重哮喘发作则更少见。

二、病因病理

1. 病因　哮喘的发病因素复杂，现在还不十分清楚，大多认为与基因遗传有关，同时受遗传因素和环境因素的双重影响。已经有研究表明存在与气道高反应性、IgE调节基因和特应性反应相关的基因，这些基因在哮喘的发病中起着重要作用。另外，激发因素，如尘螨、花粉、真菌、动物毛屑、二氧化硫、氨气等各种特异和非特异性吸入物；感染，如细菌、病毒、原虫、寄生虫等；食物，如鱼、虾、蟹、蛋类、牛奶等；药物，如普萘洛尔（心得安）、阿司匹林等；气候变化、运动、妊娠等都可能是哮喘的激发因素。

2. 发病机制　很多学者认为变态反应、气道炎症、气道高反应性及神经等因素相互作用与哮喘的发病密切相关。

3. 病理　疾病早期，因病理的可逆性，肉眼观解剖学上很少器质性改变。随着疾病发展，病理学变化逐渐明显。肉眼可见肺膨胀及肺气肿，肺柔软疏松有弹性，支气管及细支气管内含有黏稠痰液及黏液栓。支气管壁增厚、黏膜肿胀充血形成皱襞，黏液栓塞局部可出现肺不张。显微镜下可见气道上皮下有肥大细胞、肺泡巨噬细胞、嗜酸性粒细胞、淋巴细胞与中性粒细胞浸润。气道黏膜下组织水肿，微血管通透性增加，支气管内分泌物潴留，支气管平滑肌痉挛，纤毛上皮细胞脱落，基底膜露出，杯状细胞增殖及支气管分泌物增加等病理改变。若哮喘长期反复发作，表现为支气管平滑肌肌层肥厚，气道上皮细胞下纤维化、基底膜增厚等，致气道重构和周围肺组织对气道的支持作用消失。

三、临床表现

1. 症状　为发作性伴有哮鸣音的呼气性呼吸困难或发作性胸闷和咳嗽。严重者被迫采取坐位或呈端坐呼吸，干咳或咳大量白色泡沫痰，甚至出现发绀等，有时咳嗽可为唯一的症状（咳嗽变异型哮喘）。哮喘症状可在数分钟内发作，经数小时至数天，用支气管舒张药或自行缓解。某些患者在缓解数小时后可再次发作。在夜间及凌晨发作和加重常是哮喘的特征之一。有些青少年，其哮喘症状表现为运动时出现胸闷、咳嗽和呼吸困难（运动性哮喘）。

2. 体征　发作时胸部呈过度充气状态，有广泛的哮鸣音，呼气音延长。但在轻度哮喘或非常严重哮喘发作，哮鸣音可不出现。心率增快、奇脉、胸腹反常运动和发绀常出现在严重哮喘患者中。非发作期体检可无异常。

四、辅助检查

1. 痰液检查　如患者无痰咳出时可通过诱导痰方法进行检查。涂片在显微镜下可见较多嗜酸性粒细胞。

2. 呼吸功能检查

（1）通气功能检测　在哮喘发作时呈阻塞性通气功能改变，呼气流速指标均显著下降，1秒钟用力呼气容积（FEV_1）、1秒率（1秒钟用力呼气量占用力肺活量比值 FEV1/FVC%）以及最高呼气流量（PEF）均减少。肺容量指标可见用力肺活量减少、残气量增加、功能残气量和肺总量增加，残气占肺总量百分比增高。缓解期上述通气功能指标可逐渐恢复。病变迁延、反复发作者，其通气功能可逐渐下降。

（2）支气管激发试验（BPT）　用以测定气道反应性。常用吸入激发剂为醋甲胆碱、组胺、甘露醇等。吸入激发剂后其通气功能下降、气道阻力增加。运动亦可诱发气道痉挛，使通气功能下降。一般适用于通气功能在正常预计值的70%以上的患者。如 FEV_1 下降≥20%，可诊断为激发试验阳性。通过剂量反应曲线计算使 FEV1 下降20%的吸入药物累积剂量（PD20 – FEV1）或累积浓度（PC20 – FEV1），可对气道反应性增高的程度做出定量判断。

（3）支气管舒张试验（BDT）　用以测定气道可逆性。有效的支气管舒张药可使发作时的气道痉挛得到改善，肺功能指标好转。常用吸入型的支气管舒张剂如沙丁胺醇、特布他林及异丙托溴铵等。舒张试验阳性诊断标准：①FEV1 较用药前增加12%或以上，且其绝对值增加200ml或以上；②PEF 较治疗前增加60L/min 或增加≥20%。

（4）呼气峰流速（PEF）及其变异率测定　PEF可反映气道通气功能的变化。哮喘发作时 PEF 下降。此外，由于哮喘有通气功能时间节律变化的特点，常于夜间或凌晨发作或加重，使其通气功能下降。若24小时内 PEF 或昼夜 PEF 波动率≥20%，也符合气道可逆性改变的特点。

3. 动脉血气分析　哮喘发作时由于气道阻塞且通气分布不均，通气/血流比值失衡，可致肺泡–动脉血氧分压差（$A – aDO_2$）增大；严重发作时可有缺氧，PaO_2 降低，由于过度通气可使 $PaCO_2$ 下降，pH 上升，表现呼吸性碱中毒。若重症哮喘，病情进一步发展，气道阻塞严重，可有缺氧及 CO_2 蓄积，$PaCO_2$ 上升，表现呼吸性酸中毒。若缺氧明显，可合并代谢性酸中毒。

4. 胸部 X 线检查　早期在哮喘发作时可见两肺透亮度增加，呈过度通气状态；在缓解期多无明显异常。如并发呼吸道感染，可见肺纹理增加及炎性浸润阴影。同时要注意肺不张、气胸或纵隔气肿等并发症的存在。

5. 特异性变应原的检测　哮喘患者大多数伴有过敏体质，对众多的变应原和刺激物敏感。测定变应性指标结合病史有助于对患者的病因诊断和脱离致敏因素的接触。

（1）体外检测　可检测患者的特异性 IgE，过敏性哮喘患者血清特异性 IgE 可较正常人明显增高。

（2）在体试验　包括：①皮肤过敏原测试，用于指导避免过敏源接触和脱敏治疗，临床较为常用。需根据病史和当地生活环境选择可疑的过敏原进行检查，可通过皮肤点刺等方法进行，皮试阳性提示患者对该过敏源过敏；②吸入过敏原测试，验证过敏原吸入引起的哮喘发作，因过敏原制作较为困难，且该检验有一定的危险性，目前临床应用较少。在体试验应尽量防止发生过敏反应。

五、诊断与鉴别诊断

1. 诊断　根据支气管哮喘的病史、症状、体征、肺功能试验以及有关的实验室检查，尤其是"三性"，即喘息症状的反复发作性、发病时肺部哮鸣音的弥漫性和气道阻塞的可逆性，对典型病例诊断不难。咳嗽变异性哮喘虽以咳嗽为唯一临床症状（有时伴有胸闷），但咳嗽常呈季节性，部分患者尚患有其他变态反应性疾病（如过敏性鼻炎等）或有家族过敏史，经积极的抗炎和镇咳治疗无效，而给予平喘和抗过敏治疗后咳嗽明显缓解，有助于诊断。必要时可进行气道反应性测定、支气管激发试验或支气管舒张试验。运动性哮喘和药物性哮喘皆有特殊的诱发因素，停止运动或停止用药后哮喘随之缓解。

2. 支气管哮喘的分期　通常分为急性发作期和临床缓解期。

（1）急性发作期　咳嗽、气喘和呼吸困难症状明显，多数需要应用平喘药物治疗。

（2）临床缓解期　哮喘症状、体征消失，肺通气功能基本恢复到发作前水平，达4周以上。

3. 鉴别诊断

（1）心源性哮喘　心源性哮喘是指由于左心衰竭引起肺血管外液体量过度增多甚至渗入肺泡而产生的哮喘。临床表现为呼吸困难、发绀、咳嗽、咳白色或粉红色泡沫痰，与支气管哮喘症状相似。但心源性哮喘多有高血压、冠状动脉粥样硬化性心脏病、风心病二尖瓣狭窄等病史和体征，两肺不仅可闻及哮鸣音，尚可闻及广泛的水泡音；左心界扩大，心率增快，心尖部可闻及奔马律；影像学表现为以肺门为中心的蝶状或片状模糊阴影。鉴别困难者，可先静脉注射氨茶碱或雾化吸入 $β_2$ 受体激动剂，待症状缓解后再做进一步的检查。注意，此时忌用肾上腺素和吗啡，以免抑制呼吸，造成生命危险。

（2）喘息型慢性支气管炎　多见于老年人，喘息常年存在，并伴有慢性咳嗽、咳痰，有加重期，有肺气肿体征，两肺常可闻及水泡音和哮鸣音。

（3）支气管肺癌　中央型支气管肺癌肿瘤压迫支气管，引起支气管狭窄或伴有感染时，亦可出现喘鸣音或哮喘样呼吸困难，但肺癌的呼吸困难及喘鸣症状呈进行性加重，常无明显诱因，咳嗽咳痰，痰中带血。痰中查找癌细胞、胸部 X 线摄片、CT、MRI 或纤维支气管镜检查可明确诊断。

六、治疗

1. 脱离变应原　部分患者能找到引起哮喘发作的变应原或其他非特异刺激因素，立即使患者脱离变应原的接触是防治哮喘最有效的方法。

2. 药物治疗

（1）缓解哮喘发作　此类药物主要作用为舒张支气管，故也称支气管舒张药。常用 $β_2$ 肾上腺素受体激动剂（沙丁胺醇、特布他林和非诺特罗）、抗胆碱药（异丙托溴胺）、茶碱类（氨茶碱）。

（2）控制或预防哮喘发作　此类药物主要治疗哮喘的气道炎症，亦称抗炎药。常用糖皮质激素（倍氯米松、泼尼松、泼尼松龙、甲泼尼龙）、LT 调节剂（孟鲁司特）以及其他药物（酮替酚、阿司咪唑、曲尼斯特、氯雷他定）。

3. 急性发作期的治疗　急性发作的治疗目的是尽快缓解气道阻塞，纠正低氧血症，恢复肺功能，预防进一步恶化或再次发作，防止并发症。一般根据病情的分度进行综合性治疗。

（1）轻度　每日定时吸入糖皮质激素（200~500μg BDP），出现症状时吸入短效 $β_2$ 受体激动剂，可间断吸入。效果不佳时可加用口服 $β_2$ 受体激动剂控释片或小量茶碱控释片（200mg/d），或加用抗胆碱药如异丙托溴胺气雾剂吸入。

（2）中度　吸入剂量一般为每日 500~1000μg BDP；规则吸入 $β_2$ 激动剂或联合抗胆碱药吸入或口服长效 $β_2$ 受体激动剂。亦可加用口服 LT 拮抗剂，若不能缓解，可持续雾化吸入 $β_2$ 受体激动剂（或联合用抗胆碱药吸入），或口服糖皮质激素（<60mg/d）。必要时可用氨茶碱静脉注射。

（3）重度至危重度　持续雾化吸入 $β_2$ 受体激动剂，或合并抗胆碱药；或静脉滴注氨茶碱或沙丁胺醇。加用口服 LT 拮抗剂。静脉滴注糖皮质激素如琥珀酸氢化可的松或甲泼尼龙或地塞米松（剂量见前）。待病情得到控制和缓解后（一般 3~5 天），改为口服给药。注意维持水、电解质平衡，纠正酸碱失衡，当 pH

值 <7.20 时，且合并代谢性酸中毒时，应适当补碱；可给予氧疗，如病情恶化缺氧不能纠正时，进行无创通气或插管机械通气。若并发气胸，在胸腔引流气体下仍可机械通气。此外应预防下呼吸道感染等。

4. 免疫疗法　分为特异性和非特异性两种，前者又称脱敏疗法（或称减敏疗法）。由于有 60% 的哮喘发病与特异性变应原有关，采用特异性变应原（如螨、花粉、猫毛等）做定期反复皮下注射，剂量由低至高，以产生免疫耐受性，使患者脱（减）敏。脱敏治疗的局部反应发生率为 5% ~30%（皮肤红肿、风团、瘙痒等），全身反应包括荨麻疹、结膜炎/鼻炎、喉头水肿、支气管痉挛以及过敏性休克等，因而脱敏治疗需要在有抢救措施的医院进行。

非特异性疗法，如注射卡介苗、转移因子、疫苗等生物制品抑制变应原反应的过程，有一定辅助的疗效。目前采用基因工程制备的人工重组抗 IgE 单克隆抗体治疗中、重度变应性哮喘，已取得较好效果。

七、预防与调护

1. 注意气候的变化，适当进行散步、打太极拳等体育活动。
2. 了解哮喘的激发因素，避免接触一切过敏原，减少发作机会。
3. 防止过度疲劳和情志刺激，避免剧烈运动。
4. 熟悉哮喘发作先兆表现，学会哮喘发作时进行简单的紧急自我处理方法；了解常用平喘药物的作用、用量、用法、副作用；掌握发作时紧急自我处理方法及正确的吸入技术。根据病情，缓解期正确使用支气管舒张剂、抗炎剂。

第六章　肺　炎

一、概述

肺炎是指终末气道、肺泡和肺间质的炎症。可由细菌、病毒、真菌、寄生虫等致病微生物，以及放射线、吸入性异物等理化因素引起。临床主要症状为发热、咳嗽、咳痰、痰中带血，可伴胸痛或呼吸困难等。幼儿性肺炎，症状常不明显，可有轻微咳嗽。细菌性肺炎采用抗生素治疗，7 ~10 天多可治愈。病毒性肺炎的病情稍轻，抗生素治疗无效。

二、病因病理

正常的呼吸道免疫防御机制（支气管内黏液 - 纤毛运载系统、肺泡巨噬细胞等细胞防御的完整性等）使气管隆凸以下的呼吸道保持无菌。是否发生肺炎决定于两个因素：病原体和宿主因素。如果病原体数量多，毒力强和（或）宿主呼吸道局部和全身免疫防御系统损害，即可发生肺炎。病原体可通过下列途径引起肺炎：①空气吸入；②血行播散；③邻近感染部位蔓延；④上呼吸道定植菌的误吸。肺炎还可通过误吸胃肠道的定植菌（胃食管反流）和通过人工气道吸入环境中的致病菌引起。病原体直接抵达下呼吸道后，孳生繁殖，引起肺泡毛细血管充血、水肿，肺泡内纤维蛋白渗出及细胞浸润。除了金黄色葡萄球菌、铜绿假单胞菌和肺炎克雷白杆菌等可引起肺组织的坏死性病变易形成空洞外，肺炎治愈后多不遗留瘢痕，肺的结构与功能均可恢复。

三、临床表现

多数起病急骤，常有受凉、淋雨、劳累、病毒感染等诱因，大约 1/3 患者在病前有上呼吸道感染史。病程为 7 ~10 天。

1. 症状
（1）寒战、高热　典型病例为突然寒战起病，继之高热，体温可高达 39℃ ~40℃，呈稽留热型，常伴有头痛、全身肌肉酸痛，食量减少。抗生素使用后热型可不典型，年老体弱者可仅有低热或不发热。
（2）咳嗽、咳痰　初期为刺激性干咳，继而咳出白色黏液痰或带血丝痰，经 1 ~2 天后，可咳出黏液血性痰或铁锈色痰，也可呈脓性痰，进入消散期痰量增多，痰黄而稀薄。

（3）胸痛　患侧多有剧烈胸痛，常呈针刺样，随咳嗽或深呼吸而加剧，可放射至肩或腹部。如为下叶肺炎可刺激膈胸膜引起剧烈腹痛，易被误诊为急腹症。

（4）呼吸困难　由于肺实变通气不足、胸痛以及毒血症而引起呼吸困难，呼吸快而浅。病情严重时影响气体交换，使动脉血氧饱和度下降而出现发绀。

（5）其他症状　少数有恶心、呕吐、腹胀或腹泻等胃肠道症状。严重感染者可出现神志模糊、烦躁、嗜睡、谵妄、昏迷等。

2. 体征　呈急性热病容，呼吸浅速，面颊绯红，皮肤灼热，部分有鼻翼扇动，口唇单纯疱疹。早期肺部体征无明显异常，或仅有少量湿啰音，呼吸音减低及出现胸膜摩擦音等。典型的肺实变体征有患侧呼吸运动减弱、触觉语颤增强、叩诊呈浊音、听诊呼吸音减低或消失，并可出现支气管呼吸音。消散期可闻及湿性啰音。重症患者有肠充气，上腹部压痛多与炎症累及膈胸膜有关。少数重症患者可出现休克，可在24小时内血压骤降，多见于老年患者；可伴有败血症，出现皮肤、黏膜出血点，巩膜黄染；如累及脑膜时，可有颈抵抗及出现病理性反射。心率增快、肺底出现湿啰音，提示心功能不全。本病自然病程为1~2周。发病5~10天后，体温可自行骤降或逐渐减退；使用有效的抗菌药物后可使体温在1~3天恢复正常，一般情况改善，症状减轻，肺实变体征消失。但局部的湿啰音及X线的肺部改变可持续1周以上。

四、辅助检查

1. 血常规　血白细胞计数（10~20）×10⁹/L，中性粒细胞多在80%以上，并有核左移，或细胞内可见中毒颗粒。年老体弱、酗酒、免疫功能低下者白细胞计数可不增高，但中性粒细胞的百分比仍高。

2. 病原学检查　痰直接涂片做革兰染色及荚膜染色镜检，如发现典型的革兰染色阳性、带荚膜的双球菌，即可初步做出病原学诊断。痰培养24~48小时可以确定病原体。聚合酶链反应（PCR）检测及荧光标记抗体检测可提高病原学诊断率。对病情危重者，应争取在使用抗生素前做血培养。

3. X线检查　早期仅见肺纹理增粗、增深。肺实变期呈大叶、肺段分布的密度均匀阴影，并在实变阴影中可见支气管气道征，肋膈角可有少量胸腔积液征。消散期显示实变阴影密度逐渐减低，变为散在的、大小不等的片状阴影，多数病例起病3~4周后才能完全消散，老年患者病灶消散较慢，亦可能为机化性肺炎。

五、诊断与鉴别诊断

1. 诊断　根据典型症状与体征，结合胸部X线检查，可做出初步诊断。对于临床表现不典型者，需认真加以鉴别。确诊有赖于病原菌检测。

2. 鉴别诊断

（1）肺结核　浸润性肺结核与轻型肺炎相似，但前者发病缓慢，中毒症状相对较轻，可有反复咯血，病灶常位于肺尖，X线检查其病灶有特征性。干酪性肺炎多有长期发热、乏力和消瘦，X线呈大片密度增高阴影，其中有多个不规则的薄壁空洞，对侧肺常有播散病灶。痰结核菌阳性，病程长，抗结核治疗有效。

（2）其他病原菌引起的肺炎　金黄色葡萄球菌肺炎常发生于儿童或年老体弱者，中毒症状严重，身体其他部位有化脓性病灶，如疖、痈等；咳粉红色乳样或脓性痰；肺部X线检查具有特征性，常为多发性病灶，且在短期内变化很大，常迅速扩展，多并发气胸、脓胸；痰培养可发现凝固酶阳性的金黄色葡萄球菌。克雷白杆菌肺炎见于年老体弱者，起病急骤，中毒症状重，咳棕色胶冻样痰；严重者可有谵妄、黄疸、肺水肿、休克、呼吸衰竭等；X线表现为肺叶实变，其中有蜂窝状透亮区，叶间隙下坠，痰涂片或培养可找到克雷白杆菌。其他革兰阴性杆菌肺炎多发生于年老体弱、慢性心肺疾病或免疫缺陷患者，常为院内获得性感染，通过临床观察和细菌学检查，鉴别诊断一般不难。病毒、支原体等引起的肺炎病情较轻，白细胞常无明显增加，痰液病原体分离和血清免疫学试验有助于诊断。

（3）肺癌　患者年龄多较大，起病缓慢，常有刺激性咳嗽和少量咯血，无明显全身中毒症状，血白细胞计数不高，若痰中发现癌细胞可以确诊。肺癌可伴发阻塞性肺炎，若经有效抗生素治疗后肺部炎症迟迟不消散，或暂时消散后又复出现者，应密切随访，必要时进一步做CT、MRI、纤维支气管镜检查、痰脱落细胞检查等，以免贻误诊断。

（4）急性肺脓肿　早期临床表现与肺炎球菌肺炎相似。但随病程进展，咳出大量脓臭痰为肺脓肿的特征。X 线显示脓腔及液平面。

（5）其他肺炎　伴剧烈的胸痛时，应与渗出性胸膜炎、肺梗死鉴别。相关的体征及 X 线影像有助鉴别。肺梗死常有静脉血栓形成的基础，咯血较多见，很少出现口角疱疹。下叶肺炎可能出现腹部症状，应通过 X 线、B 超等与急性胆囊炎、膈下脓肿、阑尾炎等进行鉴别。

六、治疗

1. 一般治疗　卧床休息，体温低时注意保暖，多饮水，给予易消化食物。高热、食欲不振者应静脉补液，注意补充足够蛋白质、热量及维生素。密切观察呼吸、脉搏、血压等变化，防止休克发生。

2. 对症治疗　高热者可采用物理降温，不用阿司匹林或其他解热药，以免过度出汗及干扰真实热型。如有气急发绀者应吸氧。咳嗽、咳痰不易者可给予溴己新 8~16mg，每天 3 次。剧烈胸痛者，可热敷或酌用小量镇痛药，如可待因 15mg。如有腹胀、鼓肠可用腹部热敷及肛管排气。如有麻痹性肠梗阻，应暂时禁食、禁饮、肠胃减压。烦躁不安、谵妄者酌用地西泮（安定）5mg 或水合氯醛 1.0~1.5g，禁用抑制呼吸的镇静药。

3. 抗菌药物治疗　一经诊断即应予抗生素治疗，不必等待细菌培养结果。治疗肺炎球菌肺炎首选青霉素 G，用药途径及剂量视病情轻重及有无并发症而定。轻者用青霉素 240 万 U/d，分 3 次肌内注射；病情稍重者，宜用青霉素 G240 万~480 万 U/d，静脉滴注，每 6~8 小时 1 次；重症及并发脑膜炎者，每日剂量可增至 1000 万~3000 万 U，分 4 次静脉滴注。滴注时每次量尽可能在 1 小时内滴完，以维持有效血浓度。对青霉素过敏者，轻者可用红霉素。每天 2.0g，分 4 次口服，或每天 1.5g 静脉滴注；亦可用林可霉素每天 2.0g 口服、肌内注射或静脉滴注。重症患者亦可酌情选用头孢菌素类，如头孢噻吩钠、头孢唑啉钠等。氟喹诺酮类药物口服或静脉滴注，亦可用于对青霉素过敏或耐青霉素菌株感染者。抗菌药物疗程通常为 5~7 天，或在退热后 3 天停药或由静脉用药改为口服，维持数天。

4. 感染性休克的治疗

（1）一般处理　平卧位，体温低时注意保暖，高热者予以物理降温，吸氧。保持呼吸道通畅，密切观察血压、脉搏、呼吸及尿量。

（2）补充血容量　补充血容量是抢救感染性休克的重要措施。只有当血容量得到适当补充后，血管活性药物的作用才能有效地发挥。补液基和速度视病情而定。一般先给右旋糖酐 40、复方氯化钠溶液等，以维持有效血容量，减低血液黏滞度，防止弥散性血管内凝血。血压、尿量、尿比重、血细胞比容及患者的全身情况，可作为调整输液的指标，并应监测中心静脉压。

（3）纠正水、电解质和酸碱平衡紊乱　输液不宜过快，以免发生心力衰竭与肺水肿。随时监测和纠正钾、钠及氯紊乱以及酸、碱中毒。应注意感染性休克时主要是纠正代谢性酸中毒，可酌情用 5% 碳酸氢钠 100~250ml 静脉滴注，或根据检查结果补充。在纠正酸中毒后，血压常可回升。

（4）糖皮质激素的应用　对病情危重、全身毒血症症状明显的患者，可短期（3~5 天）静脉滴注氢化可的松 100~300mg 或地塞米松 5~20mg。

（5）血管活性药物的应用　一般不作首选药物，多在经上述处理后血压仍不回升时使用。紧急情况下亦可在输液的同时使用，以保证重要器官的血液供应。异丙肾上腺素 0.1~0.2mg/100ml 液体，或多巴胺 20mg/200ml 液体，静脉滴注。可根据病情将多巴胺与间羟胺（阿拉明）联合静脉滴注。同时密切观察血压，调整药物浓度。

（6）控制感染　诊断明确者，可加大青霉素剂量，每天 400 万~1000 万 U 静脉滴注；或用第二、第三代头孢菌素。对病因不明的严重感染，可合用头孢他啶或头孢哌酮钠及氨基糖苷类抗生素，以兼顾革兰阳性及阴性细菌，再根据血培养药物敏感试验选用有效抗生素。

（7）防治心肾功能不全　有心功能不全者，应减慢输液速度，控制入液量，酌用毒毛花苷 K 或毛花苷 C 静脉注射。若血容量已补足而 24 小时尿量 <400ml、比重 <1.018 时，应考虑合并有急性肾衰竭，应紧急处理。

七、预防

加强体育锻炼，增强体质。减少危险因素如吸烟、酗酒。年龄大于 65 岁者可注射流感疫苗。对年龄大于 65 岁或不足 65 岁，但有心血管、肺疾病、糖尿病、酗酒、肝硬化和免疫抑制者（如 HIV 感染、肾衰竭、器官移植受者等）可注射肺炎疫苗。

第七章　肺结核

一、概述

肺结核，是由结核杆菌引起的肺部复杂慢性肉芽肿性传染病。排菌的肺结核患者是主要传染源。直接吸入带菌的飞沫微滴是最常见的传染途径。人体感染结核菌后不一定发病，仅于抵抗力低落时方始发病。除少数可急起发病外，临床上多呈慢性过程。常有低热、乏力等全身症状和咳嗽、咯血等呼吸系统表现。

二、病因病理

1. 病因及发病机制

（1）结核菌　属于分枝杆菌，涂片染色具有抗酸性，亦称抗酸杆菌。对外抵抗力强，在阴湿处能生存 5 个小时有以上，但在烈日曝晒下 2 小时，5% ~ 12% 来苏水接触 2 ~ 12 小时，70% 酒精接触 2 分钟，或煮沸 1 分钟，能被杀死。而最简单的杀菌方法是将痰吐在纸上直接烧掉。

（2）感染途径　结核菌主要通过呼吸道传播。飞沫传播是肺结核最重要的传播途径。传染源主要是排菌的肺结核患者的痰。传染的次要途径是经消化道进入体内，此外还可经皮肤传播。

2. 病理

（1）基本病变　肺结核的基本病变有渗出性、增殖性和干酪性 3 种。结核经过正规抗结核药物治疗及随着免疫力增强，其肺部病灶可通过吸收消散、纤维瘢痕及硬节钙化等方式趋向愈合。

（2）结核病变的转归　包括：①吸收。早期渗出性病变吸收后，常不遗留瘢痕，病灶吸收标志临床好转，如完全吸收表示临床痊愈。②纤维化。病灶愈合过程当中常有纤维组织增生，形成条索状瘢痕。③重点。结核病灶内钙盐沉着为钙化，常见于儿童的原发结核病灶内。④液化。干酪样物质液化溶解，从支气管排出后形成空洞，常造成支气管播散，如机体抵抗力强，病变被纤维组织包围，可形成结核球。⑤播散。人体初次感染结核菌时，细菌被细胞吞噬，经淋巴管被带到肺门淋巴结，少数可进入血液循环向周身播散，但不一定伴随明显的临床症状（隐性菌血症），坏死病灶侵蚀血管，大量细菌进入血液循环，可引起包括肺的全身粟粒性结核。

三、临床表现

各型肺结核的临床表现不尽相同，但有共同之处。

1. 症状

（1）呼吸系统症状　包括：①咳嗽咳痰，是肺结核最常见症状。咳嗽较轻，干咳或少量黏液痰，有空洞形成时，痰量增多，若合并其他细菌感染，痰可呈脓性。若合并支气管结核，表现为刺激性咳嗽。②咯血，1/3 ~ 1/2 的患者有咯血。咯血量多少不定，多数患者为少量咯血，少数为大咯血。③胸痛。结核累及胸膜时可表现胸痛，为胸膜性胸痛，随呼吸运动和咳嗽加重。④呼吸困难，多见于干酪样肺炎和大量胸腔积液患者。

（2）全身症状　发热为最常见症状，多为长期午后潮热，即下午或傍晚开始升高，翌晨降至正常。部分患者有倦怠乏力、盗汗、食欲减退和体重减轻等。育龄女性患者可以有月经不调。

2. 体征

多寡不一，取决于病变性质和范围。病变范围较小时，可以没有任何体征；渗出性病变范围较大或干酪样坏死时，则可以有肺实变体征，如触觉语颤增强、叩诊浊音、听诊闻及支气管呼吸音和细湿啰音。较大的空洞性病变听诊也可以闻及支气管呼吸音。当有较大范围的纤维条索形成时，气管向患侧移位，患侧胸廓塌陷、叩诊浊音、听诊呼吸音减弱并可闻及湿啰音。结核性胸膜炎时有胸腔积液体征：气管向健侧移位，患侧胸廓望诊饱满、触觉语颤减弱、叩诊实音、听诊呼吸音消失。支气管结核可有局限性哮鸣音。

少数患者可以有类似风湿热样表现，称为结核性风湿症。多见于青少年女性。常累及四肢大关节。在受累关节附近可见结节性红斑或环形红斑，间歇出现。

四、辅助检查

1. 痰结核菌检查　痰中找到结核菌是确诊肺结核的主要依据。

2. X线检查　是早期诊断肺结核的主要方法，并能判断病变的性质、范围和部位。肺结核常见的X线表现有：渗出性病灶表现为云雾状或片絮状，密度较淡，边缘模糊不清；干酪性病灶表现为密度较高，浓淡不一；空洞性病灶表现为环形边界的透光区；纤维化、钙化、硬结病灶表现为斑点、条索、结节状，密度较高，边缘清晰。渗出、干酪、空洞性病灶属活动性病变；纤维、钙化、硬结病灶为静止性病灶。定期做X线检查是早期发现肺结核的方法。

3. 结核菌素试验（OT试验）

（1）试剂　结核菌素（简称结素）是从生长过结核菌的液体培养基中提取出来的，主要成分是结核菌代谢产物、结核蛋白。旧结素（OT）是粗制的混合物，当前纯化蛋白衍生物（PPD）有逐渐代替旧结素的趋势。

（2）方法　常用旧结素或PPD 0.1ml，稀释成1:2000的稀释液（内含5U），于左前臂屈侧皮内注射成皮丘（方法、大小与青霉素试敏相同），经48~72小时测量皮肤硬结直径。

（3）判断　皮肤硬结直径小于5mm为阴性（-），5~9mm为弱阳性（+），10~19mm为阳性（++），20mm以上或局部有水疱、坏死为强阳性（+++）。

（4）意义　结素试验是测定人体是否受过结核菌感染。结素试验中等阳性仅表示受过结核菌感染，并不一定表示患病。如高倍稀释（1:10 000）结素反应强阳性，可作为诊断活动结核的参考条件。结素试验年龄越小诊断意义越大，3岁以下儿童结素阳性反应，应视为活动性结核病。

阴性反应见于有下列情况：①可除外结核菌感染；②某些情况结素试验可出现假阴性反应，如急性重症结核、麻疹、百日咳、营养不良、老年人、细胞免疫缺陷病、白血病、结节病、淋巴瘤；③应用糖皮质激素和免疫抑制剂治疗的患者；④新近感染肺结核需经过4~8周后才出现阳性反应，在此期以前因体内变态反应尚未形成，故可呈阴性反应；⑤患有恶性肿瘤或其他免疫缺陷疾病如艾滋病。

五、诊断

1. 病史和症状体征

（1）症状体征情况　肺结核患者的症状一般没有特异性，但明确症状的发展过程对结核病诊断有重要参考意义。体征对肺结核的诊断意义有限。

（2）诊断治疗过程　确定患者是新发现还是已发现病例。不少肺结核患者首次就诊多在综合医院，且接受治疗，应记录首次诊断情况特别是痰排菌情况、用药品种、用药量和时间、坚持规律用药情况等，这对将来确定治疗方案有重要价值。如果是复发患者，治疗史对判断耐药情况有参考意义。

（3）肺结核接触史　主要是家庭内接触史，对邻居、同事、宿舍等有无肺结核患者也应了解。记录接触患者的病情、排菌情况、治疗方案和用药规律情况、接触时间、接触密切程度等。

2. 影像学诊断　胸部X线检查是诊断肺结核的重要方法，可以发现早期轻微的结核病变，确定病变范围、部位、形态、密度、与周围组织的关系、病变阴影的伴随影像；判断病变性质、有无活动性、有无空洞、空洞大小和洞壁特点等。肺结核病影像特点是病变多发生在上叶的尖后段和下叶的背段，密度不均匀、边缘较清楚和变化较慢，易形成空洞和播散病灶。诊断最常用的摄影方法是正、侧位胸片，常能将心影、肺门、血管、纵隔等遮掩的病变以及中叶和舌叶的病变显示清晰。

3. 痰结核分枝杆菌检查　是确诊肺结核病的主要方法，也是制订化疗方案和考核治疗效果的主要依据。每一个有肺结核可疑症状或肺部有异常阴影的患者都必须查痰。

4. 纤维支气管镜检查　纤维支气管镜检查常应用于支气管结核和淋巴结支气管炎的诊断，支气管结核表现为黏膜充血、溃疡、糜烂、组织增生、形成瘢痕和支气管狭窄，可以在病灶部位钳取活体组织进行病理学检查、结核分枝杆菌培养。对于肺内结核病灶，可以采集分泌物或冲洗液标本做病原体检查，也可以经支气管肺活检获取标本检查。

5. 结核菌素试验　结核菌素试验广泛应用于检出结核分枝杆菌的感染，而非检出结核病。结核菌素试验对儿童、少年和青年的结核病诊断有参考意义。由于许多国家和地区广泛推行卡介苗接种，结核菌素试验阳性不能区分是结核分枝杆菌的自然感染还是卡介苗接种的免疫反应。因此，在卡介苗普遍接种的地区，结核菌素试验对检出结核分枝杆菌感染受到很大限制。目前世界卫生组织和国际防痨和肺病联合会推荐使用的结核菌素为纯蛋白衍化物（PPD）PPD - RT23，以便于国际间结核感染率的比较。

六、鉴别诊断

1. 肺炎　主要与继发型肺结核鉴别。各种肺炎因病原体不同而临床特点各异，但大都起病急伴有发热，咳嗽、咳痰明显。胸片表现密度较淡且较均匀的片状或斑片状阴影，抗菌治疗后体温迅速下降，1～2周左右阴影有明显吸收。

2. 慢性阻塞性肺疾病　多表现为慢性咳嗽、咳痰，少有咯血。冬季多发，急性加重期可以有发热。肺功能检查为阻塞性通气功能障碍。胸部影像学检查有助于鉴别诊断。

3. 支气管扩张　慢性反复咳嗽、咳痰，多有大量脓痰，常反复咯血。轻者 X 线胸片无异常或仅见肺纹理增粗，典型者可见卷发样改变，CT 特别是高分辨 CT 能发现支气管腔扩大，可确诊。

4. 肺癌　肺癌多有长期吸烟史，表现为刺激性咳嗽，痰中带血、胸痛和消瘦等症状。胸部 X 线表现肺癌肿块常呈分叶状，有毛刺、切迹。癌组织坏死液化后，可以形成偏心厚壁空洞。多次痰脱落细胞和结核分枝杆菌检查和病灶活体组织检查是鉴别的重要方法。

5. 肺脓肿　多有高热、咳大量脓臭痰，胸片表现为带有液平面的空洞伴周围浓密的炎性阴影。血白细胞和中性粒细胞增高。

6. 纵隔和肺门疾病　原发型肺结核应与纵隔和肺门疾病相鉴别。小儿胸腺在婴幼儿时期多见，胸内甲状腺多发生于右上纵隔，淋巴系统肿瘤多位于中纵隔，多见于青年人，症状多，结核菌素试验可呈阴性或弱阳性。皮样囊肿和畸胎瘤多呈边缘清晰的囊状阴影，多发生于前纵隔。

七、治疗

1. 化学治疗的原则　肺结核化学治疗的原则是早期、规律、全程、适量、联合。整个治疗方案分强化和巩固两个阶段。

（1）早期　对所有检出和确诊患者均应立即给予化学治疗。早期化学治疗有利于迅速发挥早期杀菌作用，促使病变吸收和减少传染性。

（2）规律　严格遵照医嘱要求规律用药，不漏服，不停药，以避免耐药性的产生。

（3）全程　保证完成规定的治疗期是提高治愈率和减少复发率的重要措施。

（4）适量　严格遵照适当的药物剂量用药，药物剂量过低不能达到有效的血浓度，影响疗效和易产生耐药性，剂量过大易发生药物毒副反应。

（5）联合　联合用药系指同时采用多种抗结核药物治疗，可提高疗效，同时通过交叉杀菌作用减少或防止耐药性的产生。

2. 化学治疗的主要作用

（1）杀菌作用　迅速地杀死病灶中大量繁殖的结核分枝杆菌使患者由传染性转为非传染性，减轻组织破坏，缩短治疗时间，可早日恢复工作，临床上表现为痰菌迅速阴转。

（2）防止耐药菌产生　防止获得性耐药变异菌的出现是保证治疗成功的重要措施，耐药变异菌的发生不仅会造成治疗失败和复发，而且会造成耐药菌的传播。

（3）灭菌　彻底杀灭结核病变中半静止或代谢缓慢的结核分枝杆菌是化学治疗的最终目的。使完成规定疗程治疗后无复发或复发率很低。

3. 常用抗结核病药物

（1）异烟肼（INH，H）最重要的治疗结核病的药物之一。最低抑菌浓度为 0.025～0.05g/ml。口服后迅速吸收，血中药物浓度可达最、低抑菌浓度的 20～100 余倍。脑脊液中药物浓度也很高。成人剂量每日 300mg，顿服；儿童为每日 5～10mg/kg，最大剂量每日不超过 300mg。结核性脑膜炎和血行播散型肺结核的用药剂量可加大，儿童 20～30mg/kg，成人 10～20mg/kg。偶可发生药物性肝炎，肝功能异常者慎用，需注意观察。如果发生周围神经炎可服用维生素 B_6（吡哆醇）。

（2）利福平（RFP，R）　最低抑菌浓度为 0.06～0.25g/ml，对巨噬细胞内外的结核分枝杆菌均有快速杀菌作用，特别是对 C 菌群有独特的杀灭菌作用。INH 与 RFP 联用可显著缩短疗程。口服 1～2 小时后达血高峰浓度，半衰期为 3～8 小时，有效血浓度可持续 6～12 小时，药量加大持续时间更长。口服后药物集中在肝脏，主要经胆汁排泄，胆汁药物浓度可达 200g/ml。未经变化的药物可再经肠吸收，形成肠肝循环，能保持较长时间的高峰血浓度，故推荐早晨空腹或早饭前半小时服用。用药后如出现一过性转氨酶上升可继续用药，加保肝治疗观察，如出现黄疸应立即停药。流感样症状、皮肤综合征、血小板减少多在间歇疗法出现。妊娠 3 个月以内者忌用，超过 3 个月者要慎用。其他利福霉素类药物有利福喷丁（RFT），该药血清峰浓度和半衰期分别为 10.0～30.0g/ml 和 12～15 小时。RFT 的最低抑菌浓度为 0.015～0.06g/ml，比 RFP 低很多。上述特点说明 RFT 适于间歇使用。

（3）吡嗪酰胺（PZA，Z）　吡嗪酰胺具有独特的杀灭菌作用，主要是杀灭巨噬细胞内酸性环境中的 B 菌群。在 6 个月标准短程化疗中，PZA 与 INH 和 RFP 联合用药是第三个不可缺的重要药物。对于新发现初治涂阳患者 PZA 仅在头两个月使用，因为使用 2 个月的效果与使用 4 个月和 6 个月的效果相似。成人用药为 1.5g/d，每周 3 次用药为 1.5～2.0g/d，儿童每日为 30～40mg/kg。常见不良反应为高尿酸血症、肝损害、食欲不振、关节痛和恶心。

（4）乙胺丁醇（EMB，E）　乙胺丁醇对结核分枝杆菌的最低抑菌浓度为 0.95～7.5g/ml，口服易吸收，成人剂量为 0.75～1.0g/d，每周 3 次用药为 1.0～1.25g/d。不良反应为视神经炎，应在治疗前测定视力与视野，治疗中密切观察，提醒患者发现视力异常应及时就医。鉴于儿童无症状判断能力，故不用。

（5）链霉素（SM，S）　链霉素对巨噬细胞外碱性环境中的结核分枝杆菌有杀菌作用。肌内注射，每日量为 0.75g，每周 5 次；间歇用药每次为 0.75～1.0g，每周 2～3 次。不良反应主要为耳毒性、前庭功能损害和肾毒性等，严格掌握使用剂量，儿童、老人、孕妇、听力障碍和肾功能不良等要慎用或不用。

4. 对症治疗　肺结核的一般症状在合理化疗下很快减轻或消失，无需特殊处理。咯血是肺结核的常见症状，在活动性和痰涂阳肺结核患者中，咯血症状分别占 30% 和 40%。咯血处置要注意镇静、止血，患侧卧位，预防和抢救因咯血所致的窒息并防止肺结核播散。

一般少量咯血，多以安慰患者、消除紧张、卧床休息为主，可用氨基己酸、氨甲苯酸（止血芳酸）、酚磺乙胺（止血敏）、卡络柳钠（安络血）等药物止血。大咯血时先用垂体后叶素 5～10U 加入 25% 葡萄糖液 40ml 中缓慢静脉注射，一般为 15～20 分钟，然后将垂体后叶素加入 5% 葡萄糖液按 0.1U/（kg·h）速度静脉滴注。垂体后叶素收缩小动脉，使肺循环血量减少而达到较好止血效果。高血压、冠状动脉粥样硬化性心脏病、心力衰竭患者和孕妇禁用。对支气管动脉破坏造成的大咯血可采用支气管动脉栓塞法。在大咯血时，患者突然停止咯血，并出现呼吸急促、面色苍白、口唇发绀、烦躁不安等症状时，常为咯血窒息，应及时抢救。置患者头低足高 45° 的俯卧位，同时拍击健侧背部，保持充分体位引流，尽快使积血和血块由气管排出，或直接刺激咽部以咳出血块。有条件时可进行气管插管、硬质支气管镜吸引或气管切开。

5. 糖皮质激素　糖皮质激素在结核病的应用主要是利用其抗炎、抗毒作用。仅用于结核毒性症状严重者。必须确保在有效抗结核药物治疗的情况下使用。使用剂量依病情而定，一般用泼尼松口服每日 20mg，顿服，1～2 周，以后每周递减 5mg，用药时间为 4～8 周。

6. 肺结核外科手术治疗　当前肺结核外科手术治疗主要的适应证是经合理化学治疗后无效、多重耐药的厚壁空洞、大块干酪灶、结核性脓胸、支气管胸膜瘘和大咯血保守治疗无效者。

七、预防与调护

1. 消灭传染源　本病应注意防重于治，及早发现患者、积极彻底治疗，控制传染源。

2. 保护易感人群　接种卡介苗是预防结核病最有效的办法。新生儿出生时即接种，每 5 年补种，直至 15 岁。

3. 切断传播途径　提出保健预防措施和药物消毒方法。患者要饮食适宜，不可饥饿，活动期患者戴口罩，不随地吐痰，避免情绪激动；保持室内通风，空气清洁，紫外线照射消毒等；开展卫生宣传教育，多食富含营养的物质，多户外活动，保持心情舒畅，锻炼身体，增强正气。

第八章　原发性支气管肺癌

一、概述

原发性支气管肺癌简称肺癌，是原发于各级支气管上皮的恶性肿瘤。

二、病因病理

1. 病因及发病机制　肺癌的病因复杂，目前尚未完全阐明，一般认为与下列因素有关。

（1）吸烟　肺癌的发病与吸烟，特别是吸纸烟的关系密切，因为纸烟中含有多种致癌物质，其中以苯并芘的致癌性最强。肺癌多发生于长期吸烟的人群，吸烟男性肺癌的死亡率为不吸烟男性的 10 倍以上。被动吸烟致肺癌的可能性日益受到重视。

（2）大气污染　工业废气内含有许多致癌物质，如煤和石油燃烧释放的烟雾及内燃机的废气中均含有苯并芘，是城市的主要污染源。大气中苯并芘浓度高的城市，肺癌发病率也高。城市居民肺癌发病率为农村居民的 2 倍。

（3）职业性致癌因素　如砷、铬、石棉、镍及放射性粉尘等均有致癌作用，长期接触这些物质可诱发肺癌。

（4）慢性肺脏疾病　肺癌与肺结核或慢性支气管炎有并存的现象，但其相互关系尚有待探讨。

此外，病毒感染、真菌毒素（黄曲霉素）、维生素 A 缺乏、机体免疫功能低下、内分泌失调以及家族遗传等因素对肺癌的发生可能起综合性作用。

2. 病理

（1）按解剖学部位分类　分为：①中央型肺癌。生长在叶、段以上的支气管，位于肺门附近，约占 3/4，以鳞状上皮细胞癌和小细胞未分化癌较为常见。②周围型肺癌。生长在叶、段以下的支气管，位于肺的边缘部位，约占 1/4，以腺癌较常见。

（2）按组织学分类　分为鳞状上皮细胞癌、腺癌、小细胞未分化癌、大细胞未分化癌、细支气管肺泡细胞癌（简称肺泡癌）等 5 类。

三、临床表现

起病多缓慢，其症状及体征出现的早晚与癌肿部位、大小、类型及并发症有关。中央型出现症状较早，周围型较晚。

1. 由原发癌肿引起的症状

（1）咳嗽　常以阵发性刺激性干咳为首发症状，或有少量泡沫黏液痰，并发感染后转为脓性。肿瘤增大引起支气管狭窄，咳嗽加重，多为持续性，且呈高音调金属音，是一种特征性的阻塞性咳嗽。

（2）咯血　癌肿组织血管丰富，常引起持续或间断痰中带血，不易控制，癌肿腐蚀大血管可引起大咯血。

（3）胸闷、气急　肺癌堵塞支气管或波及范围广，或有大量胸水形成时，可产生胸闷、气急，严重者出现发绀。

（4）哮鸣音　由于支气管部分阻塞，少数患者可听到局限性哮鸣音，特别是在吸气阶段，咳嗽后并不消失，为肺癌早期体征之一，但为时短暂，易被忽视。

（5）发热　早期阶段很少发热，常在并发感染后，或于疾病晚期癌肿组织坏死时出现发热。

（6）消瘦和恶病质　肺癌晚期由于过度消耗，加之食欲下降，进食减少，肿瘤毒素等导致体质消耗，全身营养状况恶化，表现为极度消瘦虚弱。

2. 肿瘤局部扩展引起的症状

（1）胸痛　肿瘤位于胸膜附近时，易产生不规则的钝痛或隐痛。

（2）吞咽困难　少数患者癌肿侵犯或压迫食管可引起吞咽困难。

（3）声音嘶哑　癌肿或转移性淋巴结压迫喉返神经（左侧多见）时，可出现声音嘶哑。

（4）上腔静脉压迫综合征　即肿瘤侵犯纵隔，压迫上腔静脉时。头部和上腔静脉回流受阻，产生头面部、颈部和上肢水肿及前胸部瘀血和静脉曲张。

（5）肺上沟瘤　位于肺尖部的肺癌称肺上沟瘤（Pancoast 痛），常压迫颈交感神经引起同侧瞳孔缩小、上眼睑下垂、眼球内陷、额部少汗等霍纳综合征。

3. 由于癌肿远处转移引起的症状

（1）肺癌转移至脑、中枢神经系统时，可发生头痛．呕吐、眩晕、共济失调、脑神经麻痹、单肢麻痹、半身不遂以及其他神经症状。

（2）转移至骨骼，特别是肋骨、脊椎、骨盆时，则有局部疼痛和压痛。

（3）有肝转移时，可出现厌食、肝大、黄疸和腹水等。

（4）肺癌多首先发现锁骨上和颈部淋巴结肿大。皮下转移时，可触及皮下结节。

4. 癌肿作用于其他系统引起的肺外表现　少数肺癌患者有时可伴有骨、关节病变，如杵状指（趾）、肥大性骨关节病和内分泌紊乱引起的库欣综合征等。肺外表现有时先于呼吸道症状，甚至 X 线表现之前。

四、辅助检查

1. X 线检查　是发现肺癌的重要方法之一。包括胸部透视，正、侧位胸部平片，高电压摄片，体层摄片及计算机体层扫描（CT）。

（1）中央型肺癌　可见肺门增大及纵隔肿块，或阻塞性肺气肿、肺炎、肺不张等。

（2）周围型肺癌　早期为较淡薄、边界不清的小圆形病灶；癌瘤增大呈类圆形或分叶状，密度较高，或呈毛刺放射状阴影。癌瘤中心坏死形成空洞，其特点为壁较厚，内壁不规则，凹凸不平，多偏心。

（3）细支气管 - 肺泡癌　可形成两肺弥漫浸润或局限性结节阴影。

2. 痰液脱落细胞检查　可直接发现癌细胞，是简单而重要的早期诊断方法之一，其阳性率可达 70% ~ 80%，应取新鲜标本多次送检。

3. 纤维支气管镜检查　能直接窥视生长于大支气管中的癌瘤，对中央型肺癌诊断有帮助，并可取病变组织做病理检查或取分泌液做脱落细胞检查。

4. 活组织检查　病理学检查对肺癌的确诊和组织分型具有决定性意义。

5. 其他　放射性核素肺扫描、开胸探查等。

五、诊断与鉴别诊断

1. 诊断　肺癌的预后决定于能否做到"三早"，即早期发现、早期诊断、早期治疗。临床上对 40 岁以上，特别是男性，长期吸烟或有职业性致癌物质接触史者，出现下列情况应高度怀疑肺癌的可能性：①原因不明的刺激性干咳，治疗无效；②有慢性呼吸道疾病，咳嗽性质突然改变者；③原因不明的持续性胸痛及腰背痛；④无慢性呼吸道疾病，出现持续性痰中带血；⑤同一部位反复出现肺炎；⑥原因不明的肺脓肿；⑦原因不明的四肢关节痛、杵状指（趾）、声音嘶哑、上腔静脉压迫综合征等；⑧X 线检查有局限性肺气肿、肺不张、孤立性圆形病灶和单侧肺门阴影增大；⑨原有肺结核已稳定，他处出现新病灶，或结核灶"恶化"，耐抗结核治疗无效者。对以上可疑者应选择做痰检、支气管镜检、胸水和活组织检查等，以力求早期明确诊断。

2. 鉴别诊断

（1）肺炎　多见于青壮年，急性起病，寒战高热，咳铁锈色痰，白细胞增高，抗感染治疗有效。但对老年患者之迁延难愈或反复在同一部位发生的"肺炎"应提高警惕。

（2）肺结核　多见于青壮年，常有持续性发热及全身中毒症状，可有反复咯血，病程长，痰液可检出结核菌，X 线检查有结核灶的特征，抗结核治疗有效。

（3）肺脓肿　肺脓肿起病急，全身中毒症状重，常有寒战、高热、咳嗽及咳大量脓痰，白细胞及中性粒细胞增高。

（4）结核性胸膜炎　结核性胸膜炎胸液多为淡黄色，偶呈血性，抗结核治疗迅速奏效。

六、治疗

治疗方案主要根据肿瘤的组织学决定。通常 SCLC 发现时已转移，难以通过外科手术根治，主要依赖化疗或放化疗综合治疗。相反，NSCLC 可为局限性，外科手术或放疗可根治，但对化疗的反应较 SCLC 差。

1. 非小细胞肺癌（NSCLC）

（1）Ⅰ期　肺叶切除术，可结合生物治疗。

（2）Ⅱ期　肺叶切除及肺门淋巴结清扫，术后鳞癌行放疗，腺癌行化疗。

（3）可切除的局部晚期（Ⅲa）　患者可采取新辅助化疗＋手术治疗±放疗。

（4）不可切除的局部晚期（Ⅲb）　患者可采取化疗和放疗联合治疗。

（5）Ⅳ期　化疗为主，结合局部放疗，为姑息性。

2. 小细胞肺癌（SCLC）

（1）局限期　首选化疗和放疗，加或不加颅照射；对于无纵隔淋巴结转移患者可予以手术切除。

（2）广泛期　化疗加局部放疗。骨，颅内，脊柱等首选放疗，以尽快解除压迫或症状。

3. 生物反应调节剂（BRM）　BRM 为小细胞肺癌提供了一种新的治疗手段，如小剂量干扰素（2×10^6 U）每周 3 次间歇疗法。转移因子、左旋咪唑、集落刺激因子（CSF）在肺癌的治疗中都能增加机体对化疗、放疗的耐受性，提高疗效。

4. 中医药治疗　国医学有许多单方及配方在肺癌的治疗中可与西药治疗起协同作用，减少患者对放疗、化疗的反应，提高机体的抗病能力，在巩固疗效、促进、恢复机体功能中起到辅助作用。

七、预防与调护

肺癌是可以预防的，也是可以控制的。已有的研究表明：西方发到国家通过控烟和保护环境后，近年来肺癌的发病率和死亡率已明显下降。肺癌的预防可分为三级预防，一级预防是病因干预；二级预防是肺癌的筛查和早期诊断，达到肺癌的早诊早治；三级预防为康复预防。

第九章　心力衰竭

心力衰竭是各种心脏结构或功能性疾病导致心室充盈和（或）射血能力受损而引起的一组综合征。由于心室收缩功能下降射血功能受损，心排血量不能满足机体代谢的需要，器官、组织血液灌注不足，同时出现肺循环和（或）体循环瘀血，临床表现主要是呼吸困难和无力而致体力活动受限和水肿。某些情况下心肌收缩力尚可使射血功能维持正常，但由于心肌舒张功能障碍左心室充盈压异常增高，使肺静脉回流受阻，而导致肺循环淤血。后者常见于冠心病和高血压心脏病心功能不全的早期或原发性肥厚型心肌病等，称之为舒张期心力衰竭。心功能不全或心功能障碍理论上是一个更广泛的概念，伴有临床症状的心功能不全称之为心力衰竭，而有心功能不全者，不一定全是心力衰竭。

一、概述

1. 病因

（1）基本病因　原发性心肌损害包括：①缺血性心肌损害。冠状动脉粥样硬化性心脏病心肌缺血和（或）心肌梗死是引起心力衰竭的最常见的原因之一。②心肌炎和心肌病。各种类型的心肌炎及心肌病均可导致心力衰竭，以病毒性心肌炎及原发性扩张型心肌病最常见。③心肌代谢障碍性疾病。如糖尿病性心肌病、维生素 B_1 缺乏及心肌淀粉样变性等。心脏负荷异常包括：①压力负荷（后负荷）过重。如由于高血压、主动脉瓣狭窄、肺动脉高压、肺动脉瓣狭窄等左、右心室收缩期射血阻抗增高，心室肌代偿性肥厚以保证射血量，持久的负荷过重，心肌必然发生结构和功能的改变而终至失代偿，心排血量下降。②容量负荷（前负荷）过重。主要心脏瓣膜关闭不全导致血液反流、左右心或动静脉分流性先天性心血管病、伴有全身血容量增多或循环血量增多的疾病。③前负荷不足。见于二尖瓣狭窄、三尖瓣狭窄、限制型心肌病、心包疾病所致的急性心包填塞或慢性心包缩窄等，引起左心室和（或）右心室充盈不足，心排血量下降；

心房扩大，体、肺循环瘀血。

（2）诱因　有基础心脏病的患者，增加心脏负荷的因素可诱发心力衰竭。常见的诱因有：①感染。呼吸道感染是最常见、最重要的诱因。②心律失常。各种类型的快速性心律失常以及严重的缓慢性心律失常均可诱发心力衰竭，其中以心房颤动最为常见。③容量增加。如摄入过多钠盐，静脉输液过多、过快等。④过度劳累或情绪激动。如妊娠后期及分娩过程、暴怒等。⑤药物治疗。不当如洋地黄类药物用量不足或过量，不恰当地使用心肌抑制药物如受体阻滞剂、钙拮抗剂、奎尼丁、普鲁卡因胺等。

2. 临床类型

（1）按心力衰竭发展速度的快慢分类　分为急性和慢性心力衰竭。

（2）按心力衰竭发生的部位分类　分为左心、右心和全心衰竭。

（3）按收缩及舒张功能障碍分类　分为收缩性心力衰竭和舒张性心力衰竭。前者临床特点为心脏扩大、收缩末期容积增加和射血分数下降；后者则因舒张期心室主动松弛能力受损和心室顺应性下降以致心室充盈受限。其特点为左室舒张末压升高，射血分数正常。

3. 心功能分级　目前通用的是美国纽约心脏病学会（NYHA）1928年提出的分级方法，其主要是根据心脏病患者自觉的活动能力划分为4级。

（1）Ⅰ级　患者有心脏病但活动不受限制，平时一般活动不引起疲乏、心悸、呼吸困难或心绞痛。

（2）Ⅱ级　心脏病患者的体力活动受到轻度的限制，休息时无自觉症状，但平时一般活动下可出现疲乏、心悸、呼吸困难或心绞痛。

（3）Ⅲ级　心脏病患者的体力活动明显受限，小于平时一般活动即可引起上述的症状。

（4）Ⅳ级　心脏病患者不能从事任何体力活动。休息状态下也可出现心力衰竭的症状，体力活动后加重。

鉴于主观与客观及个体间的差异较大，1994年美国心脏病学会（AHA）对NYHA的心功能分级方案再次修订，采用并行的两种分级方案，即增加客观地评估，根据心电图、负荷试验、X线及超声心动图等客观的检查手段来评估心脏病变的程度，将其分为：①A级。无心血管疾病的客观证据。②B级。客观检查示有轻度心血管疾病。③C级。有中度心血管疾病的客观证据。④D级。有严重心血管疾病的客观证据。假如患者患有二尖瓣狭窄，体力活动明显受限，检查见二尖瓣口呈中等度狭窄，则判为Ⅲ级C；又如患者无主观症状，但客观检查主动脉瓣中度反流。心脏扩大，则判为Ⅰ级C。

二、慢性心力衰竭

1. 临床表现　临床上以左心衰竭较常见，多见于高血压性心脏病、冠状动脉粥样硬化性心脏病、二尖瓣及主动脉瓣关闭不全等。单纯右心衰竭较少见，可见于肺源性心脏病、肺动脉瓣狭窄、房间隔缺损等。右心衰竭常继发于左心衰竭后的肺动脉高压，而致全心衰竭。严重而广泛的心肌病可发生全心衰竭。

（1）左心衰竭　以肺瘀血及心排血量降低表现为主。常见呼吸困难、咳嗽、咳痰、咯血、乏力、疲倦、头昏、心慌是心排血量减少，器官、组织灌注不足所致。湿性啰音多见于两肺底，与体位变化有关。除原有心脏病体征外，慢性左心衰一般均心脏扩大、心率加快、肺动脉瓣区第二心音亢进、心尖区可闻及舒张期奔马律和（或）收缩期杂音、交替脉等。

（2）右心衰竭　以体静脉瘀血的表现为主。可有腹胀、食欲不振、恶心、呕吐、肝区胀痛、少尿等。除原有心脏病体征外，右心衰竭时若右心室显著扩大形成功能性三尖瓣关闭不全，可有收缩期杂音。颈静脉怒张和（或）肝颈静脉反流征阳性。肝大、有压痛。下垂部位凹陷性水肿，部分患者可有胸水和（或）腹水、发绀。

（3）全心衰竭　左、右心衰竭均存在，有肺瘀血、心排血量降低和体循环瘀血的相关症状和体征。右心衰竭时，因右心排血量减少，呼吸困难等肺瘀血表现有不同程度的减轻。

2. 诊断与鉴别诊断

（1）诊断　心力衰竭的诊断是综合病因、病史、症状、体征及客观检查而做出的。首先应有明确的器质性心脏病的诊断。心衰的症状体征是诊断心衰的重要依据。疲乏、无力等由于心排血量减少的症状无特异性，诊断价值不大，而左心衰竭的肺瘀血引起不同程度的呼吸困难，右心衰竭的体循环瘀血引起的颈静脉怒张、肝大、水肿等是诊断心衰的重要依据。

心力衰竭主要应与以下疾病相鉴别。

（2）鉴别诊断　包括：①支气管哮喘。左心衰竭夜间阵发性呼吸困难，常称之为"心源性哮喘"应与支气管哮喘相鉴别。②心包积液、缩窄性心包炎。由于腔静脉回流受阻同样可以引起颈静脉怒张、肝大、下肢水肿等表现，应根据病史、心脏及周围血管体征进行鉴别，超声心动图检查可得以确诊。③肝硬化腹水伴下肢水肿。应与慢性右心衰竭鉴别，除基础心脏病体征有助于鉴别外，非心源性肝硬化不会出现颈静脉怒张等上腔静脉回流受阻的体征。

3. 治疗

（1）病因治疗　有明确病因的采取针对性措施。积极控制感染，特别是呼吸道感染；及时治疗心律失常等。

（2）减轻心脏负荷　休息以减轻心脏负荷的主要方法；根据心力衰竭程度适当限制钠盐的摄入，有利于减轻水肿；应用利尿剂减轻周围和内脏水肿，减少血容量；扩张周围小动脉，减轻心脏排血的阻抗，从而减轻心脏后负荷；扩张周围静脉，减少回心血量，从而减轻心脏前负荷。

（3）增加心排血量　中、重度收缩性心力衰竭，快速房颤等给予洋地黄类药物。禁忌证：①洋地黄中毒时；②预激综合征合并房颤；③二度及三度房室传导阻滞；④病态窦房结综合征；⑤单纯舒张性心力衰竭。

（4）抗肾素－血管紧张素系统相关药物　血管紧张素Ⅱ受体拮抗剂（ARB）氯沙坦、缬沙坦等。

（5）β受体阻滞剂　常用药物为美托洛尔。

（6）舒张性心力衰竭的治疗　多见于高血压和冠状动脉粥样硬化性心脏病，主要侧重于病因治疗。

（7）顽固性心力衰竭的治疗　积极寻找并纠正潜在的原因；调整心力衰竭用药，强效利尿剂、血管扩张剂、正性肌力药物等联合应用；可血液超滤，减少血容量；对不可逆心力衰竭者可考虑心脏移植。

三、急性心力衰竭

急性心力衰竭是指由于急性心脏病变引起心排血量显著、急骤降低，导致组织器官灌注不足和急性瘀血的综合征。临床上以急性左心衰竭较常见，主要表现为急性肺水肿，重者伴心源性休克。急性右心衰竭较少见，可发生于急性右室心肌梗死及大块肺栓塞等。

1. 病因和发病机制　任何心脏解剖或功能的突发异常，使心排血量急剧而显著地降低和肺静脉压突然升高，均可发生急性左心衰竭。常见的病因有：①急性弥漫性心肌损害。如急性心肌炎、广泛性前壁心肌梗死等。②急起的机械性阻塞。如严重的瓣膜狭窄、心室流出道梗阻、心房内球瓣样血栓或黏液瘤嵌顿二尖瓣口、肺动脉总干或大分支栓塞等。③心脏容量负荷突然加重。急性心肌梗死或感染性心内膜炎引起的瓣膜穿孔、腱索断裂所致的瓣膜性急性反流，室间隔破裂穿孔而使心室容量负荷突然剧增。④急剧的心脏后负荷增加。如高血压心脏病血压急剧升高。⑤严重的心律失常。如快速性心律失常。

2. 临床表现　急性左心衰竭发病急骤，主要表现为急性肺水肿。突发严重呼吸困难，呼吸频率为30～40次/分，强迫端坐位，频繁咳嗽，咳粉红色泡沫样痰。听诊两肺满布湿性啰音和哮鸣音，心率增快，心尖区第一心音减弱，可有舒张早期奔马律，肺动脉瓣区第二心音亢进。由于患者激动，血压常升高，严重者可出现心源性休克或窒息。

3. 诊断与鉴别诊断　根据典型症状与体征，不难做出诊断。急性呼吸困难应与支气管哮喘鉴别；与肺水肿并存的心源性休克，因有急性肺水肿的特征，而有别于其他原因的休克。

4. 治疗　急性左心衰竭时的缺氧和高度呼吸困难是致命的威胁，必须尽快使之缓解。

（1）体位　患者取坐位，双腿下垂，以减少静脉回流。

（2）吸氧　立即高流量鼻管给氧，对病情特别严重者应采用面罩呼吸机持续加压（CPAP）或双水平气道正压给氧，使肺泡内压增加，一方面可以使气体交换加强，另一方面可以对抗组织液向肺泡内渗透。

（3）吗啡　吗啡3～5mg静脉注射不仅可以使患者镇静，减少躁动所带来的额外的心脏负担，同时也具有小血管舒张的功能而减轻心脏的负荷。必要时每间隔15分钟重复1次，共2～3次。老年患者可酌减剂量或改为肌内注射。

（4）快速利尿　呋塞米20～40mg静注，于2分钟内推完，10分钟内起效，可持续3～4小时，4小时后可重复1次。除利尿作用外，本药还有静脉扩张作用，有利于肺水肿缓解。

（5）血管扩张剂　以硝酸甘油、硝普钠或 rhBNP 静脉滴注。

（6）正性肌力药　多巴胺、多巴酚丁胺、磷酸二酯酶抑制剂（PDEI）。

（7）洋地黄类药物　可考虑用毛花苷 C 静脉给药，最适合用于有心房颤动伴有快速心室率并已知有心室扩大伴左心室收缩功能不全者。首剂可给 0.4～0.8mg，2 小时后可酌情再给 0.2～0.4mg。对急性心肌梗死，在急性期 24 小时内不宜用洋地黄类药物；二尖瓣狭窄所致肺水肿洋地黄类药物也无效。后两种情况如伴有心房颤动快速室率则可应用洋地黄类药物减慢心室率，有利于缓解肺水肿。

第十章　心律失常

一、室上性心动过速

室上性心动过速，简称室上速。主要包括阵发性室上速、自律性房性心动过速和非阵发性交界性心动过速。阵发性室上速是一种阵发性快速而规则的异位心律。其特点是突然发作突然停止。发作时，患者感觉心跳得非常快，好像要跳出来似的，很难受。发作时心率为 150～250 次/分，持续数秒、数分钟或数小时、数日。

1. 病因　室速常发生于各种器质性心脏病患者。最常见为冠心病，特别是曾有心肌梗死的患者。其次是心肌病、心力衰竭、二尖瓣脱垂、心瓣膜病等，其他病因包括代谢障碍、电解质紊乱、长 QT 综合征等。室速偶可发生在无器质性心脏病者。

2. 病理　主要的病理是折返，少数为自律性异常增高。室上性心动过速时，折返环大多位于心室，束支折返极少见。

3. 临床表现　室速的临床症状轻重视发作时心室率、持续时间、基础心脏病变和心功能状况不同而异。非持续性室速（发作时间短于 30 秒，能自行终止）的患者通常无症状。持续性室速（发作时间超过 30 秒，需药物或电复律始能终止）常伴有明显血流动力学障碍与心肌缺血。临床症状包括低血压、少尿、晕厥、气促、心绞痛等。

听诊心律轻度不规则，第一、二心音分裂，收缩期血压可随心搏变化。如发生完全性室房分离，第一心音强度经常变化，颈静脉间歇出现巨大 a 波。当心室搏动逆传并持续夺获心房，心房与心室几乎同时发生收缩，颈静脉呈现规律而巨大的 a 波。

4. 心电图检查

（1）QRS 波群正常，心律规整，P′波形态异常，P′-R > 0.12 秒为房性；有逆行的 P′波或 P′-R < 0.12 秒者为房室交接处性。多数情况下因心率过快，P′波与 T 波融合，无法辨认，故统称为阵发性室上性心动过速。当伴有预激综合征、心室内差异传导、或束支传导阻滞，则 QRS 波群宽大畸形。

（2）伴有房室传导阻滞的阵发性室上性心动过速，其心电图表现：①P 波为房性或房室交接处性 P′波，心房率在 100～230 次/分，有明显的不整；②不同程度的房室传导阻滞，室律规整时，房室传导比例在（2～4）:1；室律不规整时，房室传导比例不固定或 I 型 II 度房室传导阻滞。

5. 治疗

（1）刺激迷走神经末梢　此法多适用于青年人，老年人不宜采用。

（2）维拉帕米（异搏定）　静脉注射，患者 2 周内未用 β-受体阻滞药者可作首选。

（3）毛花苷 C（西地兰）　对于 PSVT 伴心功能不全者应首选，但预激综合征有 QRS 波宽者禁用。

（4）胺碘酮　加葡萄糖液，静脉注射。

（5）三磷腺苷（ATP）　该药对窦房结和房室结均有明显抑制作用，对经房室交界区折返的 PSVT 有效。老年人及病窦综合征者禁用。

（6）超速或配对起搏　各种药物治疗无效者，可经食管或心房内超速或配对起搏以中止心动过速发作。

（7）紧急情况　急性心衰、休克等，有条件可用同步直流电复律。

（8）经导管射频消融术　安全有效，并发症少，可有效治疗大多数患者。

二、过早搏动

过早搏动简称早搏。是指异位起搏点发出的过早冲动引起的心脏搏动，为最常见的心律失常。可发生在窦性或异位性（如心房颤动）心律的基础上。可偶发或频发，可以不规则或规则地在每一个或每数个正常搏动后发生，形成二联律或联律性过早搏动。按起源部位可分为窦性、房性、房室交接处性和室性四种。其中以室性早搏最常见，其次是房性，结性较少见。窦性过早搏动罕见。早搏可见于正常人，或见于器质性心脏病患者，常见于冠心病、风湿性心脏病、高血压性心脏病、心肌病等。早搏亦可见于奎尼丁、普鲁卡因胺、洋地黄或锑剂中毒；血钾过低；心脏手术或心导管检查时对心脏的机械刺激等。

1. 病因　过早搏动可发生于正常人。但心脏神经官能症与器质性心脏病患者更易发生。情绪激动，神经紧张，疲劳，消化不良，过度吸烟、饮酒或喝浓茶等均可引起发作，亦可无明显诱因，洋地黄、钡剂、奎尼丁、拟交感神经类药物、氯仿、环丙烷麻醉药等毒性作用，缺钾以及心脏手术或心导管检查都可引起。冠心病、晚期二尖瓣病变、心脏病、心肌炎、甲状腺功能亢进性心脏病、二尖瓣脱垂等常易发生过早搏动。

2. 临床表现

(1) 症状　早搏可无症状，也可有心悸或心跳暂停感。频发早搏使心排血量降低时引起乏力、头晕及胸闷，并可使原有的心绞痛或心力衰竭加重。

(2) 体征　体检可发现在基本心律间夹有提前搏动，其后有一较长间歇。房性早搏的心音和基本心律类似。房性早搏的第一心音多增强或减轻，第二心音可听不到，早搏引起的桡动脉搏动较弱或扪不到，形成漏脉，这是心室充盈和搏血量少的结果。早搏呈二联或三联律时，可听到每 2 或 3 次心搏后有一次间歇。早搏插入在两个基本心搏之间，称插入性早搏，听诊可为连接三次较基本心搏为快的心搏。

3. 心电图检查

(1) 房性过早搏动　P 波提早出现，其形态与基本心律的 P 波不同，P－R 间期 > 0.12s。QRS 波大多与窦性心律的相同，有时稍增宽或畸形，伴 ST 及 T 波相应改变的称为心室内差异性传导，需与室性过早搏动鉴别。房性过早搏动伴心室内差异传导时畸形 QRS 波群前可见提早畸形的 P′波。提早畸形 P′波之后也可无相应的 QRS 波，称为阻滞性房性早搏。需与窦性心律不齐或窦性静止鉴别。在前一次心搏 ST 段或 T 波上找到畸形提早 P′波的，可确诊为阻滞性房性早搏。房性早搏冲动常侵入窦房结，使后者提前除极，窦房结自发除极再按原周期重新开始，形成不完全性代偿间歇，偶见房性早搏后有完全性代偿间歇。

(2) 房室交接处性过早搏动　除提早出现外，其心电图特征与房室交接处性逸搏相似。早搏冲动侵入窦房结的形成不完全性代偿间歇，不干扰窦房结自发除极的则形成完全性代偿间歇。

(3) 室性过早搏动　QRS 波群提早出现，其形态异常，时限大多 > 0.12s，T 波与 QRS 波主波方向相反，ST 随 T 波移位，其前无 P 波。发生束支近端处的室性早搏，其 QRS 波群可不增宽。室性早搏后大多有完全代偿间歇。基本心律较慢时，室性早搏可插入于两次窦性心搏之间，形成插入型室性早搏。偶见室性早搏逆传至心房的逆行 P′波，常出现于室性早搏的 ST 段上。

房性或室性早搏有时由两个以上异位起搏点产生，心电图表现为两种或两种以上不同形态、配对间期不等的早搏，称为多源性早搏。连续二次或三次和以上的早搏分别称为连发和短阵心动过速。

4. 治疗　应参考有无器质性心脏病，是否影响心排血量以及发展成为严重心律失常的可能性而决定治疗原则。

无器质性心脏病基础的过早搏动，大多不需特殊治疗。有症状者宜解除顾虑，由紧张过度情绪激动或运动诱发的过早搏动可试用镇静剂和 β－受体阻滞剂。

频繁发作，症状明显或伴有器质性心脏病者，宜尽快找出早搏发作的病因和诱因，给予相应的病因和诱因治疗，同时正确识别其潜在致命可能，积极治疗病因和对症治疗。

除病因治疗外，可选用抗心律失常药物治疗，房性和房室交接处早搏大多选作用于心房和房室交接处的 Ia、Ic、Ⅱ、Ⅳ类药，而室性早搏则多选用作用于心室的 Ⅰ类和Ⅲ类药。有潜在致命危险的室性早搏常需紧急静脉给药。以 Ib 类为首选。急性心肌梗死初期仍常首选静脉内利多卡因。心肌梗死后若无禁忌，则常用 β－阻滞剂治疗。原发或继发性 QT 间期延长综合征患者，禁用 Ⅰ 类药，原发性者可选用 β－阻滞剂、苯妥英或卡马西平。继发性者去除病因，宜用异丙肾上腺素或心房或心室起搏治疗。

三、心房颤动

简称房颤，是心房发生快而不规则的冲动，引起心房内各个部分肌纤维不协调地乱颤，心房丧失了有效的机械性收缩。房颤是仅次于过早搏动的常见心律失常，据统计，60 岁以上人群中，房颤发生率为 1%，并随年龄而增加。

1. 病因

（1）阵发性房颤　可见于：①正常人在情绪激动、手术后、运动或急性乙醇中毒时发生；②心脏和肺部疾病患者。

（2）持续性房颤　常见于风湿性心脏病、冠状动脉粥样硬化性心脏病、高血压心脏病、甲状腺功能亢进症、缩窄性心包炎、心肌病、感染性心内膜炎、心力衰竭及慢性肺源性心脏病等。

（3）孤立性房颤房颤　发生在无心脏病基础者谓之。

2. 临床表现　过早搏动可无症状，亦可有心悸或心跳暂停感。频发的过早搏动可致（因心排血量减少引起）乏力、头晕等症状，原有心脏病者可因此而诱发或加重心绞痛或心力衰竭。听诊可发现心律不规则，早搏后有较长的代偿间歇。早搏的第一心音多增强，第二心音多减弱或消失。早搏呈二或三联律时，可听到每两或三次心搏后有长间歇。早搏插入两次正规心搏间，可表现为三次心搏连续。脉搏触诊可发现间歇脉搏缺如。

3. 心电图检查　心电图表现为：①P 波消失，代之以一系列大小不等、形状不同、节律完全不规则的房颤波（f 波），频率为 350～600 次/分；②心室率（R－R 间距）绝对不规则，心室率通常在 100～160 次/分，＞100 次/分称快室率房颤，＜60 次/分称慢室率房颤；③QRS 波群形态正常，伴室内差异性传导时则增宽变形。

4. 治疗

（1）治疗原则　恢复窦性心律；控制快速心室率；防止血栓形成和脑卒中。

（2）药物治疗　目前药物治疗依然是治疗房颤的重要方法，药物能恢复和维持窦性心律，控制心室率以及预防血栓栓塞并发症。对于新发房颤因其在 48 小时内的自行复窦的比例很高（24 小时内约 60%），可先观察，也可采用普罗帕酮或氟卡尼顿服的方法。房颤已经持续大于 48 小时而小于 7 天者，能用静脉药物转律的有氟卡尼、多非利特、普罗帕酮、伊布利特和胺碘酮等，成功率可达 50%。房颤发作持续时间超过 1 周（持续性房颤）药物转律的效果大大降低，常用和证实有效的药物有胺碘酮、伊布利特、多非利特等。

（3）非药物治疗　房颤的非药物治疗包括电转复（转复窦性心律）、射频消融治疗和外科迷宫手术治疗（彻底根治房颤）。

四、房室传导阻滞

房室传导阻滞（AV－B）又称房室阻滞，是指房室交界区脱离了生理不应期后，心房冲动传导延迟或者有部分或所有冲动不能传导至心室。按阻滞程度可分为一度、二度、三度（完全性）房室传导阻滞。

1. 病因　引起房室传导阻滞的原因有：①正常人或运动员可发生文氏型房室阻滞，与迷走神经张力增高有关。②各种心肌炎、心肌病、风湿热。③各种器质性心脏病。如冠心病急性心肌梗死、冠状动脉痉挛、心内膜炎、钙化性主动脉瓣狭窄、心脏肿瘤、先天性心血管病、高血压病。④药物作用。如洋地黄中毒、β 受体阻滞剂、钙拮抗剂过量等。⑤电解质紊乱可见高血钾、酸中毒等。⑥其他。如 Lev 病（心脏纤维支架的钙化与硬化）与 Lenegre 病（传导系统的原发性硬化变性疾病）可能是成人孤立性慢性心脏传导阻滞最常见的病因。

2. 临床表现

（1）一度房室传导阻滞　通常无症状。听诊第一心音减弱（由于 P－R 间期延长，心室收缩开始时房室瓣叶接近关闭所致）。

（2）二度房室传导阻滞　可有心悸与心搏脱漏。二度Ⅱ型患者常有头晕、乏力、心悸等。听诊第二度Ⅰ型房室阻滞的第一心音强度逐渐减弱并有心搏脱漏。二度Ⅱ型房室阻滞第一心音强度恒定，有间歇性心搏脱漏。

（3）三度房室传导阻滞（完全性阻滞）症状包括疲倦、乏力、眩晕、晕厥、心绞痛、心力衰竭等。严重时可发生脑缺氧综合征即阿－斯综合征，患者可出现暂时性意识丧失、抽搐甚至猝死。听诊第一心音强度不等，第二心音可呈正常或反常分裂；心率慢而规则，间或听到心房音或响亮的第一心音（大炮音）；颈静脉可见巨大的 α 波。

3. 心电图检查

（1）一度房宣传导阻滞　P－R 间期延长，>0.20s。每个 P 波后均有 QRS 波。一般 P－R 间期超过按年龄和心率矫正的 P－R 间期上限为延长；或前后两次测定结果比较，心率相同时的 P－R 间期延长 ≥0.04s。

（2）二度房室传导阻滞　二度Ⅰ型房室传导阻滞心电图特点为：①P－R 间期进行性延长，直至一个 P 波后脱漏 QRS 波；②相邻 R－R 间期进行性缩短，直至 P 波不能下传心室，发生心室脱漏；③包含 P 波在内的 R－R 间期小于正常窦性 P－P 间期的两倍。最常见的房室传导比例为 3:2 或 5:4。二度Ⅱ型房室传导阻滞（莫氏Ⅱ型）P－R 间期恒定不变（可正常或延长），部分 P 波后无 QRS 波群。如每隔 1、2 个或 3 个 P 波后有一次 QRS 波群脱漏，因而分别称之为 2:1、3:2、4:3 房室传导阻滞。2:1 房室传导阻滞可能属于Ⅰ型或Ⅱ型房室阻滞，因此无法判断 P－R 间期的变化。

（3）三度房室传导阻滞　心电图特征为：①P－P 与 R－R 间隔各有其固定的规律，两者之间毫无关系；②心房率 >心室率；③心室率慢而规则，心室起搏点如在房室束分叉以上，心室率为 40～60 次/分，QRS 波群正常；如在房室束分叉以下（室内传导系统的远端），心室率常在 40 次/分以下，QRS 波群增宽。

4. 治疗

（1）病因治疗　风湿热引起的应进行抗风湿治疗（青霉素、阿司匹林、糖皮质激素）；急性感染引起者应予抗生素治疗；洋地黄中毒者应立即停药；各种原因所致的心肌炎或急性心肌梗死所致者给予糖皮质激素治疗。

（2）房室传导阻滞的治疗　一度与二度Ⅰ型房室传导阻滞心室率不太慢者，无需特殊治疗。二度Ⅱ型与三度房室传导阻滞心室率过慢，出现血流动力学障碍甚至晕厥或发生阿－斯综合征者应予下列药物治疗，提高心室率：阿托品 0.5～2.0mg 静脉注射或每次 0.3～0.6mg 口服，每 2～6 小时 1 次。

第十一章　高血压病

一、概述

高血压病又称原发性高血压，是一种以体循环动脉血压增高为主要特点的临床综合征。正常人血压在不同生理情况下有一定的波动幅度，其收缩压随年龄而增高。目前我国采用 1999 年世界卫生组织/高血压专家委员会（WHO/ISH）的高血压诊断标准：收缩压（SBP）≥140mmHg 和（或）舒张压（DBP）≥90mmHg 即诊断为高血压。

二、病因及发病机制

高血压的病因目前认为是与各种因素有关，如遗传因素，各种后天因素包括血压调节机制失代偿，肾素－血管紧张素－醛固酮系统及精神神经系统调节失常等，钠潴留，血管皮内功能受损，胰岛素抵抗及缺少运动、肥胖、吸烟、过量饮酒、低钙、低镁、低钾等。

三、临床表现及并发症

1. 一般表现　患者表现有头晕、头痛、耳鸣、眼花、失眠、烦闷、健忘、注意力不集中、乏力等高级神经功能失调的表现，亦可有眼结膜下出血、鼻出血、月经过多。

2. 并发症　病程后期，血压持续在高水平并可出现脑、心、肾、眼底器质性损害和功能障碍，而有相应临床表现。

（1）脑部表现　头痛、头晕和头胀是高血压病常见的神经系统症状，也可有头部沉重感或颈项板紧感。头痛多发生在早晨，位于前额、枕部或颞部；头晕可为暂时性或持久性，可能是颅外颈动脉系统血管扩张，其脉波振幅增高所致。严重时常可并发脑血管意外。

（2）心脏表现　血压长期升高使左心室后负荷增加，左心室逐渐肥厚、扩张，形成高血压性心脏病，最终出现心力衰竭。由于高血压促进冠状动脉粥样硬化，部分高血压病患者可因合并冠状动脉硬化而出现心绞痛、心肌梗死等冠心病表现。

（3）肾脏表现　肾血管病变程度和血压高度及病程密切相关，但在早期可无任何表现。随着病情进展可出现蛋白尿、血尿，多为镜检血尿，透明管型和颗粒管型少见。肾浓缩功能减退时可出现多尿、夜尿、口渴、多饮等。尿比重逐渐降低，最后固定在 1.010 左右，称等渗尿。肾功能进一步减退时尿量可减少，血中非蛋白氮、肌酐、尿素氮增高，酚红排泄试验显示排泄量明显降低，最终出现肾功能降低。

四、辅助检查

1. 尿常规　病程早期多正常，随后可有少量蛋白、红细胞，偶可有透明管型和颗粒管型。肾浓缩功能下降时尿相对密度可下降。急进型高血压病者尿蛋白可达 3g/24h。

2. 肾功能　病程早期，血尿素氮和肌酐并无异常。肾实质损害加重后可有血肌酐和尿素氮升高，内生肌酐清除率、酚红排泄率降低，浓缩及稀释功能减退。

3. 血脂测定　患者可伴有血清总胆固醇（参考值 2.9 ~ 6.0mmol/L）、甘油三酯（0.2 ~ 1.2mmol/L）及低密度脂蛋白（1.56 ~ 5.72mmol/L）增高，高密度脂蛋白及载脂蛋白 A1 降低。

4. 血糖　部分患者有空腹和（或）餐后 2 小时血糖及血胰岛素增高。

5. 眼底检查目前采用 Keith - Wagener 眼底分级法：①Ⅰ级。视网膜动脉变细，反光增强。②Ⅱ级。视网膜动脉狭窄，动静脉交叉压迫。③Ⅲ级。在上述基础上有眼底出血、棉絮状渗出。④Ⅳ级。在Ⅲ级的基础上伴有视神经乳头水肿。大多数患者为Ⅰ、Ⅱ级变化。

6. 胸部 X 线检查　可见主动脉迂曲延长，其升、弓或降部可扩张。高血压性心脏病时有左室肥大，左心衰时尚可有肺瘀血征象。

7. 心电图检查　可出现左室肥大或兼有劳损。由于左室舒张期顺应性下降，左心房负荷增加，心电图可有左心房肥大的表现，此种表现甚至可出现在心电图左心室肥大之前。

8. 超声心动图检查　二维超声可见主动脉内径增大、左房扩大、左室对称或不对称性肥厚、左室增大、乳头肌增粗等改变。并可做心功能检测。

9. 动态血压监测（ABPM）　可测定白昼与夜间各时间段血压的平均值和离散度，能较敏感、客观地反映实际血压水平。

五、诊断与鉴别诊断

1. 诊断　凡动脉血压持续增高达到高血压标准，即收缩压≥140mmHg 和（或）舒张压≥90mmHg，并可排除症状性高血压时，即可诊断为高血压病。

2. 鉴别诊断

（1）肾动脉狭窄　可呈恶性高血压表现，药物治疗无效。多有舒张压中、重度增高，体检时上腹部或背部肋脊角处可听到血管性杂音。大剂量静脉肾盂造影、放射性核素肾图及 B 超有助于诊断，肾动脉造影等可明确诊断。

（2）嗜铬细胞瘤　嗜铬细胞瘤起源于肾上腺髓质或交感神经节，大量分泌去甲肾上腺素和肾上腺素，引起阵发性或持续性高血压。血压骤然升高时，患者伴心动过速、剧烈头痛、恶心、呕吐、大汗、心悸、面色苍白、乏力，历时数分至数天，对一般降压药无效，发作间歇血压可正常。血压持续升高者可有阵发性加剧。

（3）原发性醛固酮增多症　因肾上腺皮质肿瘤或增生，醛固酮分泌增多导致水钠潴留进而引起血压增高。女性多见。血压升高的同时伴有低血钾（< 3.2mmol/L）表现，如多饮、多尿、肌无力和麻痹、血钾减低、尿钾增多（> 30mmol/24h）等。螺内酯（安体舒通）能纠正代谢紊乱和降低血压。血浆醛固酮增多、肾素活性降低或根本测不出，有诊断价值。肾上腺静脉造影、胆固醇闪烁造影、CT、磁共振显像可确定肿瘤部位。

六、治疗

1. 非药物治疗　适用于所有高血压病患者，单独非药物治疗可使轻型高血压（舒张压≤105mmHg）患者血压有一定程度下降。

（1）限制钠盐摄入　每日食盐摄入量应不超过5g。目前，我国群众膳食的食盐量一般为10g/d。

（2）控制体重　无论是高血压抑或正常血压的肥胖者，减轻体重都可使血压下降。可采取减重措施，限制过量饮食，增加运动量，脂肪的摄入量应限制在总热量的20%以下。

（3）禁烟限酒　吸烟可增加冠心病及猝死的危险性，也可增加高血压患者降压药物的使用量，应戒除。随着饮酒量增多，血压逐渐升高，故饮酒也应少量（<25g/d），如少量仍有明显升压反应则应完全戒酒。

（4）体力活动　跑步、步行、游泳、骑自行车等，除有降压作用外，还可减轻体重，减少心血管病的其他危险因素。

（5）放松疗法　太极拳、气功、保健操等医疗保健方法，通过自我调整和自我控制而有利于血压的调节。

2. 药物治疗

（1）利尿剂　有噻嗪类（氢氯噻嗪、氯噻酮、氯噻嗪、环戊噻嗪）、袢利尿剂（呋塞米）和保钾利尿剂（螺内脂、氨苯喋啶）。

（2）β受体阻滞剂　普萘洛尔、阿替洛尔（氨酰心安）、美托洛尔（倍他乐克、美多心安）、倍他洛尔、比索洛尔（康可）。

（3）钙拮抗剂（CCB）　短效药物以硝苯地平为主，中效药物有非洛地平等，长效代表药物氨氯地平等。

（4）血管紧张素转换酶抑制剂（ACEI）　卡托普利（巯甲丙脯酸）、依那普利、贝那普利、福辛普利、西拉普利。

（5）血管紧张素II受体阻滞剂　目前临床上常用的药物是：氯沙坦、缬沙坦、伊贝沙坦。

（6）α受体阻滞剂　哌唑嗪、特拉唑嗪。α受体阻滞剂可与β受体阻滞剂、钙拮抗剂、利尿剂合用，以加强疗效，减少不良反应，也可与血管紧张素转换酶抑制剂等合用。

（7）其他　可乐定（氯压定）、甲基多巴、胍乙啶、利血平、米诺地尔、肼屈嗪已很少应用。罗布麻、复方降压片尚可应用。

3. 降压药的选择和应用

（1）用药选择　合并有心力衰竭者宜选用利尿剂、ACEI、α_1受体阻滞剂，不宜选用β受体阻滞剂。轻、中度肾功能不全用ACEI。老年人收缩压高者宜选用利尿剂、长效双氢吡啶类（CCB）。糖尿病用CCB、ACEI、α_1受体阻滞剂。冠心病心梗后患者，可用β受体阻滞剂，ACEI、CCB。伴高脂血症者用CCB、ACEI、α_1受体阻滞剂，不宜用β受体阻滞剂及利尿剂。脑血管动脉粥样硬化可用ACEI、CCB。

（2）降压目标　应恢复到血压正常范围130/85mmHg或理想水平120/80mmHg，对于中青年患者（<60岁）、高血压合并糖尿病或肾脏病患者尤其重要；老年患者的血压至少要达到正常高限即（130～139）mmHg/（85～89）mmHg。

4. 高血压急症的治疗

（1）迅速降压　应尽快使血压下降，阻止脑、心、肾等靶器官的进行性损害，但又不导致重要脏器灌注不足。常用降压药物有：①硝普钠，50～100mg加入5%葡萄糖液500ml内避光静滴，开始剂量为10μg/min，密切观察血压，每5分钟可增加5μg/min，直到血压得到控制；②硝酸甘油，25mg加入5%葡萄糖液500ml中，以5～10μg/min静滴，每5～10分钟可增加5～10μg/min至25～50μg/min；③二氮嗪（氯苯甲噻二嗪），200～300mg于15～30秒内静注，必要时2小时后再注射；同时可合用呋塞米20～120mg静注，以防止水、钠潴留；④硝苯地平，10～20mg舌下含化；⑤拉贝洛尔50mg加入5%葡萄糖液40ml中，以5mg/min的速度静注，注射完后15分钟无效者可重复注射，3次无效则停用。

（2）制止抽搐　可用地西泮10～20mg肌注或静注，也可用苯巴比妥0.1～0.2.0g肌注或10%水合氯醛10～20ml保留灌肠。

（3）降低颅内压　50%葡萄糖液 20～40ml 加入呋塞米 20～40mg 静脉注射；或依他尼酸钠 25～50mg 静脉注射。20%甘露醇 250ml 快速静脉滴注，半小时内滴完；或 25%山梨醇 250ml 快速静脉滴注。

七、预防与调护

1. 控制过度肥胖，是极为重要的环节。因为，高血压、冠心病都与肥胖有直接的关系。不要因为个别肥胖者没有高血压，肥胖就可以忽视。

2. 轻度高血压患者，症状不重的，可以不必服用降压药，注意劳逸结合，保持充足睡眠，适当运动，即可使血压恢复正常。从现有的治疗条件看来，高血压病基本上都是可以控制的，不必精神紧张。

3. 服用降压药，要连续服用，使血压保持在正常状态，用用停停，时升时降，容易发生意外。但是，服用任何一种降压药，都要因人而异，遵照个体化原则。

4. 长期患高血压的人，要防止情绪激动，精神兴奋紧张，以免发生脑血管、心血管意外。戒烟、不大量饮酒，对高血压有直接的影响。

5. 自备一付血压计，本人或家人会操作使用，对合理用药，观察血压变化大有好处。

第十二章　冠状动脉粥样硬化性心脏病

冠状动脉粥样硬化性心脏病简称冠心病，是指冠状动脉粥样硬化引起管腔狭窄或阻塞导致心肌缺血缺氧而引起的心脏病。

一、心绞痛

绞痛是指因冠状动脉供血不足，心肌急剧、短暂缺血缺氧所引起的以发作性胸痛为主要表现的临床综合征。

1. 发病机制　产生疼痛的直接因素，可能是在缺血缺氧的情况下，心肌内积聚过多的代谢产物，如乳酸、丙酮酸、磷酸和多肽类等物质，刺激心脏内自主神经的传入纤维末梢。

2. 临床表现

（1）症状　位于胸骨后及心前区的疼痛，范围有手掌大小，甚至横贯前胸，界限不很清楚，可放射至左肩、左前臂内侧达无名指与小指，或至咽、颈及下颌。胸痛常为压迫、憋闷或紧缩感，也可有烧灼感，但不尖锐，不像针刺或刀割样，偶可伴濒死感、恐惧，发作时常迫使患者停止原来活动，直至症状缓解。发作常由劳累、情绪激动所诱发，受寒或饱餐、吸烟、心动过速、休克等亦可诱发，少数患者为自发性。疼痛出现后常逐步加重，历时短暂，一般为 1～5 分钟，很少超过 15 分钟。去除诱因、休息、含服硝酸甘油（1～2 分钟，偶至 5 分钟）后可迅速缓解，可数天或数周发作一次，亦可一日内多次发作。

（2）体征　患者一般无特殊体征，心绞痛发作时常见心率增快，血压升高，表情焦虑，皮肤湿冷或出汗，有时出现第四心音或第三心音奔马律。可有暂时性心尖部收缩期杂音，是乳头肌缺血导致功能失调引起二尖瓣关闭不全所致。

3. 心电图表现及其他检查

（1）心电图　心绞痛发作时一过性缺血性 ST 段偏移，典型的 ST 段改变为整段平行下移或低垂下移，左胸导联 T 波低平或倒置，亦可异常高大以后逐渐转为倒置。休息时部分患者可有非特异性 ST 段下移及 T 波倒置，极少数可有陈旧性心肌梗死改变，也可出现各种早搏、房室或束支传导阻滞。

（2）实验室检查　血脂测定常有血清胆固醇、甘油三酯及低密度脂蛋白增高，而高密度脂蛋白往往降低（总胆固醇 2.9～6.0mmol/L，甘油三酯 0.22～1.21mmol/L）。部分患者血糖糖测定可有空腹血糖增高或糖耐量减退（成人空腹血糖 3.9～5.6mmol/L）。二者均是动脉粥样硬化的易患因素，对冠心病的诊断仅有参考价值。

（3）X 线检查　无异常发现或见心影增大、肺充血等。

（4）冠状动脉造影　管腔直径缩小至 70%～75%可确诊，50%～70%者也有一定意义。

（5）放射性核素造影　心肌摄取 ^{201}Tl（铊）的量与心肌血流成正比。

4. 诊断和鉴别诊断

（1）诊断　根据发作的特点和体征，结合实验室检查及冠心病易患因素，除外其他因素所致心绞痛，一般可诊断。发作不典型者，诊断可依靠硝酸甘油的疗效和发作时心电图改变、其他试验及有关检查确诊。

（2）分型诊断　包括：①劳累性心绞痛。此类发作是由体力活动、情绪激动或其他足以增加心肌需氧量的情况所诱发，休息或舌下含服硝酸甘油后迅速消失，可分为稳定型劳累性心绞痛、初发型劳累性心绞痛、恶化型劳累性心绞痛。②自发性心绞痛。其特点为疼痛的发生与心肌需氧量增加无明显关系，疼痛程度较重，时限较长，含硝酸甘油不易缓解，包括卧位型心绞痛、变异型心绞痛、中间综合征、梗死后心绞痛。③混合性心绞痛。既在心肌需氧量增加时、也可在不增加时发生心肌绞痛。④不稳定性心绞痛。属稳定型劳累性心绞痛与心肌梗死之间的中间状态，包括除稳定型心绞痛以外的各种类型心绞痛。

（3）鉴别诊断　急性心肌梗死疼痛部位与心绞痛相仿，但性质更剧烈，持续时间多超过30分钟，可长达数小时，可伴有心律失常、心力衰竭或（和）休克，含用硝酸甘油多不能使之缓解。心脏神经症患者常诉胸痛，但为短暂（几秒钟）的刺痛或持久（几小时）的隐痛，患者常喜欢不时地吸一大口气或做叹息性呼吸，胸痛部位多在左胸乳房下心尖部附近，或经常变动，症状多在疲劳之后出现，而不在疲劳的当时，做轻度体力活动反觉舒适，有时可耐受较重的体力活动而不发生胸痛或胸闷，含用硝酸甘油无效或在10多分钟后才见效，常伴有心悸、疲乏、头昏、失眠及其他神经症的症状。

5. 治疗　除冠心病的基本治疗外，治疗重点在改善冠状动脉供血及减轻心肌耗氧，制止心绞痛的发作及防止其复发。

（1）终止心绞痛发作反应　立即停止活动，舌下含化硝酸甘油 0.3 ~ 0.6mg 后 1 ~ 2 分钟即能缓解；含化二硝酸异山梨醇 5 ~ 10mg，则 5 分钟有效；亦可用硝酸异山梨醇酯（易顺脉）口腔喷雾剂数秒即可奏效。

（2）预防发作　常用药物有硝酸酯、β受体阻滞剂及钙离子阻滞剂。

（3）其他治疗　低分子右旋糖酐或羟乙基淀粉注射液，作用为改善微循环的灌流，可用于心绞痛的频繁发作。抗凝剂如肝素、溶血栓药和抗血小板药可用于治疗不稳定型心绞痛。高压氧治疗增加全身的氧供应，可使顽固的心绞痛得到改善，但疗效不易巩固。体外反搏治疗能增加冠状动脉的血供，也可考虑应用。兼有早期心力衰竭者，治疗心绞痛的同时宜用快速作用的洋地黄类制剂。

（4）外科手术治疗　主要是在体外循环下施行主动脉 – 冠状动脉旁路移植手术，取患者自身的大隐静脉做为旁路移植的材料，一端吻合在主动脉，另一端吻合在有病变的冠状动脉段的远端；或游离内乳动脉与病变冠状动脉远端吻合，引主动脉的血流以改善病变冠状动脉所供血心肌的血流供应。

二、急性心肌梗死

急性心肌梗死（AMI）是指冠状动脉急性闭塞，使部分心肌因严重的持久性缺血而发生局部坏死。临床上表现为胸痛、急性循环障碍和对坏死心肌的全身性反应，及反映心肌急性损伤和坏死的一系列特征性心电图演变，以及血清酶水平升高，常并发急性循环衰竭和严重心律失常。

1. 病因和发病机制

（1）冠脉管腔迅速血栓形成，粥样斑块内或其下发生出血或血管持续痉挛，使箍状动脉完全闭塞。

（2）在管腔狭窄基础上发生心排血量骤降如休克、脱水、出血或严重心律失常、外科手术等，致使心排血量骤降，冠状动脉血流量锐减。

（3）心室前负荷剧增，重体力活动，情绪过分激动，或血压剧升，致左心室前负荷明显加剧。儿茶酚胺分泌增多，心肌需氧量猛增，冠状动脉供血明显不足。

（4）饱餐或进食多量脂肪，餐后血脂增高，血液黏稠度增高，血小板黏附性增强引起局部血流缓慢，血小板易于聚集而致血栓形成。

（5）睡眠时迷走神经张力增高，易使冠脉痉挛，用力大便时心脏负荷加重，都可加重心肌缺血而致坏死。

2. 临床表现

（1）症状　与梗死面积大小、部位、侧支循环建立情况有密切关系。常见：①先兆。50% ~ 81.2% 急性心肌梗死的发病相当突然，少数患者在发病前数日至数周有乏力等。②疼痛。常为心肌梗死中最早出现和最突出的症状，疼痛部位和性质与心绞痛相似，但多无明显诱因。③全身症状。主要是发热，伴有心动过速、白细胞增高和红细胞沉降率增快等，由坏死物质吸收所致。④胃肠道症状。约 1/3 有疼痛的患者，在发病早期伴有恶心、呕吐和上腹胀痛，与迷走神经受坏死心肌刺激和心排血量降低致组织灌注不足等有关。⑤心律失常。见于 75%～95% 以上的患者，多发生于起病后 1～2 周内，尤其 24 小时内，可伴乏力、头晕、昏厥等症状。⑥心力衰竭。主要是急性左心衰，可在起病最初几天内发生或疼痛、休克好转阶段出现；⑦其他，低血压和休克。

（2）体征　包括：①心脏体征。心浊音界可轻度至中度增大，心率大多增快，少数减慢，心尖区第一心音减弱，有时在心尖区可扪及额外的收缩期前向外冲动，伴有听诊时的第四心音（即房性奔马律）。②血压。除极早期血压可增高外，几乎所有的患者都有血压降低。③其他。可有与心律失常、休克或心力衰竭有关的其他体征。

（3）并发症　急性心肌梗死的临床表现、病程和预后，在很大程度上取决于有无并发症及其严重程度。最常见的并发症有心律失常、心力衰竭和休克。其他的并发症有：①乳头肌功能失调或断裂。乳头肌（主要为二尖瓣乳头肌）因缺血、坏死等而收缩无力或断裂，造成二尖瓣关闭不全，心尖区有响亮的吹风样收缩期杂音，并易引起心力衰竭。②心脏破裂。为早期少见但严重的并发症，常在发病的 1 周内出现。③室壁膨胀瘤。见于心肌梗死范围较大的患者，常于起病后数周才被发现。④其他。如栓塞。

3. 实验室和其他检查

（1）实验室检查　包括血常规、红细胞沉降率、血清酶测定。

（2）心电图检查　面向梗死部位的导联上可出现：①宽而深的 Q 波（病理性 Q 波）或 QS 波，反映心肌坏死；②ST 段抬高，反映心肌损伤；③T 波倒置，反映心肌缺血。在背向梗死部位的导联则出现：①相反的改变，即 R 波增高；②ST 段压低和 T 波直立并增高。心内膜下梗死无病理性 Q 波，有普遍性 ST 段压低，但 aVR 导联（可还有 V_1 导联）ST 段抬高。

（3）超声心动图　二维、M 型和多普勒超声心动图可检出梗死部位、室壁厚度变薄和运动异常，对室壁瘤的诊断尤有价值。

4. 诊断与鉴别诊断

（1）诊断　根据典型的临床表现、典型的心电图改变和血清酶的升高，一般可以做出诊断。如出现肯定性心电图演变和（或）肯定性血清酶变化，无论病史典型或不典型，都可诊断为急性心肌梗死。急性内膜下心肌梗死由于不伴有 Q 波，甚至 ST 段和 T 波改变也不很明显，故主要依靠血清酶以肯定诊断。

（2）鉴别诊断　需与主动脉夹层、急性肺动脉栓塞、腹症（急性胰腺炎、消化性溃疡穿孔、急性胆囊炎、胆石症等）、急性心包炎相鉴别。

5. 治疗

（1）监护和一般治疗　患者应卧床休息，保持环境安静，减少探视，防止不良刺激。最初 2～3 天，间断或持续地通过鼻管或面罩吸氧。在冠心病监护室进行心电图、血压和呼吸监测 5～7 日，必要时进行床旁血流动力学监测。密切观察病情，观察心律、心率、体温、呼吸、血压。饮食以易消化的流质或半流质为主，必须防止排便用力造成病情突变。对焦虑不安者可使用地西泮等镇镇静剂。禁止吸烟。

（2）解除疼痛，改善心肌缺血　应用吗啡类镇痛剂、硝酸甘油、β 受体阻滞剂以及中药制剂。

（3）心肌再灌注　常用的治疗方法有：①溶血栓疗法。有链激酶、尿激酶、组织型纤维蛋白溶酶原激活剂。②经皮腔内冠状动脉成形术。经溶血栓治疗使冠脉再通后又再堵塞，或虽再通但仍有重度狭窄者，可紧急施行经皮腔内冠状动脉成形术。③抗凝疗法。肝素是直接抗凝剂，可有选择地用于大面积前壁心肌梗死和下壁心肌梗死累及心尖或并发心力衰竭者，以防止血栓栓塞性并发症。

6. 并发症的治疗

（1）控制休克　根据休克纯属心源性，尚有血容量不足或周围血管舒缩功能障碍存在，分别处理。

（2）消除心律失常　一旦发现室性早搏或室性心动过速，立即用利多卡因；稳定后可改用美西律。发生心室颤动时，尽快采用异步直流电除颤。

第十三章　急性胃炎

一、概述

急性胃炎是指各种原因引起的胃黏膜的急性炎症，可局限于胃窦、胃体或弥漫分布于全胃。其中以充血、水肿等非特异性炎症为主要表现者称为急性单纯性胃炎；以糜烂、出血为主要表现者称为急性糜烂出血性胃炎。

二、病因及发病机制

1. 生物因素　幽门螺杆菌感染可引起急性胃炎。

2. 理化因素　过冷过热的食物、粗硬食物、异物、乙醇、咖啡、浓茶、尼古丁及一些刺激性调味品（辣椒、大蒜）等会损伤胃黏膜，诱发急性炎症。

3. 应激　严重创伤、大手术、大面积烧伤、颅内病变、败血症及其他严重脏器病变或多器官功能衰竭等均可引起胃黏膜糜烂、出血，严重者发生急性溃疡并大量出血，如烧伤所致者称 Curling 溃疡、中枢神经系统病变所致者称 Cushing 溃疡。

三、临床表现

上腹痛、恶心、呕吐和食欲不振是急性胃炎的常见症状，用解痉药物可缓解腹痛。不同原因引起的急性胃炎，其临床表现不同。

1. 由药物和应激引起的急性胃炎，主要表现为呕血或黑便。

2. 急性感染或食物中毒引起的急性胃炎，常同时合并肠炎，称急性胃肠炎，伴腹泻，可出现脱水，甚至低血压。

3. 腐蚀性胃炎常出现上腹剧痛、频繁呕吐、寒战、高热。

4. 部分急性胃炎患者可无症状，仅于胃镜下表现为急性胃炎。

四、辅助检查

1. 实验室检查　感染因素引起者末梢血白细胞计数一般轻度增高，中性粒细胞比例增高；伴肠炎者大便常规检查可见少量黏液及红、白细胞，大便培养可检出病原菌。

2. 其他辅助检查　内镜检查可见胃黏膜明显充血、水肿，有时见糜烂及出血点，黏膜表面覆盖黏稠的炎性渗出物和黏液。但内镜不必作为常规检查。

五、诊断与鉴别诊断

1. 诊断　确诊则有赖于急诊胃镜检查，一般应在出血后 24 ~ 48 小时内进行。胃镜表现为以弥漫分布的多发性糜烂、出血灶和浅表溃疡为特征的急性胃黏膜病变。腐蚀性胃炎急性期，禁忌行胃镜检查，静止期可见瘢痕形成和胃变形。

2. 鉴别诊断

（1）急性胆囊炎　本病的特点是右上腹持续性剧痛或绞痛，阵发性加重，可放射到右肩部，墨菲（Murphy）征阳性。腹部 B 超、CT 或 MRI 等影像学检查可确立诊断。

（2）急性胰腺炎　常有暴饮暴食史或胆道结石病史，突发性上腹部疼痛，重者呈刀割样疼痛，伴持续性腹胀和恶心、呕吐；血尿淀粉酶在早期升高，重症患者腹水中淀粉酶含量明显增高。B 超、CT 等辅助检查可发现胰腺呈弥漫性或局限性肿大有利于诊断。

（3）空腔脏器穿孔　患者多起病急骤，表现为全腹剧烈疼痛，体检有压痛与反跳痛、腹肌紧张呈板样，叩诊肝浊音界缩小或消失。X 线透视或平片可见膈下游离气体。

（4）肠梗阻　肠梗阻呈持续性腹痛，阵发性加剧，伴剧烈呕吐，肛门停止排便排气。早期腹部听诊可闻及高亢的肠鸣音或气过水声，晚期肠鸣音减弱或消失。腹部 X 线平片可见充气肠襻及多个液平。

六、治疗

1. 对症治疗、去除病因。解痉止痛药物对症处理，可缓解疼痛，避免服用对胃有刺激性的食物及药物等。若为细菌感染所致，应给予抗感染治疗。

2. 应常规给予抑制胃酸分泌的 H2 受体拮抗剂或质子泵抑制剂（首选），降低胃内酸度。

3. 可用硫糖铝等具有黏膜保护作用的药物，加强胃黏膜的防御机制。

4. 合理饮食，减少食物对胃黏膜刺激，减轻胃负担。

5. 对出血明显者应补充血容量、纠正休克，可采用冰生理盐水 100～200ml 加去甲肾上腺素 8～16mg 口服或经胃管、胃镜喷洒等措施止血治疗。

七、预防与调护

应注意饮食卫生，预防发病。

第十四章　慢性胃炎

一、概述

慢性胃炎是由各种病因引起的胃黏膜慢性炎症。

二、病因及发病机制

1. 幽门螺杆菌感染　幽门螺杆菌感染是慢性胃炎最主要的病因。

2. 饮食和环境因素　长期幽门螺杆菌感染，在部分患者可发生胃黏膜萎缩和肠化生，即发展为慢性多灶萎缩性胃炎。

3. 自身免疫　自身免疫性胃炎以富含壁细胞的胃体黏膜萎缩为主；患者血液中存在自身抗体如壁细胞抗体，伴恶性贫血者还可查到内因子抗体；本病可伴有其他自身免疫病如桥本甲状腺炎、白癜风等。上述表现提示本病属自身免疫病。自身抗体攻击壁细胞，使壁细胞总数减少，导致胃酸分泌减少或丧失；内因子抗体与内因子结合，阻碍维生素 B_{12} 吸收不良从而导致恶性贫血。

4. 其他因素　幽门括约肌功能不全时含胆汁和胰液的十二指肠液反流入胃，可削弱胃黏膜屏障功能。其他外源因素，如酗酒、服用 NSAID 等药物、某些刺激性食物等均可反复损伤胃黏膜。

三、临床表现

慢性胃炎症状轻或者无症状，可表现为上腹痛或不适、上腹胀、早饱、嗳气、恶心等消化不良症状，这些症状的有无及严重程度与慢性胃炎的内镜所见及组织病理学改变并无肯定的相关性。自身免疫性胃炎患者可伴有舌炎和贫血。

四、辅助检查

1. 胃液分析　B 型胃炎胃酸分泌正常，有时降低或升高。A 型胃炎黏膜萎缩严重者，使壁细胞损伤、数目减少，胃酸分泌则减少，严重者胃酸缺如。

2. 血清学检查　慢性萎缩性胃体炎常表现高胃泌素血症，90% 病例抗壁细胞抗体阳性，约 75% 抗内因子抗体阳性。

3. Hp 检测　检测 Hp 有助于慢性胃炎的分类诊断和选择治疗措施。

4. 胃镜检查　胃镜检查是诊断慢性胃炎最可靠的方法。

五、诊断与鉴别诊断

1. 诊断　确诊必须依靠胃镜检查及胃黏膜活组织病理学检查。幽门螺杆菌检测有助于病因诊断。怀疑自身免疫性胃炎应检测相关自身抗体及血清胃泌素。

2. 鉴别诊断

（1）胃癌　慢性胃炎之症状如食欲不振、上腹不适、贫血等，少数胃窦胃炎的 X 线征象与胃癌颇相似，需特别注意鉴别。绝大多数患者胃镜检查及活检有助于鉴别。

（2）消化性溃疡　两者均有慢性上腹痛，但消化性溃疡以上腹部规律性、周期性疼痛为主，而慢性胃炎疼痛很少有规律性并以消化不良为主。鉴别依靠胃镜检查。

（3）慢性胆道疾病　如慢性胆囊炎、胆石症常有慢性右上腹痛、腹胀、嗳气等消化不良的症状，易误诊为慢性胃炎。但该病胃肠检查无异常发现，胆囊造影及 B 超异常可最后确诊。

（4）其他　如肝炎、肝癌及胰腺疾病亦可因出现食欲不振、消化不良等症状而延误诊治，全面查体及有关检查可防止误诊。

六、治疗

1. 一般治疗　应去除病因，卧床休息，停止一切对胃有刺激的食物或药物，给予清淡饮食，必要时禁食，多饮水，腹泻较重时可饮糖盐水。

2. 对症治疗

（1）腹痛者可行局部热敷，疼痛剧烈者给予解痉止痛药，如阿托品、复方颠茄片、山莨菪碱等。

（2）剧烈呕吐时可注射甲氧氯普胺（胃复安）。

（3）必要时给予口服 H_2 受体拮抗药，如西咪替丁、雷尼替丁，减少胃酸分泌，以减轻黏膜炎症；也可应用铝碳酸镁或硫糖铝等抗酸药或黏膜保护药。

3. 抗感染治疗　一般不需要抗感染治疗，但由细菌引起尤其伴腹泻者，可选用小檗碱（黄连素）、呋喃唑酮（痢特灵）、磺胺类制剂、诺氟沙星（氟哌酸）等喹诺酮制剂、庆大霉素等抗菌药物。

4. 维持水、电解质及酸碱平衡

因呕吐、腹泻导致水、电解质紊乱时，轻者可给予口服补液，重者应予静脉补液，可选用平衡盐液或 5% 葡萄糖盐水，并注意补钾；对于有酸中毒者可用 5% 碳酸氢钠注射液予以纠正。

七、预防与调护

避免或去除可能导致胃黏膜慢性炎症的不利因素，如有效地防治急性胃炎；饮食有规律，寒温得当，饥饱适度，少食辛辣刺激和过于粗糙的食物，戒烟戒酒；调畅情志，保持愉快的心情，不要过分紧张和劳累。

第十五章　消化性溃疡

一、概述

胃、十二指肠局限性圆形或椭圆形的全层黏膜缺损，称为胃十二指肠溃疡。因溃疡的形成与胃酸–蛋白酶的消化作用有关，也称为消化性溃疡。

二、病因病理

1. 病因及发病机制　胃十二指肠溃疡发病是多个因素综合作用的结果。其中最为重要的是胃酸分泌异常、幽门螺杆菌感染和黏膜防御机制的破坏。

（1）幽门螺杆菌感染　95% 以上的十二指肠溃疡与近 80% 的胃溃疡患者中检出 Hp 感染。

（2）胃酸分泌过多　尤其是十二指肠溃疡患者的胃酸分泌高于健康人，除与迷走神经的张力及兴奋性过度增高有关外，与壁细胞数量的增加有关。

（3）非甾体类抗炎药（NSAID）　长期使用 NSAID 胃溃疡发生率显著增加。

2. 病理　典型的溃疡呈圆形或卵圆形，边缘整齐，底部平坦，深浅不一。浅者仅累及黏膜下层，深者可达肌层或浆膜层。切面呈漏斗状或潜掘状，溃疡表面常覆以纤维素性膜或伴化脓而呈灰白或灰黄，溃疡周围黏膜皱襞呈轮辐状向溃疡处集中。

三、临床表现

病临床表现不一，部分患者可无症状，或以出血、穿孔等并发症为首发症状。典型表现为慢性、周期性、节律性的上腹部疼痛，体征多部典型。

1. 症状

（1）疼痛的特点　包括：①慢性。消化性溃疡多反复发作，病史可达几年甚至十几年。②周期性。上腹部疼痛呈周期性，与缓解期交替出现，尤以 DU 明显。③节律性。疼痛呈明显节律并与进食明显相关。

（2）疼痛的性质和部位　疼痛可为钝痛、灼痛、胀痛、或饥饿痛。GU 常常中上腹部或偏左部疼痛，DU 常常中上腹部偏右侧疼痛。如果疼痛加剧而部位固定，放射至背部，不能被抗酸药缓解，常提示有后壁慢性穿孔；突然发生上腹剧痛迅速延及全腹时应考虑有急性穿孔；有突发眩晕者说明可能并发出血。

2. 体征　溃疡活动时剑突下可有一固定而局限的压痛点，缓解时无明显体征。

四、辅助检查

1. 内镜检查　不论选用纤维胃镜或电子胃镜，均作为确诊消化性溃疡的主要方法。在内镜直视下，消化性溃疡通常呈圆形、椭圆形或线形，边缘锐利，基本光滑，为灰白色或灰黄色苔膜所覆盖，周围黏膜充血、水肿，略隆起。

2. X 线钡餐检查　消化性溃疡的主要 X 线下象是壁龛或龛影，指钡悬液填充溃疡的凹陷部分所造成。在正面观，龛影呈圆形或椭圆形，边缘整齐。因溃疡周围的炎性水肿而形成环形透亮区。

3. Hp 感染的检测　Hp 感染的检测方法大致分为：①直接从胃黏膜组织中检查 Hp，包括细菌培养、组织涂片或切片染色镜检细菌；②用尿素酶试验、呼吸试验、胃液尿素氮检测等方法测定胃内尿素酶的活性；③血清学检查抗 HP 抗体；④应用聚合酶链反应（PCR）技术测定 HP - DNA。细菌培养是诊断 HP 感染最可靠的方法。

4. 胃液分析　正常男性和女性的基础酸排出量（BAO）平均分别为 2.5mmol/h 和 1.3mmol/h，男性和女性十二指肠溃疡患者的 BAO 平均分别为 5.0mmol/h 和 3.0mmol/h。当 BAO > 10mmol/h，常提示胃泌素瘤的可能。五肽胃泌素按 $6\mu g/kg$ 注射后，最大酸排出量（MAO），十二指肠溃疡者常超过 40mmol/h。由于各种胃病的胃液分析结果，胃酸幅度与正常人有重叠，对溃疡病的诊断仅作参考。

五、诊断与鉴别诊断

1. 诊断

（1）慢性病程，周期性发作，常与季节变化、精神因素、饮食不当有关；或长期服用能致溃疡的药物。

（2）上腹隐痛、灼痛或钝痛，服用碱性药物后缓解。典型胃溃疡常于剑突下偏左，好发于餐后半小时到 1~2 小时。疼痛常伴反酸嗳气。

（3）基础泌酸量及最大泌酸量测定有助诊断。胃溃疡的基础泌酸量正常或稍低，但不应为游离酸缺乏。

（4）溃疡活动期大便隐血阳性。

（5）X 线钡餐检查可见龛影及黏膜皱襞集中等直接征象。单纯局部压痛，激惹变形等间接征象仅作参考。

（6）胃镜检查，可于胃部见圆或椭圆、底部平整、边缘整齐的溃疡。根据溃疡面所见，可分为：①活动期，溃疡面为灰白或褐色苔膜覆盖，边缘肿胀，色泽红润、光滑而柔软；②愈合期，苔膜变薄，溃疡缩小，其周围可见黏膜上皮再生的红晕，或溃疡面几乎消失，其上有极少的薄苔；③瘢痕期，溃疡面白苔已消失，变成红色充血的瘢痕，可见皱襞集中。

2. 鉴别诊断

（1）胃癌　胃良性溃疡与恶性溃疡的鉴别十分重要，两者的鉴别有时比较困难。临床上，对胃溃疡患者应在内科积极治疗下，定期进行内镜检查随访，密切观察直到溃疡愈合。

（2）慢性胃炎　本病亦有慢性上腹部不适或疼痛，其症状可类似消化性溃疡，但发作的周期性与节律性一般不典型。胃镜检查是主要的鉴别方法。

（3）胃神经官能症　本病可有上腹部不适、恶心呕吐，或者酷似消化性溃疡，但常伴有明显的全身神经官能症状，情绪波动与发病有密切关系。内镜检查与X线检查未发现明显异常。

（4）胆囊炎胆石病　多见于中年女性，常呈间隙性、发作性右上腹痛，常放射到右肩胛区，可有胆绞痛、发热、黄疸、Murphy征。进食油腻食物常可诱发。B超检查可以作出诊断。

（5）胃泌素瘤　本病又称Zollinger - Ellison综合征，有顽固性多发性溃疡，或有异位性溃疡，胃次全切除术后容易复发，多伴有腹泻和明显消瘦。患者胰腺有非β细胞瘤或胃窦G细胞增生，血清胃泌素水平增高，胃液和胃酸分泌显著增多。

六、治疗

治疗目的在于消除病因、解除症状、愈合溃疡、防止复发和避免并发症。在治疗时，应对每一病例分析其可能涉及的病因及病例理生理，给以适当的处理。

1. 一般治疗　适当休息，合理饮食，生活规律，如饮食定时定量，少饮浓茶、浓咖啡等。注意调节情绪，对少数紧张，焦虑不安的患者，应予开导，必要时予以镇静药。

2. 药物治疗　药物治疗主要包括根除Hp、抑制胃酸分泌及保护胃黏膜。治疗DU重点在根除Hp与制酸，GU则重点在于保护胃黏膜。

（1）抑制胃酸分泌治疗　目前临床上常用的抑制胃酸分泌的药物主要有H_2受体拮抗剂（H_2RA）（西咪替丁、雷尼替丁、法莫替丁、尼扎替丁和罗沙替丁）和质子泵抑制剂PPI（奥美拉唑、兰索拉唑、泮托拉唑和雷贝拉唑）两大类。

（2）根除Hp治疗　根除Hp的方案大体上可分为质子泵抑制剂为基础和胶体铋剂为基础的方案两大类。目前常用三联疗法或四联疗法。目前对于根除Hp治疗后是否需要继续抗溃疡治疗尚未达成共识，若根除治疗疗效低，应考虑在根除Hp治疗结束后继续用抑制胃酸分泌药物2~4周。在抗Hp治疗后，确定Hp是否根除的试验应在治疗完成后不少于4周时进行。

（3）保护胃黏膜治疗　保护胃黏膜的药物主要有三种，即硫糖铝、枸橼酸铋钾和前列腺素类药物米索前列醇。

七、预防与调护

消化性溃疡的形成和发展与胃液中的胃酸和胃蛋白酶的消化作用有关，故切忌空腹上班和空腹就寝。在短时间内（2~4周）使溃疡愈合达瘢痕期并不困难，而关键是防止溃疡复发。溃疡反复发作危害更大。戒除不良生活习惯，减少烟、酒、辛辣、浓茶、咖啡及某些药物的刺激，对溃疡的愈合及预防复发有重要意义。

第十六章　溃疡性结肠炎

一、概述

溃疡性结肠炎（UC）是一种病因尚不十分清楚的直肠和结肠慢性非特异性炎症性疾病。病变主要限于大肠黏膜与黏膜下层。临床表现为腹泻、黏液脓血便、腹痛。病情轻重不等，多呈反复发作的慢性病程。本病可发生在任何年龄，多见于20~40岁，亦可见于儿童或老年。

二、病因病理

1. 病因　肠道菌群失调后，一些肠道有害菌或致病菌分泌的毒素、脂多糖等激活了肠黏膜免疫和肠道产酪酸菌减少，引起易感患者肠免疫功能紊乱造成的肠黏膜损伤。

2. 病理　病变位于大肠，呈连续性弥漫性分布。范围多自肛端直肠开始，逆行向近段发展，甚至累及全结肠及末段回肠。

活动期黏膜呈弥漫性炎症反应。固有膜内弥漫性淋巴细胞、浆细胞、单核细胞等细胞浸润是 UC 的基本病变，活动期并有大量中性粒细胞和嗜酸性粒细胞浸润。大量中性粒细胞浸润发生在固有膜、隐窝上皮（隐窝炎）、隐窝内（隐窝脓肿）及表面上皮。当隐窝脓肿融合溃破，黏膜出现广泛的小溃疡，并可逐渐融合成大片溃疡。肉眼见黏膜弥漫性充血、水肿，表面呈细颗粒状，脆性增加、出血，糜烂及溃疡。由于结肠病变一般限于黏膜与黏膜下层，很少深入肌层，所以并发结肠穿孔、瘘管或周围脓肿少见。少数暴发型或重症患者病变涉及结肠全层，可发生中毒性巨结肠，肠壁重度充血、肠腔膨大、肠壁变薄，溃疡累及肌层至浆膜层，常并发急性穿孔。

结肠炎症在反复发作的慢性过程中，黏膜不断破坏和修复，致正常结构破坏。显微镜下见隐窝结构紊乱，表现为腺体变形、排列紊乱、数目减少等萎缩改变，伴杯状细胞减少和潘氏细胞化生。可形成炎性息肉。由于溃疡愈合、瘢痕形成、黏膜肌层及肌层肥厚，使结肠变形缩短、结肠袋消失，甚至肠腔缩窄。少数患者发生结肠癌变。

三、临床表现

1. 症状　溃疡性结肠炎的最初表现可有许多形式。血性腹泻是最常见的早期症状。其他症状依次有腹痛、便血、体重减轻、里急后重、呕吐等。偶尔主要表现为关节炎，虹膜睫状体炎，肝功能障碍和皮肤病变。发热则相对是一个不常见的征象，在大多数患者中本病表现为慢性、低恶性，在少数患者（约占15%）中呈急性、灾难性暴发的过程。这些患者表现为频繁血性粪便，可多达 30 次/天，高热和腹痛。

2. 体征与病期和临床表现直接相关，患者往往有体重减轻和面色苍白，在疾病活动期腹部检查时结肠部位常有触痛。可能有急腹症征象伴发热和肠鸣音减少，在急性发作或暴发型病例尤为明显。中毒性巨结肠时可有腹胀、发热和急腹症征象。由于频繁腹泻，肛周皮肤可有擦伤、剥脱。还可发生肛周炎症如肛裂或肛瘘，虽然后者在 Crohn 病中更为常见。直肠指检感疼痛。皮肤、黏膜、舌、关节和眼部的检查极为重要。

四、辅助检查

1. 血液检查　血红蛋白在轻型病例多正常或轻度下降，中、重型病例有轻或中度下降，甚至重度下降。白细胞计数在活动期可有增高。血沉加快和 C 反应蛋白增高是活动期的标志。严重病例血清白蛋白下降。

2. 粪便检查　粪便常规检查肉眼观常有黏液脓血，显微镜检见红细胞和脓细胞，急性发作期可见巨噬细胞。粪便病原学检查的目的是要排除感染性结肠炎，是本病诊断的一个重要步骤，需反复多次进行（至少连续 3 次），检查内容包括：①常规致病菌培养，排除痢疾杆菌和沙门菌等感染，可根据情况选择特殊细菌培养以排除空肠弯曲菌、艰难梭菌、耶尔森菌、真菌等感染；②取新鲜粪便，注意保温，找溶组织阿米巴滋养体及包囊；③有血吸虫疫水接触史者做粪便集卵和孵化以排除血吸虫病。

3. 自身抗体检测　近年研究发现，血中外周型抗中性粒细胞胞浆抗体（pANCA）和抗酿酒酵母抗体（ASCA）分别为 UC 和 CD 的相对特异性抗体，同时检钡4 这两种抗体有助于 UC 和 CD 的诊断和鉴别诊断，但其诊断的敏感性和特异性尚有待进一步评估。

4. 结肠镜检查　该检查是本病诊断与鉴别诊断的最重要手段之一。应做全结肠及回肠末段检查，直接观察肠黏膜变化，取活组织检查，并确定病变范围。本病病变呈连续性、弥漫性分布，从肛端直肠开始逆行向上扩展，内镜下所见重要改变有：①黏膜血管纹理模糊、紊乱或消失、充血、水肿、易脆、出血及脓性分泌物附着，并常见黏膜粗糙，呈细颗粒状；②病变明显处见弥漫性糜烂和多发性浅溃疡；③慢性病变见假息肉及桥状黏膜，结肠袋往往变浅、变钝或消失。结肠镜下黏膜活检组织学见弥漫性慢性炎症细胞浸润，活动期表现为表面糜烂、溃疡、隐窝炎、隐窝脓肿；慢性期表现为隐窝结构紊乱、杯状细胞减少和潘氏细胞化生。

5. X 线钡剂灌肠检查　所见 X 线征主要有：①黏膜粗乱和（或）颗粒样改变；②多发性浅溃疡，表现为管壁边缘毛糙呈毛刺状或锯齿状以及见小龛影，亦可有炎症性息肉而表现为多个小的圆或卵圆形充盈缺损；③肠管缩短，结肠袋消失，肠壁变硬，可呈铅管状。结肠镜检查比 X 线钡剂灌肠检查准确，有条件宜做结肠镜全结肠检查，检查有困难时辅以钡剂灌肠检查。重型或暴发型病例不宜做钡剂灌肠检查，以免加重病情或诱发中毒性巨结肠。

五、诊断与鉴别诊断

1. 诊断　具有持续或反复发作腹泻和黏液脓血便、腹痛、里急后重，伴有（或不伴）不同程度全身症状者，在排除急性自限性结肠炎、阿米巴痢疾、慢性血吸虫病、肠结核等感染性结肠炎及结肠克罗恩病、缺血性肠炎、放射性肠炎等基础上，具有上述结肠镜检查重要改变中至少 1 项及黏膜活检组织学所见可以诊断本病（没条件进行结肠镜检查，而 X 线钡剂灌肠检查具有上述 X 线征象中至少 1 项，也可以拟诊本病）。初发病例、临床表现、结肠镜改变不典型者，暂不做出诊断，须随访 3～6 个月，观察发作情况。应强调，本病并无特异性改变，各种病因均可引起类似的肠道炎症改变，故只有在认真排除各种可能有关的病因后才能做出本病诊断。一个完整的诊断应包括其临床分型、临床严重程度、病变范围、病情分期及并发症。

2. 鉴别诊断

（1）急性自限性结肠炎　各种细菌感染，如痢疾杆菌、沙门菌、耶尔森菌、空肠弯曲菌等。急性发作时发热、腹痛较明显，粪便检查可分离出致病菌，抗生素治疗有良好效果，通常在 4 周内痊愈。

（2）阿米巴肠炎　病变主要侵犯右侧结肠，也可累及左侧结肠，结肠溃疡较深，边缘潜行，溃疡间的黏膜多属正常。粪便或结肠镜取溃疡渗出物检查可找到溶组织阿米巴滋养体或包囊。血清抗阿米巴抗体阳性。抗阿米巴治疗有效。

（3）血吸虫病　有疫水接触史，常有肝脾大，粪便检查可发现血吸虫卵，孵化毛蚴阳性。直肠镜检在急性期可见黏膜黄褐色颗粒，活检黏膜压片或组织病理检查发现血吸虫卵。免疫学检查亦有助鉴别。

六、治疗

1. 内科治疗

（1）卧床休息和全身支持治疗包括液体和电解质平衡，尤其是钾的补充，低血钾者应予纠正。同时要注意蛋白质的补充，改善全身营养状况，必要时应给予全胃肠道外营养支持，有贫血者可予输血，胃肠道摄入时应尽量避免牛奶和乳制品。

（2）药物治疗　柳氮磺胺吡啶水杨酸制剂（艾迪莎、美沙拉嗪等）是主要治疗药物。皮质类固醇常用药为强的松或地塞米松，在急性发作期亦可用氢化考的松或地塞米松静脉滴注，以及每晚用氢化考的松加于生理盐水中作保留灌肠。腹泻型溃疡性结肠炎可用中医中药治疗，效果比较理想。

2. 外科治疗　有 20%～30% 重症溃疡性结肠炎患者最终手术治疗。目前尚无有效的长期预防或治疗的方法，在现有的四类手术中，结直肠全切除、回肠袋肛管吻合术不失为较为合理、可供选用的方式。

（1）手术指征　需急症手术的指征有：①大量、难以控制的出血；②中毒性巨结肠伴临近或明确的穿孔，或中毒性巨结肠经几小时而不是数天治疗无效者；③暴发性急性溃疡性结肠炎对类固醇激素治疗无效，亦即经 4～5 天治疗无改善者；④由于狭窄引致梗阻；⑤怀疑或证实有结肠癌；⑥难治性溃疡性结肠炎反复发作恶化，慢性持续性症状，营养不良，虚弱，不能工作，不能参加正常社会活动和性生活；⑦当类固醇激素剂量减少后疾病即恶化，以致几个月甚至几年不能停止激素治疗；⑧儿童患慢性结肠炎而影响其生长发育时；⑨严重的结肠外表现如关节炎，坏疽性脓皮病、或胆肝疾病等手术可能对其有效。

（2）手术选择　目前溃疡性结肠炎有：①结直肠全切除、回肠造口术；②结肠全切除、回直肠吻合术；③控制性回肠造口术；④结直肠全切除、回肠袋肛管吻合术。

七、预防与调护

1. 注意劳逸结合，不可太过劳累；暴发型、急性发作和严重慢性型患者，应卧床休息。

2. 注意衣着，保持冷暖相适；适当进行体育锻炼以增强体质。

3. 一般应进食柔软、易消化、富有营养和足够热量的食物。宜少量多餐，补充多种维生素。勿食生、冷、油腻及多纤维素的食物。

4. 注意食品卫生，避免肠道感染诱发或加重本病。忌烟酒、辛辣食品、牛奶和乳制品。

5. 平时要保持心情舒畅，避免精神刺激，解除各种精神压力。

第十七章　胃　癌

一、概述

胃癌是指发生于胃黏膜的最常见的恶性肿瘤，属消化道癌肿的第一位。在消化系统恶性肿瘤的死亡病例中，约有半数死于胃癌。任何年龄均可发病，以 50～60 岁最多，男女发病之比为（2.3～3.6）:1。

二、病因病理

1. 病因及发病机制　目前胃癌的病因尚未完全明了，可能与下列因素有关。

（1）幽门螺杆菌感染　幽门螺杆菌能促使硝酸盐转化成亚硝酸盐及亚硝胺而致癌。Hp 感染引起胃黏膜慢性炎症加上环境致病因素加速黏膜上皮细胞的过度增殖，导致畸变致癌；幽门螺杆菌的毒性产物 CagA、VacA 可能具有促癌作用。

（2）饮食因素　食物、饮水、食品加工、贮存或烹饪方法，均对胃癌的发生有影响。如食用滑石粉处理过的大米，发霉食品，油炸食品，烟熏、腌制鱼肉，腐烂鱼类及咸菜，过多摄入食盐，以及缺乏新鲜蔬菜及水果的人群，胃癌发病率较高。而多吃新鲜蔬菜、水果、乳品和蛋白质，可降低发生胃癌的危险性。

（3）环境因素　环境因素与胃癌的发生有密切关系。一般认为，高纬度、高泥炭土壤、石棉地区及寒冷潮湿地区居民发病率较高，这可能与水土中含硒、镍、钴、铜过高，含硝酸盐过多，或者微量元素比例失调，或化学污染等有关。

（4）遗传因素　不同家族，其胃癌发病率有明显差异，因胃癌有明显的家族聚集倾向，可能为致癌物质对遗传易感者更易致癌。此外，不同血型、不同人种，其胃癌发病率亦有差异，如血型为 A 型者比 O 型者发病率高，美国的黑人比白人发病率高，均提示有遗传因素存在。

（5）癌前期变化　癌前期变化是指某些具有较强的恶变倾向的变化，包括癌前期病变与癌前期状态。前者为病理组织学改变，它较正常组织更易转变为癌组织，是病理学概念；后者是指较易恶变的全身或者局部的疾病和状态，为临床概念。根据长期观察，胃癌的癌前状态有以下几种疾病：①慢性萎缩性胃炎伴肠上皮化生及中度以上不典型增生；②广基腺瘤型息肉 >2cm 者；③胃溃疡直径 >2.5cm 者；④毕Ⅱ式胃切除术后并发胆汁反流性残胃炎；⑤恶性贫血伴有显著胃腺体萎缩者；⑥巨大胃黏膜皱襞。

2. 病理

（1）部位　胃癌可发生于胃的任何部位，但最常见于胃窦，依次为胃小弯、贲门、胃体及胃底。

（2）形态分型　根据病变形态可分为两型：①早期胃癌是指病变局限于黏膜及黏膜下层，可分为隆起型（息肉型）、平坦型（胃炎型）和凹陷型（溃疡型），其中直径在 5～10mm 者称小胃癌，直径 <5mm 者称微小胃癌；②中晚期胃癌，也称进展型胃癌，癌性病变侵及肌层及全层，常伴有转移，可分为蕈伞型（或息肉样型）、溃疡型、浸润型（又分为两种，一种是局限浸润型，多局限于胃窦，又称硬癌，另一种是弥漫浸润型，范围广，又称皮革胃）、混合型、多发癌（癌组织呈多灶性，互不相连）。

（3）组织分型　根据组织结构可分为：①腺癌；②未分化腺癌；③黏液癌，即印戒细胞癌；④特殊类型癌，包括腺鳞癌、鳞状细胞癌等。

（4）转移途径　包括：①直接蔓延。癌细胞直接蔓延至相邻器官，如食管、肝、脾、胰、结肠。②淋巴转移。癌细胞通过淋巴管转移至胃旁及远处淋巴结，是最早且最常见的转移方式。③血行转移。癌细胞通过血液循环转移至肝、肺、腹膜、脑、骨髓等。④种植转移。癌细胞侵入浆膜后脱落到腹腔内种植于腹腔、盆腔，女性卵巢受癌细胞植入呈实体性黏液癌称为 Krukenberg 肿瘤。

三、临床表现

1. 症状　胃癌的症状取决于肿瘤发生的部位、病理性质、病程长短及有否转移。早期可无或仅有轻微消化不良症状，易被疏忽，待出现明显症状时多已进入晚期。

（1）上腹疼痛　上腹疼痛是最常见症状。早期仅为上腹部不适、饱胀、沉重或隐痛，餐后为甚，经治疗可缓解，常放认为消化不良或胃炎，造成延误。部分患者有明显的上腹痛，进展期胃癌的腹痛可呈持续性，且不能被抑酸剂所缓解。

（2）食欲减退　可为首发症状。不少患者因餐后饱胀而自动限制饮食，胃癌晚期常厌肉食及腥味食物。

（3）恶心呕吐　胃窦癌引起幽门梗阻时可出现恶心呕吐，呕吐物为黏液及宿食，有腐臭味。贲门癌可有吞咽困难或食物反流。

（4）呕血、黑便　部分患者早期发生少量持续隐血，中晚期胃癌隐血更常见，当癌瘤侵蚀大血管时可引起大量呕血和黑便。

（5）全身症状　患者可出现低热、疲乏无力、体重减轻、贫血、毛发脱落等。

2.体征　早期可无任何体征，但上腹部深压痛不伴肌紧张可能是唯一值得注意的体征。一般到中晚期才有明显体征。

（1）腹部肿块　腹部肿块是胃癌的主要体征，多在上腹部偏右可触及坚实而可移动的结节状肿块，并有压痛，贲门部肿块不易触到。如果肿瘤转移到肝、卵巢等，可在相应部位触及肿块。

（2）淋巴结肿大　胃癌最易向淋巴转移，故在左锁骨上可触到肿大的淋巴结。

（3）腹水　当癌细胞侵犯肝、门静脉及腹膜，可发生血性腹水。

（4）伴癌综合征　可出现反复发作性血栓性静脉炎、黑棘皮病、皮肌炎等，并有相应的体征。有时也可在胃癌察觉之前出现。

四、辅助检查

1.X线钡餐检查　数字化X线胃肠造影技术的应用，目前仍为诊断胃癌的常用方法。常采用气钡双重造影，通过黏膜相和充盈相的观察做出诊断。早期胃癌的主要改变为黏膜相异常，进展期胃癌的形态与胃癌大体分型基本一致。

2.纤维胃镜检查　直接观察胃黏膜病变的部位和范围，并可获取病变组织做病理学检查，是诊断胃癌的最有效方法。采用带超声探头的纤维胃镜，对病变区域进行超声探测成像，有助于了解肿瘤浸润深度以及周围脏器和淋巴结有无侵犯和转移。

3.腹部超声　在胃癌诊断中，腹部超声主要用于观察胃的邻近脏器（特别是肝、胰）受浸润及淋巴结转移的情况。

4.螺旋CT与正电子发射成像检查　多排螺旋CT扫描结合三维立体重建和模拟内腔镜技术，是一种新型无创检查手段，有助于胃癌的诊断和术前临床分期。利用胃癌组织对于氟和脱氧－D－葡萄糖（FDG）的亲和性，采用正电子发射成像技术（PET）可以判断淋巴结与远处转移病灶情况，准确性较高。

五、诊断与鉴别诊断

1.诊断　主要依赖X线钡餐检查和内镜加活组织检查。为提高诊断率，凡年龄在40岁以上，出现不明原因的上腹部不适、食欲不振、体重明显减轻者，应警惕胃癌的可能性；尤其是原有上腹痛而近期疼痛性质及节律发生改变者，或经积极治疗而病情继续发展者，宜及早进行检查，以便早期发现。

2.鉴别诊断

（1）胃原发性恶性淋巴瘤　胃原发性恶性淋巴瘤占胃恶性肿瘤0.5%~8%，多见于青壮年，好发胃窦部，临床表现与胃癌相似，30%~50%的Hodgkin病患者呈持续性或间歇性发热，X线钡餐检查病灶的发现率可达93%~100%，但能诊断为胃恶性淋巴瘤仅占10%。X线征为弥漫胃黏膜皱襞不规则增厚，有不规则地图形多发性溃疡，溃疡边缘黏膜形成大皱襞，单个或多发的圆形充盈缺损，呈"鹅蛋石样"改变。胃镜见到巨大的胃黏膜皱襞，单个或多发息肉样结节，表面溃疡或糜烂时应首先考虑为胃淋巴瘤。

（2）胃平滑肌肉瘤　胃平滑肌肉瘤占胃恶性肿瘤0.25%~3%，占胃肉瘤20%，多见于老年人，好发胃底胃体部，肿瘤常>10cm，呈球形或半球形，可因缺血出现大溃疡。按部位可分为：①胃内型（黏膜下型），肿瘤突入胃腔内；②胃外型（浆膜下型），肿瘤向胃外生长；③胃壁型（哑铃型），肿瘤同时向胃内外生长。

（3）慢性萎缩性胃炎　患者有上腹部胀闷不适、恶心、食欲不振等消化不良症状，但腹部无肿块，无淋巴结肿大，大便隐血试验阴性，X线及胃镜检查易于鉴别。

六、治疗

胃癌的治疗原则是早期选择手术治疗，中晚期采用综合疗法，并针对肿瘤的不同情况拟订不同的治疗方案。

1. 手术治疗　手术治疗是目前唯一有可能根治胃癌的手段。除不能耐受手术或远处转移外，皆应手术并力争根治。

2. 内镜下治疗　此法具有直接、有效、不良反应小等优点。进展期胃癌在全身化疗的基础上，加上局部化疗、微波、激光等方法，可以杀灭癌细胞，延长生存期限。对早期胃癌虽不如手术可靠，但对有多种并发症、不能耐受手术者，采用内镜下治疗也可达到治疗目的。

3. 化学治疗　化学治疗是手术切除前或根治术后的辅助治疗，或作为不能手术的姑息治疗，可选择单一药物或联合用药。单一药物效果差，联合用药则效佳。常用治疗药物包括 5 - 氟尿嘧啶（5 - FU）、呋喃氟尿嘧啶（FT - 207）、阿糖胞苷（Ara - C）、阿霉素（ADM）、丝裂霉素（MMC）、顺氯氨铂（DDP）、足叶乙苷（VP - 16）、羟喜树碱等。

联合治疗方案有 MF（MMC + 5 - FU）、FAM（5 - FU + Ara - C + MMc）、EAP（VP - 16 + ADM + DDP）等，其中以 EAP 方案较常用。其使用方法是第 1、7 天分别给予 ADM 20mg/mg，第 2、8 天分别给予 DDP 40mg/mg，第 4、5、6 天分别给予 VP - 16 120mg/mg，上述治疗每 4 周重复 1 次。

4. 免疫疗法　可用免疫增强剂，如转移因子、白细胞介素 - 2、胸腺素、左旋嘧啶，提高患者的免疫力，但效果不肯定。

上述各种治疗方法综合应用可提高疗效。如化疗辅助手术、放疗辅助手术、化疗加放疗等。

七、预防与调护

1. 预防　胃癌病因尚不明确，应祛除与胃癌有关致病因素。

（1）建立良好的饮食习惯，多吃新鲜蔬菜、水果，少吃食盐、咸菜及烟熏食物。忌烟、酒。

（2）积极治疗胃溃疡，萎缩性胃炎，多发性息肉等，预防癌变。

（3）对高风险人群定期普查，以早期发现，早期诊断，早期治疗。

2. 调护

（1）心理护理　关心尊重患者，消除患者顾虑，增强患者对治疗的信心并能够积极配合治疗。

（2）营养护理　加强营养，提高患者对手术的耐受力，促进术后恢复，能进食者给予高热量、高蛋白、高维生素易消化饮食。不能进食或禁食者，应从静脉补充液体，保证机体需要。必要时可实施全胃肠外营养。对化疗患者应适当减少脂肪，进食蛋白含量高的食物，多吃水果、蔬菜等。

（3）出院指导　定期门诊复查；全面治疗。

第十八章　肝硬化

一、概述

肝硬化是由不同病因长期损害肝脏所引起的一种常见的慢性肝病。其特点是慢性、进行性、弥漫性肝细胞变性、坏死、再生，广泛纤维组织增生，形成假小叶，逐渐造成肝脏结构的不可逆改变。主要表现为肝功能减退和门脉高压。晚期可出现消化道出血、肝性脑病、自发性腹膜炎等严重并发症。肝硬化是一种严重危害人民健康的疾病，不论老幼男女均可患病，发病高峰年龄在 35 ~ 48 岁，男性多于女性。

二、病因病理

1. **病因及发病机制** 引起肝硬化的原因很多，在我国由病毒性肝炎所致的肝硬化最常见，国外则以乙醇中毒多见。

（1）**病毒性肝炎** 主要为乙型、丙型和丁型病毒性肝炎病毒感染，一般由慢性肝炎演变而来，急性或亚急性重症肝炎时如有大量肝细胞坏死和广泛纤维化也可以直接演变为肝硬化。病毒的持续存在是演变为肝硬化的主要原因。甲型和戊型病毒性肝炎一般不发展为肝硬化。

（2）**慢性乙醇中毒** 长期大量饮酒也是引起肝硬化的常见病因。

（3）**长期胆汁淤积** 胆道系统长期梗阻造成胆汁淤积，可引起纤维化并发展为胆汁性肝硬化。包括原发性和继发性，我国继发性者相对较多。

（4）**循环障碍** 慢性充血性心力衰竭、慢性缩窄性心包炎、肝静脉闭塞综合征等均可使肝脏长期瘀血、缺氧，而导致肝小叶中央区肝细胞坏死，并发生纤维化和网状支架塌陷，最终形成瘀血性肝硬化。

（5）**其他** 寄生虫（血吸虫、中华分枝睾吸虫、疟原虫等），营养不良（慢性炎症性肠病、长期缺乏必需氨基酸等），化学毒物和药物（四氯化碳、砷、甲基多巴、四环素等），遗传和代谢疾病（肝豆状核变性、酪氨酸代谢紊乱症等），自身免疫性肝炎，均可引起肝组织纤维化，最终形成肝硬化。约10%的肝硬化病因未能明确，谓之隐源性肝硬化。

各种因素导致肝细胞损伤，发生变性坏死，进而肝细胞再生和纤维结缔组织增生，肝纤维化形成，最终发展为肝硬化。

2. **病理** 在大体形态上，肝脏早期肿大、晚期明显缩小，质地变硬，外观呈棕黄色或灰褐色，表面有弥漫性大小不等的结节和塌陷区。切面见肝正常结构被圆形或近圆形的岛屿状结节代替，结节周围有灰白色的结缔组织间隔包绕。在组织学上，正常肝小叶结构被假小叶所代替。假小叶由再生肝细胞结节（或）及残存肝小叶构成，内含二、三个中央静脉或一个偏在边缘部的中央静脉。假小叶内肝细胞有不同程度变性甚至坏死。汇管区因结缔组织增生而增宽，其中可见程度不等的炎症细胞浸润，并有小胆管样结构（假胆管）。根据结节形态，肝硬化分为：①小结节型肝硬化 结节大小相仿、直径小于3mm；②大结节型肝硬化 结节大小不等，一般平均大于3mm，最大结节直径可达5cm以上；③大小结节混合型肝硬化 肝内同时存在大、小结节两种病理形态。

肝硬化时其他器官亦可有相应病理改变。脾因长期瘀血而肿大，脾髓增生和大量结缔组织形成。胃黏膜因瘀血而见充血、水肿、糜烂，若见呈马赛克或蛇皮样改变时称门脉高压性胃病。睾丸、卵巢、肾上腺皮质、甲状腺等常有萎缩和退行性变。

三、临床表现

起病隐匿，病程发展缓慢，可隐伏数年至10年以上，但少数因短期大片肝坏死，可在数月后发展为肝硬化。早期可无症状或症状轻微，当出现腹水或并发症时，临床上称之为失代偿期肝硬化。代偿期肝硬化症状轻且无特异性。可有乏力、食欲减退、腹胀不适等。患者营养状况一般，可触及肿大的肝脏、质偏硬，脾可肿大。肝功能检查正常或仅有轻度酶学异常。常在体检或手术中被偶然发现。失代偿期肝硬化临床表现明显，可发生多种并发症。

1. **症状**

（1）**全身症状** 乏力为早期症状，其程度可自轻度疲倦至严重乏力。体重下降往往随病情进展而逐渐明显。少数患者有不规则低热，与肝细胞坏死有关，但注意与合并感染、肝癌鉴别。

（2）**消化道症状** 食欲不振为常见症状，可有恶心、偶伴呕吐。腹胀亦常见，与胃肠积气、腹水和肝脾肿大等有关，腹水量大时，腹胀成为患者最难忍受的症状。腹泻往往表现为对脂肪和蛋白质耐受差，稍进油腻肉食即易发生腹泻。部分患者有腹痛，多为肝区隐痛，当出现明显腹痛时要注意合并肝癌、原发性腹膜炎、胆道感染、消化性溃疡等情况。

（3）**出血倾向** 可有牙龈、鼻腔出血、皮肤紫癜，女性月经过多等，主要与肝脏合成凝血因子减少及脾功能亢进所致血小板减少有关。

（4）**与内分泌紊乱有关的症状** 男性可有性功能减退、男性乳房发育，女性可发生闭经、不孕。肝硬化患者糖尿病发病率增加。严重肝功能减退易出现低血糖。

（5）门静脉高压症状　如食管胃底静脉曲张破裂而致上消化道出血时，表现为呕血及黑粪；脾功能亢进可致血细胞三少，因贫血而出现皮肤黏膜苍白等；发生腹水时腹胀更为突出。

2. 体征　呈肝病病容，面色黝黯而无光泽。晚期患者消瘦、肌肉萎缩。皮肤可见蜘蛛痣、肝掌、男性乳房发育。腹壁静脉以脐为中心显露至曲张，严重者脐周静脉突起呈水母状并可听见静脉杂音。黄疸提示肝功能储备已明显减退，黄疸呈持续性或进行性加深提示预后不良。腹水伴或不伴下肢水肿是失代偿期肝硬化最常见表现，部分患者可伴肝性胸水，以右侧多见。

肝脏早期肿大可触及，质硬而边缘钝；后期缩小，肋下常触不到。半数患者可触及肿大的脾脏，常为中度，少数重度。

各型肝硬化起病方式与临床表现并不完全相同。如大结节性肝硬化起病较急进展较快，门静脉高压症相对较轻，但肝功能损害则较严重；血吸虫病性肝纤维化的临床表现则以门静脉高压症为主，巨脾多见，黄疸、蜘蛛痣、肝掌少见，肝功能损害较轻，肝功能试验多基本正常。

四、辅助检查

1. 肝功能试验　血清白蛋白降低而球蛋白增高，白蛋白与球蛋白比例降低或倒置。

2. 免疫学检查　细胞免疫功能减退，IgG升高，可出现非特异性自身抗体，如抗核抗体、抗平滑肌抗体等。病因为病毒性肝炎者，乙型、丙型或乙型加丁型肝炎病毒标记呈阳性反应。甲胎蛋白可增高，表示有肝细胞再生（放免法测定一般在 $300\mu g/L$ 以下），若超过 $500\mu g/L$ 或持续升高，应疑有合并肝癌存在。

3. 腹水检查　一般为淡黄色漏出液，如并发自发性腹膜炎，则透明度降低，比重增高，白细胞增多，中性粒细胞大于 $250\times10^6/L$，利凡他试验阳性。腹水呈血性，应高度怀疑癌变，宜做细胞学检查。

4. X 线检查　食管静脉曲张时，食管吞钡 X 线检查显示虫蚀样或蚯蚓状充盈缺损以及纵行黏膜皱襞增宽；胃底静脉曲张时，吞钡检查可见菊花样充盈缺损。

5. 内镜检查　胃镜可直接观察静脉曲张的程度与范围；并发上消化道出血时，可判明出血部位和病因，并进行止血治疗。腹腔镜能窥视肝外形、表面、色泽、边缘及脾等改变，在直视下还可做穿刺活组织检查，其诊断准确性优于盲目性肝穿。

6. 超声检查　可测定肝脾大小、腹水及估计门脉高压，肝硬化时肝实质回声增强、不规则、不均匀，为弥漫性病变。门脉高压时门静脉及脾静脉内径增宽、脾大、腹水。肝硬化患者进行常规 B 超检查，有助于早期发现原发性肝癌。

7. 放射性核素检查　肝硬化早期肝影增大，晚期则缩小，影像普遍变淡稀疏，分布不均匀，脾脏多明显肿大，且放射性密集程度超过肝脏水平。

8. 肝穿刺活检　肝穿刺活检是确诊代偿期肝硬化的唯一方法。若见有假小叶形成，可确诊。

五、诊断与鉴别诊断

1. 诊断　失代偿期肝硬化诊断并不困难，依据下列各点可做出临床诊断：①有病毒性肝炎、长期大量饮酒等可导致肝硬化的有关病史；②有肝功能减退和门静脉高压的临床表现；③肝功能试验有血清白蛋白下降、血清胆红素升高及凝血酶原时间延长等指标提示肝功能失代偿；④B 超或 CT 提示肝硬化以及内镜发现食管胃底静脉曲张。肝活组织检查见假小叶形成是诊断本病的金标准。代偿期肝硬化的临床诊断常有困难，对慢性病毒性肝炎、长期大量饮酒者应长期密切随访，注意肝脾情况及肝功能试验的变化，如发现肝硬度增加，或有脾大，或肝功能异常变化，B 超检查显示肝实质回声不均等变化，应注意早期肝硬化，必要时肝穿刺活检可获确诊。

2. 鉴别诊断

（1）肝脾大的鉴别诊断　如血液病、代谢性疾病引起的肝脾大，必要时可做肝穿刺活检。

（2）腹水的鉴别诊断　腹水有多种病因，如结核性腹膜炎、缩窄性心包炎、慢性肾小球肾炎等。根据病史及临床表现、有关检查及腹水检查，与肝硬化腹水鉴别并不困难，必要时做腹腔镜检查常可确诊。

六、治疗

目前肝硬化无特效治疗。关键在于早期诊断，及时针对病因治疗和加强一般治疗，防止病程进展。对已进入失代偿期患者主要采取对症治疗，改善肝功能和抢救危急的并发症。

1. 一般治疗

（1）病因治疗　积极治疗病因，阻止继续损害肝脏。

（2）休息　肝硬化在肝功能代偿期的患者可参加一般较轻的工作，注意劳逸结合，防止过劳，肝功能失代偿期或有并发症者，需卧床休息。

（3）饮食宜进高热量、高蛋白、足量维生素、低脂肪及易消化的食物。有腹水者，应低盐或无盐饮食。肝功能衰竭或有肝性脑病先兆应限制或禁食蛋白，避免进食粗糙、坚硬食物。慎用巴比妥类等镇静药，禁用损害肝脏的药物。

2. 药物治疗

（1）保护肝细胞的药物　用于转氨酶及胆红素升高的肝硬化患者。促进胆汁排泄及保护肝细胞　如熊去氧胆酸、强力宁等。维生素 B 族有防止脂肪肝和保护肝细胞的作用，如复合维生素 B 制剂等。维生素 C 有促进代谢和解毒的作用。维生素 E 有抗氧化和保护肝细胞作用。维生素 K 在有凝血障碍时可应用。慢性营养不良者，可适当补充维生素 B_{12} 和叶酸。

（2）抗肝纤维化药物　目前尚无特效药物，可酌情试用秋水仙碱、丹参制剂等。

3. 腹水治疗

（1）限制水、钠的摄入　初次出现腹水或少量腹水者，注意卧床休息，低盐饮食（每日食盐量 2 ~ 4g）。适当限制水的摄入量（每日入水量 1 ~ 1.5L）。

（2）利尿　主要使用螺内酯和呋塞米。对轻度腹水患者可单独使用一种利尿剂，首选螺内酯。疗效不佳或腹水较多的患者，目前主张螺内酯和呋塞米联合应用。过急利尿易产生电解质紊乱，诱发肝性脑病、肝肾综合征等，故应用利尿药治疗，以每周内体重下降不超过 2kg 为宜。

3. 提高血浆胶体渗透压　提高血浆胶体渗透压对肝功能恢复和腹水消退有利。常用人血白蛋白 10.0 ~ 20.0g，也可用血浆，定期、少量、多次静脉滴注。对低蛋白血症较轻、门脉高压严重的患者，大量补充白蛋白可诱发食管胃底静脉破裂出血。

4. 放腹水疗法　仅限用于利尿剂治疗无效，或由于大量腹水引起呼吸困难者。大量放腹水的主要并发症有严重水和电解质紊乱，诱发肝性脑病、肝肾综合征。大量放腹水加输注白蛋白治疗难治性腹水，比应用大剂量利尿剂治疗效果好，且不良反应也少。

5. 其他

（1）自身腹水浓缩回输术　适用于低蛋白血症的大量腹水者，对利尿剂无反应的难治性腹水以及大量腹水需迅速消除者（如紧急手术前准备）。但感染性或癌性腹水、严重心肺功能不全、凝血功能明显障碍、有上消化道活动出血者不宜做此治疗。

（2）外科　如腹腔 - 颈内静脉分流术、胸导管颈内静脉吻合术、经颈静脉肝内门体分流术、脾切除术等。

（四）并发症治疗

1. 上消化道出血

（1）一般治疗　患者应取平卧位休息，头侧位，以免大量呕血时血液反流引起窒息。吸氧，禁食。烦躁不安者可给予适量镇静剂。加强护理，严密监测心率、血压、呼吸、尿量及神志变化，观察呕血及黑便情况，定期复查血红蛋白浓度、红细胞计数、血细胞比容与血尿素氮。必要时进行心电监护。

（2）补充血容量　尽快建立有效的静脉输液通道，立即配血。改善急性失血周围循环衰竭的关键是输足量全血。

（3）止血措施。

2. 肝性脑病　目前尚无特效疗法，主要针对原发病特点，尽可能改善肝功能，确定并消除诱因，减少肠源性毒物的生成及吸收。

（1）去除诱因如上消化道出血，感染，水、电解质和酸碱平衡失调，麻醉药，大量放腹水等。

（2）减少肠道毒物的生成和吸收。

（3）降低血氨药物

（4）支链氨基酸　应用支链氨基酸，纠正氨基酸的不平衡，和抑制性神经递质竞争进入脑内。

（5）肝移植　对于各种不可逆的终末期肝病，肝移植是一种公认有效的治疗。

（6）其他对症治疗　纠正水、电解质和酸碱平衡失调，抗感染，防治脑水肿，保持呼吸道通畅等。

3. 其他　肝肾综合征的防治，继发性感染的处理，脾功能亢进的治疗等。

七、预防

预防本病首先要重视病毒性肝炎的防治。早期发现和隔离患者给予积极治疗。注意饮食，合理营养，节制饮酒，加强劳动保健，避免各种慢性化学中毒也是预防的积极措施。对于有上述病因而疑有肝硬化者应及时进行全面体检及有关实验室检查，争取在代偿期得到合理积极治疗，防止向失代偿期发展。定期体格检查，同时避免各种诱因，预防和治疗可能出现的并发症。

第十九章　急性胰腺炎

一、概述

急性胰腺炎（AP）是胰腺腺泡受损后，胰酶在胰腺内被激活并溢出胰管，使胰腺甚至其邻近组织被消化，造成胰腺的水肿、坏死和出血。临床上主要表现为上腹剧痛，常伴有恶心、呕吐，甚至休克等，是临床上常见的急腹症之一。

二、病因病理

（一）病因

胰腺的主要成分胰酶（以胰蛋白酶原为主），在胰腺中呈酶原状态，不会消化胰腺自身组织，当进入十二指肠后才能被激活成胰蛋白酶以消化食物。如酶原在胰腺内被激活，则胰腺被自身所消化，并引起急性胰腺炎。造成酶原被激活的因素如下：

1. 胆汁或十二指肠液反流入胰管　胰管和胆总管在进入十二指肠前先形成一共同通道，结石、炎症、蛔虫等胆管疾病可使通道梗阻（通道学说），胆道内压力增高，胆汁逆流入胰管，激活胰酶原，引起自身消化并发生炎症，即急性胰腺炎。十二指肠憩室、胃肠吻合术后或其他情况引起十二指肠淤滞时，十二指肠液可反流至胰管，激活胰酶原并消化自身而发病。

2. 胰管梗阻　胰管狭窄、乳头部位结石、炎症、肿瘤或胆道口括约肌痉挛等，可引起胰管梗阻，使胰腺液排出障碍；暴饮、暴食、酗酒与情绪激动，可使胰腺分泌剧烈增加，形成功能性胰管梗阻，均可使胰管内的压力骤增，引起胰腺泡及胰小管破裂，释出活性胰酶，产生自身消化作用而致病。

3. 十二指肠乳头部位的病变　如邻近十二指肠乳头部位的憩室炎、球部溃疡伴炎症等可引起十二指肠内压升高，致十二指肠液反流入胰管，激活胰酶产生胰腺炎。

4. 其他　如创伤和手术、某些感染（如腮腺炎及伤寒等）、某些药物（如肾上腺皮质激素）、高血钙及高脂血症等，也是诱发急性胰腺炎的因素。动脉硬化、结节性动脉周围炎等致胰腺缺血可使胰腺抵抗力减弱，在其他因素损害下引发胰腺炎。此外，精神、免疫因素亦可诱发本病。

（二）病理

1. 急性水肿型　大体上见胰腺肿大、水肿、分叶模糊，质脆，病变累及部分或整个胰腺，胰腺周围有少量脂肪坏死。组织学检查见间质水肿、充血和炎症细胞浸润，可见散在的点状脂肪坏死，无明显胰实质坏死和出血。

2. 急性坏死型　大体上表现为红褐色或灰褐色，并有新鲜出血区，分叶结构消失。有较大范围的脂肪坏死灶，散落在胰腺及胰腺周围组织，如大网膜，称为钙皂斑。病程较长者可并发脓肿、假性囊肿或瘘管形成。显微镜下胰腺组织的坏死主要为凝固性坏死，细胞结构消失。坏死灶周围有炎性细胞浸润包绕。常见静脉炎、淋巴管炎、血栓形成及出血坏死。

由于胰液外溢和血管损害，部分病例可有化学性腹水、胸水和心包积液，并易继发细菌感染。发生急性呼吸窘迫综合征时可出现肺水肿、肺出血和肺透明膜形成，也可见肾小球病变、肾小管坏死、脂肪栓塞和弥散性血管内凝血等病理变化。

三、临床表现

（一）症状

1. 腹痛　95%的急性胰腺炎患者有腹痛，多呈突然发作，常在胆石症发作后不久，大量饮酒或暴饮、暴食后发病。轻重不一，轻者上腹钝痛，能耐受；重者绞痛、钻痛或刀割痛，常呈持续性伴阵发性加剧。疼痛部位通常在中上腹痛，如胰头部炎症为主者，常在中上腹偏右；如胰体、胰尾炎症为主者，常在中上腹部及左上腹，并向腰背放射。疼痛在弯腰或起坐前倾时可减轻。病情轻者腹痛3~5天即缓解。出血坏死型病情发展较快，腹痛延续较长，由于渗出液扩散，可引起全腹痛。极少数患者可无腹痛或者极轻微。

2. 恶心、呕吐及腹胀　起病即伴恶心、呕吐，常在进食后发生。呕吐物常为胃内容物，重者可吐出胆汁或咖啡渣样液体，多同时有腹胀，出血坏死型者常腹胀显著，或有麻痹性肠梗阻。

3. 发热　水肿型胰腺炎者可有中度发热（<38.5℃），少数为高热，一般持续3~5天。出血坏死型发热较高，且持续不退，特别是在胰腺炎或腹腔有继发感染时，常呈弛张高热。发热系胰腺炎症或坏死产物进入血液循环，作用于中枢神经系统体温调节中枢所致。

4. 黄疸　黄疸可于发病后1~2天出现，常为短暂性阻塞性黄疸，多在几天内消退。黄疸的发生主要是由于肿大的胰头部压迫胆总管所致。如黄疸持续不退并加深，则多由胆总管结石引起。起病后第2周出现黄疸，一般是由于胰腺炎并发胰腺脓肿或囊肿压迫胆总管所致。少数患者后期可因并发肝细胞损害引起肝细胞性黄疸。

5. 低血压及休克　出血坏死型胰腺炎常发生低血压或休克。

6. 水、电解质及酸碱平衡紊乱　多有轻重不等的脱水，呕吐频繁者可有代谢性碱中毒。出血坏死型者每有明显脱水与代谢性碱中毒，常伴有血钾、血镁降低。因低钙血症引起手足搐搦者，为重症与预后不佳的征兆。

（二）体征

1. 全身状况　水肿型者一般情况良好，出血坏死型者因高热、剧烈腹痛、频繁恶心呕吐等表现为窘迫焦虑、表情痛苦、辗转不安、脉率过速、血压降低、呼吸加快。

2. 腹部体征　水肿型者腹部体征较少，上腹有中度压痛，往往与主诉腹痛程度不相称。无腹肌紧张与反跳痛，均有程度不等的腹胀。

3. 出血坏死型胰腺炎体征　上腹压痛显著，当胰腺与胰周大片坏死、渗出或并发脓肿时，上腹可触及肿块，并有肌紧张与反跳痛。出现腹膜炎时，则全腹显著压痛与腹肌紧张。因肠麻痹常有明显腹胀，肠鸣音稀少而低。少数患者因胰酶及坏死组织液穿过筋膜与肌层渗入腹壁下，可见两侧腹部皮肤呈灰紫色斑（Grey－Turner征）或脐周皮肤青紫（Cullen征）。胰液渗入腹腔及肠系膜，或经腹膜后途径进入胸导管时，则产生腹膜炎与胸膜炎（左侧多见），胸腹水多呈血性和紫褐色，其中淀粉酶异常增高。亦可发生黄疸。

（三）并发症

1. 局部并发症

（1）胰腺脓肿　发生于急性胰腺炎胰腺周围的包裹性积脓。见于重症AP的后期，多在发病2~3周后。

（2）胰腺假性脓肿　多见于重症AP。为急性胰腺炎后形成的有纤维组织或肉芽囊壁包裹的胰液积聚。常在发病后3~4周出现。

2. 全身并发症　常有急性呼吸衰竭、急性肾衰竭、心力衰竭、消化道出血、胰性脑病、败血症及真菌感染、高血糖等并发症。

四、辅助检查

1. 血常规　多有白细胞计数增多及中性粒细胞核左移。

2. 血尿淀粉酶测定　　血清（胰）淀粉酶在起病后 6～12 小时开始升高，48 小时开始下降，持续 3～5 天，血清淀粉酶超过正常值 3 倍可确诊为本病。

3. 血清脂肪酶测定　　血清脂肪酶常在起病后 24～72 小时开始上升高，持续 7～10 天，对病后就诊较晚的急性胰腺炎患者有诊断价值，且特异性也较高。

4. 淀粉酶内生肌酐清除率比值　　急性胰腺炎时可能由于血管活性物质增加，使肾小球的通透性增加，肾对淀粉酶清除增加而对肌酐清除未变。

5. 血清正铁白蛋白　　当腹腔内出血时红细胞破坏释放血红素，经脂肪酸和弹力蛋白酶作用能变为正铁血红素，后者与白蛋白结合成正铁白蛋白，重症胰腺炎起病时常为阳性。

6. 生化检查　　暂时性血糖升高，持久的空腹血糖高于 10mmol/L 反映胰腺坏死，提示预后不良。高胆红素血症可见于少数临床患者，多于发病后 4～7 天恢复正常。

7. X 线腹部平片　　可排除其他急腹症，如内脏穿孔等，"哨兵襻"和"结肠切割征"为胰腺炎的间接指征，弥漫性模糊影腰大肌边缘不清提示存在腹腔积液，可发现肠麻痹或麻痹性肠梗阻。

8. 腹部 B 超　　应作为常规初筛检查，急性胰腺炎 B 超可见胰腺肿大，胰内及胰周围回声异常；亦可了解胆囊和胆道情况；后期对脓肿及假性囊肿有诊断意义，但因患者腹胀常影响其观察。

9. CT 显像　　对急性胰腺炎的严重程度附近器官是否受累提供帮助。

五、诊断与鉴别诊断

（一）诊断

根据典型的临床表现和实验室检查，常可做出诊断。轻症的患者有剧烈而持续的上腹部疼痛，恶心、呕吐、轻度发热、上腹部压痛，但无腹肌紧张，同时有血清淀粉酶和（或）尿淀粉酶显著升高，排除其他急腹症者，即可以诊断。重症除具备轻症急性胰腺炎的诊断标准，且具有局部并发症（胰腺坏死、假性囊肿、脓肿）和（或）器官衰竭。

（二）鉴别诊断

1. 消化性溃疡急性穿孔　　有较典型的溃疡病史，腹痛突然加剧，腹肌紧张，肝浊音界消失，X 线透视见膈下有游离气体等可资鉴别。

2. 胆石症和急性胆囊炎　　常有胆绞痛史，疼痛位于右上腹，常放射到右肩部，Murphy 征阳性，血及尿淀粉酶轻度升高。B 超及 X 线胆道造影可明确诊断。

3. 急性肠梗阻　　腹痛为阵发性，腹胀，呕吐，肠鸣音亢进，有气过水声，无排气，可见肠型。腹部 X 线可见液气平面。

4. 心肌梗死　　有冠心病史，突然发病，有时疼痛限于上腹部。心电图显示心肌梗死图像，血清心肌酶升高。血、尿淀粉酶正常。

六、治疗

1. 非手术治疗　　防治休克，改善微循环、解痉、止痛，抑制胰酶分泌，抗感染，营养支持，预防并发症的发生，加强重症监护的一些措施等。

（1）防治休克改善微循环，应积极补充液体、电解质和热量，以维持循环的稳定和水电解质平衡。

（2）抑制胰腺分泌　　可给予 H_2 受体阻断剂、抑肽酶、5－氟尿嘧啶、禁食和胃肠减压。

（3）应定时给以止痛剂，传统方法是静脉内滴注 0.1% 的普鲁卡因用以静脉封闭。并可定时将哌替啶与阿托品配合使用，既止痛又可解除 Oddi 括约肌痉挛，禁用吗啡，以免引起 Oddi 括约肌痉挛。另外，亚硝酸异戊酯、亚硝酸甘油等在剧痛时使用，特别是年龄大的患者使用，既可一定程度地解除 Oddi 括约肌的痉挛，同时对冠状动脉供血也大有好处。

（4）急性重型胰腺炎时，机体的分解代谢高、炎性渗出、长期禁食、高热等，患者处于负氮平衡及低血蛋白症，故需营养支持，而在给予营养支持的同时，又要使胰腺不分泌或少分泌。

（5）抗生素对急性胰腺炎的应用，是综合性治疗中不可缺少的内容之一。急性出血坏死性胰腺炎时应用抗生素是无可非议的。急性水肿性胰腺炎，作为预防继发感染，应合理地使用一定量的抗生素。

（6）对腹腔内有大量渗出者，可做腹腔灌洗，使腹腔内含有大量胰酶和毒素物质的液体稀释并排出体外。

（7）加强监护。

（8）间接降温疗法。

2. 手术治疗　虽有局限性区域性胰腺坏死、渗出，若无感染而全身中毒症状不十分严重的患者，不需急于手术。若有感染则应予以相应的手术治疗。

七、预防与调护

积极治疗胆道疾病、戒酒及避免暴饮暴食。

第二十章　细菌性痢疾

一、概述

细菌性痢疾简称菌痢，是志贺菌属（痢疾杆菌）引起的肠道传染病。临床表现主要有发冷、发热、腹痛、腹泻、里急后重、排黏液脓血样大便。中毒性菌痢起病急骤、突然高热、反复惊厥、嗜睡、昏迷、迅速发生循环衰竭和呼吸衰竭，而肠道症状轻或无，病情凶险。菌痢常年散发，夏秋多见，是我国的常见病、多发病。

二、病因病理

（一）发病机制

当全身及局部抵抗力降低时，如某些慢性病、过劳、暴饮暴食及消化道疾病等，有利于痢疾杆菌侵入肠黏膜而致病。目前认为，痢疾杆菌对肠黏膜上皮细胞的侵袭力是致病的先决因素，对其无侵袭力的菌株并不致病。痢疾杆菌侵入肠黏膜上皮后，先在上皮细胞内繁殖，然后通过基底膜侵入黏膜固有层并在该处进一步繁殖，迅速引起炎性反应。固有层毛细血管及小静脉充血，并有中性粒细胞、单核细胞及血浆的渗出与浸润。病菌还可引起固有层小血管循环障碍，导致上皮细胞缺血、变性、坏死，形成浅表溃疡，从而产生腹痛、腹泻及脓血便。

痢疾杆菌外毒素与肠黏膜细胞坏死、病初的水样腹泻及神经系统症状有关。内毒素则主要与全身症状有关，可激活白细胞释放内生致热原而引起发热，各种毒血症症状以及严重的微循环障碍，进而可导致感染性休克、弥散性血管内凝血（DIC）、脑水肿等一系列中毒型菌痢的表现。

（二）病理

菌痢的病变部位以乙状结肠及直肠为主，严重病例则整个结肠、回盲部及回肠末端均可累及。急性期的基本病变为弥漫性纤维蛋白渗出性炎症，渗出物与坏死的肠黏膜上皮细胞融合成灰白色伪膜，伪膜脱落后形成深浅不一的溃疡。此种病变常止于黏膜固有层，很少进入黏膜下层，故绝少穿孔和大出血。慢性菌痢时，肠黏膜水肿、增厚，常有溃疡，亦可形成囊肿及息肉，偶可因肠壁瘢痕组织收缩而引起肠腔狭窄。中毒型菌痢的结肠病变很轻，突出病变为全身小血管内皮细胞肿胀、血浆渗出，周围组织水肿，脑部特别是脑干部有神经细胞变性及点状出血，肾上腺皮质萎缩和出血，肾小管上皮细胞变性和坏死。

三、临床表现

潜伏期一般为1~3天（数小时至7天），流行期为6~11月，发病高峰期在8月。分为急性菌痢、慢性菌痢和中毒性菌痢。

1. 急性菌痢　典型病变过程分为初期的急性卡他性炎，后期的假膜性炎和溃疡，最后愈合。主要有全身中毒症状与消化道症状，可分成四型：

（1）普通型　起病急，有中度毒血症表现，怕冷、发热达39℃、乏力、食欲减退、恶心、呕吐、腹痛、腹泻、里急后重。稀便转成脓血便，每日数十次，量少，失水不显著。一般病程10～14天。

（2）轻型　全身中毒症状、腹痛、里急后重均不明显，可有低热、糊状或水样便，混有少量黏液，无脓血，一般每日10次以下。粪便镜检有红、白细胞，培养有痢疾杆菌生长，可以此与急性肠炎相鉴别。一般病程3～6天。

（3）重型　有严重全身中毒症状及肠道症状。起病急、高热、恶心、呕吐，剧烈腹痛及腹部（尤为左下腹）压痛，里急后重明显，脓血便，便次频繁，甚至失禁。病情进展快，明显失水，四肢发冷，极度衰竭，易发生休克。

（4）中毒型　此型多见于2～7岁体质好的儿童。起病急骤，全身中毒症状明显，高热达40℃以上，而肠道炎症反应极轻。这是由于痢疾杆菌内毒素的作用，并且可能与某些儿童的特异性体质有关。中毒型菌痢又可根据不同的临床表现分为三型。

2. 慢性菌痢　菌痢患者可反复发作或迁延不愈达2个月以上，部分病例可能与急性期治疗不当或致病菌种类（福氏菌感染易转为慢性）有关，也可能与全身情况差或胃肠道局部有慢性疾患有关。主要病理变化为结肠溃疡性病变，溃疡边缘可有息肉形成，溃疡愈合后留有瘢痕，导致肠道狭窄，若瘢痕正在肠腺开口处，可阻塞肠腺，导致囊肿形成，其中贮存的病原菌可因囊肿破裂而间歇排出。

（1）慢性隐伏型　患者有菌痢史，但无临床症状，大便病原菌培养阳性，作乙状结肠镜检查可见菌痢的表现。

（2）慢性迁延型　患者有急性菌痢史，长期迁延不愈，腹胀或长期腹泻，黏液脓血便，长期间歇排菌，为重要的传染源。

（3）慢性型急性发作　患者有急性菌痢史，急性期后症状已不明显，受凉、饮食不当等诱因致使症状再现，但较急性期轻。

3. 中毒性菌痢　起病急骤，有严重的全身中毒症状，但肠道病变和症状较轻微。儿童多发，一般见于2～7岁。可出现中毒性休克或因呼吸衰竭而死亡。病原菌多为福氏或宋内氏痢疾杆菌。

四、辅助检查

1. 血常规　急性期白细胞计数及中性粒细胞有中等程度升高。慢性期可有轻度贫血。

2. 粪便检查　典型菌痢粪便中无粪质，量少，脓血（鲜血）黏液便。显微镜下有大量脓细胞、红细胞及巨噬细胞。细菌培养可检出致病菌。标本应取脓血或黏液部分，尽量新鲜，最好在应用抗菌药物之前送检。

3. 免疫学检查　如免疫荧光抗体法、玻片固相抗体吸附免疫荧光技术等，这些方法具有简便、快速、敏感性高等优点，但可出现假阳性。

4. 乙状结肠镜检查　慢性期患者肠黏膜呈颗粒状，可见溃疡或息肉形成。自病变部位刮取分泌物作培养可提高检出率。

五、诊断与鉴别诊断

（一）诊断

1. 接触史　近周内有不洁的饮食史或与菌痢患者密切接触史。

2. 急性腹泻　伴有发冷、发热、腹痛、腹泻、里急后重，排黏液脓血便，左下腹有压痛。

3. 血常规　白细胞总数和中性粒细胞增加。

4. 粪便常规　黏液脓血便。镜检有大量脓细胞、红细胞与巨噬细胞。粪便细菌培养可分离到痢疾杆菌。粪便免疫检测示痢疾杆菌抗原阳性。

5. 急性中毒型菌痢　起病急骤，突然高热，反复惊厥，嗜睡，昏迷，迅速发生呼吸衰竭。肠道症状轻或缺如。

6. 慢性菌痢　过去有菌痢病史，多次典型或不典型腹泻两个月以上。

（二）鉴别诊断

1. 致病性大肠杆菌性肠炎　多发于2岁以下儿童，5～8个月发病率较高。粪便内可有黏液，有腥臭味，较为稀薄呈蛋花汤样，大便次数较多，容易引起脱水、酸中毒。镜检可有白细胞、脓细胞，通过粪便的细菌培养可以确诊。

2. 沙门菌肠炎（急性肠炎） 常常以家庭或集体发作，呕吐多见，大便黏液多于脓，常呈绿色胶冻状。里急后重较为少见，粪便细菌培养可以确诊。

3. 病毒性腹泻 多见于2岁之内儿童。起病急，伴有上呼吸道感染症状，大便呈水样或蛋花汤样，可有少量黏液，无腥臭味。粪便细菌培养阴性，做免疫电镜检查、酶联免疫吸附测定及聚丙烯酰胺凝胶电泳检测，以及病毒分离对诊断本病有帮助。

4. 阿米巴痢疾 南方多见，多发于年龄较大的儿童。起病较慢，大便次数较多，但无里急后重，大便有血和黏液，呈紫红色果酱样，新鲜大便黏液镜检可以找到阿米巴滋养体。细菌性痢疾红细胞少于白细胞，阿米巴痢疾反之。

5. 出血性小肠炎 发病急，有腹痛、腹胀、呕吐等症状。大便呈血水便，晚期常常出现休克。粪便培养阴性，X线检查有助于诊断本病。

六、治疗

1. 急性菌痢的治疗 卧床休息、消化道隔离。给予易消化、高热量、高维生素饮食。对于高热、腹痛、失水者给予退热、止痉、口服含盐米汤或给予口服补液盐，呕吐者需静脉补液。由于耐药菌株增加，最好应用≥2种抗菌药物。

中毒性菌痢的治疗

（1）选择敏感抗菌药物，联合用药，静脉给药，待病情好转后改口服。

（2）控制高热与惊厥。

（3）循环衰竭的治疗基本同感染性休克的治疗。主要有：①扩充有效血容量；②纠正酸中毒；③强心治疗；④解除血管痉挛；⑤维持酸碱平衡；⑥应用糖皮质激素。

（4）防治脑水肿与呼吸衰竭。

2. 慢性菌痢的治疗

（1）寻找诱因，对症处置。避免过度劳累，勿使腹部受凉，勿食生冷饮食。体质虚弱者应及时使用免疫增强剂。当出现肠道菌群失衡时，切忌滥用抗菌药物，立即停止耐药抗菌药物使用。改用酶生乳酸杆菌，以利肠道厌氧菌生长。

（2）对于肠道黏膜病变经久不愈者，同时采用保留灌肠疗法。

七、预防

1. 管理传染源 早期发现患者和带菌者，及时隔离和彻底治疗。对从事饮食业、保育及自来水厂工作人员应定期体检。

2. 切断传播途径 搞好"三管一灭"，即管好水、粪和饮食，消灭苍蝇。饭前便后洗手。

3. 保护易感人群 近年来主张采用口服活菌苗，国内尚处于试用阶段。

第二十一章 病毒性肝炎

一、概述

病毒性肝炎是由多种肝炎病毒引起的以肝脏病变为主的一种传染病。临床上以食欲减退、恶心、上腹部不适、肝区痛、乏力为主要表现。部分患者可有黄疸发热和肝大伴有肝功能损害。有些患者可慢性化，甚至发展成肝硬化，少数可发展为肝癌。

二、病因病理

(一) 病因

1. 甲型肝炎　主要传染源是急性患者和隐性患者。病毒主要通过粪便排出体外，粪便中排出的病毒通过污染的手，水苍蝇和食物等经口感染，以日常生活接触为主要方式，通常引起散发性发病，如水源被污染或生食污染的水产品（贝类动物），可导致局部地区暴发流行。自发病前 2 周至发病后 2~4 周内的粪便具有传染性，而以发病前 5 天至发病后 1 周最强，潜伏后期及发病早期的血液中亦存在病毒。通过注射或输血传播的机会很少，唾液，胆汁及十指肠液亦均有传染性。

2. 乙型肝炎　传染源是急、慢性患者的病毒携带者。主要途径是：①输血及血制品以及使用污染的注射器或针刺等；②母婴垂直传播（主要通过分娩时产道血液，哺乳及密切接触，通过胎盘感染者约 5%）；③生活上的密切接触；④性接触传播（如果皮肤没有破损是不会传染）。此外，尚有经吸血昆虫（蚊，臭虫，虱等）叮咬传播的可能性。病毒存在于患者的血液及各种体液（汗、唾液、泪乳汁、阴道分泌物等）中。急性患者自发病前 2~3 个月即开始具有传染性，并持续于整个急性期。HBsAg（+）的慢性患者和无症状携带者中凡伴有 HBeAg（+），或抗 – HbcIgM（+），或 DNA 聚合酶活性升高或血清中 HBVDNA（+）者均具有传染性。

3. 丙型肝炎　传染源是急、慢性患者和无症状病毒携带者。丙型肝炎的传播途径与乙型肝炎相同而以输血及血制品传播为主，且母婴传播不如乙型肝多见。病毒存在于患者的血液及体液中。

4. 丁型肝炎　传染源是急、慢性患者和病毒携带者。HBsAg 携带者是 HDV 的保毒宿主和主要传染源。

5. 戊型肝炎　传染源是急性及亚临床型患者。通过粪、口途径传播，水源或食物被污染可引起暴发流行；也可经日常生活接触传播。

(二) 病理

1. 急性肝炎　肝脏肿大，表面光滑。镜下可见：肝细胞变性和坏死，以气球样变最常见。电镜下可见内质网显著扩大，核糖体脱落，线粒体减少，嵴断裂，糖原减少消失。高度气球样变可发展为溶解性坏死，此外亦可见到肝细胞嗜酸性变和凝固性坏死，电镜下呈细胞器凝聚现象。肝细胞坏死可表现为单个或小群肝细胞坏死，伴局部以淋巴细胞为主的炎性细胞浸润。汇管区的改变多不明显，但有的病例出现较明显的炎性细胞浸润，主要是淋巴细胞，其次是单核细胞和浆细胞。肝窦内库普弗细胞增生肥大。肝细胞再生表现为肝细胞体积增大，有的有核丝分裂，双核现象，以致可出现肝细胞索排列紊乱现象。

黄疸型肝炎的病理改变与无黄疸型者相似而较重，小叶内淤胆现象较明显，表现为一些肝细胞浆内有胆色素滞留，肿胀的肝细胞之间有毛细胞胆管淤胆。

2. 慢性肝炎

(1) 慢性迁延型肝炎　肝脏大多较正常大（即有肿大现象），质较软。镜下改变：①慢性小叶性肝炎　以肝细胞变性、坏死及小叶内炎性细胞浸润为主，汇管区改变不明显；②慢性间隔性肝炎　有轻度的肝细胞变性及坏死，伴以小叶内炎性细胞浸润，汇管区纤维组织伸展入小叶内，形成间隔，间隔内炎性细胞很少，无假小叶形成；③慢性门脉性肝炎　肝细胞变性较轻，有少数点状坏死，偶见嗜酸性小体，汇管区有多数炎性细胞浸润，致便汇管区增大，但无界板破坏或碎屑状坏死。

(2) 慢性活动型肝炎　肝脏体积增大或不大，质中等硬度。镜下改变：①中型慢性活动型肝炎　小叶周边有广泛的碎屑状坏死和主动纤维间隔形成，小叶内肝细胞变性及坏死均较严重，可见融合性坏死或桥形坏死以及被动性间隔形成，小叶结构大部保存；②重型慢性活动肝炎　桥形坏死范围更广泛，可累及多数小叶并破坏小叶完整性。

3. 重型肝炎

(1) 急性重型肝炎　肝脏体积明显缩小，边缘变薄，质软、包膜皱缩。镜下见到广泛的肝细胞坏死消失，遗留细胞网支架，肝窦充血。有中性、单核、淋巴细胞及大量吞噬细胞浸润。部分残存的网状结构中可见小胆管淤胆。有的病例严重的弥漫性肝细胞肿胀为主，细胞相互挤压呈多边形，小叶结构紊乱，小叶中有多数大小不等的坏死灶，肿胀的肝细胞间有明显的毛细胆管淤胆。

(2) 亚急性重型肝炎　肝脏体积缩小或不缩小，质稍硬，肝脏表面和切面均大小不等的再生结节。镜下可见新旧不等的大片坏死和桥形坏死，网织支架塌陷，有明显的汇管区集中现象。残存的肝细胞增生成团，呈假小叶样结构。

（3）慢性重型肝炎　在慢性活动型肝炎或肝硬化病变的基础上，有新鲜的大块或亚大块坏死。

4. 淤胆型肝炎　有轻度急性肝炎的组织学改变，伴以明显的肝内淤胆现象。毛细胆管及小胆管内有胆栓形成，肝细胞浆内亦可见到胆色素淤滞。小胆管周围有明显的炎性细胞浸润。

三、临床表现

1. 急性肝炎　分为急性黄疸型肝炎和急性无黄疸型肝炎，潜伏期在 15 ~ 45 天之间，平均 25 天，总病程 2 ~ 4 个月。

（1）黄疸前期　有畏寒、发热、乏力、食欲不振、恶心、厌油、腹部不适、肝区痛、尿色逐渐加深，本期持续平均 5 ~ 7 天。

（2）黄疸期　热退，巩膜、皮肤黄染，黄疸出现而自觉症状有所好转，肝大伴压痛、叩击痛，部分患者轻度脾大，本期 2 ~ 6 周。

（3）恢复期　黄疸逐渐消退，症状减轻以至消失，肝脾恢复正常，肝功能逐渐恢复，本期持续 2 周至 4 个月，平均 1 个月。

2. 慢性肝炎　既往有乙型、丙型、丁型肝炎或 HBsAg 携带史或急性肝炎病程超过 6 个月，而目前仍有肝炎症状、体征及肝功能异常者，可以诊断为慢性肝炎。常见症状为乏力、全身不适、食欲减退、肝区不适或疼痛、腹胀、低热，体征为面色晦暗、巩膜黄染、可有蜘蛛痣或肝掌、肝大、质地中等或充实感，有叩痛，脾大严重者，可有黄疸加深、腹腔积液、下肢水肿、出血倾向及肝性脑病，根据肝损害程度临床可分为：

（1）轻度　病情较轻，症状不明显或虽有症状体征，但生化指标仅 1 ~ 2 项轻度异常者。

（2）中度　症状、体征，居于轻度和重度之间者。肝功能有异常改变。

（3）重度　有明显或持续的肝炎症状，如乏力、纳差、腹胀、便溏等，可伴有肝病面容、肝掌、蜘蛛痣或肝脾肿大，而排除其他原因且无门脉高压症者。实验室检查血清，谷丙转氨酶反复或持续升高：白蛋白减低或 A/G 比例异常，丙种球蛋白明显升高，凡白蛋白 ≤32.0g/L，胆红素 >85.5μmol/L，凝血酶原活动度 60% ~ 40%，三项检测中有一项者，即可诊断为慢性肝炎重度。

3. 重型肝炎

（1）急性重型肝炎　起病急，进展快，黄疸深，肝脏小。起病后 10 天内，迅速出现神经精神症状，出血倾向明显并可出现肝臭、腹腔积液、肝肾综合征、凝血酶原活动度低于 40% 而排除其他原因者，胆固醇低，肝功能明显异常。

（2）亚急性重型肝炎　在起病 10 天以后，仍有极度乏力、纳差、重度黄疸（胆红素 >171μmol/L）、腹胀并腹腔积液形成，多有明显出血现象，一般肝缩小不突出，肝性脑病多见于后期肝功能严重损害：血清 ALT 升高或升高不明显，而总胆红素明显升高即：胆酶分离，A/G 比例倒置，丙种球蛋白升高，凝血酶原时间延长，凝血酶原活动度 <40%。

（3）慢性重型肝炎　有慢性肝炎肝硬化或有乙型肝炎表面抗原携带史，影像学、腹腔镜检查或肝穿刺支持慢性肝炎表现者，并出现亚急性重症肝炎的临床表现和实验室改变为慢性重型肝炎。

4. 淤胆型肝炎　起病类似急性黄疸型肝炎，但自觉症状常较轻，有明显肝大、皮肤瘙痒、大便色浅，血清碱性磷酸酶、γ - 转肽酶、胆固醇均有明显增高，黄疸深，胆红素升高以直接增高为主，转氨酶上升幅度小，凝血酶原时间和凝血酶原活动度正常。较轻的临床症状和深度黄疸不相平行为其特点。

5. 肝炎后肝硬化　早期肝硬化必须依靠病理诊断、超声和 CT 检查等，腹腔镜检查最有参考价值。临床诊断肝硬化，指慢性肝炎患者有门脉高压表现，如腹壁及食管静脉曲张，腹腔积液、肝脏缩小，脾大，门静脉、脾静脉内径增宽，且排除其他原因能引起门脉高压者，依肝炎活动程度分为活动性和静止性肝硬化。

四、辅助检查

1. 血常规　白细胞总数正常或稍低，淋巴细胞相对增多，偶有异常淋巴细胞出现。重症肝炎患者的白细胞总数及中性粒细胞均可增高。血小板在部分慢性肝炎患者中可减少。

2. 肝功能试验　肝功能试验种类甚多，应根据具体情况选择进行。

(1) 黄疸指数、胆红素定量试验　黄疸型肝炎上述指标均可升高。尿检查胆红素、尿胆原及尿胆素均增加。

(2) 血清酶测定　常用者有谷丙转氨酶（ALT）及谷草转氨酶（AST），血清转氨酶在肝炎潜伏期、发病初期及隐性感染者均可升高，故有助于早期诊断。

(3) 胆固醇、胆固醇酯、胆碱酯酶测定　肝细胞损害时，血内总胆固醇减少，梗阻性黄疸时，胆固醇增加。重症肝炎患者胆固醇、胆固醇酯、胆碱酯酶均可明显下降，提示预后不良。

(4) 血清蛋白质及氨基酸测定　慢性活动性肝炎时蛋白电泳示 γ - 球蛋白常 >26%，肝硬化时 γ - 球蛋白可 >30%。但在血吸虫病肝硬化、自身免疫性疾病、骨髓瘤、结节病等 γ - 球蛋白百分比均可增高。检测血浆中支链氨基酸（BCAA）与芳香族氨基酸（AAA）的比值，如比值下降或倒置，则反映肝实质功能障碍，对判断重症肝炎的预后及考核支链氨基酸的疗效有参考意义。

(5) 血清前胶原Ⅲ（PⅢP）测定 血清PⅢP值升高，提示肝内有纤维化将形成可能文献报道其敏感性为 31.4%，特异性为 75.0%。PⅢP正常值为 <175μg/L。

3. 血清免疫学检查　测定抗 HAV - IgM 对甲型肝炎有早期诊断价值，HBV 标志（HBsAg、HBEAg、HBCAg 及抗 - HBs、抗 - HBe、抗 - HBc）对判断有无乙型肝炎感染有重大意义。HBV - DNA、DNA - P 及 PHSA 受体测定，对确定乙型肝炎患者体内有无 HBV 复制有很大价值。高滴度抗 HBc - IgM 阳性有利于急性乙型肝炎的诊断。

丙型肝炎常有赖排队甲型、乙型、戊型及其他病毒（CMV、EBV）而诊断，血清抗 HCV - IgM 和（或）HCV - RNA 阳性可确诊。

丁型肝炎的血清学诊断有赖于血清抗 HDV - IgM 阳性或 HDAg 或 HDV cDNA 杂交阳性；肝细胞中 HDAg 阳性或 HDV cDNA 杂交阳性可确诊。

戊型肝炎的确诊有赖于血清抗 HEV - IgM 阳性或免疫电镜在粪便中见到 30～32nm 病毒颗粒。

4. 肝穿刺病理检查　对各型肝炎的诊断有很大价值，通过肝组织电镜、免疫组化检测以及以 Knodell HAI 计分系统观察，对慢性肝炎的病原、病因、炎症活动度以及纤维化程度等均得到正确数据，有利于临床诊断和鉴别诊断。

五、诊断

(一) 临床诊断

1. 急性肝炎

(1) 急性无黄疸型肝炎　症状及肝功损害均较轻，必须对流行病学资料、症状、体征及化验检查进行综合分析。

(2) 急性黄疸型肝炎　根据急性发病具有急性肝炎的症状，体征化验异常，且血清胆红素在 17μmol/L 以上，尿胆红素阳性，并排除其他原因引起的黄疸，可作出诊断。

2. 慢性肝炎

(1) 慢性迁延型肝炎　有确诊或可疑急性肝炎的病史，病程超过半年仍有轻度症状，伴有血清 ALT 升高或并有其他肝功能轻度损害。或肝活体组织检查符合迁延型肝炎之诊断。

(2) 慢性活动性肝炎　既往有肝炎史，或急性肝炎病程迁延，超过半年，而目前有较明显的肝炎症状；肝大，质中等硬度以上可伴有蜘蛛痣，面色晦暗、肝掌及脾肿大；血清 ALT 活力持续增高或反复波动，血清胆红素长期或反复增高，伴有白蛋白减低，球蛋白升高，白、球蛋白比例异常，或丙种球蛋白增高；可出现自身抗体或肝外损害。或肝活体组织检查符合慢性肝炎的组织学改变。

3. 重型肝炎　凡急性、慢性肝炎或肝硬化患者出现高热、极度乏力、严重的消化道症状，黄疸进行加深，出血倾向、神经精神症状，肝脏进行性缩小，肝细胞明显损害，凝血酶原时间明显延长者，均应考虑为重型肝炎。

4. 淤胆型肝炎　起病急，有持续 3 周以上的肝内梗阻性黄疸的症状及体征，肝炎症状较轻，肝脏肿大较明显；肝功化验主要表现为梗阻性黄疸的化验结果；并可除外其他肝内、外梗阻性黄疸者，可诊断为急性淤胆型肝炎。在慢性肝炎基础上出现上述表现者，可诊断为慢性淤胆型肝炎。

（二）病原学诊断

1. 甲型肝炎 急性期血清抗-HAVIgM 阳性。急性期及恢复期双份血清抗-HAV 总抗体滴度呈 4 倍以上升高。急性早期的粪便免疫电镜查到 HAV 颗粒。急性早期粪便中查到 HAAg。具有以上任何一项阳性即可确诊为 HAV 近期感染。血清或粪便中检出 HAVRNA。

2. 乙型肝炎

（1）现症 HBV 感染 具有以下任何一项即可作出诊断：①血清 HBsAg 阳性；②血清 HBv DNA 阳性或 HBV DNA 聚合酶阳性；③血清抗-HBc-IgM 阳性；④肝内 HVcAg 阳性及（或）HBsAg 阳性，或 HBV DNA 阳性。

（2）急性乙型肝炎 具有以下动态指标中之一项者即可诊断：①HBsAg 滴度由高到低，消失后抗-HBs 阳转；②急性期血清抗-HBc-IgM 呈高滴度，而抗-HbcIgG（-）或低滴度。

（3）慢性乙型肝炎 临床符合慢性肝炎，且有现症 HBV 感染的一种以上阳性指标。

（4）慢性 HBsAg 携带者 无任何临床症状或体征，肝功能正常，血清 HBsAg 检查持续阳性达 6 个月以上者。

3. 丙型肝炎

（1）排除诊断法 凡不符合甲型、乙型、戊型病毒性肝炎诊断标准，并除外 EB 病毒，巨细胞病毒急性感染（特异性 IgM 抗体阴性）及其他已知原因的肝炎，如药物性肝炎，酒精性肝炎等，流行病学提示为非经口感染者，可诊断为丙型肝炎。

（2）特异性诊断 血清抗-HCV 或 HCV RNA 阳性者。

4. 丁型肝炎 与 HBV 同时或重叠感染。

（1）血清中抗-HD-IgM 阳性，或抗-HD 阳性，或 HDAg 阳性。

（2）血清中 HDV RNA 阳性。

（3）肝组织内 HDAg 阳性。

5. 戊型肝炎

（1）排除诊断法 凡有符合甲型、乙型、丙型、丁型、巨细胞病毒、EBV 急性感染及其他已知原因的肝炎，流行病学证明经口感染者，可诊断为戊型肝炎。

（2）特异性诊断 急性期血清抗-HEV-IgM 阳性，或急性期粪便免疫电镜找到 HEV 颗粒，或急性期抗-HEV 阴性而恢复期阳转者。

六、鉴别诊断

1. 急性黄疸型肝炎

（1）黄疸前期 应与上呼吸道感染、传染性单核细胞增多症、风湿热及胃肠炎等相鉴别。

（2）黄疸期 应与其他可引起黄疸的疾病相鉴别，如药物性肝炎，钩端螺旋体病、传染性单核细胞增多症、胆囊炎、胆石症等。

2. 无黄疸型肝炎及慢性肝炎 应与可引起肝（脾）肿大及肝功损害的其他疾病相鉴别，如慢性血吸虫病、华支睾吸虫病，药物性或中毒性肝炎，脂肪肝等。

3. 慢性肝炎黄疸持续较久者 须与肝癌，胆管癌，胰头癌等相鉴别。

4. 重型肝炎 应与其他原因引起的严重肝损害，如药物中毒、暴发性脂肪肝等进行鉴别。此外，在急性重型肝炎临床黄疸尚不明显时，应注意与其他原因引起的消化道大出血，昏迷、神经精神症状相鉴别。

七、治疗

病毒性肝为目前尚无可靠而满意的抗病毒药物治疗。一般采用综合疗法，以适当休息和合理营养为主，根据不同病情给予适当的药物辅助治疗，同时避免饮酒、使用肝毒性药物及其他对肝脏不利的因素。

（一）急性肝炎

多为自限性疾病。若能在早期得到及时休息，合理营养及一般支持疗法，大多数病例能在 3~6 个月临床治愈。

1. **休息**　发病早期必须卧床休息，至症状明显减轻、黄疸消退、肝功能明显好转后，可逐渐增加活动量，以不引起疲劳及肝功能波动为度。在症状消失，肝功能正常后，再经1~3个月的休息观察，可逐步恢复工作。但仍应定期复查1~2年。

2. **营养**　发病早期宜给易消化，适合患者口味的清淡饮食，但应注意含有适量的热量、蛋白质和维生素，并补充维生素C和B族维生素等。若患者食欲不振，进食过少，可由静脉补充葡萄糖液及维生素C。食欲好转后，应能给含有足够蛋白质、碳水化合物及适量脂肪的饮食，不强调高糖低脂饮食，不宜摄食过多。

3. **中药治疗**　可因地制宜，采用中草药治疗或中药方剂辨证治疗。急性肝炎的治疗应清热利湿、芳香化浊、调气活血。热偏重者可用茵陈蒿汤、栀子柏皮汤加减，或龙胆草、板蓝根、金钱草、金银花等煎服；湿偏重者可用茵陈四苓散、三仁汤加减。淤胆型肝炎多与湿热淤胆、肝胆失泄有关，在清热解毒利湿的基础上，重用消淤利胆法，如赤芍、黛矾、硝矾散等。

（二）慢性肝炎

应采用中西医结合治疗。

1. **休息**　在病情活动期应适当卧床休息；病情好转后应注意动静结合；至静止期可从事轻工作；症状消失，肝功能恢复正常达3个月以上者，可恢复正常工作，但应避免过劳，且须定期复查。

2. **营养**　应进高蛋白饮食；热量摄入不宜过高，以防发生脂肪肝；也不宜食过量的糖，以免导致糖尿病。

3. *抗病毒药物治疗*

(1) α-干扰素　能阻止病毒在宿主肝细胞内复制，且具有免疫调节作用。治疗剂量每日不应低于100万U，皮下或肌注每日1次，亦有隔日注射1次者。疗程3~6个月。可使约1/3患者血清HBV DNA阴转，HbeAg阳性转为抗-Hbe阳性，HBV DNA聚合酶活力下降，HCV RNA转阴，但停药后部分病例以上血清指标又逆转。早期，大剂量，长疗程干扰素治疗可提高疗效。副作用有发热、低血压、恶心、腹泻、肌痛乏力等，可在治疗初期出现，亦可发生暂时性脱发、粒细胞减少，血小板减少，贫血等，但停药后可迅速恢复。

(2) 干扰素诱导剂　聚肌苷酸：聚肌苷酸（聚肌胞）在体内可通过诱生干扰素而阻断病毒复制，但诱生干扰素的能力较低。一般用量为2~4mg肌注，每周2次，3~6个月为一疗程；亦有采用大剂量（每次10~40mg）静脉滴注，每周2次者。对HbeAg近期转阴率似有一定作用，无副作用。近又合成新药Ampligen是一种作用较聚肌胞强大的干扰素诱生剂。

(3) 阿糖腺苷（Ara-A）及单磷阿糖腺苷（Ara-AMP）　主要能抑制病毒的DNA聚合酶及核苷酸还原酶活力，从而阻断HBV的复制，抗病毒作用较强但较短暂，停药后有反跳。Ara-A不溶于水，常用剂量为每日10~15mg/kg，稀释于葡萄糖注射液1000ml内，缓慢静脉滴注12小时，连用2~8周，副作用为发热、不适、纳差、恶心、呕吐、腹胀、全身肌肉及关节痛、血粘板减少等。

(4) 阿昔洛韦（acyclovir）及6-脱氧无环鸟苷　选择性抑制病毒DNA聚合酶，有较强的抗病毒活动，对人体的毒性较低。剂量为每日10~45mg/kg静脉滴注，7~14日为1疗程。有部分抑制病毒复制作用。大剂量可引起肾功能损害，静脉炎、嗜睡、谵妄、皮疹、ALT增高等。6-脱氧无环鸟苷口服吸收良好，可长期服用。

(5) 其他抗病毒药物　三氮唑核苷膦甲酸盐等，均在试用中。

(6) 抗病毒药物联合治疗　如α-干扰素与单磷酸阿糖腺苷联合使用，有协同抗病毒作用，可增疗效，但毒性亦增大，α-干扰素与无环鸟苷、脱氧无环鸟苷、或与r-干扰素联合应用，均可增强疗效。

(7) α-干扰素加强的松冲击疗法　在干扰素治疗前，先给予短程（6周）强的松，可提高患者对抗病毒治疗的敏感性，从而增强疗效。但在突然撤停强的松时，有激发严重肝坏死的危险。

4. *中医中药治疗*

(1) 中医辨证论治　治疗原则为去邪、补虚及调理阴阳气血。

(2) 促进肝组织修复，改善肝功能，抗肝纤维化的中药治疗。

5. 免疫调节疗法　可选用以下制剂。

（1）特异性免疫核糖核酸　能传递特异性细胞免疫与体液免疫。剂量为 2~4mg 每周 2 次，注射于上臂内侧或腹股沟淋巴结远侧皮下，3~6 个月为 1 疗程。

（2）特异性转因子　能增强特异性细胞免疫。剂量为每次 2~4 单位，每周 2~3 次，注射部位同上。

（3）普通转移因子　有增强细胞免疫功能及调节免疫功能的作用。剂量及注射部位与特异性转移因子相同。

（4）胸腺素（肽）　能提高细胞免疫功能及调节免疫系统。剂量每次 10mg，每周 2~3 次，注射部位同上。

（5）其他　右旋儿茶素（四羟基黄烷醇）、左旋咪唑、中药人参、黄芪、灵芝、香菇等均可酌情采用。

6. 免疫抑制疗法　用于自身免疫指标阳性或有肝外系统表现，而 HBsAg 阴性，且经其他治疗无效的慢性活动型肝炎。可用强的松龙、地塞米松、硫唑嘌呤等。

7. 护肝药物

（1）维生素类　适量补充维生素 C 及 B 族维生素；维生素 E 有抗氧化、抗肝坏死作用，肝功障碍应予补充；凝血酶原时间延长者及黄疸患者应予维生素 K。

（2）促进能量代谢的药物　如三磷酸腺苷、辅酶 A、肌苷等。

（3）提高血清白蛋白、改善氨基酸代谢的药物　复方支链氨基酸注射液静脉滴注。

（4）促进肝细胞修复和再生的药物　胰高糖素（1mg）及胰岛素（10U）加于葡萄糖液内静脉滴注。

（5）其他　肝泰乐、维丙胺、肝必复等可酌情选用。

（三）重型肝炎

重型肝炎的治疗应及早采取合理的综合措施，加强护理，密切观察病情变化，及时纠正各种严重紊乱，防止病情进一步恶化。

1. 支持疗法

（1）严格卧床休息、精心护理，密切观察病情，防止继发感染。

（2）每日摄入热量维持在 67~134kJ/kg。饮食中的蛋白质含量应严格限制（低于 20g/d），昏迷者禁食蛋白质。给予足量的维生素（E、C、B 族、K）并予高渗葡萄糖溶液静脉滴注，其中可加能量合剂和胰岛素。入液量及糖量不可过多，以防发生低血钾及脑水肿。有条件可输入新鲜血浆、白蛋白或新鲜血。注意液体出入量平衡，每日尿量一般以 100ml 左右为宜。

（3）维持电解质和酸碱平衡　根据临床和血液化验以确定电解质的补充量。低钾者每日应补钾 3g 以上，低钠可给予生理盐水，不宜用高渗盐水纠正，使用利尿剂时注意防止发生低钾血症及碱中毒。

2. 阻止肝细胞坏死，促使肝细胞再生

（1）胰高糖素-胰岛素（G-I）疗法　胰高糖素 1mg 及胰岛素 10U，加于葡萄糖液内静脉滴注，每日 1~2 次。

（2）细胞因子　肝细胞再生因子静脉滴注或人胎肝细胞悬液静脉滴注，初步报告疗效较好。

3. 改善微循环　莨菪类药物有改善微循环障碍的作用，可采用东莨菪碱或山莨菪碱加于葡萄糖液内静脉滴注。丹参、低分子右旋糖酐亦有改善微循环的作用。

4. 防治并发症

（1）肝性脑病的防治　预防和治疗氨中毒；纠正氨基酸比例失衡；抗假神经传导介质。

（2）脑水肿的防治　如出现颅内压增高的征象，应及时静脉给予高渗脱水剂（如 20% 甘露醇、25% 山梨醇等）及利尿剂。并可给东莨菪碱或山莨菪碱以改善微循环。使用脱水剂时应注意维持水与电解质平衡以及防止心脏功能不全。

（3）防治出血　给予维生素 K$_1$ 肌注或静脉滴注、凝血酶原复合物或新鲜血浆滴注等。如有胃肠道大出血，可给予新鲜全血静脉滴注，胃黏膜糜烂或溃疡引起渗血者可予三七粉或云南白药口服。

（4）防治肝肾综合征　注意避免各种诱发因素，如大量放腹水，过度利尿，消化道大出血导致引起的血容量逐降，低钾血症，重度黄疸、继发感染、播散性血管内凝血以及肾毒性药物的使用等。当出现少尿时，可静脉给予低分子右旋糖酐、白蛋白或血浆等以扩充容量，并可给予小剂量多巴胺静脉滴注以增进肾血流量。有条件者早期采用透析疗法。

（5）防治腹水　静脉滴注白蛋白、新鲜血浆等以提高血清白蛋白水平；使用利尿剂时注意并用具排钾（如氢氯噻嗪）和储钾（如螺内酯、氨苯蝶啶）作用者，以避免引起电解质失调。

（6）防治继发性感染　精心护理，诊疗操作尽可能做到无菌；在病程中注意观察有无腹膜炎、肺炎、尿路感染等征象；在使用皮质激素的患者，感染的临床表现常不明显，尤应提高警惕。一旦发生感染，应及早选用敏感的抗感染药予以控制，且注意药物须对肝、肾无毒性或影响较小。

5. 抗病毒药物　同慢性肝炎治疗。

6. 免疫增强及免疫调节疗法　同慢性肝炎治疗。

7. 肾上腺皮质激素　急性重型肝炎早期应用可能有益。可予琥珀酰氢化可的松每日300～500mg加于葡萄液内静脉滴注，5～7天为一疗程。宜同时给予免疫调节剂。

8. 人工肝支持疗法　如血液透析、血浆交换、肝脏移植、交叉循环可部分除去血液中的有害物质，代偿肝脏功能。但尚存在不少问题。

9. 中医药治疗　对湿热毒盛者可予茵栀黄注射液静脉注，或黄连解毒汤口服；对气营两燔者可予清瘟败毒饮加减；对湿热伤营入血，迫血妄行者，以清营汤合犀角地黄汤加减；对神志昏迷者以安宫牛黄丸加减；若见气虚上脱，阴阳隔绝，当速予生脉散注射液或配合大剂西洋参煎汤频服。

（四）淤胆型肝炎的治疗

酌情选用氢化泼尼松每日40～60mg口服或地塞米松每日10～15mg溶于葡萄糖液内静脉滴注。瘙痒明显者可口服异丁嗪5mg每日2次，或消胆胺每日2～3克。

八、预防

甲型肝炎系由摄取甲型肝炎病毒污染食物而感染，故流行率很大程度取决于该地的环境卫生状况、传播程度与生活经济条件和卫生知识水平密切相关。乙型肝炎病毒最主要通过血液传播，因而最重要的传播方式是母婴垂直传播和医源性感染。

1. 管理传染源　对急性甲型肝炎患者进行隔离至传染性消失，慢性肝炎及无症状、HBV、HCV携带者应禁止献血及从事饮食幼托等工作，对HBV标志阳性肝病患者，要依其症状、体征和实验室检查结果，分别进行治疗和管理指导。

2. 切断传播途径　甲、戊型肝炎重点防止粪-口传播，加强水源保护食品及个人卫生，加强粪便管理。乙、丙、丁、型肝炎重点在于防止通过血液、体液传播，加强献血员筛选，严格掌握输血及血制品应用，如发现或怀疑有创面或针刺感染乙型肝炎病毒可能时，可应用高效价乙肝免疫球蛋白注射器介入性检查治疗，器械应严格消毒控制母婴传播。

3. 保护易感人群　人工免疫特别是主动免疫为预防肝炎的根本措施，然而有些肝炎病毒（如HCV）因基因异质性，迄今尚无可广泛应用的疫苗。甲肝疫苗已开始应用，乙肝疫苗已在我国推广取得较好的效果，对HBsAg、HBeAg阳性孕妇所生婴儿，于出生24小时内注射高效价乙肝免疫球蛋白（HBIG），同时接种一次乙肝疫苗，于出生后1个月再注射HBIG和疫苗。

对病毒性肝炎要尽早发现、早诊断、早隔离、早报告、早治疗及早处理，以防止流行。

第二十二章　急性肾小球肾炎

一、概述

急性肾小球肾炎简称急性肾炎（AGN），是以急性肾炎综合征为主要临床表现的一组疾病。其特点为急性起病，患者出现血尿、蛋白尿、水肿和高血压，并可伴有一过性氮质血症。多见于链球菌感染后，而其他细菌、病毒及寄生虫感染亦可引起。

二、病因病理

（一）病因病机

本病常因 β – 溶血性链球菌"致肾炎菌株"（常见为 A 组 12 型等）感染所致，常见于上呼吸道感染（多为扁桃体炎）、猩红热、皮肤感染（多为脓疱疮）等链球菌感染后。感染的严重程度与急性肾炎的发生和病变轻重并不完全一致。本病主要是由感染所诱发的免疫反应引起，链球菌的致病抗原从前认为是胞壁上的 M 蛋白，而现在多认为胞浆成分（内链素，endostreptosin）或分泌蛋白（外毒素 B 及其酶原前体）可能为主要致病抗原，导致免疫反应后可通过循环免疫复合物沉积于肾小球致病，或种植于肾小球的抗原与循环中的特异抗体相结合形成原位免疫复合物而致病。自身免疫反应也可能参与了发病机制。肾小球内的免疫复合物激活补体，导致。肾小球内皮及系膜细胞增生，并可吸引中性粒细胞单核细胞浸润，导致肾脏病变。

（二）病理

肾脏体积可较正常增大、病变主要累及肾小球。病变类型为毛细血管内增生性肾小球肾炎。光镜下通常为弥漫性肾小球病变，以内皮细胞及系膜细胞增生为主要表现，急性期可伴有中性粒细胞和单核细胞浸润。病变严重时，增生和浸润的细胞可压迫毛细血管袢使管腔狭窄或闭塞。肾小管病变多不明显，但肾间质可有水肿及灶状炎性细胞浸润。免疫病理检查可见 IgG 及 C3 呈粗颗粒状沿毛细血管壁和（或）系膜区沉积。电镜检查可见肾小球上皮细胞下有驼峰状大块电子致密物沉积。

三、临床表现

急性肾炎多见于儿童，男性。通常于前驱感染后 1~3 周起病，潜伏期相当于致病抗原初次免疫后诱导机体产生免疫复合物所需的时间，呼吸道感染者的潜伏期较皮肤感染者短。本病起病较急，病情轻重不一，轻者呈亚临床型（仅有尿常规异常）；典型者呈急性肾炎综合征表现，重症者可发生急性肾衰竭。本病大多预后良好，常可在数月内临床自愈。

本病典型者具有以下表现：

1. 血尿、蛋白尿　几乎全部患者均有肾小球源性血尿，约 30% 患者可有肉眼血尿，常为起病首发症状和患者就诊原因。可伴有轻、中度蛋白尿，约 20% 患者呈肾病综合征范围的蛋白尿。尿沉渣除红细胞外，早期尚可见白细胞和上皮细胞增多，并可有颗粒管型和红细胞管型等。

2. 水肿　水肿常为起病的初发表现，典型表现为晨起眼睑水肿或伴有下肢轻度可凹性水肿，少数严重者可波及全身。

3. 高血压　多数患者出现一过性轻、中度高血压，常与其钠水潴留有关，利尿后血压可逐渐恢复正常。少数患者可出现严重高血压，甚至高血压脑病。

4. 肾功能异常　患者起病早期可因肾小球滤过率下降、钠水潴留而尿量减少，少数患者甚至少尿（<400ml/d）。肾功能可一过性受损，表现为轻度氮质血症。多于 1~2 周后尿量渐增，肾功能于利尿后数日可逐渐恢复正常。仅有极少数患者可表现为急性肾衰竭，需要与急进性肾炎相鉴别。

5. 充血性心力衰竭　常发生在急性期，水钠严重潴留和高血压为重要的诱因，需紧急处理。

6. 免疫学检查　异常一过性血清补体 C3 下降：多于起病 2 周后下降，8 周内渐恢复正常，对诊断本病意义很大。患者血清抗链球菌溶血素"O"滴度可升高。

四、辅助检查

1. 尿液检查

（1）血尿　几乎全部患者都有肾小球源性血尿，约 30% 患者为肉眼血尿。

（2）蛋白尿　常为轻、中度蛋白尿，24 小时蛋白定量 <3g，且多为非选择性的蛋白尿，少数患者（<20% 患者）可呈大量蛋白尿（24 小时蛋白定量 >3.5g）。

（3）尿沉渣检查　可见多形性红细胞（占 80% 以上），每个高倍镜视野至少有 10 个以上红细胞，早期可见白细胞和肾小管上皮细胞稍增多，并可见颗粒管型和红细胞管型等。尿液改变较其他临床表现恢复得慢，常迁延数月。大多数儿童、半数成人患者的蛋白尿在4~6个月后消失，少数延至1年，而少数镜下血尿可延至1~2年。

2. 血液检查　一半患者血红蛋白及红细胞数降低，呈轻度贫血，但严重贫血者少见，利尿消肿后血红蛋白即恢复正常；感染未愈时，白细胞总数及中性粒细胞常增高；血沉增快，一般在30~60mm/h，随着急性期缓解，血沉逐渐恢复正常。

3. 免疫学检查　起病初期血清补体C3及总补体（CH50）活性下降，8周内逐渐恢复正常，此对诊断本病意义很大。在使用青霉素前，70%~80%急性肾炎患者出现ASO阳性，于链球菌感染后3周滴度上升，3~5周达高峰，以后逐渐下降，约50%患者在6个月内恢复正常。部分病例循环免疫复合物（CIC）及血清冷球蛋白可呈阳性。

4. 肾功能检查　患者起病早期可因肾小球滤过率下降、钠水潴留而尿量减少（常在400~700ml/d），少数患者甚至少尿（<400ml/d）。肾功能呈一过性受损，患者血肌酐、尿素氮升高。表现为轻度氮质血症，多于1~2周后随着利尿后尿量渐增肾功能逐渐恢复正常。仅有少数患者可表现为急性肾衰竭，易与急进性肾小球肾炎相混淆。

5. 肾穿刺活检　毛细血管内增生性肾炎，以肾小球中内皮及系膜细胞增生为主，早期可有中性粒细胞和单核细胞的浸润。免疫病理检查可见IgG及C3沉积于系膜区与毛细血管壁，电镜下可见上皮下驼峰状电子致密物沉积。

五、诊断与鉴别诊断

（一）诊断

于链球菌感染后1~3周发生血尿、蛋白尿、水肿和高血压，甚至少尿及氮质血症等急性肾炎综合征表现，伴血清C3下降，病情于发病8周内逐渐减轻到完全恢复正常者，即可临床诊断为急性肾炎，若肾小球滤过率进行性下降或病情于2个月尚未见全面好转者应及时做肾活检，以明确诊断。

（二）鉴别诊断

1. 以急性肾炎综合征起病的肾小球疾病

（1）其他病原体感染后急性肾炎　许多细菌、病毒及寄生虫感染均可引起急性肾炎，病毒感染后急性肾炎多数临床表现较轻，常不伴血清补体降低，少有水肿和高血压，肾功能一般正常，临床过程自限。

（2）系膜毛细血管性肾小球肾炎　临床上除表现急性肾炎综合征外，常伴肾病综合征表现，病变常持续，50%~70%患者有持续性低补体血症，8周内不恢复。

（3）系膜增生性肾小球肾炎（IgA肾病及非IgA系膜增生性肾小球肾炎）　部分患者有前驱感染可呈现急性肾炎综合征，患者血清C3一般正常，病情无自愈倾向。IgA肾病患者疾病潜伏期短，可在感染后数小时至数日内出现肉眼血尿，血尿可反复发作，部分患者血清IgA升高。

2. 急进性肾小球肾炎　起病与急性肾炎相似，但肾功能进行性恶化。重症急性肾炎呈现急性肾衰竭者与该病相鉴别困难时，应及时作肾活检以明确。

3. 全身系统性疾病肾脏受累　狼疮性肾炎、过敏性紫癜肾炎、细菌性心内膜炎肾损害、原发性冷球蛋白血症肾损害、血管炎肾损害等可呈现急性肾炎综合征表现；根据其他系统受累的典型临床表现和实验室检查，可资鉴别。

六、治疗

本病治疗以休息及对症治疗为主。急性肾衰竭病例应予透析，待其自然恢复。本病为自限性疾病，不宜应用糖皮质激素及细胞毒药物。

1. 一般治疗　急性期应卧床休息，待肉眼血尿消失、水肿消退及血压恢复正常后逐步增加活动量。急性期应予低盐（每日3g以下）饮食。肾功能正常者不需限制蛋白质入量，但氮质血症时应限制蛋白质摄入，并以优质动物蛋白为主。明显少尿者应限制液体入量。

2. 治疗感染灶　以往主张病初注射青霉素10~14天（过敏者可用大环内酯类抗生素），但其必要性现有争议。反复发作的慢性扁桃体炎，待病情稳定后（尿蛋白少于＋，尿沉渣红细胞少于10/HP）可考虑做扁桃体摘除，术前、术后两周需注射青霉素。

3. 对症治疗　包括利尿消肿、降血压，预防心脑并发症的发生。休息、低盐和利尿后高血压控制仍不满意时，可加用降压药物。

4. 透析治疗　少数发生急性肾衰竭而有透析指征时，应及时给予透析治疗以帮助患者渡过急性期。由于本病具有自愈倾向，肾功能多可逐渐恢复，一般不需要长期维持透析。

5. 中医药治疗　急性肾小球肾炎属中医"风水"，多由于感受风寒、风热及湿邪所致。病变发展期有外感表证及水肿、尿少、血尿等症状，此期中医治疗往往采用祛风利水、清热解毒、凉血止血等治疗法则，常用方剂有越婢加术汤，麻黄连翘赤小豆汤等。

七、预防

积极预防链球菌感染，可使本病发病率明显下降应做好呼吸道隔离，防止猩红热化脓性扁桃体炎传播；保持皮肤清洁，预防脓疱病。一旦发生链球菌感染应及早给予有效抗生素治疗临床上充分的青霉素治疗，即可阻止肾炎菌株的流行对降低肾炎发病率有明显预防作用。

第二十三章　慢性肾小球肾炎

一、概述

慢性肾小球肾炎简称慢性肾炎，是原发于肾小球的一组疾病。临床特点是病程长，呈缓慢进行性，以蛋白尿、血尿、高血压、水肿为基本临床表现，可有不同程度的肾功能减退。

二、病因病理

（一）病因及发病机制

仅有少数慢性肾炎是由急性肾炎发展所致（直接迁延或临床痊愈若干年后再现）。慢性肾炎的病因、发病机制和病理类型不尽相同，但起始因素多为免疫介导炎症。导致病程慢性化的机制除免疫因素外，非免疫非炎症因素占有重要作用。

（二）病理

慢性肾炎可由多种病理类型引起，常见类型有系膜增生性肾小球肾炎（包括 IgA 和非 IgA 系膜增生性肾小球肾炎）、系膜毛细血管性肾小球肾炎、膜性肾病及局灶节段性肾小球硬化等，其中少数非 IgA 系膜增生性肾小球肾炎可由毛细血管内增生性肾小球肾炎（临床上急性肾炎）转化而来。

病变进展至后期，所有上述不同类型病理变化均可转化为程度不等的肾小球硬化，相应肾单位的肾小管萎缩、肾间质纤维化。疾病晚期肾脏体积缩小、肾皮质变薄，病理类型均可转化为硬化性肾小球肾炎。

三、临床表现

早期可有乏力、疲倦、腰部酸痛、纳差，部分患者无明显症状。尿液检查可有蛋白增加、不同程度的血尿，或两者兼有。可出现高血压、水肿，甚或有轻微氮质血症。

四、辅助检查

1. 尿常规　慢性肾炎常有尿蛋白和（或）血尿。蛋白含量超过 150mg/24h 时称为蛋白尿。离心后尿沉渣，如每一高倍视野如在 3 个以上而尿外观无血色者，称为镜下血尿；如尿呈赭红色或洗肉水样，则为肉眼血尿。有时见颗粒管型。

2. 尿蛋白圆盘电泳　慢性肾炎尿蛋白电泳为中分子、高分子蛋白尿或混合性蛋白尿。

3. 尿红细胞相差显微镜和尿红细胞平均体积（MCV）　如尿常规见血尿则应进行这两项检查，如尿畸形红细胞 >80%，尿红细胞 MCV <75fl 者，可能为肾性血尿，反之则可能为输尿管、膀胱、尿道或前列腺

等出血。

4. 肾功能　肾功能常以血肌酐（Scr）、尿素氮（BUN）、尿酸（UA）表示，但只有当患者的内生肌酐清除率（Ccr）<50ml/（min·1.73m^2）时，此三项指标才升高。

正常人 Ccr 为 80~120ml/（min·1.73m^2），或 109~140L/24h。

5. 肾穿刺　如有条件且无禁忌证，或治疗效果欠佳，且病情进展者宜做肾穿刺病理检查。

6. 肾脏超声　慢性肾炎可为正常或为双肾一致的病变，可有回声增强、双肾缩小等变化。

五、诊断与鉴别诊断

（一）诊断

可无明显症状，或有水肿、高血压、肾功能减退的症状。尿检可有轻重不等的蛋白尿。尿沉渣镜检可有红细胞增多（肾性血尿），或管型。肾功能正常或不同程度受损，且可持续多时。诊断疑难时，应做肾穿刺病理检查。

（二）鉴别诊断

1. 继发性肾小球疾病　如狼疮肾炎、过敏性紫癜肾炎、糖尿病肾病等，依据相应的系统表现及特异性实验室检查，一般不难鉴别。

2. AIport 综合征　常起病于青少年，患者有眼（球型晶状体等）、耳（神经性耳聋）、肾（血尿，轻、中度蛋白尿及进行性肾功能损害）异常，并有阳性家族史（多为性连锁显性遗传）。

3. 其他原发性肾小球病

（1）症状性血尿和（或）蛋白尿隐匿性肾小球肾炎　尿蛋白<1g/d，无水肿、高血压和肾功能减退。

（2）急性肾炎　有的慢性肾炎起病时较急，很像急性肾炎，但大多没有急性肾炎的特征表现：前驱感染距肾炎 1~3 周、一过性补体 C3 下降、自愈倾向，有助于鉴别。

（3）原发性高血压肾损害　呈血压明显增高的慢性肾炎需与原发性高血压继发肾损害（即良性小动脉性肾硬化症）鉴别，后者先有较长期高血压，其后再出现肾损害，尿改变轻微（微量至轻度蛋白尿，可有镜下血尿及管型），常有高血压的其他靶器官（心、脑）并发症。

（4）慢性肾盂肾炎　多有反复发作的泌尿系感染史、并有影像学及肾功能异常者，尿沉渣中常有白细胞，尿细菌学检查阳性可资区别。

六、治疗

应以防止或延缓肾功能恶化、防治严重并发症为主要目的。可采用下列综合治疗措施。

1. 积极控制高血压和减少尿蛋白　高血压和尿蛋白是加速肾小球硬化、促进肾功能恶化的重要因素，积极控制高血压和减少尿蛋白是两个重要的环节。慢性肾炎常有水钠潴留引起容量依赖性高血压，故高血压患者应限盐（NaCl<6g/d）；可选用噻嗪类利尿剂，如氢氯噻嗪。Ccr<30ml/min 时，噻嗪类无效应改用袢利尿剂，但一般不宜过多、长久使用。ACEI 或 ARB 除具有降低血压作用外，还有减少尿蛋白和延缓肾功能恶化的肾脏保护作用，为慢性肾炎治疗高血压和（或）减少尿蛋白的首选药物。通常要达到减少尿蛋白的目的，应用剂量常需高于常规的降压剂量。肾功能不全患者应用 ACEI 或 ARB 要防止高血钾，血肌酐大于 264μmol/L（3mg/dl）时务必严密监测血肌酐、血钾，防止副作用发生。此外，还可联合或选用 β 受体阻滞剂，钙离子通道阻滞剂等。

2. 限制食物中蛋白及磷入量　肾功能不全氮质血症患者应限制蛋白及磷的入量，采用优质低蛋白饮食或加用必需氨基酸或 α-酮酸。

3. 糖皮质激素和细胞毒药物　鉴于慢性肾炎包括多种疾病，故此类药物是否应用，宜区别对待。但患者肾功能正常或仅轻度受损，肾脏体积正常，病理类型较轻（如轻度系膜增生性肾炎、早期膜性肾病等），尿蛋白较多，如无禁忌者可试用，无效者逐步撤去。

4. 抗凝、纤溶及抗血小板解聚药物　此类药物可抑制纤维蛋白形成、血小板聚集，降低补体活性，但疗效不肯定。

5. 避免加重肾脏损害的因素　避免感染、劳累、妊娠及肾毒性药物（如氨基糖苷类抗生素、含马兜铃酸中药等）等可能导致肾功能恶化的因素。

第二十四章　肾病综合征

一、概述

肾病综合征（NS）可由多种病因引起，以肾小球基膜通透性增加，表现为大量蛋白尿、低蛋白血症、高度水肿、高脂血症的一组临床症候群。

二、临床表现

NS 最基本的特征是大量蛋白尿、低蛋白血症、（重度）水肿和高脂血症，即所谓的"三高一低"，及其他代谢紊乱为特征的一组临床症候群。

1. 大量蛋白尿　大量蛋白尿是 NS 患者最主要的临床表现，也是肾病综合征的最基本的病理生理机制。大量蛋白尿是指成人尿蛋白排出量 >3.5g/d。在正常生理情况下，肾小球滤过膜具有分子屏障及电荷屏障，致使原尿中蛋白含量增多，当远超过近曲小管回吸收量时，形成大量蛋白尿。在此基础上，凡增加肾小球内压力及导致高灌注、高滤过的因素（如高血压、高蛋白饮食或大量输注血浆蛋白）均可加重尿蛋白的排出。

2. 低蛋白血症　血浆白蛋白降至 <30.0g/L。NS 时大量白蛋白从尿中丢失，促进白蛋白肝脏代偿性合成和肾小管分解的增加。当肝脏白蛋白合成增加不足以克服丢失和分解时，则出现低白蛋白血症。此外，NS 患者因胃肠道黏膜水肿导致饮食减退、蛋白质摄入不足、吸收不良或丢失，也是加重低白蛋白血症的原因。

除血浆白蛋白减少外，血浆的某些免疫球蛋白（如 IgG）和补体成分、抗凝及纤溶因子、金属结合蛋白及内分泌素结合蛋白也可减少，尤其是大量蛋白尿，肾小球病理损伤严重和非选择性蛋白尿时更为显著。患者易产生感染、高凝、微量元素缺乏、内分泌紊乱和免疫功能低下等并发症。

3. 水肿　NS 时低白蛋白血症、血浆胶体渗透压下降，使水分从血管腔内进入组织间隙，是造成 NS 水肿的基本原因。近年的研究表明，约 50% 患者血容量正常或增加，血浆肾素水平正常或下降，提示某些原发于肾内钠、水潴留因素在 NS 水肿发生机制中起一定作用。

4. 高脂血症　NS 合并高脂血症的原因目前尚未完全阐明。高胆固醇和（或）高甘油三酯血症，血清中 LDL、VLDL 和脂蛋白（α）浓度增加，常与低蛋白血症并存。高胆固醇血症主要是由于肝脏合成脂蛋白增加，但是在周围循环中分解减少也起部分作用。高甘油三酯血症则主要是由于分解代谢障碍所致，肝脏合成增加为次要因素。

三、辅助检查

1. 尿常规　尿中除有大量蛋白外，可有透明管型或颗粒管型，有时也可有脂肪管型，Ⅰ型：离心尿红细胞 <10/HP；Ⅱ型 >10/HP。

2. 选择性蛋白尿及尿中 C3、FDP 测定　Ⅰ型为选择性蛋白尿，尿 C3 及 FDP 值正常，Ⅱ型为非选择性蛋白尿，尿 C3 及 FDP 值往往超过正常。

3. 血生化检查　除血浆总蛋白降低外，白/球可倒置，血胆固醇Ⅰ型增高，Ⅱ型可不增高。

4. 血沉增速　常为 40～80mm/h，血沉增速多与水肿相平行。

5. 蛋白电泳　α_2 或 β 可明显增高，α_1、γ 球蛋白多数较低。

6. 肾功能检查　Ⅰ型正常，Ⅱ型有不同程度的异常。

7. 肾活体组织检查　可通过超微结构及免疫病理学观察，以提供组织形态学依据。

四、诊断与鉴别诊断

(一) 诊断

1. 蛋白定量超过 3.5g/d。
2. 血浆白蛋白低于 30.0g/L。
3. 水肿
4. 高脂血症。

其中 1、2 两项为诊断所必须。排除继发性的病因和遗传性疾病，最好能进行肾活检，做出病理诊断。

(二) 鉴别诊断

需进行鉴别诊断的继发性 NS 病因主要包括以下疾病：

1. 过敏性紫癜肾炎　好发于青少年，有典型的皮肤紫癜，可伴关节痛、腹痛及黑便，多在皮疹出现后 1～4 周出现血尿和 (或) 蛋白尿，典型皮疹有助于鉴别诊断。

2. 系统性红斑狼疮肾炎　好发于青少年和中年女性，依据多系统受损的临床表现和免疫学检查可检出多种自身抗体，一般不难明确诊断。

3. 乙型肝炎病毒相关性肾炎　多见于儿童及青少年，以蛋白尿或 NS 为主要临床表现，常见的病理类型为膜性肾病，其次为系膜毛细血管性肾小球。肾炎等。国内依据以下三点进行诊断：①血清 HBV 抗原阳性；②患肾小球肾炎，并可除外狼疮性肾炎等继发性肾小球肾炎；③肾活检切片中找到 HBV 抗原。我国为乙型肝炎高发区，对有乙型肝炎患者，儿童及青少年蛋白尿或：NS 患者，尤其为膜性肾病，应认真排除之。

4. 糖尿病肾病　好发于中老年，NS 常见于病程 10 年以上的糖尿病患者。早期可发现尿微量白蛋白排出增加，以后逐渐发展成大量蛋白尿、NS。糖尿病病史及特征性眼底改变有助于鉴别诊断。

5. 肾淀粉样变性　好发于中老年，肾淀粉样变性是全身多器官受累的一部分。原发性淀粉样变性主要累及心、肾、消化道 (包括舌)、皮肤和神经；继发性淀粉样变性常继发于慢性化脓性感染、结核、恶性肿瘤等疾病，主要累及肾脏、肝和脾等器官。肾受累时体积增大，常呈 NS。肾淀粉样变性常需肾活检确诊。

6. 骨髓瘤性肾病　好发于中老年，男性多见，患者可有多发性骨髓瘤的特征性临床表现，如骨痛、血清单株球蛋白增高、蛋白电泳 M 带及尿本周蛋白阳性，骨髓象显示浆细胞异常增生 (占有核细胞的 15% 以上)，并伴有质的改变。多发性骨髓瘤累及肾小球时可出现 NS。上述骨髓瘤特征性表现有利于鉴别诊断。

五、治疗

(一) 一般治疗

凡有严重水肿、低蛋白血症者需卧床休息。水肿消失、一般情况好转后，可起床活动。

给予正常量 0.8～1.0g/ (kg·d) 的优质蛋白 (富含必需氨基酸的动物蛋白) 饮食。热量要保证充分，每日每公斤体重不应少于 126～147kJ (30～35kcal)。尽管患者丢失大量尿蛋白，但由于高蛋白饮食增加肾小球高滤过，可加重蛋白尿并促进肾脏病变进展，故目前一般不再主张应用。

水肿时应低盐 (<3g/d) 饮食。为减轻高脂血症，应少进富含饱和脂肪酸 (动物油脂) 的饮食，而多吃富含多聚不饱和脂肪酸 (如植物油、鱼油) 及富含可溶性纤维 (如燕麦、米糠及豆类) 的饮食。

(二) 对症治疗

1. 利尿消肿

(1) 噻嗪类利尿剂　主要作用于髓袢升支厚壁段和远曲小管前段，通过抑制钠和氯的重吸收，增加钾的排泄而利尿。长期服用应防止低钾、低钠血症。

(2) 储钾利尿剂　主要作用于远曲小管后段，排钠、排氯，但储钾，适用于低钾血症的患者，单独使用时利尿作用不明显，可与噻嗪类利尿剂合用，长期服用需防止高钾血症，对肾功能不全患者应慎用。

(3) 袢利尿剂　主要作用于髓袢升支，对钠、氯和钾的重吸收具有强力的抑制作用，在渗透性利尿药物应用后随即给药效果更好，应用袢利尿剂时需谨防低钠血症及低钾、低氯血症性碱中毒发生。

（4）渗透性利尿剂　常用不含钠的右旋糖酐40（低分子右旋糖酐）或淀粉代血浆（706代血浆），随后加用袢利尿剂可增强利尿效果，但对少尿（尿量＜400ml/d）患者应慎用此类药物，因其易与其他蛋白形成管型，诱发"渗透性肾病"，导致急性肾衰竭。

（5）提高血浆胶体渗透压　血浆或白蛋白等静脉输注均可提高血浆胶体渗透压，促进组织中水分回吸收并利尿。

对NS患者利尿治疗的原则是不宜过快过猛，以免造成血容量不足、加重血液高黏倾向，诱发血栓、栓塞并发症。

2. 减少尿蛋白　持续性大量蛋白尿本身可导致肾小球高滤过、加重肾小管—间质损伤、促进肾小球硬化，是影响肾小球病预后的重要因素。已证实减少尿蛋白可以有效延缓肾功能的恶化。

血管紧张素转换酶抑制剂（ACEI）（如贝那普利）或血管紧张素Ⅱ受体拮抗剂（ARB）（如氯沙坦），除可有效控制高血压外，均可通过降低肾小球内压和直接影响肾小球基底膜对大分子的通透性，有不依赖于降低全身血压的减少尿蛋白作用。用ACEI或ARB降尿蛋白时，所用剂量一般应比常规降压剂量大，才能获得良好疗效。

（三）主要治疗——抑制免疫与炎症反应

1. 糖皮质激素（简称激素）　起始足量；缓慢减药；长期维持。激素可采取全日量顿服或在维持用药期间两日量隔日一次顿服，以减轻激素的副作用。水肿严重、有肝功能损害或泼尼松疗效不佳时，可更换为甲泼尼龙（等剂量）口服或静脉滴注。因地塞米松半衰期长，副作用大，现已少用。

长期应用激素的患者可出现感染、药物性糖尿病、骨质疏松等副作用，少数病例还可能发生股骨头无菌性缺血性坏死，需加强监测，及时处理。

2. 细胞毒药物　这类药物可用于"激素依赖型"或"激素抵抗型"的患者，协同激素治疗。若无激素禁忌，一般不作为首选或单独治疗用药。

（1）环磷酰胺　是国内外最常用的细胞毒药物，在体内被肝细胞微粒体羟化，产生有烷化作用的代谢产物而具有较强的免疫抑制作用，主要副作用为骨髓抑制及中毒性肝损害，并可出现性腺抑制（尤其男性）、脱发、胃肠道反应及出血性膀胱炎。

（2）盐酸氮芥　为最早用于治疗NS的药物，治疗效果较佳，因可引起注射部位血管炎或局部组织坏死，及严重的胃肠道反应和甚强的骨髓抑制作用，目前临床上较少应用。

（3）其他　苯丁酸氮芥毒性小，但疗效差。此外，硫唑嘌呤亦有使用报道，但疗效也较弱。

3. 环孢素　能选择性抑制T辅助细胞及T细胞毒效应细胞，已作为二线药物用于治疗激素及细胞毒药物无效的难治性NS。常用量为每日每千克体重3～5mg，分两次空服口服，服药期间需监测并维持其血浓度谷值为100～200ng/ml。服药2～3个月后缓慢减量，疗程0.5～1年。副作用有肝肾毒性、高血压、高尿酸血症、多毛及牙龈增生等。价格较昂贵及上述副作用及停药后易复发，使其广泛应用受到限制。

（1）微小病变型肾病　常对激素治疗敏感，初治者可单用激素治疗。因感染、劳累而短期复发，去除诱因后仍不缓解者可再使用激素，疗效差或反复发作者应并用细胞毒药物，力争达到完全缓解并减少复发。

（2）系膜毛细血管性肾小球肾炎　本病疗效差，长期足量激素治疗可延缓部分儿童患者的肾功能恶化。对于成年患者，目前没有激素和细胞毒药物治疗有效的证据。临床研究仅发现口服6～12个月的阿司匹林（325mg/d）和（或）双嘧达莫（50～100mg，每日3次）可以减少尿蛋白，但对延缓肾功能恶化无作用。

（3）膜性肾病　可给予激素及细胞毒药物联合治疗。

4. 单纯中医　中药治疗NS疗效出现较缓慢，一般主张与激素及细胞毒药物联合应用。

5. 并发症防治　NS的并发症是影响患者长期预后的重要因素，应积极防治。

（1）感染　通常在激素治疗时无需应用抗生素预防感染，否则不但达不到预防目的，反而可能诱发真菌二重感染。一旦发现感染，应及时选用对致病菌敏感、强效且无肾毒性的抗生素积极治疗，有明确感染灶者应尽快去除。严重感染难控制时应考虑减少或停用激素，但需视患者具体情况决定。

（2）血栓及栓塞并发症　一般认为，当血浆白蛋白低于20g/L时，提示存在高凝状态，即应开始预防性抗凝治疗。可给予肝素钠 1875～3750U 皮下注射，每 6 小时 1 次（或可选用低分子肝素），维持试管法凝血时间于正常一倍；也可服用华法林，维持凝血酶原时间国际标准化比值（INR）于 1.5～2.5。抗凝同时可辅以抗血小板药，如双嘧达莫 300～400mg/d，分 3～4 次服，或阿司匹林 40～300mg/d 口服。对已发生血栓、栓塞者应尽早（6 小时内效果最佳，但 3 天内仍可望有效）给予尿激酶或链激酶全身或局部溶栓，同时配合抗凝治疗，抗凝药一般应持续应用半年以上。抗凝及溶栓治疗时均应避免药物过量导致出血。

（3）急性肾衰竭　NS 并发急性肾衰竭如处理不当可危及生命，若及时给予正确处理，大多数患者可望恢复。可采取以下措施：①袢利尿剂。对袢利尿剂仍有效者应予以较大剂量，以冲刷阻塞的肾小管管型。②血液透析。利尿无效，并已达到透析指征者，应给血液透析以维持生命，并在补充血浆制品后适当脱水，以减轻肾间质水肿。③原发病治疗。因其病理类型多为微小病变型肾病，应予以积极治疗。④碱化尿液。可口服碳酸氢钠碱化尿液，以减少管型形成。

（4）蛋白质及脂肪代谢紊乱　在 NS 缓解前常难以完全纠正代谢紊乱，但应调整饮食中蛋白和脂肪的量和结构（如前所述），力争将代谢紊乱的影响减少到最低限度。NS 缓解后高脂血症可自然缓解，则无需再继续药物治疗。

第二十五章　尿路感染

一、概述

尿路感染是指尿路内有大量微生物繁殖而引起尿路炎症，可分为上尿路感染（主要是肾盂肾炎）和下尿路感染（主要是膀胱炎）。很多微生物侵入尿路均可引起尿感，但以细菌性尿感最为常见。

二、病因病理

（一）病因

任何细菌入侵尿路均可引起尿感，最常见的是革兰阴性杆菌，其中大肠杆菌约占 90%。无症状细菌尿、非复杂性尿路感染或首次发生的尿感常为大肠杆菌所致。

通常尿感由一种细菌所致，偶可两种以上细菌混合感染，此多见于长期用抗生素治疗、尿路器械检查以及长期留置导尿管之后。长期留置导尿管、肾移植以及身体抵抗力极差的患者偶见厌氧菌感染。

（二）发病机制

1. 感染途径

（1）上行感染　绝大多数由细菌经尿道上行感染膀胱甚或肾盂而引起。细菌进入膀胱后，有 30%～50% 可经输尿管上行而致肾盂肾炎。

（2）血行感染　细菌从体内的感染灶侵入血流，到达肾脏及尿路引起感染。

（3）淋巴道感染　下腹部和盆腔器官，特别是升结肠与右肾的淋巴管相通。

2. 易感因素

（1）尿路梗阻是诱发尿感并易于上行的最主要原因。

（2）膀胱输尿管反流及其他尿路畸形和结构异常。

（3）器械使用。

（4）代谢因素等。

3. 细菌的致病力　细菌对尿路上皮细胞的吸附能力与尿路感染密切相关。

三、临床表现

1. 膀胱炎　属下尿路感染。主要表现为膀胱刺激征，即尿频、尿急、尿痛，白细胞尿，偶可有血尿，甚至肉眼血尿。膀胱区可有不适。一般无明显的全身感染症状，但少数患者可有腰痛、低热。血白细胞计数常不增高。

2. 急性肾盂肾炎　常发生于育龄妇女，临床表现有：

（1）泌尿系统症状　膀胱刺激征、腰痛和（或）下腹部痛、肋脊角及输尿管点压痛、肾区压痛和叩痛。

（2）全身感染症状　寒战、发热、头痛、恶心、呕吐、食欲不振等，常伴有血白细胞计数升高和血沉增快。

3. 慢性肾盂肾炎　病程隐蔽，少数可间歇发生症状性肾盂肾炎，但更为常见的是间歇性无症状细菌尿和间歇性尿急、尿频等下尿路感染症状。可有间歇性低热。疾病后期，肾小管功能损害，可出现多尿、夜尿增多、电解质紊乱、肾小管性酸中毒等。最终可致肾小球功能受损而导致肾衰竭。

四、辅助检查

1. 血常规　急性肾盂肾炎时，血白细胞可轻或中度增加，中性白细胞常增多。

2. 尿常规　尿色在含脓、血较多时呈混浊。尿沉渣镜检白细胞 >5/HP，可有红细胞，少数出现肉眼血尿。尿蛋白含量多为微量 ~（+）。有白细胞管型者，多为肾盂肾炎。

3. 尿细菌学检查　尿标本可取中段尿、导尿、膀胱穿刺尿。临床常取清洁中段尿培养及进行药敏试验。如细菌定量培养菌落计数 $\geq 1 \times 10^5/ml$，则可确诊；如菌落计数为 $1 \times 10^4 \sim 1 \times 10^5/ml$，则结果可疑；如 $< 1 \times 10^4/ml$，则为污染。

4. 其他实验室检查　慢性肾盂肾炎可出现肾小管功能减退，晚期血尿素氮及血肌酐升高，同位素肾图有肾功能减退的表现。尿沉渣中抗体包裹细菌阳性者常为肾盂肾炎。肾盂肾炎时尿酶排出量增多，尿 β_2 微球蛋白升高，而下尿路感染时前者多为正常，少数患者后者可升高。

5. 影像学　尿路 X 线（腹部平片和静脉肾盂造影）及 B 超检查的主要目的是及时发现引起尿感反复发作的易感因素如结石、梗阻、反流、畸形等。慢性肾盂肾炎可有两侧或一侧肾脏缩小、肾盂形态异常等改变。

五、诊断与鉴别诊断

（一）诊断

1. 急性膀胱炎　尿路刺激征及尿白细胞增多、尿细菌培养阳性等即可确诊。

2. 急性肾盂肾炎　根据全身、局部症状和体征，血、尿常规白细胞增多，尿细菌培养阳性等可确诊。

3. 慢性肾盂肾炎　有尿感反复发作史，尿检白细胞增多，尿浓缩功能下降，尿细菌培养阳性，影像学检查有一侧肾脏缩小、肾盂形状异常等可确诊。

（二）鉴别诊断

1. 全身性感染疾病　注意尿感的局部症状，并做尿沉渣和细菌学检查，鉴别不难。

2. 肾结核　肾结核膀胱刺激征多较明显，晨尿结核杆菌培养可阳性，尿沉渣可找到抗酸杆菌，静脉肾盂造影可发现肾结核 X 线征，部分患者可有肺、生殖器等肾外结核病灶。肾结核可与尿感并存，如经积极抗菌治疗后，仍有尿感症状或尿沉渣异常者，应考虑肾结核。

3. 尿道综合征　本征仅有膀胱刺激征，而无脓尿及细菌尿，多见于中年妇女，尿频较排尿不适更突出，有长期使用抗生素而无效的病史，长期服用安定片有一定疗效。

六、治疗

尿路感染的治疗原因是：积极彻底进行抗菌治疗，消除诱发因素，防止复发。

1. 一般治疗　发热或症状明显时应卧床休息。宜多饮水以增加尿量，促进细菌和炎症分泌物的排泄。给予足够热量及维生素等。

2. 抗菌治疗

（1）急性膀胱炎　对无复杂因素存在的急性膀胱炎，常用单剂抗生素治疗。如复方新诺明 2.0g 和碳酸氢钠 1.0g，一次顿服。或诺氟沙星 0.6g，一次顿服。对有多次发作者，可给予治疗 3 天。此法不适用于妊娠妇女、糖尿病患者和复杂性尿感者。

（2）急性肾盂肾炎　尿标本采集后立即进行治疗，一般首选对革兰阴性杆菌有效的抗生素，但应兼顾革兰阳性菌感染。药敏试验后应参照报告用药。常用抗菌药有头孢类、喹诺酮类。若全身症状明显，应选用注射给药，如氨苄西林 4 ~ 6g，分次肌内注射或静脉注射；头孢哌酮钠（先锋必），每天 2 ~ 4g 静脉注射，或头孢曲松钠（罗氏芬），每天 2.0g 静脉注射。疗程一般为 10 ~ 14 天。

（3）慢性肾盂肾炎　急性发作时，治疗同急性肾盂肾炎。反复发作者，应根据病情和参考药敏试验结果制订治疗方案。如联合几种抗菌药物，分组轮流使用，疗程适当延长至症状改善、菌尿消失，再以一种药物低剂量长期维持，如头孢克洛（cefaclor，希克劳），每次 0.25g，每天 1 ~ 2 次，或复方新诺明，每晚服 1 ~ 2 片，疗程半年至 1 年。

七、预防与调护

应注意休息，多饮水，多排尿，保证每日尿量在 1500ml 以上；饮食宜清淡，忌辛辣刺激食物；女性应注意预防，保持会阴清洁，大便后手纸由前向后擦，避免污染，洗澡应以淋浴为主；性生活后应注意排尿等。

第二十六章　慢性肾衰竭

一、概述

慢性肾衰竭简称慢性肾衰（CRF），是各种慢性肾脏疾病，因肾单位受损而出现缓慢进行性不可逆的肾功能减退以至衰竭。慢性肾衰是一种常见病，预后差。

二、病因及发病机制

（一）病因

各种原发性和继发性肾脏疾病进行性恶化，最后都可导致肾衰竭。我国慢性肾衰的病因，以原发性慢性肾小球肾炎多见，其中最常见的是 IgA 肾病。继发性肾脏病常见于糖尿病肾病、系统性红斑狼疮性肾炎、高血压性肾硬化等，但由于生活习惯等的改变，继发性肾衰的比例明显增高。如美国以糖尿病肾病为 CRF 的最主要病因。

（二）发病机制

1. 健存肾单位血流动力学改变　肾脏疾病进行性加重，导致一定数量肾单位破坏。为维持机体正常需要，肾单位、肾小球毛细血管内高灌注、高滤过、高内压，肾小管处理滤过液过度增加，肾单位代偿性肥大，肾小球毛细血管不断受损，发生肾小球硬化，至终全部肾单位损害。

2. 肾小球毛细血管通透性改变　由于肾小球基底膜受损，膜通透性改变，尿蛋白滤出质与量发生改变，不仅使系膜细胞及基质过度增生，肾小管回吸收负荷增加，小管基质受损破裂，导致肾小球硬化、肾小管萎缩。

3. 脂质代谢异常　实验证实极低密度脂蛋白（VLDL）和低密度脂蛋白（LDL）能与肾小球基底膜（GBM）的多价阴离子结合，使 GBM 带负电荷减少，损害肾小球滤过功能。大分子蛋白进入系膜后，系膜基质产生过多，成为局灶性节段性肾小球硬化的前奏。临床上也发现高脂血症加速肾小球硬化。

4. 肾小管高代谢　近年来尚发现慢性肾衰时，残存肾小管尤其是近端肾小管代谢亢进，细胞内钙流增加，残余肾单位氧自由基产生增多，自由基清除剂生成减少，脂质过氧化作用增强，导致细胞和组织损伤，肾单位损害进行性加重而丧失功能。

三、临床表现

1. 水、电解质及酸碱平衡紊乱

（1）水代谢紊乱　早期因肾小管的浓缩功能减退，出现多尿（>2500ml/24h）、夜尿增多（夜尿量>

日尿量），晚期肾小管的浓缩稀释功能严重损害，排出等张尿（尿渗透压与血浆渗透压相似），随后发展为肾小球滤过减少，出现少尿（＜400ml/24h），严重者可无尿（＜100ml/24h）。因此，CRF患者不加区别地限制水摄入或过多饮水，既可脱水也可水潴留。

（2）电解质紊乱　早期因肾小管重吸收钠能力减退而出现低钠血症，晚期因尿钠、钾、镁、磷排泄减少而出现高钠、高钾、高镁、高磷血症。CRF时因钙摄入减少和小肠吸收障碍、维生素D代谢改变及磷的蓄积等导致低血钙。高钾可并发严重心律失常。低钙可致抽搐，但当并发酸中毒时，由于血中游离钙较高，可不出现，一旦补碱纠正后，因血钙下降，即可发生抽搐。

（3）代谢性酸中毒　酸性代谢产物潴留、肾小管重吸收碳酸氢盐的能力降低、肾小管排 H^+ 减少、肾小管造氨能力下降是代谢性酸中毒的主要原因。常表现为乏力，反应迟钝，呼吸深大，甚至昏迷。酸中毒可加重高钾血症。

2. 各系统表现

（1）消化系统　食欲不振、厌食、恶心，呕吐、口有尿味、消化道炎症和溃疡、呕血、便血及腹泻等。由于进食少，吐泻可导致或加重水和电解质紊乱。

（2）神经系统　毒素蓄积，水、电解质和酸碱平衡紊乱等可出现乏力、精神不振、记忆力下降、头痛、失眠、四肢发麻、肌痛、肌萎缩、情绪低落。晚期可出现构音困难、扑翼样震颤、多灶性肌痉挛、手足抽搐，进而意识模糊、昏迷。

（3）血液系统　肾脏产生促红素减少、存在红细胞生长抑制因子、红细胞寿命缩短、营养不良等是CRF时贫血的主要原因。白细胞趋化性受损、活性受抑制，淋巴细胞减少等导致免疫功能受损，易致感染。因血小板功能异常，常有出血倾向。

（4）心血管系统　血容量增加和肾素－血管紧张素－醛固酮活性增高可致血压升高，高血压、容量负荷加重、贫血等可使心功能不全，血尿素增高可致心包炎。

（5）呼吸系统　可出现过度换气，胸膜炎，肺钙化等。

（6）其他　血甘油三酯升高。

四、辅助检查

1. 血液检查　贫血明显，血红蛋白常＜80g/L，为正红细胞性贫血；血浆白蛋白下降，多＜30.0g/L；血尿素氮、血肌酐升高；酸中毒时，二氧化碳结合力下降，血气分析显示代谢性酸中毒；常有低血钙、高血磷、高血钾。

2. 尿液检查　尿蛋白量多少不等（随原发病和尿量而定），晚期因肾小球大部分已损坏，尿蛋白反减少。尿沉渣检查，可有不等的红细胞、白细胞和颗粒管型。尿渗透压降低，甚至为等张尿（尿比重固定在1.010左右）。

3. 肾功能　内生肌酐清除率下降；肾小管浓缩稀释功能下降；肾血流量及同位素肾图示肾功能受损。

4. 其他　X线、B超、CT等检查，肾脏常缩小。

五、诊断与鉴别诊断

（一）诊断

原有慢性肾脏病史，出现厌食、恶心、呕吐、腹泻、头痛、意识障碍时，应考虑CRF。对只因一些常见的内科症状如乏力、厌食、恶心、胃纳不佳、贫血、高血压等就诊的患者，要排除本病的可能。肾功能检查有不同程度的减退。

（二）肾功能不全的分期

1. 肾功能不全代偿期　肌酐清除率（Ccr）＞50%，血肌酐（Scr）＜133μmol/L（1.5mg/dl），一般无临床症状。

2. 肾功能不全失代偿期　Ccr 25%～50%，Scr 133～221/μmoL/L（1.5～2.5mg/dl），临床上可出现轻度贫血、乏力、夜尿增多。疲劳、感染，进食蛋白质过多、服用损害肾功能的药物等可加剧临床症状。

3. 肾衰竭期　尿毒症早期 Ccr 10%～25%，Scr 221～442μmol/L（2.5～5.0mg/dl），临床上大多有明

显贫血、消化道症状，可出现轻度代谢性酸中毒及钙磷代谢紊乱，水电解质紊乱尚不明显。

4. 肾衰竭终末期　尿毒症晚期 Ccr < 10%，Scr > 442μmol/L（5.0mg/dl），临床上出现各种尿毒症症状，如明显贫血、严重恶心、呕吐以及各种神经系统并发症等。水、电解质和酸碱平衡明显紊乱。

（三）鉴别诊断

可与肾前性急性肾衰竭和肾后性急性肾衰竭相鉴别。

六、治疗

（一）延缓慢性肾衰竭进展的具体措施

1. 营养疗法　低蛋白低磷饮食主要通过减少残存肾小球硬化和减轻氮质血症而延缓 CRF 进程。

2. 纠正水、电解质失衡和酸中毒

（1）水、钠失衡　每天入水量应为前一天尿量外加 500ml 左右，如出汗多或发热等，可酌情增加。水、钠潴留时用呋塞米或布美他尼等强效利尿剂，噻嗪类在 Ccr < 30ml/min 时常无效。轻度低血钠，不必处理，若血钠 < 130mmol/L 且有相应症状时，酌情补钠。

（2）低钾血症和高钾血症　前者可口服橙汁、10% 氯化钾等，但应注意尿量，少尿者慎重。CRF 时常有高血钾，除控制含钾食物、药物的摄入，避免输库存血外，可用利尿剂增加排钾，可口服降血钾树脂，每次 15 ~ 30.0g，用水 100ml 调服，每天 1 ~ 2 次，便秘时，可同服 20% 甘露醇 30ml。当血钾 > 7mmol/L，用 10% 葡萄糖酸钙 10ml 静脉注射，胰岛素加入 5% ~ 10% 葡萄糖液中静脉滴注，胰岛素与葡萄糖的比例为 1U：3.0 ~ 5.0g。紧急时应血透或腹透排钾。

（3）低血钙与高血磷　前者与活性维生素 D 不足有关，可口服 1，25 - （OH）$_2$ - D$_3$，每天 0.25 ~ 0.5μg；严重甲状旁腺功能亢进者可用 1，25 （OH）$_2$D$_3$，冲击疗法，每天 2 ~ 4μg 口服或静脉滴注，每周 2 ~ 3 次，同时口服葡萄糖酸钙或碳酸钙，应严密监测血钙浓度。低血钙抽搐时以 10% 葡萄糖酸钙 10 ~ 20ml 静脉滴注。高血磷时，可用磷结合剂如碳酸钙，随饮食服用，每天 3 ~ 10g，分 3 次服。

（4）酸中毒　口服碳酸氢钠，一般 3.0 ~ 10.0g/d，分 3 次服。严重者，需静脉滴注 5% 碳酸氢钠，并按血气分析或二氧化碳结合力结果调整用量。

3. 纠正贫血　贫血患者除补充铁剂及叶酸外，更重要是予以 EPO，但需注意长期用铁剂会导致铁负荷过重引起含铁血黄素沉积症，而 EPO 也有一定副作用如高血压、血黏稠度增加等。高血压患者应予以减少水钠潴留及合理配合降压药物治疗。心包炎患者应加强透析，当有心包积液超过 100ml 可做心包穿刺或开窗引流。

（二）肾脏替代疗法

主要包括维持性血液透析、腹膜透析及肾移植。透析治疗 CRF 的目的是：①延长患者生命；②有助于可逆急性加重因素的 CRF 患者度过危险期；③肾移植术前准备及肾移植后发生急、慢性排异反应，治疗失败后的保证措施。

移植肾的存活率随着新型免疫抑制剂如环孢素 A、骁悉等的应用而提高，发展趋势是诱导免疫耐受而减少排异反应和干细胞移植。

第二十七章　缺铁性贫血

一、概述

缺铁性贫血是因体内用来合成血红蛋白的贮存铁缺乏，使血红蛋白合成量减少而引起的一种小细胞低色素性贫血。

二、病因及发病机制

（一）病因

1. 摄入不足　多见于婴幼儿、青少年、妊娠和哺乳期妇女。婴幼儿需铁量较大，若不补充蛋类、肉类等含铁量较高的辅食，易造成缺铁。青少年偏食易缺铁。女性月经过多、妊娠或哺乳，需铁量增加，若不补充高铁食物，易造成 IDA。长期食物缺铁也可在其他人群中引起 IDA。

2. 吸收障碍　胃大部切除术后，胃酸分泌不足且食物快速进入空肠，绕过铁的主要吸收部位（十二指肠），使铁吸收减少。此外，多种原因造成的胃肠道功能紊乱，如长期不明原因腹泻、慢性肠炎、Crohn 病等均可因铁吸收障碍而发生 IDA。转运障碍（无转铁蛋白血症、肝病）也是引起 IDA 的少见病因。

3. 丢失过多　见于各种失血，如慢性胃肠道失血、食管裂孔疝、食管或胃底静脉曲张破裂、胃十二指肠溃疡、消化道息肉、肿瘤、寄生虫感染和痔疮等；咯血和肺泡出血，如肺含铁血黄素沉着症、肺出血肾炎综合征、肺结核、支气管扩张和肺癌等；月经过多，如宫内放置节育环、子宫肌瘤及月经失调等；血红蛋白尿，如阵发性睡眠性血红蛋白尿、冷抗体型自身免疫性溶血、人工心脏瓣膜、行军性血红蛋白尿等；其他如反复血液透析、多次献血等。

（二）发病机制

1. 缺铁对铁代谢的影响　当体内贮铁减少到不足以补偿功能状态铁时，铁蛋白、含铁血黄素、血清铁和转铁蛋白饱和度减低、总铁结合力和未结合铁的转铁蛋白升高、组织缺铁、红细胞内缺铁。转铁蛋白受体表达于红系造血细胞膜表面，当红细胞内铁缺乏时，转铁蛋白受体脱落进入血液，血清可溶性转铁蛋白受体（STfR）升高。

2. 红细胞内缺铁对造血系统的影响　血红素合成障碍，大量原卟啉不能与铁结合成为血红素，以游离原卟啉（FEP）的形式积累在红细胞内或与锌原子结合成为锌原卟啉（ZPP），血红蛋白生成减少，红细胞胞浆少、体积小，发生小细胞低色素性贫血；严重时粒细胞、血小板的生成也受影响。

3. 组织缺铁对组织细胞代谢的影响　细胞中含铁酶和铁依赖酶的活性降低，进而影响患者的精神、行为、体力、免疫功能及患儿的生长发育和智力；缺铁可引起黏膜组织病变和外胚叶组织营养障碍。

三、临床表现

1. 贫血表现　常见乏力、易倦、头昏、头痛、耳鸣、心悸、气促、纳差等；伴苍白、心率增快。

2. 组织缺铁表现　精神行为异常，如烦躁、易怒、注意力不集中、异食癖；体力、耐力下降；易感染；儿童生长发育迟缓、智力低下；口腔炎、舌炎、舌乳头萎缩、口角炎、缺铁性吞咽困难（称Plummer - Vinson 征）；毛发干枯、脱落；皮肤干燥、皱缩；指（趾）甲缺乏光泽、脆薄易裂，重者指（趾）甲变平，甚至凹下呈勺状（匙状甲）。

3. 缺铁原发病表现　如消化性溃疡、肿瘤或痔疮导致的黑便、血便或腹部不适，肠道寄生虫感染导致的腹痛或大便性状改变，妇女月经过多，肿瘤性疾病的消瘦，血管内溶血的血红蛋白尿等。

四、辅助检查

1. 血常规　轻症患者可无贫血，严重患者可表现为典型的低色素、小细胞性贫血。红细胞平均体积 <80fl，红细胞平均血红蛋白量 <27pg，红细胞血红蛋白浓度（MCHC）<32%。成熟红细胞苍白区明显扩大，大小不一。严重者血小板也可减少。

2. 骨髓象　幼红细胞增生，中幼红细胞比例增多。幼红细胞核染色质致密，胞质减少，血红蛋白形成不良，边缘不整齐。骨髓铁染色显示骨髓小粒可染铁消失，铁粒幼红细胞低于 15%。骨髓可染铁反映贮存铁含量。

3. 血清铁及总铁结合力测定　缺铁性贫血时，血清铁浓度常低于 $8.9\mu mol/L$，总铁结合力 >$64.4\mu mol/L$，转铁蛋白饱和度常降至 15% 以下。

4. 血清铁蛋白测定　血清铁蛋白（SF）低于 $12\mu g/L$ 可作为缺铁依据。由于血清铁蛋白浓度稳定，与体内贮铁量的相关性好，可用于早期诊断和人群铁缺乏症的筛检。但患感染、炎症、肿瘤时，SF 可升高。

5. 红细胞游离原卟啉（FEP）测定　FEP 与铁结合成为血红素，再与球蛋白结合成血红蛋白。缺铁时，FEP 升高，FEP >$4.5\mu g/gHb$ 时有诊断意义。

五、诊断与鉴别诊断

（一）诊断

IDA 诊断包括以下三方面：

1. 贫血为小细胞低色素性　男性 Hb < 120g/L，女性 Hb < 110g/L，孕妇 Hb < 100g/L；MCV < 80fl，MCH < 27pg，MCHC ~ 32%；

2. 有缺铁的依据　符合贮铁耗尽（ID）或缺铁性红细胞生成（IDE）的诊断。

符合下列任一条即可诊断 ID：①血清铁蛋白 < 12μg/L；②骨髓铁染色显示骨髓小粒可染铁消失，铁粒幼红细胞少于 15%。

IDE 诊断标准：①符合 ID 诊断标准；②血清铁低于 8.95μmol/L，总铁结合力升高大于 64.44μmol/L，转铁蛋白饱和度 < 15%；③FEP/Hb > 4.5μg/gHb。

3. 存在铁缺乏的病因　铁剂治疗有效。

（二）鉴别诊断

应与下列小细胞性贫血鉴别：

1. 铁粒幼细胞性贫血　遗传或不明原因导致的红细胞铁利用障碍性贫血。无缺铁的表现：血清铁蛋白浓度增高，骨髓小粒含铁血黄素颗粒增多，铁粒幼细胞增多，并出现环形铁粒幼细胞。血清铁和转铁蛋白饱和度增高，总铁结合力不低。

2. 地中海贫血　有家族史，有慢性溶血表现。血片中可见多量靶形红细胞，并有珠蛋白肽链合成数量异常的证据，如 HbF 和 HbA2 增高，出现血红蛋白 H 包涵体等。血清铁蛋白、骨髓可染铁、血清铁和转铁蛋白饱和度不低且常增高。

3. 慢性病性贫血　慢性炎症、感染或肿瘤等引起的铁代谢异常性贫血。血清铁蛋白和骨髓铁增多。血清铁、血清转铁蛋白饱和度、总铁结合力减低。

4. 转铁蛋白缺乏症　系常染色体隐性遗传所致或严重肝病、肿瘤继发。血清铁、总铁结合力、血清铁蛋白及骨髓含铁血黄素均明显降低。先天性者幼儿时发病，伴发育不良和多脏器功能受累。获得性者有原发病的表现。

六、治疗

（一）病因治疗

病因或原发病确诊后必须进行积极的治疗。对于有潜在缺铁的因素均应想到有缺铁的可能，应尽早查明给予补充，以防止发展成严重缺铁性贫血。

（二）铁剂治疗

1. 口服铁剂　是治疗缺铁性贫血的首选方法。常用药：硫酸亚铁，每片 0.3g，每日 3 次；富马酸亚铁，每片 0.2g，每日 3 次；葡萄糖酸亚铁，每片 0.3g，每日 3 次。口服铁剂可同时口服维生素 C 100mg，每日 3 次，以保护铁不被氧化。胃酸促进铁游离、溶解、还原，故胃酸缺乏患者同时口服稀盐酸，可使铁稳定在亚铁状态，促进吸收。空腹服用吸收率高，但胃部刺激明显，进食时或饭后服用可减少胃肠道刺激，也可从小剂量开始服用，然后逐渐增加。忌茶，以防铁被鞣酸沉淀而影响铁吸收。用药后 5 ~ 10 天网织红细胞升高，7 ~ 12 日达高峰，其后开始下降，2 周后血红蛋白开始上升，一般 2 个月恢复正常，继续用药 3 ~ 6 个月。

2. 注射铁剂　应慎用，掌握好适应证：①口服铁剂后有严重消化道反应，无法耐受；②消化道吸收障碍，如胃、十二指肠切除术后，胃肠吻合术后，或患有萎缩性胃炎、慢性腹泻等；③严重消化道疾病，如胃溃疡、十二指肠溃疡或溃疡性结肠炎；④妊娠晚期亟待提高血红蛋白而分娩，或失血量较多；⑤不易控制的慢性失血。

常用的有右旋糖酐铁及山梨醇铁。

第二十八章　再生障碍性贫血

一、概述

再生障碍性贫血简称再障,是由多种病因引起的骨髓造血功能衰竭,临床呈全血细胞减少的一组疾病。患者常表现较重的贫血、感染和出血。患者以青壮年居多,男性多于女性。

二、病因

半数以上的再障患者原因不明,称为原发性再障;能查明原因者称为继发性再障,其发病与下列因素有关。

1. 药物　是最常见的发病因素。

2. 化学毒物　苯及其衍生物,有机磷、有机氯杀虫剂,染发剂等也可引起再障。

3. 电离辐射　X 线、γ 线或中子可穿过或进入细胞直接损害造血干细胞和骨髓微环境。长期超量照射可致再障。

4. 病毒感染　所有致肝炎病毒均可损害骨髓造血,80%由丙型肝炎病毒引起。另外,风疹病毒、EB病毒、流感病毒等均可引起再障。

5. 其他因素　阵发性睡眠性血红蛋白尿、系统性红斑狼疮、胸腺瘤、恶性肿瘤、慢性肾衰竭、妊娠等均可发生骨髓造血功能抑制。

三、临床表现

1. 急性型再障　起病急,进展迅速,常以出血、感染和发热为首的主要表现。病初贫血常不明显,但随着病程发展呈进行性进展。

(1) 出血　均有出血倾向,60%以上有内脏出血,主要表现为消化道出血、血尿、眼底出血和颅内出血。皮肤、黏膜出血广泛而严重,且不易控制。

(2) 感染发热　病程中几乎均有发热,常伴有感染。口咽部及肛门周围常发生坏死性溃疡,从而导致败血症。肺炎也很常见。感染和出血互为因果,使病情日益恶化,多数在 1 年内死亡。

2. 慢性型再障　起病缓慢,以贫血为首的主要表现。出血多限于皮肤、黏膜,且不严重,可并发感染。以呼吸道感染为主,容易控制。若治疗得当,坚持不懈,不少患者可获得长期缓解或痊愈,但也有部分患者迁延多年不愈,甚至病程长达数十年,少数到后期出现急性再障的临床表现,称为慢性再障严重型。

四、辅助检查

1. 周围血常规　多呈全血细胞减少,少数病例可呈两系细胞减少或血小板减少,贫血呈正细胞正色素性,细胞大小不等。网织红细胞显著减少,少数慢性型网织红细胞百分数可轻度升高,但绝对值几乎都减少。中性粒细胞和单核细胞也均减少,急性型减少显著,淋巴细胞的百分数增高(绝对值不增高)。血小板计数减少,急性型常少于 $20.0 \times 10^9/L$。

2. 骨髓检查　急性型再障的骨髓穿刺物中骨髓小粒很少,脂肪滴显著增多。骨髓有核细胞量少,幼红细胞、粒系细胞及巨核细胞均明显减少或无。淋巴细胞、浆细胞、组织嗜碱细胞和网状细胞等非造血细胞相对增多。

五、诊断与鉴别诊断

(一) 诊断

1987 年第四届全国再障学术会议修订的再障诊断标准如下:①全血细胞减少,网织红细胞绝对值减少。②一般无脾肿大。③骨髓至少有一部位增生减低或重度减低(如增生活跃,须有巨核细胞明显减少),

骨髓小粒成分中应见非造血细胞增多（有条件者应做骨髓活检）。④能除外引起全血细胞减少的其他疾病。⑤一般抗贫血药物治疗无效。

不典型再障的诊断必须慎重，要进行动态观察，多次和多处骨髓穿刺，结合骨髓活检及核素扫描等全面考虑。根据临床表现、血常规、骨髓象，再障可分为急性型（重Ⅰ型），慢性型（包括重Ⅱ型，慢性型中有少数表现同急性再障，为重Ⅱ型）。

（二）鉴别诊断

1. 阵发性睡眠性血红蛋白尿（PNH）　PNH是溶血性贫血，网织红细胞计数常高于正常。骨髓多数呈幼红细胞增生象，酸化血清溶血试验常阳性，尿沉渣中含铁血黄素亦常阳性。若有发作性血红蛋白尿则诊断更为明确。

2. 骨髓增生异常综合征（MDS）　本病为克隆性疾病，临床可分为五型，尤其难治性贫血（RA）常与再障混淆。三系细胞减少，但骨髓病态造血为本病特征，可见红细胞巨幼样变，核浆发育不平衡，粒细胞系幼稚细胞常不减少，可出现淋巴样巨核细胞，需与不典型再障鉴别。

3. 低增生性急性白血病　本病多见于老年人，可表现为三系细胞减低，骨髓增生减低，易误为再障。但浓缩外周血涂片可找到幼稚细胞，骨髓中原始或幼稚细胞增多，达到诊断急性白血病标准，可与再障鉴别。

4. 其他原因引起的血小板减少或粒细胞减少　如血小板减少性紫癜、粒细胞缺乏症、脾功能亢进症等，经骨髓检查一般不难鉴别。

六、治疗

1. 去除病因　防止患者与任何对骨髓造血有毒性作用的物质接触。禁用对骨髓造血有抑制作用的药物。

2. 支持疗法　积极防治感染。出血者可适当应用糖皮质激素，严重出血尤其内脏出血，可输入浓集血小板。严重贫血患者可输入浓集红细胞，尽量少用全血，避免滥用或多次输血。

3. 刺激骨髓造血　雄激素为治疗慢性再障的首选药物。常用制剂有丙酸睾酮、司坦唑醇（康力龙）及丹那唑（炔羟雄烯唑）等。丙酸睾酮每天50~100mg，肌注。司坦唑每天6~12mg，分3次口服。疗程至少3个月以上，如治疗半年以上无网织红细胞或血红蛋白上升趋势，才定为无效。药物不良反应有：雄性化，以丙酸睾酮最明显；肝脏毒性反应，以司坦唑等较明显。

4. 免疫抑制剂　抗胸腺球蛋白（ATG）或抗淋巴细胞球蛋白（ALG）是目前治疗急（重）型再障的主要药物，临床也常联合应用环孢素、大剂量甲泼尼松、丙种球蛋白治疗重型再障。环孢素亦可用于治疗慢性再障，剂量为3~6mg/（kg·d），1~2个月见效，维持量酌减，维持约2年。不良反应主要是肝、肾毒性。

5. 骨髓移植　骨髓移植已被用来治疗病死率很高的急性型和重型再障。患者年龄不应超过40岁，最好在未输血之前尽早应用。

6. 造血细胞因子　主要用于重型再障，可促进血常规恢复，是必不可少的支持治疗。常用粒系集落刺激因子（G~CSF）、粒-单系集落刺激因子（GM-CSF）及红细胞生成素（EPO）等。

七、预防

1. 对造血系统有损害的药物应严格掌握指征，防止滥用。在使用过程要定期观察血常规。

2. 对接触损害造血系统毒物或放射性物质的工作者，应加强各种防护措施，定期进行血常规检查。

3. 大力开展防治病毒性肝炎及其他病毒感染。

4. 患者需要注意生活规律，保持心情舒畅，劳逸结合，加强锻炼，养成良好的卫生习惯，早晚刷牙，少到或不到公共场所，以免感染疾病。

第二十九章　特发性血小板减少性紫癜

一、概述

特发性血小板减少性紫癜（ITP）是一组免疫介导的血小板过度破坏所致的出血性疾病。以广泛皮肤黏膜及内脏出血、血小板减少、骨髓巨核细胞发育成熟障碍、血小板生存时间缩短及血小板膜糖蛋白特异性自身抗体出现等为特征。

临床可分为急性型和慢性型，前者好发于儿童，后者多见于成人。男女发病率相近，育龄期女性发病率高于同年龄段男性。

二、病因及发病机制

ITP 的病因迄今未明。与发病相关的因素如下。

1. 感染　细菌或病毒感染与 ITP 的发病有密切关系：①急性 ITP 患者，在发病前 2 周左右常有上呼吸道感染史；②慢性 ITP 患者，常因感染而致病情加重。

2. 免疫因素　将 ITP 患者血浆输给健康受试者可造成后者一过性血小板减少。50%~70% 的 ITP 患者血浆和血小板表面可检测到血小板膜糖蛋白特异性自身抗体。目前认为自身抗体致敏的血小板被单核巨噬细胞系统过度吞噬破坏是 ITP 发病的主要机制。

3. 脾　是自身抗体产生的主要部位，也是血小板破坏的重要场所。

4. 其他因素　鉴于 ITP 在女性多见，且多发于 40 岁以前，推测本病发病可能与雌激素有关。现已发现，雌激素可能有抑制血小板生成和（或）增强单核 – 巨噬细胞系统对与抗体结合之血小板吞噬的作用。

三、临床表现

（一）急性型

半数以上发生于儿童。

1. 起病方式　多数患者发病前 1~2 周有上呼吸道等感染史，特别是病毒感染史。起病急骤，部分患者可有畏寒、寒战、发热。

2. 出血

（1）皮肤、黏膜出血　全身皮肤瘀点、紫癜、瘀斑，严重者可有血泡及血肿形成，鼻出血、牙龈出血、口腔黏膜及舌出血常见，损伤及注射部位可渗血不止或形成大小不等的瘀斑。

（2）内脏出血　当血小板低于 $20 \times 10^9/L$ 时，可出现内脏出血，如呕血、黑粪、咯血、尿血、阴道出血等，颅内出血（含蛛网膜下腔出血）可致剧烈头痛、意识障碍、瘫痪及抽搐，是本病致死的主要原因。

（3）其他　出血量过大，可出现程度不等的贫血、血压降低甚至失血性休克。

（二）慢性型

主要见于成人。

1. 起病方式　起病隐匿，多在常规查血时偶然发现。

2. 出血倾向　多数较轻而局限，但易反复发生。可表现为皮肤、黏膜出血，如瘀点、紫癜、瘀斑及外伤后止血不易等，鼻出血、牙龈出血亦很常见。严重内脏出血较少见，但月经过多较常见，在部分患者可为唯一的临床症状。患者病情可因感染而骤然加重，出现广泛、严重的皮肤黏膜及内脏出血。

3. 其他　长期月经过多可出现失血性贫血。病程半年以上者，部分可出现轻度脾肿大。

四、辅助检查

1. 血常规　血常规示只有血小板减少而其他各系血细胞均在正常范围，部分患者由于失血导致缺铁，可伴有贫血。单纯 ITP 网织红细胞计数基本正常。

2. 外周血涂片　需排除由于 EDTA 依赖性血小板凝聚而导致的假性血小板减少。出现破碎红细胞应除外血栓性血小板减少性紫癜和溶血尿毒综合征。出现的巨血小板或微小血小板需考虑遗传性血小板减少症。

3. 骨髓涂片　骨髓增生活跃，巨核细胞一般明显增多，有时正常，较为突出的改变是巨核细胞的核浆成熟不平衡，胞质中颗粒较少，产血小板巨核细胞明显减少或缺乏。

4. 艾滋病毒（HIV）和丙型肝炎病毒（HCV）检测　对考虑 ITP 的成人患者均应进行 HIV 和 HCV 检查，HIV 及 HCV 感染引起的血小板减少在临床上有时很难与原发性 ITP 患者相鉴别。

5. 免疫球蛋白定量　多测定血清 IgG、IgA、IgM 水平。低水平的免疫球蛋白常提示变异型免疫缺陷病或选择性 IgA 缺陷症。

五、诊断与鉴别诊断

（一）诊断

目前 ITP 的诊断仍是临床排除性诊断。其诊断要点如下：①至少 2 次检查血小板计数减少，血细胞形态无异常；②脾一般不大；③骨髓中巨核细胞数正常或增多，伴有成熟障碍；④需排除其他继发性血小板减少症。

（二）鉴别诊断

1. 再生障碍性贫血　尤其以血小板减少为突出表现时，多部位骨髓穿刺可以发现骨髓增生低下、有非造血细胞团等再障诊断依据。

2. 药物诱发的血小板减少　如肝素、奎尼丁、解热镇痛药等有时引起急性血小板减少，也常常是由于免疫机制参与，通过仔细询问用药史和停药后血小板一般能够较快回升可与 ITP 鉴别。

3. 慢性肝病等伴有脾功能亢进　患者有肝脏疾病表现、脾脏肿大可鉴别。

4. 骨髓增生异常综合征（MPS）　有的 MDS - RA（难治性贫血）早期仅以血小板减少为主要表现，需与 ITP 鉴别，骨髓检查发现多系造血细胞的病态造血是主要鉴别点。

六、治疗

（一）一般治疗

出血严重者应注意休息。血小板低于 $20 \times 10^9/L$ 者，应严格卧床，避免外伤。

（二）糖皮质激素

一般情况下为首选治疗，近期有效率约为 80%。

1. 作用机制　减少自身抗体生成及减轻抗原抗体反应；抑制单核 - 巨噬细胞系统对血小板的破坏；改善毛细血管通透性；刺激骨髓造血及血小板向外周血的释放。

2. 剂量与用法　常用泼尼松 $1mg/$（$kg \cdot d$），分次或顿服，病情严重者用等效量地塞米松或甲泼尼龙静脉滴注，好转后改口服。待血小板升至正常或接近正常后，逐步减量（每周减 5mg），最后以 5～10mg/d 维持治疗，持续 3～6 个月。国外学者多认为，ITP 患者如无明显出血倾向，血小板计数 $> 30 \times 10^9/L$ 者，可不予治疗。

（三）脾切除

1. 适应证　正规糖皮质激素治疗无效，病程迁延 3～6 个月；糖皮质激素维持量需大于 30mg/d；有糖皮质激素使用禁忌证；^{51}Cr 扫描脾区放射指数增高。

2. 禁忌证　年龄小于 2 岁；妊娠期；因其他疾病不能耐受手术。脾切除治疗的有效率为 70%～90%，无效者对糖皮质激素的需要量亦可减少。

（四）免疫抑制剂治疗

不宜作为首选。

1. 适应证　糖皮质激素或脾切除疗效不佳者；有使用糖皮质激素或脾切除禁忌证；与糖皮质激素合用以提高疗效及减少糖皮质激素的用量。

2. 主要药物

（1）长春新碱　为最常用者，除具免疫抑制作用外，还可能有促进血小板生成及释放的作用。每次1mg，每周1次，静脉注射，4~6周为一疗程。

（2）环磷酰胺　50~100mg/d，口服，3~6周为一疗程，出现疗效后渐减量，维持4~6周，或400~600mg/d静脉注射，每3~4周1次。

（3）硫唑嘌呤　100~200mg/d，口服，3~6周为一疗程，随后以25~50mg/d维持8~12周。可致粒细胞缺乏，宜注意。

（4）环孢素　主要用于难治性ITP的治疗。250~500mg/d，口服，维持量50~100mg/d，可持续半年以上。

（5）霉酚酸酯（MMF，骁悉）　难治性ITP可试用，0.5~1.0/d，口服，要注意粒细胞减少的副作用。

（6）利妥昔单克隆抗体（rituximab）　抗CD20的人鼠嵌合抗体，375mg/m²静注，可有效清除体内B淋巴细胞，减少自身抗体生成，有人认为可替代脾切除。

（五）其他

1. 达那唑　为合成的雄性激素，300~600mg/d，口服，与糖皮质激素有协同作用。作用机制与免疫调节及抗雌激素有关。

2. 氨肽素　1g/d，分次口服。有报道其有效率可达40%。

（六）急症的处理

1. 适应证　①血小板低于20×10⁹/L者；②出血严重、广泛者；③疑有或已发生颅内出血者；④近期将实施手术或分娩者。

2. 处理措施

（1）血小板输注　成人按每次10~20U给予，根据病情可重复使用（从200ml循环血中单采所得的血小板为1单位血小板），有条件的地方尽量使用单采血小板。

（2）静脉注射免疫球蛋白　0.4g/kg，静脉滴注，4~5日为一疗程，1个月后可重复，作用机制与单核巨噬细胞Fc受体封闭、抗体中和及免疫调节等有关。

（3）大剂量甲泼尼龙　1g/d，静脉注射，3~5次为一疗程，可通过抑制单核－巨噬细胞系统而发挥治疗作用。

（4）血浆置换　3~5日内，连续3次以上，每次置换3000ml血浆，也有一定的疗效。

第三十章　甲状腺功能亢进症

一、概述

甲状腺功能亢进症简称"甲亢"，是由于甲状腺合成释放过多的甲状腺激素，造成机体代谢亢进和交感神经兴奋，引起心悸、出汗、进食和便次增多和体重减少的病证。多数患者还常常同时有突眼、眼睑水肿、视力减退等症状。

二、病因

甲亢病因包括弥漫性毒性甲状腺肿（也称Graves病）、炎性甲亢（亚急性甲状腺炎、无痛性甲状腺炎、产后甲状腺炎和桥本甲亢）、药物致甲亢（左甲状腺素钠和碘致甲亢）、HCG相关性甲亢（妊娠呕吐性暂时性甲亢）、和垂体TSH瘤甲亢。

临床上80%以上甲亢是Graves病引起的，Graves病是甲状腺自身免疫病，患者的淋巴细胞产生了刺激甲状腺的免疫球蛋白－TSI，临床上我们测定的TSI为促甲状腺素受体抗体：TRAb。

Graves病的病因目前并不清楚，可能和发热、睡眠不足、精神压力大等因素有关，但临床上绝大多数患者并不能找到发病的病因。Graves 病常常合并其他自身免疫病，如白癜风、脱发、1 型糖尿病等。

三、临床表现

1. 甲状腺激素分泌过多症候群

（1）高代谢症候群　TH 分泌过多和交感神经兴奋性增高，产热增加，散热增多。甲亢时促进肠道吸收糖，加速糖的氧化利用和肝糖原分解，可致糖耐量减低或加重糖尿病。TH 促进脂肪、胆固醇代谢，常致血总胆固醇降低。蛋白质分解增强，负氮平衡，体重下降。

（2）精神、神经系统　神经过敏、多言好动、烦躁易怒、失眠不安、思想不集中、记忆力减退，甚至出现幻想、躁狂症或精神分裂症。偶尔表现为寡言抑郁、淡漠。多有手、眼睑和（或）舌震颤，腱反射亢进。

（3）心血管系统　常见心悸、胸闷、气短等。体征有：①心动过速，常为窦性，休息和睡眠时心率仍快；②心尖区第一心音亢进，常有Ⅱ级以下收缩期杂音；③心律失常，以房性早搏为最常见，可发生阵发性或持久性心房颤动或扑动。偶见房室传导阻滞；④心脏肥大、扩大和心力衰竭；⑤收缩压上升，舒张压下降，脉压增大，可见周围血管征。

（4）消化系统　常有食欲亢进。大便次数增多，伴不消化食物。重症可有肝大及 ALT 增高，偶有黄疸。

（5）肌肉骨骼系统　多数表现为肌无力和肌肉消瘦。

（6）其他　女性有月经减少或闭经，男性有阳痿。外周血淋巴细胞增多等。小部分患者有典型的对称性黏液性水肿，局部皮肤增厚变粗，可伴继发感染和色素沉着。

2. 甲状腺肿大　多呈弥漫、对称性肿大，质软，久病者韧，随吞咽而上下移动；无压痛；左右叶上下极可有震颤和血管杂音。少数不对称或无甲状腺肿大或甲状腺位于胸骨后纵隔内者，需用放射性核素扫描或 X 线检查确定。

3. 眼征　有 25%～50% 伴有眼征，按病变程度可分为单纯性（良性、非浸润性）和浸润性（恶性）突眼两类。

（1）单纯性突眼　主要与交感神经兴奋和 TH 的 β-肾上腺素能样作用致眼外肌和提上睑肌张力增高有关。常无明显症状，仅有下列眼征：①眼球向前突出；②眼裂增宽，瞬目减少；③上眼睑退缩，双眼向下看时上眼睑不能及时随眼球下落；④向上看时前额皮肤不能皱起；⑤两眼看近物时，眼球辐辏不良。

（2）浸润性突眼　多见于成人，常因眶内软组织肿胀、增生和眼肌明显病变所致。常有明显症状，如眼内异物感、眼部胀痛、畏光、流泪、复视及视力减退等。眼征较单纯性更明显，左右眼可不等，常伴眼睑肿胀肥厚，闭合不全，结膜充血水肿，角膜溃疡或全眼球炎，甚至失明。

四、辅助检查

1. 血清甲状腺激素测定

（1）TT$_3$ 和 TT$_4$　两者是反映甲状腺功能的良好指标，甲亢时升高，甲状腺功能减退（简称甲减）时降低。TT$_3$ 较 TT$_4$ 更为灵敏，更能反映本病的程度与预后。成人正常值：①放射免疫法（RIA），TT$_3$ 为 1.8～2.9nmol/L（115～190ng/dl），TT$_4$ 为 65～156nmol/L（5～12μg/dl）；②免疫化学发光法（ICMA），TT$_3$ 为 0.7～2.1nmol/L（44.5～136.1 ng/dl），TT$_4$ 为 58.1～154.8nmol/L（4.5～11.9μg/dl）。

（2）FT$_3$ 和 FT$_4$　两者是血中甲状腺激素的活性部分，能直接反映甲状腺功能状态，且不受血中 TBG 浓度和结合力的影响。甲亢时升高，甲减时降低。成人正常值：①RIA 法：FT$_3$ 为 30～90pmol/L（0.19～0.58ng/dl），FT$_4$ 为 90～250pmol/L（0.7～1.9 ng/dl）；②ICMA 法，FT$_3$ 为 2.1～5.4pmol/L（0.14～0.35 ng/dl），FT$_4$ 为 9.0～23.9pmol/L（0.7～1.8 ng/dl）。

2. TSH 测定　它既是反映甲状腺功能状态，也是反映下丘脑-垂体-甲状腺轴功能的敏感指标。尤其对亚临床型甲亢和甲减的诊断具有更重要意义。甲状腺性甲亢时降低，甲减时升高；垂体性甲亢时升高，甲减时降低。用免疫放射法（IRMA）测定 TSH（高敏 TSH，sTSH）正常值为 0.4～3.0 或 0.6～4.0mU/L。用 ICMA 法测定 TSH 的灵敏度更高，正常值为 0.5～5.0mU/L。

3. 甲状腺自身抗体测定　未经治疗的患者血 TSAb 阳性检出率可达 80%～100%，为早期诊断、判断复发及指导停药的重要指标。50%~90%的患者血中可检出 TGAb、TMAb 和（或）TP0-Ab，但滴度较低，如其长期持续阳性，且滴度较高则提示可能进展为自身免疫性甲减。

4. 促甲状腺释放激素（TRH）兴奋试验　GD 时 T_3、T_4 增高，反馈抑制 TSH，故 TSH 细胞不被 TRH 兴奋。如静脉注射 TRH 400μg 后 TSH 升高，可排除本病；如 TSH 不升高，则支持甲亢的诊断。

5. 甲状腺摄^{131}I 率　甲亢时摄入率升高，且高峰前移，诊断符合率达 90%。缺碘性甲状腺肿也可升高，但高峰不前移。亚急性甲状腺炎伴甲亢、碘甲亢和外源 TH 引起的甲亢则摄入率降低。本方法影响因素较多，碘和抗甲状腺药物等可使其降低；而长期服用女性避孕药则可升高。故测定前应禁碘并停用有关药物 2 个月以上。孕妇和哺乳期妇女禁用。正常值：3 小时 5%~25%，24 小时 20%~45%，高峰在 24 小时。

6. T_3 抑制试验　主要用于鉴别甲亢与单纯性甲状腺肿。一般先测定摄^{131}I 率，然后口服 T_3 20μg，每天 3 次，连续 6 天（或口服甲状腺片 60mg，每天 3 次，连续 8 天），再测摄^{131}I 率，比较两次结果。正常人及单纯甲状腺肿者下降 50% 以上；甲亢患者下降不足 50%。有冠心病和甲亢性心脏病者禁用。

7. 其他检查　超声、放射性核素扫描、CT、MRI 等有助于甲状腺、异位甲状腺肿和球后病变性质的诊断。如鉴别困难时，可用细针穿刺活检鉴别。

五、诊断与鉴别诊断

（一）诊断

典型者根据病史、临床表现及实验室检查即可确诊。血 FT_3、FT_4（或 TT_3、TT_4）增高及 TSH 降低者符合甲亢；仅 FT_3 和（或）TT3 增高而 FT_4、TT_4 正常者为 T_3 型甲亢；仅 FT_4 和（或）TT_4 增高而 FT_3、TT_3 正常者为 T_4 型甲亢；血 TSH 降低，FT_3、FT_4 正常，符合亚临床型甲亢。

（二）鉴别诊断

1. 与引起甲状腺功能亢进的其他疾病鉴别　其他引起甲状腺功能亢进常见的疾病除甲亢症状轻、无突眼外尚各有以下特点。

（1）慢性淋巴细胞性甲状腺炎　又称桥本病或自身免疫性甲状腺炎。多见于中年女性。甲状腺弥漫肿大，尤其是峡部肿大更为明显，质较坚实。TGAb、TP0-Ab 阳性，且滴度较高。B 超显示甲状腺内部不均匀低密度回声，核素扫描显示甲状腺功能减低，甲状腺细针穿刺可见成堆淋巴细胞。本病常可逐渐发展成甲减。

（2）毒性甲状腺腺瘤　多见于老年患者。甲状腺结节可单个或多个，质地较韧，多为 T_3 型甲亢。甲状腺摄^{131}I 率可正常或轻度升高，且不被 T_3 抑制试验所抑制。甲状腺扫描为"热"结节，周围组织的摄碘功能受抑制。

（3）亚（强）急性甲状腺炎　其发病与病毒感染有关，多有发热，短期内甲状腺肿大，触之坚硬而疼痛。血沉增高，白细胞正常或升高。摄碘率可降至 5%~10% 以下，TGAh、TP0-Ab 阴性或轻度升高。

（4）多结节性毒性甲状腺肿　多见于中老年患者。甲状腺肿大常不明显，但可扪及结节。TH 增高，TSH 低下，TRH 兴奋试验无反应。甲状腺扫描为浓聚和缺损。首选^{131}I 治疗。

2. 单纯性甲状腺肿　甲状腺虽肿大，但无甲亢症状。摄碘率可增高，但高峰不前移，可被 T_3 抑制。T_3、T_4、TSH 均正常。

3. 神经症　可有心悸、出汗、急躁、失眠等类似甲亢的表现，但安静时心率不快，甲状腺肿及突眼。甲状腺功能正常。

4. 其他　以消瘦、低热为主要表现者，应与结核、恶性肿瘤相鉴别；腹泻者应与慢性结肠炎、结肠癌相鉴别；心律失常应与风湿性心脏病、冠心病、病毒性心肌炎相鉴别；突眼应与眶内肿瘤、慢性肺心病等相鉴别。

六、治疗

目前尚不能对 GD 进行病因治疗。针对甲亢有三种疗法，即抗甲状腺药物（ATD）、^{131}I 和手术治疗。ATD 的作用是抑制甲状腺合成甲状腺激素，^{131}I 和手术则是通过破坏甲状腺组织、减少甲状腺激素的产生来达到治疗目的。

（一）抗甲状腺药物

ATD 治疗是甲亢的基础治疗，但是单纯 ATD 治疗的治愈率仅有 50% 左右，复发率高达 50% ~ 60%。ATD 也用于手术和 ^{131}I 治疗前的准备阶段。常用的 ATD 分为硫脲类和咪唑类两类，硫脲类包括丙硫氧嘧啶（PTU）和甲硫氧嘧啶等；咪唑类包括甲巯咪唑（MMI）和卡比马唑等。普遍使用 MMI 和 PTU。

1. 适应证　病情轻、中度患者；甲状腺轻、中度肿大；年龄 < 20 岁；孕妇、高龄或由于其他严重疾病不适宜手术者；手术前和 ^{131}I 治疗前的准备；手术后复发且不适宜 ^{131}I 治疗者。

2. 剂量与疗程　（以 PTU 为例，如用 MMI 则剂量为 PTU 的 1/10）。

（1）初治期　300 ~ 450mg/d，分 3 次口服，持续 6 ~ 8 周，每 4 周复查血清甲状腺激素水平一次。由于 T_4 的血浆半衰期在 1 周左右，加之甲状腺内储存的甲状腺激素释放约需要两周时间，所以 ATD 开始发挥作用多在 4 周以上。临床症状缓解后开始减药。临床症状的缓解可能要滞后于激素水平的改善。

（2）减量期　每 2 ~ 4 周减量一次，每次减量 50 ~ 100mg/d，3 ~ 4 个月减至维持量。

（3）维持期　50 ~ 100mg/d，维持治疗 1 ~ 1.5 年。近年来提倡 MMI 小量服用法。即 MMI 15 ~ 30mg/d，治疗效果与 .40mg/d 相同。在治疗过程中出现甲状腺功能低下或甲状腺明显增大时可酌情加用左甲状腺素（L - T_4），同时减少 ATD 的剂量。

3. 不良反应

（1）粒细胞减少　ATD 可以引起白细胞减少，发生率为 5% 左右。严重者可发生粒细胞缺乏症，发生率 0.37% 左右，主要发生在治疗开始后的 2 ~ 3 个月内，外周血白细胞低于 3×10^9/L 或中性粒细胞低于 1.5×10^9/L 时应当停药，由于甲亢本身也可以引起白细胞减少，所以要区分是甲亢所致，还是 ATD 所致，治疗前和治疗后定期检查白细胞是必须的，发现有白细胞减少时，应当先使用促进白细胞增生药。

（2）皮疹　发生率为 2% ~ 3%，可先试用抗组胺药，皮疹严重时应及时停药，以免发生剥脱性皮炎。

（3）中毒性肝病　发生率为 0.1% ~ 0.2%，多在用药后 3 周发生，表现为变态反应性肝炎，转氨酶显著上升，肝脏穿刺可见片状肝细胞坏死，死亡率高达 25% ~ 30%，PTU 还可以引起 20% ~ 30% 的患者转氨酶升高，升高幅度为正常值的 1.1 ~ 1.6 倍，另外甲亢本身也有转氨酶增高，所以在用药前需要检查基础的肝功能，以区别是否是药物的副作用。

4. 停药指标　主要依据临床症状和体征。目前认为 ATD 维持治疗 18 ~ 24 个月可以停药。下述指标预示甲亢可能治愈：①甲状腺肿明显缩小；②TSAb（或 TRAb）转为阴性。

（二）^{131}I 治疗

1. 适应证　成人 Graves 甲亢伴甲状腺肿大 II 度以上；ATD 治疗失败或过敏；甲亢手术后复发；甲状腺毒症心脏病或甲亢伴其他病因的心脏病；甲亢合并白细胞和（或）血小板减少或全血细胞减少；老年甲亢；甲亢合并糖尿病；毒性多结节性甲状腺肿；自主功能性甲状腺结节合并甲亢。

2. 相对适应证　青少年和儿童甲亢，用 ATD 治疗失败、拒绝手术或有手术禁忌证；甲亢合并肝、肾等脏器功能损害；Graves 眼病，对轻度和稳定期的中、重度病例可单用 ^{131}I 治疗甲亢，对病情处于进展期患者，可在 ^{131}I 治疗前后加用泼尼松。

3. 禁忌证　妊娠和哺乳期妇女。

4. 并发症　^{131}I 治疗甲亢后的主要并发症是甲状腺功能减退。国外报告甲减的发生率每年增加 5%，5 年达到 30%，10 年达到 40% ~ 70%。国内报告早期甲减发生率约 10%，晚期达 59.8%。核医学和内分泌学专家都一致认为，甲减是 ^{131}I 治疗甲亢难以避免的结果，选择 ^{131}I 治疗主要是要权衡甲亢与甲减后果的利弊关系。由于甲减并发症的发生率较高，在用 ^{131}I 治疗前需要患者知情并签字同意。医生应同时要告知患者 ^{131}I 治疗后有关辐射防护的注意事项。

（三）手术治疗

1. 适应证　中、重度甲亢，长期服药无效，或停药复发，或不能坚持服药者；甲状腺肿大显著，有压迫症状；胸骨后甲状腺肿；多结节性甲状腺肿伴甲亢。手术治疗的治愈率 95% 左右，复发率为 0.6% ~ 9.8%。

2. 禁忌证　伴严重 Graves 眼病；合并较重心脏、肝、肾疾病，不能耐受手术；妊娠初 3 个月和第 6 个月以后。

3. 手术方式　通常为甲状腺次全切除术，两侧各留下 2.0～3.0g 甲状腺组织。主要并发症是手术损伤导致甲状旁腺功能减退症和喉返神经损伤，有经验的医生操作时发生率为 2%，普通医院条件下的发生率达到 10% 左右。

（四）其他治疗

1. 碘剂　减少碘摄入量是甲亢的基础治疗之一。过量碘的摄入会加重和延长病程，增加复发的可能性，所以甲亢患者应当食用无碘食盐，忌用含碘药物。复方碘化钠溶液仅在手术前和甲状腺危象时使用。

2. β受体阻断药　作用机制：①阻断甲状腺激素对心脏的兴奋作用；②阻断外周组织 T4 向 T3 的转化，主要在 ATD 初治期使用，可较快控制甲亢的临床症状。通常应用普萘洛尔每次 10～40mg，每天 3～4 次。对于有支气管疾病者，可选用 β₁ 受体阻断药，如阿替洛尔、美托洛尔等。β受体阻断药在甲状腺毒症心脏病的使用见本章后文。

（五）甲状腺危象的治疗

①针对诱因治疗；②抑制甲状腺激素合成；③抑制甲状腺激素释放；④普萘洛尔 20～40mg、每 6～8 小时口服一次，或 1mg 稀释后静脉缓慢注射；⑤氢化可的松 50～100mg 加入 5%～10% 葡萄糖溶液静滴，每 6～8 小时一次；⑥在上述常规治疗效果不满意时，可选用腹膜透析、血液透析或血浆置换等措施迅速降低血浆甲状腺激素浓度；⑦高热者予物理降温，避免用乙酰水杨酸类药物；⑧其他支持治疗。

第三十一章　糖尿病

一、概述

糖尿病是一组以慢性血葡萄糖（简称血糖）水平增高为特征的代谢性疾病，是由于胰岛素分泌和（或）作用缺陷所引起。长期碳水化合物以及脂肪、蛋白质代谢紊乱可引起多系统损害，导致眼、肾、神经、心脏、血管等组织器官的慢性进行性病变、功能减退及衰竭；病情严重或应激时可发生急性严重代谢紊乱，如糖尿病酮症酸中毒（DKA）、高血糖高渗状态等。本病使患者生活质量降低，寿命缩短，病死率增高，应积极防治。

二、病因及发病机制

糖尿病的病因和发病机制较为复杂，至今尚未完全明了。大部分病例为多基因遗传病。遗传易感性与环境因素共同参与其发病过程。

1. 1 型糖尿病　其为遗传性自身免疫性疾病。遗传易感因素的存在是发病的基础。环境因素，如病毒、毒物的直接作用或间接通过自身免疫反应，使 β 细胞受到损坏而导致胰岛素分泌绝对缺乏。1 型糖尿病在血清中可出现一组自身抗体：胰岛细胞抗体（IGA）、胰岛素自身抗体（IAA）、谷氨酸脱羧酶抗体（GAD－Ab）等。

2. 2 型糖尿病　其发病机制有两个基本环节：胰岛素抵抗和 β 细胞胰岛素分泌缺陷。不同患者该两环节出现的先后及程度各异。目前认为本病的发生发展可分为 4 个阶段。

（1）遗传易感性　1 型或 2 型糖尿病均存在明显的遗传异质性。糖尿病存在家族发病倾向，1/4～1/2 患者有糖尿病家族史。临床上至少有 60 种以上的遗传综合征可伴有糖尿病。1 型糖尿病有多个 DNA 位点参与发病，其中以 HLA 抗原基因中 DQ 位点多态性关系最为密切。在 2 型糖尿病已发现多种明确的基因突变，如胰岛素基因、胰岛素受体基因、葡萄糖激酶基因、线粒体基因等。

（2）高胰岛素血症和（或）胰岛素抵抗（IR）　IR 是指机体对一定量的胰岛素的生物学反应低于预计正常水平的一种现象。临床糖尿病前数年患者机体早已存在 IR。早期 β 细胞代偿性分泌更多的胰岛素，形成高胰岛素血症以维持正常血糖水平；此后 IR 加重，虽有高胰岛素血症仍代偿不足，而出现高血糖（先餐后，后空腹）；最后 IR 仍然存在，β 细胞代偿功能衰竭，高胰岛素血症转为低胰岛素血症。

胰岛素敏感的靶器官是肝脏、骨骼肌和脂肪等器官及组织。当胰岛素受体的结合力以及受体有缺陷时，上述器官的胰岛素敏感性下降，使血糖升高。

（3）糖耐量减低（IGT）　IGT是指餐后血糖介于正常血糖与糖尿病之间的一种中间代谢状态。目前公认，大部分2型糖尿病患均经过IGT阶段，每年约有1%～5%的IGT发展成为2型糖尿病，甚至可达12%。IGT患者患高血压、冠心病的危险性也较葡萄糖耐量正常者高。

（4）临床糖尿病期　血糖升高并达到糖尿病的诊断标准。

三、临床表现

1. 无症状期　多为中年以上2型糖尿病患者，食欲好，体胖，精神体力如常人，常在查体或诊疗其他疾病时发现尿糖阳性，空腹血糖正常或高于正常，餐后2小时血糖高于正常，耐糖量试验显示耐量减低。

2. 症状期　糖尿病的典型症状是：①多尿，烦渴、多饮；②多食善饥；③体重减轻，疲乏无力；④其他：如皮肤瘙痒、四肢麻木、腰痛、腹泻、月经失调、性功能障碍也常见。

3. 分型　糖尿病分为：①胰岛素依赖型（1型），多发生于青少年，起病急，病情重，三多一少症状明显，易发生酮症酸中毒。因其胰岛素绝对不足，必须应用胰岛素治疗；②非胰岛素依赖型（2型），较常见，多见于中年以上患者（>40岁），体胖、起病慢，早期无症状，较少发生酮症。体内胰岛素水平正常或偏高，多可通过控制饮食或口服降糖药而得到控制。此型糖尿病易出现心血管并发症及神经病变。

四、辅助检查

1. 尿糖　尿糖阳性是诊断糖尿病的重要线索，但非诊断依据。

2. 血葡萄糖（血糖）测定　常用葡萄糖氧化酶法。可用血浆、血清或全血。诊断时主张用静脉血浆测定，空腹血糖（FPG）、餐后2小时血糖（2hPG）是诊断糖尿病的主要依据。

3. 口服葡萄糖耐量试验（OGTT）　当血糖高于正常范围而又未达到诊断糖尿病标准者，需做OGTT。OGTT应在清晨进行，禁食8小时以上。WHO推荐成人口服葡萄糖75g，溶于250～300ml水中，5分钟内饮完，2小时后再测静脉血浆葡萄糖。儿童按每千克体重1.75g计算，总量不超过75g。

4. 糖化血红蛋白A1（GhbA1）测定　糖化血红蛋白是血红蛋白与葡萄糖的非酶糖基化产物，其生成量与血糖浓度呈正相关。GhbA1有a、b、c三种，以GhbA1c为主，正常值为4.8%～6%。由于红细胞的寿命为120天，因此本测定可反映取血前8～12周的平均血糖状况，可弥补血糖测定只反映瞬时血糖值的不足，是监测糖尿病病情的重要指标。

5. 自身免疫性抗体测定　检测自身免疫性抗体，临床主要是为鉴别1型、2型糖尿病提供依据，不作为一般临床筛查试验。谷氨酸脱羧酶自身抗体（GAD65），在1型糖尿病患者中有60%的抗体阳性。胰岛细胞自身抗体（ICA），在新患1型糖尿病的患者中75%～85%抗体阳性。胰岛素自身抗体（IAA）在1型糖尿病患者中有40%～50%抗体阳性。酪氨酸磷酸酶IA-25酪氨酸磷酸酶IA-2b等。

6. 胰岛素释放试验　胰岛素释放试验是了解胰岛b细胞功能及用于胰岛b细胞瘤的诊断。检测时令患者口服葡萄糖或用馒头餐来刺激胰岛β细胞释放胰岛素，通过测定空腹及服糖后1小时、2小时、3小时的血浆胰岛素水平。

7. C肽释放试验　C肽释放试验是用于可能产生胰岛素抗体者或正在使用胰岛素治疗者，用于评价胰岛β细胞功能。因为C肽不受胰岛素抗体干扰，对接受胰岛素治疗的患者，可直接测定C肽浓度，以判定患者的胰岛β细胞功能。测定C肽，有助于糖尿病的临床分型，有助于了解患者的胰岛功能。常用电化学发光免疫法。

8. 其他检查　糖尿病患者应进行血脂及心、肝、肾等有关检查。眼底血管荧光造影可发现早期视网膜病变。肌电图及运动神经传导速度可发现糖尿病周围神经病变。尿白蛋白排泄率测定有助于糖尿病肾病的早期诊断。疑有酮症酸中毒、非酮症高渗性昏迷者应进行尿酮体、血气分析、CO_2结合力、血电解质、血浆渗透压等检测。

五、诊断与鉴别诊断

(一) 诊断

糖尿病的诊断一般不难，空腹血糖大于或等于 7.0mmol/L，和（或）餐后两小时血糖大于或等于 11.1mmol/L 即可确诊。诊断糖尿病后要进行分型：

1. 1 型糖尿病　发病年龄轻，大多 <30 岁，起病突然，多饮多尿多食消瘦症状明显，血糖水平高，不少患者以酮症酸中毒为首发症状，血清胰岛素和 C 肽水平低下，ICA、IAA 或 GAD 抗体可呈阳性。单用口服药无效，需用胰岛素治疗。

2. 2 型糖尿病　常见于中老年人，肥胖者发病率高，常可伴有高血压，血脂异常、动脉硬化等疾病。起病隐袭，早期无任何症状，或仅有轻度乏力、口渴，血糖增高不明显者需做糖耐量试验才能确诊。血清胰岛素水平早期正常或增高，晚期低下。

(二) 鉴别诊断

主要与其他原因引起的尿糖阳性、血糖增高和特殊类型糖尿病相鉴别。

1. 肾性糖尿　因肾糖阈降低所致，虽尿糖阳性，但血糖及 OGTT 正常。

2. 继发性糖尿病　肢端肥大症（或巨人症）、库欣综合征、嗜铬细胞瘤可分别因生长激素、皮质醇、儿茶酚胺分泌过多，对抗胰岛素而引起继发性糖尿病或糖耐量异常。

3. 药物引起高血糖　糖皮质激素、噻嗪类利尿剂等可抑制胰岛素释放或对抗胰岛素的作用，引起糖耐量减低，血糖升高，尿糖阳性。

4. 其他　甲状腺功能亢进症、胃空肠吻合术后，因碳水化合物在肠道吸收快，可引起餐后 1/2 ~ 1 小时血糖过高，出现糖尿，但空腹、餐后 2 小时血糖正常。

六、治疗

治疗目标为纠正代谢紊乱，促进胰岛 B 细胞功能的恢复，降低血糖，消除症状、防止或延缓并发症的发生，维持良好健康和学习、劳动能力，保障儿童生长发育，延长寿命，降低病死率，而且要提高患者生活质量。治疗的重点是降低血糖和防治并发症。强调早期治疗、长期治疗、综合治疗以及原则性和个体化相结合的方针。

(一) 糖尿病的教育

教育对提高糖尿病患者的信心和自我保健能力以及自我护理是十分重要的。尽量为每一个患者制定一份教育计划，患者应知道：糖尿病的性质、症状；并发症及其危害性；基本治疗措施的有机结合；治疗目标；了解抗糖尿病药物的作用；血糖和尿糖自我监测的意义和技巧；如何应付低血糖反应；危重情况的警告信号；树立正确的抗病态度和信心等。

(二) 饮食治疗

饮食治疗是各型糖尿病的基础治疗。部分轻症患者只需饮食治疗即可达到理想或良好控制。其关键是控制每天摄入的总热量，合理搭配营养成分，定量定时进餐，以控制血糖、血脂和体重。

1. 根据标准体重和工作性质确定每天所需的总热量　标准体重先按公式计算，切不可按患者的实际体重计算。标准体重（kg）= 身高（cm）– 105

计算出标准体重后，参考患者的工作性质和具体情况计算每天所需的总热量，休息者每天每千克标准体重给热量为 105 ~ 125.5kJ（25 ~ 30kcal）；脑力劳动或轻体力劳动者给 125.5 ~ 146kJ（30 ~ 35kcal）；中等体力劳动者给 146 ~ 167kJ（35 ~ 40kcal）；重体力劳动者给 l67 kJ（40kcal）以上。计算热量时还应注意，肥胖者应适当减少，消瘦、患有慢性消耗性疾病、营养不良者，儿童，孕妇，哺乳期妇女应酌情增加，同时在治疗中需根据病情作适当调整。

2. 营养成分的分配

（1）蛋白质　成人每天每千克标准体重0.8 ~ 1.2.0g（占总热量的12% ~ 15%），孕妇、乳母、营养不良及有消耗性疾病者可增加至 1.5g 左右，小儿应每天每千克标准体重2.0g 以上。为保证必需氨基酸的供给，动物蛋白质至少占 1/3，肾功能不全者减少蛋白含量。

（2）脂肪　糖尿病患者饮食应低脂、低胆固醇，每天每千克标准体重 0.6～1.0g（占总热量的 30% 以下），饱和脂肪、多价不饱和脂肪与单价不饱和脂肪的比例应为 1∶1∶1，每天胆固醇摄入量应低于 300mg。

（3）碳水化合物　可占总热量的 55%～60%，粗算碳水化合物每天 200～350g，提倡用粗、杂粮，忌食用葡萄糖、蔗糖及其制品。

（4）其他　可多食富含维生素及可溶性纤维素的新鲜蔬菜、粗粮等。限制饮酒及食盐（每天 <10g）。

3. 三餐分配　根据个人的饮食习惯，可按 1/3、1/3、1/3 或 1/5、2/5、2/5 分配，也可按四餐或六餐分配。

（三）运动治疗

长期坚持体育锻炼应作为糖尿病治疗的一项基本措施，适用于病情相对稳定者，尤其是适合于肥胖的 2 型糖尿病患者。运动可提高胰岛素的敏感性，并有降糖、降压、减肥等作用。运动量需在医生指导下确定。

（四）口服降糖药物治疗

目前我国市场口服降糖药物有五类：磺脲类、双胍类、α-葡萄糖苷酶抑制剂、噻唑烷二酮和非磺脲类胰岛素促分泌剂。部分可联合应用。

1. 磺脲类（SU）　主要有甲苯磺丁脲（D860）、格列本脲（优降糖）、格列吡嗪、格列齐特、格列喹酮、格列美脲（亚莫利）等。

（1）作用机制　主要是刺激胰岛 B 细胞分泌胰岛素，还有加强胰岛素与受体结合的作用，增加周围组织对胰岛素的敏感性。SU 与位于胰岛 B 细胞膜上的相应受体结合后，关闭 ATP 敏感钾离子通道，细胞内的钾离子外流减少，细胞膜去极化，开放钙离子通道，细胞内钙离子增加，促进胰岛素释放。

（2）适应证　经饮食与运动治疗未能良好控制的 2 型糖尿病患者，尤其是以胰岛素分泌不足为主者；胰岛素治疗每天用量在 20～30U 以下者；对胰岛素过敏或抗药者。本品对 1 型糖尿病无效，也不适用于 2 型糖尿病患者合并严重感染、酮症酸中毒、高渗性昏迷、大手术，伴有肝肾功能不全以及合并妊娠者。

（3）不良反应　以低血糖反应为主。常见于用量过大、使用长效制剂，或饮食不当时，老年患者和肝肾功能不全者尤易发生。部分患者可出现消化道反应、肝肾功能损害、贫血、白细胞减少、血小板减少、皮肤过敏、高胰岛素血症和体重增加。

（4）剂量　一般从小剂最开始，以后根据血糖水平调整，直至疗效满意为止。本类中格列本脲降糖作用最强，易发生低血糖。格列喹酮主要经肝脏代谢，适用于轻、中度肾功能不良者。本类药物需在餐前半小时服用。磺脲类降糖药治疗开始有效，以后无效者称为继发失效，多系胰岛 β 细胞功能衰竭所致，需换用胰岛素治疗。

2. 双胍类（BG）　主要有二甲双胍、苯乙双胍（降糖灵）两种。

（1）作用机制　抑制肝糖异生及肝糖输出；增加外周组织（肌肉等）对胰岛素的敏感性，促进葡萄糖摄取和利用；抑制或延缓葡萄糖在胃肠道的吸收。本类药能改善糖代谢、降低体重，但不增加血清胰岛素水平，对血糖在正常范围者无降血糖作用，与磺脲类联合使用可增强降血糖效果。

（2）适应证　主要适用于肥胖或超重的 2 型糖尿病患者；1 型糖尿病患者在胰岛素治疗过程中如血糖波动大，加用本类药物可助血糖稳定，并能减轻体重。

（3）不良反应　①胃肠道反应如恶心、呕吐、腹泻等，饭后服用或减少剂量可减轻；②少数可有过敏反应，表现为皮肤红斑、荨麻疹等；③因其能促进无氧糖酵解，乳酸产生增多，在肝、肾功能不全，低血容量休克或心力衰竭等缺氧情况时，可诱发乳酸性酸中毒。老年患者应慎用。

（4）用法及用量　儿童不宜服用本药，除非明确为肥胖的 T2DM 及存在胰岛素抵抗。年老患者慎用，药量酌减，并监测肾功能。准备作静脉注射碘造影剂检查的患者应事先暂停服用双胍类药物。现有两种制剂：①二甲双胍（metformin）　500～1500mg/d，分 2～3 次口服，最大剂量不超过 2.0g/d；②苯乙双胍（phenformin，DBI）　50～150mg/d，分 2～3 次服用，此药现已少用，有些国家禁用。

3. α-葡萄糖苷酶抑制剂（α-GDI）　主要有阿卡波糖及伏格列波糖（倍欣）。

（1）作用机制　抑制小肠黏膜上皮细胞表面的 α-葡萄糖苷酶的活性，延缓碳水化合物的吸收而降低餐后高血糖。

（2）适应证　适用于2型糖尿病或IGT，尤其是餐后高血糖为主者。1型糖尿病用胰岛素时加用本药，可增加疗效，减少胰岛素剂量，避免发生餐前低血糖。

（3）不良反应　常见肠胀气、肛门排气增多及腹泻等不良反应。肝功能异常者慎用，胃肠功能障碍者忌用。儿童、孕妇、哺乳妇女不宜使用。

（4）剂量和用法　一般每次阿卡波糖50mg或伏格列波糖0.2mg，每天3次，在进餐时与第一口饭一起嚼服。从小剂最开始可减少不良反应。

4. 噻唑烷二酮（TZD）　TZD也称格列酮类药物。有罗格列酮（RSG）和吡格列酮（PIO）。

（1）作用机制　增强靶组织对胰岛素的敏感性，减轻IR，故被视为胰岛素增敏剂。

（2）适应证　主要应用于2型糖尿病特别是有IR的患者。可单独使用，也可与磺脲类或胰岛素等联合应用。

（3）不良反应　偶见水肿和血液稀释性贫血。注意肝功能的改变。

（4）剂量和用法　RSG 4～8mg/d，每天1次或分次服用。PIO每天服1次，15～30mg。

5. 非SU类胰岛素促分泌剂　瑞格列奈（诺和龙），口服后30分钟即出现促胰岛素分泌反应，一般每餐1～2粒，每粒1mg，餐前15分钟内服用。

（五）胰岛素

1. 适应证　主要有：①1型糖尿病；②2型糖尿病患者经饮食控制、运动和口服降糖药治疗未获得良好控制；③糖尿病酮症酸中毒、高渗性昏迷和乳酸性酸中毒伴高血糖时；④合并重症感染、急性心肌梗死、脑血管意外等应激状态；⑤肝肾功能不全；⑥需外科治疗的围术期；⑦妊娠和分娩的糖尿病患者；⑧胰腺切除等引起的继发性糖尿病。

2. 常用制剂　根据胰岛素的来源分为猪、牛动物胰岛素以及重组DNA技术生产的人胰岛素。根据胰岛素的作用时间，主要分为速效、中效和长效3种。短效胰岛素主要用于病情较急、初次应用胰岛素及病情不稳定者。对于病情比较稳定、需长期注射胰岛素者可选择中效、长效、中效加短效或长效加短效等治疗。短效胰岛素既可皮下注射，又可静脉注射；中、长效胰岛素只能皮下不能静脉注射。短效胰岛素主要控制当餐后高血糖；中效胰岛素主要控制第1、2餐后高血糖，以后者为主；长效胰岛素无明显作用高峰，主要提供基础胰岛素。

3. 使用原则　胰岛素治疗应在一般治疗和饮食治疗的基础上进行；因每个患者的病情及对胰岛素的敏感性不同，故胰岛素的用量、用法必须个体化；为避免低血糖反应可先从小剂量开始；需及时稳步调整剂量；可与部分口服降糖药合用，以减少胰岛素用量，减轻不良反应。

4. 使用方案　1型糖尿病患者多需要胰岛素强化治疗。2型糖尿病患者使用口服降糖药后，血糖控制不佳，可加用胰岛素治疗称为补充疗法。

5. 不良反应　低血糖反应最为多见，多由剂量过大或与饮食、运动配合不当引起，常见于1型糖尿病患者。如及时发现尽早进食含糖较高的食物可迅速恢复，如已出现低血糖昏迷则应静脉注射50%葡萄糖注射液；皮肤瘙痒、荨麻疹；注射部位皮下脂肪萎缩或增生；恶心、呕吐、腹泻等胃肠道反应；过敏性休克极罕见。

（六）胰岛移植

治疗对象多为1型糖尿病患者。1型糖尿病患者合并肾功能不全是进行胰肾联合移植的适应证。

第三十二章　类风湿关节炎

一、概述

类风湿关节炎（RA）是以对称性多关节炎为主要临床表现的异质性、系统性、自身免疫性疾病。异质性指患者遗传背景不同，病因可能也非单一，因而发病机制不尽相同。临床可有不同亚型，表现为病程、轻重、预后、结局都会有差异。但本病是慢性、进行性、侵蚀性疾病，如未适当治疗，病情逐渐加重发展。因此早期诊断、早期治疗至关重要。本病呈全球性分布，是造成人类丧失劳动力和致残的主要原因之一。

二、病因病理

（一）病因及发病机制

1. 环境因素　未证实有导致本病的直接感染因子，但目前认为一些感染因素（可能有细菌、支原体和病毒等）可能通过某些途径影响 RA 的发病和病情进展，其机制为：①活化 T 细胞和巨噬细胞并释放细胞因子；②活化 B 细胞产生 RA 抗体，滑膜中的 B 细胞可能分泌致炎因子如 TNF - α，B 细胞可以作为抗原呈递细胞，提供 $CD4^+$ 细胞克隆增殖和效应所需要的共刺激信号；③感染因子的某些成分和人体自身抗原通过分子模拟而导致自身免疫性的产生。

2. 遗传易感性　流行病学调查显示，RA 的发病与遗传因素密切相关。家系调查发现 RA 先证者的一级亲属发生 RA 的概率为 11%。对孪生子的调查结果显示，单卵双生子同时患 RA 的概率为 12% ~ 30%，而双卵孪生子同患 RA 的概率只有 4%。许多地区和国家进行研究发现 HLA - DR4 单倍型与 RA 的发病相关。

3. 免疫紊乱　免疫紊乱被认为是 RA 主要的发病机制，是以活化的 $CD4^+$ T 细胞和 MHC - Ⅱ 型阳性的抗原递呈细胞（APC）浸润滑膜关节为特点的。滑膜关节组织的某些特殊成分或体内产生的内源性物质也可能作为自身抗原被 APC 呈递活化 $CD4^+$ T 细胞，启动特异性免疫应答，导致相应的关节炎症状。在病程中 T 细胞库的不同 T 细胞克隆因受到体内外不同抗原的刺激而活化增殖，滑膜的巨噬细胞也因抗原而活化，使细胞因子如 TNF - α、IL - 1、IL - 6、IL - 8 等增多，促使滑膜处于慢性炎症状态。TNF - α 进一步破坏关节软骨和骨，结果造成关节畸形。IL - 1 是引起 RA 全身性症状如低热、乏力、急性期蛋白合成增多的主要细胞因子，是造成 C 反应蛋白和血沉升高的主要因素。

（二）病理

RA 的基本病理改变是滑膜炎，急性期滑膜表现为渗出性和细胞浸润性。滑膜下层小血管扩张，内皮细胞肿胀、细胞间隙增大，间质有水肿和中性粒细胞浸润。病变进入慢性期，滑膜变得肥厚，形成许多绒毛样突起，突向关节腔内或侵入到软骨和软骨下的骨质。这种绒毛在显微镜下呈现为滑膜细胞层由原来的 1 ~ 3 层增生到 5 ~ 10 层或更多，其中大部分为具有巨噬细胞样功能的 A 型细胞及成纤维细胞样的 B 型细胞。滑膜下层有大量淋巴细胞，呈弥漫状分布或聚集成结节状，如同淋巴滤泡。其中大部分为 $CD4^+$ T 细胞，其次为 B 细胞和浆细胞。另外尚出现新生血管和大量被激活的纤维母样细胞以及随后形成的纤维组织。

三、临床表现

1. 好发人群　女性好发，发病率为男性的 2 ~ 3 倍。可发生于任何年龄，高发年龄为 40 ~ 60 岁。

2. 症状体征　可伴有体重减轻、低热及疲乏感等全身症状。

（1）晨僵　早晨起床时关节活动不灵活的主观感觉，它是关节炎症的一种非特异表现，其持续时间与炎症的严重程度成正比。

（2）关节受累的表现　多关节受累呈对称性多关节炎（常多愈 5 个关节），易受累的关节有手、足、腕、踝及颞颌关节等，其他还可有肘、肩、颈椎、髋、膝关节等。

（3）关节外表现　一般表现可有发热、类风湿结节（属于机化的肉芽肿，与高滴度 RF、严重的关节破坏及 RA 活动有关，好发于肘部、关节鹰嘴突、骶部等关节隆突部及经常受压处）、类风湿血管炎（主要累及小动脉的坏死性小动脉炎，可表现为指、趾端坏死、皮肤溃疡、外周神经病变等）及淋巴结肿大。心脏血管系统、呼吸系统、泌尿系统、神经系统、造血系统、消化系统以及眼都可受累。

（4）Felty 综合征　1% 的 RA 患者可有脾大、中性粒细胞减少（及血小板减少、红细胞计数减少），常有严重的关节病变、高滴度的 RF 及 ANA 阳性，属于一种严重型 RA。

（5）缓解性血清阴性、对称性滑膜炎伴凹陷性水肿综合征（RS3PE）男性多见，常于 55 岁以后发病，呈急性发病，有对称性腕关节、屈肌腱鞘及手小关节的炎症，手背可有凹陷性水肿。晨僵时间长（0.5 ~ 1 天），但 RF 阴性，X 线多没有骨破坏。有 56% 的患者为 HLA - B7 阳性。治疗上对单用 NSAIDs 药物反应差，而小剂量糖皮质激素疗效显著。常于 1 年后自发缓解，预后好。

（6）成人 Still 病（AOSD）　以高热、关节炎、皮疹等的急性发作与缓解交替出现的一种少见的 RA 类型。因临床表现类似于全身起病型幼年类风湿关节炎（Still 病）而得名。部分患者经过数次发作转变为典型的 RA。

（7）老年发病的 RA 常 >65 岁起病，性别差异小，多呈急性发病，发展较快（部分以 OA 为最初表现，几年后出现典型的 RA 表现）。以手足水肿、腕管和跗管综合征及多肌痛为突出表现，晨僵明显，60% ~ 70% RF 阳性，但滴度多较低。X 线以骨质疏松为主，很少侵袭性改变。患者常因心血管、感染及肾功能受损等并发症而死亡。选用 NSAIDs 要慎重，可应用小剂量激素，对慢作用抗风湿药（SAARD）反应较好。

四、辅助检查

1. 实验室检查

（1）常规检查　血常规可有轻至中度正细胞正色素性贫血，在本病早期、活动期或重症患者多有外周血小板明显升高，而晚期或 Felty 综合征者则表现为血小板减少。嗜酸细胞增多是类风湿关节炎伴严重全身性并发症的象征。病变后期偶可发生血栓性血小板减少性紫癜。免疫球蛋白、免疫复合物和补体对本病的诊断缺乏特异性。在疾病早期，尤其伴发血管炎时 IgM 明显升高；晚期，病程长、年龄大且病情较重者 IgG 升高明显。70% 可出现各种类型免疫复合物。急性期和活动期及无严重关节外表现的患者，血清总补体水平升高，补体 C3 升高尤为明显，缓解期则降至正常。有明显关节外表现，尤其是有血管炎的患者补体可降低。

（2）类风湿因子（RF）　类风湿因子（RF）是一种抗人或动物 IgG 分子 Fc 片段抗原决定簇的抗体，是以变性 IgG 为靶抗原的自身抗体。RF 在 RA 患者中的阳性检出率很高，可达 70% ~ 80%，是 RA 患者血清中常见的自身抗体。高滴度 RF 阳性支持对早期 RA 的诊断，在 RA 患者，RF 的滴度与患者的临床表现呈正相关，即随症状加重而效价升高。但 RF 不是仅在 RA 患者中出现，在 SLE、进行性全身性硬化症等自身免疫性疾病患者和部分老年人中 RF 的阳性率可达 28.9% ~ 50%。某些慢性感染性疾病，如亚急性细性心膜炎，结核，麻风，黑热病及结节病 RF 也可呈阳性。尽管在多种疾病中可有 RF 阳性，但滴度均较低（<40U/ml），随着 RF 滴度增加，RF 对 RA 的诊断特异性增高。RF 对 RA 患者并不具有严格特异性，RF 阳性不能作为诊断 RA 的唯一标准。而 RF 阴性不能排除类风湿关节炎诊断，因有部分类风湿关节炎患者可一直呈血清 RF 阴性，这类患者关节膜炎轻微，很少发展为关节外的类风湿疾病。

（3）急性时相反应物　ESR 是一种操作简便、重复性好的急性时相反应指标。本病活动期 ESR 一般增快，缓解后下降；如病情缓解，炎症消退 ESR 仍不下降，提示疾病有恶化或再发的可能。约 5% 患者病情活动期血沉不快，所以判断疾病活动程度应结合临床症状和体征综合考虑。血沉增快还见于许多其他情况，需注意鉴别。

CRP 是一种急性时相反应蛋白，能很好反映本病病情的指标，它与病情活动指数晨僵时间、握力、关节疼痛和肿胀指数、血沉和血红蛋白密切相关，活动期上升，病情缓解则下降。CRP 水平与骨质破坏的发生发展呈正相关，血沉则不能反映骨质破坏。CRP 还可以反映治疗效果。CRP 的升高和恢复比 ESR 要快，幅度也较大。若治疗后 CRP 又升高并持续 2 周以上应考虑重新治疗。

（4）抗环瓜氨酸肽（CCP）抗体　抗 CCP 抗体作为 RA 的实验室新指标近年来备受关注。瓜氨酸肽是 RA 患者产生自身免疫应答的主要靶抗原，瓜氨酸肽存在于 RA 患者关节的滑膜组织中，而正常人关节则不含此肽，沉积在 RA 患者关节滑膜组织上的瓜氨酸肽是其产生自身免疫应答的主要靶抗原。抗 CCP 抗体主要为 IgG 类抗体，在疾病的早期阶段就可以出现阳性。

（5）抗链球菌溶血素 O 抗体（ASO）　链球菌溶血素 O 是 A 族溶血性链球菌在生长过程中产生的一种具有溶血活性的蛋白质，能溶解人类和一些动物的红细胞，且具有一定的抗原性，可刺激人体产生相应的抗链球菌溶血素 O 抗体（ASO）。临床上常以 ASO 作为 A 族溶血性链球菌感染辅助诊断的一项重要血清学指标。由于 A 族溶血性链球菌的结构与人体有共同抗原，可以产生免疫交叉反应，引起结缔组织（如心脏瓣膜及关节等）的损伤。风湿热患者在感染后 4 ~ 6 周，ASO 阳性率可达到 60% ~ 80%，并伴有血沉增快及白细胞增多；若怀疑活动风湿，但 ASO 多次检查均在正常范围内则有助于排除该病。

2. 影像学检查

（1）X 线片　关节 X 线片可见软组织肿胀、骨质疏松及病情进展后的关节面囊性变、侵袭性骨破坏、关节面模糊、关节间隙狭窄、关节融合及脱位。X 线分期：①I 期。正常或骨质疏松。②II 期。骨质疏松，有轻度关节面下骨质侵袭或破坏，关节间隙轻度狭窄。③III 期。关节面下明显的骨质侵袭和破坏，关节间隙明显狭窄，关节半脱位畸形。④IV 期。上述改变合并有关节纤维性或骨性强直。胸部 X 线片可见肺间质病变、胸腔积液等。

（2）CT 检查　胸部 CT 可进一步提示肺部病变，尤其高分辨 CT 对肺间质病变更敏感。

（3）MRI 检查　手关节及腕关节的 MRI 检查可提示早期的滑膜炎病变，对发现类风湿关节炎患者的早期关节破坏很有帮助。

（4）超声　关节超声是简易的无创性检查，对于滑膜炎、关节积液以及关节破坏有鉴别意义。研究认为其与 MRI 有较好的一致性。

3. 特殊检查

（1）关节穿刺术　对于有关节腔积液的关节，关节液的检查包括：关节液培养、类风湿因子检测、抗 CCP 抗体检测、抗核抗体等，并做偏振光检测鉴别痛风的尿酸盐结晶。

（2）关节镜及关节滑膜活检　对 RA 的诊断及鉴别诊断很有价值，对于单关节难治性的 RA 有辅助的治疗作用。

五、诊断与鉴别诊断

（一）诊断

按美国风湿学会 1987 年修订的分类标准：①关节内或周围晨僵持续至少 1 小时；②至少同时有 3 个关节区软组织肿或积液；③腕、掌指、近端指间关节区中，至少 1 个关节区肿胀；④对称性关节炎；⑤有类风湿结节；⑥血清 RF 阳性（所用方法正常人群中不超过 5% 阳性）；⑦X 线片改变（至少有骨质疏松和关节间隙狭窄）。符合以上 7 项中 4 项者可诊断为 RA（第一至第四项病程至少持续 6 周）。

（二）鉴别诊断

1. 骨关节炎　多见于中、老年人，起病过程大多缓慢。手、膝、髋及脊柱关节易受累，而掌指、腕及其他关节较少受累。病情通常随活动而加重或因休息而减轻。晨僵时间多小于半小时。双手受累时查体可见 Heberden 和 Bouchard 结节，膝关节可触及摩擦感。不伴有皮下结节及血管炎等关节外表现。类风湿因子多为阴性，少数老年患者可有低滴度阳性。

2. 银屑病关节炎　银屑病关节炎的多关节炎型和类风湿关节炎很相似。但本病患者有特征性银屑疹或指甲病变，或伴有银屑病家族史。常累及远端指间关节，早期多为非对称性分布，血清类风湿因子等抗体为阴性。

3. 强直性脊柱炎　本病以青年男性多发，以中轴关节如骶髂及脊柱关节受累为主，虽有外周关节病变，但多表现为下肢大关节，为非对称性的肿胀和疼痛，并常伴有棘突、大转子、跟腱、脊肋关节等肌腱和韧带附着点疼痛。关节外表现多为虹膜睫状体炎、心脏传导阻滞障碍及主动脉瓣闭锁不全等。X 线片可见骶髂关节侵袭、破坏或融合，患者类风湿因子阴性，并且多为 HLA - B27 抗原阳性。本病有更为明显的家族发病倾向。

4. 系统性红斑狼疮　本病患者在病程早期可出现双手或腕关节的关节炎表现，但患者常伴有发热、疲乏、口腔溃疡、皮疹、血细胞减少、蛋白尿或抗核抗体阳性等狼疮特异性、多系统表现，而关节炎较类风湿关节炎患者程度轻，不出现关节畸形。实验室检查可发现多种自身抗体。

六、治疗

目前，类风湿关节炎的治疗包括药物治疗、外科治疗和心理康复治疗等。

1. 药物治疗　当前国内外应用的药物，包括植物药均不能完全控制关节破坏，而只能缓解疼痛、减轻或延缓炎症的发展。治疗类风湿关节炎的常用药物分为四大类，即非甾类抗炎药（NSAIDs）、改善病情的抗风湿药（DMARDs）、糖皮质激素和植物药。

（1）NSAIDs　通过抑制环氧化酶活性，减少前列腺素合成而具有抗炎、止痛、退热、消肿作用。由于NSAIDs使前列腺素的合成减少，故可出现相应的不良反应，如胃肠道不良反应：恶心、呕吐、腹痛、腹泻、腹胀、食欲不佳，严重者有消化道溃疡、出血、穿孔等；肾脏不良反应：肾灌注量减少，出现水钠潴留、高血钾、血尿、蛋白尿、间质性肾炎，严重者发生肾坏死致肾功能不全。NSAIDs还可引起外周血细胞减少、凝血障碍、再生障碍性贫血、肝功损害等，少数患者发生过敏反应（皮疹、哮喘），以及耳鸣、听力下降、无菌性脑膜炎等。

（2）DMARDs　该类药物较NSAIDs发挥作用慢，临床症状的明显改善大约需1~6个月，故又称慢作用药。它虽不具备即刻止痛和抗炎作用，但有改善和延缓病情进展的作用。目前尚不清楚类风湿关节炎的治疗首选何种DMARDs。从疗效和费用等考虑，一般首选甲氨蝶呤，并将它作为联合治疗的基本药物。

（3）糖皮质激素　能迅速减轻关节疼痛、肿胀，在关节炎急性发作、或伴有心、肺、眼和神经系统等器官受累的重症患者，可给予短效激素，其剂量依病情严重程度而调整。

（4）植物药制剂　雷公藤多苷30~60mg/d，分3次饭后服。藤碱20mg，饭前口服，每次1~4片，每每日3次。

2. 外科治疗　包括关节置换和滑膜切除手术，前者适用于较晚期有畸形并失去功能的关节。滑膜切除术可以使病情得到一定的缓解，但当滑膜再次增生时病情又趋复发，所以必须同时应用DMARD。

七、预防

1. 加强锻炼，增强身体素质　经常参加体育锻炼，如保健体操、练气功、太极拳、做广播体操、散步等，大有好处。凡坚持体育锻炼的人，身体就强壮，抗病能力强，很少患病，其抗御风寒湿邪侵袭的能力比一般没经过体育锻炼者强得多。

2. 避免风寒湿邪侵袭　要防止受寒、淋雨和受潮，关节处要注意保暖，不穿湿衣、湿鞋、湿袜等。夏季暑热，不要贪凉受露，暴饮冷饮等。秋季气候干燥，但秋风送爽，天气转凉，要防止受风寒侵袭。冬季寒风刺骨，注意保暖是最重要的。

3. 注意劳逸结合　饮食有节、起居有常，劳逸结合是强身保健的主要措施。临床上，有些类风湿性关节炎患者的病情虽然基本控制，处于疾病恢复期，往往由于劳累而重新加重或复发，所以要劳逸结合，活动与休息要适度。

第三十三章　脑梗死

一、概述

脑梗死（CI），又称缺血性脑卒中（CIS），是指因脑血液供应障碍，缺血、缺氧引起的局限性脑组织的缺血性坏死或脑软化。常见临床类型包括动脉血栓性脑梗死、脑栓塞、腔隙性梗死。

二、病因病理

（一）病因

1. 动脉硬化　是本病基本病因，特别是动脉粥样硬化，常伴高血压病，两者互为因果，糖尿病和高脂血症也可加速动脉粥样硬化的进程。脑动脉粥样硬化主要发生在管径500μm以上的动脉，其斑块导致管腔狭窄或血栓形成，可见于颈内动脉和椎 - 基底动脉系统任何部位，以动脉分叉处多见，如颈总动脉与颈内、外动脉分叉处，大脑前、中动脉起始段，椎动脉在锁骨下动脉的起始部，椎动脉进入颅内段，基底动脉起始段及分叉部。

2. 动脉炎　如结缔组织病、抗磷脂抗体综合征及细菌、病毒、螺旋体感染均可导致动脉炎症，使管腔狭窄或闭塞。

（二）病理

脑梗死发生率在颈内动脉系统约占80%、椎 - 基底动脉系统约为20%。闭塞好发的血管依次为颈内动脉、大脑中动脉、大脑后动脉、大脑前动脉及椎－基底动脉等。闭塞血管内可见动脉粥样硬化或血管炎改变、血栓形成或栓子。局部血液供应中断引起的脑梗死多为白色梗死，大面积脑梗死常可继发红色梗死（即出血性梗死）。缺血、缺氧性损害表现为神经细胞坏死和凋亡两种形式。

脑缺血性病变的病理分期：①超早期（1～6小时）。病变脑组织变化不明显，可见部分血管内皮细胞、神经细胞及星形胶质细胞肿胀，线粒体肿胀空化。②急性期（6～24小时）。缺血区脑组织苍白伴轻度肿胀，神经细胞、胶质细胞及内皮细胞呈明显缺血改变。③坏死期（24～48小时）。大盘神经细胞脱失，胶质细胞坏变，中性粒细胞、淋巴细胞及巨噬细胞浸润，脑组织明显水肿。④软化期（3日至3周）。病变脑组织液化变软。⑤恢复期（3～4周后）。液化坏死脑组织被格子细胞清除，脑组织萎缩，小病灶形成胶质瘢痕，大病灶形成中风囊，此期持续数月至2年。

三、临床表现

1. 主要临床症状　脑梗死的临床症状复杂，它与脑损害的部位、脑缺血性血管大小缺血的严重程度、发病前有无其他疾病以及有无合并其他重要脏器疾病等有关，轻者可以完全没有症状，即无症状性脑梗死；也可以表现为反复发作的肢体瘫痪或眩晕，即短暂性脑缺血发作；重者不仅可以有肢体瘫痪甚至可以急性昏迷死亡如病变影响大脑皮质在脑血管病急性期可表现为出现癫痫发作，以病后1天内发生率最高，而以癫痫为首发的脑血管病则少见常见的症状有：

(1) 主观症状　头痛头昏头晕眩晕恶心呕吐、运动性和（或）感觉性失语甚至昏迷。

(2) 脑神经症状　双眼向病灶侧凝视中枢性面瘫及舌瘫、假性延髓性麻痹如饮水呛咳和吞咽困难。

(3) 躯体症状　肢体偏瘫或轻度偏瘫、偏身感觉减退、步态不稳、肢体无力、大小便失禁等。

2. 脑梗死部位临床分类　脑梗死的梗死面积以腔隙性梗死最多，临床表现为：亚急性起病、头昏、头晕步态不稳、肢体无力少数有饮水呛咳，吞咽困难也可有偏瘫偏身感觉减退，部分患者没有定位体征。

中等面积梗死以基底核区侧脑室体旁丘脑、双侧额叶、颞叶区发病多见临床表现为：突发性头痛、眩晕、频繁恶心呕吐、神志清楚，偏身瘫痪或偏身感觉障碍、偏盲中枢性面瘫及舌瘫假性延髓性麻痹失语等。

大面积梗死患者起病急骤，临床表现危重可以有偏瘫偏身感觉减退甚至四肢瘫、脑疝、昏迷等。

四、辅助检查

1. CT　显示梗死灶为低密度，可以明确病变的部位、形状及大小，较大的梗死灶可使脑室受压，变形及中线结构移位，但脑梗死起病4～6小时内，只有部分病例可见边界不清的稍低密度灶，而大部分的病例在24小时后才能显示边界较清的低密度灶。

2. MRI检查　MRI对脑梗死的检出极为敏感，对脑部缺血性损害的检出优于CT，能够检出较早期的脑缺血性损害，可在缺血1小时内见到。起病6小时后大梗死几乎都能被MRI显示，表现为T1加权低信号T2加权高信号。

3. 常规检查　血、尿、大便常规及肝功能、肾功能、凝血功能、血糖、血脂、心电图等作为常规检查，有条件者可进行动态血压检查。胸片应作为常规以排除癌栓，并可作为以后是否发生吸入性肺炎的诊断依据。

4. 特殊检查　经颅多普勒（TCD）、颈动脉彩色B超、超磁共振血管造影（MRA），数字减影全脑血管造影（DSA）、颈动脉造影，可明确有无颈动脉狭窄或闭塞。

五、诊断与鉴别诊断

(一) 诊断

1. 中老年人。

2. 常有前驱的 TIA 发作。

3. 静止时发病，缓慢且逐渐进展或呈阶段性进行。

4. 意识清醒或轻度意识障碍。

5. 多有动脉硬化或高血压。

6. 有颈内动脉系统或椎-基底动脉系统的症状和体征，偏瘫、失语、偏身感觉障碍、颅神经损害等神经系统局灶体征明显。

7. 脑脊液正常。

8. 脑 CT 在 24～48 小时后出现低密度灶。

（二）鉴别诊断

1. 脑出血　多在活动时或情绪激动时发病，多数有高血压病史而且血压波动较大，起病急，头痛呕吐意识障碍较多见，脑 CT 扫描可见高密度出血灶

2. 脑肿瘤　缓慢进展型脑梗死，注意与脑肿瘤鉴别，原发脑肿瘤发病缓慢，脑转移肿瘤发病有时与急性脑血管病相似，应及时做脑 CT 扫描，如果脑肿瘤与脑梗死不能鉴别最好做脑 MRI 检查以明确诊断。

六、治疗

1. 急性脑梗死的治疗原则

（1）在疾病发展的不同时间针对不同病情、病因采取有针对性的综合治疗和个体化治疗措施。

（2）积极改善和恢复缺血区的血液供应，促进脑微循环，阻断和终止脑梗死的病理进程。

（3）预防和治疗缺血性脑水肿。

（4）急性期应早用脑细胞保护治疗可采取综合性措施保护缺血周边半暗带的脑组织，避免病情加重。

（5）加强护理和防治并发症，消除致病因素，预防脑梗死再发。

（6）积极进行早期规范的康复治疗以降低致残率。

（7）发病后 12 小时内最好不用葡萄糖液体可用羟乙基淀粉（706 代血浆）或林格液加三磷腺苷（ATP）辅酶 A 及维生素 C 等避免在急性期用高糖液体加重酸中毒和脑损害。

2. 急性期一般治疗　急性期应尽量卧床休息加强皮肤口腔呼吸道及大小便的护理注意水电解质的平衡如起病 48～72 小时后仍不能自行进食者，应给予鼻饲流质饮食以保障营养供应。应当把患者的生活护理、饮食、其他并发症的处理摆在首要的位置。

3. 脑水肿的治疗

（1）甘露醇　临床常用 20% 的甘露醇高渗溶液。甘露醇是最常用的有效的脱水剂之一。脑梗死范围大或伴有出血时，常有病灶周围的脑水肿，近年来发现甘露醇还有较强的自由基清除作用。依病情选用 20% 的甘露醇 125～250ml 快速静注，每 6～8 小时 1 次静滴的速度要快最好是静脉推注要求在 15～30 分钟内注完 250ml 20% 的甘露醇，太慢起不到降颅压的作用。甘露醇用量不宜过大，一般控制在 1000ml/d 以下对于老年患者或肾功能欠佳的患者，应控制在 750ml/d 以下并分 4～6 次给药一般应用 3～5 天后应减少剂量，使用时间以 7～10 天为宜。应用甘露醇期间要密切监控患者的肾功能变化注意监控水、电解质变化。

（2）10% 甘果糖（甘油果糖）　可通过高渗脱水而发生药理作用还可将甘油代谢生成的能量得到利用进入脑代谢过程，使局部代谢改善通过上述作用能降低颅内压和眼压，消除脑水肿增加脑血容量和脑耗氧量改善脑代谢。

（3）利尿性脱水剂　如呋塞米（速尿）利尿酸钠可间断肌内或静脉注射。对于脑水肿引起颅内压增高的利尿药，要求作用迅速、强效，在各类利尿药中以髓襻利尿药如呋塞米（呋喃苯胺酸）应用最多常用呋塞米（速尿）20～40mg 肌注或缓慢静脉滴注 1～1.5 小时后视情况可重复给药。注意水和电解质紊乱和对其他代谢的影响另外注意速尿能抑制肾脏排泄庆大霉素头孢菌素和地高辛，当与前两者合用时可增加其肾脏和耳毒性，在肾功能衰弱时，此相互作用更易发生。

（4）肾上腺皮质激素　主要是糖皮质激素如氢化可的松可的松等，其分泌和生成受促皮质素（ACTH）调节具有抗炎作用、免疫抑制作用抗休克作用。其中地塞米松抗脑水肿作用最强，特别对血管源性脑水肿属于长效糖皮质激素，半衰期 <300min，半效期 36～54 小时常用量 10～15mg，加入葡萄糖液中或甘露醇中静点。

（5）人血白蛋白（白蛋白）　人血白蛋白是一种中分子量的胶体在产生胶体渗透压中起着重要作用有利于液体保留在血管腔内。具有增加循环血容量和维持血浆渗透压的作用每 5g 人血白蛋白在维持机体内的胶体渗透压方面约相当于 100ml 血浆或 200ml 全血的功能急性脑血管病用人血白蛋白治疗提高了人体胶体

渗透压，提高胶体渗透压可以作为治疗脑梗死和脑出血的中间环节同时又有降低颅内压的作用。

4. **急性期溶栓治疗**　血栓和栓塞是脑梗死发病的基础，因而理想的方法是使缺血性脑组织在出现坏死之前恢复正常的血流。脑组织获得脑血流的早期重灌注，可减轻缺血程度，限制神经细胞及其功能的损害。

（1）适应证　年龄18～80岁；临床明确诊断缺血性卒中，并且造成明确的神经功能障碍（NIHSS > 4分）；症状开始出现至静脉干预时间 < 3小时；卒中症状持续至少30分钟，且治疗前无明显改善；患者或其家属对静脉溶栓的收益/风险知情同意。

（2）禁忌证　CT证实颅内出血；神经功能障碍非常轻微或迅速改善；发病超过3小时或无法确定；伴有明确癫痫发作；既往有颅内出血、动静脉畸形或颅内动脉瘤病史；最近3个月内有颅内手术、头外伤或卒中史；最近21天内有消化道、泌尿系等内脏器官活动性出血史；最近14天内有外科手术史；最近7天内有腰穿或动脉穿刺史；有明显出血倾向，血小板计数 < 100×10^9/L、48小时内接受肝素治疗并且APTT高于正常值上限、近期接受抗凝治疗（如华法林）并且INR > 1.5；血糖 < 2.7mmol/l，收缩压 > 180mmHg或舒张压 > 100mmHg或需要积极的降压来达到要求范围；CT显示低密度 > 1/3大脑中动脉供血区（大脑中动脉区脑梗死患者）。

（3）常用溶栓药物　包括：①尿激酶。常用1000～1500kU加入0.9%生理盐水100～200ml，持续静滴30分钟。②重组组织型纤溶酶激活物。一次用量0.9mg/kg，最大剂量 < 90mg，先予10%的剂量静脉推注，其余剂量在约60分钟内持续静脉滴注。

（4）溶栓并发症　梗死灶继发性出血或身体其他部位出血；致命性再灌注损伤和脑水肿；溶栓后再闭塞。

5. **抗凝治疗**　抗凝剂对早期的脑梗死具有一定的治疗作用，可用于不完全性缺血性卒中尤其是椎-基底动脉血栓抗凝治疗是通过抗凝血药物干扰凝血过程中的某一个或某些凝血因子而发挥抗凝作用。对于动脉性血栓形成目前试用抗血小板药进行预防，对于刚形成的血栓还可用纤维蛋白溶解药进行治疗凡有出血倾向溃疡病史严重高血压、肝肾疾患及年龄过大者忌用。

常用药有肝素钙（低分子肝素）与肠溶阿司匹林。其他药物尚有华法林（华法令）、醋硝香豆素（新抗凝片）等。原则上使用这类药物应使凝血酶原时间保持在正常值的2～2.5倍，每疗程不应少于3～6个月治疗期间如发生出血时，应即停用并予维生素K治疗。

6. **脑梗死和颈内动脉狭窄的介入疗法**　脑血管病的介入治疗又称为神经外科疾病的血管内治疗它是借助于具有高清晰高分辨力的数字减缩造影机（DSA）在电视导向下，将小导管送至脑内病变处，进行检查、诊断及治疗目前应用的导管可细微到直径0.4mm，称之微导管，通过导管进行栓塞、溶解扩张等各项治疗。随着该项技术的应用开辟了对脑血管及脊髓血管病诊治的新途径。

七、预防

针对可能的病因积极预防。加强对动脉粥样硬化高脂血症高血压糖尿病等疾病的防治。

1. 对于高血压患者，应将血压控制在一个合理水平。因为血压过高，易使脑内微血管瘤及粥样硬化的小动脉破裂出血；而血压过低脑供血不全微循环淤滞时，易形成脑梗死。所以应防止引起血压急骤降低脑血流缓慢血黏度增加，以及血凝固性增高的各种因素。

2. 积极治疗短暂性脑缺血发作。

3. 讲究精神心理卫生许多脑梗死的发作，都与情绪激动有关。

4. 注意改变不良生活习惯，适度的体育活动有益健康避免不良嗜好如吸烟酗酒暴饮、暴食。要以低脂肪低热量，低盐饮食为主并要有足够优质的蛋白质、维生素、纤维素及微量元素饮食过饱不利于健康，霉变的食品咸鱼、冷食品均不符合食品卫生的要求，要禁食。

5. 当气温骤变气压、温度明显变化时由于中老年人特别是体弱多病者多半不适应而患病，尤其是严寒和盛夏时老年人适应能力差，免疫能力降低，发病率及死亡率均比平时高所以要特别小心。

6. 及时注意脑血管病的先兆如突发的一侧面部或上下肢突然感到麻木，软弱乏力，嘴歪，流口水；突然感到眩晕，摇晃不定；短暂的意识不清或嗜睡等。

第三十四章　脑出血

一、概述

脑出血系指非外伤性脑实质内的出血。绝大多数是高血压病伴发的脑小动脉病变在血压骤升时破裂所致，称为高血压性脑出血。它起病急骤、病情凶险、死亡率非常高，是急性脑血管病中最严重的一种，为目前中老年人致死性疾病之一。

二、病因

常见病因是高血压合并细小动脉硬化，其他包括脑血管畸形、动脉瘤、血液病、血管炎、瘤卒中等。用力过猛、气候变化、饮酒、情绪激动、过度劳累等为诱发因素。

三、临床表现

1. 运动和语言障碍　运动障碍以偏瘫较为多见；言语障碍主要表现为失语和言语含糊不清。
2. 呕吐　约一半的患者发生呕吐，可能与脑出血时颅内压增高、眩晕发作、脑膜受到血液刺激有关。
3. 意识障碍　表现为嗜睡或昏迷，程度与脑出血的部位、出血量和速度有关。在脑较深部位的短时间内大量出血，大多会出现意识障碍。
4. 眼部症状　瞳孔不等大常发生于颅内压增高的患者；还可以有偏盲和眼球活动障碍，如脑出血患者在急性期常常两眼凝视大脑的出血侧。
5. 头痛头晕　头痛是脑出血的首发症状，常常位于出血一侧的头部；有颅内压力增高时，疼痛可以发展到整个头部。头晕常与头痛伴发，特别是在小脑和脑干出血时。

四、实验室检查

1. CT检查　颅脑CT扫描可清楚显示出血部位、出血量大小、血肿形态、是否破入脑室以及血肿周围有无低密度水肿带和占位效应等。病灶多呈圆形或卵圆形均匀高密度区，边界清楚，脑室大量积血时多呈高密度铸型，脑室扩大。1周后血肿周围有环形增强，血肿吸收后呈低密度或囊性变。动态CT检查还可评价出血的进展情况。
2. MRI和MRA检查　对发现结构异常，对检出脑干和小脑的出血灶和监测脑出血的演进过程优于CT扫描，对急性脑出血诊断不及CT。
3. 其他检查　包括血常规、血液生化、凝血功能、心电图检查和胸部X线摄片检查。外周白细胞可暂时增高，血糖和尿素氮水平也可暂时升高，凝血活酶时间和部分凝血活酶时间异常提示有凝血功能障碍。

五、诊断与鉴别诊断

（一）诊断

1. 中老年人，有高血压病史。
2. 多在体力活动或情绪激动时发病。
3. 发病快，在几分钟或几小时内出现偏瘫、失语等神经精神症状。
4. 急速发生昏睡甚至昏迷。
5. 发病时常伴有反复呕吐和头痛。
6. 脑脊液可为血性和压力升高。
7. 头颅CT呈高密度改变。

（二）鉴别诊断

1. 蛛网膜下腔出血　起病急，多见于青少年，常有意识障碍、颈强直、克氏征阳性，可有动眼神经瘫痪，脑脊液压力增高，呈血性，脑血管造影可发现有动脉瘤等，可助诊断。

2. 脑栓塞　起病急，多见于风湿性心脏病患者，可突然发生意识丧失，但恢复较快，脑脊液检查正常，CT 脑扫描可见低密度影，可资鉴别。

3. 脑血栓形成　发病较缓慢，多见于老年人，常有动脉粥样硬化病史，一般发生在休息或睡眠中，起病之初常无意识障碍，脑脊液压力不高、透明，CT 脑扫描可见低密度影，可助鉴别。

4. 脑肿瘤　起病缓慢，常有头痛、呕吐且进行性加重症状，体检可有视神经乳头水肿及局灶性神经体征等，可助鉴别。

5. 其他原因所致昏迷　如药物中毒、低血糖及乙型脑炎等，均有各自病例特征，一般可与脑出血昏迷区别开来。

六、治疗

1. 内科治疗

（1）一般处理　一般应卧床休息 2 ~ 4 周，保持安静，避免情绪激动和血压升高。严密观察体温、脉搏、呼吸和血压等生命体征，注意瞳孔变化和意识改变。保持呼吸道通畅，清理呼吸道分泌物或吸入物。注意水、电解质平衡和营养，每日入液量可按尿量 + 500ml 计算。调整血糖，血糖过高或过低者，应及时纠正，血糖水平维持在 6 ~ 9mmol/L。明显头痛、过度烦躁不安者，可酌情适当给予镇静止痛剂；便秘者可选用缓泻剂。

（2）降低颅内压　脑出血后脑水肿约在 48 小时达到高峰，持续 3 ~ 5 天后逐渐消退，可持续 2 ~ 3 周或更长。脑水肿可使颅内压增高，并致脑疝形成，是影响脑出血死亡率及功能恢复的主要因素。积极控制脑水肿、降低颅内压（ICP）是脑出血急性期治疗的重要环节。可选用甘露醇、利尿剂、甘油果糖、10% 人血白蛋白。

（3）调整血压　一般来说，当血压 ≥ 200/110mmHg 时，应采取降压治疗，使血压维持在略高于发病前水平；当血压 < 180/105mmHg 时，可暂不使用降压药。收缩压在 180 ~ 200mmHg 或舒张压在 100 ~ 110mmHg 时，需密切监测血压；即使应用降压药治疗，也需避免应用强降压药，防止因血压下降过快引起脑低灌注；收缩压 < 90mmHg，有急性循环功能不全征象，应及时补充血容量，适当给予升血压药治疗，维持足够的脑灌注。脑出血恢复期应积极控制血压，尽量将血压控制在正常范围内。

（4）止血治疗　止血药物如 6 - 氨基己酸、氨甲苯酸、立止血等对高血压动脉硬化性出血的作用不大。如果有凝血功能障碍，可针对性给予止血药物治疗，例如肝素治疗并发的脑出血可用鱼精蛋白中和，华法林治疗并发的脑出血可用维生素 K_1 拮抗。

（5）亚低温治疗　是脑出血的辅助治疗方法，可能有一定效果，可在临床当中试用。

（6）并发症的防治　感染；应激性溃疡；抗利尿激素分泌异常综合征；脑耗盐综合征；痫性发作；中枢性高热；下肢深静脉血栓形成或肺栓塞。

2. 外科治疗　一般来说，当 ICH 病情危重致颅内压过高，内科保守治疗效果不佳时，应及时进行外科手术治疗。

（1）外科治疗目的　尽快清除血肿，降低颅内压，挽救生命，尽可能早期减少血肿对周围组织压迫，降低残疾率。同时可以针对出血原因，如脑血管畸形、动脉瘤等进行治疗。主要手术方法包括：去骨瓣减压术、小骨窗开颅血肿清除术、钻孔血肿抽吸术和脑室穿刺引流术等。

（2）外科治疗适应证　目前对于外科手术适应证、方法和时机选择尚无一致性意见，主要应根据出血部位、病因、出血量及患者年龄、意识状态、全身状况决定。一般认为手术宜在超早期（发病后 6 ~ 24 小时内）进行。

通常下列情况需要考虑手术治疗：①基底节区中等量以上出血（壳核出血 ≥ 30ml，丘脑出血 ≥ 15ml）；②小脑出血 ≥ 10ml 或直径 ≥ 3cm，或合并明显脑积水；③重症脑室出血（脑室铸型）。

3. 康复治疗　脑出血后，只要患者的生命体征平稳、病情不再进展，宜尽早进行康复治疗。早期分阶段综合康复治疗对恢复患者的神经功能，提高生活质量有益。

七、预防与调护

预防应从积极控制高血压入手。近年来各国对高血压的防治已取得明显效果。脑出血的发病率和死亡率均有所下降。应建立合理的生活作息制度，劳逸结合，避免长期过度紧张，戒烟，减少饮酒，以及避免体力劳动及激烈的情绪波动等。患病之后急性期应加强护理，减少并发症的发生，恢复期加强康复训练，减少后遗症，保持开朗心情，树立康复的信心。

第三十五章　癫　痫

一、概述

癫痫是大脑神经元突发性异常放电导致短暂的大脑功能障碍的一种慢性疾病。而癫痫发作是指脑神经元异常和过度超同步化放电所造成的临床现象，其特征是突然和一过性症状。由于异常放电的神经元在大脑中的部位不同而有多种多样的表现，可以是运动感觉精神或自主神经的伴有或不伴有意识或警觉程度的变化。

二、病因病理

（一）病因

1. 遗传因素　在一些有癫痫病史或有先天性中枢神经系统或心脏畸形的患者家族中容易出现癫痫。
2. 脑损害与脑损伤　在胚胎发育中受到病毒感染放射线照射或其他原因引起的胚胎发育不良可以引起癫痫；胎儿生产过程中产伤也是引起癫痫的一个主要原因；颅脑外伤也可引起癫痫。
3. 颅脑其他疾病　脑肿瘤脑血管病颅内感染等。
4. 环境因素　男性患者较女性患者稍多农村发病率高于城市另外发热精神刺激等也是癫痫发生的诱因。

（二）病理

任何正常人都可因电刺激或化学刺激（惊厥剂）而诱致癫痫发作。癫痫的主要特征性变化为脑内一个局限区域许多神经元猝然同步激活 $50 \sim 100 \mathrm{ms}$，而后抑制。

三、临床表现

（一）癫痫发作的类型

1. 强直阵挛发作　特征为突然丧失意识，伴以躯干和四肢的肌肉伸直性 强直性收缩（强直期），呼吸肌受累可出现"癫痫哭声"以及呼吸停止和青紫，其他相关肌肉受累可出现咬伤舌和尿失禁，此期患者血压增高、心律加快和流涎。肌肉强直性收缩持续短时间后出现短暂的肌肉松弛，随后变为短暂的肌肉强直性收缩和松弛交替发生（阵挛期），肌肉松弛期逐渐延长，最后肌肉强直性收缩停止，发作共持续数分钟。发作后（发作后期）患者可有短暂的意识不清和昏睡，此后可主诉头痛和肌肉酸痛，其他恢复如初。少数患者于发作前几分钟或几小时有性质不清的先驱症状，如焦虑、易激惹、注意力不集中、头痛和腹部不适感等。症状性全面强直阵挛发作多由局限性发作或有定位价值的先兆发展而来，于发作后可出现暂时性轻偏瘫（Todd 麻痹）、黑矇或失语。
2. 部分性发作　首发起源于一侧半球的局限范围内神经元放电。临床上有单纯部分性发作和复杂部分性发作，单纯部分性发作为局限性，此时意识清楚；而复杂部分性发作在发作时为双侧性发放，至少在双侧额、颞叶，此时意 识状态出现不同程度的障碍。
3. 局限性运动症状发作　最常见于一侧口角及上肢，因其在运动皮质代表区最大，发作可严格限于局部；也可以从局部开始，最常见于一侧口角或手指，在发作过程中逐渐扩展至整个半身，称 Jackson 发作，但不应扩展至全身。如扩展至全身应称为部分性发作继发全面发作。
4. 躯体感觉或特殊感觉发作　临床上较少见，嗅幻觉较多见，视、听感觉发作可以是单纯的闪光、亮点、音调等，也可以是结构性幻觉，如成形的幻视和成为曲调的音乐，后者更为罕见。
5. 自动症　在轻度意识障碍或无知觉的情况下出现重复性固定的简单动作，如咀嚼、吞咽、咂嘴、搓手；也可以是原有动作的继续；少见的情况下出现一些似有目的的的行为，如似在做家务事。也可以表现为语言自动症。

6. **失神发作**　为突然的活动中断，凝视，持续数秒，突然恢复，仍可继续原来的动作或谈话。而不典型失神的发生是短时逐渐的，发作后的恢复也是逐渐的，有数秒茫然期。两者最主要的区别在于失神发作时脑电图表现为两侧对称同步的3Hz棘慢复合波，而非典型失神为不规则棘慢复合波、快活动或其他暴发性活动，虽为两侧性的，但时常不对称或不同步。

7. **肌阵挛发作**　为突然短暂闪电样肌肉收缩，可以为一块肌肉，一组肌肉，一个肢体或全身。常出现手中东西掉下或突然跌倒。每次发作持续时间很短不到1秒，但可以成串发作。

8. **失张力发作**　为肌张力突然低下，导致头下垂、下颌松弛、肢体下垂，可以缓慢倒地。

（二）癫痫综合征

因脑构造性病变造成的称为症状性癫痫综合征，被认为是症状性癫痫，但病原尚未确定者称为隐源性癫痫综合征。

1. **大田原综合征**　发病于小婴儿，半数以上发病在生后1个月以内。发作形式表现为角弓反张姿势的强直痉挛发作。脑电图表现为间隔3~4秒的慢波和棘波暴发。

2. **婴儿痉挛（West综合征）**　发病于1岁以内。以强直痉挛发作为特点。表现为快速头前屈，弯腰，两臂前伸或屈肘，双手握拳，下肢屈至腹部。发作期间脑电图为高度节律失调。

3. **Lennox – Gastaut综合征**　起病于1~7岁，3~5岁为高峰。有三大特点：①同一患儿有多种发作形式，包括强直发作、不典型失神发作。失张力发作及肌阵挛发作；②智力进行性衰退；③脑电图表现为慢棘慢复合波（1~2.5Hz）。

4. **良性中央回发作**　具有中央颞区棘波的小儿良性癫痫，发病于3~13岁，以5~10岁为高峰。有三大特点：①非常局限的部分性运动发作，以一侧口角及手抽动为主，多在或仅在入睡后发作；②智力不受影响，青春期后自愈；③睡眠中限于一侧中央及中颞区有散在棘波。

5. **儿童期获得性癫痫性失语（Landau Kleffner综合征）**　3~9岁发病，首发症状多为进行性获得性失语，失语为运动性言语（表达和重复）障碍，听读感觉性失语和命名困难，其他智力和学习能力无任何影响，2/3有多动症，75%的患儿于失语后出现癫痫和EEG异常。部分患儿癫痫可先于失语出现，约30%的患儿无癫痫发作。预后良好，10~15岁癫痫停止，1/2的患儿数月至数年言语困难恢复。多数于成年期言语恢复，只20%遗有些许言语障碍。6岁后发病预后好。

6. **额叶癫痫**　从新生儿至成人均可发病。发作短暂，起始和终止皆突然，发作多呈丛集性和多于夜间发作，表现为多种多样的奇异的运动性动作和复杂部分性发作，常见似有目的的自动症，多有继发性全身发作。也可以表现为姿势性发作。头皮脑电图记录于非发作期很少发现异常。

7. **颞叶癫痫**　主要发病于青少年期（10~20岁）。临床表现：①口及消化道的自动症；②具有自主神经症状的单纯部分性发作，如腹部气向上冲；③特殊感觉异常，如嗅、听幻觉或错觉；④情感、认知、记忆功能障碍发作。脑电图在一侧前颞区有棘波放电，发作时为双侧额、颞叶或全脑发放。

8. **枕叶癫痫**　可发病于儿童及成人。从视觉先兆开始，如半侧视野（有时为全视野）黑矇、闪光、光幻视，以及视错觉。而后双眼及头向对侧偏转，全身强直或强直阵挛发作。发放扩散至颞叶及（或）额叶，可以出现相应发作。脑电图可见头后部有棘波放电。

（三）癫痫持续状态

是指单次癫痫发作超过30分钟，或者癫痫频繁发作，以致患者尚未从前一次发作中完全恢复而又有另一次发作，总时间超过30分钟者。癫痫持续状态是一种需要抢救的急症。

四、辅助检查

1. **实验室检查**　血、尿、便常规检查及血糖、电解质（钙磷）测定。

2. **脑脊液检查**　如病毒性脑炎时，白细胞计数增多、蛋白增高，细菌性感染时，还有糖及氯化物降低。脑寄生虫病可有嗜酸性粒细胞增多；中枢神经系统梅毒时，梅毒螺旋体抗体检测阳性。颅内肿瘤可以有颅内压增高、蛋白增高。

3. 血清或脑脊液氨基酸分析 可以发现可能的氨基酸代谢异常。

4. 神经电生理检查 传统的脑电图记录。如硬膜下电极包括线电极和栅电极放置在可能是癫痫区域的脑部。

5. 神经影像学检查 CT 和 MRI 大大提高了癫痫病灶结构异常的诊断。目前已在临床应用脑功能检查包括阳离子衍射断层摄影（PET）、单光子衍射断层摄影（SPECT）和 MRI 光谱分析仪（MRS）。PET 可以测量脑的糖和氧的代谢脑血流和神经递质功能变化。SPECT 亦可以测量脑血流、代谢和神经递质功能变化，但是在定量方面没有 PET 准确。MRS 可以测量某些化学物质，如乙酰天冬氨酸含胆碱物质、肌酸和乳酸在癫痫区域的变化。

6. 神经生化的检查 目前已经应用的离子特异电极和微透析探针，可以放置在脑内癫痫区域，测量癫痫发作间、发作时和发作后的某些生化改变。

7. 神经病理检查 是手术切除癫痫病灶的病理检查，可以确定癫痫病因是由脑瘤瘢痕、血管畸形、硬化炎症、发育异常或其他异常引起。

8. 神经心理检查 此项检查可以评估认知功能的障碍，可以判断癫痫病灶或区域在大脑的哪一侧。

五、诊断与鉴别诊断

（一）诊断

1. 癫痫的临床诊断主要依据癫痫患者的发作病史，特别是可靠目击者所提供的详细地发作过程和表现，辅以脑电图痫性放电即可诊断。

2. 脑电图是诊断癫痫最常用的一种辅助检查方法。

3. 神经影像学检查可确定脑结构性异常或损害，脑磁图、PET 等可帮助确定癫痫灶的定位。

（二）鉴别诊断

1. 痫性发作需要与各种发作性疾病鉴别 癔症、晕厥、过度换气综合征、偏头痛、短暂性脑缺血发作、发作性睡病。此外，癫痫还应与发作性精神症状以及发作性其他内脏症状等鉴别。

2. 症状性癫痫及癫痫综合征的病因鉴别 引起癫痫的全身性疾病有低血糖症、低钙血症、氨基酸尿症等；引起癫痫的脑部疾病有产伤史、高热惊厥史、脑外伤史、卒中史等。体检中若发现颅内肿瘤的定位体征和视盘水肿、脑动静脉畸形的头部杂音、脑猪囊尾蚴病（囊虫病）的皮下结节等；脑血管造影、核素脑扫描、CT、MRI 等检查有助鉴别。

六、治疗

（一）药物治疗

在没有诱因情况下出现二次癫痫发作的患者，必须给予正规抗痫药物治疗。但此发作的患者是否应开始长期药物治疗，要根据患者具体情况如发作类型、年龄、诱因、以往病史、家族史、有无阳性体征、EEG、有无脑结构性改变、突然意识丧失可能招致的危险等资料进行全面考虑后作出决定。

1. 药物的选择 主要取决于发作类型。GTCS 首选药物为苯妥英钠、卡马西平；失神发作首选乙琥胺或丙戊酸钠，其次为氯硝西泮（氯硝安定）；单纯部分性发作者选卡马西平，其次为苯妥英钠、扑痫酮、苯巴比妥；儿童肌阵挛发作首选丙戊酸钠，其次为乙琥胺或氯硝西泮。

2. 常用药物的用法 苯妥英钠起始 200mg/d，维持 300～500mg/d。苯巴比妥 60～180mg/d。卡马西平起始 200mg/d，维持 600～2000mg/d。乙琥胺起始 500mg/d，维持 500～1500mg/d。丙戊酸钠 600～2000mg/d，儿童 30～40 mg/（kg·d）。氯硝西泮 1mg/d，逐渐加量。儿童 0.5mg/d。

3. 用药原则 根据发作类型选择安全、有效、易购和价廉的药物。口服药均需自常量低限开始，逐渐调整至能控制发作而不出现严重毒、副作用为宜。单药治疗是癫痫的重要原则，单个药物治疗数周，血清药浓度已达到该药"治疗范围"血浓度而无效或发生患者不能耐受的副作用，应考虑更换药物或与其他药物合并治疗。但需注意更换新药时不可骤停原药。癫痫是一个长期治疗的疾病，应树立患者信心。特发性癫痫在控制发作 1～2 年后，非特发性癫痫在控制发作 3～5 年后才减量或停药，部分患者终身服药。停药应根据癫痫类型、发作控制情况综合考虑，通常在 1～2 年逐渐减量，直至停用。

（二）手术治疗

手术治疗的适应证包括：①难治性癫痫，如患病时间较长，并经正规抗痫药治疗 2 年以上无效或痫性发作严重而频繁；②癫痫灶不在脑内的主要功能区，且手术易于到达，术后不会造成严重残废者；③脑器质性病变所致的癫痫，可经手术切除病变区。

（三）癫痫持续状态的处理

癫痫持续状态可造成严重脑损伤，惊厥持续时间越长，产生不可逆性脑损伤的可能性越大，发作控制越困难，严重时危及生命，故对癫痫持续状态应按急症处理。对惊厥性持续状态必须分秒必争地进行抢救，尽快终止临床发作。SE 的治疗包括 4 个方面：终止发作、防止复发、处理促发因素及治疗并发症。

1. 地西泮　亦称安定。长期以来就是治疗癫痫持续状态的首选药物。本药入脑迅速、止惊快，一般 1 ~ 2 分钟即可生效，80% 患儿都能在 5 分钟内迅速止惊，作用可维持 15 ~ 30 分钟。静脉给药，常用量每次 0.3 ~ 0.6mg/kg，最大剂量每次 10mg，婴幼儿一次不超过 2 ~ 3mg；静注速度要慢，为 1 ~ 2mg/min；新生儿 0.1 ~ 0.2mg/min。本药其分布半衰期短，很快再分布到脂肪组织，使脑浓度下降，可导致惊厥再次发作。必要时 15 ~ 30 分钟可重复上述剂量一次，24 小时内可用 2 ~ 4 次。该药缺点是抑制呼吸，对已用过苯巴比妥的患者更慎重。

2. 苯妥英钠　文献报道苯妥英钠单药治疗癫痫持续状态控制率为 41% ~ 90%。静脉注射负荷量为 20mg/kg，溶于 0.9% 生理盐水，注射速度 1mg/（kg·min）（<50mg/min），5 ~ 20 分钟内生效。12 小时后酌情给予维持量 3 ~ 5mg/kg，可减少复发，疗效可维持数日，其有效率为 41% ~ 90%，同时还具有不影响意识和呼吸的副作用。该药注射不能太快，否则会引起血压下降、心率减慢，甚至心跳停止，用药时需注意监测心率和血压。苯妥英钠属碱性药物，只能用生理盐水稀释，且不能肌内注射。

3. 苯巴比妥　本药作为抗癫痫持续状态药物已沿用多年，有效而安全。静脉注射负荷量为 20mg/kg，注射速度 <50mg/min，一次剂量 <0.3g。负荷量后 10 ~ 20 分钟起效，虽然血、脑浓度平衡需要 1 小时以上，但可很快达到有效浓度（15 ~ 35μg/ml）。因其半衰期很长，故维持时间也长，可达 6 ~ 12 小时。该药主要缺点是抑制呼吸作用较强，对血压和意识也有影响。单用苯巴比妥治疗 SE 的有效率为 82%，常与地西泮合用，可取得较好的控制 SE 的效果。

4. 对症治疗　保持呼吸道通畅，必要时气管切开，密切观察生命体征，预防脑水肿和继发感染。降温，维持水、电解质平衡等。

七、预防与调护

1. 预防癫痫病的发生，应详细地进行家系调查，了解患者双亲同胞和近亲中是否有癫痫发作及其发作特点，对能引起智力低下和癫痫的一些严重遗传性疾病，应进行产前诊断或新生儿期过筛检查，以决定终止妊娠或早期进行治疗。防止分娩意外，新生儿产伤是癫痫发病的重要原因之一，避免产伤对预防癫痫有重要意义。

2. 对癫痫患者要及时诊断，及早治疗，治疗越早脑损伤越小，复发越少，预后越好。去除或减轻引起癫痫的原发病如颅内占位性疾病、代谢异常、感染等，对反复发作的病例也有重要意义。

3. 癫痫是一种慢性疾病，可迁延数年甚至数十年之久，因而可对患者身体、精神、婚姻以及社会经济地位等，造成严重的不良影响。患者在家庭关系、学校教育和就业等方面的不幸和挫折、文体活动方面的限制等，不但可使患者产生耻辱和悲观心理，严重影响患者的身心发育，这就要求社会各界对癫痫患者给予理解和支持。

第三十六章　有机磷杀虫药中毒

一、概述

有机磷在生产、使用过程中如有不当，可使人体中毒，即有机磷杀虫药中毒。有机磷农药根据毒性程度可分为以下 4 类：①剧毒类。如甲拌磷（3911）、内吸磷（1059）、对硫磷（1605）、特普（TEPP）等。②高毒类。如甲基对硫磷、甲胺磷、谷硫磷、三硫磷、氧乐果、敌敌畏（DDVP）等。③中度毒类。如乐果、倍硫磷、除线磷、碘依可酯乙硫磷（1240）、敌百虫、乙酰甲胺磷、敌匹硫磷（二嗪农）和亚胺硫磷等。④低毒类。如马拉硫磷（4049）、肟硫磷（辛硫磷）、甲基乙酯磷、碘硫磷和溴硫磷等。

二、病因病理

（一）病因

1. 生产中毒 在生产过程中引起中毒的主要原因是在杀虫药精制、出料和包装过程，手套破损或衣服和口罩污染；也可因生产设备密闭不严，化学物跑、冒、滴、漏，或在事故抢修过程中，杀虫药污染手、皮肤或吸入呼吸道引起。

2. 使用中毒 在使用过程中，施药人员喷洒时，药液污染皮肤或湿透衣服由皮肤吸收，以及吸入空气中杀虫药所致；配药浓度过高或手直接接触杀虫药原液也可引起中毒。

3. 生活性中毒 在日常生活中，急性中毒主要由于误服、故意吞服，或饮用被杀虫药污染水源或食入污染食品；也有因滥用 OPI 治疗皮肤病或驱虫而中毒。

（二）病理

有机磷杀虫药进入体内，与胆碱酯酶结合成磷酰化胆碱酯酶，失去分解乙酰胆碱的能力，造成乙酰胆碱在体内大量积聚，从而产生中枢神经系统和胆碱能神经兴奋，再由过度兴奋转入抑制。大量乙酰胆碱与胆碱能神经突触后膜的乙酰胆碱毒蕈碱受体结合，产生毒蕈碱样症状。在运动神经肌肉接头中蓄积，与突触后膜的乙酰胆碱烟碱受体结合，产生烟碱样症状。

三、临床表现

急性有机磷农药进入人体后往往病情迅速发展，患者很快出现如下情况。

1. 胆碱能神经兴奋及危象

（1）毒蕈碱样症状 主要是副交感神经末梢兴奋所致的平滑肌痉挛和腺体分泌增加。临床表现为恶心、呕吐、腹痛、多汗、流泪、流涕、流涎、腹泻、尿频、大小便失禁、心跳减慢和瞳孔缩小、支气管痉挛和分泌物增加、咳嗽、气急，严重患者出现肺水肿。

（2）烟碱样症状 乙酰胆碱在横纹肌神经肌肉接头处过度蓄积和刺激，使面、眼睑、舌、四肢和全身横纹肌发生肌纤维颤动，甚至全身肌肉强直性痉挛。患者常有全身紧束和压迫感，而后发生肌力减退和瘫痪。严重者可有呼吸肌麻痹，造成周围性呼吸衰竭。此外由于交感神经节受乙酰胆碱刺激，其节后交感神经纤维末梢释放儿茶酚胺使血管收缩，引起血压增高、心跳加快和心律失常。

（3）中枢神经系统症状 中枢神经系统受乙酰胆碱刺激后有头晕、头痛、疲乏、共济失调、烦躁不安、谵妄、抽搐和昏迷等症状。

2. 中间综合征 是指有机磷毒物排出延迟、在体内再分布或用药不足等原因，使胆碱酯酶长时间受到抑制，蓄积于突触间隙内，高浓度乙酰胆碱持续刺激突触后膜上烟碱受体并使之失敏，导致冲动在神经肌肉接头处传递受阻所产生的一系列症状。一般在急性中毒后 1~4 天急性中毒症状缓解后，患者突然出现以呼吸肌、脑神经运动支支配的肌肉以及肢体近端肌肉无力为特征的临床表现。患者发生颈、上肢和呼吸肌麻痹。累及颅神经者，出现睑下垂、眼外展障碍和面瘫。肌无力可造成周围呼吸衰竭，此时需要立即呼吸支持，如未及时干预则容易导致患者死亡。

3. 有机磷迟发性神经病 有机磷农药急性中毒一般无后遗症。个别患者在急性中毒症状消失后 2~3 周可发生迟发性神经病，主要累及肢体末端，且可发生下肢瘫痪、四肢肌肉萎缩等神经系统症状。认为这种病变不是由胆碱酯酶受抑制引起的，可能是由于有机磷农药抑制神经靶酯酶，并使其老化所致。

4. 其他表现 敌敌畏、敌百虫、对硫磷、内吸磷等接触皮肤后可引起过敏性皮炎，并可出现水疱和脱皮，严重者可出现皮肤化学性烧伤，影响预后。有机磷农药滴入眼部可引起结膜充血和瞳孔缩小。

四、实验室检查

1. 临床检查

（1）经系统检查　有相应的 AOPP 体征。

（2）呼吸系统检查　有肺水肿体征（双肺布满湿性啰音）。

2. 实验室检查

（1）胆碱酯酶活性测定　是有机磷农药中毒的特异性标志酶，但酶的活性下降程度与病情及预后不完全一致。

（2）肌酸激酶（CK）及肌钙蛋白（cTnI）测定　可反应 AOPP 时心肌损害程度。

（3）其他　早期血液、尿液及胃液毒物检测对诊断及治疗有指导价值。

五、诊断与鉴别诊断

（一）诊断

1. 病史　患者有有机磷农药接触史，如口服、农业生产中皮肤接触或吸入有机磷农药雾滴等。中毒发病时间与毒物品种、剂量和侵入途径密切相关。

2. 临床表现及实验室检查　患者情况符合 AOPP 的临床及实验室检查特征。

3. 急性中毒的程度　分为：①轻度中毒，有头晕、头痛、恶心、呕吐、多汗、胸闷、视物模糊、无力、瞳孔缩小症状，胆碱酯酶活力一般在 50% ~70%；②中度中毒，除上述症状外，还有肌纤维颤动、瞳孔明显缩小、轻度呼吸困难、流涎、腹痛、步态蹒跚，意识清楚，胆碱酯酶活力一般在 30% ~50%；③重度中毒，除上述症状外，出现昏迷、肺水肿、呼吸麻痹、脑水肿，胆碱酯酶活力一般在 30% 以下。

（二）鉴别诊断

由于有机磷中毒的典型症状之一是肺水肿，这样就容易与心源性肺水肿（心力衰竭）混淆，临床上需要做出鉴别。病史可以作为有力的鉴别点，心源性肺水肿患者多有较重的心脏病史而 AOPP 者则有毒物接触史。

六、治疗

（一）迅速清除毒物

立即将患者撤离中毒现场。彻底清除未被机体吸收进入血的毒物，如迅速脱去污染衣服，用肥皂水清洗污染皮肤、毛发和指甲；眼部污染时，用清水、生理盐水、2% 碳酸氢钠溶液或 3% 硼酸溶液冲洗。口服中毒者，用清水、2% 碳酸氢钠溶液（敌百虫忌用）或 1∶5000 高锰酸钾溶液（对硫磷忌用）反复洗胃，即首次洗胃后保留胃管，间隔 3~4 小时重复洗胃，直至洗出液清亮为止。然后用硫酸钠 20~40g 溶于 20ml 水，口服，观察 30 分钟，无导泻作用时，再口服或经鼻胃管注入水 500ml。

（二）紧急复苏

OPI 中毒常死于肺水肿、呼吸肌麻痹、呼吸中枢衰竭。对上述患者，要紧急采取复苏措施：清除呼吸道分泌物，保持呼吸道通畅，给氧，据病情应用机械通气。肺水肿应用阿托品，不能应用氨茶碱和吗啡。心脏停搏时，行体外心脏按压复苏等。

（三）解毒药

在清除毒物过程中，同时应用 ChE 复能药和胆碱受体阻断药治疗。

1. 用药原则　根据病情，要早期、足量、联合和重复应用解毒药，并且选用合理给药途径及择期停药。中毒早期即联合应用抗胆碱能药与 ChE 复能药才能取得更好疗效。

2. ChE 复能药　肟类化合物能使被抑制的 ChE 恢复活性。其原理是肟类化合物吡啶环中季铵氮带正电荷，能被磷酰化胆碱酯酶的阴离子部位吸引，其肟基与磷酰化胆碱酯酶中的磷形成结合物，使其与 ChE 酯解部位分离，恢复真性 ChE 活性。

ChE 复能药尚能作用于外周 N_2 受体，对抗外周 N 胆碱受体活性，能有效解除烟碱样毒性作用，对 M

样症状和中枢性呼吸抑制作用无明显影响。

（1）氯解磷定（PAM - CI，氯磷定）　复能作用强，毒性小，水溶性大，可供静脉或肌内注射，是临床上首选的解毒药。

（2）碘解磷定（PAM - I，解磷定）　复能作用较差，毒性小，水溶性小，仅能静脉注射，是临床上次选的解毒药。

（3）双复磷（DMO4）　重活化作用强，毒性较大，水溶性大，能静脉或肌内注射。

3. 胆碱受体阻断药

（1）M胆碱受体阻断药　又称外周性抗胆碱能药。阿托品和山莨菪碱等主要作用于外周 M 受体，能缓解 M 样症状，对 N 受体无明显作用。根据病情，阿托品每 10 ~ 30 分钟或 1 ~ 2 小时给药一次，直到患者 M 样症状消失或出现"阿托品化"。阿托品化指征为瞳孔较前扩大、口干、皮肤干燥、心率增快（90 ~ 100 次/分）和肺湿啰音消失。此时，应减少阿托品剂量或停用。如出现瞳孔明显扩大、神志模糊、烦躁不安、抽搐、昏迷和尿潴留等为阿托品中毒，立即停用阿托品。

（2）N胆碱受体阻断药　又称中枢性抗胆碱能药，如东莨菪碱、苯那辛、苯扎托品、丙环定等，对中枢 M 和 N 受体作用强，对外周 M 受体作用弱。盐酸戊乙奎醚（penehyclidine，长托宁）对外周 M 受体和中枢 M、N 受体均有作用，但选择性作用于 M_1、M_3 受体亚型，对 M_2 受体作用极弱，对心率无明显影响；较阿托品作用强，有效剂量小，作用时间长（半衰期 6 ~ 8 小时），不良反应少；首次用药需与氯解磷定合用。

根据 OPI 中毒程度，可采用胆碱酯酶复活剂与阿托品联合用药。轻度中毒可单用胆碱酯酶复能药。两药合用时，应减少阿托品用量，以免发生阿托品中毒。

4. 复方制剂　是将生理性拮抗剂与中毒酶复能药组成的复方制剂。国内有解磷注射液（每支含阿托品 3mg、苯那辛 3mg 和氯解磷定 400mg）。首次剂量：①轻度中毒 1/2 ~ 1 支肌注；②中度中毒 1 ~ 2 支；③重度中毒 2 ~ 3 支。但尚需分别另加氯解磷定，轻度中毒 0 ~ 0.5g，中度中毒 0.5 ~ 1.0g，重度中毒 1.0 ~ 1.5g。

对重度患者，症状缓解后逐渐减少解毒药用量，待症状基本消失，全血胆碱酯酶活力升至正常的 50% ~ 60% 后停药观察，通常至少观察 3 ~ 7 天再出院。

（四）对症治疗

重度 OPI 中毒患者常伴有多种并发症，如酸中毒、低钾血症、严重心律失常、脑水肿等。特别是合并严重呼吸和循环衰竭时如处理不及时，应用的解毒药尚未发挥作用患者即已死亡。

（五）中间型综合征治疗

立即给予人工机械通气。同时应用氯解磷定每次 1.0g，肌注，酌情选择给药间隔时间，连用 2 ~ 3 天。积极对症治疗。

七、预防

对生产和使用 OPI 人员要进行宣传普及防治中毒常识；在生产和加工 OPI 的过程中，严格执行安全生产制度和操作规程；搬运和应用农药时应做好安全防护。对于慢性接触者，定期体检和测定全血胆碱酯酶活力。

第三十七章　急性阑尾炎

一、概述

急性阑尾炎是外科常见病，居各种急腹症的首位。转移性右下腹痛及阑尾点压痛、反跳痛为其常见临床表现，但是急性阑尾炎的病情变化多端。其临床表现为持续伴阵发性加剧的右下腹痛、恶心、呕吐，多数患者白细胞和嗜中性粒细胞计数增高。右下腹阑尾区（麦氏点）压痛，则是该病重要体征。

二、病因

1. 梗阻　阑尾为一细长的管道，仅一端与盲肠相通，一旦梗阻可使管腔内分泌物积存、内压增高，压迫阑尾壁阻碍远侧血运。在此基础上管腔内细菌侵入受损黏膜，易致感染。梗阻为急性阑尾炎发病常见的基本因素。

2. 感染　其主要因素为阑尾腔内细菌所致的直接感染。阑尾腔因与盲肠相通，因此其具有与盲肠腔内相同的以大肠杆菌和厌氧菌为主的菌种和数量。若阑尾黏膜稍有损伤，细菌侵入管壁，引起不同程度的感染。

3. 其他　被认为与发病有关的其他因素中有因腹泻、便秘等胃肠道功能障碍引起内脏神经反射，导致阑尾肌肉和血管痉挛，一旦超过正常强度，可以产生阑尾管腔狭窄、血供障碍、黏膜受损，细菌入侵而致急性炎症。此外，急性阑尾炎发病与饮食习惯、便秘和遗传等因素有关。

三、临床表现

1. 腹痛　典型的急性阑尾炎初期有中上腹或脐周疼痛，数小时后腹痛转移并固定于右下腹。早期阶段为一种内脏神经反射性疼痛，故中上腹和脐周疼痛范围较弥散，常不能确切定位。当炎症波及浆膜层和壁腹膜时，疼痛即固定于右下腹，原中上腹或脐周痛即减轻或消失。因此，无典型的转移性右下腹疼痛史并不能排除急性阑尾炎。

单纯性阑尾炎常呈阵发性或持续性胀痛和钝痛，持续性剧痛往往提示为化脓性或坏疽性阑尾炎。持续剧痛波及中下腹或两侧下腹，常为阑尾坏疽穿孔的征象。有时阑尾坏疽穿孔，腹痛反而有所缓解，但这种疼痛缓解的现象是暂时的，且其他伴随的症状和体征并未改善，甚至有所加剧。

2. 胃肠道症状　恶心、呕吐最为常见，早期的呕吐多为反射性，常发生在腹痛的高峰期，呕吐物为食物残渣和胃液，晚期的呕吐则与腹膜炎有关。约 1/3 的患者有便秘或腹泻的症状，腹痛早期的大便次数增多，可能是肠蠕动增强的结果。盆位阑尾炎时，阑尾的尖端直接刺激直肠壁也可伴便次增多，而阑尾穿孔后的盆腔脓肿，不仅便次多，甚至会出现里急后重。

3. 发热　一般只有低热，无寒战，化脓性阑尾炎一般亦不超过38℃。高热多见于阑尾坏疽、穿孔或已并发腹膜炎。伴有寒战和黄疸，则提示可能并发化脓性门静脉炎。

4. 压痛和反跳痛　腹部压痛是壁腹膜受炎症刺激的表现。阑尾压痛点通常位于麦氏点，即右髂前上棘与脐连线的中、外 1/3 交界处。随阑尾解剖位置的变异，压痛点可相应改变，但关键是右下腹有一固定的压痛点。反跳痛也称 Blumberg 征。在肥胖或盲肠后位阑尾炎的患者，压痛可能较轻，但有明显的反跳痛。

5. 腹肌紧张　阑尾化脓即有此体征，坏疽穿孔并发腹膜炎时腹肌紧张尤为显著。但老年或肥胖患者腹肌较弱，须同时检查对侧腹肌进行对比，才能判断有无腹肌紧张。

6. 皮肤感觉过敏　在早期，尤其在阑尾腔有梗阻时，可出现右下腹皮肤感觉过敏现象，范围相当于第 10～12 胸髓节段神经支配区，位于右髂嵴最高点、右耻骨嵴及脐构成的三角区，也称 Sherren 三角，它并不因阑尾位置不同而改变，如阑尾坏疽穿孔则在此三角区的皮肤感觉过敏现象即消失。

四、辅助检查

1. 血常规　急性阑尾炎患者白细胞计数增多，约占患者的 90%，是临床诊断中重要依据。一般在 $(10～15)×10^9/L$。随着炎症加重，白细胞数随之增加，甚至可超过 $20×10^9/L$。但年老体弱或免疫功能受抑制的患者，白细胞数不一定增多。与白细胞数增多的同时，中性粒细胞数也有增高。二者往往同时出现，但也有仅中性粒细胞明显增高，具有同样重要意义。

2. 尿常规　急性阑尾炎患者的尿液检查并无特殊，但为排除类似阑尾炎症状的泌尿系统疾病，如输尿管结石，常规检查尿液仍属必要。偶有阑尾远端炎症并与输尿管或膀胱相粘连，尿中也可出现少量红、白细胞。

3. 超声检查　阑尾充血、水肿、渗出，在超声显示中呈低回声管状结构，较僵硬，其横切面呈同心圆似的靶样显影，直径≥7mm，是急性阑尾炎的典型图像。但坏疽性阑尾炎或炎症已扩散为腹膜炎时，大量腹腔渗液和肠麻痹胀气影响超声的显示率。超声检查可显示盲肠后阑尾炎，因为痉挛的盲肠作为透声窗而使阑尾显示。超声检查也可在鉴别诊断中起重要作用，因为它可显示输尿管结石、卵巢囊肿、异位妊娠、肠系膜淋巴结肿大等，因此对女性急性阑尾炎的诊断和鉴别诊断特别有用。

4. 腹腔镜检查 该项检查是急性阑尾炎诊断手段中能得到最肯定结果的一种方法。因为通过下腹部插入腹腔镜可以直接观察阑尾有无炎症，也能分辨与阑尾炎有相似症状的邻近其他疾病，不但对确定诊断可起决定作用，并可同时进行治疗。

五、诊断与鉴别诊断

（一）诊断

1. 典型者腹痛多自中上腹部或脐周围开始，数小时后转移至右下腹，为持续性疼痛，有阵发性加剧。

2. 后位阑尾可有腰大肌刺激征，迫使患者左侧卧位，右大腿强度后伸，出现右下腹疼痛加剧。

3. 有时可出现发热，伴有厌食、恶心、呕吐等症状，血中白细胞增加，中性粒细胞比例升高。

4. 若体温升高、腹痛加剧、压痛增重及局部体征明显，可能发生阑尾坏疽或穿孔。如可触到压痛包块，则可能阑尾穿孔后，周围形成脓包。

5. 白细胞总数和中性白细胞数可轻度或中度增加，大便和尿常规可基本正常。胸部透视可排除右侧胸腔疾病减少对阑尾炎的误诊，立位腹部平片观察膈下有无游离气体等其他外科急腹症的存在。右下腹 B 超检查，了解有无炎性包块，对判断病程和决定手术有一定帮助。

6. 青年女性和有停经史的已婚妇女，对急性阑尾炎诊断有怀疑时，应请妇科会诊以便排除宫外孕和卵巢滤泡破裂等疾病。

7. 右下腹有固定的压痛区和不同程度的腹膜刺激征，特别是急性阑尾炎早期，自觉腹痛尚未固定时，右下腹就有压痛存在。而阑尾穿孔合并弥漫性腹膜炎时，尽管腹部压痛范围广泛，但仍以右下腹最为明显。有时为了掌握压痛的确实部位，应该仔细的多次和有对比的对全腹部进行检查。急性阑尾炎的压痛始终在右下腹部，并可伴有不同程度的腹肌紧张和反跳痛。

（二）鉴别诊断

需要与内科、外科、妇产科急腹症鉴别

（1）右下肺炎和胸膜炎 右下肺和胸腔的炎性病变，可反射性引起右下腹痛，有进可误诊为急性阑尾炎。但肺炎及胸膜炎常常有咳嗽、咳痰及胸痛等明显的呼吸道症状，而且胸部体征如呼吸音改变及湿啰音等也常存在。腹部体征不明显，右下腹压痛多不存在。胸部 X 线，可明确诊断。

（2）急性肠系膜淋巴结炎 多见于儿童，常继于上呼吸道感染之后。由于小肠系膜淋巴结广泛肿大，回肠末端尤为明显，临床上可表现为右下腹痛及压痛，类似急性阑尾炎。但本病伴有高热，腹痛压痛较为广泛，有时尚可触到肿大的淋巴结。

（3）局限性回肠炎 病变主要发生在回肠末端，为一种非特异性炎症，20 ~ 30 岁的青年人较多见。本病急性期时，病变处的肠管充血，水肿并有渗出，刺激右下腹壁层腹膜，出现腹痛及压痛，类似急性阑尾炎。位置局限于回肠，无转移性腹痛的特点，腹部体征也较广泛，有时可触到肿大之肠管。另外，患者可伴有腹泻，大便检查有明显的异常成分。

（4）右侧输卵管妊娠 右侧宫外孕破裂后，腹腔内出血刺激右下腹壁层腹膜，可出现急性阑尾炎的临床特点。但宫外孕常有停经及早孕史，而且发病前可有阴道出血。患者继腹痛后有会阴和肛门部肿胀感，同时有内出血及出血性休克现象。妇科检查可见阴道内有血液，子宫稍大伴触痛，右侧附件肿大和后穹隆穿刺有血等阳性体征。

（5）卵巢囊肿扭转 右侧卵巢肿蒂扭转后，囊肿循环障碍、坏死、血性渗出，引起右腹部的炎症，与阑尾炎临床相似。但本病常有盆腔包块史，且发病突然，为阵发性绞痛，可伴轻度休克症状。妇科检查时能触到囊性包块，并有触痛，腹部 B 超证实右下腹有囊性包块存在。

（6）卵巢滤泡破裂 多发生于未婚女青年，常在月经后两周发病，因腹腔内出血，引起右下腹痛。本病右下腹局部体征较轻，诊断性腹腔穿刺可抽出血性渗出。

（7）急性附件炎 右侧输卵管急性炎症可引起与急性阑尾炎相似的症状和体征。但输卵管炎多发生于已婚妇女，有白带过多史，发病多在月经来潮之前。虽有右下腹痛，但无典型的转移性，而且腹部压痛部位较低，几乎靠近耻骨处。妇科检查可见阴道有脓性分泌物，子宫两侧触痛明显，右侧附件有触痛性肿物。

（8）溃疡病急性穿孔　溃疡病发生穿孔后，部分胃内容物沿右结肠旁沟流住入右髂窝，引起右下腹急性炎症，可误诊为急性生阑尾炎。但本病多有慢性溃疡病史，发病前多有暴饮暴食的诱因，发病突然且腹痛剧烈。查体时见腹壁呈木板状，腹膜刺激征以剑突下最明显。腹部透视膈下可见游离气体，诊断性腹腔穿刺可抽出上消化道液体。

（9）急性胆囊炎、胆石症　急性胆囊炎有时需和高位阑尾炎鉴别，前者常有胆绞痛发作史，伴右肩和背部放散痛；而后者为转移性腹痛的特点。检查时急性胆囊炎可出现莫菲氏征阳性，甚至可触到肿大的胆囊，急诊腹部 B 超检查可显示胆囊肿大和结石声影。

（10）急性梅克尔憩室炎　梅克尔憩室为一先天性畸形，主要位于回肠的末端，其部位与阑尾很接近。憩室发生急性炎症时，临床症状极似急性阑尾炎，术前很难鉴别。因此，当临床诊断阑尾炎而手术中的阑尾外观基本正常时，应仔细检查末段回肠至 1 米，以免遗漏发炎的憩室。

（11）右侧输尿管结石　输尿管结石向下移动时可引起右下腹部痛，有时可与阑尾炎混淆。但输尿管结石发作时呈剧烈的绞痛，难以忍受，疼痛沿输尿管向外阴部、大腿内侧放散。腹部检查，右下腹压痛和肌紧张均不太明显，腹部平片有时可发现泌尿系有阳性结石，而尿常规有大量红细胞。

六、治疗

（一）治疗原则

1. 急性单纯性阑尾炎　条件允许时可先行中西医相结合的非手术治疗，但必须仔细观察，如病情有发展应及时中转手术。经保守治疗后，可能遗留有阑尾腔的狭窄，且再次急性发作的机会很大。

2. 化脓性、穿孔性阑尾炎　原则上应立即实施急诊手术，切除病理性阑尾，术后应积极抗感染，预防并发症。

3. 发病已数日且合并炎性包块的阑尾炎　暂行保守治疗，促进炎症的尽快呼吸，待 3～6 个月后如仍有症状者，再考虑切除阑尾。保守期间如脓肿有扩大并可能破溃时，应急诊引流。

4. 高龄患者，小儿及妊娠期急性阑尾炎　原则上应和成年人阑尾炎一样，急诊手术。

（二）非手术治疗

主要适应于急性单纯性阑尾炎，阑尾脓肿，妊娠早期和后期急性阑尾炎，高龄合并有主要脏器病变的阑尾炎。

1. 基础治疗　包括卧床休息，控制饮食，适当补液和对症处理等。

2. 抗菌治疗　选用广谱抗生素（如氨苄青霉素）和抗厌氧菌的药物（如灭滴灵）。

3. 针刺治疗　可取足三里、阑尾穴，强刺激，留针 30 分钟，每日二次，连续三天。

4. 中药治疗　可分外敷和内服两种。

（1）外敷　适用于阑尾脓肿，如四黄散、大黄、黄连、黄芩和黄柏各等份，冰片适量，共研呈细末后用温水调成糊状，供外敷用。

（2）内服　主要作用是清热解毒、行气活血及通里攻下。根据中医辩论证治的原则，将急性阑尾炎分成三期：①淤滞期，用阑尾化瘀汤；②蕴热期，用阑尾清化汤；③毒热期，用阑尾解毒汤。

（三）手术治疗

主要适应于各类急性阑尾炎，反复发作的慢性阑尾炎，阑尾脓肿保守 3～6 个月后仍有症状者及非手术治疗无效者。

1. 术前准备　术前 4～6 小时应禁饮食，确定手术时间后可给适量的镇痛剂，已化脓和穿孔者应给以广谱抗生素。有弥漫性腹膜炎者，需行胃肠减压，静脉输液，注意纠正水、电解质紊乱。心和肺等主要脏器功能障碍者，应与有关科室协同进行适当处理。

2. 手术方法　以局麻下经右下腹斜切口完成手术最为适宜，少数患者也可选择硬膜外麻醉和全麻经右下腹探查切口完成。主要方式为阑尾切除术（有常规法和逆行法）。粘连严重者也可行浆膜下切除阑尾。少数阑尾脓肿保守无效时可行切开引流，腹腔渗出多时，放置引流物。

3. 术后处理　继续支持治疗，包括静脉输液、止痛镇静及抗感染等。引流物要及时拔除，切口按时折线，注意防治各种并发症。

4. 术后并发症的防治　术后并发症与阑尾的病理类型和手术时间的迟早有密切关系，未穿孔阑尾炎切除后，并发症发生率仅5%，而穿孔后手术者增加到30%以上，发病后24小时和48小时后手术者，阑尾穿孔率分别为20%和70%，所以发病24小时内，应即时切除阑尾，以降低并发症的发生率。

七、预防与调护

1. 避免饮食不节和食后剧烈运动，养成良好的排便习惯。
2. 初期可根据食欲及病情给予清淡饮食。
3. 卧床休息或半坐卧位。
4. 保守治疗症状消失后，仍需坚持服药。

第三十八章　急性胆道感染

一、病因病理

（一）病因

引起胆道感染的原因很多，主要为各种因素造成的胆道梗阻、功能障碍、胆道寄生虫、其他病原微生物的感染、胆道损伤和血运障碍等。

1. 梗阻因素　胆石病和胆管狭窄是造成胆道梗阻引起胆道感染的重要原因。胆石病、胆管狭窄和胆道感染常同时并存，互为因果，互相影响。

2. 感染因素　包括寄生虫感染、细菌感染和病毒感染等。胆道蛔虫病较多见。正常情况下胆道内可能存在少量细菌而不发病，在胆道梗阻、胆汁淤积时细菌得以停留和繁殖并引起胆道感染。致病菌可经血行播散、经十二指肠乳头逆行感染或经淋巴系统进入胆道。其中逆行感染受到更多的重视。

3. 局部供血障碍　严重创伤、烧伤、大量失血、休克、心衰、贫血、动脉硬化和胆道内压力增高等可造成胆道血液灌注量不足。局部缺血、缺氧则使胆道对致病因素如化学性刺激、细菌感染等更为敏感，因而极易招致胆道感染，甚至出现胆管壁或胆囊的坏疽、穿孔。

4. 其他　胆道畸形、胆道创伤和胆道运动功能障碍也可致急性胆道感染。

总之，上述各种因素往往同时存在，互相影响而致胆道感染。

（二）病理

1. 急性胆囊炎　根据胆囊壁的病变程度和范围常分为以下三种类型。

（1）急性单纯性胆囊炎　一般为急性胆囊炎的早期表现，多由胆汁淤积，浓缩的胆盐和溶血卵磷脂刺激胆囊黏膜产生化学性炎症反应，此时细菌培养阳性率约为50%，主要为黏膜层的炎症，如黏膜充血、水肿、浆液性渗出、中性粒细胞浸润，胆囊可有轻度扩张。大部分急性胆囊炎属于这种类型。

（2）急性化脓性胆囊炎　为急性单纯性胆囊炎继续发展，梗阻因素未能解除或继发严重的感染，炎症性病理改变侵犯胆囊壁全层，除水肿充血外，黏膜可有坏死或溃疡形成，胆囊腔内和浆膜出现纤维素性或脓性渗出物，胆囊内胆汁呈黏稠灰白色，或胆囊积脓。胆囊明显扩张，长径可达15cm，张力升高。胆囊呈灰白色或蓝绿色，表面敷有脓苔。渗出物增多可形成胆囊周围积液、积脓，如胆囊周围炎。胆囊也可被大网膜、结肠、十二指肠包裹，形成粘连。胆囊淋巴结和胆总管周围淋巴结肿大。胆囊炎症也可侵及肝外胆管和胆囊床附近的肝实质，并形成局部的小脓肿。

（3）急性坏疽性胆囊炎　为急性胆囊炎的晚期表现。由于胆囊腔内压持续升高，压迫胆囊壁或因严重感染，胆囊壁内血管血栓形成，胆囊壁呈片状或广泛坏疽，常同时伴有胆囊壁内脓肿破溃而出现胆囊穿孔、胆汁性腹膜炎。此时胆囊常呈紫红色，甚至蓝黑色，胆囊周围组织常有胆汁染色，胆囊穿孔部位多位于胆囊颈部和胆囊底部。如果与周围组织粘连紧密，可穿通周围肠管，形成胆肠内瘘，最常穿入的肠管为十二指肠和结肠。胆囊穿孔后还可形成膈下脓肿，产生败血症、中毒性休克等一系列并发症。

2. 急性胆管炎　分为三种。

（1）急性单纯性胆管炎　　胆管壁黏膜充血水肿，胆汁淤积非脓性，略黏稠，胆管压力轻度升高。

（2）急性化脓性胆管炎　　胆管壁黏膜糜烂，出现溃疡，胆管明显扩张，胆汁淤积，胆管内压力增高，管腔内充满脓性胆汁。致病菌多为大肠杆菌和厌氧菌，感染途径可经血行、淋巴管或逆行进入胆道。胆管炎可分别发生在左、右肝管，也可发生在肝外胆管而影响整个胆管系统。后者几乎均有黄疸。

（3）急性重型胆管炎　　原称急性梗阻性化脓性胆管炎，是胆道感染中最严重的一种类型，约占胆道疾病的 10%～20%。该病来势迅猛，病情凶险，进展迅速，即使在积极手术引流的情况下，病死率仍可高达 20%～50%。一般在入院后 1～4 天死于败血症、中毒性休克、胆源性肝脓肿、胆道出血、多器官功能衰竭（MOF）等继发病变。胆管梗阻、内压增高是急性重型胆管炎的主要病理基础。

二、临床表现

1. 急性胆囊炎

（1）症状　　多数患者发作前曾有胆囊疾病的表现。急性发作的典型过程表现为突发右上腹阵发性绞痛，常在饱餐、进油腻食物后或在夜间发作。疼痛常放射至右肩部、肩胛部和背部。伴恶心呕吐、厌食等。如病变发展，疼痛可转为持续性并阵发性加剧。每个急性发作患者都有疼痛，如无疼痛可基本排除本病。患者常有轻度发热，通常无畏寒，如出现明显寒战高热，表示病情加重或已产生并发症，如胆囊积脓、穿孔等，或有急性胆管炎。

（2）体征　　右上腹可有不同程度、不同范围的压痛、反跳痛及肌紧张，Murphy 征阳性。有的患者可扪及肿大而有触痛的胆囊。如胆囊病变发展较慢，大网膜可粘连包裹胆囊，形成边界不清、固定的压痛性包块；如病变发展快，胆囊发生坏死、穿孔，可出现弥漫性腹膜炎表现。

2. 急性梗阻性化脓性胆管炎（AOSC）

（1）症状　　患者以往多有胆道疾病发作史和胆道手术史。本病发展急骤，病情进展快，除具有一般胆道感染的 Charcot 三联征（腹痛、寒战高热、黄疸）外，还可出现休克、中枢神经系统受抑制表现，即 Reynolds 五联征。起病初期出现畏寒发热，严重时伴寒战，体温持续升高。疼痛依梗阻部位而异，肝外梗阻者明显，肝内梗阻者较轻。绝大多数患者可出现较明显黄疸，但如仅为一侧肝内胆管梗阻可不出现黄疸；行胆肠内引流术后患者的黄疸较轻。神经系统症状主要表现为神情淡漠、嗜睡、神志不清，甚至昏迷；合并休克时也可表现为躁动、谵妄等。

（2）体征　　体格检查时患者体温常持续升高达 39℃～40℃ 或更高。脉搏快而弱，达 120 次/分，血压降低。呈急性重病容，神志改变，可出现皮下瘀斑或全身青紫、发绀。剑突下及右上腹部有不同范围及不同程度的压痛或腹膜刺激征，可有肝大及肝区叩痛，有时可扪及肿大的胆囊。

三、辅助检查

1. 急性胆囊炎

（1）实验室检查　　85% 的患者有轻度白细胞升高至（12～15）×10⁹/L。血清转氨酶升高，AKP 升高较常见，1/2 患者有血清胆红素升高，1/3 患者血清淀粉酶升高。

（2）B 超检查　　可显示胆囊增大，囊壁增厚甚至有"双边"征，以及胆囊内结石光团，其对急性胆囊炎诊断的诊断准确率为 65%～90%。此外，如 Tc-EHIDA 检查，急性胆囊炎由于胆囊管梗阻，胆囊不显影，其敏感性几乎达 100%；反之，如有胆囊显影，5% 的患者可排除急性胆囊炎。

2. 急性梗阻性化脓性胆管炎

（1）实验室检查　　白细胞计数升高，多大于 20×10⁹/L，中性粒细胞升高，胞浆内可出现中毒颗粒。血小板计数降低，最低可达（10～20）×10⁹/L，表示预后严重；凝血酶原时间延长，肝功能有不同程度受损。肾功能受损、低氧血症、失水、酸中毒、电解质紊乱也较常见，特别是在老年人和合并休克者。

（2）影像学检查　　以 B 超最为实用，可在床旁进行，能及时了解胆道梗阻的部位和病变性质，以及肝内外胆管扩张等情况，对诊断很有帮助。如患者情况允许，必要时可行 CT 检查。

四、治疗

1. 急性结石性胆囊炎

（1）一般治疗　包括禁食、输液、纠正水、电解质及酸碱代谢失衡，全身支持疗法；选用对革兰阴性、阳性细菌及厌氧菌均有作用的广谱抗生素或联合用药。使用维生素 K、解痉止痛等对症处理。因老年人发病率较高，应注意及时发现和处理心、肺。肾等器官的并存病，维护重要脏器的功能。

（2）非手术治疗　既可作为治疗，也可作为术前准备。非手术疗法期间应密切观察患者全身和局部变化，以便随时调整治疗方案。大多数患者经非手术疗法治疗，病情能够控制，待以后行择期手术。

（3）手术治疗　手术时机的选择，急诊手术适用于发病在 48～72 小时内者；经非手术治疗无效且病情恶化者；有胆囊穿孔、弥漫性腹膜炎、急性化脓性胆管炎、急性坏死性胰腺炎等并发症者。其他患者，特别是年老体弱的高危患者，应争取在患者情况处于最佳时行手术。

2. 急性梗阻性化脓性胆管炎的治疗　原则是紧急手术解除胆道梗阻并引流，及早而有效地降低胆管内压力。

（1）非手术治疗　既是治疗手段，又可作为术前准备。主要包括联合使用足量有效的广谱抗生素；纠正水、电解质紊乱；恢复血容量，改善和保证组织器官的良好灌注和氧供，包括纠正休克，使用肾上腺皮质流毒、维生素，必要时使用血管活性药物；改善通气功能，纠正低氧血症等，以改善和维持各主要脏器功能。

（2）手术治疗　首要目的在于抢救患者生命，手术应力求简单有效。通常采用的是胆总管切开减压、T 管引流。但要注意肝内胆管引流通畅，因为有的胆管梗阻是多层面的。多发性肝脓肿是本病严重而常见的并发症，应注意发现和同时处理。胆囊造口术常难以达到有效的胆道引流，一般不宜采用。

第三十九章　乳腺囊性增生病

一、概述

本病是妇女常见、多发病之一，多见于 25～45 岁女性，其本质上是一种生理增生与复旧不全造成的乳腺正常结构的紊乱。其病理形态多样，命名亦不统一。西方学者多称"纤维囊性乳腺病"；在我国，囊性改变少见，多以腺体增生为主，故多称"乳腺增生症"。世界卫生组织（WHO）统称"良性乳腺结构不良"。由于本病恶变的危险性较正常妇女增加 2～4 倍，临床症状和体征有时与乳癌相混，因此，正确的认识概念与处理措施十分重要。

二、病因及发病机制

（一）病因

该病的发生与卵巢内分泌的刺激有关。

（二）发病机制

乳腺囊性增生症的病理改变特点为以下项。

1. 大体形态　一侧或双侧乳腺组织内有大小不等，软硬不均的囊性结节或肿块。囊肿大小不一，大囊肿直径可达 1～5cm 呈灰白色或蓝色又称蓝色圆顶囊或蓝顶囊肿，小囊肿多见于大囊周围，直径仅 2mm，甚至肉眼见不到，只有在显微镜下可见。切开大囊肿可见囊肿内容物为清亮无色、浆液性或棕黄色液体，有时为血性液体。其中含有蛋白质、激素（泌乳素、雌激素、雄激素、人类绒毛膜促性腺激素、人类生长激素、卵泡刺激激素、黄体化激素等）、糖类、矿物质及胆固醇。切面似蜂窝状，囊壁较厚失去光泽可有颗粒状或乳头状瘤样物向囊腔内突出。

2. 组织学形态　可见：①囊肿。末端导管和腺泡增生，小导管扩张和伸展、末端导管囊肿形成。②乳管上皮增生。扩张的导管及囊肿内上皮呈不同程度的增生，轻者上皮层次增多，重者呈乳头状突起，或彼此相连呈网状或筛状、实体状、腺样。③乳头状瘤病。即在乳头状囊肿的囊性扩张基础上，囊壁上皮细胞多处呈乳头状增生形成乳头状瘤病根据乳头状瘤病受累范围乳头密度及上皮细胞增生程度，可把乳头状瘤病分为轻度中度及重度，临床上有实用意义。④腺管型腺病。小叶导管或腺泡导管化生并增生，增生的上皮细胞呈实性团块，纤维组织有不同程度的增生，而导管扩张及囊肿形成不明显，称为腺病形成。⑤大汗腺样化生。囊肿壁被覆上皮化生呈高柱状，胞浆丰富，其中有嗜酸性颗粒，似大汗腺细胞，此种细胞的出现，常是良性标志。此外囊壁、导管、腺泡周围纤维组织增生，并形成纤维条索挤压周围导管产生阻塞，导致分泌物潴留，再引起导管扭曲或扩张。

3. 病理诊断标准　乳腺囊性增生病具以上 5 种病变，它们并不同时存在其中乳头状瘤病腺管型腺病和囊肿是主要病变。各种病变的出现率与组织取材的部位、取材量的多少有关如果切片中能见到 5 种病变中的 3 种，或 3 种主要病变的 2 种，即可诊断。

在 5 种病变中囊肿性乳管上皮增生，乳头状瘤病、腺管型腺病所致的不典型增生，易导致癌变。

三、临床表现

突出的表现有乳房胀痛和乳内肿块。

1. 乳房胀痛　常见为单侧或双侧乳房胀痛或触痛。病程为 2 个月至数年不等，大多数患者具有周期性疼痛的特点，月经前期发生或加重，月经后减轻或消失。必须注意的是，乳痛的周期性虽是本病的典型表现，但缺乏此特征者并不能否定病变的存在。

2. 乳房肿块　常为多发性，单侧或双侧性，以外上象限多见；且大小、质地亦常随月经呈周期性变化，月经前期肿块增大，质地较硬，月经后肿块缩小，质韧而不硬。扪查时可触及肿块呈节结构，大小不一，与周围组织界限不清，多有触痛，与皮肤和深部组织无粘连，可被推动，腋窝淋巴结不肿大。

此外，尚有病程长、发展缓慢、有时可有乳头溢液等表现。乳房内大小不等的结节实质上是一些囊状扩张的大、小乳管，乳头溢液即来自这些囊肿，呈黄绿色、棕色或血性，偶为无色浆液性。

四、辅助检查

1. 肿物细针吸取细胞学检查　乳腺囊性增生病肿物多呈两侧性多肿块性，各肿块病变的进展情况不一。采取多点细针吸取细胞学检查常能全面反映各肿块的病变情况或性质。特别疑为癌的病例，能提供早期诊断意见。有时最后确诊还应取决于病理活检。

2. 乳头溢液细胞学检查　少数患者有乳头溢液，肉眼所见多为浆液性、浆液血性。涂片镜检可见导管上皮泡沫细胞、红细胞，少许炎症细胞及脂肪蛋白质等无形物。

3. 钼靶 X 线摄影　钼靶 X 线片上显示病变部位呈现棉花团或毛玻璃状边缘模糊不清的密度增高影或见条索状结缔组织穿越其间伴有囊性时，可见不规则增强阴影中有圆形透亮阴影。乳腺囊性增生病肿块，须和乳腺癌的肿块鉴别，前者无血运增加，皮肤增厚和毛刺等恶性征象；若有钙化也多散在，不像乳腺癌那样密集。

4. B 超检查　B 超诊断技术发展很快诊断率不断提高。对本病检查时常显示增生部位呈不均匀低回声区和无肿块的回声囊肿区。

5. 近红外线乳腺扫描检查　本病在近红外线乳腺扫描屏幕上显示为散在点、片状灰影或条索状、云雾状灰影，血管增多、增粗，呈网状、树枝状等改变基础上常见蜂窝状不均匀透光区。

6. 磁共振成像检查（MRI）　典型的 MRI 表现为乳腺导管扩张，形态不规则，边界不清楚，扩张导管的信号强度在 T1 加权像上低于正常腺体组织；病变局限于某一区也可弥漫分布于整个区域或在整个乳腺。本病的 MRI 像特点通常为对称性改变。

五、诊断与鉴别诊断

（一）诊断

根据上述的临床表现及体征，诊断本病并不困难。但要注意的是，少数患者（2%～3%）可发生恶变，因此，对可疑患者要注意随访观察，一般每三个月复查一次。对单侧性且病变范围局限者，尤应提高警惕。

（二）鉴别诊断

1. 乳痛症 多见于 20~30 岁年轻妇女，大龄未婚或已婚未育发育差的小乳房双侧乳腺周期性胀痛。乳腺内肿块多不明显或仅局限性增厚或呈细颗粒状，又称细颗粒状小乳腺。

2. 乳腺腺病 多见于 30~35 岁女性。乳痛及肿块多呈周期性，肿块多呈结节状多个散在，大小较一致无囊性感，一般无乳头溢液。

3. 乳腺纤维腺瘤 多见于青年女性，常为无痛性肿块，多为单发少数为多发。肿块境界明显，移动良好无触痛但有时乳腺囊性增生病可与纤维腺瘤并存不易区别。

4. 乳腺导管内乳头状瘤 多见于中年女性临床上常见乳头单孔溢液，肿块常位于乳晕部，压之有溢液流出。X 线乳腺导管造影，显示充盈缺损，常可确诊。

5. 乳腺癌 常见于中、老年妇女，乳腺内常为单一无痛性肿块。肿块细针吸取细胞学检查，多能找到癌细胞。有时乳腺囊性增生病伴有不典型增生、癌变时，常不易区别。需病理活检确诊。

六、治疗

1. 药物治疗

（1）中药治疗 对疼痛明显，增生弥漫者，可服中药治疗。疏肝理气，活血化瘀软坚化结。如乳癖消片、乳结消颗粒、乳康片等。

（2）激素治疗 中药治疗效果不佳，可考虑激素治疗，通过激素水平的调整，达到治疗的目的。常用的药物有黄体酮 5~10mg/d，月经来潮 5~10 天服用；丹他唑 200~400mg/d，服 2~6 个月；溴隐亭 5mg/d，疗程 3 个月；以增生腺体检测雌激素受体阳性者口服他莫昔芬（三苯氧胺）20mg/d，2~3 个月，激素疗法不宜长期应用，以免造成月经失调等不良反应。

2. 手术治疗

（1）手术目的 明确诊断避免乳癌漏诊和延误诊断。

（2）适应证 患者经过药物治疗后疗效不明显，肿块增多、增大质地坚实者；肿物针吸细胞学检查见导管上皮细胞增生活跃，并有不典型增生者；年龄在 40 岁以上，有乳癌家族史者，宜选择手术治疗。

（3）手术方案选择 根据病变范围大小，肿块多少采用不同的手术方法。

七、预防与调护

1. 心理上的治疗非常重要，乳腺增生对人体的危害莫过于心理的损害，因缺乏对此病的正确认识，不良的心理因素过度紧张刺激忧虑悲伤，造成神经衰弱，会加重内分泌失调，促使增生症的加重，故应解除各种不良的心理刺激。对心理承受差的人更应注意，少生气，保持情绪稳定，活泼开朗心情即有利增生早康复。

2. 改变饮食，防止肥胖少吃油炸食品，动物脂肪，甜食及过多进补食品，要多吃蔬菜和水果类，多吃粗粮。黑黄豆最好，多吃核桃、黑芝麻、黑木耳、蘑菇。

3. 生活要有规律、劳逸结合，保持性生活和谐。可调节内分泌失调，保持大便通畅会减轻乳腺胀痛。

4. 多运动，防止肥胖提高免疫力。

5. 禁止滥用避孕药及含雌激素美容用品、不吃用雌激素喂养的鸡、牛肉。

6. 避免人流，产妇多喂奶，能防患于未然。

7. 自我检查和定期复查。

8. 明确诊断，根据病情制定合理的治疗方案。目前专科采用中药综合治疗，有了突破性进展，效果更为显著。如乳腺囊肿不论大小时间长短，用药后均在 2 周左右消失。对乳腺增生及时纠正内分泌，肿块、胀痛、面部神经可消除，对急性乳腺炎用药后即可缓解疼痛。

第四十章　前列腺增生症

一、概述

良性前列腺增生症（BPH），是老年男性常见的一种疾病，发病年龄大多在 50 岁以上，其发病率随着年龄的增长而增高。此病发展较慢，增生的前列腺可造成膀胱出口梗阻，初期只有尿频，即排尿次数增多（尤其是夜尿增多）的症状，中期可有尿频加重，出现排尿困难，尿细，尿不尽现象。后期排尿严重困难，排尿已不能呈直线，滴点而出，由于膀胱内残留尿液多，严重时造成输尿管扩张，肾积水等，甚至造成肾功能损害，出现尿毒症，危机患者生命。

二、病因

迄今尚未完全阐明，其发病基础是有功能的睾丸和老龄，缺一不可，青春期以前切除睾丸就不可能发生前列腺增生。前列腺增生又是一种老年疾病，人类前列腺在 40 岁以上开始有增长，50 岁以上有病状。

三、临床表现

1. 膀胱刺激症状　尿频、尿急、夜尿增多及急迫性尿失禁。尿频是前列腺增生的早期信号，尤其夜尿次数增多更有临床意义。一般来说，夜尿次数的多少往往与前列腺增生的程度平行。原来不起夜的老人出现夜间 1~2 次的排尿，常常反映早期梗阻的来临，而从每夜 2 次发展至每夜 4~5 次甚至更多，说明了病变的发展和加重。

2. 排尿无力、尿线变细和尿滴沥　由于增生前列腺的阻塞，患者排尿要使用更大的力量克服阻力，以至排尿费力；增生前列腺将尿道压瘪致尿线变细；随着病情的发展，还可能出现排尿中断，排尿后滴沥不尽等症状。

3. 血尿　尿液中带血即为血尿，又称尿血。正常情况下，尿液中是没有红细胞的。医学上把患者尿液离心沉淀后，用显微镜来检查，如果每个高倍视野中有 5 个以上的红细胞，就叫血尿。

4. 尿潴留　前列腺增生较重的晚期患者，梗阻严重时可因受凉、饮酒、憋尿时间过长或感染等原因导致尿液无法排出而发生急性尿潴留。

四、辅助检查

1. 尿流率检查　前列腺增生早期即可发生排尿功能改变，最大尿流率 < 15ml/s，说明排尿不畅；< 10ml/s，则梗阻严重。最大尿流率不恒定，重复检查往往是必须的。评估最大尿流率时，排尿量在 200~400ml 较为准确。

2. B 超　可以直接测定前列腺的大小、内部结构、凸入膀胱的程度，经直肠超声扫描更为精确，超声波检查还可测定膀胱残余尿量。

3. 血清前列腺特异抗原（PSA）测定　在前列腺增生时，应测定血清 PSA，以排除合并前列腺癌的可能。

4. 尿流动力学检查　了解排尿困难主要是由于下尿路梗阻，还是逼尿肌功能失常引起，并能测定排尿时膀胱逼尿肌收缩能力的改变。

5. 肾功能检查　血清尿素氮、肌酐水平反应肾功能状态，放射性核素肾图及肾动态显像对了解分肾功能状态很有意义。

6. 静脉尿路造影　当患者有血尿存在时或考虑梗阻可能影响到上尿路时，应行静脉尿路造影检查，除外上尿路病变，了解上尿路形态和功能。前列腺增生引起的肾输尿管积水多为双侧性，但双侧的扩张程度并不一定一致。

7. 膀胱镜检查　当下尿路梗阻症状与前列腺体积不相符合，或伴有肉眼血尿时，应考虑膀胱镜检查，以除外膀胱颈挛缩、膀胱肿瘤等其他疾病，同时可观察膀胱小梁、小室的形成，判断梗阻程度，并了解后尿道内情况，为手术治疗做准备。

五、诊断与鉴别诊断

（一）诊断

1. 症状　多见于 50 岁以上的老年男性。早期表现为尿频，夜尿增多，排尿困难，尿流无力。晚期可出现严重的尿频、尿急、排尿困难，甚至点滴不通，小腹胀满，可触及充盈的膀胱。

2. 直肠指诊　前列腺增大，质地较硬，表面光滑，中央沟消失。

3. B 型超声波检查　可显示增生的前列腺。膀胱镜、排泄性尿路造影等，对诊断本病有帮助。

（二）鉴别诊断

本病应与尿道狭窄、前列腺癌、前列腺肉瘤、前列腺结石、神经源性膀胱功能障碍相鉴别。

六、治疗

前列腺增生的危害性在于引起下尿路梗阻后所产生的病理生理改变。其病理个体差异性很大，而且也不都呈进行性发展。一部分病变至一定程度即不再发展，所以即便出现轻度梗阻症状也并非均需手术。

1. 观察等待　对症状轻微，IPSS 评分 7 分以下可观察，无需治疗。

2. 药物治疗

（1）5α - 还原酶抑制剂　研究发现 5α - 还原酶是睾酮向双氢睾酮转变的重要酶。双氢睾酮在前列腺增生中有一定的作用，因此采用 5α - 还原酶抑制剂可以对增生予以一定的抑制。

（2）α - 受体阻滞剂　目前认为此类药物可以改善尿路动力性梗阻，使阻力下降以改善症状，常用药有高特灵等。

（3）抗雄激素药　应用最广者为孕酮类药物。它能抑制雄激素的细胞结合和核摄取，或抑制 5α - 还原酶而干扰双氢睾酮的形成。孕酮类药中有甲地孕酮、醋酸环丙氯地孕酮、醋酸氯地孕酮、己酸孕诺酮等。氟丁酰胺是非甾体抗雄激素药，亦能干扰雄激素的细胞摄取及核结合。抗雄激素药使用一段时间后能使症状及尿流率改善，残余尿减少，前列腺缩小，但停药后前列腺又增大，症状亦复发，且近年发现此类药物可以加重血液黏滞度，增加心脑血管栓塞发生率。黄体生成素释放激素类似物对垂体有高度选择作用，使之释放 LH 及 FSH。长期应用则可使垂体的这一功能耗尽，睾丸产生睾酮的能力下降，甚至不能产生睾酮而达到药物除睾的作用。

（4）其他　包括了 M 受体拮抗剂，植物制剂，中药等。M 受体拮抗剂通过阻断膀胱 M 受体，缓解逼尿肌过度收缩，降低膀胱敏感性，从而改善 BPH 患者的贮尿期症状。植物制剂如普适泰等适用于 BPH 及相关下尿路症状的治疗。

综上所述，进行药物治疗前对病情应有全面估计，对药物的副作用及长期用药的可能性等也应充分考虑。观察药物疗效应长期随访，定期行尿流动力学检查，以免延误手术时机。

3. 手术治疗　对于前列腺增生症，残余尿经常超过 60ml 或经常发生尿潴留及感染的患者，外科手术仍是重要的有效的方法。

（1）前列腺电切术　是公认治疗前列腺增生的"金"标准，目前有经尿道前列腺汽化电切术，经尿道前列腺等离子电切术和选择性绿激光前列腺汽化术等。

（2）传统的开放手术　包括耻骨上经膀胱前列腺摘除术及耻骨后前列腺切除术，适用于有膀胱有并发症者，也可施行单纯性膀胱造瘘术。

4. 微创治疗

（1）微波治疗　系利用微波对生物组织的热凝固原理以达到治疗目的。微波放射极的放置可通过直肠超声波定位，或经尿道镜直视下定位。后者可准确地避开尿道外括约肌，减少尿失禁的并发症。

（2）激光治疗　利用激光热效应凝固汽化或切除前列腺组织，方法类似经尿道腔内操作。有表面照射，有插入热疗，也有利用激光束切除腺体。疗效肯定的是用激光剜除腺体，从膀胱将组织粉碎吸出，远期疗效和价格性能比有待观察。

七、预防与调护

1. 防止受寒　秋末至初春，天气变化无常，寒冷往往会使病情加重。因此，患者一定注意防寒，预防感冒和上呼吸道感染等。

2. 绝对忌酒　饮酒可使前列腺及膀胱颈充血水肿而诱发尿潴留。

3. 少食辛辣　辛辣刺激性食品，既可导致性器官充血，又会使痔疮、便秘症状加重，压迫前列腺，加重排尿困难。

4. 不可憋尿　憋尿会造成膀胱过度充盈，使膀胱逼尿肌张力减弱，排尿发生困难，容易诱发急性尿潴留，因此，一定要做到有尿就排。

5. 不可过劳　过度劳累会耗伤中气，中气不足会造成排尿无力，容易引起尿潴留。

6. 避免久坐　经常久坐会加重痔疮等病，又易使会阴部充血，引起排尿困难。经常参加文体活动及气功锻炼等，有助于减轻症状。

7. 适量饮水　饮水过少不但会引起脱水，也不利排尿对尿路的冲洗作用，还容易导致尿液浓缩而形成不溶石。故除夜间适当减少饮水，以免睡后膀胱过度充盈，白天应多饮水。

8. 慎用药物　有些药物可加重排尿困难，剂量大时可引起急性尿潴留，其中主要有阿托品、颠茄片及麻黄素片、异丙基肾上腺素等。近年来又发现钙阻滞剂和异搏定，能促进泌乳素分泌，并可减弱逼尿肌的收缩力，加重排尿困难，故宜慎用或最好不用某些药物。

9. 及时治疗　应及时、彻底治疗前列腺炎、膀胱炎与尿道结石症等。

10. 按摩小腹　点压脐下气海关元等穴，有利于膀胱功能恢复。小便后稍加压力按摩，可促进膀胱排空，减少残余液。值得提醒的是，本症发展缓慢，病程长，若能从中年开始预防效果更好，除采取上述措施外，还应防止性生活过度，尤其要警惕性交中断行为。据临床观察，多数患者只要能坚持自我保健措施落实和注意及时治疗，效果均很好。反之，坚持差的效果不理想。

第四十一章　盆腔炎

一、概述

盆腔炎（PID）指女性上生殖道及其周围组织的炎症，主要包括子宫内膜炎、输卵管炎、输卵管卵巢脓肿、盆腔腹膜炎。炎症可局限于一个部位，也可同时累及几个部位，最常见的是输卵管炎、输卵管卵巢炎。盆腔炎多发生在性活跃期、有月经的妇女，初潮前、绝经后或未婚者很少发生盆腔炎。若发生盆腔炎也往往是邻近器官炎症的扩散，按其发病过程、临床表现可分为急性与慢性两种。

一、急性盆腔炎

（一）病因

盆腔炎大多是由于病原体经生殖道或经期子宫内膜剥脱面以及生殖器手术的创面侵入生殖器所致。致病菌可由肛门、外阴进入阴道，沿黏膜上行，通过子宫颈、宫内膜，沿输卵管蔓延至卵巢、腹腔；也可经血行播散至生殖器官；或经淋巴系统蔓延至盆腔；邻近器官的感染，如阑尾炎、结肠憩室炎等可直接播散到输卵管与子宫。盆腔炎病原体通常分为外源性病原体和内源性病原体，往往是两者同时合并存在。外源性病原体包括淋病奈瑟菌、沙眼衣原体及支原体，支原体有人型支原体、生殖支原体及解脲支原体三种。内源性病原体则为来自原寄居于阴道内的菌群，包括需氧菌及厌氧菌。通常可以仅为需氧菌感染，也可以仅为厌氧菌感染，但以需氧菌及厌氧菌混合感染多见。

（二）临床表现

1. 病史　常有经期不注意卫生，产褥期感染，宫腔、宫颈、盆腔手术创伤史，或盆腔炎症反复发作病史。

2. 症状　由于炎症累及的范围及程度不同，临床表现亦不同。起病时下腹疼痛伴发热，病情严重者可有高热，寒战，头痛，食欲不振，阴道分泌物增多，常呈脓性，有秽臭；有腹膜炎时，可见恶心呕吐，腹胀腹泻；如有脓肿形成，下腹可有包块或局部刺激症状。包块位于前方，膀胱受到刺激，则有尿频、尿痛或排尿困难。包块位于后方，直肠受压则可见排便困难，腹泻或有里急后重感。

3. 体征　患者呈急性面容，体温达39℃以上，心率增快，下腹部有肌紧张、压痛及反跳痛，肠鸣音减弱或消失。妇科检查：阴道充血，有大量的脓性分泌物，穹隆明显触痛；宫颈充血，水肿，举痛明显，宫体稍大，较软，压痛，活动受限；输卵管压痛明显，有时扪及包块。有宫旁结缔组织炎时，下腹一侧或两侧可触及片状增厚，或两侧宫骶韧带高度水肿，增粗。有脓肿形成且位置较低时，穹隆或侧穹隆可扪及肿块且具波动感。

（三）辅助检查

血白细胞总数及中性粒细胞增高；血沉加快；宫腔分泌物或血培养可找到致病菌；B超提示宫腔内有炎性渗出或炎性包块。

（四）诊断与鉴别诊断

1. 诊断　根据病史、症状和体征可作出初步诊断。此外，还需作必要的化验，如血常规、尿常规、宫颈管分泌物及后穹隆穿刺物检查。急性盆腔炎的临床诊断标准，需同时具备下列3项：①下腹压痛伴或不伴反跳痛；②宫颈或宫体举痛或摇摆痛；③附件区压痛。

下列标准可增加诊断的特异性：宫颈分泌物培养或革兰染色涂片淋病奈氏菌阳性或沙眼衣原体阳性；体温超过38℃；血WBC总数 $>10\times10^9/L$；后穹隆穿刺抽出脓性液体；双合诊或B型超声检查发现盆腔脓肿或炎性包块。由于临床诊断急性输卵管炎有一定的误诊率，腹腔镜检查能提高确诊率。

2. 鉴别诊断　急性盆腔炎应与急性阑尾炎、输卵管妊娠流产或破裂、卵巢囊肿蒂扭转或破裂相鉴别。

（五）治疗

1. 支持疗法　卧床休息，半卧位有利于脓液积聚于直肠子宫陷窝而使炎症局限。给予高热量、高蛋白、高维生素流食或半流食，补充液体，注意纠正电解质紊乱及酸碱失衡，必要时少量输血。高热时采用物理降温。尽量避免不必要的妇科检查以免引起炎症扩散，若有腹胀应行胃肠减压。

2. 药物治疗　近年新的抗生素不断问世，厌氧菌培养技术的进步及药物敏感试验的配合，临床得以合理使用药物，兼顾需氧菌及厌氧菌的控制，使急性盆腔炎的疗效显著。盆腔炎急性期经积极治疗，绝大多数能彻底治愈。对附件脓肿的治疗过去几乎以手术治疗为主，近年的临床治疗效果表明，若治疗及时，用药得当，73%附件脓肿能得到控制，直至包块完全消失而免于手术（尤其是脓肿直径＜8cm者），可见急性盆腔炎的药物治疗占有重要位置。抗生素的选用根据药敏试验较为合理，但在化验结果获得之前，需根据病史、临床特点推测为何种病原体，并参考发病后用过何种抗生素等选择用药。由于急性盆腔炎的病原体多为需氧菌、厌氧菌及衣原体的混合感染，需氧菌及厌氧菌又有革兰阴性及革兰阳性之分，因此，在抗生素的选择上多采用联合用药。

3. 手术治疗

（1）药物治疗无效　盆腔脓肿形成经药物治疗48～72小时，体温持续不降，患者中毒症状加重或包块增大者，应及时手术，以免发生脓肿破裂。

（2）输卵管积脓或输卵管卵巢脓肿经药物治疗病情有好转，继续控制炎症数日，肿块仍未消失但已局限化，应行手术切除，以免日后再次急性发作仍需手术。

（3）脓肿破裂　突然腹痛加剧，寒战、高热、恶心、呕吐、腹胀，检查腹部拒按或有中毒性休克表现，均应怀疑为脓肿破裂，需立即剖腹探查。手术可根据情况选择经腹手术或腹腔镜手术。手术范围应根据病变范围、患者年龄、一般状态等条件全面考虑。原则以切除病灶为主。年轻妇女应尽量保留卵巢功能，以采用保守性手术为主；年龄大、双侧附件受累或附件脓肿屡次发作者，行全子宫及双附件切除术；对极度衰弱危重患者的手术范围须按具体情况决定。若为盆腔脓肿或盆腔结缔组织脓肿（腹膜外脓肿），可根据脓肿位置经阴道或下腹部切开排脓引流，若脓肿位置低、突向阴道后穹隆时，可经阴道切开排脓，同时注入抗生素；若脓肿位置较高，且较表浅，例如盆腔腹膜外脓肿向上延伸超出盆腔者，于髂凹处可扪及包块时，可在腹股沟韧带上方行腹膜外切开引流排脓。

三、慢性盆腔炎

（一）病因病理

1. 慢性输卵管炎　大都为双侧性，输卵管黏膜可发生粘连，管壁增厚、变粗，伞端常闭锁，并与周围组织粘连，管腔内可有积脓，或形成脓肿。有时可与卵巢粘连在一起，形成输卵管卵巢脓肿。脓肿内脓液日久后可渐被吸收，浆液性液体则继续自管壁渗出充满管腔，形成输卵管积水或输卵管卵巢囊肿。

2. 盆腔结缔组织炎　纤维组织增生、变硬，宫旁组织增厚，子宫与周围组织粘连、固定。

3. 慢性子宫内膜炎　产后、流产后、剖宫产后，或绝经后老年妇女，易受细菌感染，子宫内膜充血、水肿。

（二）临床表现

1. 症状　可见于：①慢性盆腔痛。慢性炎症形成的瘢痕粘连以及盆腔充血，常引起下腹部坠胀、疼痛及腰骶部酸痛。常在劳累、长时间站立、性交后及月经前后加剧。重者影响工作。②不孕及异位妊娠。输卵管粘连阻塞可致不孕和异位妊娠，急性盆腔炎后不孕发生率为 20% ~ 30%。并随着病情的发展，不孕率呈现上升趋势。③月经异常。子宫内膜炎常有有白带增多、月经紊乱、经血量多痛经，盆腔瘀血可致经量增多；卵巢功能损害时可致月经失调。④全身症状。多不明显，有时仅有低热，易感疲倦，由于病程时间较长，部分患者可出现神经衰弱症状，如精神不振、周身不适、失眠等。当患者抵抗力差时，易有急性或亚急性发作。

2. 体征　子宫多后倾、活动受限或粘连固定；或输卵管增粗压痛；或触及囊性包块；或子宫旁片状增厚压痛等。若为子宫内膜炎，子宫增大、压痛；若为输卵管炎，则在子宫一侧或两侧触到呈索条状的增粗输卵管，并有轻度压痛。若为输卵管积水或输卵管卵巢囊肿，则在盆腔一侧或两侧触及囊性肿物，活动多受限。若为盆腔结缔组织炎时，子宫常呈后倾后屈，活动受限或粘连固定，子宫一侧或两侧有片状增厚、压痛，宫骶韧带常增粗、变硬，有触痛。

（三）辅助检查

1. B超检查　可以查处两侧附件增宽、增厚，或有炎性肿物的情况。

2. 子宫输卵管碘油造影　可以显示输卵管阻塞的情况，包括阻塞的部位和程度，有利于对症治疗。

3. 组织病理学检查　镜下可见被检组织大量炎性增生。

4. 其他检查　血常规检查、阴道分泌物检查、肿瘤标记物检查、聚合酶链反应检测。另外，阴道镜、腹腔镜检查也有利于诊断慢性盆腔炎。

（四）诊断与鉴别诊断

1. 诊断

（1）病史　有急性盆腔炎史。

（2）症状　慢性盆腔疼痛、不孕、异位妊娠、月经异常。全身症状多不明显，有时仅有低热，易感疲倦。因病程时间较长，部分患者可出现神经衰弱症状，如精神不振、失眠、周身不适等。当患者抵抗力差时，易有急性或亚急性发作。

（3）体征　若为子宫内膜炎，子宫增大、压痛；若为输卵管炎，则在子宫一侧或两侧触到呈索条状增粗输卵管，并有轻度压痛；若为输卵管积水或输卵管囊肿，则在盆腔一侧或两侧触及囊性肿物，活动受限；若为盆腔结缔组织炎时，子宫常呈后倾后曲，活动受限或粘连固定，子宫一侧或两侧有片状增厚、压痛，宫骶韧带常常增粗、变硬，有触痛。

2. 鉴别诊断

（1）卵巢肿瘤　卵巢恶性肿瘤亦可表现为盆腔包块，与周围粘连，不活动，有压痛，与炎性包块易混淆。但其一般健康情况较差，病情发展迅速，疼痛为持续性，与月经周期无关。B超检查有助于诊断。

（2）盆腔瘀血综合征　表现为腰骶骨部疼痛及小腹坠痛，向下肢放射，久站及劳累后加重。检查宫颈呈紫蓝色，但子宫及附件无异常，症状与体征不符。通过盆腔静脉造影可以确诊。

（3）子宫内膜异位症　主要表现是继发渐进性痛经，伴月经失调或不孕。若在于宫后壁、子宫骶骨韧带、后陷凹处有触痛性结节，即可诊断。此外，慢性盆腔炎久治无效者，应考虑有内膜异位症的可能。

（五）治疗

1. 一般治疗　增强治疗的信心，增加营养，锻炼身体，注意劳逸结合，提高机体抵抗力。避免再次感染或者感染范围扩散。

2. 物理疗法　温热能促进盆腔局部血液循环，改善组织营养状态，提高新陈代谢，以利于炎症吸收和消退。同时配合相关的药物治疗，可促进机体对药物的吸收和利用。常用的有短波、超短波、微波、激光、离子透入（可加入各种药物如青霉素、链霉素等）等。

3. 抗菌药物治疗　长期或反复多种抗菌药物的联合治疗有时并无显著疗效，但是对于年轻需保留生育功能者，或急性发作时可以应用，最好同时采用抗衣原体或支原体的药物。

4. 其他药物治疗　应用抗菌药物的同时，也可采用糜蛋白酶或玻璃酸酶（透明质酸酶），肌内注射，隔天1次，7~10次为1个疗程，以利于粘连分解和炎症的吸收。个别患者局部或全身出现变态反应时应停药。在某些情况下，抗生素与地塞米松同时应用，口服地塞米松，每天3次，停药前注意做到地塞米松逐渐减量。

5. 手术治疗　适用于一些慢性盆腔炎患者，由于长期的炎症刺激，导致器官周围粘连，抗炎药物已经不容易进入，致使病情反复发作。

四、预防与调护

1. 作好经期、孕期及产褥期的卫生宣传。
2. 严格掌握产科、妇科手术指征，作好术前准备；术时注意无菌操作，包括人工流产、放置宫内节育器、诊断性刮宫术等常用手术；术后作好护理，预防感染。
3. 治疗急性盆腔炎时，应做到及时治疗、彻底治愈，防止转为慢性盆腔炎。
4. 注意性生活卫生，减少性传播疾病，经期禁止性交。

第四十二章　功能失调性子宫出血

一、概述

功能失调性子宫出血简称功血，是由于调节生殖的神经内分泌机制失常引起的异常子宫出血，而全身及内外生殖器官无明显器质性病变存在。常表现为月经周期长短不一、经期延长、经量过多或不规则阴道流血。功血可发生于月经初潮至绝经间的任何年龄，50%患者发生于绝经前期，30%发生于育龄期，20%发生于青春期。

二、病因

引起无排卵型功血的原因，在青春期和更年期不同。青春期功血多由于下丘脑-垂体-卵巢轴发育成熟不全或延迟，在下丘脑-垂体与卵巢之间尚未建立起完善的反馈调节机制，在垂体促卵泡素（FSH）和黄体生成素（LH）的作用下，卵泡发育分泌雌激素，但雌激素对下丘脑正反馈应尚不能形成正常月经周期中FSH和LH高峰，因而卵巢中虽有卵泡发育但不能排卵。围绝经期功血主要是由于卵巢功能自然衰退，卵泡数量减少且成熟障碍，同时对垂体促性腺激素反应降低，因而在卵巢功能衰退时排卵停止而导致围绝经期无排卵功血。

引起排卵型功血的原因主要有：

1. 黄体功能不足　月经周期中有卵泡发育及排卵，但黄体期孕激素分泌不足或黄体过早衰退，导致子宫内膜分泌不良。

2. 子宫内膜脱落不全　即由于黄体萎缩不全，雌孕激素不能迅速下降，子宫内膜不规则脱落，使出血期延长，血量增加，又称黄体萎缩不全。

3. 子宫内膜修复延长　由于月经期子宫内膜剥脱后，下一周期新的卵泡发育迟缓或欠佳，所分泌的雌激素不足，以致子宫内膜不能如期再生修复，而使月经延长。

4. 排卵期出血　由于排卵期激素短暂下降，使子宫内膜失去激素的支持而出现部分子宫内膜脱落引起撤退性出血，当雌激素分泌足够量时则内膜又被修复而止血。

三、临床表现

1. 无排卵性功血　可有各种不同临床表现，常见的症状是子宫不规则出血，特点是患者的月经周期紊乱，近期长短不一，出血时多时少，量少可少至点滴淋漓，或可多至大量出血，有时有数周至数月停经，然后出现不规则出血，血量往往较大，持续 2~3 周甚至更长时间，不易自止。少数表现为类似正常月经的周期性出血，但量较多。出血期不伴有下腹疼痛或其他不适，出血多或时间长的患者常伴贫血。

2. 排卵性功血

(1) 黄体功能不足者　表现为月经周期缩短，月经频发。有时月经周期虽在正常范围内，但有卵泡期延长黄体期缩短，故不孕或早孕期流产发生率高。

(2) 子宫内膜不规则脱落者　表现为月经周期正常，但经期延长，多达 9~10 日，且出血量多，后几日常常表现为少量淋漓不断出血。

四、辅助检查

1. 诊断性刮宫术　出血量多或持久不停的已婚患者，应首先采用诊断性刮宫术止血，并能探查宫腔，确定有无器质性疾病，病检子宫内膜。无排卵型子宫出血的内膜为增殖期变化，或为单纯性、复杂性增生，不治疗可发展为非典型增生或子宫内膜癌；排卵期出血者为分泌期变化"分泌不良"。流血第 5 天仍能刮出分泌期子宫内膜者，为黄体萎缩不全。

2. 宫颈黏液结晶　流血前宫颈黏液中见羊齿状结晶者，提示为无排卵型出血。

3. 宫腔镜检查　有助于发现小型宫腔病变，如小型宫腔息肉、黏膜下子宫肌瘤等，并可在直视下选点活检，增加了该类器质性疾病的检出率。

4. B 超检查　可以发现小型子宫肌瘤（肌壁间）及小型卵巢肿瘤，并可发现宫腔病变及测定子宫内膜的厚度等。

五、治疗

（一）无排卵型功血

由于失血，患者体质多较差伴贫血，故应注意改善全身状况。失血严重时应予以输血，对不同年龄的患者治疗上应有所不同。对青春期妇女以止血及调整月经周期为主，促使卵巢功能的恢复及排卵。对更年期妇女主要是在止血后，设法调整月经周期，防止出血过多过频，使能顺利渡过此期而进入绝经期。

若出血严重、年龄较大的妇女，应立即刮宫将异常的内膜刮除，多能迅速止血，继之以激素等治疗，刮除物需做病检。青春期功血未婚妇女需做刮宫时应慎重，尽可能保守治疗。

另外可用止血药物，如安络血、止血敏、仙鹤草素、抗血纤溶芳酸、止血环酸及凝血质等。

血止后患者情况仍虚弱、头晕、贫血严重者，可用中药归脾汤加减，滋补心、脾。同时口服铁剂，以提高体质，增加血色素，必要时输血。

1. 青春期功血的治疗

(1) 止血　目前已广泛使用性激素止血，通过性激素作用，使内膜生长修复或使其全部脱落后修复而止血。出血时间较长、量较多者，用药时间应延长，一般需 20 天左右，效果可更好，停药后数日内，可出现少量撤药性出血，应于用药前对患者说明，以后用雌－孕激素序贯疗法或联合用药等方法以调整月经周期。

(2) 调整月经周期　采用上述方法达到止血目的后，因病因并未去除，停药后多数复发，需随后采取措施控制周期，防止功血再次发生，可选用雌孕激素序贯疗法，适用于青春期或低雌素生育期，模拟自然月经周期内分泌变化，使子宫内膜周期性脱落。

2. 更年期功血的治疗　　止血原理同青春期患者。孕激素可使子宫内膜呈分泌期改变后脱落止血。出血不多者，每日用黄体酮 10～20mg，多能在 2～3 天止血。出血时间长，失血多，应延长治疗时间，可口服较大量人工合成孕激素，止血后逐渐减量，方法同前述。

另可用雄激素治疗。雄激素可使子宫内膜增生情况好转；可产生负反馈而抑制下丘脑功能，使 ESH、LH 分泌减少，从而使卵巢雌激素分泌减少；有增强子宫肌肉及子宫血管张力的作用；减轻盆腔充血，减少出血量。此外还有促进蛋白合成作用，从而改善患者全身情况。但雄激素一般不能单独用以止血，可和雌激素或孕激素联合应用，以弥补单一用药的缺陷及增强疗效，有时还可减少撤药性出血。用法是月经血量多时，可每日肌注丙酸睾酮 25～50mg，连用 3 天。

也有人对某些患者单独连续使用睾酮以抑制卵巢功能使之进入绝经期。用法为：舌下含服甲睾酮 5mg，每日 2 次，或口服 10mg，每日一次，连服 20 天，停 10 天再继续同法治疗，可连用 3～6 个月。此法较简便，无撤药性出血，但有高血压及心血管疾病或肝功损害者慎用。雄激素每月总量不超过 300mg，以免产生副作用，如毛发增多、痤疮、声音嘶哑等。

若治疗多时无效或长期治疗及观察有困难者，或≥55 岁患者，均可考虑手术切除子宫。

（二）排卵型功血

一般排卵型功血患者，往往不致有严重出血而影响身体健康。

1. 黄体功能不全　　小剂量雄激素有兴奋垂体分泌促性腺激素、促使卵泡发育，从而改善黄体功能作用。可于周期第 5 天开始，每晚口服己烯雌酚 0.125～0.25mg，连服 20 天，另用孕激素补充体内之不足，在月经周期第 20 天起，每天肌注黄体酮 10～20mg，共 5～7 天。

除用孕激素外，还可给绒毛膜促性腺激素治疗。目的是要促进黄体发育，增进黄体分泌功能。可在月经周期 15～17 天（即排卵日）开始，或在基础体温上升后 2～3 日起，每日或隔日肌注 HCG 500～1000U，共 5 次。

治疗过程中，可加服维生素 C、维生素 E，对治疗黄体功能不全有一定效果。

2. 黄体萎缩不全　　治疗方法尚不够满意，刮宫止血有一定效果，以后在每个周期的第 21～25 天，肌注黄体酮 10～20mg 共 5 次，或口服安宫黄体酮 8～10mg，每日一次，于月经周期第 18 天开始，连服 10 天。这样可使子宫内膜完全剥脱。或试服避孕药抑制排卵 3 个周期，停药后观察疗效。

第四十三章　　围绝经期综合征

一、概述

围绝经期综合征又称更年期综合征（MPS），更年期是卵巢功能逐渐衰退到最后消失的一个过渡时期，其中以绝经的表现最为突出。绝经年龄因人而异，一般在 45 岁～52 岁之间。部分妇女在绝经前可有月经周期逐渐延长，经血量渐减少，最后完全停止。有时可先有不规则阴道出血，以后月经停止。在绝经前后或因手术、放射治疗破坏卵巢功能而绝经的，可出现一系列以自主神经功能紊乱为主的证候群，称为更年期综合征，少数妇女症状较严重，以致影响生活与工作。

二、病因

一般认为，卵巢功能衰退是引起更年期代谢变化和临床症状的主要因素。妇女进入更年期以后，卵巢功能开始衰退，卵泡分泌雌激素和孕激素的功能降低，以至下丘脑－垂体－卵巢轴活动改变，FSH、LH 分泌量有代偿性增加。近年来发现，更年期妇女血浆中下丘脑分泌的 GnRH 水平升高，随之 LH、FSH 分泌亦增高，可能是因卵巢雌激素分泌减少，对下丘脑－垂体的反馈抑制作用减低。更年期妇女的内分泌平衡状态发生变化，导致自主神经系统中枢的功能失调，因而产生不同程度的自主神经系统功能紊乱的临床症状。症状的出现与雌激素分泌减少的速度和程度有关，即雌激素减少迅速，更年期症状就越严重。当雌激素减少到不能刺激子宫内膜时，月经即停止来潮，第二性征逐渐退化，生殖器官慢慢萎缩，其他与雌激素代谢有关的组织，同样出现萎缩现象。

三、临床表现

并不是所有妇女在更年期都会出现症状，有10%～30%妇女主诉有症状而需要治疗。一般绝经早、雌激素减退快（如手术切除卵巢）以及平时精神状态不够稳定的，较易出现症状，且程度往往较重。

1. 心血管症状　阵发症潮红及潮热，即突然感到胸部、颈部及面部发热，同时上述部位皮肤呈片状发红，然后出汗、畏寒、有时可扩散到脊背及全身，历时数秒到数分钟。发作次数不定，每天数次至数十次，时热时冷，影响情绪、工作及睡眠，常使患者感到十分痛苦。潮红的原因说法不一，有认为是持续性雌激素低水平使血管扩张所致。突然血管扩张使皮肤血流加速而发生潮红。更年期妇女亦可出现短暂性高血压，以收缩压升高为主且波动较明显，有时伴心悸、胸闷、气短、眩晕等症状，这些变化主要是由于血管舒缩功能失调所致。

2. 精神、神经症状　更年期妇女往往有忧虑、抑郁、易激动、失眠、好哭、记忆力减退、思想不集中等，有时喜怒无常，类似精神病发作。一般在更年期发生这些症状的妇女与过去精神状态不稳定有关。

3. 月经及生殖器官改变　绝经前月经周期开始紊乱，经期延长、经血量增多甚至血崩，有些妇女可有周期延长、经血量渐减少，以后月经停止；也有少数妇女骤然月经停止，性器官和第二性征由于雌激素的减少而逐渐萎缩。

4. 骨及关节症状　更年期妇女往往有关节痛的表现，一般多累及膝关节。由于雌激素下降，骨质吸收加速，导致骨质疏松。另一方面，更年期妇女活动量减少，对骨骼机械性压力减弱，骨质吸收速度较骨的生长速度快，造成骨质疏松，临床表现腰背痛。

四、辅助检查

1. 促卵泡生成激素（FSH）升高。
2. 雌二醇（E2）与孕酮水平下降。
3. 促黄体生成或激素（LH）绝经期可无变化，绝经后可升高。
4. 分段诊刮及子宫内膜病理检查：除外子宫内膜肿瘤。
5. 盆腔超声、CT、磁共振检查可展示子宫和卵巢全貌以排除妇科器质性疾病。B型超声检查可排除子宫、卵巢肿瘤，了解子宫内膜厚度。
6. 测定骨密度等，了解有无骨质疏松。

五、诊断与鉴别诊断

1. 诊断
（1）病史　仔细询问症状、治疗所用激素、药物；月经史、绝经年龄；婚育史；既往史，是否切除子宫或卵巢，有无心血管疾病史、肿瘤史及家族史。
（2）体格检查　包括全身检查和妇科检查。对复诊3个月未行妇科检查者，必须进行复查。
（3）实验室检查　激素水平的测定。
2. 鉴别诊断　妇女在围绝经期容易发生高血压、冠心病、肿瘤等，必须除外心血管疾病、泌尿生殖器官的器质性病变，还应与神经衰弱、甲亢等鉴别。

六、治疗

1. 心理治疗　多做解释工作，使更年期妇女了解此系正常的生理变化，消除无谓的恐惧与忧虑。同时应使其家人了解更年期妇女可能出现的症状，一旦发生某些神经功能失调症状时能给予同情、安慰与鼓励，使其所乐观、顺利地度过这一时期。

2. 一般治疗　症状轻者经过解释后即可消除。必要时服用适量镇静药物，如溴剂、苯巴比妥、利眠宁及安定等。谷维素能调整间脑功能，有调节自主神经功能的作用，10～20mg，每日服三次。

3. 激素治疗　绝大多数更年期妇女不需激素治疗，仅用于经上述治疗无效者，一般用3～6个月。
（1）雌激素　可补充卵巢分泌不足，大剂量并能反馈抑制垂体促性激素分泌，但有可能刺激子宫内膜生长，发生子宫出血。对大剂量使用时间长者，应注意子宫内膜癌的发生。对已绝经的更年期综合征的妇女，使用雌激素量宜小，既达到控制更年期症状又不引起子宫出血，一般用己烯雌酚 0.125 ~ 0.25mg/日，连续 20 天，间歇 10 天的周期治疗。对已切除卵巢和子宫而症状较重的病例，可用己烯雌酚 0.5 ~ 1mg/日，连用 20 天的周期疗法，以后逐渐减量。

（2）雄激素　雄激素可抑制垂体促性腺激素的分泌，并有蛋白合成作用，服用后有舒适欣快、镇静感觉，对消除症状有一定效果。常用甲基睾丸素 5mg，每日 1 ~ 2 次，舌下含化，或肌注长效苯乙酸睾丸酮 10 ~ 25mg，每周一次，连用数次，间隔数周后再用。每月总量不宜超过 300mg。

七、预防与调护

1. 要定期进行妇科检查，注意外阴部清洁，经常进行体育锻炼，以增强体质。

2. 服用钙片或食用含钙丰富的食物。

3. 适当控制饮食，多吃蔬菜、水果和瘦猪肉、排骨、鱼虾、豆制品、海带等，少吃动物内脏和猪大肠，猪肝等。当然最大的保养重点仍以平衡女性荷尔蒙为主。

4. 戒掉烟酒、咖啡及含咖啡因的食品；要在医生指导下，适当地服用激素和钙来防治神经失调、骨质疏松、生殖器老年萎缩等。

5. 进食营养丰富的食品，同时少吃含脂肪量高的食品。

6. 了解有关知识，保持心情舒畅，积极参加文娱活动，这个是女性更年期保健中最重要的。

7. 注意控制情绪，生活要有规律，遇事不要着急、紧张、强迫自己不要胡思乱想。

8. 要每天抽些时间松弛神经，有效地舒缓身心。多呼吸呼吸新鲜的空气。

9. 不妨替自己找些新事情来做，如参加义务工作等，使生活更加充实。

10. 对人生要抱着积极态度，不沮丧、不消极。

第四十四章　子宫内膜异位症

一、概述

具有生长能力及功能的子宫内膜组织出现在子宫腔以外部位者，称为子宫内膜异位症。当内膜在子宫肌层内生长，且局限于子宫者，为内在性子宫内膜异位症，又称子宫肌腺病；内膜侵犯子宫肌层以外的组织，称外在性子宫内膜异位症，其中以卵巢最为常见，此外子宫骶骨韧带、子宫下段后壁浆膜层以及子宫直肠陷凹、乙状结肠的盆腔腹膜、阴道直肠隔等处也较为常见，多发生于生育年龄妇女，近来发病率明显增高。

二、病因病理

（一）病因

子宫内膜异位为良性病变，但具有类似恶性肿瘤的远处转移和种植生长能力。其发病机制尚未完全阐明，目前有下列学说。

1. 种植学说　经血逆流，内膜种植。月经期，经血从宫口、阴道排出人体外是顺流而下，但是有小部分经血或因其他原因夹杂着脱落的子宫内膜碎片，由输卵管道流入腹腔，种植在盆腔脏器的表层形成子宫内膜异位病灶。

2. 化生内膜　浆膜上皮，化生内膜。人体在胚胎发育时期，卵巢表面上皮、腹膜、阴道直肠膈、脐部均由体腔上皮化生而来，这些组织在性腺激素、炎症、机械因素的刺激下能够转化，形成另一种组织，同样可以化生为子宫内膜。

3. 良性转移　血液淋巴，良性转移。这是一种较为罕见的发病原因。出现在肺部、脑膜、心包、四肢及其他远端的子宫内膜异位症，是通过血液循环或淋巴系统将子宫内膜碎屑转移停留在某脏器或组织上而发病。

4. 医源性的内膜移植　这是一种人为造成的使子宫内膜移植到某些部位，多见于剖宫产术，早期中期妊娠行刮宫术，分娩时行会阴侧切术，人工流产术等过程中。

5. 免疫防御功能缺陷　随经血逆流至腹腔的子宫内膜，如同一种异物，会激活身体内的免疫系统，动员出大量的免疫细胞及体液围歼消除，假如体内免疫功能缺陷，就会发展成为子宫内膜异位症。

6. 内分泌功能失调　异位的子宫内膜，无论来源如何，其生长变化均与卵巢内分泌有关，雌激素能促进生长，孕激素能使其抑制，临床发现大多数患者，孕激素缺乏，因此助长了本病的发生发展。

7. 遗传与体质的因素　临床观察发现，有家族病史的人患此病居多。体质因素中如肥胖、超重、身长过高等亦有一定关系。

（二）病理

本病的主要病理变化为异位子宫内膜随卵巢激素变化而发生周期性出血，导致周围纤维组织增生和囊肿、粘连形成，在病变区出现紫褐色斑点或小泡，最终发展为大小不等的紫褐色实质性结节或包块。

1. 大体病理

（1）卵巢　最易被异位内膜侵犯，约80%病变累及一侧，累及双侧占50%。卵巢异位病灶分为微小病灶型和典型病灶型两种。微小病灶型属早期，位于卵巢浅表皮层的红色、紫蓝色或褐色斑点或数毫米大的小囊。随病变发展，异位内膜侵犯卵巢皮质并在其内生长、反复周期性出血，形成单个或多个囊肿型的典型病变，成为卵巢子宫内膜异位囊肿。囊肿大小不一，直径多在5cm左右，大至10~20cm，内含暗褐色、似巧克力样糊状陈旧血性液体，故又称为卵巢巧克力囊肿。囊肿增大时表面呈灰蓝色。囊肿在月经期内出血增多，腔内压力大，特别是囊壁近卵巢表面时易反复破裂，破裂后囊内容物刺激局部腹膜发生局部炎性反应和组织纤维化，导致卵巢与邻近的子宫、阔韧带、盆侧壁或乙状结肠破裂，流出黏稠暗褐色陈旧血液。这种粘连是卵巢子宫内膜异位囊肿的临床特征之一，可借此与其他出血性卵巢囊肿鉴别。

（2）宫骶韧带、直肠子宫陷凹和子宫后壁下段　宫骶韧带、直肠子宫陷凹和子宫后壁下段处于盆腔后部较低，与经血中的内膜碎屑接触机会最多，故为内异症的好发部位。在病变早期，轻者局部有散在紫褐色出血点或颗粒状结节，宫骶韧带增粗或结节样改变。随病变发展，子宫后壁与直肠前壁粘连，直肠子宫陷凹变浅甚至消失，重者病灶向阴道直肠隔发展，在隔内形成肿块并向阴道后穹隆或向直肠腔突出，但极少穿破阴道或直肠黏膜罕见。

（3）盆腔腹膜　盆腔腹膜内异症分为色素沉着型和无色素沉着型两种。腹腔镜下前者呈蓝色或黑色结节，为典型病灶；后者为无色素的早期病灶，但较前者更具活性，并有红色火焰样、息肉样、白色透明变、卵巢周围粘连、黄棕色腹膜斑等类型。无色素异位病变发展成典型病灶需6~24个月。

（4）输卵管及宫颈　异位内膜累及输卵管和宫颈少见。偶在输卵管浆膜层可见蓝紫色斑点或结节，管腔多通畅。宫颈异位病灶多系内膜直接种植，呈暗红色或紫蓝色颗粒于宫颈表面，经期略增大，易被误诊为宫颈腺囊肿。深部病灶宫颈剖面呈紫蓝色小点或含陈旧血液的小囊腔，多系直肠子宫陷凹病灶蔓延而来。

（5）其他部位　阑尾、膀胱、直肠异位病灶呈紫蓝色或红棕色点、片状病损，很少穿透脏器黏膜层。会阴及腹壁瘢痕处异位病灶因反复出血致局部纤维增生而形成圆形结节，病程长者结节可大至数厘米，偶见典型的紫蓝色或陈旧出血灶。

2. 镜下检查　典型的异位内膜组织在镜下可见子宫内膜上皮、腺体、内膜间质、纤维素及出血等成分。无色素型早期异位病灶一般可见到典型的内膜组织，但异位内膜反复出血后，这些组织结构可被破坏而难以发现，出现临床表现极典型而组织病理特征极少的不一致现象，约占24%。出血来自间质内血管，镜下找到少量内膜间质细胞即可确诊本病。临床表现和术中所见很典型，即使镜下仅能在卵巢囊壁中发现红细胞或含铁血黄素细胞等出血证据，亦应视为内异症。肉眼正常的腹膜组织镜检时发现子宫内膜腺体及间质，称为镜下内异症，发生率为10%~15%，可能在内异症的组织发生及治疗后反复发方面起重要作用。

异位内膜组织可随卵巢周期变化而有增生和分泌改变，但其改变与在位子宫内膜并不同步，多表现为增生期改变。

异位内膜极少发生恶变。

三、临床表现

内异症的临床表现因人和病变部位的不同而多种多样，症状特征与月经周期密切先关。有25%患者无任何症状。

1. 症状

（1）下腹痛和痛经 疼痛是本病的主要症状，其原因为异位病灶受周期性卵巢激素影响而出现类似月经期变化，特点是痛经。继发性痛经、进行性加重是内异症的典型症状。疼痛多位于下腹、腰骶及盆腔中部，有时可放射至阴道、会阴、肛门或大腿，常于月经来潮时出现，并持续至整个经期。疼痛严重程度与病灶大小并不一定呈正比，粘连严重、卵巢异位囊肿患者可能并无疼痛，而盆腔内销的散在病灶却可引起难以忍受的疼痛。少数患者长期下腹痛，经期加剧。有27%～40%患者无痛经。

（2）不孕 本病患者不孕率可高达40%。引起不孕的原因复杂，如盆腔微环境改变影响精卵结合及运送、免疫功能异常导致抗子宫内膜抗体增加而破坏子宫内膜正常代谢及生理功能、卵巢功能异常导致排卵障碍和黄体形成不良等。中、重度患者可因卵巢、输卵管周围粘连而影响受精卵运输。

（3）月经失调 15%～30%患者有经量增多、经期延长或月经淋漓不尽。可能与卵巢实质病变、无排卵、黄体功能不足或合并有子宫腺疾病和子宫肌瘤有关。

（4）性交不适 多见于直肠子宫陷凹有异位病灶或因局部粘连使子宫后倾固定者。性交时碰撞或子宫收缩上提而引起疼痛，一般表现为深部性交痛，月经来潮前性交痛最明显。

（5）其他特殊症状 盆腔外任何部位有异位内膜种植生长时均可在局部出现周期性疼痛、出血和肿块，并出现相应症状。肠道内异症可出现腹痛、腹泻、便秘或周期性少量便血，严重者可因肿块压迫肠腔而出现肠梗阻症状；膀胱内异症常在经期出现尿痛和尿频，但多被痛经症状掩盖而被忽视；异位病灶侵犯和（或）压迫输尿管时，引起输尿管狭窄、堵塞，出现腰痛和血尿，甚至形成肾盂积水和继发性肾萎缩；手术瘢痕异位症患者常在剖宫产或会阴侧切术后数月至数年出现周期性瘢痕处疼痛，在瘢痕深部扪及剧痛包块，随时间延长，包块逐渐增大，疼痛加剧。

2. 体征 较大的卵巢异位囊肿妇科检查时可扪及于子宫粘连的肿块。囊肿破裂时抚摸刺激征阳性。典型盆腔内异症双合诊检查时可发现子宫后倾固定，直肠子宫陷凹、宫骶韧带或子宫后壁下方可扪及触痛性结节，一侧或双侧附件处触及囊实性包块，活动度差。病变累及直肠阴道间隙时可在阴道后穹隆触及，或直接看到局部隆起的小结节或紫蓝色斑点。

3. 分期 内异症的分期方法很多，目前我国多采用美国生育学会（AFS）1985年提出的"修正子宫内膜异位症分期法"。需在腹腔镜下或剖腹探查手术时进行分期，要求详细观察并对异位内膜的部位、数目、大小、粘连程度等进行记录，最后进行评分。

此分期法将内膜异位症分四期：Ⅰ期（微型）1～5分，Ⅱ期（轻型）6～15分，Ⅲ期（中型）16～40分，Ⅳ期（重型）>40分。

四、辅助检查

1. 实验室检查

（1）CA125（卵巢癌相关抗原）值测定 作为一种肿瘤相关抗原，对卵巢上皮性癌有一定的诊断价值。但在子宫内膜异位症患者，CA125值可升高，且随内膜异位症期别的增加，阳性率也上升，其敏感性和特异性都很高，因此对于子宫内膜异位症的诊断有一定的帮助，同时可以监测子宫内膜异位症的疗效。

（2）抗子宫内膜抗体（EMAb） 抗子宫内膜抗体是一种以子宫内膜为靶抗原，并引起一系列免疫病理反应的自身抗体，是子宫内膜异位症的标志抗体。血清EMAb的检测为子宫内膜异位症患者的诊断及疗效观察的有效检查方法。

2. 影像学检查

（1）B型超声检查 B型超声检查为妇产科常用的检查方法之一，且对妇产科疾病的诊断具有重要的作用。确定囊肿的位置、大小、形状及发现妇科检查时未触及的包块。

（2）腹腔镜检查 借助腹腔镜直接窥视盆腔，见到异位病灶或对可见之病灶进行活检确定诊断，并可根据镜检的情况决定盆腔子宫内膜异位症的临床分期及确定治疗方案。在腹腔镜下应注意观察子宫、输卵管、卵巢、子宫骶骨韧带、盆腔腹膜等部位有否子宫内膜异位病灶。根据腹腔镜检查或手术所见情况，对子宫内膜异位症进行分期及评分。

（3）X线检查　可行单独盆腔充气造影、子宫输卵管碘油造影协助诊断盆腔子宫内膜异位症。

（4）磁共振成像（MRI）　MRI可多平面直接成像，直观了解病变的范围、起源和侵犯的结构，可对病变进行正确的定位，对软组织的显示能力增强。因此，MRI诊断子宫内膜异位症及了解盆腔病变及粘连情况均有很大价值。

五、诊断与鉴别诊断

1. 诊断　可根据病史、症状与体征做出诊断。但要注意有时症状与体征不一致，可能症状典型，但体征并不明显，或体征较明确而症状不支持。对可疑病例试用药物治疗有效者亦可诊断，也可借助腹腔镜检查和活检查组织做病理检查以确诊，甚至有时须经剖腹探查，方能明确诊断。

2. 鉴别诊断

（1）子宫肌瘤　子宫有不同程度增大，尤其是壁间子宫肌瘤与子宫肌腺瘤光凭妇科检查不易区分。但子宫肌瘤无痛经史及周期性下腹痛史。

（2）慢性盆腔炎　慢性盆腔炎患者疼痛不仅限于月经期，平时亦有隐痛，且可能出现反复炎症发作史，对抗感染治疗有效，但内膜异位症抗感染治疗则无效。还需注意凡诊断为慢性盆腔炎经久治疗症状不消者，应考虑有内膜异位症之可能。

（3）盆腔恶性肿瘤　卵巢恶性肿瘤除在子宫旁扪及固定实性包块外，也可能在盆腔内触及散在转移结节，因而易于子宫内膜异位症相混；直肠内膜异位除便血外，尚可触及硬块而易误诊为直肠癌。但肿瘤患者一般体质差，病情发展迅速，疼痛为持续性，与月经周期无关。凡诊断不明确者，尤其疑有恶变者，应尽早剖腹探查明确诊断。

六、治疗

治疗内异症的根本目的是"缩减和去除病灶，减轻和控制疼痛，治疗和促进生育，预防和减少复发"。治疗方法应根据患者年龄、症状、病变部位和范围以及对生育要求等加以选择，强调治疗个体化。症状轻或无症状的轻微病变选用期待治疗；有生育要求的轻度患者先行药物治疗，重行者保留生育功能手术；年轻无生育要求的重度患者可行保留卵巢功能手术，并辅以性激素治疗；症状和病变均严重的无生育要求患者可考虑根治性手术。

1. 期待疗法　对患者定期随访，并对症状及病变均严重的无生育者应尽早行不孕的各项检查如输卵管造影或输卵管通畅试验，特别是行腹腔镜检查下输卵管通液试验检查，或镜下对轻微病灶进行处理，解除输卵管粘连扭曲，促使其尽早受孕。一旦妊娠，异位内膜病灶坏死萎缩，分娩后症状缓解并有望治愈。

2. 药物治疗　包括抑制疼痛的对症治疗、抑制雌激素合成使异位内膜萎缩，阻断下丘脑-垂体-卵巢轴的刺激和出血周期为目的的性激素抑制治疗，适用于有慢性盆腔痛、经期痛经症状明显、有生育要求及无卵巢囊肿形成患者。采用使假孕或假绝经性激素的疗法已成为临床治疗内异症的常用方法。但对较大的卵巢子宫内膜异位囊肿，特别是卵巢包块性质未明者，不宜用药物治疗。

（1）口服避孕药　是最早用于治疗内异症的激素类药物，其目的是降低垂体促性腺激素水平，并直接作用于子宫内膜和异位内膜，导致内膜萎缩和经量减少。长期连续服用避孕药造成类似妊娠的人工闭经，称假孕疗法。目前临床上常用低剂量高效孕激素和炔雌醇复合制剂，用法为每日1片，连续用6~9个月，此法适用于轻度内异症患者。

（2）孕激素　单用人工合成高效孕激素，通过抑制垂体促性腺激素分泌，造成无周期性的低雌激素状态，并与内源性雌激素共同作用，造成高孕激素性闭经和内膜蜕膜化，形成假孕。各种制剂疗效相近且费用较低。所用剂量为避孕剂量的3~4倍，连续应用6个月，如甲羟孕酮30mg/d，副反应有恶心、轻度抑郁、钠水潴留、体重增加及阴道不规则点滴出血等。患者在停药数月后痛经环节，月经恢复。

（3）孕激素受体水平拮抗剂　米非司酮有较强的抗孕激素作用，每日口服25~100mg，造成闭经使病灶萎缩。副反应轻，无雌激素样影响，亦无骨质丢失危险，长期疗效有待证实。

（4）孕三烯酮　为19-去甲睾酮甾体类药物，有抗孕激素、中度抗雌激素和抗性腺效应，能增加游离睾酮含量，减少性激素结合球蛋白水平，抑制 FSH、LH 峰值并减少 LH 均值，使体内雌激素水平下降，异位内膜萎缩、吸收，也是一种假绝经疗法。该药在血浆中半衰期长达 28 小时，每周仅需用药两次，每次 2.5mg，于月经第一日开始服药，6 个月为一疗程，治疗后 50% ~ 100% 患者发生闭经，症状缓解率达 95% 以上。孕三烯酮与达那唑相比，疗效相近，但副反应较低，对肝功能影响较小且可逆，很少因转氨酶过高而中途停药，且用药量少、方面。孕妇禁服。

（5）达那唑　为合成的 17a - 乙炔睾酮衍生物，抑制 FSH、LH 峰；抑制卵巢甾体激素生成并增加雌、孕激素代谢；直接与子宫内膜雌、孕激素受体结合抑制内膜细胞增生，最终导致子宫内膜萎缩，出现闭经。因 FSH、LH 呈低水平，又称假绝经疗法。适用于轻度及中毒内异症痛经明显的患者。用法：月经第 1 日开始口服 200mg，每日 2 ~ 3 次，持续用药 6 个月。若痛经不缓解或未闭经，可加至每日 4 次。疗程结束后约 90% 症状消失。停药后 4 ~ 6 周恢复月经及排卵。副反应有恶心、头痛、潮热、乳房缩小、体重增加、性欲减退、多毛、痤疮、皮脂增加、肌痛性痉挛等。一般能耐受。药物主要在肝脏代谢，已有肝功能损害不宜使用，也不使用于高血压、心力衰竭、肾功能不全。妊娠禁用。

（6）促性腺激素释放激素激动剂　为人工合成的十肽类化合物，其作用与天然的 GnRH 相同，能促进垂体细胞释放 LH 和 FSH 释放，其活性较天然 GnRH 高百倍。抑制垂体分泌促性腺激素，导致卵巢激素水平明显下降，出现暂时性闭经，此疗法又称药物性卵巢切除。我国目前常用的 GnRH 类药物有：亮丙瑞林 3.75mg，月经第 1 日皮下注射后，每隔 28 日注射一次，共 3 ~ 6 次；戈舍瑞林 3.6mg，用法同前。一般用药后第 2 个月开始闭经，可使痛经缓解，停药后在短期内排卵可恢复。副反应主要有潮热、阴道干燥、性欲减退和骨质丢失等绝经症状，停药后多可小时。但骨质丢失需要一年才能逐渐恢复正常。

3. 手术治疗　适用于药物治疗后症状不缓解、局部病变加剧或生育功能仍来恢复者；较大的卵巢内膜异位囊肿且迫切希望生育者。腹腔镜手术时本病的首选治疗方法，目前认为以腹腔镜确诊、手术 + 药物为内异症的金标准治疗。手术方式有：

（1）保留生育功能手术　切净或破坏所有可见的异位内膜异病灶，但保留子宫、一侧或卵巢，至少保留部分卵巢组织。适用于药物治疗无效、年轻和有生育要求的患者。术后复发率约为 40%。

（2）保留卵巢功能手术　切除盆腔内病灶及子宫，保留至少一侧或部分卵巢。适用于Ⅲ、Ⅳ期患者、症状明显且无生育要求的 45 岁以下患者。术后复发率约为 5%。

（3）根治性手术　将子宫、双附件及盆腔内所有内膜异位病灶予以切除和清除，适用于 45 岁以上重症患者。术后不用雌激素补充治疗者，几乎不复发。双侧卵巢切除后，即使盆腔内残留部分异位内膜病灶，也能逐渐自行萎缩退化直至消失。

4. 手术与药物联合治疗　手术治疗前给予 3 ~ 6 个月的药物治疗使异位病灶缩小，有利于缩小手术范围和手术操作。对手术不彻底或术后疼痛不缓解者，术后给予 6 个月的药物治疗推迟复发。

5. 不孕的治疗　药物治疗对改善生育状况帮助不大。腹腔镜手术能提高术后妊娠率，治疗效果取决于病变程度。希望妊娠者术后不宜应用药物巩固治疗，应行促排卵治疗，争取尽早治疗。手术后 2 年内未妊娠机会甚微。

七、预防

1. 防治经血逆流　及时发现并治疗引起经血潴留的疾病，如先天性生殖道畸形、闭锁、狭窄和继发性宫颈粘连、阴道狭窄等。

2. 药物避孕　口服药物不孕者内异症发病风险降低，与避孕药抑制排卵、促使子宫内膜萎缩有关，有高发家族史、容易带器妊娠者可选择口服药物。

3. 防治医源性内膜异位　尽量避免多次的宫腔手术操作。进入宫腔内的经腹手术，特别是孕中期剖宫取胎术，均应用纱布垫保护好子宫切口周围术野，以防宫腔内容物溢入腹腔或腹壁切口；缝合子宫壁时避免缝线穿过子宫内膜层；关腹后应冲洗腹壁切口。月经来潮前禁做输卵管通畅试验，以免将内膜碎屑推入腹腔。宫颈及阴道手术如冷冻、电灼、激光和微波治疗以及整形术等均不宜在经前进行，否则有导致经血中的内膜碎片终止于手术创面的危险。人工流产吸宫术时，宫腔内负压不宜过高，以免突然将吸管拔出使宫腔血液和内膜碎片随负压被吸入腹腔。

第四十五章　小儿肺炎

一、概述

肺炎系由不同病原体或其他因素所致的肺部炎症。临床以发热、气促、咳嗽、呼吸困难及肺部固定湿啰音为主要表现。发病季节以冬春二季为多，寒冷地区发病率高。肺炎可发生在任何年龄，但以婴幼儿为多发。小儿肺炎相当于中医中的"肺炎喘嗽"。

二、病因病理

1. 病因　肺炎的病因主要为感染病因和非感染病因。

（1）感染因素　常见的病原微生物为细菌和病毒。发达国家中小儿肺炎病原以病毒为主，发展中国家则以细菌为主。其中肺炎链球菌、金黄色葡萄球菌、流感嗜血杆菌是重症肺炎的主要病因。儿童肺炎支原体感染、婴儿衣原体感染有增多的趋势。此外，临床上小儿肺炎病毒与细菌混合感染者并不少见。

（2）非感染因素　常见有吸入性肺炎、坠积性肺炎、过敏性肺炎等。

2. 发病机制　病原体常由呼吸道入侵，少数经血行入肺。当炎症蔓延到细支气管和肺泡时，支气管黏膜充血、水肿，管腔变窄，导致通气功能障碍；肺泡壁充血水肿，炎性分泌物增多，导致换气功能障碍。通气不足引起缺氧和 CO_2 蓄积，导致 PaO_2 降低和 $PaCO_2$ 增高；换气功能障碍主要引起缺氧，导致 PaO_2 降低，为代偿缺氧状态。患儿呼吸频率加快，呼吸深度加强，呼吸辅助肌参与活动，出现鼻翼翕动和"三凹征"，同时心率也加快。

3. 病理　支气管肺炎的病理变化，以肺组织充血、水肿、炎性浸润为主。肺泡内充满渗出物，形成点片状炎症灶。若病变融合成片，可累及多个肺小叶或更广泛。当小支气管、毛细支气管发生炎症时，可致管腔部分或完全阻塞，引起肺不张或肺气肿。不同病原所致的肺炎病理变化不同：细菌性肺炎以肺实质受累为主；病毒性肺炎以间质受累为主，亦可累及肺泡。临床上支气管肺炎与间质性肺炎常同时并存。金黄色葡萄球菌引起的支气管肺炎，以广泛的出血性坏死、多发性小脓肿为特点。

三、临床表现

1. 症状　起病急，发病前多数有上呼吸道感染表现。以发热、咳嗽、气促为主要症状。发热热型不定，多为不规则发热，也可表现为弛张热或稽留热，新生儿及体弱儿可表现为不发热；咳嗽较频，早期为刺激性干咳，以后咳嗽有痰，痰色白或黄，新生儿、早产儿则表现为口吐白沫；气促多发生于发热、咳嗽之后，月龄 <2 个月，呼吸 ≥60 次/分；月龄 2~12 个月，呼吸 ≥50 次/分；1~5 岁，呼吸 ≥40 次/分。气促加重，可出现呼吸困难，表现为鼻翼翕动、点头呼吸、三凹征等。

2. 体征　肺部体征早期可不明显或仅有呼吸音粗糙，以后可闻及固定的中、细湿啰音；若病灶融合，出现肺实变体征，则表现语颤增强、叩诊浊音、听诊呼吸音减弱或管状呼吸音。新生儿肺炎肺部听诊仅可闻及呼吸音粗糙或减低，病程中亦可出现细湿啰音或哮鸣音。

（1）循环系统　常见心肌炎和心力衰竭。重症革兰阴性杆菌感染还可发生微循环衰竭。

（2）神经系统　常见烦躁不安、嗜睡，或两者交替出现。继而出现昏迷，惊厥，前囟隆起，呼吸不规则，瞳孔对光反应迟钝或消失及有脑膜刺激征。

（3）消化系统　常见食欲不振、呕吐、腹泻、腹胀等。重症肺炎可见中毒性肠麻痹，肠鸣音消失，腹胀严重时致使膈肌上升，压迫胸部，使呼吸困难加重。

3. 主要并发症　早期正确治疗者并发症很少见。若延误诊断或病原体致病力强者可引起并发症。细菌性肺炎最易出现的并发症为脓胸、脓气胸及肺大泡。

四、检查

1. 外周血检查

（1）血白细胞检查　细菌性肺炎白细胞总数和中性粒细胞多增高，甚至可见核左移，胞浆有中毒颗粒；病毒性肺炎白细胞总数正常或降低，淋巴细胞增高，有时可见异型淋巴细胞。

（2）C反应蛋白（CRP）　细菌感染时，血清CRP浓度上升；非细菌感染时则上升不明显。

2. 病原学检查

（1）细菌培养和涂片　采取痰液、肺泡灌洗液、胸腔穿刺液或血液等进行细菌培养，可明确病原菌，同时应进行药物敏感试验。亦可做涂片染色镜检，进行初筛试验。

（2）病毒分离　应于起病7日内取鼻咽或气管分泌物标本做病毒分离，阳性率高，但需时间较长，不能做早期诊断。

（3）病原特异性抗体检测　发病早期血清中主要为IgM抗体，但持续时间较短；后期或恢复期抗体产生较多。以IgG为主，持续时间较长。因此，急性期特异性IgM测定有早期诊断价值；急性期与恢复期双份血清特异性IgG检测4倍以上增高或降低，对诊断有重要意义。

（4）细菌或病毒核酸检测　应用杂交或PCR技术，通过检测病原体特异性核酸（RNA或DNA）来发现相关的细菌或病毒，此法灵敏，可进行微量检测。

（5）其他试验　鲎珠溶解物试验有助于革兰阴性杆菌肺炎的诊断。

3. 血气分析　对重症肺炎有呼吸困难的患儿，可做PaO_2、$PaCO_2$及血pH值测定，以此了解缺氧、酸碱失衡的类型及程度，有助于诊断、治疗和判断预后。

4. X线检查　支气管肺炎可表现为点状或小斑片状肺实质浸润阴影，以两肺下野、心膈角区及中内带较多；也可见小斑片病灶部分融合在一起成为大片状浸润影，甚至可类似节段或大叶肺炎的形态。肺不张可见均匀致密的阴影，占据一侧胸部、一叶或肺段，阴影无结构，肺纹理消失；肺气肿可见病侧肋间距较大，透明度增强；并发脓胸可见肋膈角变钝，积液多可见一片致密阴影，肋间隙增大，纵隔、心脏向健侧移位；肺大泡时则见完整的薄壁、多无液平面的大泡影。

五、诊断与鉴别诊断

1. 诊断　根据临床有发热、咳嗽、气促或呼吸困难，肺部有较固定的中、细湿啰音，一般不难诊断。胸片有斑片影，可协助诊断。确诊后，应进一步判断病情的轻重，有无并发症，并做病原学诊断，以指导治疗和评估预后。

2. 鉴别诊断

（1）支气管炎　全身症状较轻，一般无呼吸困难及缺氧症状，肺部可闻及干啰音及中粗湿啰音，不固定，常随咳嗽或体位的改变而消失。

（2）急性粟粒型肺结核　患儿发病急骤者常伴有高热、寒战，全身不适、气促、发绀等全身中毒症状，酷似支气管炎，但肺部往往无明显体征，或有细湿啰音，散布于两肺，多在吸气末发现。X线表现也与支气管肺炎有相似之处。根据结核接触史、临床症状、结核菌素试验阳性、血沉增快、痰或洗胃液检到结核菌及X线的追踪观察的特点即可鉴别。

（3）干酪性肺炎　这种病变大多在虚弱或抵抗力低下的患儿中产生，X线显示在一个肺段以至一叶肺的大部显示致密的实变，轮廓较模糊，通常可见到较为透亮的液化区域，甚至透光的空洞。结合病史、结核菌素试验等，易与支气管肺炎鉴别。

（4）支气管异物　有异物吸入史，或有呛咳史。临床轻、重不一，病程长短不等。病程迁延有继发感染者可反复发热、咳嗽、肺部可闻及湿啰音与肺炎相似，有时听诊闻及气管拍击音可有助于诊断，但确诊靠纤维支气管镜检。

（5）毛细支气管炎　与急性肺炎很相似，但本病以喘憋为主。两肺可闻广泛的哮鸣音及细湿啰音。重病患儿缺氧明显，X线仅显示两肺透光度增强，膈肌下降，呈一过性肺气肿改变，少数患儿有少许斑点状阴影。

六、治疗

本病宜采取合理的综合措施。积极控制感染，保持呼吸道通畅、纠正缺氧，防治并发症，增强机体抵抗力以促进康复。

（一）一般护理及支持疗法

1. 室温　应保持在 20℃ 左右为宜，相对湿度 55% ~ 65%，以防呼吸道分泌物变干，不易咳出。冬季要定时开窗换气，每次 30 分钟，每天 3 次，避免对流风，注意休息，执行严格的呼吸道隔离制度，防止交叉感染。密切观察病情变化，及时给予相应的处理。对面色青灰，口周发绀烦躁或嗜睡的患儿，应注意心音、心率变化，观察有无心肌炎发生，对吃奶、哭闹后青紫加重，吸氧后仍不能缓解，应及时查明原因，给予处理。

2. 注意营养及水分供应　应尽量母乳喂养，若人工喂养可根据其消化功能及病情决定奶量及浓度，如有腹泻者给予脱脂奶，对幼儿或儿童宜供应清淡、易消化、富有多种维生素的饮食，恢复期患儿应给营养丰富，高热量食物。对危重患儿不能进食者，给静脉输液补充热量和水分，液量每日 60 ~ 80ml/kg 为宜，必要时输注全血液或血浆。同时患有佝偻病者宜注维生素 D_3 治疗。

3. 保持呼吸道通畅　应及时清除鼻痂，鼻腔分泌物和呼吸道痰液。改善通气功能，增加肺泡通气量，纠正缺氧，减轻 CO_2 蓄积。痰多稀薄者，可以反复翻身拍背以利于痰液排出。也可口服祛痰药物氯化铵合剂：1 毫升/岁，一日 3 次。痰黏稠不易咳出者，可吸痰或用超声雾化吸入，液体配方为生理盐水或蒸馏水 30ml，庆大霉素 2 万 U，α–糜蛋白酶 5mg，地塞米松 1mg，每次吸入 10 ~ 15 分，每日 2 ~ 3 次。

（二）抗感染药物的应用

根据年龄、病情轻重，以往用药情况，参考药物敏感试验、选择适当的抗感染药物。

1. 抗生素的选择

（1）肺部革兰阳性球菌感染　肺炎链球菌肺炎，青霉素仍为首选，一般用大剂量青霉素静滴；对青霉素过敏者改滴红霉素；葡萄球菌肺炎首选耐酶（β–内酰胺酶）药物；如新的青霉素Ⅱ，先锋霉素Ⅰ或头孢菌素三代静滴，疗程 3 ~ 6 周，过早停药容易复发；厌氧菌肺炎用氟哌嗪青霉素及甲硝唑有效。

（2）肺部革兰阴性杆菌感染　一般可用氨苄西林或氨基糖苷类抗生素，绿脓杆菌肺炎可用头孢他啶、头孢曲松等。

（3）支原体肺炎　多采用红霉素，疗程 2 周为宜。

（4）细菌不明确的肺炎　应根据病情选择广谱抗生素，联合用药（其中一种应偏重于革兰阴性菌药物），待细菌明确再酌情更换相应敏感的抗生素。对重病肺炎生素治疗，应以静注或静滴为主。

2. 抗病毒药物的应用

（1）干扰素　5 岁以下 10 万 U，1 次/日肌注，5 岁以上 20 万 U，1 次/日，肌注，2 ~ 3 天为一疗程，也有用干扰素滴鼻（1 万 U/ml，每侧鼻孔 1 ~ 2 滴，15 ~ 30 分钟一次，热退后 3 ~ 4 次/日），超声雾化吸入。

（2）利巴韦林　超声雾化是主要给药途径，剂量：2 岁以下 10mg，2 岁以上 20 ~ 30 mg 溶于 30ml 蒸馏水中雾化完为止，每日 2 次，连续 5 ~ 7 天，也可用 0.5% 的溶液 1 ~ 2 小时滴鼻一次。

（三）氧气疗法

高浓度（>60%）长时间给氧可损害脑、心、肺、肾等，在肺部可引起肺泡间质水肿，肺泡上皮增生，肺透明膜形成、肺出血等；引起早产儿、新生儿眼晶体后纤维增生症，影响视力，吸氧时应注意防止氧中毒。

（四）对症治疗

1. 退热与镇静　一般先用物理降温，如枕部冷敷、温水擦浴，若体温不下降可给药物，APC 每次 5 ~ 10mg/kg，对个别病例可用氯丙嗪与异丙嗪静注或肌注，使体温维持在 38℃ 以下。患儿即能安静入睡。如有惊厥，立即给予 10% 水合氯醛每次 60mg/kg 灌肠，如无效改用安定每次 0.3 mg/kg 肌注或静注。

2. 祛痰止咳平喘　一般痰稠不易咯出，可口服少儿氯化铵合剂，每次 1 毫升/岁，一日 3 次，溴己新每日 0.7 mg/kg，分 3 次服。痰稠咳嗽剧烈可采用超声雾化吸入，喘甚口服咳喘宁 1 毫升/岁，每日 3 次，亦可口服，亦可口服 654 - 2，每日 0.5mg/kg，每 12 小时 1 次，剧咳时可肌注或静推维生素 K_1，每次 1mg/kg。

（五）重要脏器损害的处理

1. 心衰的治疗　除吸氧、祛痰止咳和使用镇静剂外应给予强心苷类药，必要时加用利尿剂。应用的洋地黄制剂有：①毒毛花苷 K。洋地黄总量为 0.007 ~ 0.01mg/kg，加入 25% 葡萄糖 20ml 内缓慢静脉注射，根据病情 6 ~ 8 小时后可重复使用半量，直至心力衰竭纠正。②毛花苷 C 用量。2 岁以内的为 0.03 ~ 0.04mg/kg，2 岁以上 0.02 ~ 0.03mg/kg，首次用总量的 1/2，余量分 2 次，每 12 小时一次加入葡萄糖内缓慢静脉注射。③地高辛。口服用量，2 岁以内 0.04 ~ 0.05mg/kg，2 岁以上为 0.03 ~ 0.04mg/kg，首次用总量的 1/2，余量分为 2 份，每 6 ~ 8 小时一次，维持量为总量的 1/4，可分为 2 次口服，静脉用药剂量按口服剂量的 3/4 计算，勿与钙剂同时应用。

2. 肺炎合并呼吸衰竭的治疗　关键在于治疗原发病和诱发因素（如中毒、肺水肿等），重点在于改善呼吸道功能，提高 PaO_2 及 SO_2，改善通气降低 $PaCO_2$。

呼吸兴奋剂是综合治疗措施之一，不能过分依靠，因为疗效不持久。常用的药物有山梗茶碱、尼克刹米，野靛碱及戊四氮等或用呼吸三联剂山梗茶碱 3mg，回苏林 8mg，尼克刹米 0.75g 或利他林 10mg 加于 10% 葡萄糖液 250ml 中静脉滴入，应用时宜密切观察病情变化防止过量导致惊厥。

3. 中毒性脑病的治疗　首先保持呼吸道通畅，改善通气，供氧。有呼吸道梗阻或呼吸衰竭时需及早做气管切开和使用呼吸机。

4. 中毒性肠麻痹的治疗　重症肺炎易致腹胀，多见于婴幼儿。宜先用稀释皂（2%）灌肠后保留导管排气，不见效时可用新斯的明，婴幼儿用量每次 0.03 ~ 0.04mg/kg，肌肉或皮下注射，对有喘息者不用。同时进行松节油敷腹部，注射后 15 ~ 20 分钟放置肛管排气，一日可用 3 ~ 4 次。过度腹胀者采用胃肠减压抽出胃肠内容物及气体。对低血钾所致的腹胀，可口服 10% 氯化钾溶液 0.5mg/kg，每日 3 ~ 4 次。近年来酚妥拉明治疗腹胀效果较好，其用量同前。

（六）肾上腺皮质激素的应用

一般肺炎不需要使用肾上腺皮质激素．对重症肺炎伴有高热，中毒性脑病、休克或喘憋严重，胸膜渗出等症状病例，在应用足量有效抗生素的同时，可短期加用肾上腺皮质激素，应注意其应激性胃肠出血和降低机体抗菌能力等副作用。氢化可的松每日 5 ~ 10mg/kg，静脉滴注或地塞米松每日 0.25 ~ 0.5mg/kg，静脉滴注，或强的松每日 5mg/kg 口服，一般应用 3 ~ 5 日，症状改善即可停药。

（七）并发症的处理

合并肺脓肿的患儿控制感染很重要，根据痰、脓或血培养选用抗生素、输血及血浆以支持，对呼吸困难者应吸氧。痰液太稠时可口服或注射胰蛋白酸使之稀释，并体位引流，年长儿排脓不畅时可酌情应用支气管镜吸引。脓胸、脓气胸若脓、气量较少可反复多次穿刺，量多应及时做胸腔闭式引流排脓、放气。肺大泡破裂后及时抽气。

（八）物理疗法

肺炎恢复期如肺部啰音持续不消，可用超短波等方法以促进炎症的吸收，但合并心力衰竭者禁用。

七、预防与调护

1. 室内空气新鲜，要保持室内空气新鲜、安静，让孩子休息好。

2. 在饮食上要吃易消化、高热量和富有维生素的食物，以软的食物最好，有利于消化道的吸收。咳嗽时要拍拍孩子的背部，有利于痰液的排出，拍背时从下往上拍，房间内不要太干燥，孩子要适当地饮水，以稀释痰液，有利于痰的排出。

3. 加强锻炼，注意适当增加衣服，预防上呼吸道感染，注意加强锻炼，可根据年龄选择适当的锻炼方法。户外活动时，注意适当增加衣服。社会上感冒流行时，不要带孩子到公共场所去。家里有人患感冒时，不要与孩子接触。

4. 增强婴幼儿的抗病能力，坚持锻炼身体，增强抗病能力，同时注意气候的变化，随时给小儿增减衣服，防止伤风感冒。合理喂养，防止营养不良。教育小儿养成良好的卫生习惯，不随地吐痰，让婴幼儿多晒太阳。不断地增强婴幼儿的抗病能力是预防该病的关键。

5. 呼吸急促时，应保持气道通畅，随时吸痰。

6. 咳嗽剧烈时，应抱起小儿轻拍其背部，伴呕吐时应防止呕吐物吸入气管。

7. 重症肺炎患儿要加强巡视，检测血压、心率等，密切观察病情变化。

第四十六章　小儿腹泻

一、概述

婴幼儿腹泻，又名婴幼儿消化不良，是婴幼儿期的一种急性胃肠道功能紊乱，以腹泻、呕吐为主的综合征，以夏秋季节发病率最高。本病致病因素分为三方面：体质、感染及消化功能紊乱。临床主要表现为大便次数增多、排稀便和水电解质紊乱。本病治疗得当，效果良好，但不及时治疗以至发生严重的水电解质紊乱时可危及小儿生命。

二、病因病理

1. 病因

（1）体质因素　本病主要发生在婴幼儿，其内因特点：①婴儿胃肠道发育不够成熟，酶的活性较低，但营养需要相对地多，胃肠道负担重；②婴儿时期神经、内分泌、循环系统及肝、肾功能发育均未成熟，调节功能较差；③婴儿免疫功能也不完善；④婴儿体液分布和成人不同，细胞外液占比例较高，且水分代谢旺盛，调节功能又差，较易发生体液、电解质紊乱，婴儿易患佝偻病和营养不良，易致消化功能紊乱，此时肠道分泌型 IgA 不足，腹泻后易于迁延。

（2）感染因素　分为：①消化道内感染。致病微生物可随污染的食物或水进入小儿消化道，因而易发生在人工喂养儿，哺喂时所用器皿或食物本身如未经消毒或消毒不够，亦有感染可能，病毒也可通过呼吸道或水源感染。其次是由成人带菌（毒）者的传染，如病房内暴发细菌性（或病毒性）肠炎后部分医护人员受染，成为无症状肠道带菌（毒）者，可导致病原传播。②消化道外感染。消化道外的器官、组织受到感染也可引起腹泻，常见于中耳炎、咽炎、肺炎、泌尿道感染和皮肤感染等，引起腹泻的原因一部分是因为肠道外感染引起消化功能紊乱。另一部分可能是肠道内外均为同一病原（主要是病毒）感染所引起，腹泻多不严重，年龄越小者越多见。③滥用抗生素所致的肠道菌群紊乱。长期较大量地应用广谱抗生素，如氯霉素、卡那霉素、庆大霉素、氨苄西林、各种头孢霉素，特别是两种或以上并用时，除可直接刺激肠道或刺激自主神经引起肠蠕动增快、葡萄糖吸收减少、双糖酶活性降低而发生腹泻外，更严重的是可引起肠道菌群紊乱，此时正常的肠道大肠杆菌消失或明显减少，同时耐药性金黄色葡萄球菌、变形杆菌、绿脓杆菌、难辨梭状芽胞杆菌或白色念珠菌等可大量繁殖，引起药物较难控制的肠炎。

（3）消化功能紊乱　喂养不当是引起轻型腹泻的原因之一，多见于人工喂养儿。喂养不定时，过多过少，或过早地喂食大量淀粉或脂肪类食物，以及突然改变食物品种，均能引起腹泻。个别婴儿对牛奶或某些食物不能耐受，喂后可发生腹泻。而人乳易消化，且含有较多 IgA，有助于防御胃肠道感染。部分婴幼儿对牛奶或某些食物过敏，气候突然变化，腹部受凉等均可诱发腹泻。

2. 发病机制　临床上不少腹泻并非由某种单一机制引起，而是在多种机制共同作用下发生的。

（1）感染性腹泻　病原微生物多随污染的食物或饮水进入消化道，亦可通过污染的日用品、手、玩具或带菌者传播。病原微生物能否引起肠道感染，决定于宿主防御功能的强弱、感染菌量的大小及微生物的毒力。

（2）非感染性腹泻　主要是由饮食不当引起。当进食过量或食物成分不恰当时，食物不能被充分消化和吸收而积滞在小肠上部，使肠腔内酸度降低，有利于肠道下部的细菌上移和繁殖；食物发酵和腐败，分解产生的短链有机酸使肠腔内渗透压增高，腐败性毒性产物刺激肠壁使肠蠕动增加导致腹泻，进而发生脱水和电解质紊乱。

三、临床表现

1. 一般症状　因腹泻轻重而异。

（1）轻型腹泻　主要是大便次数增多，每日数次至十次。大便稀，有时有少量水，呈黄色或黄绿色，混有少量黏液。每次量不多，常见白色或淡黄色小块，系钙、镁与脂肪酸化合的皂块。偶有小量呕吐或溢乳，食欲减退，体温正常或偶有低热。面色稍苍白，精神尚好，无其他周身症状。体重不增或稍降。体液丢失在50ml/kg以下，临床脱水症状不时显。预后较好，病程为3~7天。在佝偻病或营养不良患儿，腹泻虽轻，频次却多，每日3~7次，色黄，常有黏液，有恶臭。大便检可见少量白细胞。大便性状和次数不稳定。迁延日久，营养情况越恶化，常继发泌尿道、中耳或其他部位感染。

（2）重型腹泻　可由轻型加重而成。每日大便十数次至四十次。开始转为重型时，便中水分增多，偶有黏液，呈黄或黄绿色，有腥臭味，呈酸性反应。换尿布不及时者，常腐蚀臀部皮肤，表皮剥脱而发红。随病情加重和摄入食物减少，大便臭味减轻，粪块消失而呈水样或蛋花汤样，色变浅，主要成分是肠液和小量黏液，呈碱性反应。大便量增至每次10~30ml，多者可达50ml。镜下见脂肪滴、游动的细菌、黏液、重症偶见红细胞，白细胞可达每高倍视野10个左右。患儿食欲低下，常伴呕吐。多有不规则低热，重者高热。体重迅速降低，明显消瘦。如不及时补液，脱水、酸中毒逐渐加重。少数重症起急遽，高热达39℃~40℃，频繁地呕吐、泄水样便，迅速出现水和电解质紊乱的症状。

2. 水和电解质紊乱症状　以脱水、酸中毒为主，有时有低钾、低钙症状。

（1）脱水　患儿较快地消瘦、体重减轻，精神萎靡，皮肤苍白甚至发灰、弹性差，前囟和眼窝下陷，黏膜干燥，腹部凹陷，脉细数，血压降低和尿量减少。脱水分为：①轻度脱水。体液丢失占体重的5%以下。患儿精神稍差，面色略苍白，皮肤稍干但弹性尚好，眼窝稍陷，小便较平时略少。②中度脱水。体液丢失占体重的5%~10%，患儿萎靡、阵阵烦躁，皮肤苍白发灰、干燥、松弛、弹性差，捏起后不能立即展平。口周发青，前囟和眼窝明显下陷，唇及黏膜干燥，心音钝，腹部凹，四肢发凉，小便明显减少。③重度脱水。体液丢失占体重的10%~15%。患儿萎靡、淡漠，对周围环境无反应，皮肤苍灰，弹性极差，捏起后不易平复。前囟与眼窝深陷，眼不闭，结膜干涩，哭无泪，角膜无光，口唇发绀，黏膜干燥、不清、心率快，血压不易测出。腹深陷，四肢厥冷，尿极少或无尿。

估计脱水程度时，应重视眼窝、前囟凹陷程度。低渗性脱水易出现皮肤弹性减低，而营养不良儿平时平时弹性就差，应予注意。不同脱水类型临床症状也有差异。低渗性脱水时因细胞外液丢失多，患儿脱水症状出现早且较重，但口渴较轻，而萎靡较重；高渗性脱水时，细胞内液外移，细胞外液相对丢失较少。患儿口渴明显、发热、烦躁、肌张力增高，偶有惊厥。眼窝、前囟凹陷较轻，手足较温，脉搏可及。

（2）酸中毒　主要是精神萎靡，呼吸深长。严重者呼吸增快，甚至昏迷。新生儿或小婴儿无或较晚出现呼吸深长，主要表现为嗜睡、苍白、拒食、衰弱等，估计酸中毒时，要注意患儿年龄。

（3）低钾血症　多在腹泻1周以上出现明显低钾，原有营养不良者出现较早、较重。一般患儿未输液前较少有低钾症状，输入不含钾液体后，随脱水酸中毒的纠正，逐渐出现低钾症状：精神萎靡、肌张力低、第一心音钝。再重则出现腹胀、肠鸣音减弱或消失、腱反射减弱。如未及时补钾，低钾严重时可出现肌肉麻痹甚至呼吸肌麻痹、肠麻痹、膀胱麻痹、腱反射消失，心率减慢、心律不齐、心尖部出现收缩期杂音、心脏扩大，可危及生命。血清钾在3.5mmol/L以下多出现低钾症状。

（4）低钙血症　原有营养不良、佝偻病或腹泻日久的患儿，常在输液后出现烦躁不安、手足搐搦甚至惊厥等低钙症状。检查可见佛斯特氏和腓反射阳性。

（5）低镁血症　少数患儿纠正脱水、酸中毒、补充钙后出现低镁性手足搐搦症。表现为手足震颤、搐搦、哭闹、易受刺激、不能入睡。个别患儿在额部或皮肤皱褶处出现红晕。

四、辅助检查

1. 血常规　白细胞总数及中性粒细胞增多提示细菌感染，降低提示病毒感染，过敏性肠炎及寄生虫引起的肠炎嗜酸性粒细胞增多。

2. 大便检查　腹泻患儿均应收集大便标本送检。如果大便常规无或偶见白细胞常为侵袭性细菌以外的病因，如病毒、非侵袭性细菌、寄生虫等致肠道内、外感染或喂养不当引起，若大便常规有较多的白细胞提示常由各种侵袭性细菌感染引起，必要时做大便细菌培养检出致病菌。近期应用抗生素者，需做真菌检查；腹泻持续较久而大便细菌和病毒检查均为阴性，应做寄生虫检查。疑为轮状病毒感染者，可取粪便上清液染色电镜检查或通过补体结合反应、酶联免疫实验等鉴别。

3. 血液生化测定　测血钙、钾、钠、镁、pH，了解电解质及酸碱平衡情况。血钠的改变可提示脱水性质，血清钾测定可反映体内缺钾的程度。血气分析及 CO_2CP 测定可了解酸碱平衡情况，酸中毒时，血浆 PH 及 CO_2CP 降低。

五、诊断与鉴别诊断

1. 诊断　根据发病季节、病史（包括喂养史和流行病学资料）、临床表现和大便性状可以做出临床诊断。必须判定有无脱水（程度和性质）、电解质紊乱和酸碱失衡。注意寻找病因，从临床诊断和治疗需要考虑，可先根据大便常规有无白细胞将腹泻分为两组。

（1）大便无或偶见少量白细胞者　为侵袭性细菌以外的病因。如病毒、非侵袭性细菌、寄生虫等肠道内、外感染或喂养不当引起的腹泻，多为水泻，有时伴脱水症状，应与下列疾病鉴别：①生理性腹泻，多见于6个月以内婴儿，外观虚胖，常有湿疹，生后不久即出现腹泻，除大便次数增多外，无其他症状，食欲好，不影响生长发育。②导致小肠消化吸收功能障碍的各种疾病。如乳糖酶缺乏，葡萄糖－半乳糖吸收不良，失氯性腹泻，原发性胆酸吸收不良，过敏性腹泻等，可根据各病特点进行粪便酸度、还原糖试验等检查方法加以鉴别。

（2）大便有较多的白细胞者　常由各种侵袭性细菌感染所致，仅凭临床表现难以区分，必要时应进行大便细菌培养、细菌血清型和毒性检测，以明确诊断。

2. 鉴别诊断

（1）细菌性痢疾　常有流行病学病史，起病急，全身症状重。便次多，量少，排脓血便伴里急后重，大便镜检有较多脓细胞、红细胞和吞噬细胞，大便细菌培养有志贺痢疾杆菌生长可确诊。

（2）坏死性肠炎　中毒症状较严重，腹痛、腹胀、频繁呕吐、高热，大便暗红色糊状，间隙增宽，肠壁积气等。

六、治疗

原则为调整饮食，预防和纠正脱水，合理用药，加强护理，预防并发症。不同时期的腹泻病治疗重点各有侧重，急性腹泻多注意维持水、电解质平衡及抗感染，迁延及慢性腹泻则应注意肠道菌群失调问题及饮食疗法问题。治疗不当往往会得到事倍功半或适得其反的结果。

（一）急性腹泻的治疗

1. 饮食疗法　腹泻时进食和吸收减少，而肠黏膜损伤的恢复，发热时代谢旺盛，侵袭性肠炎丢失蛋白等因素使得营养需要量增加，如限制饮食过严或禁食过久常造成营养不良，并发酸中毒，以致病情迁延不愈影响生长发育。故应强调继续饮食，满足生理需要，补充疾病消耗，以缩短腹泻后的康复时间，应根据疾病的特殊病理生理状况、个体消化吸收功能和平时的饮食习惯进行合理调整。以母乳喂养的婴儿继续哺乳，暂停辅食；人工喂养儿可喂以等量米汤或稀释的牛奶或其他代乳晶，由米汤、粥、面条等逐渐过渡到正常饮食。有严重呕吐者可暂时禁食4~6小时（不禁水），待好转后继续喂食，由少到多，由稀到稠。病毒性肠炎多有继发性双糖酶（主要是乳糖酶）缺乏，对疑似病例可暂停乳类喂养，改为豆制代乳品，或发酵奶，或去乳糖配方奶粉以减轻腹泻，缩短病程。腹泻停止后逐渐恢复营养丰富的饮食，并每日加餐一次，共2周。

2. 纠正水、电解质紊乱及酸碱失衡

（1）口服补液　ORS可用于腹泻时预防脱水及纠正轻、中度脱水。轻度脱水口服液量50~80ml/kg，中度脱水80~100ml/kg，于8~12小时内将累积损失量补足。脱水纠正后，可将ORS用等量水稀释按病情需要随意口服。因ORS为2/3张液，故新生儿和有明显呕吐、腹胀、休克、心肾功能不全等患儿不宜采用口服补液。

（2）静脉补液 适用于中度以上脱水、吐泻严重或腹胀的患儿。输用溶液的成分、量和滴注持续时间必须根据不同的脱水程度和性质决定，同时要注意个体化，结合年龄、营养状况、自身调节功能而灵活掌握。

3. 药物治疗

（1）控制感染 水样便腹泻患者（约占70%）多为病毒及非侵袭性细菌所致，一般不用抗生素，应合理使用液体疗法，选用微生态制剂和黏膜保护剂，如伴有明显中毒症状不能用脱水解释者，尤其是对重症患儿、新生儿、小婴儿和衰弱患儿（免疫功能低下）应选用抗生素治疗。

黏液、脓血便患者（约占30%）多为侵袭性细菌感染，应根据临床特点，针对病原经验性选用抗菌药物，再根据大便细菌培养和药敏试验结果进行调整。大肠杆菌、空肠弯曲菌、耶尔森菌、鼠伤寒沙门菌所致感染常选用庆大霉素、卡那霉素、氨苄西林、红霉素、氯霉素、头孢霉素、诺氟沙星、环丙沙星、呋喃唑酮、复方新诺明等。金黄色葡萄球菌肠炎、假膜性肠炎、真菌性肠炎应立即停用原使用的抗生素，根据症状可选用万古霉素、新青霉素、利福平、甲硝唑或抗真菌药物治疗。婴幼儿选用氨基糖苷类及其他副作用较为明显的抗生素时应慎重。

（2）微生态疗法 有助于恢复肠道正常菌群的生态平衡，抑制病原菌定植和侵袭，控制腹泻。常用双歧杆菌、嗜酸乳杆菌、粪链球菌、需氧芽胞杆菌、腊样芽胞杆菌制剂。

（3）肠黏膜保护剂 能吸附病原体和毒素，维持肠细胞的吸收和分泌功能，与肠道黏液糖蛋白相互作用可增强其屏障功能，阻止病原微生物的攻击，如蒙脱石粉。

（4）止泻剂的应用 避免用止泻剂，如洛哌丁醇，因为它抑制胃肠动力的作用，增加细菌繁殖和毒素的吸收，对于感染性腹泻有时是很危险的。

（二）迁延性和慢性腹泻治疗

因迁延性、慢性腹泻常伴有营养不良和其他并发症，病情较为复杂，必须采取综合治疗措施。

1. 积极寻找引起病程迁延的原因，针对病因进行治疗，切忌滥用抗生素，避免顽固的肠道菌群失调。

2. 预防和治疗脱水，纠正电解质及酸碱平衡紊乱。

3. 营养治疗 此类患儿多有营养障碍，继续喂养对促进疾病恢复，如肠黏膜损伤的修复、胰腺功能的恢复、微绒毛上皮细胞双糖酶的产生等，是必要的治疗措施，禁食对机体有害。

（1）继续母乳喂养。

（2）人工喂养儿应调整饮食，小于6个月的婴幼儿用牛奶加等量米汤或水稀释，或用发酵奶（即酸奶），也可用奶-谷类混合物，每天喂6次，以保证足够热卡。大于6个月的婴儿可用已习惯的平常饮食，如选用加有少量熟植物油、蔬菜、鱼肉末或猪肉末的稠粥、面条等，由少到多，由稀到稠。

（3）双糖不耐受患儿由于有不同程度的原发性或继发性双糖酶缺乏，食用含双糖（包括蔗糖、乳糖、麦芽糖）的饮食可使腹泻加重，其中以乳糖不耐受最多见，治疗宜采用去双糖饮食，可采用豆浆（每100毫升鲜豆浆加5.0~10.0g葡萄糖）、酸奶、或去乳糖配方奶粉。

（4）过敏性腹泻 患儿在应用无双糖饮食后腹泻仍不改善时，需考虑对蛋白质过敏（如对牛奶或大豆蛋白过敏）的可能性，应改用其他饮食。

（5）要素饮食 是肠黏膜受损伤患儿最理想的食物，系由氨基酸、葡萄糖、中链甘油三酯、多种维生素和微量元素组合而成。即使在严重黏膜损害和胰消化酶、胆盐缺乏情况下仍能吸收与耐受，应用时的浓度和量视患儿临床状态而定。

（6）静脉营养 少数严重患儿不能耐受口服营养物质者，可采用静脉高营养。推荐方案为：脂肪乳剂每日2.0~3.0g/kg，复方氨基酸每日2~2.5g/kg，葡萄糖每日12~15g/kg，电解质及多种微量元素适量，液体每日120~150ml/kg，热卡每日50~90cal/kg。通过外周静脉输入，好转后改为口服。

4. 药物治疗

（1）抗生素仅用于分离出特异病原的感染患儿，并根据药物敏感试验选用。

（2）补充微量元素和维生素：如锌、铁、烟酸、维生素A、维生素B_{12}、维生素B、维生素C和叶酸等，有助于肠黏膜的修复。

（3）应用微生态调节剂和肠黏膜保护剂。

5. 中医辨证论治有良好疗效，并可配合中药、推拿、捏脊、针灸和磁疗等。

七、预防

1. 合理喂养，提倡母乳喂养，及时添加辅助食品，每次限一种，逐步增加，适时断奶。人工喂养者应根据具体情况选择合适的代乳品。

2. 对于生理性腹泻的婴儿应避免不适当的药物治疗、或者由于小儿便次多而怀疑其消化能力，而不按时添加辅食。

3. 养成良好的卫生习惯，注意乳晶的保存和奶具、食具、便器、玩具和设备的定期消毒。

4. 气候变化时，避免过热或受凉，居室要通风。

5. 感染性腹泻患儿，尤其是大肠杆菌、鼠伤寒沙门菌、轮状病毒肠炎的传染性强，集体机构如有流行，应积极治疗患者，做好消毒隔离工作，防止交叉感染。

6. 避免长期滥用广谱抗生素，对于因败血症、肺炎等肠道外感染必须使用抗生素，特别是广谱抗生素的婴幼儿，即使无消化道症状时亦应加用微生态制剂，以防止难治性肠道菌群失调所致的腹泻。

7. 轮状病毒肠炎流行甚广，接种疫苗为理想的预防方法，口服疫苗已见诸报道，保护率在80%以上，但持久性尚待研究。

第四十七章　　流行性腮腺炎

一、概述

流行性腮腺炎是由腮腺炎病毒引起的急性呼吸道传染病。主要表现为腮腺的非化脓性炎症性肿胀、疼痛、发热等。除此以外，常可累计其他腺体组织或脏器及神经系统，引起脑膜炎、脑膜脑炎、睾丸炎、卵巢炎、胰腺炎等。本病为自限性疾病，大多预后良好，极少死亡。

二、病因病理

1. 病因　腮腺炎病毒属副黏病毒科。单股 RNA 病毒。对腺体和神经组织有亲和性。本病毒抵抗力弱，不耐热，一般室温下，经 2~3 天其传染性消失。对紫外线及一般消毒剂敏感。强紫外线下仅存活半分钟，甲醛溶液、30% 来苏水、75% 乙醇等接触 2~5 分钟灭活，但耐寒。人是唯一的病毒宿主。

2. 发病机制　在腮腺肿胀前 7 天至肿胀出现后 9 天均有传染性。传播途径主要为通过唾液飞沫吸入，侵入口腔和鼻黏膜，在上呼吸道上皮组织内繁殖，形成病毒血症，再侵犯腮腺、颌下腺、舌下腺、胰腺、性腺等腺体，也可涉及神经组织及其他器官。

3. 病理　为非化脓性炎症改变。腮腺腺体及其周围组织充血、肿胀及水肿，被膜上可见点状出血，腺泡细胞呈混浊肿胀或坏死碎解，腺体间质有浆液纤维素性渗出物和淋巴细胞、单核细胞及少量中性粒细胞浸润。腮腺管水肿，管腔中有脱落的坏死上皮细胞堆积，阻碍了唾液的排出，使其滞留在腺体内，致使唾液内的淀粉酶经淋巴系统流入血液，故而血液中的淀粉酶含量增高，并从尿中排出。受病毒侵犯的睾丸曲细精管上皮充血、出血和淋巴细胞浸润，间质有水肿及浆液纤维蛋白性渗出物。胰腺充血、水肿，胰岛可见轻度退化及脂肪性坏死改变。脑部的病变白质较灰质为重，神经细胞变性等。

三、临床表现

1. 症状体征　潜伏期 8~30 天，平均 18 天。起病大多较急，无前驱症状。有发热、畏寒、头痛、肌痛、咽痛、食欲不佳、恶心、呕吐、全身不适等，数小时腮腺肿痛，逐渐明显，体温可达 39℃ 以上。

腮腺肿痛最具特征性。一般以耳垂为中心，向前、后、下发展，状如梨形，边缘不清；局部皮肤紧张、发亮但不发红，触之坚韧有弹性，有轻触痛，张口、咀嚼（尤其进酸性饮食）时刺激唾液分泌，导致疼痛加剧；通常一侧腮腺肿胀后 1~4 天累及对侧，双侧肿胀者约占 75%。颌下腺或舌下腺也可同时被累及。10%~15% 的患儿仅有颌下腺重大，舌下腺感染最少见。重症者腮腺周围组织高度水肿，使容貌变形，并可出现吞咽困难。腮腺管开口处早期可有红肿，挤压腮腺始终无脓性分泌物自开口处溢出。咽及软腭可有肿胀，扁桃体向中线移动。腮腺肿胀大多于3～5天到达高峰，7～10天逐渐消退而恢复正常。腮腺肿大时体温升高多为中度发热，5天左右降至正常。病程10～14天。

2. 并发症

（1）脑膜脑炎　腮腺炎病毒是嗜神经组织病毒，脑膜脑炎是儿童时期最为常见的并发症，男孩较女孩多3～5倍。腮腺炎脑炎与其他原因引起的脑炎不易鉴别，以头痛、呕吐、颈项强直为常见症状，20%的患儿发生惊厥。脑脊液中白细胞总数正常或稍增高，以淋巴细胞为主。脑膜脑炎症状可能在腮腺肿大前或同时发生，也有腮腺肿后2周内出现。脑电图可有改变但无特异性。一般预后良好。

（2）睾丸炎　男性患儿最常见的并发症，青春发育期后的男性发病率14%～35%。早期症状常发生在腮腺肿大1周左右，突发高热、寒战、头疼、恶心、下腹疼痛、患侧睾丸胀痛伴剧烈触痛，阴囊临近皮肤水肿、发红也显著，鞘膜腔内可有黄色积液。病变大多侵犯一侧，1/3～1/2的病例发生不同程度的睾丸萎缩。由于病变常为单侧，即使双侧也仅部分曲精管受累故很少导致不育症。常伴发附睾炎。

（3）卵巢炎　占青春期后女性患者的5%～7%。卵巢炎症状有发热、呕吐下腰部酸痛，下腹部轻按痛，月经周期失调，严重者可扪及肿大的卵巢伴压痛。迄今尚未见导致不育的报告。

（4）胰腺炎　严重胰腺炎罕见，轻型及亚临床型较常见。表现为中上腹疼痛和触痛，伴呕吐、发热、腹胀、腹泻或便秘等。如不伴有腮腺肿大可误诊为胃肠炎。血中淀粉酶不宜作诊断依据，血清脂肪酶值超过1.5U/dl（正常为0.2～0.7U/dl）提示最近发生过胰腺炎。

（5）其他　心肌炎、肾炎、肝炎、乳腺炎、甲状腺炎、血小板减少、关节炎等。眼的并发症有角膜炎、泪腺炎、巩膜炎、虹膜睫状体炎视乳头炎。一般3周内恢复。

四、辅助检查

1. 常规检查　白细胞计数正常或稍低，有肾炎并发症者可出现蛋白尿及红、白血细胞。

2. 血清和尿淀粉酶测定　90%患者的血清淀粉酶有轻度和中度增高，有助诊断。淀粉酶增高程度往往与腮腺肿胀程度成正比。

3. 血清学检查　补体结合实验或酶联免疫吸附试验检测补体结合抗体：即抗S和抗V抗体，抗S抗体可作为早期感染证据，6～12个月逐渐下降消失；抗V抗体在发病1个月达高峰，6个月后逐渐下降，2年后达低水平并持续存在。恢复期双份血清测定抗V抗体效价4倍以上升高，也可确诊。

4. 病毒分离　早期患者可在唾液、尿、血、脑脊液中分离到病毒。

五、诊断与鉴别诊断

（一）诊断

根据流行情况及接触史，以及腮腺肿大的特征，诊断并不困难。如遇不典型的可疑病例，可按上述实验室检查方法进一步明确诊断。

发热，畏寒，疲倦，食欲不振，1～2日后单侧或双侧非化脓性腮腺肿痛或其他唾液腺肿痛。吃酸性食物时胀痛更为明显。腮腺管口可见红肿。末梢血白细胞计数正常或稍低，后期淋巴细胞增加。发病前1～4周与腮腺炎患者有密切接触史。

（二）鉴别诊断

1. 急性化脓性腮腺炎　多见于腹部外科大手术后、长期禁食及体质虚弱、长期卧床的老年患者，儿童少见。急性化脓性腮腺炎最常见的致病菌为金黄色葡萄球菌，其次为链球菌（包括肺炎链球菌）、革兰阴性菌（包括大肠杆菌），革兰阴性菌通常见于住院患者。其通常为单侧腮腺受累。早期症状为患侧耳下突然发生剧烈疼痛，几小时后出现肿胀，波及颊部及下颌角，局部皮肤发红发热，并呈硬结性浸润，触疼明显。口内腮腺导管乳头显著红肿，病变早期无唾液或分泌物溢出，当腮腺内有脓肿形成时，轻挤腮腺腺体可见有脓液流出。患者常有毒血症表现，体温升高、白细胞总数明显增加。急性化脓性腮腺炎一旦发生，常预示患者病情严重，如不积极治疗，后果不良。

2. 儿童复发性腮腺炎　在5岁左右最常见，单侧或双侧受累。腮腺反复肿胀，伴不适，仅有轻度水肿，皮肤可潮红，挤压单侧或双侧腺体可见导管口有脓液或胶冻状液体溢出。间隔数周或数月发作一次不等，年龄越小间隔时间越短，越易复发。随着年龄增长，发作次数减少，间隔时间延长，并有自愈倾向。腮腺造影表现为腺体部呈斑点状，末梢导管呈点球状扩张。核素检查摄取功能正常，排泄功能迟缓。

3. 腮腺区急性淋巴结炎　又称假性腮腺炎，是腮腺包膜下或腺实质内淋巴结的炎症。发病缓慢，病情较轻，开始为局限性肿胀，以后逐渐扩展。腮腺腺体无分泌障碍，导管口不流脓。淋巴结脓肿破坏包膜后可侵入腺体，但一般比较局限。

4. 嚼肌间隙感染　多见于青壮年，多有牙痛史，特别是下颌第三磨牙冠周炎。患者张口受限，咀嚼困难，但腮腺分泌正常。典型的嚼肌间隙感染常以下颌角稍上为肿胀中心，不难与之区别。但在部分患者，感染咀嚼肌中部份纤维斜向后上扩散，以耳屏前区为中心肿胀，和急性化脓性腮腺炎的表现相似。

5. 颌下腺炎　以慢性多见，多见于成年人。其主要发病原因为导管的阻塞和狭窄。慢性颌下腺炎病史较长，从几个月至几年不等，其间可见轻重不同的急性炎症过程。

6. 下颌下间隙感染　患者有牙痛史并可查及病灶牙，下颌下区肿胀呈硬性浸润，皮肤潮红并可出现凹陷性水肿。下颌下腺导管分泌可能正常，无涎石阻塞症状。

7. 下颌下淋巴结炎　反复肿大，但与进食无关，下颌下腺分泌正常。下颌下淋巴结位置较表浅，易扪及，常有触痛。

六、治疗

1. 抗病毒治疗　对腮腺肿大、疼痛较明显、全身症状（如高热）明显者，建议通过静脉给予抗病毒药物、抗生素和维生素 C，连续 3~5 天，症状明显好转后改为口服抗病毒药物 3~5 天。通过 10 天左右系统治疗，绝大多数患儿都可痊愈，不会留下后遗症。对于腮腺肿大非常严重的，另外可考虑用一些中药外敷，以促进消肿，但要注意皮肤保护，避免皮肤损伤。需要提醒的是，仅仅通过外敷是不可能彻底治愈流腮，甚至会留下并发症，如复发性腮腺炎等。对那些症状较轻的，可以通过口服抗病毒药物、抗生素和维生素 C，用 7~10 天，基本可治愈。

2. 中医治疗　散风解表，清热解毒。用板蓝根 60~90g 水煎服或银翘散加大青叶 15g 水煎服；局部外涂可用紫金锭或青黛散用醋调，外涂局部，一日数次；或用蒲公英、鸭拓草、水仙花根、马齿苋等捣烂外敷，可减轻局部胀痛。必要时内服索米痛片、阿司匹林等解热镇痛药。

3. 并发症治疗

（1）并发脑膜脑炎、睾丸炎、心肌炎时，可短期使用肾上腺皮质激素。如氢化可的松，成人 200~300mg/d，或强的松 40~60mg/d，连续 3~5 天，儿童酌减。并发心肌炎者给大量维生素 C 及心肌营养药物治疗。

（2）睾丸炎治疗　抗病毒治疗同时应用激素，睾丸局部冷敷、制动等对症处理，可给予硫酸镁湿敷肿大之阴囊。成人患者在本病早期应用己烯雌酚，每次 1mg，一每日 3 次，有减轻肿痛之效。

（3）脑膜脑炎治疗　可按乙型脑炎疗法处理。高热、头痛、呕吐时给予适量利尿剂脱水。

（4）胰腺炎治疗　禁饮食、输液、反复注射阿托品或山莨菪碱，早期应用皮质激素。

七、预防与调护

1. 预防

（1）控制传染源　隔离患者至腮腺肿胀消退后一周，对儿童集体机构接触者医学观察 3 周。但由于此病发病前已有排毒，而且亚临床感染者较多，隔离患者并不能控制本病流行。

（2）切断传播途径　本病流行期间对易感者较多的机构室内要勤通风，进行空气消毒，勤晒被褥，对切断传播途径有一定益处。

（3）保护易感人群　措施有：①被动免疫。恢复期血清及特异性高价免疫球蛋白对预防本病有效，5 日内注射，但持续时间仅为 2~3 周。应用普通球蛋白无效。②自动免疫。可应用减毒活疫苗预防本病，90% 的接种者血清抗体可阳转，可采用皮下接种、皮内接种、气雾和喷鼻方法。因可能有致畸作用，故孕妇及免疫受损者不宜接种。③药物预防。采用板蓝根 30g 或金银花 9g 煎服，每日 1 剂，连续 6 天。

2. 调护

（1）饮食宜给予易消化的半流食或软食，富有营养，如稀饭、面汤、面条等。避免酸辣甜及硬而干燥的食物。防止腺体肿胀加剧。

（2）要保持口腔卫生，防止继发细菌感染。指导和协助患者经常用生理盐水或复方硼酸水漱口，多饮水，以利于降温。

（3）流行期间不串门，外出戴口罩。

（4）对患者的呼吸道分泌物及污染物应进行消毒处理。

（5）一旦出现并发症，应立即住院治疗。

（6）如患者出现睾丸炎并发症时，应用丁字带将睾丸托起。

第四十八章　桡骨远端骨折

一、概述

骨远端骨折极为常见，约占平时骨折 1/10。多发生老年妇女、儿童及青年。骨折发生在桡骨远端 2～3cm 范围内，多为闭合骨折。

二、病因

1. 伸直型骨折（Colles 骨折）　最常见，多为间接暴力致伤。1814 年由 A. Colles 详加描述。跌倒时腕关节处于背伸及前臂旋前位、手掌着地，暴力集中于桡骨远端松质骨处而引起骨折。骨折远端向背侧及桡侧移位。儿童可为骨骺分离；老年人由于骨质疏松，轻微外力即可造成骨折且常为粉碎骨折，骨折端因嵌压而短缩。粉碎骨折可累及关节面或合并尺骨茎突撕脱骨折及下尺桡关节脱位。

2. 屈曲型骨折（Smith 骨折）　较少见，由 R. W. Smith 在 1874 年首次描述。骨折发生原因与伸直型骨折相反，故又称反 Colles 骨折。跌倒时手背着地，骨折远端向掌侧及尺侧移位。

3. 巴尔通骨折（Barton 骨折）　系指桡骨远端关节面纵斜型骨折，伴有腕关节脱位者。由 J. R. Barton 1838 年首次描述。跌倒时手掌或手背着地，暴力向上传递，通过近排腕骨的撞击引起桡骨关节面骨折，在桡骨下端掌侧或背侧形成一带关节面软骨的骨折块，骨块常向近侧移位，并腕关节脱位或半脱位。

三、临床表现

1. 外伤史明确。

2. 患者伤后出现腕关节疼痛、活动受限。骨折移位明显时，桡骨远端骨折可出现典型的"餐叉手"、"枪刺手"畸形。

3. 检查腕部肿胀，有明显压痛，腕关节活动明显受限，皮下可出现瘀斑，尺桡骨茎突关系异常，则提示桡骨远端骨折。如果腕部有骨擦音、异常活动，不要反复尝试诱发骨擦音，以免引起神经和血管损伤。

4. 腕部神经、血管肌腱损伤　发生率不高，但需充分重视。骨折向掌侧移位可能导致正中神经、桡动脉等损伤。骨折向背侧移位可能导致伸肌腱卡压。

5. 注意患者的全身情况及其他合并伤。

四、辅助检查

1. X 线检查　评估桡骨远端损伤的首选检查。多数骨折、脱位、力线不良、静态不稳定等，都很容易从标准的 X 线检查鉴别。标准的前后位及侧位 X 线可测量出桡骨远端的掌倾角、尺偏角和桡骨高度等重要参数。

2. CT 检查　CT 检查尤其是三维 CT 检查，可以明确骨折块的移位方向、角度，明确关节面的塌陷程度，发现隐蔽的腕骨骨折，特别是普通 X 线难以诊断的涉及舟骨窝、月骨窝的桡骨远端骨折，对于桡骨远端骨折的诊断起着重要作用，可以提高诊断的准确率。而且 CT 检查对于桡骨远端三柱理论的应用，尤其是传统 X 线检查容易疏漏的中间柱损伤，包括月骨关节面损伤的诊断具有重要意义。

3. MRI 检查　在桡骨远端骨折的应用中也不可替代。MRI 检查是评估桡腕骨间韧带撕裂、三角纤维软骨（TFCC）损伤、软骨损伤以及肌腱损伤的最准确评估手段。此外，MRI 还对于腕关节创伤性或非创伤性疼痛、炎症性疾病、腕舟骨骨折、缺血性坏死等伤病的诊断均起至关重要的作用。

五、诊断与鉴别诊断

1. 诊断

（1）病史　有明确的外伤史，多为间接暴力所致。

（2）症状　患侧前臂远端疼痛，肿胀，腕臂活动功能障碍。

（3）体征　伤后腕关节周围肿胀，疼痛，前臂下端畸形，压痛明显，骨擦感。

（4）X 线示　患侧桡骨远端骨皮质连续性中断或移位畸形。

2. 鉴别诊断

（1）桡骨颈骨折　并不多见，常与桡骨头骨折伴发，亦可单发。

（2）桡骨头骨折　是常见的肘部损伤，占全身骨折的 0.8%，约有 1/3 患者合并关节其他部位损伤。桡骨小头骨折是关节内骨折，如果有移位，应切开复位内固定，恢复解剖位置，早期活动，以恢复肘关节伸屈和前臂旋转功能。

（3）桡骨干骨折　单独桡骨干骨折，仅占前臂骨折总数的 12%，以青壮年人居多。

六、治疗

1. 治疗原则　治疗的目的是使腕关节能获得充分的无痛运动及稳定性，恢复正常工作和日常活动，而且将来不会有退行性变倾向。对于桡骨远端骨折的治疗，目前仍然存在一些争议，保守治疗及手术治疗对于桡骨远端骨折的预后并非呈现相关关系。多数桡骨远端骨折通过非手术治疗可以获得良好的功能恢复。对部分关节内明显移位骨折及手法复位失败的患者，手术治疗的目的是要精确重建关节面、坚强内固定及术后早期功能锻炼。关节外骨折要求恢复掌倾角、尺偏角及桡骨高度，以减少骨折继发移位的可能。任何对位对线不良均可导致功能受限、载荷分布变化、中排腕骨不稳，以及桡腕关节骨性关节炎的风险。满意复位的标准为：桡骨短缩小于 2～3mm，桡骨远端关节面为掌倾而非背倾，尺偏角恢复接近或达到 20°，无粉碎性骨折片和关节面不平整。

2. 治疗方法

（1）非手术治疗　手法复位外固定为主要的治疗方法。现以桡骨远端伸直型骨折为例进行介绍：在局部麻醉下，肩外展 90°，助手一手握住拇指，另一手握住其余手指，沿前臂纵轴，向远端持续牵引，另一助手握住肘上方做反牵引。待克服重叠畸形后，术者双手握住腕部，拇指压住骨折远端向远侧推挤，2～5 指顶住骨折近端，加大屈腕角度，取消成角，然后向尺侧挤压，缓慢放松牵引，在屈腕、尺偏位检查骨折对位对线及稳定情况。在屈腕、尺偏位用超腕关节石膏托固定 2 周，水肿消退后，在腕关节中立位继续用前臂石膏托或石膏管型外固定 2 周。桡骨远端屈曲型骨折复位手法与伸直型骨折相反。由于复位后维持复位位置较困难，因此宜在前臂旋后位用长臂石膏屈肘 90°固定 5～6 周。复位后若极不稳定，外固定不能维持复位者，则需行切开复位钢板或钢针内固定。

（2）手术治疗　手术治疗的目的是恢复下尺桡关节的正常解剖关系，恢复桡骨下端关节面的完整性。

手术适应证：①严重粉碎骨折，移位明显，桡骨远端关节面破坏；②不稳定骨折，手法复位失败，或复位成功，外固定不能维持复位以及嵌插骨折，导致尺、桡骨远端关节面显著不平衡者。

手术方法：①桡骨远端骨折，经皮克针固定、有限内固定联合外固定架固定、切开复位钢板螺钉内固定；②切开复位内固定，掌侧入路、背侧入路以及掌背侧联合入路；③不同的手术方式及手术入路，适用于不同的骨折类型及个体情况，其各有优缺点。对于复位后骨缺损严重关节面无以支撑者，可考虑行自体骨、异体骨或人工骨植骨。

第四十九章　颈椎病

一、概述

颈椎病又称颈椎综合征，是颈椎骨关节炎、增生性颈椎炎、颈神经根综合征、颈椎间盘脱出症的总称，是一种以退行性病理改变为基础的疾患。主要由于颈椎长期劳损、骨质增生，或椎间盘脱出、韧带增厚，致使颈椎脊髓、神经根或椎动脉受压，出现一系列功能障碍的临床综合征。表现为颈椎间盘退变本身及其继发性的一系列病理改变，如椎节失稳、松动；髓核突出或脱出；骨刺形成；韧带肥厚和继发的椎管狭窄等，刺激或压迫了邻近的神经根、脊髓、椎动脉及颈部交感神经等组织，并引起各种各样症状和体征的综合征。

二、病因病理

（一）病因

1. 颈椎的退行性变　颈椎退行性改变是颈椎病发病的主要原因，其中椎间盘的退变尤为重要，是颈椎诸结构退变的首发因素，并由此演变出一系列颈椎病的病理解剖及病理生理改变。

（1）椎间盘变性　当椎间盘开始出现变性后，由于形态的改变而失去正常的功能，进而影响或破坏了颈椎运动节段生物力学平衡产生各相关结构的一系列变化。因此，颈椎间盘的退行性变为颈椎病发生与发展的主要因素。

（2）韧带–椎间盘间隙的出现与血肿形成　这一过程对颈椎病的发生与发病至关重要，也是其从颈椎间盘症进入到骨源性颈椎病的病理解剖学基础。事实上，在颈椎病的早期阶段，由于椎间盘的变性，不仅使失水与硬化的髓核逐渐向椎节的后方或前方位移，最后突向韧带下方，以致在使局部压力增高的同时引起韧带连同骨膜与椎体周边皮质骨间的分离，而且椎间盘变性的本身尚可造成椎体间关节的松动和异常活动，从而更加使韧带与骨膜的撕裂加剧以至加速了韧带–椎间盘间隙的形成。

椎间隙后方韧带下分离后所形成的间隙，因多同时伴有局部微血管的撕裂与出血而形成韧带–椎间盘间隙血肿。

（3）椎体边缘骨刺形成　随着韧带下间隙的血肿形成，成纤维细胞即开始活跃，并逐渐长入血肿内，渐而以肉芽组织取代血肿。随着血肿的机化、骨化和钙盐沉积，最后形成突向椎管或突向椎体前缘的骨赘。

（4）颈椎其他部位的退变　颈椎的退变并不局限于椎间盘以及相邻近的椎体边缘和钩椎关节，尚应包括：①小关节。多在椎间盘变性后造成椎体间关节失稳和异常活动后出现变性。②黄韧带。多在前两者退变基础上开始退变。其早期表现为韧带松弛，渐而增生、肥厚，并向椎管内突入。后期则可能出现钙化或骨化。③前纵韧带与后纵韧带其退行性变。主要表现为韧带本身的纤维增生与硬化，后期则形成钙化或骨化，并与病变椎节相一致。

（5）椎管矢状径及容积减小　由于前述之诸多原因，首先引起椎管内容积缩小，其中以髓核后突、后纵韧带及黄韧带内陷、钩椎关节和小关节松动及增生为主，这些后天继发性因素在引起椎管内容积缩小的同时，也使椎管矢状径减少，从而构成脊髓及脊神经根受刺激或受压的直接原因之一。此时如再有其他局限性致病因素。例如，髓核脱出、椎节的外伤性位移、骨刺形成及其他占位性因素，均可引起或加重神经受累症状。

2. 发育性颈椎椎管狭窄　近年来已明确颈椎管内径，尤其是矢状径，不仅对颈椎病的发生与发展，而且与颈椎病的诊断、治疗、手术方法选择以及预后判定均有着十分密切的关系。有些人颈椎退变严重，骨赘增生明显，但并不发病，其主要原因是颈椎管矢状径较宽，椎管内有较大的代偿间隙。而有些患者颈椎退变并不十分严重，但症状出现早而且比较严重。

3. 慢性劳损　慢性劳损是指超过正常生理活动范围最大限度或局部所能耐受时值的各种超限活动。因其有别于明显的外伤或生活、工作中的意外，因此易被忽视，但其对颈椎病的发生、发展、治疗及预后等都有着直接关系，此种劳损的产生与起因主要原因是：①不良的睡眠体位。不良的睡眠体位因其持续时间长及在大脑处于休息状态下不能及时调整，则必然造成椎旁肌肉、韧带及关节的平衡失调。②不当的工作姿势。大量统计材料表明某些工作量不大，强度不高，但处于坐位，尤其是低头工作者的颈椎病发病率特高。③不适当的体育锻炼。正常的体育锻炼有助于健康，但超过颈部耐量的活动或运动，如以头颈部为负重支撑点的人体倒立或翻筋斗等，均可加重颈椎的负荷，尤其在缺乏正确指导的情况下。

4. 颈椎的先天性畸形　在对正常人颈椎进行健康检查或做对比研究性摄片时，常发现颈椎段可有各种异常所见，其中骨骼明显畸形约占5%。但与颈椎病患者对比，后者颈椎的畸形数约为正常人的一倍。

（二）病理

在上述病因的影响下，使颈椎错位加重、无菌性炎症出现、失去代偿功能而发病，主要引起以下组织病理改变：①颈椎间盘变性及突出影响到脊髓或神经根；②椎周软组织痉挛、挛缩，水肿；③骨质增生（骨刺、骨唇、骨嵴）压迫刺激周围组织；④神经根受压迫刺激出现炎症、水肿；⑤椎动脉受压、扭曲、痉挛、供血下降；⑥脊髓受压迫、刺激、缺血、水肿、功能受损；⑦交感神经受压迫、刺激、缺血、水肿、功能受损。

三、临床表现

1. 神经根型　病变为椎间孔变窄致颈脊神经受压、多见于4～7颈椎；高发年龄段：30～50岁。主要症状是早期症状为颈痛和颈部发僵。上肢放射性疼痛或麻木，此疼痛和麻木沿着受压神经根的走向和支配区放射，有时症状的出现与缓解和患者颈部的位置和姿势有明显关系；

患侧上肢感觉沉重、握力减退，有时出现持物坠落。

2. 颈肌型　病变为颈肩肌群软组织损伤、气血郁滞；高发年龄段：30～40岁。主要症状是颈部强直、疼痛，或有整个肩背疼痛发僵；点头、仰头及转头活动受限；也可出现头晕的症状。

3. 椎动脉型　病变是由于骨刺、血管变异或病变导致供血不足；高发年龄段：30～40岁。主要症状是发作性眩晕，复视伴有眼震。有时伴随恶心、呕吐、耳鸣或听力下降。一旦得了颈椎病，想要达到治疗的目的，可使用舒康抑菌液，舒康抑菌液靶向渗透，载药量高，吸收快，是治疗肩周炎外用首选，且舒康抑菌液直接作用于病证部位，不会对胃肠道及心血管造成不良反应，安全性高。这些症状与颈部位置改变有关。

下肢突然无力猝倒，但是意识清醒，多在头颈处于某一位置时发生。偶有肢体麻木、感觉异常。

4. 交感神经型病变　病变为各种颈部病变激惹了神经根、关节囊或项韧带上的交感神经末梢；高发年龄段：30～45岁。主要症状是头晕、头痛、睡眠差、记忆力减退、注意力不易集中；眼胀、视物不清；耳鸣、耳堵、听力下降；鼻塞、"过敏性鼻炎"，咽部异物感、口干、声带疲劳等；恶心甚至呕吐、腹胀、腹泻、消化不良、嗳气等；心悸、胸闷、心率变化、心律失常、血压变化等；面部或某一肢体多汗、无汗、畏寒或发热。

5. 脊髓型病变　颈部病变导致脊髓受压、炎症、水肿等；高发年龄段：40～60岁。主要症状是下肢麻木、沉重，行走困难，双脚有踩棉感；上肢麻木、疼痛，双手无力、不灵活，写字、系扣、持筷等精细动作难以完成，持物易落；躯干部出现感觉异常，患者常感觉在胸部、腹部、或双下肢有如皮带样的捆绑感。

四、辅助检查

1. X线检查　正常40岁以上的男性，45岁以上的女性约有90%存在颈椎椎体的骨刺。故有X线平片之改变，不一定有临床症状。现将与颈椎病有关的X线所见分述如下：

（1）正位　观察有无枢环关节脱位、齿状突骨折或缺失。第七颈椎横突有无过长，有无颈肋。钩椎关节及椎间隙有无增宽或变窄。

（2）侧位　曲度的改变颈椎发直、生理前突消失或反弯曲；异常活动度在颈椎过伸过屈侧位X线片中，可以见到椎间盘的弹性有改变；骨赘椎体前后接近椎间盘的部位均可产生骨赘及韧带钙化；椎间隙变窄椎间盘可以因为髓核突出，椎间盘含水量减少发生纤维变性而变薄，表现在X线片上为椎间隙变窄；半脱位及椎间孔变小椎间盘变性以后，椎体间的稳定性低下，椎体往往发生半脱位，或者称之为滑椎；项韧带钙化项韧带钙化是颈椎病的典型病变之一。

（3）斜位　摄脊椎左右斜位片，主要用来观察椎间孔的大小以及钩椎关节骨质增生的情况。

2. 肌电图检查　颈椎病及颈椎间盘突出症的肌电图检查都可提示神经根长期受压而发生变性，从而失去对所支配肌肉的抑制作用。

3. CT检查　CT已用于诊断后纵韧带骨化、椎管狭窄、脊髓肿瘤等所致的椎管扩大或骨质破坏，测量骨质密度以估计骨质疏松的程度。此外，由于横断层图像可以清晰地见到硬膜鞘内外的软组织和蛛网膜下腔。故能正确地诊断椎间盘突出症、神经纤维瘤、脊髓或延髓的空洞症，对于颈椎病的诊断及鉴别诊断具有一定的价值。

五、诊断与鉴别诊断

1. 诊断　一般原则：①临床表现与X线片均符合颈椎病者，可以确诊；②具有典型颈椎病临床表现，而X线片上尚未出现异常者，应在排除其他疾患的前提下，诊断为颈椎病；③对临床上无主诉及体征，而在X线片上出现异常者，不应诊断为颈椎病。可对X线片上的异常所见加以描述。

除以上原则外，各型颈椎病的诊断如下：

（1）颈型颈椎病　主诉头、颈、肩疼痛等异常感觉，并伴有相应的压痛点；X线片上颈椎显示曲度改变，或椎间关节不稳定，具有"双边""双突""切凹""增生"等表现；除外颈部扭伤（俗称"落枕"）、肩周炎、风湿性肌纤维炎、神经衰弱及其他非因颈椎间盘退行变所致的肩颈部疼痛。

（2）神经根型颈椎病　具有较典型的根性症状（麻木、疼痛），且其范围与受累的神经根所支配的区域相一致；X线片上显示颈椎曲度改变、不稳或骨质增生；压颈试验或上肢牵拉试验阳性；痛点封闭治疗效果不明显；临床表现与X线片上的异常所见在节段上相一致；除外颈椎骨实质性病变（如结核、肿瘤等）、胸廓出口综合征、肩周炎、网球肘、肱二头肌腱鞘炎等以上肢疼痛为主的疾患。

（3）脊髓型颈椎病　临床上有脊髓受压表现，分为中央及周围两型。中央型症状先从上肢开始，周围型者则从下肢开始，又分为轻、中、重三度；X线片上显示椎体后缘多有骨质增生，椎管前后径出现狭窄；除外肌萎缩型脊髓侧索硬化症、脊髓肿瘤、脊髓损伤、继发性粘连性蛛网膜炎、多发性末梢神经炎；个别鉴别诊断困难者，可作脊髓造影检查；有条件者，可做CT扫描摄查。

（4）椎动脉型颈椎病　曾有猝倒发作，并伴有颈性眩晕；旋颈试验阳性；X线片显示椎间关节失稳或钩椎关节骨质增生；除外耳源性及眼源性眩晕；除外椎动脉Ⅰ段（即进入颈6横突孔以前的椎动脉段）和颈椎动脉Ⅲ段（即出颈椎进入颅内以前的椎动脉段）受压所引起的基底动脉供血不足；除外神经官能症、颅内肿瘤等；确诊本病，尤其是手术前定位，应根据椎动脉造影检查；推动脉血流图及脑电图只有参考价值。

（5）交感型颈椎病　临床表现为头晕、眼花、耳鸣、手麻、心动过速、心前区疼痛等一系列交感神经症状，X线片上有失稳或退变，椎动脉造影阴性。

（6）其他型　如食管型颈椎病，颈椎椎体前鸟嘴样增生压迫食管引起吞咽困难等。此经食管钡剂造影可证实。

2. 鉴别诊断

（1）肩周炎　肩周炎俗称凝肩，是肩周肌、肌腱、滑囊、关节囊慢性损伤性炎症。因关节外粘连，临床以肩关节活动时疼痛、功能受限为主要特征。颈椎病可引发肩部牵涉痛因原发病长期不愈而使肩部肌持续性痉挛、缺血而形成炎性病灶，转变为真正的肩周炎。有自然病程，一般在1年左右能可自愈，但若不配合治疗和功能锻炼即使自愈也将遗留不同程度的功能障碍。痛点局限时，可局部注射醋酸泼尼松龙，能明显缓解痛。

（2）偏头痛　一种是偏头痛可以由颈椎病引起，多是由于上段颈椎错位刺激或压迫枕大神经所致。往往在 $C_2 \sim C_3$ 椎旁和后枕部枕大神经出口处触到肿胀的组织，并且压痛明显。另一种是偏头痛以女性居多，绝大多数起病于青春期前后，历经数年甚至数十年。一般到了绝经期，症状会逐步缓解和自愈。本症经期易发作，妊娠期多自然缓解。可有家族史。

（3）梅尼尔征　又称发作性眩晕，是因内耳的淋巴代谢失调，淋巴分泌过多或吸收障碍，引起内耳迷路积水，内耳淋巴系统膨胀，压力升高，致使内耳末梢感受器缺氧和变性所致。梅尼尔征多发于中青年，发作时伴有耳鸣、耳聋、恶心、呕吐，故甚易与椎动脉型颈椎病互相误诊。椎动脉型颈椎病引起的颈性眩晕属中枢性眩晕，主要特点是多伴有一系列脑干缺血的症状和体征，发作时间短，多与转颈有关。梅尼尔征引起的眩晕属周围性（又称内耳性）眩晕，其特点是眩晕发作有规律性，伴有水平性眼球震颤，缓解后可毫无症状；神经系统检查无异常发现，前庭功能试验不正常。

六、治疗

1. 药物治疗　可选择性应用止痛剂、镇静剂、维生素（如维生素 B_1、维生素 B_{12}），对症状的缓解有一定的效果。

2. 运动疗法　各型颈椎病证状基本缓解或呈慢性状态时，可开始医疗体操以促进症状的进一步消除及巩固疗效。症状急性发作期宜局部休息，不宜增加运动刺激。有较明显或进行性脊髓受压症状时禁忌运动，特别是颈椎后仰运动应禁忌。椎动脉型颈椎病时颈部旋转运动宜轻柔缓慢，幅度要适当控制。

3. 牵引治疗　"牵引"在过去是治疗颈椎病的首选方法之一，但近年来发现，许多颈椎病患者在使用"牵引"之后，特别是那种长时间使用"牵引"的患者，颈椎病不但没有减轻，反而加重。牵引不但不能促进颈椎生理曲度的恢复，相反牵引拉直了颈椎，反而弱化颈椎生理曲度，故颈椎病应慎用牵引疗法。

4. 手法按摩推拿疗法　是颈椎病较为有效的治疗措施。它的治疗作用是能缓解颈肩肌群的紧张及痉挛，恢复颈椎活动，松解神经根及软组织粘连来缓解症状，脊髓型颈椎病一般禁止重力按摩和复位，否则极易加重症状，甚至可导致截瘫，即使早期症状不明显，一般也推荐手术治疗。

5. 理疗　在颈椎病的治疗中，理疗可起到多种作用。一般认为，急性期可行离子透入、超声波，紫外线或间动电流等；疼痛减轻后用超声波、碘离子透入，感应电或其他热疗。

6. 温热敷　此种治疗可改善血循环，缓解肌肉痉挛，消除肿胀以减轻症状，有助于手法治疗后使患椎稳定。本法可用热毛巾和热水袋局部外敷，急性期患者疼痛症状较重时不宜做温热敷治疗。

7. 其他　严重有神经根或脊髓压迫者，必要时可手术治疗。

七、预防

1. 坐姿正确　要预防颈椎病的发生，最重要的是坐姿要正确，使颈肩部放松，保持最舒适自然的姿势。办公室工作者，还应不时站起来走动，活动一下颈肩部，使颈肩部的肌肉得到松弛。

2. 活动颈部　应在工作 1~2 小时后，有目的地让头颈部向前后左右转动数次，转动时应轻柔、缓慢，以达到各个方向的最大运动范围为准，使得颈椎关节疲劳得到缓解。

3. 抬头望远　当长时间近距离看物，尤其是处于低头状态者，既影响颈椎，又易引起视力疲劳，甚至诱发屈光不正。因此，每当伏案过久后，应抬头向远方眺望半分钟左右，这样既可消除疲劳感，又有利于颈椎的保健。

4. 睡眠方式　睡觉时不可俯着睡，枕头不可以过高、过硬或过低，枕头中央应略凹进，颈部应充分接触枕头并保持略后仰，不要悬空。习惯侧卧位者，应使枕头与肩同高；睡觉时，不要躺着看书；不要对着头颈部吹冷风。

5. 避免损伤　避免和减少急性颈椎损伤，如避免猛抬重物、紧急刹车等。

6. 防寒防湿　防风寒、潮湿，避免午夜、凌晨洗澡时受风寒侵袭。颈椎病患者常与风寒、潮湿等季节气候变化有密切关系，风寒使局部血管收缩，血流速度降低，有碍组织的代谢和血液循环。冬季外出应戴围巾或穿高领毛衫等，防止颈部受风、受寒。

7. 预防感染　积极治疗颈部感染和其他颈部疾病。

第五十章　腰椎间盘突出症

一、概述

腰椎间盘突出症是因椎间盘变性、破裂、突出刺激或压迫脊髓或神经根所表现的一种综合征，是腰腿痛最常见的原因之一。

二、病因病理

1. 病因病机　腰腿痛发生的原因目前尚不完全清楚，临床和基础研究认为与下列因素有关。

（1）神经根和硬膜囊直接受到突出的机械压迫和刺激　神经根对直接机械压迫非常敏感，因为神经根没有周围神经那样的结缔组织保护鞘。但神经根受压不是在所有的情况下都与临床疼痛症状相关，机械压迫不是神经根痛和功能障碍的唯一原因。

（2）腰椎间盘突出时神经组织血供障碍　基础研究表明，椎管内 $60\% \sim 70\%$ 血供来自随神经根进入椎管的动脉。椎管镜观察也表明平卧时椎管内的血管较细，随活动增加血管扩张，血流量增加。当椎间盘突出时，机械压迫和刺激神经组织缺血和缺氧引起的神经功能障碍更甚于单纯的机械压迫。手术中也常见到椎管内静脉怒张，出血较多，当摘除突出后，静脉怒张消失，出血停止。

（3）椎间盘突出时神经根局部炎症反应引起疼痛　动物实验表明，髓核能引起神经根、硬膜和马尾神经的炎症表现。目前虽不能确定哪种成分或化学因子在局部炎症中起主要作用，但近年来大量研究表明，磷脂酶 A2 在突出的椎间盘组织中呈非常高的活性，且从椎间盘组织中提取纯化的 PLA2 具有致炎特性。研究还发现突出的腰椎间盘组织中肿瘤坏死因子 α（TNFα）和白细胞介素 1β（IL - 1β）免疫组织化学研究呈阳性表达，正常腰椎间盘对照呈阴性表达，其临床意义有待进一步研究。

（4）免疫反应　正常的软骨板和纤维环内层是无血管和淋巴管的组织，髓核被封闭，与体内免疫系统无直接交通。当纤维环破裂髓核突出时，髓核的某些成分进入体内成为抗原，引起抗体产生，在神经根局部引起抗原抗体反应，这已被研究证明，但这种反应在疼痛中所起的作用有待进一步研究。

2. 病理

（1）突出前期　髓核因退变和损伤可变成碎块，或呈瘢痕样结缔组织；变性的纤维环变薄变软，或产生裂隙。这些变化可引起腰部不适和疼痛。青少年患者可在无退变时，因强大暴力引起纤维环破裂和髓核突出。

（2）椎间盘突出期　外伤或正常的活动使椎间盘内压增加时，髓核从纤维环薄弱处或破裂处突出，突出物刺激和压迫椎管内神经组织引起腰腿痛，严重者引起大小便功能障碍。在老年患者，整个纤维环变得软弱松弛，可向周围慢性膨出，该平面椎管前后径变小。

（3）突出晚期　椎间盘突出后，病程较长者其椎间盘本身和运动功能单位的其他结构均可发生继发性病理改变：①椎间盘突出物纤维化或钙化；②椎间盘整个退变（椎间隙变窄，椎体上下面骨质硬化，边缘骨质增生，形成骨赘）；③后纵韧带增厚和骨化；④关节突关节退变（由于椎间隙变窄和失稳，关节突关节负荷增加，引起关节突过度骑跨、肥大、增生、关节囊韧带增生骨化，发生骨性关节炎）；⑤黄韧带肥厚（其正常厚度为 $2 \sim 4mm$，椎间盘突出后可增厚、钙化，甚至骨化，椎间隙和椎板间隙变窄后，黄韧带可向椎管内皱褶，或深陷于椎板下方）；⑥继发性腰椎管狭窄（上述病理变化可引起椎管各径变小，发生椎管狭窄，硬膜囊占据的部分为中央椎管，神经根出硬膜囊至椎间孔内口的部分称侧隐窝，上下椎弓根间、关节突关节前方的部分称椎间孔，狭窄时可引起和加重对硬囊和（或）神经根的压迫，并影响其血供）。

三、临床表现

由于不同部位、不同类型的腰椎间盘突出压迫不同部位和不同数量的神经根和马尾神经，其临床表现差异很大。常见的和典型的腰椎间盘突出症诊断较易，复杂和少见者诊断困难。

1. 腰痛（窦椎神经）或放射性腿痛　这是本病的突出症状，发生率高达 95% 以上。多数患者先有腰痛后有腿痛，部分患者腰痛和腿痛同时发生，少数患者只有腿痛。腰椎间盘突出引起的腰腿痛具有下列特点。

（1）腿痛沿神经根分布区放射　又称根性放射痛。L_4、L_5 椎间盘突出压迫 L_5。

神经根，疼痛沿臀部、大腿后侧放散至小腿前外侧、足背和趾。$L_5 \sim S_1$ 椎间盘突出压迫 S_1 神经根，疼痛放射至小腿后外侧、足跟、足底和足外侧。因 L_5 和 S_1 神经根参于坐骨神经的构成，腿痛又称为坐骨神经痛。$L_3 \sim L_4$ 椎间盘突出压迫 L_4 神经根，引起股神经痛，疼痛放射至大腿前外侧、膝前部和小腿前内侧。

（2）疼痛与腹压有关　使腹压和脑脊液压力增高的动作可使腰腿痛加重，如咳嗽、打喷嚏、排便、用力等。

(3) 疼痛与活动有关　活动和劳累后加重，卧床休息减轻，严重者活动困难。

(4) 疼痛与体位的关系　为了缓解疼痛，患者常被迫采取某一体位，多为健侧卧位并屈髋屈膝，少数患侧卧位屈腿、仰卧位屈腿、床上跪位、下蹲位等。

(5) 疼痛与天气变化的关系　部分患者遇刮风下雨或气温骤降时加重，遇暖减轻。

2. 腿麻无力　受累神经根受到较重损害时，所支配的肌肉力量减弱，感觉减退，轻者可出现痛觉过敏，重者肌肉瘫痪。

3. 大小便功能变化　椎间盘突出压迫硬膜囊较重时，马尾神经损害可引起便秘、排便困难，尿频、尿急、尿潴留或尿失禁，会阴部感觉减退或消失，以及性功能障碍。

4. 腰部表现　腰部僵硬、活动受限或侧弯畸形。

四、辅助检查

1. X 线平片　一般需常规拍腰椎正位和侧位 X 线片，疑有腰椎弓峡部不连者，还需拍腰椎左、右斜位片。在腰椎 X 线平片上，部分腰椎间盘突出症的患者可无异常变化，部分患者可有一些非特异性变化。因此，不能依靠 X 线平片作为确诊腰椎间盘突出症的依据，但可借助 X 线平片排除一些脊椎骨性疾患，如结核、肿瘤、脊椎滑脱等。如能对 X 线平片的变化，结合临床表现做仔细分析，对腰椎间盘突出症的诊断及定位则有较大参考价值。

2. 电子计算机 X 线体层扫描 (CT)　近 10 多年来应用 CT 检查脊柱与椎管内病变逐渐普及，高分辨率的 CT 检查图像，可清楚地显示椎间盘突出的部位、大小、形态和神经根、硬脊膜囊受压移位的形象，同时可显示椎板及黄韧带肥厚、小关节增生肥大、椎管及侧隐窝狭窄等情况。在 CT 图像上椎间盘突出表现为向椎管内呈丘状突起，或为软组织肿块影（如突出钙化，则可显示异常钙化影），以及神经根鞘和硬膜囊受突出物挤压移位等。CT 对椎间盘突出诊断准确率为 80%～92%。CT 检查对患者的照射剂量小，可列为基本无害的诊断手段。临床上根据详细病史、体征及普通 X 线片，在大多数患者可以做出确诊和定位。应强调 CT 检查必须结合临床进行判断，才能提高诊断的准确性。单纯 CT 检查并不完全可靠。低分辨率 CT 图像对软组织结构显示不满意，对椎间盘突出诊断意义不大。脊髓造影后 CT 检查 (CTM) 诊断准确率较高。

3. 磁共振显像检查 (MRI)　MRI 是一种无创性新检查技术，可行三维显像，在脊柱脊髓疾病诊断方面有很大优越性。可显示腰椎间盘退变时信号减弱，椎间盘突出的隆起型、破裂型和游离型，以及进入椎管髓核碎块移动后的位置。明确显示硬膜受压的部位和程度，尤其是全脊髓 MRI 检查可一次检查显示多节段病变，如颈腰综合征、颈胸腰综合征或胸腰综合征，包括椎间盘突出和椎管狭窄等。MRI 检查在鉴别诊断方面有重要作用。MRI 对皮质骨，钙化或骨化组织呈低信号，多显示不满意。对椎间盘突出伴有的侧隐窝狭窄诊断阳性率和准确率低，需与 CT 扫描结合应用。

五、诊断与鉴别诊断

(一) 诊断

1. 症状

(1) 腰痛　因突出间盘可刺激外一层纤维环及后纵韧带的窦椎神经纤维，故 LIDP 患者常有腰背痛。腰背痛可出现在腿痛之前、之中或之后。腰背痛范围较广泛，主要在下腰部或腰骶部，疼痛性质多为慢性钝痛，也可以是急性剧痛，其发生率在 LIDP 患者中占 96.5%。

(2) 坐骨神经痛　发生率占 LIDP 患者的 82.6%。因腰椎间盘突出多发生在 $L_4 \sim L_5$，或（和）$L_5 \sim S_1$ 间隙，故坐骨神经痛常见。疼痛多呈放射性，由臀部、大腿后外侧、小腿后外侧放射至外踝、足背、足趾、足跟或足底。极少数患者可出现由下往上的放射痛。除中央型突出可引起双侧坐骨神经痛或双侧交替性坐骨神经痛外，一般多为单侧坐骨神经痛。坐骨神经痛受腹压和体位变化的影响。咳嗽、打喷嚏、用力排便时疼痛加重；屈腰、屈髋及屈膝使椎管容积增大，坐骨神经松弛因而疼痛减轻。"步行不到几十米，骑车可行几十里"是 LIDP 患者坐骨神经痛特点的具体写照。先腰痛后腿痛，最后腿痛重于腰痛是 LIDP 患者的主要症状特点。

（3）下腹部或大腿前内侧痛　高位腰椎间盘突出使 $L_1 \sim L_3$ 神经根受累可出现相应神经分布区腹股沟或大腿前内侧痛。$L_4 \sim L_5$ 或 $L_5 \sim S_1$ 间盘突出亦可引起腹股沟区、会阴部的牵涉痛。窦椎神经的 2/3 由交感神经、1/3 由躯体神经组成，$L_4 \sim L_5$、$L_5 \sim S_1$ 间盘突出刺激交感神经纤维也是引起下腹部、大腿前内侧、会阴部痛的一种解释。

（4）间歇性跛行　患者行走一定距离后感腰部和腿部疼痛、麻木加重，取蹲位或坐位后，症状缓解或消失，这种表现叫做间歇性跛行。其解释为：行走时，椎管内受阻的静脉丛逐渐充血，加重了神经根的充血和受压程度，故症状加重；取蹲位或坐位时椎管容积扩大、静脉回流通畅，症状减轻。

（5）患肢麻木或发凉　突出的椎间盘组织压迫或刺激本体感觉和触觉纤维则引起受累神经根分布区域的麻木。

突出的间盘组织刺激椎旁的交感神经纤维或窦椎神经的交感神经纤维，反射性引起下肢血管的收缩，患者自感患肢发凉，这种现象也叫做冷性坐骨神经痛。

（6）神经功能损害　下肢无力或瘫痪　突出间盘压迫神经根严重、过久，可引起受累神经支配肌无力，甚至瘫痪。

括约肌及性功能障碍：中央型、巨大型或游离型突出间盘，压迫马尾神经，可引起马尾神经综合征，表现为肛门、尿道括约肌及性功能障碍，如大便秘结、排尿困难或大小便失禁、阳痿等。

2. 体征

（1）强迫体位和异常步态　症状严重者可表现为强迫弯腰翘臀位及拘谨或跛行步态。

（2）腰椎形态及活动度　症状严重的 LIDP 患者，常表现为腰椎形态的改变及活动度的减少。如腰椎生理前凸变浅、消失或后凸，凸向健侧（突出间盘在神经根腋部）或患侧（突出间盘在神经根肩部）；腰前屈、后伸、侧屈及旋转范围受限。向患侧屈并同时后伸受限是 LIDP 的典型体征。

（3）压痛及放射痛　LIDP 并发神经根炎时，在病变棘间隙的患侧可有明显压痛，并放射到该神经的分布区域。

（4）肌萎缩及肌力减弱　由于突出间盘压迫神经根和疼痛患肢不敢用力可引起肌肉萎缩和肌力减弱。如 L_5 脊神经受累引起拇背伸、趾背伸及踝背伸肌力减弱，S_1 脊神经受累引起拇屈及踝跖屈肌力减弱。

（5）皮肤感觉及腱反射变化　LIDP 患者受累神经分布区可出现皮肤浅感觉减退、腱反射减弱或消失，如 L_4 神经受累时，膝反射减弱，S_1 神经受累时，跟腱反射减弱或消失。

（6）直腿抬高试验及加强试验　LIDP 累及神经根并致神经根炎时，可表现为直腿抬高试验和加强试验阳性，甚至健侧腿抬高征，又名交叉试验和加强试验阳性。

（7）仰卧挺腹试验　患者仰卧，枕部及双足跟支撑使臀部和背部抬起，若出现患肢放射痛，即为阳性。若无放射痛，则让患者保持抬臀挺腹位作咳嗽动作或屏住呼吸至面色变红，出现患肢放射痛亦属阳性。

3. 影像学检查　需拍腰骶椎的正、侧位片，必要时加照左右斜位片。常有脊柱侧弯，有时可见椎间隙变窄，椎体边缘唇状增生。X 线征象虽不能作为确诊腰椎间盘突出症的依据，但可借此排除一些疾患，如腰椎结核、骨性关节炎、骨折、肿瘤和脊椎滑脱等。重症患者或不典型的病例，在诊断有困难时，可考虑作脊髓碘油造影、CT 扫描和磁共振等特殊检查，以明确诊断及突出部位。上述检查无明显异常的患者并不能完全除外腰椎间盘突出。

大多数腰椎间盘突出症患者，根据临床症状或体征即可作出正确的诊断。主要的症状和体征是：①腰痛合并坐骨神经痛，放射至小腿或足部，直腿抬高试验阳性；②在 $L_4 \sim L_5$ 或 $L_5 \sim S_1$ 棘间韧带侧方有明显的压痛点，同时有至小腿或足部的放射性痛；③小腿前外或外侧皮肤感觉减退，趾肌力减退，患侧跟腱反射减退或消失。X 线片可排除其他骨性病变。

（二）鉴别诊断

1. 腰椎结核　患者有腰痛，少数有神经根激惹症状（腰痛可伴发坐骨神经痛，常有全身症状，持续进行），也可合并截瘫。结核患者全身症状，如低热、盗汗、消瘦、贫血、血沉加快等，下腹部可触及冷脓肿。X 线片显示椎间隙变窄、模糊，椎体边缘骨质破坏、死骨形成，椎旁脓肿等。CT 扫描更清晰显示上述改变，并可显示脓肿及死骨是否进入椎管。

2. 腰椎肿瘤　椎管内肿瘤包括硬膜内和硬膜外肿瘤，神经鞘瘤、神经纤维瘤、脊膜瘤、脑脊液囊肿、皮样囊肿、畸胎瘤等较多见。椎体和附件多为转移性肿瘤。这些肿瘤均可压迫神经组织引起症状。症状出现多无外伤史、进行性加重，神经损害严重程度与肿瘤大小有关，休息不能缓解症状。累及骨性结构的肿瘤在 X 线片和 CT 片上多可显示病变，非骨性组织的肿瘤应首选 MRI 检查，多可确定诊断，必要时做脑脊液和脊髓造影检查。

3. 劳损　腰肌劳损、腰骶劳损或骶髂劳损者有时与腰椎间盘突出症混淆。患者可有一侧腰痛、臀痛及股外侧疼痛或不适，脊柱侧弯和活动受限以及直腿抬高受限等表现，多为腰脊神经后枝受累。放射痛的症状和体征多不累及小腿和足部（膝以上），无肌力，感觉和反射改变。压痛部位多在椎旁肌或骶髂部，不在棘突间旁侧，且无放散痛。鉴别诊断困难时需做 CT 扫描。

4. 腰椎管狭窄症　间歇性跛行是该病最突出的症状，步行一段距离后，下肢出现酸痛、麻木、无力，蹲下休息后才能继续行走，骑自行车和卧床时多无症状。检查可无任何异常体征。少数患者可有根性神经损伤表现。严重的中央型椎管狭窄可出现大小便功能障碍。应注意腰椎间盘突出症往往与椎管狭窄同时存在，发生率高达 40% 以上。主要由临床判断，CT 检查或脊髓造影对诊断很有帮助。（脊髓水肿引起间隙性跛行）。

5. 椎弓峡部裂　腰痛常伴有坐骨神经痛，病变多数发生在第五腰椎。腰椎双斜位 X 线片，表现为椎弓峡部有裂隙和骨缺损。

6. 腰椎骨质疏松症及骨质疏松性骨折　该病多为老年或体弱患者，主要症状是腰痛，有时表现臀部和髋部疼痛，少数有股前部或股外侧疼痛，一般不超过膝部。检查时直腿抬高试验疼痛可放射至股部或臀部，达不到小腿和足部。X 线片检查可发现椎体楔形变或呈扁平椎，骨质疏松征象。骨密度测定可较准确显示其程度。CT 椎体扫描可显示轻微骨折，单纯行椎间隙扫描有时漏诊。

7. 骶髂部和髋部疾病　包括髂骨致密性骨炎、强直性脊柱炎、骶髂关节结核、肿瘤、髋关节结核、股骨头缺血性坏死、骨性关节炎、股骨头颈部肿瘤、髋关节创伤性滑膜炎等，主要表现为臀部痛或髋痛，有时有下腰痛和股前部疼痛及膝部疼痛。检查直腿抬高时，抬高受限，有时伴有放射痛，同时检查屈髋屈膝试验和"4"字试验，多为阳性。一定要拍骨盆平片和骶髂部或髋部 CT 扫描，多可鉴别。（强直性脊椎炎——病变为进行性，早期有腰痛伴坐骨神经痛，病变自双侧骶髂关节发展到腰椎关节，逐渐延及至胸椎和颈椎，血沉增快，病灶周围肌肉张力增高，关节出现强直，后期不难鉴别。）

8. 腹腔和盆腔病变　腹膜后病变，如泌尿系结石、转移肿瘤，盆腔女性器管、直肠等病变，均可引起腰部、下腰部和骶尾部疼痛，有时向会阴部和肛周放射。检查时必须检查腹部体征，鉴别困难时可请有关专科会诊。

六、治疗

1. 非手术疗法　腰椎间盘突出症大多数患者可以经非手术治疗缓解或治愈。其治疗原理并非将退变突出的椎间盘组织回复原位，而是改变椎间盘组织与受压神经根的相对位置或部分回纳，减轻对神经根的压迫，松解神经根的粘连，消除神经根的炎症，从而缓解症状。非手术治疗主要适用于：①年轻、初次发作或病程较短者；②症状较轻，休息后症状可自行缓解者；③影像学检查无明显椎管狭窄。

（1）绝对卧床休息　初次发作时，应严格卧床休息，强调大、小便均不应下床或坐起，这样才能有比较好的效果。卧床休息 3 周后可以佩戴腰围保护下起床活动，3 个月内不做弯腰持物动作。此方法简单有效，但较难坚持。缓解后，应加强腰背肌锻炼，以减少复发的几率。

（2）牵引治疗　采用骨盆牵引，可以增加椎间隙宽度，减少椎间盘内压，椎间盘突出部分回纳，减轻对神经根的刺激和压迫，需要专业医生指导下进行。

（3）理疗和推拿、按摩可缓解肌肉痉挛，减轻椎间盘内压力，但注意暴力推拿按摩可以导致病情加重，应慎重。

（4）皮质激素硬膜外注射　皮质激素是一种长效抗炎剂，可以减轻神经根周围炎症和粘连。一般采用长效皮质类固醇制剂 +2% 利多卡因行硬膜外注射，每周一次，3 次为一个疗程，2～4 周后可再用一个疗程。

（5）髓核化学溶解法利用胶原酶或木瓜蛋白酶，注入椎间盘内或硬脊膜与突出的髓核之间，选择性溶解髓核和纤维环，而不损害神经根，以降低椎间盘内压力或使突出的髓核变小从而缓解症状。但该方法有产生过敏反应的风险。

2. 经皮髓核切吸术/髓核激光气化术 通过特殊器械在 X 线监视下进入椎间隙，将部分髓核绞碎吸出或激光气化，从而减轻椎间盘内压力达到缓解症状目的，适合于膨出或轻度突出的患者，不适合于合并侧隐窝狭窄或者已有明显突出的患者及髓核已脱入椎管内者。

3. 手术治疗

（1）手术适应证 ①病史超过三个月，严格保守治疗无效或保守治疗有效，但经常复发且疼痛较重者；②首次发作，但疼痛剧烈，尤以下肢症状明显，患者难以行动和入眠，处于强迫体位者；③合并马尾神经受压表现；④出现单根神经根麻痹，伴有肌肉萎缩、肌力下降；⑤合并椎管狭窄者。

（2）手术方法 经后路腰背部切口，部分椎板和关节突切除，或经椎板间隙行椎间盘切除。中央型椎间盘突出，行椎板切除后，经硬脊膜外或硬脊膜内椎间盘切除。合并腰椎不稳、腰椎管狭窄者，需要同时行脊柱融合术。

七、预防

腰椎间盘突出症是在退行性变基础上积累伤所致，积累伤又会加重椎间盘的退变，因此预防的重点在于减少积累伤。平时要有良好的坐姿，睡眠时的床不宜太软。长期伏案工作者需要注意桌、椅高度，定期改变姿势。职业工作中需要常弯腰动作者，应定时伸腰、挺胸活动，并使用宽的腰带。应加强腰背肌训练，增加脊柱的内在稳定性，长期使用腰围者，尤其需要注意腰背肌锻炼，以防止失用性肌肉萎缩带来不良后果。如需弯腰取物，最好采用屈髋、屈膝下蹲方式，减少对腰椎间盘后方的压力。

附录　中医、中西医结合
病历书写基本规范（试行）

（卫生部　国家中医药管理局 2002 年 8 月 23 日印发）

第一章　基本要求

第一条　病历是指医务人员在医疗活动过程中形成的文字、符号、图表、影像、切片等资料的总和，包括门（急）诊病历和住院病历。

第二条　病历书写是指医务人员通过问诊、查体、辅助检查、诊断、治疗、护理等医疗活动获得有关资料，并进行归纳、分析、整理形成医疗活动记录的行为。

第三条　病历书写应当客观、真实、准确、及时、完整。

第四条　住院病历书写应当使用蓝黑墨水、碳素墨水，门（急）诊病历和需复写的资料可以使用蓝或黑色油水的圆珠笔。

第五条　病历书写应当使用中文和医学术语。通用的外文缩写和无正式中文译名的症状、体征、疾病名称等可以使用外文。中医术语的使用依照有关标准、规范执行。

第六条　病历书写应当文字工整，字迹清晰，表述准确，语句通顺，标点正确。书写过程中出现错字时，应当用双线划在错字上，不得采用刮、粘、涂等方法掩盖或去除原来的字迹。

第七条　病历应当按照规定的内容书写，并由相应医务人员签名。

实习医务人员、试用期医务人员书写的病历，应当经过在本医疗机构合法执业的医务人员审阅、修改并签名。

进修医务人员应当由接收进修的医疗机构根据其胜任本专业工作的实际情况认定后书写病历。

第八条　上级医务人员有审查修改下级医务人员书写的病历的责任。修改时，应当注明修改日期，修改人员签名，并保持原记录清楚、可辨。

第九条　因抢救急危患者，未能及时书写病历的，有关医务人员应当在抢救结束后 6 小时内据实补记，并加以注明。

第十条　病历书写中涉及的诊断，包括中医诊断和西医诊断，其中中医诊断包括疾病诊断与证候诊断。中医治疗应当遵循辨证论治的原则。

第十一条　对按照有关规定需取得患者书面同意方可进行的医疗活动（如特殊检查、特殊治疗、手术、实验性临床医疗等），应当由患者本人签署同意书。患者不具备完全民事行为能力时，应当由其法定代理人签字；患者因病无法签字时，应当由其近亲属签字，没有近亲属的，由其关系人签字；为抢救患者，在法定代理人或近亲属、关系人无法及时签字的情况下，可由医疗机构负责人或者被授权的负责人签字。

因实施保护性医疗措施不宜向患者说明情况的，应当将有关情况通知患者近亲属，由患者近亲属签署同意书，并及时记录。患者无近亲属的或者患者近亲属无法签署同意书的，由患者的法定代理人或者关系人签署同意书。

第二章　门（急）诊病历书写要求及内容

第十二条　门（急）诊病历内容包括门诊病历首页（门诊手册封面）、病历记录、化验单（检验报告）、医学影像检查资料等。

第十三条　门（急）诊病历首页内容应当包括患者姓名、性别、出生年月、民族、婚姻状况、职业、工作单位、住址、药物过敏史等项目。

门诊手册封面内容应当包括患者姓名、性别、年龄、工作单位或住址、药物过敏史等项目。

第十四条　门（急）诊病历记录分为初诊病历记录和复诊病历记录。

初诊病历记录书写内容应当包括就诊时间、科别、主诉、现病史、既往史，阳性体征、必要的阴性体征和辅助检查结果、诊断及治疗意见和医师签名等。

复诊病历记录书写内容应当包括就诊时间、科别、主诉、病史、必要的体格检查和辅助检查结果、诊断、治疗处理意见和医师签名等。

急诊病历书写就诊时间应当具体到分钟。

第十五条　门（急）诊病历记录应当由接诊医师在患者就诊时及时完成。

第十六条　抢救危重患者时，应当书写抢救记录。对收入急诊观察室的患者，应当书写留观期间的观察记录。

第三章　住院病历书写要求及内容

第十七条　住院病历内容包括住院病案首页、住院志、体温单、医嘱单、化验单（检验报告）、医学影像检查资料、特殊检查（治疗）同意书、手术同意书、麻醉记录单、手术及手术护理记录单、病理资料、护理记录、出院记录（或死亡记录）、病程记录（含抢救记录）、疑难病例讨论记录、会诊意见、上级医师查房记录、死亡病例讨论记录等。

第十八条　住院志是指患者入院后，由经治医师通过问诊、查体、辅助检查获得有关资料，并对这些资料归纳分析书写而成的记录。住院志的书写形式分为入院记录、再次或多次入院记录、24 小时内入出院记录、24 小时内入院死亡记录。

入院记录、再次或多次入院记录应当于患者入院后 24 小时内完成；24 小时内入出院记录应当于患者出院后 24 小时内完成，24 小时内入院死亡记录应当于患者死亡后 24 小时内完成。

第十九条　入院记录的要求及内容：

（一）患者一般情况内容包括姓名、性别、年龄、民族、婚姻状况、出生地、职业、入院日期、记录日期、发病节气、病史陈述者。

（二）主诉是指促使患者就诊的主要症状（或体征）及持续时间。

（三）现病史是指患者本次疾病的发生、演变、诊疗等方面的详细情况，应当按时间顺序书写，并结合中医问诊要求，记录目前情况。内容包括发病情况、主要症状特点及其发展变化情况、伴随症状、发病后诊疗经过及结果、睡眠和饮食等一般情况的变化，以及与鉴别诊断有关的阳性或阴性资料等。

与本次疾病虽无紧密关系、但仍需治疗的其他疾病情况，可在现病史后另起一段予以记录。

（四）既往史是指患者过去的健康和疾病情况。内容包括既往一般健康状况、疾病史、传染病史、预防接种史、手术外伤史、输血史、药物过敏史等。

（五）个人史，婚育史、女性患者的月经史，家族史。

（六）体格检查应当按照系统循序进行书写。内容包括体温、脉搏、呼吸、血压，一般情况（包括中医四诊的神色、形态、语声、气息、舌象、脉象等），皮肤、黏膜，全身浅表淋巴结，头部及其器官，颈部，胸部（胸廓、肺部、心脏、血管），腹部（肝、脾等），直肠肛门，外生殖器，脊柱，四肢，神经系统等。

（七）专科情况应当根据专科需要记录专科特殊情况。

（八）辅助检查是指入院前所作的与本次疾病相关的主要检查及其结果。应当写明检查日期，如系在其他医疗机构所作检查，应当写明该机构名称。

（九）初步诊断是指经治医师根据患者入院时情况，综合分析所作出的诊断。如初步诊断为多项时，应当主次分明。

（十）书写入院记录的医师签名。

第二十条　再次或多次入院记录是指患者因同一种疾病再次或多次住入同一医疗机构时书写的记录。要求及内容基本同入院记录,其特点有:主诉是记录患者本次入院的主要症状(或体征)及持续时间;现病史中要求首先对本次住院前历次有关住院诊疗经过进行小结,然后再书写本次入院的现病史。

第二十一条　患者入院不足 24 小时出院的,可以书写 24 小时内入出院记录。内容包括患者姓名、性别、年龄、职业、入院时间、出院时间、主诉、入院情况、入院诊断、诊疗经过、出院情况、出院诊断、出院医嘱、医师签名等。

第二十二条　患者入院不足 24 小时死亡的,可以书写 24 小时内入院死亡记录。内容包括患者姓名、性别、年龄、职业、入院时间、死亡时间、主诉、入院情况、入院诊断、诊疗经过(抢救经过)、死亡原因、死亡诊断、医师签名等。

第二十三条　病程记录是指继住院志之后,对患者病情和诊疗过程所进行的连续性记录。内容包括患者的病情变化及证候变化情况、重要的辅助检查结果及临床意义、上级医师查房意见、会诊意见、医师分析讨论意见、所采取的诊疗措施及效果、医嘱更改及理由、向患者及其近亲属告知的重要事项等。

第二十四条　病程记录的要求及内容:

(一)首次病程记录是指患者入院后由经治医师或值班医师书写的第一次病程记录,应当在患者入院 8 小时内完成。首次病程记录的内容包括病例特点、诊断依据及鉴别诊断、诊疗计划等。诊断依据包括中医辨病辨证依据与西医诊断依据,鉴别诊断包括中医鉴别诊断与西医鉴别诊断。

(二)日常病程记录是指对患者住院期间诊疗过程的经常性、连续性记录。由医师书写,也可以由实习医务人员或试用期医务人员书写。书写日常病程记录时,首先标明记录日期,另起一行记录具体内容。对病危患者应当根据病情变化随时书写病程记录,每天至少 1 次,记录时间应当具体到分钟。对病重患者,至少 2 天记录一次病程记录。对病情稳定的患者,至少 3 天记录一次病程记录。对病情稳定的慢性病患者,至少 5 天记录一次病程记录。

(三)上级医师查房记录是指上级医师查房时对患者病情、证候、诊断、鉴别诊断、当前治疗措施疗效的分析及下一步诊疗意见等的记录。

主治医师首次查房记录应当于患者入院 48 小时内完成。内容包括查房医师的姓名、专业技术职务、补充的病史和体征、诊断依据与鉴别诊断的分析及诊疗计划等。主治医师日常查房记录间隔时间视病情和诊疗情况确定,内容包括查房医师的姓名、专业技术职务、对病情的分析和诊疗意见等。科主任或具有副主任医师以上专业技术职务任职资格医师查房的记录,内容包括查房医师的姓名、专业技术职务、对病情的分析和诊疗意见等。

(四)疑难病例讨论记录是指由科主任或具有副主任医师以上专业技术职务任职资格的医师主持、召集有关医务人员对确诊困难或疗效不确切病例讨论的记录。内容包括讨论日期、主持人及参加人员姓名、专业技术职务、讨论意见等。

(五)交(接)班记录是指患者经治医师发生变更之际,交班医师和接班医师分别对患者病情及诊疗情况进行简要总结的记录。交班记录应当在交班前由交班医师书写完成;接班记录应当由接班医师于接班后 24 小时内完成。交(接)班记录的内容包括入院日期、交班或接班日期、患者姓名、性别、年龄、主诉、入院情况、入院诊断、诊疗经过、目前情况、目前诊断、交班注意事项或接班诊疗计划、医师签名等。

(六)转科记录是指患者住院期间需要转科时,经转入科室医师会诊并同意接收后,由转出科室和转入科室医师分别书写的记录。包括转出记录和转入记录。转出记录由转出科室医师在患者转出科室前书写完成(紧急情况除外);转入记录由转入科室医师于患者转入后 24 小时内完成。转科记录内容包括入院日期、转出或转入日期,患者姓名、性别、年龄、主诉、入院情况、入院诊断、诊疗经过、目前情况、目前诊断、转科目的及注意事项或转入诊疗计划、医师签名等。

(七)阶段小结是指患者住院时间较长,由经治医师每月所作病情及诊疗情况的总结。阶段小结的内容包括入院日期、小结日期,患者姓名、性别、年龄、主诉、入院情况、入院诊断、诊疗经过、目前情况、目前诊断、诊疗计划、医师签名等。交(接)班记录、转科记录可代替阶段小结。

(八)抢救记录是指患者病情危重,采取抢救措施时作的记录。内容包括病情变化情况、抢救时间及措施、参加抢救的医务人员姓名及专业技术职务等。记录抢救时间应当具体到分钟。

(九)会诊记录(含会诊意见)是指患者在住院期间需要其他科室或者其他医疗机构协助诊疗时,分别由申请医师和会诊医师书写的记录。内容包括申请会诊记录和会诊意见记录。申请会诊记录应当简要载明患者病情及诊疗情况、申请会诊的理由和目的、申请会诊医师签名等。会诊意见记录应当有会诊意见、会诊医师所在的科别或者医疗机构名称、会诊时间及会诊医师签名等。

（十）术前小结是指在患者手术前，由经治医师对患者病情所作的总结。内容包括简要病情、术前诊断、手术指征、拟施手术名称和方式、拟施麻醉方式、注意事项等。

（十一）术前讨论记录是指因患者病情较重或手术难度较大，手术前在上级医师主持下，对拟实施手术方式和术中可能出现的问题及应对措施等进行讨论的记录。内容包括术前准备情况、手术指征、手术方案、可能出现的意外及防范措施、参加讨论者的姓名、专业技术职务、讨论日期、记录者的签名等。

（十二）麻醉记录是指麻醉医师在麻醉实施中书写的麻醉经过及处理措施的记录。麻醉记录应当另页书写，内容包括患者一般情况、麻醉前用药、术前诊断、术中诊断、麻醉方式、麻醉期间用药及处理、手术起止时间、麻醉医师签名等。

（十三）手术记录是指手术者书写的反映手术一般情况、手术经过、术中发现及处理等情况的特殊记录，应当在术后24小时内完成。特殊情况下由第一助手书写时，应有手术者签名。手术记录应当另页书写，内容包括一般项目（患者姓名、性别、科别、病房、床位号、住院病历号或病案号）、手术日期、术前诊断、术中诊断、手术名称、手术者及助手姓名、麻醉方法、手术经过、术中出现的情况及处理等。

（十四）手术护理记录是指巡回护士对手术患者术中护理情况及所用器械、敷料的记录，应当在手术结束后即时完成。手术护理记录应当另页书写，内容包括患者姓名、住院病历号（或病案号）、手术日期、手术名称、术中护理情况、所用各种器械和敷料数量的清点核对、巡回护士和手术器械护士签名等。（十五）术后首次病程记录是指参加手术的医师在患者术后即时完成的病程记录。内容包括手术时间、术中诊断、麻醉方式、手术方式、手术简要经过、术后处理措施、术后应当特别注意观察的事项等。

第二十五条　手术同意书是指手术前，经治医师向患者告知拟施手术的相关情况，并由患者签署同意手术的医学文书。内容包括术前诊断、手术名称、术中或术后可能出现的并发症、手术风险、患者签名、医师签名等。

第二十六条　特殊检查、特殊治疗同意书是指在实施特殊检查、特殊治疗前，经治医师向患者告知特殊检查、特殊治疗的相关情况，并由患者签署同意检查、治疗的医学文书。内容包括特殊检查、特殊治疗项目名称、目的、可能出现的并发症及风险、患者签名、医师签名等。

第二十七条　出院记录是指经治医师对患者此次住院期间诊疗情况的总结，应当在患者出院后24小时内完成。内容主要包括入院日期、出院日期、入院情况、入院诊断、诊疗经过、出院诊断、出院情况、出院医嘱、医师签名等。

第二十八条　死亡记录是指经治医师对死亡患者住院期间诊疗和抢救经过的记录，应当在患者死亡后24小时内完成。内容包括入院日期、死亡时间、入院情况、入院诊断、诊疗经过（重点记录病情演变、抢救经过）、死亡原因、死亡诊断等。记录死亡时间应当具体到分钟。

第二十九条　死亡病例讨论记录是指在患者死亡一周内，由科主任或具有副主任医师以上专业技术职务任职资格的医师主持，对死亡病例进行讨论、分析的记录。内容包括讨论日期、主持人及参加人员姓名、专业技术职务、讨论意见等。

第三十条　医嘱是指医师在医疗活动中下达的医学指令。

医嘱内容及起始、停止时间应当由医师书写。

医嘱内容应当准确、清楚，每项医嘱应当只包含一个内容，并注明下达时间，应当具体到分钟。

医嘱不得涂改。需要取消时，应当使用红色墨水标注"取消"字样并签名。

一般情况下，医师不得下达口头医嘱。因抢救急危患者需要下达口头医嘱时，护士应当复诵一遍。抢救结束后，医师应当即刻据实补记医嘱。

医嘱单分为长期医嘱单和临时医嘱单。

长期医嘱单内容包括患者姓名、科别、住院病历号（或病案号）、页码、起始日期和时间、长期医嘱内容、停止日期和时间、医师签名、执行时间、执行护士签名。临时医嘱单内容包括医嘱时间、临时医嘱内容、医师签名、执行时间、执行护士签名等。

第三十一条　辅助检查报告单是指患者住院期间所做各项检验、检查结果的记录。内容包括患者姓名、性别、年龄、住院病历号（或病案号）、检查项目、检查结果、报告日期、报告人员签名或者印章等。

　　第三十二条　体温单为表格式，以护士填写为主。内容包括患者姓名、科室、床号、入院日期、住院病历号（或病案号）、日期、手术后天数、体温、脉搏、呼吸、血压、大便次数、出入液量、体重、住院周数等。

　　第三十三条　护理记录分为一般患者护理记录和危重患者护理记录。

　　一般患者护理记录是指护士根据医嘱和病情对一般患者住院期间护理过程的客观记录。内容包括患者姓名、科别、住院病历号（或病案号）、床位号、页码、记录日期和时间、病情观察情况、护理措施和效果、护士签名等。

　　危重患者护理记录是指护士根据医嘱和病情对危重患者住院期间护理过程的客观记录。危重患者护理记录应当根据相应专科的护理特点书写。内容包括患者姓名、科别、住院病历号（或病案号）、床位号、页码、记录日期和时间、出入液量、体温、脉搏、呼吸、血压等病情观察、护理措施和效果、护士签名等。记录时间应当具体到分钟。

　　采取中医护理措施应当体现辨证施护。

第四章　其　他

　　第三十四条　住院病案首页应当按照《国家中医药管理局关于修订印发中医住院病案首页的通知》（国中医药发〔2001〕6 号）的规定书写。

　　第三十五条　特殊检查、特殊治疗的含义依照 1994 年 8 月 29 日卫生部令第 35 号《医疗机构管理条例实施细则》第 88 条。

　　第三十六条　民族医病历书写基本规范由有关省、自治区、直辖市中医药行政管理部门依据本规范另行制定。

　　第三十七条　本规范自 2002 年 9 月 1 日起施行。国家中医药管理局 2000 年 7 月发布的《中医病案规范（试行）》同时废止。